MEDICINA DO ADOLESCENTE

Fundamentos e Prática

Nota dos Autores

A área de atuação em Adolescência, como todo campo da Saúde, na qual também se insere, é permeada por contantes transformações e, nesse sentido, é primordial e necessário que sejam tomados todos os cuidados frente à necessidade de instituição de tratamentos medicamentosos e outras medidas de cuidado, que devem ser sempre indicados segundo o estado de arte atual da ciência.

Assim, é imperativo aconselhar a todos os leitores desta obra que verifiquem as informações sobre dosagens, duração, efeitos adversos, indicações, contraindicações e administração de medicamentos, sobre os produtos, com os fabricantes de cada medicamento. É da responsabilidade do profissional prescritor, que atua diretamente com o paciente, instituir a melhor dosagem e o melhor tratamento para cada indivíduo. Assim, os editores e os autores não assumem qualquer responsabilidade por qualquer prejuízo ou lesões a pessoas ou propriedades.

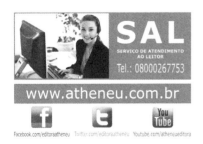

MEDICINA DO ADOLESCENTE

Fundamentos e Prática

Editoras

Maria Sylvia de Souza Vitalle

Flávia Calanca da Silva

Aline Maria Luiz Pereira

Rosa Maria Eid Weiler

Sheila Rejane Niskier

Teresa Helena Schoen

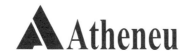

EDITORA ATHENEU

São Paulo:	Rua Jesuíno Pascoal, 30
	Tel.: (11) 2858-8750
	Fax: (11) 2858-8766
	E-mail: atheneu@atheneu.com.br
Rio de Janeiro:	Rua Bambina, 74
	Tel.: (21)3094-1295
	Fax: (21)3094-1284
	E-mail: atheneu@atheneu.com.br

CAPA: Equipe Atheneu

PRODUÇÃO EDITORIAL: MKX Editorial

CIP - BRASIL. CATALOGAÇÃO NA PUBLICAÇÃO
SINDICATO NACIONAL DOS EDITORES DE LIVROS, RJ

M442

Medicina do adolescente : fundamentos e prática / editores Maria Sylvia de Souza Vitalle ... [et al.]. - 1. ed. - Rio de Janeiro : Atheneu, 2019.
: il.

Inclui bibliografia
ISBN 978-85-388-0920-3

1. Medicina do adolescente. I. Vitalle, Maria Sylvia de Souza.

| 18-52944 | CDD: 613.0433 |
| | CDU: 613.96 |

Leandra Felix da Cruz – Bibliotecária – CRB-7/6135
02/10/2018   08/10/2018

Esclarecemos aos leitores que as edições com a marca Atheneu refletem parecer científico e didático do seu Conselho Editorial.

VITALLE, M.S.S.; SILVA, F.C.; PEREIRA, A.M.L.; WEILER, R.M.E.; NISKIER, S.R.; SCHOEN, T.H.

Medicina do Adolescente – Fundamentos e Prática

© Direitos reservados à EDITORA ATHENEU – São Paulo, Rio de Janeiro, 2019.

Editores

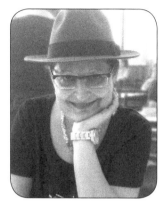

Maria Sylvia de Souza Vitalle

Graduação em Medicina pela Faculdade de Medicina da Universidade de Mogi das Cruzes. Mestre em Pediatria pela Escola Paulista de Medicina da Universidade Federal de São Paulo (EPM/Unifesp). Doutora em Medicina pela EPM/Unifesp. Coordenadora do Curso de Especialização em Adolescência para Equipe Multiprofissional do Setor de Medicina do Adolescente da EPM/Unifesp. Chefe do Setor de Medicina do Adolescente da EPM/Unifesp. Professora Adjunta Doutora do Setor de Medicina do Adolescente da EPM/Unifesp. Professora Permanente do Programa de Pós-Graduação em Educação e Saúde na Infância e Adolescência do Departamento de Educação da Escola de Filosofia, Ciências e Letras da Unifesp. Professora Permanente do Programa de Pós-Graduação em Saúde Coletiva do Departamento de Medicina Preventiva da EPM/Unifesp. Membro da International Association for Adolescent Health (IAAH). Presidente do Departamento de Adolescência da Sociedade de Pediatria de São Paulo. Membro da Confederación de Adolescencia y Juventud de Iberoamerica y el Caribe. Membro da Comissão Científica do Programa da Saúde do Adolescente da Secretaria Estadual da Saúde de São Paulo. Líder do Grupo de Pesquisa Atenção Integral e Interdisciplinar ao Adolescente e do Diretório de Pesquisa do CNPq. Registrado no Diretório de Pesquisa do CNPq.

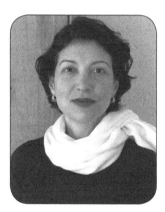

Flávia Calanca da Silva

Doutoranda pelo Programa de Pós-Graduação em Saúde Coletiva da Escola Paulista de Medicina da Universidade Federal de São Paulo (EPM/Unifesp). Médica Assistente e Vice-Chefe do Setor de Medicina do Adolescente da Disciplina de Especialidades Pediátricas do Departamento de Pediatria da EPM/Unifesp.

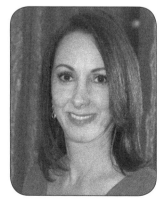

Aline Maria Luiz Pereira

Nutricionista do Setor de Medicina do Adolescente da Disciplina de Especialidades Pediátricas da Escola Paulista de Medicina da Universidade Federal de São Paulo (EPM/Unifesp). Mestre em Biologia Molecular e Doutora em Nutrição pela Unifesp. Coordenadora do Programa de Residência Multiprofissional em Saúde da Criança e do Adolescente da EPM/Unifesp. Membro da Coordenação do Curso de Especialização em Adolescência para Equipe Multiprofissional da EPM/Unifesp.

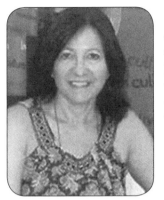

Rosa Maria Eid Weiler

Graduação em Odontologia pela Universidade de São Paulo (USP). Mestrado em Pediatria e Ciências Aplicadas à Pediatria pela Universidade Federal de São Paulo (Unifesp). Doutorada em Pediatria e Ciências Aplicadas à Pediatria pela Unifesp. Pós-Doutorado no Programa de Pós-Graduação em Educação e Saúde na Infância e Adolescência do Departamento de Educação da Escola de Filosofia, Letras e Ciências Humanas da Unifesp. Coordenadora da Área de Odontologia do Setor de Medicina do Adolescente da Unifesp.

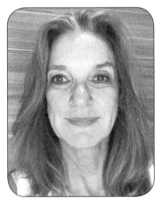

Sheila Rejane Niskier

Graduação em Medicina pela Universidade de Mogi das Cruzes (UMC). Residência em Infectologia no Hospital Emilio Ribas. Estágio em Pediatria na Escola Paulista de Medicina da Universidade Federal de São Paulo (EPM/Unifesp). Especialista em Pediatria pela Sociedade Brasileira de Pediatria e Associação Médica Brasileira (SBP/AMB). Mestre em Pediatria pela EPM/Unifesp. Pediatra aposentada da Prefeitura Municipal de São Paulo. Coordenadora Clínica do Ambulatório do Setor de Medicina do Adolescente do Centro de Atendimento e Apoio ao Adolescente da EPM/Unifesp. Doutoranda do Programa de Pós-Graduação em Psiquiatria da EPM/Unifesp.

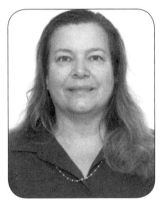

Teresa Helena Schoen

Doutora em Ciências pela Escola Paulista de Medicina da Universidade Federal de São Paulo (EPM/Unifesp). Técnica em Assuntos Educacionais da Unifesp. Coordenadora do Ambulatório de Psicopedagogia na Medicina do Adolescente da Disciplina de Especialidades Pediátricas do Departamento de Pediatria da EPM/Unifesp. Professora Colaboradora do Curso de Especialização em Adolescência para Equipe Multidisciplinar do Setor de Medicina do Adolescente da Disciplina de Especialidades Pediátricas do Departamento de Pediatria da EPM/Unifesp.

Colaboradores

Adriana Corrêa

Graduação em Psicologia pela Pontifícia Universidade Católica (PUC-SP). Mestre pelo Departamento de Psiquiatria e Psicologia Médica da Universidade Federal de São Paulo (Unifesp) – Programa de Atendimento e Pesquisa em Violência (PROVE). Especialização em Psicodrama pela Associação Brasileira de Psicodrama e Sociodrama (ABPS) – Psicodramatista Didata. Terapeuta Interpessoal pela Unifesp. Professora no Curso de Formação de Psicodrama pela ABPS.

Alda Elizabeth Boehler Iglesias Azevedo

Graduação em Medicina pela Universidade Gama Filho (UGF). Especialista em Pediatria pela Associação de Medicina Brasileira e Sociedade Brasileira de Pediatria (AMB/SBP). Pós-Graduação *lato sensu* na Modalidade Residência em Pediatria no Hospital Federal dos Servidores do Estado do Rio de Janeiro (HSE/RJ). Área de Atuação em Medicina de Adolescentes pela AMB/SBP. Pós-Graduação em Adolescência pela Pontifícia Universidade Católica do Paraná (PUC/PR). Mestre em Saúde Pública pelo Instituto de Saúde Coletiva da Universidade Federal de Mato Grosso (UFMT). Professora Adjunta na Faculdade de Medicina da UFMT. Tutora na Unidade Curricular III, Docência e Assistência no Ambulatorial de Pediatria Geral e Responsável pelo Ambulatório de Medicina de Adolescentes do Hospital Universitário Júlio Muller/UFMT. Presidente do Departamento de Adolescência da SBP. Membro da Equipe Permanente do Programa de Atendimento às Vítimas de Abuso Sexual do Hospital Universitário Júlio Muller, representando o Departamento de Pediatria da FM/UFMT. Presidente do Departamento Científico de Adolescência da SBP. Assessora da Presidente da SBP em Políticas Públicas para Crianças e Adolescentes com Deficiência. Membro Titular do Comitê de Adolescência da Associação Latino Americana (ALAPE) de Pediatria, representando a Sociedade Brasileira de Pediatria. Membro da Confederación de Adolescencia y Juventud de Iberoamérica Italia y Caribe (CODAJIC) e do Grupo de Estudos CODAJIC-Brasil. Ex-Coordenadora do Programa de Atenção Integral à Saúde do Adolescente no Município de Cuiabá (Adole Ser). Ex-Presidente da Associação de Pais e Amigos dos Excepcionais (APAE) Cuiabá.

Alessandra Ramos Souza

Médica Pediatra. Doutora pela Universidade Federal de São Paulo (Unifesp). Médica do Centro de Referência para Imunobiológicos Especiais (CRIE) da Unifesp.

Alexandre Jun Zerbini Ueda

Cirurgião Dentista. Mestre em Biomateriais e Biologia Oral pela Faculdade de Odontologia da Universidade de São Paulo (USP). Pesquisador Convidado da Nihon University School of Dentistry em Matsudo/Japão. Membro da Câmara Técnica de Odontologia do Esporte do Conselho Regional de Odontologia de São Paulo (CROSP). Oficial de Controle de Dopagem da Autoridade Brasileira de Controle de Dopagem.

Alexandre Massashi Hirata

Graduação em Medicina pela Faculdade de Medicina da Fundação do ABC (FMABC). Residência Médica em Pediatria pela FMABC. Pós-Graduação *lato sensu* em Adolescência (Hebiatria) no Departamento de Pediatria da FMABC. Especialista em Pediatria e Certificado de Área de Atuação em Medicina do Adolescente pela Associação Médica Brasileira (AMB), Sociedade Brasileira de Pediatria (SBP) e Conselho Federal de Medicina (CFM). Mestre pelo Programa de Pós-Graduação em Pediatria e Ciências Aplicadas à Pediatria da Escola Paulista de Medicina da Universidade Federal de São Paulo (EPM/Unifesp). Médico-Assistente da Disciplina de Hebiatria do Departamento de Pediatria da FMABC (Ambulatório de Adolescentes do Centro de Saúde Escola Parque Capuava e Centro de Referência Cidadão Esperança/Instituto de Hebiatria da FMABC). Preceptor do Curso de Medicina da Universidade Nove de Julho (Uninove). Médico da Saúde do Adolescente da Secretaria de Saúde do Município de Osasco. Membro dos Departamentos Científicos de Adolescência e de Segurança na Infância e Adolescência e do Núcleo de Estudos Contra Violência em Crianças e Adolescentes da Sociedade de Pediatria de São Paulo (SPSP).

Aline Monge dos Santos Soares

Graduação em Pedagogia, Habilitação em Magistério do Ensino Fundamental (séries iniciais) e das Matérias Pedagógicas do Ensino Médio pela Universidade Estadual Paulista "Júlio de Mesquita Filho" (Unesp). Habilitação em Educação Infantil e em Supervisão Escolar pela Unesp na Faculdade de Filosofia e Ciências. Mestre em Educação na Área de Políticas Públicas e Administração da Educação Brasileira pela Unesp – Faculdade de Filosofia e Ciências. Doutoranda do Programa de Pós-Graduação em Educação e Saúde na Infância e na Adolescência pela Universidade Federal de São Paulo (Unifesp).

Alulin Tácio Quadros Santos Monteiro Fonseca

Especialista em Neurologia pela Escola Paulista de Medicina da Universidade Federal de São Paulo (EPM/Unifesp). Médico Residente em Neurologia Infantil pela EPM/Unifesp.

Ana Carolina Coelho Milani

Mestre em Psiquiatria e Psicologia Médica pela Universidade Federal de São Paulo (Unifesp). Doutoranda do Departamento de Psiquiatria da Unifesp. Especialista em Sexualidade Humana do Programa de Estudos em Sexualidade (ProSex) da Universidade de São Paulo (USP). Médica Psiquiatra do Ambulatório do Centro de Atendimento e Apoio ao Adolescente (CAAA) da Unifesp. Médica Psiquiatra e Pesquisadora do PRONE (Programa de Atedimento e Pesquisa em Violência) da Unifesp.

Ana Cristina Gonçalvez de Azevedo Figueiredo

Graduação em Nutrição pela Universidade de São Paulo (USP). Mestre em Educação e Saúde na Infância e Adolescência pela Universidade Federal de São Paulo (Unifesp). Especialista em Nutrição Clínica. Professora na ETEC Mandaqui. Membro do Grupo GEPESAN do Centro Estadual de Educação Tecnológica Paula Souza.

André Mattar

Graduação em Medicina pela Escola Paulista de Medicina da Universidade Federal de São Paulo (EPM/Unifesp). Residência Médica em Ginecologia e Obstetrícia. Residência Médica em Mastologia. Doutor em Ciências pela Unifesp. Diretor dos Núcleos de Oncologia Clínica e Lesão Não Palpável do Hospital Pérola Byington – Centro de Referência da Saúde da Mulher. Médico do Centro de Pesquisa Clínica (PCPO).

Andrea Hercowitz

Graduação em Medicina pela Pontifícia Universidade Católica (PUC). Residência Médica em Pediatria e Medicina do Adolescente pela Santa Casa de São Paulo (SCSP). Médica de Adolescentes do Centro de Especialidades Pediátricas do Hospital Israelita Albert Einstein (HIAE). Preceptora dos Residentes de Pediatria do HIAE. Membro dos Departamentos de Adolescência e de Ginecologia e Obstetrícia da Sociedade de Pediatria de São Paulo (SPSP).

Beatriz Rosana Gonçalves de Oliveira Toso

Graduação em Enfermagem e Obstetrícia pela Fundação Universidade Federal do Rio Grande (FURG). Especialista em Enfermagem do Trabalho pelas Faculdades Integradas São Camilo (FISC). Especialista em Saúde Pública pela Universidade Estadual do Oeste do Paraná (Unioeste). Mestre em Enfermagem Fundamental pela Escola de Enfermagem de Ribeirão Preto da Universidade de São Paulo (EERP-USP). Doutora em Ciências pelo Programa de Enfermagem em Saúde Pública da EERP-USP. Estágio de Pós-Doutorado na Escola Nacional de Saúde Pública da Fundação Oswaldo Cruz (Fiocruz). Professor Adjunto do Curso de Enfermagem da Unioeste na Área de Saúde da Criança e do Adolescente e do Programa de Mestrado em Biociências e Saúde do Centro de Ciências Biológicas e da Saúde. Vice-Líder do Grupo de Pesquisa em Enfermagem Materno-Infantil (GPEMI). Ex-Diretora do Serviço de Enfermagem do Hospital Universitário do Oeste do Paraná (HUOP). Ex-Coordenadora do Curso de Enfermagem da Unioeste. Vice-Presidente da Sociedade Brasileira de Enfermeiros Pediatras (SOBEP). Coordenadora do Programa de Atualização para Enfermagem – Saúde da Criança e do Adolescente (PROENF/SCA).

Bianca Rodrigues de Godoy Lundberg

Graduação em Medicina pela Fundação e Faculdade de Medicina do ABC (FMABC). Residências Médicas em Pediatria, Neonatologia, Terapia Intensiva Neonatal e Medicina do Adolescente. Título de Especialista em Pediatria pela Sociedade Brasileira de Pediatria (SBP). Habilitação na Área de Atuação de Medicina do Adolescente pela SBP e Associação Médica Brasileira (AMB). Preceptora da Área de Medicina do Adolescente na Faculdade de Medicina São Camilo (FMSC). Médica Voluntária Auxiliar da Preceptoria da Área de Medicina do Adolescente na Universidade Federal de São Paulo (Unifesp).

Camila Macedo Guastaferro

Graduação em Psicologia pela Universidade Presbiteriana Mackenzie. Psicóloga Clínica de Adolescentes. Mestre em Educação e Saúde na Infância e Adolescência pela Universidade Federal de São Paulo (Unifesp). Educadora Sexual pelo Instituto Kaplan – Centro de Estudos da Sexualidade Humana. Coautora dos materiais educativos: kit *Vale Sonhar* para a prevenção de gravidez na adolescência e *Valores em Jogo* para o fortalecimento da garota na prevenção do HIV. Coautora da primeira instalação museográfica brasileira sobre prevenção de gravidez na adolescência: *Prevenindo a Gravidez Juvenil*, no Espaço Catavento Cultural e Educacional.

Camila Nunes Thomaz de Almeida

Graduação em Serviço Social pelas Faculdades Integradas Maria Imaculada (FIMI). Residência Multiprofissional no Programa Saúde da Criança e do Adolescente pela Universidade Federal de São Paulo (Unifesp). Curso Técnico-Profissionalizante em Enfermagem pela Fundação Indaiatubana de Educação e Cultura.

Carla Delascio Lopes

Médica Ginecologista e Obstetra pela Escola Paulista de Medicina da Universidade Federal de São Paulo (EPM/Unifesp). Mestrado em Ciências pela Unifesp. Especialização em Medicina Fetal pela Unifesp. Pós-Graduação em Nutrologia pela Associação Brasileira de Nutrição (Abran).

Carlos Alberto Landi

Médico Pediatra. Especialista em Pediatria pela Sociedade Brasileira de Pediatria e Associação Médica Brasileira. Habilitação na Área de Atuação de Medicina do Adolescente pela Sociedade Brasileira de Pediatria e Associação Médica Brasileira (SBP/AMB). Vice-Presidente do Departamento de Medicina do Adolescente da Sociedade de Pediatria de São Paulo (SPSP). Professor da Disciplina de Medicina do Adolescente do Departamento de Pediatria da Escola de Medicina da Universidade Anhembi Morumbi. Médico Colaborador do Ambulatório de Adolescência Clínica do Setor de Medicina do Adolescente (Centro de Atendimento e Apoio ao Adolescente), Disciplina de Especialidades Pediátricas do Departamento de Pediatria da Escola Paulista de Medicina da Universidade Federal de São Paulo (EPM/Unifesp). Mestrando do Programa de Pós-Graduação em Saúde Coletiva, Departamento de Medicina Preventiva, EPM/Unifesp.

Cecília Micheletti

Graduação em Medicina pela Universidade Federal de São Paulo (Unifesp). Especialização em Genética Clínica pela Unifesp. Mestrado em Pediatria e Ciências Aplicadas à Pediatria pela Unifesp. Médica Pediatra e Geneticista da Disciplina de Pediatria Geral e Comunitária pelo Departamento de Pediatria da Unifesp.

Clara Regina Brandão de Ávila

Fonoaudióloga, Mestre e Doutora em Distúrbios da Comunicação Humana (Fonoaudiologia) pela Universidade Federal de São Paulo (Unifesp). Professora-Associada do Departamento de Fonoaudiologia da Escola Paulista de Medicina da Unifesp (EPM/Unifesp). Coordenadora do Núcleo de Ensino, Assistência e Pesquisa em Escrita e Leitura (NEAPEL) da Unifesp.

Claudio A. Len

Professor Adjunto Livre-Docente do Departamento de Pediatria da Escola Paulista de Medicina Universidade Federal de São Paulo (EPM/Unifesp).

Dalva Alves da Silva

Doutora em Educação e Saúde na Infância e Adolescência pela Universidade Federal de São Paulo (Unifesp). Mestre em Ciências Aplicadas à Pediatria pela Área de Psicologia da Adolescência da Unifesp. Pedagoga, Psicopedagoga e *Coach*. Especializada em Formação de Educadores em Valores Humanos, Educação Transpessoal e Transdisciplinar. Membro do Grupo de Pesquisa em Atenção Integral e Interdisciplinar ao Adolescente do Conselho Nacional de Desenvolvimento Científico e Tecnológico (CNPq).

Daniela Cristina Feliciano Ferreira Nacaratto

Graduação em Medicina pela Escola Paulista de Medicina da Universidade Federal de São Paulo (EPM/Unifesp). Residência Médica em Ginecologia e Obstetricia na Unifesp. Residência em Medicina Fetal pela EPM/Unifesp. Docente do Curso de Graduação em Medicina da Universidade Anhembi Morumbi. Realiza Atividades de Supervisão e Preceptoria do Internato e Residência em Ginecologia e Obstetrícia da EPM/Unifesp. Atua na Área de Ginecologia do Esporte no Atendimento Clínico e Realização de Exames de Imagem.

Danielle Shitara

Dermatologista Especialista pela Sociedade Brasileira de Dermatologia (SBD). PhD em Ciências – Medicina Translacional pela Universidade Federal de São Paulo (Unifesp).

Danilo Galante Moreno

Graduação em Medicina pela Universidade Federal de São Paulo (Unifesp). Residência de Cirurgia Geral pela Unifesp e Urologia pela Universidade Estadual de São Paulo (Unesp). Membro Titular da Sociedade Brasileira de Urologia (SBU). Doutorado pela Faculdade de Medicina da Universidade de São Paulo (FMUSP).

Deisy Ribas Emerich

Graduação em Psicologia pela Universidade Presbiteriana Mackenzie. Mestre e Doutora em Psicologia Clínica pelo Instituto de Psicologia da Universidade de São Paulo (IP-USP). Professora na Faculdades Metropolitanas Unidas (FMU – Laureate International Universities). Membro do Grupo de Trabalho "Atendimento Psicológico em Clínicas-Escola e em Diferentes Contextos" da Associação Nacional de Pesquisa e Pós-Graduação em Psicologia (ANPEPP).

Denise de Micheli

Doutora em Psicobiologia pela Escola Paulista de Medicina da Universidade Federal de São Paulo (EPM/Unifesp). Professora Adjunta Doutora do Departamento de Psicobiologia da Unifesp. Coordenadora do Grupo de Pesquisa Centro Interdisciplinar de Estudos em Neurociência, Saúde e Educação na Adolescência (CIENSEA). Vice-Coordenadora do Programa de Pós-Graduação em Educação e Saúde na Infância e Adolescência da Unifesp. Coordenadora Pedagógica do Curso de Capacitação em Educação à Distância SUPERA (Sistema para Detecção do Uso Abusivo e Dependência de Substâncias Psicoativas) da Secretaria Nacional de Políticas sobre Drogas (SENAD). Membro da Association for Medical Education and Research in Substance Abuse (AMERSA) e da Associação Brasileira Multidisciplinar de Estudos sobre Drogas (ABRAMD).

Ediléia Bagatin

Graduação em Medicina pela Pontifícia Universidade Católica de São Paulo (PUC-SP). Residência Médica em Dermatologia pelo Hospital das Clínicas da Faculdade de Medicina da Universidade de São Paulo (HCFMUSP). Título de Especialista em Dermatologia pela Sociedade Brasileira de Dermatologia (SBD). Mestrado e Doutorado em Dermatologia Clínica e Cirúrgica pela Escola Paulista de Medicina da Universidade Federal de São Paulo (EPM/Unifesp). Professora Adjunta do Departamento de Dermatologia da Unifesp. Orientadora do Programa de Pós-Graduação em Medicina Translacional da Unifesp.

Edmund Chada Baracat

Graduação em Medicina pela Universidade Federal de São Paulo (Unifesp). Mestre e Doutor em Medicina – Ginecologia. Livre-Docente em Ginecologia. Professor Titular da Unifesp. Professor Titular da Universidade de São Paulo (USP). Pró-Reitor de Graduação Adjunto da USP. Presidente da Comissão de Graduação da Faculdade de Medicina da USP (FMUSP). Membro do Conselho Deliberativo do Hospital das Clínicas da FMUSP (HCFMUSP). Diretor Acadêmico da Associação Médica Brasileira (AMB).

Eduardo Ferraciolli Fusão

Graduação em Medicina pela Fundação Universidade Regional de Blumenau (FURB). Pediatra pelo Hospital Infantil Joana de Gusmão – Florianópolis. Neurologista Infantil pela Universidade Federal de São Paulo (Unifesp).

Edwiges Ferreria de Mattos Silvares

Graduação em Psicologia pela Universidade de São Paulo (USP). Mestre em Psicologia Experimental pela Northwestern University. Doutora em Psicologia (Psicologia Experimental) pela USP. Livre-Docente. Professor Colaborador Sênior da USP. Professor da Graduação e Orientador de Mestrado e Doutorado na USP. Professor do Programa de Pós-Graduação em Psicologia Clínica da USP.

Eliana Pereira Vellozo

Nutricionista. Doutora em Pediatria e Ciências Aplicadas à Pediatria pela Escola Paulista de Medicina da Universidade Federal de São Paulo (EPM/Unifesp). Pesquisadora e Pós-Doutoranda do Programa de Pós-Graduação de Pediatria e Ciências Aplicadas à Pediatria da Unifesp. Assessora Técnica na Prefeitura do Município de Santana de Parnaíba e Coordenadora do Setor de Educação e Saúde – Investigação Epidemiológica e Vigilância Escolar. Atua em Unidade de Suporte Nutricional em Oncologia Pediátrica. Ex-Secretária Adjunta e Secretária de Saúde da Prefeitura do Município de Santana de Parnaíba. Ex-Diretora Técnica na Prefeitura do Município de São Paulo. Iniciou sua carreira em Saúde Pública como Supervisora, Coordenadora e Diretora Técnica da Saúde do Escolar na Prefeitura do Município de Barueri. Palestrante em Congressos Nacionais e Internacionais.

Eline Maria Stafuzza Gonçalves

Especialista em Ginecologia Endócrina com enfoque em Ginecologia da Infância e Adolescência. Especialização em Endoscopia Ginecológica.

Elisiane Elias Mendes Machado

Graduação em Medicina pela Universidade Federal do Triângulo Mineiro (UFTM). Pós-Graduação em Educação Sexual e em Psicopedagogia. Especialista em Pediatria pela Sociedade Brasileira de Pediatria e Associação Médica Brasileira (SBP/AMB). Habilitação na Área de Atuação de Medicina do Adolescente pela SBP/AMB. Membro do Departamento de Medicina do Adolescente da Sociedade de Pediatria de São Paulo (SPSP).

Elizabeth Nogueira Martins

Oftalmologista. Doutorado em Ciências pela Universidade Federal de São Paulo (Unifesp). Pós-Doutorado em Retina e Vítreo pela University of California – Davis, EUA. Chefe da Enfermaria de Oftalmologia do Hospital São Paulo da Unifesp.

Elizete Prescinotti Andrade

Graduação em Medicina pela Pontifícia Universidade Católica de Campinas (PUC-Campinas). Residência Médica no Instituto da Criança do Departamento de Pediatria da Faculdade de Medicina da Universidade Estadual de São Paulo (Unesp). Especialista em Medicina do Adolescente pelo Instituto da Criança do Departamento de Pediatria da Unesp. Especialista em Pediatria pela Associação Médica Brasileira (AMB) e Sociedade Brasileira de Pediatria (SBP). Especialista em Neonatologia pela AMB e SBP. Certificado de Área de Atuação em Medicina do Adolescente pela AMB e SBP. Mestre em Ciências (Área de Concentração: Pediatria) pela Universidade Estadual (Unesp) de Campinas. Membro e Secretária do Departamento de Medicina do Adolescente da Sociedade de Pediatria de São Paulo (SPSP).

Evelin Czarny Hasbani

Graduação em Nutrição pelo Centro Universitário São Camilo (CUSC). Bacharelado em Administração de Empresas pela Faculdade Metropolitanas Unidas (FMU). Pós-Graduação em Marketing pela Fundação Armando Álvares Penteado (FAAP) e Especialista em Adolescência para Equipe Multidisciplinar pela Universidade Federal de São Paulo (Unifesp). Atua em Nutrição Clínica Pediátrica com Adolescentes no Centro de Atendimento e Apoio ao Adolescente (CAAA) do Setor de Medicina do Adolescente da Unifesp. Coordenadora de projetos sociais voltados para crianças e mulheres na ONG Associação Paulista de Apoio à Família e em projetos de pesquisa.

Fernando Neves Nogueira

Graduação em Odontologia pela Universidade de São Paulo (USP). Mestre em Odontologia – Materiais Dentários pela USP. Doutor em Odontologia – Materiais Dentários pela USP. Pós-Doutorado em Bioquímica pela Universidade de Coimbra e Livre-Docência em Bioquímica Oral pela USP. Professor-Associado da Faculdade de Odontologia da USP. Coordenador do Programa de Pós-Graduação em Odontologia (Biomateriais e Biologia Oral).

Gláucia Carneiro

Graduação em Medicina e Residência Médica em Endocrinologia e Metabologia pela Universidade Federal de São Paulo (Unifesp). Especialista em Endocrinologia e Metabologia pela Sociedade Brasileira de Endocrinologia e Metabologia. Doutora em Medicina pela Unifesp – Disciplina de Endocrinologia. Ex-Professora da Disciplina de Endocrinologia da Universidade Nove de Julho (Uninove). Exerceu atividades como Médica Colaboradora do Ambulatório de Obesidade da Escola Paulista de Medicina da Unifesp (EPM/Unifesp) e Gerente Médica da Pesquisa Clínica na empresa Sanofi. Professora Adjunta da Unifesp.

Glaura César Pedroso

Graduação em Medicina pela Universidade Federal de São Paulo (Unifesp). Mestre em Pediatria e Ciências Aplicadas à Pediatria, Doutora em Ciências e Pediatra da Unifesp.

Graziela Sapienza

Psicóloga e Doutora em Ciências pela Universidade Federal de São Paulo (Unifesp). Especialização em Terapia Comportamental e Cognitiva pela Universidade de São Paulo (USP). Especialização em Adolescência pela Unifesp. Professora de Graduação da Pontifícia Universidade Católica do Paraná (PUC-PR). Coordenadora da Especialização em Terapia Comportamental e Cognitiva em Saúde da PUC-PR.

Isa de Pádua Cintra

Graduação em Nutrição pela Universidade Federal de Viçosa (UFV). Residência em Nutrição pela Faculdade de Medicina de Ribeirão Preto da Universidade de São Paulo (FMRP-USP). Especialização em Saúde Pública pela FMRP-USP. Mestrado em Ciências Biológicas – Fisiologia e Farmacologia pela Universidade Federal de Minas Gerais (UFMG). Doutorado em Nutrição pela Universidade Federal de São Paulo (Unifesp). Ex-Professora do Departamento de Nutrição da Universidade Federal de Ouro Preto. Ex-Chefe do Departamento de Nutrição da Escola de Nutrição da Universidade Federal de Ouro Preto (UFOP). Professora Adjunta Doutora aposentada do Departamento de Pediatria da Unifesp no Setor de Medicina do Adolescente da Disciplina de Especialidades Pediátricas.

Isabel Cristina Esposito Sopreso

Docente da Atenção Primária à Saúde pela Disciplina de Ginecologia do Departamento de Obstetrícia e Ginecologia da Faculdade de Medicina da Universidade de São Paulo (FMUSP). Médica Especialista em Obstetrícia e Ginecologia com Doutorado em Medicina pela Universidade Federal de São Paulo (Unifesp). Orientadora no Programa de Pós-Graduação do Departamento de Obstetrícia e Ginecologia. Pós-Doutorado em andamento no Laboratório de Delineamento de Estudos e Escrita Científica da Faculdade de Medicina do ABC (FMABC).

Jacy Perissinoto

Graduação em Fonoaudiologia pela Universidade Federal de São Paulo (Unifesp). Mestre em Linguística Aplicada e Estudos da Linguagem pela Pontifícia Universidade Católica de São Paulo (PUC-SP). Doutora em Distúrbios da Comunicação Humana (Fonoaudiologia) pela Unifesp. Pós-Doutorado em Psicolinguística pelo Departamento de Linguística da Universidade de São Paulo (USP) e Université René Descartes, Paris V – Sorbonne. Professor-Associado da Unifesp. Coordenadora do Núcleo de Investigação Fonoaudiológica em Linguagem da Criança e do Adolescente (NIFLINC) do Departamento de Fonoaudiologia da Unifesp.

Jeane Barros de Souza

Graduação em Enfermagem pela Universidade do Vale do Itajaí (Univali). Especialização em Enfermagem na Saúde da Família pela Universidade Federal de Santa Catarina (UFSC). Especialização em Metodologia do Ensino da Música pela FACEL. Mestre em Saúde Pública pela UFSC. Doutora em Ciências pelo Programa de Pós-Graduação em Educação e Saúde na Infância e Adolescência da Universidade Federal de São Paulo (Unifesp). Docente do Curso de Enfermagem da Universidade Federal Fronteira Sul (UFFS) – *Campus* Chapecó. Ex-Docente na Univali. Ex-Secretária Municipal de Saúde do Município de Itapema – SC. Coordenadora de Programas e Projetos de Extensão, Cultura e Pesquisa na UFFS.

Jéssica de Assis Silva

Graduação em Psicologia pela Universidade Federal do Pará (UFPR). Doutoranda pelo Departamento de Psicologia Clínica do Instituto de Psicologia da Universidade de São Paulo (USP). Mestre em Psicologia pela Universidade Federal de São Carlos (UFSCar). Especialista em Terapia Comportamental e Cognitiva pela USP.

João Pádua Manzano

Professor Afiliado Doutor do Departamento de Cirurgia da Escola Paulista de Medicina da Universidade Federal de São Paulo (EPM/Unifesp).

José Carlos Cezar Ibanhez Truzzi

Graduação em Medicina pela Escola Paulista de Medicina da Universidade Federal de São Paulo (EPM/Unifesp). Residência em Cirurgia Geral e Urologia pela EPM/Unifesp. Mestre e Doutor em Urologia pela EPM/Unifesp. Treinamento em Urodinâmica e Urologia Feminina pela Cornell Medical College. Bolsista da Confederação Americana de Urologia em Disfunções Miccionais pela University of California, Los Angeles (UCLA). Professor Titular II da Disciplina de Urologia da Universidade de Santo Amaro (Unisa). Coordenador da Escola Superior de Urologia da Sociedade Brasileira de Urologia (SBU). Chefe do Departamento de Uroneurologia da SBU. Urologista da Unifesp com ênfase na Área de Disfunções Miccionais e Urologia Feminina.

José Maria Soares Júnior

Graduação em Medicina (Iniciação Científica) pela Universidade Federal do Triângulo Mineiro (UFTM). Graduação em Medicina pela UFTM. Mestre e Doutor em Medicina (Ginecologia) pela Escola Paulista de Medicina da Universidade Federal de São Paulo (EPM/Unifesp). Professor-Associado da Disciplina de Ginecologia do Departamento de Obstetrícia e Ginecologia da Faculdade de Medicina da Universidade de São Paulo (FMUSP). Vice-Chefe do Departamento de Obstetrícia e Ginecologia da FMUSP.

José Roberto Brêtas

Psicólogo. Professor-Associado da Universidade Federal de São Paulo (Unifesp). Docente e Orientador do Programa de Pós-Graduação em Educação e Saúde na Infância e na Adolescência da Unifesp. Pesquisador Líder do Grupo de Estudos sobre Corporalidade e Promoção da Saúde da Unifesp (GECOPROS/Unifesp).

Josefina Aparecida Pellegrini Braga

Graduação em Medicina pela Escola Paulista de Medicina da Universidade Federal de São Paulo (EPM/Unifesp). Residência de Pediatria e Estágio de Hematologia pela EPM/Unifesp. Especialista em Pediatria, Hematologia e Hemoterapia pela Associação Médica Brasileira (AMB). Mestre em Hematologia e Doutora em Pediatria e Ciências Aplicadas à Pediatria pela EPM/Unifesp. Professora Adjunto Doutora do Departamento de Pediatria da EPM/Unifesp. Responsável pela Hematologia Pediátrica no Departamento de Pediatria da EPM/Unifesp. Coordenadora do Programa em Residência em Hematologia Pediátrica da EPM/Unifesp. Membro dos Departamento de Oncologia e Hematologia Pediátrica da Sociedade Brasileira de Pediatria (SBP) e da Sociedade de Pediatria de São Paulo (SPSP). Orientadora do Programa de Pós-Graduação em Pediatria e Ciências Aplicadas à Pediatria.

Juliana Toledo Grazini dos Santos

Graduação em Nutrição pelo Centro Universitário São Camilo (CUSC). Especialização em Nutrição Materno-Infantil pela Universidade Federal de São Paulo (Unifesp). Mestre em Pediatria e Ciências Aplicadas à Pediatria pela Unifesp. Doutora em Informação e Comunicação pela Université Paris Diderot.

Klebson Bruno Lopes Vasconcelos

Graduação em Medicina pela Universidade Federal de Rondônia (UNIR). Residência Médica em Ortopedia e Traumatologia pelo Hospital Municipal Campo Limpo. Residência Médica em Cirurgia da Mão pelo Hospital Alvorada (em curso).

Lígia de Fátima Nóbrega Reato

Graduação em Medicina pela Faculdade de Ciências Médicas da Universidade Estadual de Pernambuco (FCM-UPE). Residência Médica em Pediatria no Instituto Materno-Infantil de Pernambuco (IMIP). Especialização *lato sensu* em Saúde Materno-Infantil pela Faculdade de Saúde Pública da Universidade de São Paulo (USP). Especialista em Pediatria e Habilitação na Área de Atuação em Medicina do Adolescente pela Sociedade Brasileira de Pediatria (SBP) e Associação Médica Brasileira (AMB). Doutora em Medicina pela Faculdade de Medicina da Universidade de São Paulo (FMUSP). Livre-Docente em Hebiatria (Medicina do Adolescente) pela Faculdade de Medicina do ABC (FMABC). Professora do Departamento de Pediatria do Curso de Medicina da FMABC. Professora Titular da Disciplina de Hebiatria da FMABC. Coordenadora Técnica do Centro de Referência "Adolescente Cidadão Esperança"/Instituto de Hebiatria da mesma instituição. Membro dos Departamentos Científicos de Adolescência da Sociedade de Pediatria de São Paulo (SPSP) e da Sociedade Brasileira de Pediatria (SBP). Membro da Comissão Científica do Programa da Saúde do Adolescente da Secretaria Estadual da Saúde de São Paulo.

Lília D'Souza Li

Graduação em Medicina pela Universidade Federal do Paraná (UFPR). Especialista em Pediatria, em Endocrinologia Pediátrica e em Medicina do Adolescente. Doutorado em *Experimental Medicine* pela McGill University, Canadá. Coordenadora do Laboratório de Endocrinologia Pediátrica do Centro de Investigação em Pediatria (CIPED) da Faculdade de Ciências Médicas da Universidade Estadual de Campinas (FCM-Unicamp). Professora-Assistente Doutora, responsável pela Disciplina de Medicina do Adolescente do Departamento de Pediatria da Unicamp.

Liliana Aparecida Mendonça Vespoli Takaoka

Graduação em Odontologia pela Universidade Federal de Goiás (UFG). Mestre e Doutora em Pediatria e Ciências Aplicadas à Pediatria pela Universidade Federal de São Paulo (Unifesp). Coordenadora do Curso de Atualização em Odontopediatria da Escola Paulista de Medicina da Unifesp (EPM/Unifesp) e do Curso de Atualização em Pacientes Especiais da EPM/Unifesp. Vice-Presidente da ONG Viver e Sorrir. Coordenadora do Grupo Atenção Transdisciplinar Materno-Infantil (ATRAMI). Coordenadora do Atendimento Odontológico do Ambulatório de Atendimento ao Prematuro da Unifesp.

Lisia de Melo Pires Kiehl

Graduada em Nutrição pela Pontifícia Universidade Católica de Campinas (PUC-Campinas). Especialização em Nutrição em Hospital Geral pelo Instituto Central do Hospital das Clínicas da Faculdade de Medicina da Universidade de São Paulo (IC-HCFMUSP). Doutorado em Ciências pela FMUSP. Professor Doutor Colaborador dos Cursos de Extensão em Nutrição Desportiva das Faculdades Integradas de Santo André (UNINTER) e do Curso de Fisiologia do Exercício e Rendimento Esportivo da Univerdidade da Cidade de São Paulo (UNICID).

Lucas Queiroz Caponi

Láurea em Odontopediatria e Prótese Dentária pela D'Annunzio University of Chieti-Pescara – Itália. Master (em curso) pela University Master's Degree in Aesthetic Restorative Dentistry, UIC – Espanha.

Lúcia Coutinho

Especialização em Odontopediatria pela Universidade Camilo Castelo Branco (Unicastelo). Professora do Curso de Atualização em Odontopediatria pelo Grupo Atenção Transdisciplinar Materno-Infantil (ATRAMI) da Unifesp.

Luiza do Nascimento Ghizoni Pereira

Graduação em Medicina pela Universidade do Sul de Santa Catarina (UNISUL). Residência Médica em Pediatria e Puericultura pela Irmandade Santa Casa de Misericórdia de São Paulo (ISCMSP). Residência em Nefrologia Pediátrica pela ISCMSP. Complementação da Formação em Transplante Renal Pediátrico através de Residência Médica pela Escola Paulista de Medicina da Universidade Federal de São Paulo (EPM/Unifesp).

Maíra Pieri Ribeiro

Graduação em Medicina pela Pontifícia Universidade Católica de Campinas (PUC-Campinas). Médica Pediatra e Médica de Adolescentes. Coordenadora e Professora do Ambulatório de Medicina do Adolescente da PUC-Campinas. Professora de Pediatria na Faculdade de Medicina São Leopoldo Mandic. Residência Médica em Medicina do Adolescente pelo Instituto da Criança do Departamento de Pediatria da Faculdade de Medicina da Universidade de São Paulo (FMUSP). Estágio no Tratamento de Álcool e Drogas para Adolescentes no Boston Children's Hospital da Faculdade de Medicina de HARVARD. Residência Médica em Pediatria pela Pontifícia Universidade Católica de Campinas (PUC-Campinas). MBA (Master in Business Administration) pela Texas State University. Administração de Empresas pela PUC-Campinas. Proprietária da Clínica Pieri – Medicina do Adolescente em Campinas.

Maíra Reis Simões Ladeira

Nutricionista. Pós-Graduação em Nutrição Clínica Funcional pela VP Consultoria Nutricional. Aluna do Programa de Atualização Profissional no Setor de Medicina do Adolescente da Universidade Federal de São Paulo (Unifesp) e da Equipe de Transplante Renal Pediátrico do Hospital do Rim da Unifesp. Nutricionista da Área de Qualidade de Vida dos Colaboradores do Hospital Samaritano de São Paulo.

Marcelo de Melo Aragão

Graduação em Medicina pela Universidade Federal de Juiz de Fora (UFJF). Residência Médica em Neurologia pela Universidade Federal de São Paulo (Unifesp). Residência Médica em Neurologia Infantil pela Unifesp. Mestrado Profissional pela Unifesp. Preceptor da Residência Médica em Neurologia Infantil pela Unifesp.

Marcelo Masruha Rodrigues

Graduação em Medicina pela Universidade Federal do Espírito Santo (UFES). Professor Adjunto Livre-docente da Disciplina de Neurologia Clínica da Universidade Federal de São Paulo (Unifesp). Orientador do Programa de Pós-Graduação em Neurologia e Neurociências da Unifesp. Doutorado e Pós-Doutorado em Ciências – Neurologia Clínica pela Unifesp. Livre-Docência em Neurologia pela Unifesp. Especialista em Neurologia pela Academia Brasileira de Neurologia (ABN). Habilitação em Área de Atuação de Neurologia Pediátrica pela ABN e Sociedade Brasileira de Pediatria (SBP). Habilitação em Área de Atuação de Neurofisiologia Clínica (Eletroencefalografia) pela Sociedade Brasileira de Neurofisiologia Clínica (SBNC).

Márcia Cecília Vianna Cañete

Graduação em Psicologia. Psicoterapeuta e Facilitadora de Biodanza. Docente nos cursos de Especialização Multiprofissional e Formação de Terapeuta do Setor de Medicina do Adolescente do Centro de Atendimento e Apoio ao Adolescente da Disciplina de Especialidades Pediátricas do Departamento de Pediatria da Universidade Federal de São Paulo (Unifesp).

Márcia Gaspar Nunes

Doutora em Ciências da Saúde pela Universidade Federal de São Paulo (Unifesp). Coordenadora do Ambulatório de Ginecologia da Infância e Adolescência do Departamento de Ginecologia da Unifesp.

Márcia Regina Fumagalli Marteleto

Graduação em Psicologia pela Universidade de São Paulo em Ribeirão Preto (USP-RP). Mestre em Psicologia Aplicada em Pediatria pela Universidade Federal de São Paulo (Unifesp). Doutorado em Distúrbios da Comunicação Humana pela Unifesp.

Marcos Vinícius Mota

Graduação em Educação Física pela Faculdade de Ciências e Tecnologia da Universidade Estadual de São Paulo (FCT-UNESP) no *Campus* de Presidente Prudente-SP. Doutorando em Ciências da Educação e Saúde na Infância e na Adolescência pela Universidade Federal de São Paulo (Unifesp). Mestre em Ciências da Educação e Saúde na Infância e na Adolescência pela Unifesp. Especialista em Obesidade e Emagrecimento pela Wpós (Pós-Graduação a Distância). Professor Efetivo de Educação Física na Secretaria Municipal de Itapevi/SP.

Maria Aparecida Zanetti Passos

Graduação em Nutrição pela Universidade Federal de Ouro Preto (UFOP). Especialização e Mestrado pela Escola Paulista de Medicina da Universidade Federal de São Paulo (EPM/Unifesp). Doutora em Pediatria e Ciências Aplicadas à Pediatria pela EPM/Unifesp. Pós-Doutoranda do Programa Educação e Saúde na Infância e Adolescência do Departamento de Educação da Escola de Filosofia, Ciências e Letras da Universidade Federal de São Paulo (Unifesp).

Maria Aznar Farias

Graduação em Psicologia pela Universidade de Brasília (UnB). Mestre em Psicologia pela UnB. Doutora em Psicologia Clínica pela Universidade de São Paulo (USP). Pós-Doutora em Psicologia do Desenvolvimento Humano pela Universidade de Valência, Espanha. Professora aposentada pela Unifesp. Professora Afiliada da Unifesp, exerce Atividades de Pesquisa junto ao Laboratório de Psicologia Ambiental e Desenvolvimento Humano (LADH) no *Campus* Baixada Santista.

Maria Elizabeth Mesquita de Salles Pacheco

Graduação em Psicologia pela Pontifícia Universidade Católica de São Paulo (PUC-SP). Psicóloga do Centro de Referência da Saúde da Mulher. Especialista em Adolescência para Equipe Multiprofissional pela Universidade Federal de São Paulo (Unifesp).

Maria Eugênia Mesquita

Graduação em Medicina pela Faculdade de Medicina de Itajubá (FMIt). Residência em Psiquiatria pelo Instituto de Psiquiatria do Hospital das Clinicas da Faculdade de Medicina da Universidade de São Paulo (IPq-HCFMUSP). Doutora em Ciências pela Escola Paulista de Medicina da Universidade Federal de São Paulo (EPM/Unifesp). Psiquiatra no Programa de Atendimento e Pesquisa em Violência (PROVE) Unifesp.

Maria Ignez Saito

Professora Livre-Docente do Departamento de Pediatria da Faculdade de Medicina da Universidade de São Paulo (FMUSP). Habilitação em Medicina de Adolescentes pela Sociedade Brasileira de Pediatria (SBP) e Associação Médica Brasileira (AMB). Membro do Departamento de Adolescência da Sociedade de Pediatria de São Paulo (SPSP). Membro da Comissão Científica do Programa de Saúde do Adolescente da Secretaria de Estado da Saúde de São Paulo. Consultor Técnico do Ministério da Saúde (MS) e Organização Pan-Americana da Saúde (OPAS).

Maria Isabel Saraiva Dinelli

Médica Pediatra. Doutora pela Universidade Federal de São Paulo (Unifesp). Médica do Centro de Referência para Imunobiológicos Especiais (CRIE) da Unifesp.

Maria Luiza Dautro Moreira do Val

Médica do Setor de Nefrologia Pediátrica da Disciplina de Especialidades Pediátricas do Departamento de Pediatria da Universidade Federal de São Paulo (Unifesp). Mestre em Ciências pela Unifesp.

Maria Luiza Gomes-Machado

Psicóloga Clínica e Educacional. Psicopedagoga. Mestre em Ciências pela Universidade Federal de São Paulo (Unifesp). Doutoranda em Ciências – Distúrbios da Comunicação Humana. Psicóloga da Associação de Pais e Amigos dos Excepcionais (APAE) de São Paulo no Setor de Capacitação e Orientação para o Trabalho. Professora do Programa de Pós-Graduação em Educação Inclusiva e Deficiência Mental da Pontifícia Universidade Católica (PUC-SP).

Maria Wany Lousada Strufaldi

Graduação em Medicina pela Faculdade de Medicina da Fundação do ABC (FMABC). Mestre em Pediatria e Ciências Aplicadas à Pediatria pela Universidade Federal de São Paulo (Unifesp). Doutorado e Pós-Doutorado em Pediatria e Ciências Aplicadas à Pediatria pela Unifesp. Professora Adjunta Doutora da Disciplina de Pediatria Geral e Comunitária do Departamento de Pediatria da Unifesp. Orientadora do Programa de Pós-Graduação em Pediatria e Ciências Aplicadas à Pediatria da Escola Paulista de Medicina da Unifesp (EPM/Unifesp). Membro da Comissão de Pós-Graduação do Departamento de Pediatria da EPM/Unifesp. Especialista em Pediatria pela Sociedade Brasileira de Pediatria (SBP). Chefe da Disciplina de Pediatria Geral e Comunitária. Vice-Presidente da Câmara de Graduação da EPM-Unifesp e Membro do Conselho do *Campus* São Paulo da Unifesp. Vice-Coordenadora do Módulo de Atenção Integral à Saúde da Mulher e da Criança (4º ano do Curso Médico da EPM/Unifesp). Membro da Comissão de Graduação do Departamento de Pediatria EPM/Unifesp e da Comissão de Avaliação Discente do curso de Medicina da EPM/Unifesp.

Marina Giorgi Manin

Médica. Especialização em Pediatria pela Sociedade Brasileira de Pediatria (SBP). Residência Médica em Medicina do Adolescente pela Universidade Federal de São Paulo (Unifesp). Médica Voluntária Auxiliar da Preceptoria da Área de Medicina do Adolescente na Unifesp.

Marina Milhassi Vedovato

Graduação em Psicologia pela Universidade Presbiteriana Mackenzie. Especialização em Psicologia Hospitalar pelo Centro de Estudo e de Pesquisa do Hospital Pérola Byington. Mestra pelo Programa de Pós-Graduação em Educação e Saúde na Infância e Adolescência (ESIA) do Departamento de Educação da Escola de Filosofia, Ciências e Letras da Universidade Federal de São Paulo (Unifesp). Ex-Coordenadora do Centro de Defesa e de Convivência da Mulher (Mulher Ação), serviço destinado a ofertar atendimento psicológico, social e jurídico às mulheres em situação de violência doméstica.

Maurício Mendonça

Médico Dermatologista do Departamento de Dermatologia da Universidade Federal de São Paulo (Unifesp). Responsável pelo Serviço de Atendimento às Doenças Sexualmente Transmissíveis na Área de Dermatologia da Liga Acadêmica de Doenças Sexualmente Transmissíveis (DST's). Mestre pela Escola Paulista de Medicina da Universidade Federal de São Paulo (EPM/Unifesp).

Mauro Muszkat

Graduação em Medicina pela Faculdade de Ciências Médicas da Santa Casa de São Paulo (FCM-SCSP). Graduação em Regência e Composição pela Faculdade de Artes Paulista. Mestre em Neurologia/Neurociências pela Universidade Federal de São Paulo (Unifesp). Doutorado em Neurologia/Neurociências pela Unifesp. Pós-Doutorado em Neurociências pela Unifesp. Formação em Eletroencefalografia e Neurofisiologia do Sono. Estágio em Neuromodulação Não Invasiva na Harvard Medical School. Médico Neurologista na Unifesp. Professor Orientador do Programa de Educação e Saúde da Infância e Adolescência pela Unifesp – *Campus* Guarulhos). Lidera Grupo de Pesquisa em Reabilitação e Ensino em Neurociência Educacional do Conselho Nacional de Desenvolvimento Científico e Tecnológico (CNPq).

Melissa Mariti Fraga

Graduação em Medicina pela Universidade Federal de São Paulo (Unifesp). Residência Médica em Pediatria pela Unifesp. Especialista em Pediatria pela Sociedade Brasileira de Pediatria e Associação Médica Brasileira (SBP/AMB). Residência Médica em Reumatologia Pediátrica pela Unifesp. Especialização em Reumatologia Pediátrica pela Unifesp, SBP e Sociedade Brasileira de Reumatologia (SBR). Estágio em Reumatologia Pediátrica e Dor Crônica Musculoesquelética pela Children's Hospital de Philadelphia/University of Pennsylvania. Estágio em Dor Pediátrica pela Children's Hospital de Boston/Harvard University. Estágio em Dor Crônica, Acupuntura e Saúde do Adolescente pelo Children's Hospital de Los Angeles/University of Southern California. Mestre em Ciências, Programa de Pós-Graduação em Pediatria e Ciências Aplicadas à Pediatria pelo Departamento de Pediatria da Escola Paulista de Medicina da Unifesp (EPM/Unifesp).

Nathalia Moretti Fontanezi

Nutricionista. Mestranda do Programa de Pós-Graduação em Ciências Aplicadas a Pediatria da Universidade Federal de São Paulo (Unifesp). Pós-Graduação em Administração de Empresas pela Fundação Getulio Vargas (FGV). Especialização em Adolescência para Equipe Multidisciplinar da Unifesp. Aprimoração em Transtornos Alimentares no Programa de Transtornos Alimentares (Anorexia Nervosa, Bulimia Nervosa e Compulsão Alimentar – AMBULIM) do Instituto de Psiquiatria do Hospital das Clínicas da Faculdade de Medicina da Universidade de São Paulo (IPq-HCFMUSP).

Noel José Dias da Costa

Graduação em Psicologia e Formação de Psicólogo Clínico pelo Centro Universitário do Norte Paulista (UNORP). Mestre em Psicologia Clínica pela Universidade de São Paulo (USP). Doutor em Ciências na Área de Psicologia Clínica da USP. Ex-Docente no Ensino Superior na Universidade Federal do Tocantins (UFT), na Universidade de São Paulo (USP), no Centro Universitário São Camilo (CUSC) e no Centro Universitário Adventista de São Paulo (UNASP). Ex-Coordenador do Projeto de Intervenção em Habilidades Parentais no Instituto de Psiquiatria do Hospital das Clínicas da Universidade de São Paulo (IPq-HCFMUSP). Ex-Coordenador dos Programas de Saúde Mental do Município de Arraias – TO, onde também atuou como Psicólogo Judiciário no Fórum da Comarca, no atendimento ao Centro Especializado de Atenção à Mulher. Ex-Psicólogo da Delta Consultoria e Treinamento, Campinas – SP. Professor Titular do Centro Universitário Tocantinense Presidente Antônio Carlos (UNITPAC).

Patricia Helena Antoniazi Gião

Graduação em Fonoaudiologia. Especialista em Nutrição Materno-Infantil pela Universidade Federal de São Paulo (Unifesp) e em Voz pelo CEFAC. Mestre em Ciências da Saúde pela Unifesp.

Paulo César Koch Nogueira

Graduação em Medicina pela Faculdade de Ciências Médicas de Santos (FCMS). Mestre em Pediatria pela Universidade Federal de São Paulo (Unifesp). Doutorado em Pediatria pela Unifesp. Pós-Doutor em Pediatria pela Université Claude Bernard de Lyon 1, França. Professor Adjunto do Departamento de Pediatria da Escola Paulista de Medicina da Unifesp (EPM/Unifesp). Atua no Setor de Nefrologia Pediátrica e no Hospital do Rim e Hipertensão.

Regina Lucia da Silva Queiroz

Especialização em Odontologia do Esporte, Odontopediatria, Ortodontia e Radiologia. Pós-Graduação em Odontoiatria dello Sport, Itália. Master em Posturologia Sportiva, Itália. Mestre em Activity Fisica y Salud, Espanha. Doutoranda em Ciências de la Salud – Universidade de Murcia, Espanha.

Renato Nabas Ventura

Graduação em Medicina pela Escola Paulista de Medicina da Universidade Federal de São Paulo (EPM/Unifesp). Mestre em Pediatria e Ciências Aplicadas à Pediatria pela EPM/Unifesp. Doutor em Pediatria e Ciências Aplicadas à Pediatria pela EPM/Unifesp. Médico da Disciplina de Pediatria Geral e Comunitária do Departamento de Pediatria da EPM/Unifesp. Preceptor de Estudantes e Residentes de Pediatria.

Ricardo Silva Pinho

Graduação em Medicina pela Escola Bahiana de Medicina e Saúde Pública. Mestre em Ciências (Neurologia Clínica) pela Universidade Federal de São Paulo (Unifesp). Doutor em Ciências (Neurologia Clínica) pela Unifesp. Especialização em Neurologia pela Academia Brasileira de Neurologia (ABN). Habilitação em Área de Atuação em Neurologia Pediátrica pela ABN e Sociedade Brasileira de Pediatria (SBP). Preceptor da Residência Médica em Neurologia Pediátrica da Unifesp e Médico Neurologista do Instituto de Oncologia Pediátrica do Grupo de Apoio ao Adolescente e à Criança com Câncer GRAACC da Unifesp.

Roberta Simi

Graduação em Odontologia pela Universidade São Francisco (USF). Especialização em Radiologia Odontológica. Atua na Implantação e Execução de Exames Tomográficos e Laudos na Área de Implantodontia, Ortopedia dos Maxilares, Semiologia, Cirurgia Buco Maxilo Facial e Articulação Temporomandibular. Análise, Execução e Laudos de Exames Radiográficos Extra e Intrabucais, Índice Carpal, Documentações (Ortodôntica, Ortopédica, Implantodológica, Periodontal, Seios Paranasais, Apneia Obstrutiva do Sono e ATM). Executa Traçados Cefalométricos Manual e Computadorizado. Mestre na Escola Paulista de Medicina da Universidade Federal de São Paulo (EPM/Unifesp), Área de Psicobiologia.

Roberta Ursaia Peixoto

Graduação em Nutrição pela Universidade Anhembi-Morumbi. Mestranda em Ciências Aplicadas à Pediatria pela Universidade Federal de São Paulo (Unifesp). Especialização em Adolescência para Equipes Multidisciplinares da Unifesp.

Roberval Emerson Pizano

Graduação em Educação Física pela Escola Superior de Educação Física de Avaré (ESEFA). Especialização em Saúde Pública pela Universidade Estadual de São Paulo (Unesp) Botucatu. Especialização em Educação Profissionalizante de Jovens e Adultos pelo Instituto Federal de Mato Grosso (IFMT). Mestre em Ciências do Movimento Humano pela Universidade Cruzeiro do Sul (Unicsul). Professor Efetivo do Instituto Federal de Educação, Ciência e Tecnologia de Mato Grosso – *Campus* Cáceres. Doutor em Ciências pelo Programa de Pós-Graduação em Educação e Saúde na Infância e Adolescência do Departamento de Educação da Escola de Filosofia, Ciências e Letras da Universidade Federal de São Paulo (Unifesp).

Roseli Monteiro Robles

Assistente Social da Universidade Federal de São Paulo (Unifesp). Especialização na Área de Serviço Social em Hospital Universitário pela Unifesp e em Cuidados Paliativos pelo Instituto Pallium.

Samara Hipolito Nietzche

Psicóloga Clínica e Pesquisadora. Aluna de Mestrado do Departamento de Psiquiatria da Universidade Federal de São Paulo (Unifesp).

Silvana Vertematti

Graduação em Medicina pela Universidade de Taubaté (Unitau). Cardiopediatra e Médica do Esporte. Coordenadora Médica do Estágio e de Pediatria da Residência de Medicina do Esporte da Escola Paulista de Medicina da Universidade Federal de São Paulo (EPM/Unifesp) e do Ambulatório para Crianças e Adolescentes da Disciplina de Medicina do Esporte da Unifesp. Ex-Cardiologista Infantil e Médica do Esporte do Centro Olímpico de Treinamento e Pesquisa. Membro da Diretoria da Sociedade Paulista de Medicina Desportiva (SPMD) na Associação Paulista de Medicina (APM). Presidente do Departamento Cientifico da SPMD na APM. Assessora em Medicina do Exercício e do Esporte em Crianças e Adolescentes do Programa Bradesco Esporte e Educação na ADC Bradesco em Osasco e da Silleman Tennis em Alphaville. Ex-Médica do Esporte na Função de Venue Medical Manager gerenciando os serviços médicos da Arena Carioca 3 no Parque Olímpico, onde aconteceram as competições de Esgrima e Taekwondo durante os Jogos Olímpicos Rio 2016. Mestranda do Programa de Pós-Graduação em Ciências da Saúde Aplicada ao Esporte e à Atividade Física da Unifesp.

Silvia Piedade de Moraes

Mestre e Doutora em Ciências – Educação e Saúde pela Universidade Federal de São Paulo (Unifesp). Pedagoga com Especializações em Direito Educacional, Gestão de Ensino e Educação e Educação Sexual. Membro da Sociedade Brasileira de Sexualidade Humana (SBRASH). Coordenadora de Programas Educacionais da Prefeitura de Guarulhos. Atua com Formação Permanente de Profissionais da Educação em Ensino a Distância (EaD). Professora no Curso de Pedagogia da Universidade Guarulhos (UnG).

Solange Aparecida Nappo

Graduação em Farmácia e Bioquímica pela Universidade de São Paulo (USP). Mestre em Saúde Pública pela USP. Doutorado em Ciências pela Universidade Federal de São Paulo (Unifesp). Pesquisadora Científica do Centro Brasileiro de Informações sobre Drogas Psicotrópicas (CEBRID) do Departamento de Medicina Preventiva da Unifesp. Professora de Pós-Graduação do Departamento de Medicina Preventiva da Unifesp. Professora Adjunta do *Campus* Diadema da Unifesp.

Sueli Rizzutti

Graduação em Medicina pela Universidade de Mogi das Cruzes. Residência Médica na Santa Casa de Misericórdia de São Paulo (SCMSP). Mestre em Neurologia/Neurociências pela Escola Paulista de Medicina da Universidade Federal de São Paulo (EPM/Unifesp). Doutora em Ciências pela EPM/Unifesp. Colaboradora da Unifesp. Membro de Corpo Editorial da Revista de Neurociências.

Tânia Higa Sakuma

Graduação em Pedagogia pela Faculdade de Educação e pela Faculdade de Filosofia, Letras e Ciências Humanas da Universidade de São Paulo (FE-USP/FFLCH-USP). Licenciatura em Letras pela FE-USP/FFLCH-USP. Mestre pelo Programa de Pós-Graduação em Educação pela FE-USP/FFLCH-USP. Mestre em Ciências pelo Programa de Pós-Graduação em Educação e Saúde na Infância e Adolescência do Departamento de Educação da Escola de Filosofia, Ciências e Letras da Universidade Federal de São Paulo (Unifesp). Especialização em Medicina Comportamental pela Escola Paulista de Medicina da Unifesp (EPM/Unifesp). Psicopedagoga pela Pontifícia Universidade Católica de São Paulo (PUC-SP). Pedagoga e Licenciada em Letras pela FE-USP/FFLCH-USP. Pós-Graduação pelo Departamento de Educação da Akita University, Japão. Certificada pela European Coaching Association e pela Metaforum Internacional em Coaching Sistêmico.

Tulio Konstantyner

Graduação em Medicina pela Faculdade de Ciências Médicas de Santos (FCMS). Residência Médica em Pediatria no Hospital Infantil Darcy Vargas. Mestre e Doutor em Ciências Aplicadas à Pediatria pela Escola Paulista de Medicina da Universidade Federal de São Paulo (EPM/Unifesp). Pós-Doutorado em Epidemiologia e Saúde Pública pela London School of Hygiene & Tropical Medicine e em Medicina pela Unifesp. Especialização em Nutrologia pela Sociedade Brasileira de Pediatra e Associação Médica Brasileira (SBP/AMB). Professor Adjunto Doutor do Departamento de Pediatria da EPM/Unifesp. Vice-Chefe e Responsável pelo Ambulatório de Nutrição Clínica da Disciplina de Nutrologia do Departamento de Pediatria da Unifesp.

Agradecimentos

"Se enxerguei mais longe, foi porque me apoiei sobre os ombros de gigantes"

Sir Isaac Newton

Deixamos registrados aqui nossa homenagem especial e profunda gratidão àqueles que nos precederam e tornaram o caminho mais suave, para que o pudéssemos percorrer e dar nossa contribuição de forma mais satisfatória, vislumbrando sempre novas possibilidades e capazes de atender aos desafios de nosso tempo:

Ao Prof. *Azarias de Andrade Carvalho* (*in memoriam*), que iniciou nesta Instituição os cuidados aos adolescentes, com a sua delicadeza e a visão de um homem muito à frente de seu tempo;

Ao Prof. *Antonio da Silva Queiroz* (*in memoriam*), que juntamente com o Prof. *Azarias* nos ensinou a trilhar este caminho;

À Prof. *Maria Aznar Farias*, que sempre nos fez encarar o acompanhamento de adolescentes e jovens como um desafio prazeroso e um momento único;

À Prof. *Élide Helena Guidolin da Rocha Medeiros*, que acrescentou sensibilidade ao zelo pelo trabalho com adolescentes e jovens;

Ao Prof. *Jamal Wehba*, que sempre procurou nos despertar interesse pela forma como fomentava a busca pelo conhecimento para transformá-lo em ação clínica competente;

Ao Prof. *Sung Sih Chung*, que sempre se empenhou em transformar o ambiente de trabalho em um local impregnado de bons valores e compreensão;

Ao Prof. *Eric Yehuda Schussel* (*in memoriam*), que nos instigava a pensar e construir, muitas vezes de forma desafiadora;

Ao Prof. *Mauro Fisberg*, cuja formação em nutrologia muito acrescentou do seu conhecimento ao nosso;

À Prof. *Isa de Pádua Cintra Sampaio*, que soube conduzir o Setor de Medicina do Adolescente com firmeza e amorosidade, sempre se preocupando com a formação e a integração da equipe;

Agradecemos a toda a equipe, técnica e de saúde, do Setor de Medicina do Adolescente, por facilitar o nosso trabalho, transformando-o em prazer em compartilhar saberes no dia a dia e pela sensação de dever cumprido no final dele.

Agradecemos a todos os alunos, da graduação à pós-graduação, com os quais somamos nosso corpo de conhecimentos e nos tornamos profissionais melhores.

Agradecemos ainda à toda a equipe da Editora Atheneu, pela competência, agilidade e cuja parceria tornou possível a realização desta obra.

E, por fim, mas não menos importante, agradecemos a todos os adolescentes, jovens e suas famílias que, confiando em nosso trabalho, fazem com que alicercemos este conhecimento para devolvê-lo de forma mais ampla e útil à sociedade.

Maria Sylvia de Souza Vitalle
Flávia Calanca da Silva
Aline Maria Luiz Pereira
Rosa Maria Eid Weile
Sheila Rejane Niskier
Teresa Helena Schoen

Prefácio

Es para mí una gran satisfacción ver salir a la luz *Medicina do Adolescente – Fundamentos e Prática*, producto del trabajo comprometido de destacados colegas.

La adolescencia es una etapa donde surge una curiosidad sin precedentes por el cuerpo y por la vida. Esta curiosidad se alimenta de energía ilimitada y un incipiente sentido de independencia y poder. Las posibilidades de experimentación proliferan, las oportunidades del crecimiento sociopsicológico acelerado y la consolidación de la identidad personal están contrarrestadas por los peligros igualmente poderosos que enfrentan los adolescentes a medida que crecen.

Para el abordaje integral de la etapa adolescente no hay dudas, se necesita comprensión y una acción en pro de nuestros adolescentes. Sin embargo, la intuición y la buena voluntad no son suficientes y no pueden sustituir al estudio, la investigación seria y la formación académica de profesionales que deseen trabajar con las adolescencias. Estos profesionales se enfrentan a una serie inigualable de desafíos, quizá más que en cualquier otra profesión debido a las necesidades específicas de esta población.

La familia, la escuela, la sociedad son atravesadas por los procesos adolescentes. La presencia de problemas acuciantes en nuestras sociedades como el embarazo no intencional adolescente, la violencia en la escuela, las adicciones, la frecuente patologización de este período de la vida, así como la aparición de enfermedades clínicas, psicosomáticas y psiquiátricas nos interpela y exige profundizar en el estudio de las adolescencias tal como es abordado en *Medicina do Adolescente – Fundamentos e Prática*.

Distintos autores han devenido ya clásicos en estas temáticas por lo que valoro este nuevo y completo aporte desarrollado, ya que desde un enfoque interdisciplinario se ofrecen nuevos enfoques que facilitan el abordaje biopsicosocial y comunitario.

Destaco el aporte que las editoras y autores realizan para el mejor conocimiento de no solo una etapa de la vida sino de un proceso que tiene implicancias normales y eventualmente patológicas que pueden proyectarse en la adultez.

El texto abre un camino ofreciendo excelente material para reflexionar, aprender, profundizar y pensar en las adolescencias. Las múltiples visiones nos vinculan con ejemplos de observación de nuestra realidad a través de la revisión actualizada de temáticas que encontramos habitualmente en la consulta.

Veo con sumo agrado como se capacita en intervenciones en el campo de la salud que permitirán ampliar con éxito los conocimientos de los adolescentes y jóvenes sobre las problemáticas que más los afectan, estas intervenciones los motivarán a utilizar la información y los servicios disponibles y la adquisición de las habilidades que les permitan convertirse en protagonistas de su propio cambio.

Medicina do Adolescente – Fundamentos e Prática realiza un gran aporte abordando los desafíos del proceso adolescente desde múltiples miradas, jerarquiza temas prácticos que son de actualidad y en intervenciones comunitarias y con las familias.

Sin dudas convocará el interés de los equipos de salud, educación, justicia así como a todos los que están involucrados con las adolescencias.

Es mi deseo que la lectura de estas páginas estimule a seguir promoviendo profesionales capacitados y comprometidos.

No dudo que junto a los significativos títulos y a la rica y actualizada bibliografía, se logrará satisfacer las expectativas del especialista deseoso de profundizar en temas vinculados con las adolescencias, o del simple lector interesado en estos temas.

Dra. Mónica Borile
Vicepresidenta de CODAJIC
Confederación de Adolescencia y Juventud di Iberoamérica, Itália y el Caribe
Río Negro, Patagonia, Argentina, 2019

Apresentação

Um tratado minucioso sobre fundamentos psicossociais e prática médica hebiátrica, como este que ora me cabe e me honra apresentar, deve ser apreciado como pura obra de arte. Afinal, a Medicina do Adolescente é uma arte que se desenvolve há várias décadas com a delicadeza que faz justiça a essa horda de ruidosos bagunceiros que encanta e espanta. Quem são eles? São os que sonham o que já sonhamos, vivem o que já vivemos, são o que já fomos. É fato que eles não nos tomam facilmente por engajados ou cúmplices e que, se nos atendem, será por mera concessão. Eles são os que trancam as portas dos seus quartos, haja mistério e tédio, quem sabe porque não somos nem tão interessantes nem tão intensos quanto o mágico ou o monstro ansioso, sufocante e vital que neles habita. Mas eles, sim, eles mesmos, sem alarde, seguem nossos passos, reproduzem nossos gestos, são nossas vidas, repaginadas. São as vidas revisitadas dos atores que fizeram este tratado falando de saúde em todos os ângulos, aprendizagem, ambiente, acidentes, dentes, alimentação, tudo muito bem feito, neste livro, uma coleção de estudos privilegiados, norteadores. Tudo muito cada vez melhor. Os autores deste tratado-arte alcançam, com fluidez, a profundeza legítima dos temas mais delicados, como amizade, religião, relações amorosas... sem colocar os adolescentes como objetos de análise fisiológica, asséptica, como corpos a serem desvendados, reorganizados e devolvidos a uma sociedade sem rumo como todas as sociedades o são. Adolescentes, em qualquer circunstância, são motivo de análise apaixonada. Porque eles, ruidosos bagunceiros, são o que fomos, somos nós, repaginados. São a nossa força e fraqueza, são a nossa luz e sombra, nossa arte, eles somos nós. Aos que pensam nessa horda de bagunceiros como a melhor parte de nós, ouso associar o conhecedor de passarinhos que identifica todos os gorjeios, que sabe que voar é preciso, que teme a intempérie, os predadores, as armadilhas... mas segue, como se houvesse sempre um horizonte luminoso que, se não despontar hoje, surgirá amanhã.

Valeria Petri
São Paulo, 2019

Sumário

Parte I – As Bases do Acompanhamento do Adolescente, 1
Coordenadora: Isa de Pádua Cintra

1 Os Fundamentos do Processo Ensino-Aprendizagem da Medicina do Adolescente, 3
Lígia de Fátima Nóbrega Reato
Alexandre Massashi Hirata

2 A Estrutura Física do Serviço de Atendimento ao Adolescente, 9
Flávia Calanca da Silva
Maria Sylvia de Souza Vitalle

3 Atendimento Ambulatorial: da Recepção à Pós-Consulta, 13
Jeane Barros de Souza
Maria Sylvia de Souza Vitalle

4 Os Desafios do Atendimento Ambulatorial: das Questões Locais às Políticas Públicas de Saúde, 19
Alda Elizabeth Boehler Iglesias Azevedo

5 A Consulta do Adolescente, 27
Maria Sylvia de Souza Vitalle
Flávia Calanca da Silva

6 Puberdade e Crescimento, 39
Andrea Hercowitz

7 Vacinação na Adolescência, 49
Alessandra Ramos Souza
Maria Isabel Saraiva Dinelli

8 Síndrome da Adolescência Normal: a Normal Anormalidade, 57
Maria Elizabeth Mesquita de Salles Pacheco

9 Desenvolvimento Psicológico e Social, 63
Teresa Helena Schoen
Márcia Cecília Vianna Cañete

10 Desenvolvimento da Sexualidade, 69
Aline Monge dos Santos Soares
Maíra Pieri Ribeiro

11 Direitos Sexuais e Reprodutivos, 73
Silvia Piedade de Moraes

12 Adolescência e Comportamento Alimentar, 83
Juliana Toledo Grazini dos Santos
Ana Cristina Gonçalvez de Azevedo Figueiredo
Maria Sylvia de Souza Vitalle

13 Projeto de Vida e Protagonismo Juvenil, 89
Maria Ignez Saito

14 Resiliência na Adolescência, 93
Tânia Higa Sakuma
Maria Sylvia de Souza Vitalle

Parte II – Principais Afecções na Adolescência, 99
Coordenadoras: Flávia Calanca da Silva
Maria Sylvia de Souza Vitalle

15 Abordagem da Alta e Baixa Estaturas, 101
Cecília Micheletti
Maria Wany Lousada Strufaldi

16 Puberdade Atrasada, 105
Alexandre Massashi Hirata
Elisiane Elias Mendes Machado
Lília D'Souza Li

17 Ginecomastia, 109
Sheila Rejane Niskier
Maria Sylvia de Souza Vitalle

18 Hipertensão Arterial Sistêmica, 113
Luiza do Nascimento Ghizoni Pereira
Paulo César Koch Nogueira

19 Escolioses e Cifoses, 121
Sheila Rejane Niskier
Klebson Bruno Lopes Vasconcelos

20 Afecções Ortopédicas Comuns, 129
Carlos Alberto Landi

21 Afecções Dermatológicas mais Comuns na Adolescência – Acne, Micoses Superficiais e Estrias, 135
Ediléia Bagatin
Danielle Shitara

22 Cefaleia, 143
Alulin Tácio Quadros Santos Monteiro Fonseca
Ricardo Silva Pinho
Marcelo Masruha Rodrigues

23 Síncope e Vertigem, 149
Marcelo de Melo Aragão
Ricardo Silva Pinho
Marcelo Masruha Rodrigues
Silvana Vertematti

23.1 Visão do Neurologista, 149
Marcelo de Melo Aragão
Ricardo Silva Pinho
Marcelo Masruha Rodrigues

23.2 Visão do Cardiologista, 155
Silvana Vertematti

24 O Sono na Adolescência: da Higiene aos Distúrbios, 157
Elizete Prescinotti Andrade
Lília D'Souza Li

25 Enurese, 163
José Carlos Cezar Ibanhez Truzzi

26 Varicocele, 173
Danilo Galante Moreno
João Pádua Manzano

27 Infecção do Trato Urinário, 177
Maria Luiza Dautro Moreira do Val

28 Obesidade e Suas Comorbidades, 183
Gláucia Carneiro

29 Irregularidades Menstruais, 187
Márcia Gaspar Nunes
Eline Maria Stafuzza Gonçalves

30 Amenorreias Primária e Secundária, 191
Márcia Gaspar Nunes
Carla Delascio Lopes

31 Dismenorreia, 197
Bianca Rodrigues de Godoy Lundberg
Marina Giorgi Manin

32 Tensão Pré-Menstrual, 201
José Maria Soares Júnior
Isabel Cristina Esposito Sopreso
Edmund Chada Baracat

33 Leucorreias, 207
Márcia Gaspar Nunes
Eline Maria Stafuzza Gonçalves

34 Transtorno do Déficit de Atenção e Hiperatividade na Adolescência, 213
Mauro Muszkat
Sueli Rizzutti

35 Principais Transtornos Psiquiátricos na Adolescência, 219
Ana Carolina Coelho Milani
Maria Eugênia Mesquita
Samara Hipolito Nietzche

36 Síndrome da Fadiga Crônica e Fibromialgia, 227
Melissa Mariti Fraga
Claudio A. Len

37 Doenças Sexualmente Transmissíveis na Adolescência, 235
Maurício Mendonça

38 A Mama Feminina, 243
André Mattar

39 Deficiência de Ferro
Josefina Aparecida Pellegrini Braga
Tulio Konstantyner

Parte III – Drogas e Adolescência: dos Aspectos Preventivos à Redução de Danos, 267
Coordenadora: Denise de Micheli

40 Uso de Álcool e Drogras na Adolescência – da Neurobiologia à Prevenção, 269
Denise de Micheli

41 *Crack*, 279
Solange Aparecida Nappo

Parte IV – Dificuldade Escolar, 285
Coordenadora: Teresa Helena Schoen

42 Aspectos Neurológicos, 287
Eduardo Ferraciolli Fusão
Ricardo Silva Pinho
Marcelo Masruha Rodrigues

43 Aspectos Fonoaudiológicos, 297
Jacy Perissinoto
Clara Regina Brandão de Ávila

44 Aspectos Oftalmológicos, 301
Elizabeth Nogueira Martins

45 Aspectos Psicopedagógicos, 305
Teresa Helena Schoen
Márcia Regina Fumagalli Marteleto

Parte V – Odontologia e Adolescência, 311

Coordenadora: Rosa Maria Eid Weiler

46 Cárie, Erosão Dental, Doenças Gengivais e *Piercings* Orais, 313
Rosa Maria Eid Weiler
Liliana Aparecida Mendonça Vespoli Takaoka
Lúcia Coutinho

47 Efeitos do Uso de Drogas na Saúde Oral, 319
Rosa Maria Eid Weiler
Roberta Simi

48 Odontologia do Esporte na Adolescência, 323
Regina Lucia da Silva Queiroz
Alexandre Jun Zerbini Ueda
Fernando Neves Nogueira
Lucas Queiroz Caponi

49 Traumatismo Dental em Adolescente – Relato de Caso, 329
Lúcia Coutinho
Liliana Aparecida Mendonça Vespoli Takaoka
Rosa Maria Eid Weiler

Parte VI – Prática Esportiva na Adolescência, 335

Coordenadora: Silvana Vertematti

50 Avaliação Médica Pré-Participativa Esportiva, 337
Silvana Vertematti
Lisia de Melo Pires Kiehl
Patricia Helena Antoniazi Gião
Daniela Cristina Feliciano Ferreira Nacaratto

51 A Importância da Atividade Física na Adolescência, 355
Roberval Emerson Pizano

52 Da Musculação ao Uso de Suplementos: Como Orientar, 361
Carlos Alberto Landi

Parte VII – Nutrição e Alimentação na Adolescência, 369

Coordenadora: Aline Maria Luiz Pereira

53 Alimentação e Aspectos Nutricionais, 371
Aline Maria Luiz Pereira
Evelin Czarny Hasbani
Maíra Reis Simões Ladeira

53.1 Avaliação Nutricional, 371
Aline Maria Luiz Pereira
Evelin Czarny Hasbani

53.2 Necessidades e Recomendações Nutricionais, 390
Maíra Reis Simões Ladeira
Aline Maria Luiz Pereira

54 Comportamento Alimentar de Risco, 401
Nathalia Moretti Fontanezi
Aline Maria Luiz Pereira

55 Vitamina D – Quando e Como Suplementar?, 407
Eliana Pereira Vellozo
Maria Aparecida Zanetti Passos
Isa de Pádua Cintra

56 Micronutrientes – Quando e Como Suplementar?, 413
Maria Aparecida Zanetti Passos
Eliana Pereira Vellozo
Isa de Pádua Cintra

Parte VIII – Direitos e Deveres dos Adolescentes, 427
Coordenadora: Teresa Helena Schoen

57 Estatuto da Criança e do Adolescente e Lei Bernardo, 429
Roseli Monteiro Robles
Camila Nunes Thomaz de Almeida

58 Grupos de Referência e Construção de Afetos, 435
Graziela Sapienza
Teresa Helena Schoen
Beatriz Rosana Gonçalves de Oliveira Toso
Noel José Dias da Costa
Márcia Regina Fumagalli Marteleto

58.1 A Família do Adolescente Contemporâneo, 435
Graziela Sapienza
Teresa Helena Schoen

58.2 Escola, 440
Teresa Helena Schoen

58.3 Aspectos da Inserção do Adolescente no Mundo do Trabalho, 446
Beatriz Rosana Gonçalves de Oliveira Toso

58.4 Amizade, 451
Teresa Helena Schoen

58.5 Religião, 456
Teresa Helena Schoen
Noel José Dias da Costa

58.6 Relações Amorosas, 463
Teresa Helena Schoen
Márcia Regina Fumagalli Marteleto

59 Adolescentes com Necessidades Especiais, 471
Maria Luiza Gomes-Machado
Teresa Helena Schoen

60 O Adolescente em Busca da Autonomia, 477
Teresa Helena Schoen
Maria Aznar Farias

Parte IX – Apresentações da Violência na Adolescência, 483

Coordenadores: Ana Carolina Coelho Milani
Maria Eugênia Mesquita

61 Violência Sexual, 485
Maria Eugênia Mesquita
Adriana Corrêa
Ana Carolina Coelho Milani

62 Violência Doméstica, Maus-Tratos e Negligência, 493
Renato Nabas Ventura

63 Suicídio e Automutilação, 499
Ana Carolina Coelho Milani
Maria Eugênia Mesquita

64 *Bullying*, 505
Glaura César Pedroso

65 *Cyberbullying*: Memes e Trollagens, 509
Marcos Vinicius Mota
Maria Sylvia de Souza Vitalle

66 Preconceito e Estigmatização, 515
Aline Monge dos Santos Soares

67 Violência de Gênero, 521
José Roberto Brêtas
Marina Milhassi Vedovato

Parte X – Modismos, 527

Coordenadora: Dalva Alves Silva

68 Dietas e Modismo Alimentares, 529
Roberta Ursaia Peixoto
Aline Maria Luiz Pereira

69 Marcas Corporais, 543
Sheila Rejane Niskier
Marina Giorgi Manin

70 O Adolescente e a Internet, 553
Sheila Rejane Niskier
Bianca Rodrigues de Godoy Lundberg

71 Práticas Corporais na Adolescência, 559
Roberval Emerson Pizano

72 Estilo de Vida, 563
Dalva Alves Silva
Jeane Barros de Souza

Parte XI – Exercício da Sexualidade, 569

Coordenadora: Aline Monge dos Santos Soares

73 Contracepção, 571
Bianca Rodrigues de Godoy Lundberg
Marina Giorgi Manin

74 Gravidez na Adolescência – Maternidade e Paternidade, 581
Jeane Barros de Souza
Camila Macedo Guastaferro
Maria Sylvia de Souza Vitalle

75 A Adolescência LGBT, 587
Aline Monge Soares dos Santos
Maria Sylvia de Souza Vitalle

Parte XII – Grupos: Programas e Intervenções, 593

Coordenadora: Teresa Helena Schoen

76 Desafios para a Formação e Atuação de Médicos de Adolescentes, 595
Márcia Cecília Vianna Cañete
Teresa Helena Schoen
Maria Sylvia de Souza Vitalle

77 O Trabalho em Equipe Multiprofissional, 601
Dalva Alves da Silva
Teresa Helena Schoen

78 Trabalho em Grupo com Adolescentes na Área de Saúde, 609
Márcia Cecília Vianna Cañete
Teresa Helena Schoen

79 Intervenções em Diferentes Locais, 615
Edwiges Ferreira de Mattos Silvares
Jéssica de Assis Silva
Deisy Ribas Emerich

80 Orientação a Pais, 621
Graziela Sapienza

Índice Remissivo, 625

Parte I

As Bases do Acompanhamento do Adolescente

Coordenadora:
Isa de Pádua Cintra

Os Fundamentos do Processo de Ensino-Aprendizagem da Medicina do Adolescente

1

Lígia de Fátima Nobrega Reato
Alexandre Massashi Hirata

INTRODUÇÃO

Métodos de ensino e aprendizagem são expressões educacionais relacionadas a uma resposta pedagógica diante das necessidades de apropriação do conhecimento científico.

Atualmente sabe-se que para se atingir o objetivo de uma formação integral os métodos pedagógicos devem se embasar em experiências significativas e priorizar estratégias ativas de ensino-aprendizagem.

No campo da educação médica, considera-se essencial o contato direto com o paciente, para que os estudantes desenvolvam habilidades e atitudes em comunicação, postura, raciocínio e empatia.

As atuais Diretrizes Curriculares Nacionais (DCN) para os cursos brasileiros de Medicina priorizam a aprendizagem baseada na prática e ressaltam a importância do enfoque à saúde em todas as fases do ciclo biológico do ser humano.

Dos dez maiores desafios para a educação nesta década listados pelo Colégio Americano de Médicos chamam a atenção para alguns aspectos: *"Estabelecer uma cultura nos programas das faculdades e da residência médica que promova incentivos para entrar em campos de maior necessidade da sociedade; focar a educação médica no bem-estar e na prevenção de doenças; preparar os estudantes de medicina e residentes para uma abordagem em equipe, centrada no paciente"*.

Ou seja, pelo menos três desses desafios podem ser interpretados como tendo uma estreita relação com o ensino e a prática da Medicina do Adolescente.

Interessante observar que tanto as recomendações do Ministério da Educação e Cultura (MEC) como as orientações da Associação Brasileira de Educação Médica (ABEM) apontam para objetivos educacionais centrados nos mesmos princípios que regem a Medicina do Adolescente (ou *Hebiatria*, de Hebe, deusa grega da juventude): atenção integral e humanização.

Relação médico/paciente, comunicação, postura, ética, empatia fazem parte do exercício diário daqueles que lidam com essa faixa etária, e curiosamente o termo *"ser biopsicossocial"* utilizado nas DCN vigentes remete diretamente às definições de adolescência adotadas internacionalmente.

Por outro lado, a Organização Mundial de Saúde (OMS) propõe ensino e capacitação de recursos humanos como estratégias para melhorar a atenção a esse grupo populacional reconhecido por sua vulnerabilidade.

E de quem seria a responsabilidade de formar profissionais em Medicina do Adolescente? Nos EUA, assim como em outros países, medicina do adolescente faz parte do conteúdo programático da residência médica de diferentes especialidades: pediatria, medicina de família e comunidade, ginecologia/obstetrícia, saúde coletiva, medicina interna.

No Brasil, como a adolescência integra a pediatria, considera-se que o ensino de hebiatria seja, primordialmente, responsabilidade dos Departamentos de Pediatria ou Materno-Infantis.

Como realizar essa tarefa de maneira adequada? Esse é o propósito deste capítulo: fornecer subsídios para que se possam reproduzir experiências validadas de ensino/aprendizagem em medicina do adolescente.

ENSINO DA MEDICINA DO ADOLESCENTE NA GRADUAÇÃO

Diversas pesquisas demonstram quais são as principais dificuldades referidas por médicos para atender adolescentes: falta de treinamento, falta de tempo para lidar com situações próprias da área e a incidência de grande número de problemas psicológicos e/ou sociais.

Até aqueles que tiveram algum contato com pacientes adolescentes na fase de especialização relatam insegurança no trato de aspectos como confidencialidade, aconselhamento, saúde mental, saúde reprodutiva e comportamentos de risco.

Constata-se que, apesar de os médicos treinados durante a residência apresentarem maior probabilidade de lidar adequadamente com problemas específicos dessa faixa etária, resistências que não são corrigidas na escola médica permanecem como barreiras nas práticas clínicas.

A solução não seria então investir na formação dos futuros médicos durante a graduação?

Embora o interesse mundial pela saúde do adolescente tenha aumentado significativamente nos últimos anos, ainda são poucas as escolas que incorporam efetivamente esse tema ao seu currículo.

No Brasil, existem vários serviços e universidades que propiciam treinamento na área de saúde do adolescente. Entretanto, o ensino no nível de graduação praticamente não ocorre na maioria dos cursos médicos ou, quando acontece, geralmente é realizado por intermédio de algumas atividades pontuais ou aulas teóricas isoladas.

Por que essa situação permanece apesar das recomendações de que o aprendizado do aluno deva ocorrer de modo global e integrado, preferencialmente sob forma de treinamento em serviço?

No processo de implantação de programas educacionais para profissionais em formação são identificadas algumas barreiras a serem suplantadas, como a proximidade de idade entre adolescente e estudante de medicina, a falta de professores qualificados e a sobrecarga dos currículos.

Esses obstáculos não estão relacionados nem aos adolescentes e nem aos estudantes. São resistências ocasionadas ou por questões estruturais (principalmente) e/ou por uma ideia distorcida da realidade.

Entretanto, experiências comprovam que tanto os adolescentes se beneficiam do contato com profissionais em formação como os estudantes que os atendem se capacitam com experiências enriquecedoras de ensino-aprendizagem.

Experiência da Disciplina de Hebiatria da FMABC na Graduação

Uma das iniciativas pioneiras com estudantes da graduação vem sendo desenvolvida pelo Departamento de Pediatria da Faculdade de Medicina do ABC (FMABC).

Em 1990, foi implantado programa de ensino em medicina do adolescente destinado a alunos do 5º ano, inseridos no internato, por intermédio de atividades didático-assistenciais realizadas inicialmente em UBS (Unidade Básica de Saúde). O ambulatório em questão funciona desde 1987 em serviço de atenção primária, localizado na periferia do município de Santo André, região do ABC paulista.

Com o passar do tempo surgiram questionamentos envolvendo a efetividade da proposta de ensino. Foi então realizado estudo com a finalidade de avaliar o ensino sob a óptica dos alunos, até porque se acredita que o estudante, como sujeito principal de todo o processo de ensino/aprendizagem, deva ter uma participação efetiva também na avaliação.

O que um estágio em Medicina do Adolescente pode acrescentar à formação de estudantes? Por que essa experiência é importante? O objetivo da pesquisa foi identificar impressões, dificuldades, atitudes e valores percebidos pelos estudantes ao longo do processo de aprendizagem em atenção integral à saúde de adolescentes.

Apesar de grande parte da amostra ter tido algum contato com medicina do adolescente, a inadequação e/ou a insuficiência do conhecimento antes do estágio e a clara diferença na comparação antes/depois referendaram a importância da habilitação prática na graduação.

A ótima aceitação dos adolescentes à participação dos estudantes e a postura dos acompanhantes, favorável a essa participação, demonstraram que o argumento de proximidade de idade não pode ser um empecilho para a implantação de programas destinados a estudantes.

A média obtida na avaliação foi de 91,18% de conceito "ótimo" + "bom", o ciclo foi considerado "muito importante" e verificou-se aumento do número de estudantes que pretendiam atender adolescentes ao final do estágio.

Além disso, o trabalho colaborou para derrubar alguns estereótipos: foi comprovado que é possível habilitar estudantes de graduação em atividades práticas na área de medicina do adolescente e a proximidade de faixa etária revelou-se como elemento facilitador da relação médico-paciente (estudante de medicina/adolescente).

Mesmo diante de resultados tão positivos, como a educação é um processo evolutivo, desde então várias adequações vêm sendo implementadas: reelaboração dos objetivos educacionais, diminuição da ficha de matrícula, aumento do número de atendimentos, modificação dos instrumentos de avaliação, aumento das discussões multidisciplinares e de trabalhos educativos.

A ementa atual do ciclo encontra-se demonstrada na **Tabela 1.1**.

O serviço também sentiu a influência dessas mudanças, com melhoria nos recursos físicos e humanos, aumento da produtividade e inclusão de outras modalidades de treinamento: capacitação de profissionais, estágio de complementação especializada em Adolescência, Liga Acadêmica de Hebiatria, R3 em medicina do adolescente e participação na pós-graduação *stricto sensu*.

Em 2002, foi inaugurado o Instituto de Hebiatria da FMABC (IHFMABC) com o propósito de se tornar a referencia para ensino, capacitação e pesquisa em medicina do adolescente para a região do ABC.

Esse marco passou a ter uma visibilidade maior quando foi construída a sede própria no campus da instituição, em 2011: o Centro de Referência Adolescente Cidadão Esperança, de caráter fortemente interdisciplinar e multiprofissional.

INSERÇÃO DA MEDICINA DO ADOLESCENTE NA RESIDÊNCIA MÉDICA

Em diversos países, programas de residência médica em medicina de família, medicina interna, ginecologia/obstetrícia e pediatria oferecem treinamento em medicina do adolescente.

Tabela 1.1. Ementa Resumida da Disciplina de Hebiatria para o 5° Ano de Graduação (Internato), Departamento de Pediatria, Curso de Medicina, Faculdade de Medicina do ABC (FMABC), 2017.

I. Carga Horária
180 horas (CH teórica: 36 horas; CH prática: 144 horas)
II. Ementa
Cada grupo de 10, 11 ou 12 alunos é subdividido em dois e cada subgrupo passa, em média, 02 semanas no Instituto de Hebiatria e 02 semanas no Ambulatório de Adolescentes do Centro de Saúde Escola.
As atividades consistem de atendimento supervisionado ao adolescente em ambulatórios de nível primário e secundário; discussões com especialidades afins; oficinas e grupos educativos com equipe multiprofissional.
O treinamento prático é complementado por atividades teóricas que incluem: seminários, estudos dirigidos, atualizações, revisão de artigos e discussões de casos, além da reunião científica do Departamento de Pediatria.
III. Objetivos Educacionais
Preparar o estudante de medicina para prestar atenção integral à saúde dos adolescentes, reconhecendo sua importância como ciclo de vida e respeitando suas especificidades e singularidade.
Capacitar para a realização da consulta médica do adolescente de forma diferenciada, considerando-se as peculiaridades semiológicas e os aspectos éticos da atenção a esse grupo populacional;
Correlacionar fatores ambientais e psicossociais com saúde do adolescente;
Diagnosticar e propor conduta para os problemas de saúde mais comuns;
Trabalhar em equipe multiprofissional, reconhecendo a estratégia como fator facilitador e de resolutividade;
Identificar as principais causas de mortalidade e morbidade e atuar na prevenção e promoção da saúde.
IV. Avaliação
A avaliação geral do ciclo consta de prova escrita (casos clínicos) e prova prática - Mini OSCE;
A avaliação subjetiva é realizada por intermédio de média de conceito do corpo docente utilizando-se instrumento específico;
Os estudantes também avaliam o ciclo através do preenchimento de formulário próprio.

No Brasil, o Conselho Federal de Medicina (CFM), a Associação Médica Brasileira (AMB) e a Comissão Nacional de Residência Médica (CNRM) oficializaram a medicina do adolescente como área de atuação da pediatria em 2002 (Resolução n° 1 do Diário Oficial da União, maio de 2002; Resolução CFM n° 1634/2002).

Bem antes disso, desde a década de 1980, a Sociedade Brasileira de Pediatria (SBP) já havia assumido o cuidado à saúde do adolescente como papel do pediatra.

O primeiro concurso para título de especialista em medicina do adolescente no país ocorreu em 1998, após o reconhecimento pela SBP e AMB de que a formação nessa área exigia os mesmos pré-requisitos necessários às outras especialidades pediátricas.

Segundo dados da SBP, existem atualmente no Brasil 25.601 portadores de TEP (Título de Especialista em Pediatria) e, desses, apenas 296 possuem habilitação em adolescência. Ou seja, proporcionalmente, é pequeno o número de pediatras que optam por uma especialização mais aprofundada em hebiatria.

Ademais, sabendo-se que médicos residentes têm indicado a falta de treinamento como uma das principais barreiras a serem superadas para prestar assistência aos adolescentes, considera-se essencial a inserção dessa área na residência de pediatria.

A determinação da CNRM supramencionada significou um avanço, pois ratificou a decisão das outras entidades e passou a cobrar o seu cumprimento. Entretanto, a deliberação era vaga e considerava apenas a obrigatoriedade, sem definir critérios para execução.

O Departamento de Adolescência da SBP, objetivando reforçar a resolução e oferecer subsídios para os serviços e respectivos programas, elaborou, em 2003, documento com as principais orientações a serem seguidas.

Mais recentemente, na implantação dos 3 anos de residência médica em pediatria, a SBP, seguindo recomendação do GPEC (Global Pediatric Education Consortium), do qual é cossignatária, incluiu a medicina do adolescente como parte do conteúdo programático.

Comparando as experiências relatadas na literatura, verifica-se que as indicações contidas nos documentos da SBP são pertinentes e compatíveis com as recomendações de outros países.

Em relação à carga horária, por exemplo, é exigido nos EUA no mínimo 1 mês de rodízio em medicina do adolescente. A exigência americana especifica também que o programa deve incorporar temas de adolescência no ambulatório e na enfermaria durante os 3 anos de treinamento. A área ideal para intervenção é a atenção primária, pela possibilidade de estabelecimento de melhor vínculo profissional/adolescente no atendimento ambulatorial.

Quanto ao conteúdo, os temas relacionados não diferem, abrangendo prevenção de agravos, problemas de saúde frequentes, aspectos éticos, família, saúde reprodutiva, saúde mental e situações de risco.

Experiência da Disciplina de Hebiatria da FMABC na Residência Médica

A exemplo do que ocorre na graduação, o programa de residência médica em pediatria da FMABC conta com um ciclo específico de medicina do adolescente destinado aos residentes de primeiro ano, de caráter ambulatorial.

Vale salientar que os residentes de pediatria iniciaram suas atividades no ambulatório de adolescentes da instituição antes da inclusão do ensino no internato e contam atualmente com os mesmos cenários de prática dos estudantes da graduação.

Com a finalidade de contribuir para outros serviços na implantação de programas semelhantes, será descrita a seguir a estrutura organizacional desse ciclo (**Tabela 1.2**).

TÓPICOS IMPORTANTES

O capítulo abordou a formação em hebiatria na graduação e o treinamento da medicina do adolescente durante a residência médica de pediatria.

Os aspectos mais relevantes discutidos podem ser assim enumerados:

1. O processo de ensino/aprendizagem em medicina do adolescente (hebiatria) diz respeito basicamente a três categorias: estudantes, residentes e profissionais;

2. Os currículos dos cursos de graduação e os programas de residência médica precisam se adequar para possibilitar a inserção da medicina do adolescente em seus planos de ensino;

3. Os Departamentos de Pediatria e/ou Materno-Infantis, reconhecidos no Brasil como os responsáveis primordiais pela formação na atenção à saúde dos adolescentes, necessitam se estruturar para garantir o ensino da hebiatria tanto na graduação como na pós-graduação;

4. A sensibilização, capacitação e/ou aprimoramento de profissionais já formados fazem parte da educação continuada que deve ser agregada rotineiramente ao exercício profissional;

5. As instituições responsáveis pela assistência aos adolescentes necessitam buscar alternativas para preparo de suas equipes *multi,* e as sociedades de especialidades têm muito a contribuir para que esses objetivos sejam alcançados;

6. O conteúdo programático de medicina do adolescente a ser transmitido no Brasil é semelhante ao de outros países, uma vez que a vulnerabilidade e singularidade que caracterizam a adolescência são similares;

7. Em qualquer das situações, o modo de aquisição de conhecimentos, habilidades e atitudes deve priorizar a aprendizagem significativa, centrada na prática, em

Tabela 1.2. Estrutura Organizacional do Ciclo de Hebiatria para o 1°. Ano da Residência Médica de Pediatria, Faculdade de Medicina do ABC (FMABC)

Carga horária
160 horas (30 dias, período integral)
Objetivo
Formação do residente de pediatria na atenção integral à saúde dos adolescentes com valorização do trabalho em equipe multiprofissional, buscando a promoção da saúde, a identificação e prevenção de agravos e a redução da morbimortalidade nessa faixa etária.
Atividades
Consistem do atendimento ao adolescente em ambulatório de nível primário e secundário, trabalhos educativos e atividades teórico/práticas.
Estratégias pedagógicas
Supervisão dos casos atendidos com discussão individual e em grupo; referência entre atendimento hebiátrico, especialidades correlatas e equipe multi; apoio à preceptoria na supervisão de acadêmicos e membros da Liga de Hebiatria.
Conteúdo programático
Segundo as orientações do GPEC/SBP, compreende os temas - consulta médica do adolescente e aspectos éticos; imunizações; puberdade, crescimento físico e desenvolvimento puberal; desenvolvimento psicossocial; sexualidade, desenvolvimento e educação sexual; nutrição, avaliação nutricional e orientação dietética; deficiência de ferro e anemia ferropriva; obesidade e síndrome metabólica; transtornos alimentares; gravidez e contracepção; distúrbios menstruais; vulvovaginites; afecções de mamas; afecções ortopédicas; afecções dermatológicas; violência; uso e abuso de drogas; DST /HIV; doenças crônicas; saúde comportamental e distúrbios de conduta; atividade física e participação em esportes; doenças psicossomáticas; adolescentes com deficiência; síndrome da fadiga crônica; cefaleia; transtornos de humor; segurança do paciente.
Avaliação
Habilidades e atitudes são analisadas a partir dos parâmetros de assiduidade/pontualidade; interesse e iniciativa; responsabilidade e capacidade de trabalho em equipe multi; conhecimento; postura e ética. A avaliação cognitiva é efetuada pela participação nas atividades teórico/práticas e desempenho nas provas escrita e prática. O aproveitamento é verificado também na avaliação global do primeiro ano de residência, que inclui a realização do OSCE e a elaboração de portfólio reflexivo.

atividades desenvolvidas principalmente no nível de atenção primária;

8. A proposta de ensino/aprendizagem em medicina do adolescente precisa ser cada vez incentivada na medida em que ultrapassa a transmissão de informações e consolida-se como possibilidade concreta de educação médica direcionada aos aspectos formativos.

BIBLIOGRAFIA

1. Blum R, Smith M. Training of health professionals in adolescent health care. Study group report. Adolescent Heath Care 1988; 9(6):46-50.

2. Brasil. Ministério da Educação. Diretrizes Curriculares Nacionais do Curso de Graduação em Medicina. Resolução CNE/SES 3/2014, publicada no DOU 23/06/2014, Seção 1, 14p.

3. Carbonieri F. 31/10/2013. Os 10 maiores desafios da educação médica para a próxima década [Internet]. Academia Médica; 2000. Disponível em: https://academiamedica.com.br/o-10-maiores-desafios-da-educacao-medica-para-proxima-decada. [Acesso em 2017 fev. 22.]

4. Crespin J. Breve história da medicina da adolescência. In: Crespin J, Reato LFNR. Hebiatria: medicina da adolescência. São Paulo: Roca, 2007. pp. 4-9.

5. Currículo pediátrico global. Vaz E, Campos Júnior D, coordenadores. São Paulo: Editora Manole, 2015.

6. Djuricich AM. Teaching medical residents about teenagers: an introductory curriculum in adolescent medicine. Acad Med 2002;77(7):745-46.

7. Farrow JA. Internists in adolescent medicine. J Adolesc Health 2002;31(2):115-16.

8. Figueroa E, Kolasa KM, Horner RE, Murphy M, Dent MF, Ausherman JA et al. Atitudes, knowledge, and training of medical residents regarding adolescent health issues. Journal of Adolescent Health Care 1991;12(6):443-39.

9. Kershnar R, Hooper C, Gold M, Norwitz ER, Illuzzi JL. Adolescent medicine: atitudes, training, and experience of pediatric, family medicine, and obstetric-gynecology residents. Yale J Biol Med 2009;82(4):129-41.

10. Reato LFN, McClanahan KK, Saito MI. Brazilian medical school student impressions of the graduate training in adolescent medicine. Int J Adolesc Med Health 2008;20(4):481-88.

11. Reato LFN, Poit ML, Hirata AM, McClanahan KK. Adolescent health care in a teaching service: the point of view of patients. Int J Adolesc Med Health 2008;20(4):473-80.

12. Reato LFN. A atenção à saúde e o ensino da medicina da adolescência: impressão de estudantes da graduação e visão dos pacientes. Santo André. Tese [Livre-Docência em Hebiatria] – Faculdade de Medicina do ABC, 2008.

13. Silva LA, Muhl C, Moliani MM. Ensino médico e humanização: análise a partir dos currículos de cursos de medicina. Psicol Argum 2015;33(80):298-309.

14. Sociedade Brasileira de Pediatria. Re: Portadores de título de especialista em pediatria e certificado de habilitação em adolescência [mensagem pessoal]. Mensagem recebida em 10 de março de 2017.

15. Van de Mortel T, Bird J, Chown P, Trigger R, Ahern C. General practitioners as educators in adolescent health: a training evaluation. BMC Fam Pract 2016;17:32.

A Estrutura Física do Serviço de Atendimento ao Adolescente

2

Flávia Calanca da Silva
Maria Sylvia de Souza Vitalle

A organização dos serviços de saúde para o atendimento ao adolescente tem como objetivo principal garantir o acesso de adolescentes e jovens a ações de promoção à saúde, prevenção, atenção a agravos e doenças, bem como reabilitação, e devem, então, ser apropriados para o estado de desenvolvimento dessa população e ser culturalmente sensíveis. Para esse fim, devem ser levados em consideração a disponibilidade, a formação e a educação permanente dos recursos humanos, a estrutura física, os equipamentos, os insumos e o sistema de informação, adequando-os ao grau de complexidade da atenção a ser prestada.

A consulta do adolescente já começa no momento do agendamento. É necessário que desde esse primeiro contato, nesse espaço de tempo, seja criada uma atmosfera receptiva, fazendo com que o adolescente se sinta acolhido pelo serviço. O agendamento da consulta deve ser desburocratizado, sem regras rígidas, para não dificultar ou impossibilitar o acesso do adolescente ao serviço. Deve ser disponibilizado para ser realizado pelo próprio adolescente ou pelo familiar, pessoalmente ou mesmo por telefone, facilitando a entrada do adolescente no serviço de saúde, e sempre que possível também por e-mail, aplicativos, mensagens enviadas por *smartphones*, se o serviço tiver essa possibilidade, pois é a maneira que agrega os adolescentes e jovens e faz com que tenham interesse no serviço, por usar a sua linguagem. Vale lembrar que a consulta deve ser marcada por hora, de modo a evitar demora no atendimento; a consulta do adolescente é mais demorada pela necessidade de ser realizada, minimamente em dois tempos, abrangendo entrevistas separadas, somente com o adolescente/jovem e em conjunto com o paciente e seus familiares.

A recepção do adolescente na unidade já se configura como excelente oportunidade de formação de vínculo. Para que se estabeleça um clima de confiança e de compromisso, torna-se fundamental que se adotem atitudes acolhedoras, cordiais e compreensivas, visando proporcionar segurança e tranquilidade ao adolescente. É importante ressaltar que quanto mais acolhedor for o serviço de saúde destinado aos adolescentes, mais eficaz ele se torna e mais os jovens irão procurá-lo. Todos os profissionais que trabalham na unidade devem estar minimamente sensibilizados com a recepção e o acolhimento do adolescente. Deste modo, a consulta se inicia com o primeiro contato, o agendamento, então, todos os profissionais do serviço, devem estar comprometidos com o trabalho que realizam, envolvendo desde os serviços de recepção, limpeza, secretaria até os profissionais de saúde.

O local de atendimento do adolescente deve ser apropriado. É importante criar ou adaptar ambientes para que os adolescentes e adultos jovens se sintam à vontade. A sala de espera dos serviços destinados a atendimento aos adolescentes deve ser exclusiva desse grupo. Na impossibilidade de haver locais separados para adolescentes, crianças e/ou adultos, uma opção é criar turnos específicos para o atendimento do adolescente, evitando deste modo que o adolescente compartilhe a sala de espera com indivíduos de outras faixas etárias.

A sala de espera deve ser equipada com livros, revistas, vídeos, murais informativos, painéis de mensagens, notícias; pode-se utilizar o tempo de espera para a realização de atividades em grupo, dinâmicas, oficinas. Deste modo, o tempo despendido na espera será aproveitado para facilitar o acesso à informação e à realização de atividades saudáveis, prazerosas e construtivas.

Os consultórios de atendimento devem permitir a necessária privacidade. É fundamental criar um ambiente preservado com garantia de sigilo para que paciente e profissional possam estabelecer uma relação de confiança e credibilidade. Só assim o adolescente poderá sentir-se mais à vontade e seguro para expor o que o aflige e o profissional poderá intervir de modo a prevenir agravos. O ambiente deve ser claro, limpo, ventilado, ter iluminação adequada para os procedimentos que ali serão realizados e transmitir tranquilidade. Para isso, o uso de tons claros nas paredes pode ajudar na constituição do ambiente mais propício, além de promover a sensação de conforto. O mobiliário deve atender a características de ergonomia, higiene e bom gosto. Idealmente, a sala de exame deve possuir uma separação física (parede, biombo) da sala de consulta, respeitando deste modo a privacidade dos adolescentes. Para adolescentes do sexo feminino é interessante fornecer avental para que elas não fiquem completamente despidas na hora do exame físico.

Alguns equipamentos são indispensáveis para o atendimento do adolescente e devem estar disponíveis nos serviços de saúde que atendem esse grupo:

- Estetoscópio;
- Esfigmomanômetro;
- Termômetro;
- Balança;
- Estadiômetro;
- Fita métrica;
- Orquidômetro ou orquímetro;
- Otoscópio;
- Abaixador de língua;
- Lanterna.

É interessante ter disponíveis na unidade preservativos ou outros métodos contraceptivos, bem como testes imunológicos de gravidez, e esses materiais devem ser oferecidos sem burocracia aos adolescentes que deles necessitam.

Gráficos de peso/estatura; estatura/idade e Índice de Massa Corporal/idade da Organização Mundial de Saúde (OMS), pranchas para avaliação do desenvolvimento pubertário de acordo com os critérios preconizados por Tanner, tabelas com valores normais de pressão arterial, servem todos como materiais de apoio ao profissional de saúde que trabalha com adolescentes.

É importante lembrar que alguns fatores podem prejudicar a chegada, a aceitabilidade e a permanência dos adolescentes nos serviços de saúde, tais como atitudes autoritárias e preconceituosas; ambiente hostil; ambiente sujo e desarrumado; longas filas de espera; dificuldade para agendar consultas; falta de privacidade e/ou de confidencialidade; falta de flexibilidade para atender fora dos horários agendados; não cumprimento das consultas agendadas. Objetivando manter o indivíduo durante toda a sua adolescência inserido no serviço de saúde, atitudes como essas devem ser completamente desestimuladas.

Sabe-se que quando os adolescentes e jovens se sentem à vontade no serviço, acolhidos, quando o serviço é mais flexível e se atenta para as características próprias dessa faixa etária, que muitas vezes desrespeita horários e datas de agendamento, haverá maior possibilidade de adesão e de retorno, quando necessário.

Nunca é demais insistir na questão do acesso, pois ele deve ser garantido, e isso, por si só, já é um grande desafio em nosso meio, onde as necessidades são imensas. As pessoas precisam chegar ao sistema de saúde e, claro, garantido o acesso, é preciso que o ambiente de atendimento seja adequado, sob as várias perspectivas de excelência: tecnologia, formação do profissional que assiste o adolescente/jovem e de toda a equipe que acompanha o paciente, literalmente, do serviço de faxina ao serviço administrativo.

Portanto, é necessário que o atendimento seja promovido em ambiente que proporcione o bom acolhimento e, para além dele, seja de qualidade e tenha segurança assistencial. A questão da qualidade se impõe porque muitas vezes se garante o acesso, mas o atendimento não oferece condições básicas. Dentro desse entendimento, é necessário que o serviço possua um gestor de saúde que atue de modo a reestruturar e manter o sistema de saúde, permitindo, assim, que todos os profissionais possam, de fato, tecer, elaborar um quadro em que seja possível servir realmente às necessidades da sociedade. Devemos, então, entender saúde como um processo e não somente como um mero desfecho individual. Nesse sentido, para além do ambiente físico e a estrutura espacial do serviço, sem desconsiderar a sua importância, mas considerando também que muitas vezes, nos diversos serviços, dadas as suas especificidades, mesmo não tendo as condições ideais descritas anteriormente, deve-se tentar, sempre, aprimorar esse espaço, mas sem esquecer que no acompanhamento de adolescentes/jovens é preciso promover a existência de uma estrutura amigável. Deste modo, é de grande valor ressaltar, sempre, as condições de trabalho e assistência dos consultórios e particularmente do que se chama "consultório amigável".

Há a necessidade, antes de mais nada, de construir relacionamentos que promovam o desejo de ser acompanhado e, desta maneira, de retornar ao serviço, em busca da atuação de seus profissionais, e do empenho na busca da cura que proporcionam.

A boa relação é capaz de influenciar de modo benéfico os comportamentos dos pacientes em relação à sua saúde, sendo, portanto, intrinsecamente terapêutica. Em vista disso, o desenvolvimento de pequenas atitudes pode ser um valioso parceiro no estabelecimento de vínculos, tratamento, acompanhamento e cura, funcionando como grandes habilidades clínicas, por exemplo: recepção atenciosa, ter a disponibilidade de sorrir; apertar as mãos; promover a escuta ativa, estando por "inteiro" no relacionamento no ato da consulta; ser acessível; ser comprometido e digno de confiança (não "abandonar" o paciente); ter interesse genuíno pelo adolescente/jovem (buscar algo em seu paciente que seja fruto de alegria para ele, o que gosta de fazer, no que tem interesse, e mostrar a ele que sabe disso e sente prazer com ele, de ouvi-lo sobre essas coisas); estar sempre disponível para que o paciente procure explicar da melhor maneira a situação em que se encontra ou o que o preocupa; procurar remover os possíveis obstáculos, por meio da identificação da força inerente dos diversos papéis; compartilhar autoridade (promovendo a sustentação da autonomia do paciente, pedir sempre permissão para a realização de atos como o exame físico, folhear um documento ou caderno do paciente, por exemplo).

Importante, ainda, dizer que, apesar, muitas vezes das precárias condições de infraestrutura, vários dos serviços públicos de São Paulo, com sua expressiva população de adolescentes/jovens, são de referência tanto no atendimento a essa população quanto na formação de recursos humanos.

Para finalizar, gostaríamos de utilizar as palavras de Amy E. Sass e David W. Kaplan sobre os serviços de saúde, para mostrar a especificidade de cada um, desde a sua abrangência de atendimento e composição até os atributos físicos necessários para o desempenho da atuação em saúde:

"Como, onde, por que e quando os adolescentes procuram assistência médica depende de condições para pagamento, distância dos locais de atendimento, disponibilidade de transporte, acessibilidade dos serviços, tempo de afastamento da escola e privacidade. Muitas questões de saúde comuns em adolescentes, como gravidez indesejada, contracepção, DST, abuso de substâncias, depressão e outros problemas emocionais, possuem implicações morais, éticas e legais. Os adolescentes, com frequência, relutam em confidenciar com os pais por medo de punição ou desaprovação. Reconhecendo esta realidade, os provedores de assistência médica criaram programas especializados, como clínicas de planejamento familiar para adolescentes, centros de apoio, clínicas de DST, serviços telefônicos de informação e ambulatórios para adolescentes. Estabelecer uma relação de confiança e sigilo com os adolescentes é essencial para atender a suas necessidades de cuidados de saúde" (Amy E. Sass, David W. Kaplan, p. 105, 2012.)

TÓPICOS IMPORTANTES

- Os adolescentes preferem uma sala de espera exclusiva para sua utilização nos horários de atendimento;
- A postura de todos os profissionais de saúde que trabalham nos serviços de saúde com adolescentes deve ser acolhedora desde o agendamento da consulta;
- O ambiente deve ser agradável e confortável para os adolescentes e seus acompanhantes;
- A sala de espera deve estar equipada com materiais educativos, e o período de espera pode ser preenchido com atividades construtivas;

- Os consultórios de atendimento devem garantir privacidade nas consultas;
- Alguns equipamentos e materiais são indispensáveis nos serviços que atendem adolescentes.

BIBLIOGRAFIA

1. Brasil. Ministério da Saúde. Secretaria de Atenção à Saúde. Saúde integral de adolescentes e jovens: orientações para a organização de serviços de saúde/Ministério da Saúde, Secretaria de Atenção à Saúde. – Brasília: Editora do Ministério da Saúde, 2007. 44p.

2. Formigli VLA, Costa MCO, Porto LA. Avaliação de um serviço de atenção integral à saúde do adolescente. Cadernos de Saúde Pública 2000; 16(3):831-841.

3. Grossman E, Ruzany MH, Taquette SR. A consulta do adolescente. Adolescência & Saúde 2004; 1(1):9-13.

4. Pizano R, Souza JB, Alves D, Vitalle MSS. Centro de Atendimento e Apoio ao Adolescente: o olhar múltiplo no atendimento ambulatorial. In: Congreso Latinoamericano Interdisciplinario del adolescente, 2015, Porto Alegre, RS. Adolescentes e Jovens: múltiplas realidades, múltiplos olhares – CD-Rom, 2015.

5. São Paulo. Secretaria da Saúde. Manual de atenção à saúde do adolescente. Secretaria da Saúde. Coordenação de Desenvolvimento de Programas e Políticas de Saúde - CODEPPS. São Paulo: SMS, 2006. 328p.

6. Sass AE, Kaplan DW. Adolescência. In: Hay WW, Levin MJ, Sondheimer JM, Deterding RR. Current Pediatria. Diagnóstico e Tratamento. Tradução: Benedito de Sousa Almeida Filho…et al. 20ª ed. Porto Alegre: AMGH Editora, 2012.

7. Silva DA, Souza JB, Vitalle MSS. Atendimento à saúde integral do adolescente: entre a esperança e a desesperança. In: IV Jornada de Actualización en Salud Integral del Adolescente – Adolescencias: El desafio de sumar miradas, 2016, Cuiabá, MT. p.19.

8. Souza JB, Silva DA, Vitalle MSS. Atendimento ambulatorial: a importância da postura acolhedora e humanizada ao adolescente. 14º Congresso Brasileiro de Adolescência/Sociedade Brasileira de Pediatria – CD-Rom, 2016.

Atendimento Ambulatorial: da Recepção à Pós-Consulta

3

Jeane Barros de Souza
Maria Sylvia de Souza Vitalle

INTRODUÇÃO

"Para os adolescentes, tudo é para ontem, tudo é para sempre, e o mundo vai acabar amanhã."
Giovana Medeiros

Os adolescentes representam 20% dos brasileiros, com aproximadamente 38 milhões de pessoas. São uma parcela da população que possui entre 10 e 19 anos de idade, e caracterizam-se como indivíduos que estão passando por rápidas e intensas modificações nos campos biológico, fisiológico e emocional, o que leva a uma maior vulnerabilidade, representando riscos para sua saúde e qualidade de vida.[1]

A estrutura familiar, nos últimos anos, vem experimentando significativas transformações na sociedade, e os adolescentes brasileiros sofrem o impacto dessas mudanças, tanto na família como na conjuntura sociopolítica e econômica do país, evidenciando-se em doença social que se caracteriza por meio do abandono, da drogadição, dos maus-tratos em todas as suas nuances, da prostituição e da criminalidade.[2] Diante da vulnerabilidade e dos riscos aos quais está exposto esse grupo populacional na sociedade atual, tornam-se importantíssimos os serviços de atendimento ambulatorial ao adolescente.

No atendimento ambulatorial ao adolescente, muitas são as ações com as quais os serviços de saúde necessitam se comprometer para gerar saúde. O atendimento destina-se a prevenção, promoção, proteção, recuperação, cuidado ao adolescente e, em consequência, também à família que o acompanha. Nesse atendimento, vários desafios surgem e persistem, e um deles é ofertar um acolhimento de qualidade ao adolescente e sua família, desde a recepção até a pós-consulta, como uma prática contínua nas ações de atenção e gestão dos serviços, a fim de favorecer o nascer de uma relação de confiança, compromisso e respeito entre o adolescente e a equipe de profissionais.

O ato ou efeito de acolher, conforme o Ministério da Saúde,[3] expressa uma ação de aproximação, um "estar com"

e um "estar perto de", como uma atitude de inclusão. Cabe destacar que o acolhimento é uma postura ética, que não exige hora ou profissional específico, mas implica saberes, escuta de angústias e dúvidas, buscando a resolutividade no atendimento, qualquer que seja a dimensão, desde a recepção, limpeza, até ao atendimento especifico em saúde individual ou em grupo, ou mesmo nos esclarecimentos pós-consulta. Assim, o acolhimento deve estar presente nas ações de todos os profissionais que atuam no serviço de saúde e se reflete em uma relação cidadã e humanizada, de escuta qualificada.[3]

No entanto, o escutar o próximo tem se tornado coisa rara, havendo uma certa produção de indiferença diante do outro de maneira naturalizada, em relação às suas necessidades. E o adolescente necessita ser escutado pela sua família, amigos e profissionais que o cercam, caso contrário poderá mergulhar no isolamento, enfraquecendo os laços coletivos na construção de sua própria identidade. O adolescente necessita de afeto e de ser afetado pelas pessoas de sua rede social, incluindo os serviços de saúde que frequenta.

Para Godoi (2008),[4] a humanização no atendimento é uma política pública que deve estar presente nos diversos níveis de atenção à saúde, tanto no domínio público quanto no privado, por intermédio do acolhimento e sem discriminação, que contemple a integridade do ser humano.

A humanização abrange todos os que estão envolvidos no atendimento ambulatorial ao adolescente, que podem ser os usuários, a equipe multiprofissional e a instituição. Segundo Rios (2009),[5] a humanização é uma ferramenta de gestão que valoriza a qualidade do atendimento, preserva as dimensões biológicas, psicológicas e sociais dos usuários e enfatiza a comunicação e a integração dos profissionais que atuam na equipe. Nessa perspectiva, surge este capítulo, com o objetivo de refletir sobre o atendimento ambulatorial ao adolescente, desde a recepção até a pós-consulta, observando a importância da humanização e da postura acolhedora na assistência ao público adolescente.

O ATENDIMENTO AMBULATORIAL AO ADOLESCENTE

"O amor faz o ser humano ser capaz de superar os seus limites. Nós somos rápidos para exigir e lentos para compreender."

Augusto Cury

Não é raro acontecer reclamações dos adolescentes e suas famílias quanto ao atendimento em saúde nos ambulatórios, alegando falta de atenção adequada por parte dos profissionais que atuam nos serviços. Por outro lado, os profissionais que atuam nos serviços de saúde costumam reclamar acerca das precárias condições para exercerem suas funções. Na verdade, conforme Ribeiro e Silveira (2015),[6] tanto os usuários quanto os profissionais sofrem com a deterioração dos serviços oferecidos pela rede pública de saúde, afetando também os serviços de atendimento ambulatorial.

Em geral, os usuários dos serviços de saúde, como no caso do atendimento ambulatorial ao adolescente, reclamam não da falta de conhecimento tecnológico no seu atendimento, mas também da falta de interesse e de responsabilização dos diferentes serviços em torno de si e do seu problema, referindo demora no atendimento ou insegurança, sentindo-se desinformados, desamparados, desrespeitados, entre outros sentimentos.

É importante destacar que os estudos de satisfação na perspectiva dos usuários em serviços de saúde começaram a ser desenvolvidos no Brasil no início da década de 1990, com a implantação do SUS, a partir da introdução da participação social nos processos de planejamento e avaliação dos serviços de saúde.[7] As pesquisas no âmbito da satisfação do usuário devem propiciar aperfeiçoamento no cotidiano dos serviços, além de avanços significativos para a gestão dos serviços de saúde.[7] O processo avaliativo de serviços de saúde, contudo, não pode ser considerado um fim em si mesmo, mas um momento em que um julgamento explícito é elaborado e, a partir daí, desencadeia um movimento de transformação na busca pela melhoria da qualidade do atendimento.[8]

Para o sucesso da assistência prestada no atendimento ambulatorial, a humanização torna-se um dos importantes pilares, por meio do fornecimento de uma postura acolhedora. A Política Nacional de Humanização, lançada em 2003, do Ministério da Saúde, considera o acolhimento como uma das diretrizes de maior destaque tanto ético como estético e político. Ético devido ao compromisso com o reconhecimento do outro com o intuito de acolher suas dores e alegrias. Estético porque aborda as relações e os encontros cotidianos com a invenção de estratégias que contribuem para a qualidade da assistência prestada. Político no que se refere ao compromisso coletivo de acolher.[3] Deste modo, cabe a toda a equipe do serviço de saúde prestar um atendimento com um compromisso real em acolher o adolescente e sua família, buscando ações inovadoras, integradas e contínuas para melhor atender esse público.

O acolhimento requer prestar um atendimento com resolutividade e responsabilização, a fim de orientar o adolescente e sua família em relação a todos os serviços prestados dentro do próprio ambulatório, como também extramuros, para a continuidade da assistência de maneira intersetorial, ou seja, envolvendo articulação com outros serviços para a garantia da eficácia desses encaminhamentos. Para tanto, abordaremos a seguir a importância da recepção no atendimento ambulatorial ao adolescente e, posteriormente, o atendimento ambulatorial com enfoque na equipe de trabalho e no ambiente do serviço prestado.

A Importância da Recepção no Atendimento Ambulatorial ao Adolescente

"Maravilhas nunca faltaram ao mundo; O que sempre falta é a capacidade de senti-las e admirá-las."

Mário Quintana

O famoso ditado popular "A primeira impressão é a que fica..." de Harvey Specter, revela o importante papel do recepcionista de um atendimento ambulatorial, pois na primeira visita ao ambulatório o adolescente e sua família são acolhidos por esse profissional, que geralmente já realizou contato prévio para o agendamento da consulta, seja via telefônica ou pessoal.

Quanto ao agendamento da consulta, vale ressaltar que o recepcionista deverá buscar agendar a consulta num horário mais propício para o adolescente, de preferência no período contra turno, evitando que falte às aulas escolares. Nos grandes centros urbanos, é importante considerar a distância entre a residência e o ambulatório, observando as vias de acesso, para que seja possível a presença do adolescente no horário agendado, deixando evidente o endereço do ambulatório e sanando possíveis dúvidas.

Geralmente os adolescentes são encaminhados ao atendimento ambulatorial pelos serviços de pediatria, pelas unidades de saúde, pelo pronto atendimento, ou ainda por demanda espontânea. Ao chegar no ambulatório, o adolescente, já no primeiro momento, deposita nas mãos do recepcionista todas as suas expectativas, e ao ser recebido com humanização e sorriso nos lábios os laços são mais fáceis de se tornarem reais, influenciando inclusive no futuro tratamento do adolescente, ao estabelecer confiança no serviço de saúde. Inclusive, o vínculo está intimamente ligado às necessidades de autocuidado, pois, ao favorecer a relação de confiança e vínculo entre serviço e o adolescente, é possível também fortalecer o enfrentamento do processo saúde-doença.[9] O ideal é que o recepcionista do atendimento ambulatorial, além de carisma e postura acolhedora, tenha conhecimento sobre a importância de sua atuação e conheça as atividades e rotinas do serviço de saúde, tendo um bom relacionamento com todos os membros da equipe e com o público atendido. Além da postura acolhedora, deve ter uma boa linguagem e comunicação com o adolescente e sua família.

No entanto, existe outro ditado que afirma que "A primeira impressão é a que possibilita, a última impressão é a que fica", de Izzo Rocha, em que, mais uma vez, se desvela a importância do trabalho do recepcionista no atendimento ambulatorial ao adolescente, pois além de ser o primeiro a receber o usuário, será ele também que irá se despedir, quem fará as últimas orientações na pós-consulta, realizando novo agendamento de futuras consultas no ambulatório e/ou orientações dos locais possíveis que talvez o adolescente deva percorrer até o seu retorno, como informações de onde realizará exames prescritos ou participação em grupos, entre outras ações.

A partir de então, a fim de fornecer informações seguras e coerentes na pós-consulta, faz-se necessário que o recepcionista tenha pleno conhecimento do funcionamento do ambulatório, da equipe de trabalho, dos horários de atendimento e dos serviços prestados, bem como dos seus possíveis parceiros, ou seja, dos outros serviços de saúde ou de outros setores a que talvez o adolescente necessite ir, conforme encaminhamentos do seu atendimento com profissional qualificado.

Outro fator importante a salientar é que a rotatividade de profissionais no ambulatório, principalmente na recepção, pode prejudicar o estabelecimento do vínculo, pois com a necessidade de novos retornos ao serviço o profissional passa a conhecer o adolescente, podendo por vezes chamá-lo pelo próprio nome, construindo um sentimento de confiança com ele.

O fato é que o acolhimento se inicia no primeiro instante da entrada do adolescente no ambulatório, ou até mesmo no próprio telefonema, ao fornecer informações sobre os serviços e horários de atendimento disponíveis. Mas vai além da recepção, estendendo-se até a consulta, em que o profissional especialista deverá ouvir o adolescente com atenção, numa relação mútua e humanizada, encerrando-se novamente lá na recepção, no momento da pós-consulta, para esclarecer sobre os encaminhamentos necessários e reagendar novo retorno do adolescente ao ambulatório. Deste modo, não basta apenas agendar e fornecer consultas no serviço ambulatorial, é preciso ir além, pois a qualidade do atendimento ao adolescente implica comunicar disponibilidade e interesse, demonstrar compreensão e ajudá-lo a descobrir alternativas para o seu problema, seja de que ordem for, inclusive uma informação sobre onde poderá pegar o ônibus para retornar para casa após o atendimento no ambulatório. Isso aparentemente pode parecer ser uma ação simples, mas pode fazer grande diferença para a própria saúde do adolescente e para seu retorno ao serviço.

Para maiores esclarecimentos, a **Figura 3.1** é um breve fluxograma sobre o atendimento ambulatorial do adolescente.

É indubitável que todos os profissionais são importantes no serviço de saúde, assim como todos os membros numa orquestra têm seu papel relevante para que a musicalidade saia perfeita. No entanto, cabe ao líder, o maestro, reger toda a sua equipe, não deixando de considerar os pequenos detalhes para a execução perfeita da música. Assim também deve ser a liderança do gestor no serviço de saúde, que deverá ter a sensibilidade de perceber a importância de todos os membros de sua equipe, não esquecendo de compreender o quão relevantes são as ações do recepcionista, que por vezes poderá ter pouco estudo, mas ainda assim contribuirá significativamente no resultado final, que é a saúde do adolescente.

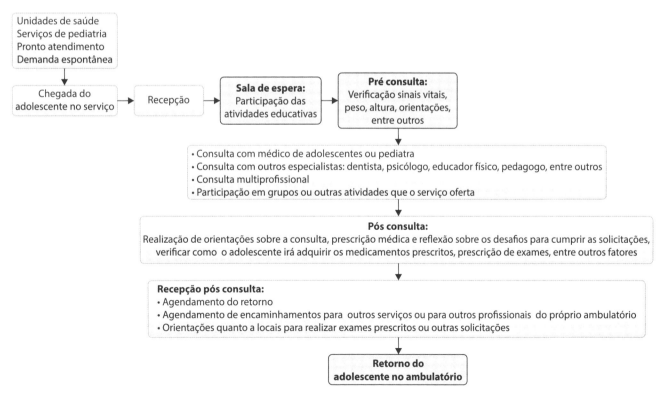

Figura 3.1. Fluxograma do atendimento ambulatorial ao adolescente.

O ATENDIMENTO AMBULATORIAL: FOCO NA EQUIPE E NO AMBIENTE DE TRABALHO

"Havia uma orquestra sonorizando o ambiente, com sorrisos de felicidade, Mesmo num universo de desigualdades, eram movimentos coreográficos, de humanidade, conheciam o valor da liberdade, segue a esperança cantando e dançando direitos e possibilidades com brilho encantador de identidade.

Eli Odara Theodoro

Um serviço de saúde deve estar adaptado ao público ao qual se destina, aos recursos disponíveis e aos profissionais que nele atuam. Assim, além dos fundamentos teóricos conforme evidências científicas, também deve levar em conta o ambiente e o contexto no qual se localiza, observando os valores, crenças e princípios éticos daqueles que constroem e dos que são alvo das ações e serviços, fornecendo não apenas recuperação da saúde, mas também promoção e prevenção da população assistida.[10]

No dia da consulta, os profissionais que atenderem o adolescente, seja na recepção, na consulta ou na pós-consulta, deverão escutar a queixa principal, os medos e as expectativas, identificando as vulnerabilidades, acolhendo também a avaliação do próprio adolescente, e se responsabilizar para fornecer uma resposta ao problema, seja individualmente ou no trabalho em equipe profissional, conforme as características do serviço de saúde, atentando não apenas ao problema principal, mas sendo capazes de prestar uma assistência integral, holística ao adolescente, desde a prevenção ao observar sua carteirinha de vacinação até o próprio exame físico completo, em que poderá encontrar ou não outros problemas além da queixa principal. Deste modo, o acolhimento deixa de ser responsabilidade pontual e isolada, mas se multiplica em inúmeras outras ações, envolvendo todos os profissionais da equipe que atuam no serviço ambulatorial.

O atendimento ambulatorial ao adolescente demanda uma complexidade que não depende unicamente da atuação do médico pediatra na área da Medicina do Adolescente. As peculiaridades do atendimento integral ao adolescente requerem aprendizagem para o trabalho em conjunto em equipe multiprofissional e interdisciplinar, o que pode não ser fácil, talvez, em razão da prática de atuação rotineiramente mais solitária, em ambulatório ou consultório particular, do que uma ação cotidiana mais compartilhada com outros profissionais, sobretudo quando as fronteiras disciplinares, de cada formação específica, proporcionam mais conflitos que diálogos nas buscas por soluções que os desafios ao atendimento voltado a essa fase da vida exigem.

O fato é que a atenção à saúde do adolescente, por sua própria natureza biopsicossocial, requer uma equipe de trabalho multiprofissional e, qualquer que seja a profissão de origem, é importante que se conheçam as características básicas dessa faixa etária da população, com a disponibilidade para acolher, ouvir, para o trabalho participativo, e estar consciente da importância de sua função dentro do contexto do atendimento ambulatorial. Abuassi e Pacheco (2004)[2] relatam que o ideal é que a equipe tenha formação em algum aspecto sobre a atuação com adolescentes e que seja multidisciplinar, pois a interação entre as diferentes especialidades poderá ser feita por meio de interconsulta ou por referência e contrarreferência, ou, ainda, ser realizada no mesmo consultório médico por duas especialidades diferentes.

Os profissionais que atuam no ambulatório, independentemente de serem ou não da área da saúde, devem todos ser ouvidos, desde a recepção e o pessoal da limpeza até a equipe de profissionais especialistas como médicos, odontólogos, enfermeiros, psicólogos, educadores, entre outros. Assim, todos são importantes e merecem ser ouvidos e participar das discussões com o intuito de realizar adequações em todos os aspectos que envolvem as diversas ações, observando sempre a oferta e a demanda dos serviços prestados, conforme as necessidades dos adolescentes que utilizam o serviço.

O próprio ambiente e estrutura física, de acordo com o possível, deverão favorecer o trabalho da equipe e tornar um ambiente acolhedor ao adolescente, já que esse ambulatório é destinado exclusivamente a esse público. O ideal é que o adolescente, ao adentrar o serviço de saúde, possa se sentir acolhido e com sentimento de pertencimento ao local, incentivando seu retorno, sempre que for necessário. E o ambulatório, de preferência, deve ser preparado especificamente para o adolescente, evitando ser decorado com motivos infantis, e tampouco ser marcado pela indiferença de um ambulatório frio de clínica médica.[2]

No entanto, os serviços públicos geralmente não dispõem das verbas necessárias para a implementação de ambientes mais favoráveis ao adolescente, cabendo à equipe de profissionais que atuam no serviço o desenvolvimento de estratégias criativas e em grupo buscar favorecer um ambiente adequado, tanto na produção de vínculo com o adolescente e família como na organização e gestão dos serviços de saúde, bem como na humanização e vínculo entre os próprios profissionais da equipe, buscando valorizar todos os saberes para a melhoria da qualidade das ações de saúde em favor da adolescência saudável.

Cabe também aos gestores dos ambulatórios lutar por melhorias na ambiência e estrutura física, a fim de garantir confortabilidade, condições adequadas de trabalho para os profissionais, bem como uma espera e atendimento para os adolescentes e suas famílias, com espaços propícios para encontros e trocas.[11]

Para a humanização no ambiente de trabalho, torna-se necessária a vivência num ambiente organizacional, cujos valores maiores incluem a humanização, trazendo benefícios não apenas para o usuário, mas para toda a equipe de profissionais que atuam no serviço de saúde.[12] Além de um ambiente adequado, com estrutura física propícia e suficiente para atender o adolescente e sua família, também é interessante que haja um ambiente de respeito entre os membros da equipe, pois quando os problemas são grandes, isso também pode se exteriorizar para a clientela do serviço e dificultar o vínculo com o adolescente. Destaca-se que o acolhimento no atendimento ambulatorial desencadeia transformações em diferentes dimensões, envolvendo o processo de trabalho, as relações estabelecidas nos ambientes de cuidado e na organização dos serviços.[13] Com interconexão da tríade acolhimento-diálogo, acolhimento-postura, acolhimento-reorganização dos serviços, Froze refere ser possível ofertar um serviço de qualidade e humanização.

Para Ribeiro e Silveira (2015),[6] a eficiência do trabalho dos profissionais que atuam nos serviços de saúde influencia-se, intensamente, pela qualidade do fator humano e do relacionamento que se estabelece entre profissionais e usuários no processo de atendimento. Para os profissionais, se faz necessário resgatar o real sentido de sua prática profissional, o valor do seu trabalho e do trabalhar em equipe, buscando aprimoramento das relações que estabelecem entre si, com os usuários e com a administração do serviço em saúde.

Vale ressaltar que com educação permanente é possível haver melhoria no atendimento e no acolhimento nos serviços de saúde e, consequentemente, no relacionamento entre profissional e usuário. Quanto melhor for o relacionamento entre profissional e usuário, melhor pode ser o resultado final na recuperação, gerando assim uma maior satisfação para todos os envolvidos no processo.[14]

O atendimento ambulatorial deve ser afinado como uma orquestra, conforme o ritmo do serviço, respeitar a dinâmica de cada profissional, que deverá ter comprometimento com o trabalho, aprimorando a harmonia em seu ambiente, estreitando de maneira acolhedora o relacionamento com seu público, com a consciência da importância do seu trabalho para o bom desenvolvimento da equipe, em que cada profissional deverá tocar cada nota da partitura, respeitando os altos e baixos, em busca do resultado final perfeito. O sucesso do atendimento ambulatorial ao adolescente é consequência de um trabalho feito com qualidade, dedicação e espírito de equipe, exatamente como numa orquestra.

CONSIDERAÇÕES FINAIS

"E o que o ser humano mais aspira é tornar-se ser humano."
Clarice Lispector

A humanização no atendimento ambulatorial deve ser uma ferramenta situada paralelamente a tantas outras ações do serviço de saúde ao adolescente, envolvendo as atividades de todos os profissionais da equipe.

Os serviços de atendimento ambulatorial ao adolescente vêm se deparando com novos desafios e com a necessidade de oferecer uma atenção mais abrangente, acolhedora e humanizada. Portanto, as peculiaridades do atendimento integral e humano ao adolescente requerem ambiente mais acolhedor e aprendizagem para o trabalho em equipe multiprofissional. Assim, é indubitável que o atendimento ao adolescente

demanda desafios de uma complexidade que não depende unicamente da atuação sob um único olhar.

Para melhor atender o adolescente, faz-se necessário uma equipe multiprofissional, que tenha a humanização e o acolhimento como um dos pilares da assistência, destacando a importância do trabalho de todos os profissionais envolvidos para o bom andamento e a resolutividade do serviço de saúde, a começar pelo próprio profissional da recepção, que no primeiro momento recebe o adolescente, bem como o orienta na pós-consulta. Deste modo, todos os profissionais da equipe são importantes, pois atuar em equipe não significa que todos tenham que fazer tudo, mas sim ter a consciência do todo e do papel de cada um nesse processo, tal como numa orquestra.

Fica a sugestão de que haja maiores e melhores investimentos quanto à conscientização dos profissionais que atuam no atendimento ambulatorial ao adolescente, de modo que percebam claramente a importância de atender bem esse público, além de se esperar também que os adolescentes sejam bem orientados e atendidos de maneira acolhedora e humanizada, a fim de ficarem satisfeitos, acarretando menos reclamações, e com profissionais mais receptivos, o que supostamente levaria os gestores, diante da positividade dos serviços bem prestados, a investir cada vez mais no preparo dos profissionais e na melhor qualidade de atendimento no serviço.

TÓPICOS IMPORTANTES

- Os adolescentes sofrem impacto com as diversas transformações da sociedade atual, tornando-se vulneráveis a vários riscos, o que evidencia a importância dos serviços de atendimento ambulatorial a esse grupo populacional;

- Um dos desafios do atendimento ambulatorial é ofertar ao adolescente e sua família um acolhimento humanizado de qualidade;

- O acolhimento inicia-se na entrada do adolescente no ambulatório, estendendo-se até a consulta e a pós-consulta, não sendo algo pontual e isolado, mas multiplicador em inúmeras ações, envolvendo todos os profissionais da equipe, destacando-se a importância do trabalho do recepcionista nesse processo;

- A atenção à saúde do adolescente requer uma equipe de trabalho multiprofissional, e, qualquer que seja a profissão de origem, se faz necessário o conhecimento a respeito das características básicas da adolescência;

- O ambiente de trabalho e a estrutura física do ambulatório deverão, se possível, favorecer o trabalho em equipe, ofertando ao adolescente um ambiente acolhedor;

- Todos os membros da equipe, independentemente de serem ou não da área da saúde, devem ser ouvidos, desde a recepção até o pessoal da limpeza, com o intuito de realizar discussões em busca do aprimoramento da qualidade do serviço prestado.

REFERÊNCIAS BIBLIOGRÁFICAS

1. Ciampo LA, Ciampo RL. Perfil de morbidade e hospitalização entre adolescentes da região de Ribeirão Preto/SP. Medicina (Ribeirão Preto. Online) 2011; 44(2): 195-201. Disponível em: http://www.revistas.usp.br/rmrp/article/view/47360 [Acesso em: 31/08/2016].

2. Abuassi C, Pacheco A. Implantação de um serviço de adolescentes. Adolesc Saúde. 2004;1(1):14-17 Disponível em: http://www.adolescenciaesaude.com/detalhe_artigo.asp?id=224 [Acesso em: 31/08/2016].

3. Brasil. Ministério da Saúde. Secretaria de Atenção à Saúde. Núcleo Técnico da Política Nacional de Humanização. Acolhimento nas práticas de produção de saúde. 2 ed. Brasília: Editora do Ministério da Saúde, 2010.

4. Godoi AF. Hotelaria hospitalar e humanização no atendimento em hospitais. 2ª ed. São Paulo: Ícone, 2008.

5. Rios IC. Caminhos da humanização na saúde: prática e reflexão. São Paulo: Aurea Editora, 2009. 179p.

6. Ribeiro I, Silveira MGCC. Humanização hospitalar no Sistema Único de Saúde. Rev Interd Ciên Saúde. 2015 ago-out. Disponível em: file:///C:/Users/UFFS/Downloads/2040-13877-2-PB.pdf [Acesso em: 30/08/2016].

7. Esperidião MA, Trad LAB. Avaliação da satisfação de usuários: considerações teórico-conceituais. Cad Saúde Pública 2006;22:1267-76. Disponível em: http://www.scielosp.org/pdf/csp/v22n6/16.pdf [Acesso em: 15/08/2016].

8. Magalhães BG et al. Avaliação da qualidade dos serviços prestados pelos Centros de Especialidades Odontológicas: visão dos usuários Cad Saúde Colet 2015, Rio de Janeiro, 23 (1): 76-85. Disponível em: http://www.scielo.br/pdf/cadsc/v23n1/1414-462X-cadsc-23-01-00076.pdf [Acesso em: 29/08/2016].

9. Moraes PA, Bertolozzi MR, Hino P. Percepções sobre necessidades de saúde na atenção básica segundo usuários de um serviço de saúde. Rev Esc Enferm USP 2011 Mar; 45(1):19-25.

10. Kahan B, Goodstadt M. The interactive domain model of best practices in health porotion : developing and implementing a best practices approach to health promotion. Health Prom Practice 2001 Jan; 2(1): 43-67.

11. Medeiros FA et al. Acolhimento em uma unidade básica de saúde: a satisfação do usuário em foco. Rev Salud Pública 2010; 12 (3) 402-413. Disponível em http://www.scielosp.org/pdf/rsap/v12n3/v12n3a06 [Acesso em 01/09/2016].

12. Froze VD. A hospitalidade e o colaborador – Estudo de caso: Hospital Albert Einstein. São Paulo, 2010. Dissertação (Mestrado em Hospitalidade) – Universidade Anhembi Morumbi, São Paulo, 2010. Disponível em: http://www.dominiopublico.gov.br/pesquisa/DetalheObraForm.do?select_action=&co_obra=194783 [Acesso em: 31/08/2016].

13. Guerrero P et al. O acolhimento como boa prática na atenção básica à saúde. Texto e Contexto- Enferm. Florianópolis mar. 2013; 22(1): 132-40.

14. Carvalho FEO, Hirata VMFM. A necessidade de um melhor atendimento para a humanização da saúde, 2013. Disponível em: http://www.redehumanizasus.net/63658-artigo-a-necessidade-de-um-melhor-atendimento-para-a-humanizacao-da-saude#sthash.cxSvkYGz.GJYasPg9.dpuf [Acesso em: 16/08/2016].

Os Desafios do Atendimento Ambulatorial: das Questões Locais às Políticas Públicas de Saúde

4

Alda Elizabeth Boehler Iglesias Azevedo

INTRODUÇÃO

A atenção à saúde do adolescente tem sido um importante desafio para a organização dos serviços de saúde e para a sociedade. Nas últimas décadas, a necessidade do estabelecimento de políticas para a adolescência tem-se destacado, considerando o grande contingente populacional que esses grupos representam e também a importância do desenvolvimento integral de suas potencialidades.

A geração de adolescentes e jovens brasileiros é a mais numerosa em toda a sua história, representando mais de 30% da população brasileira, portanto a responsabilidade do cuidar assume enorme importância e complexidade.

Segundo a Organização Mundial de Saúde (OMS) e o Ministério da Saúde (MS), a adolescência é delimitada como o período entre os 10 e os 20 anos incompletos; o de 10 a 24 anos é considerado juventude.

O Estatuto da Criança e do Adolescente de 1990 (ECA) delimita adolescentes entre 12 e 18 anos, percebendo-se então que, por um período, adolescência e juventude coincidem.

A Sociedade Brasileira de Pediatria (SBP) em 1987, definiu adolescência como área da atuação do pediatra que vai desde o último trimestre da gravidez até os 20 anos de idade. A Associação Médica Brasileira (AMB) em 1999, reconheceu que adolescência é área de atuação para médicos especialistas em pediatria pela AMB/SBP.

Alguns importantes marcos internacionais e nacionais podem ser ressaltados, como a comemoração do Ano Internacional da Juventude, em 1985, o Programa de Ação da ONU para a Juventude até o Ano 2000, a formação do Comitê de Adolescência pela Sociedade Brasileira de Pediatria, em 1978, a criação da Associação Brasileira de Enfermagem, em 1999 e 2000, e o Projeto AdoleSer com Saúde, em 2001, da Federação Brasileira das Sociedades de Ginecologia e Obstetrícia.

A Constituição Brasileira (CF) de 1988 e o ECA estabeleceram uma base sólida para o desenvolvimento de políticas para a adolescência e juventude no Brasil, reconhecendo-os como sujeitos de direitos e de absoluta prioridade de atenção.

O Plano de Ação da Conferência Mundial de População e Desenvolvimento, realizada no Cairo, em 1994, introduziu o conceito de direitos sexuais e reprodutivos e destacou os adolescentes como indivíduos a serem priorizados pelas políticas públicas de saúde. A IV Conferência Internacional sobre a Mulher, realizada em Beijing, em 1995, reiterou essa definição e trouxe recomendações importantes em relação à violência sexual.

Em dezembro de 1989, o MS criou o Prosad – Programa de Saúde do Adolescente, que se fundamentou numa política de promoção de saúde, respeitando as diretrizes do Sistema Único de Saúde (SUS), garantidas pela CF. O Prosad foi substituído mais tarde pela Área de Saúde do Adolescente e do Jovem.

O MS (1989) estabeleceu que "Adolescência é a faixa etária compreendida entre10 a 20 anos". E em 2005, por meio da Secretaria de Atenção à Saúde/Departamento de Ações Programáticas e Estratégicas/Área de Saúde do Adolescente e do Jovem, elaborou a Política Nacional de Atenção Integral à Saúde de Adolescentes e Jovens, buscando a consolidação da atenção à saúde desse grupo populacional no âmbito do SUS.

O começo da adolescência é verificado, principalmente, pelo início da puberdade, porém a delimitação do final da adolescência, tanto na teoria como na prática, não permite critérios rígidos. Essa transição está relacionada à aquisição de uma maior autonomia em diversos campos da vida, expressa na possibilidade de manter-se profissionalmente, na aquisição de valores pessoais, no estabelecimento de uma identidade sexual, de relações afetivas estáveis e de relações de reciprocidade com a geração precedente, familiares e membros da sociedade.

Nesse período, os adolescentes passam também por dificuldades relativas ao seu crescimento físico, desenvolvimento psicossocial, sexualidade, inserção no mercado de trabalho entre outros fatores de risco, como morbimortalidade por causas externas, uso e abuso de substâncias psicoativas e violência. Para garantir o desenvolvimento integral da adolescência e da juventude é necessária a construção de políticas públicas capazes de prover atenção integral à saúde em todos os níveis de complexidade. Trabalhar pela saúde de adolescentes exige uma visão holística do ser humano e uma abordagem sistêmica das necessidades dessa população, não se restringindo à prevenção de doenças e agravos ou ao atendimento clínico.

A saúde de adolescentes está diretamente relacionada à promoção do protagonismo juvenil e do exercício da cidadania, ao fortalecimento dos vínculos familiares e comunitários, à educação em saúde, à prevenção de agravos, à promoção de projeto de vida e espiritualidade, exigindo um investimento que repercute tanto no presente quanto no futuro, uma vez que os comportamentos iniciados nessa idade são cruciais para o restante da vida.

O desenvolvimento integral de adolescentes é a base da prevenção dos agravos à saúde nessa faixa etária e deve levar em consideração as respectivas responsabilidades institucionais, situações epidemiológicas e demandas sociais, respeitando os princípios do SUS.

Na atualidade, a Estratégia da Saúde da Família (ESF), considerada um novo modelo de assistência à saúde das populações e de mudanças das práticas profissionais, pode redirecionar as ações programáticas até então instituídas para o grupo de adolescentes, nas diferentes áreas de abrangência dos serviços de atenção básica de saúde.

O profissional de saúde, que atua na atenção básica no seu campo de abrangência e nos ambulatórios, pode estar mais capacitado para apreensão do quadro de vulnerabilidades locais, inclusive compreender o adolescente no processo saúde-doença, subsidiando a prática educativa de alcance coletivo em educação, em saúde, e dando conta das várias formas de relação dos adolescentes nas esferas da vida nas cidades, da cultura, do trabalho, da instituição educacional, das relações familiares, da sexualidade, do lazer e da comunicação.

A ATENÇÃO INTEGRAL À SAÚDE NA ADOLESCÊNCIA

A adolescência é uma etapa da vida do ser humano, fundamental para a construção do sujeito, resultante de tudo que a precedeu, portanto da infância, e determinante de tudo que há de vir, ou seja, da adultícia, e marcada por profundas transformações biopsicossociais. O acelerado crescimento físico dessa fase é acompanhado pela maturação sexual. A puberdade, componente biológico da adolescência, é universal e diz respeito às mudanças morfológicas e fisiológicas (forma, tamanho e função) resultantes da ativação dos mecanismos neuro-hormonais do eixo hipotalâmico-hipofisário-gonadal, adrenal, e do hormônio do crescimento.

A dimensão psicossocial da adolescência, no entanto, pode variar consideravelmente de acordo com o momento histórico e o contexto sociocultural, ou mesmo inexistir enquanto categoria social.

Os valores, atitudes, hábitos e comportamentos que marcam a vida do adolescente – durante essa fase e nas subsequentes – encontram-se em processo de formação e cristalização. Ao mesmo tempo, a sociedade e a família passam a exigir

do indivíduo, ainda em crescimento e maturação, maiores responsabilidades com relação a sua própria vida.

Portanto, a atenção integral ao adolescente tem claras as premissas que norteiam as condutas dos profissionais e que tornam a participação dos adolescentes responsável nesse processo de promoção de saúde, qualidade de vida e exercício da cidadania baseada em direitos e deveres.

O atendimento ambulatorial como medicina do adolescente nasce em um contexto pluralista e procura trabalhar as questões dentro de uma visão dialogal, com ações de caráter multiprofissional, intersetorial e interinstitucional. Visa criar nos jovens e adolescentes o senso crítico e despertar neles a capacidade de decidir diante de situações difíceis e dos movimentos que a sociedade apresenta e o direito que eles têm à assistência integral, estimulando-os a se responsabilizar pelos próprios cuidados (se possível com o aval da família). Não visa convencer a respeito das verdades dos profissionais, mas procura a verdade junto com todos os que estão envolvidos a partir do ser e fazer, da cidadania, da prevenção e da saúde.

Deve-se basear na fidelidade à verdade e ao respeito pela autonomia, tornando a relação entre os profissionais de saúde e o adolescente altamente eficiente se as partes envolvidas estiverem comprometidas com a autoridade compartilhada e responsável.

O momento da consulta dos adolescentes é importante para trocar informações e perceber as novas tendências, situações de vulnerabilidade e de riscos a que estão sujeitos, com a preocupação da equipe multidisciplinar de conhecer o que está em transição e os novos costumes, podendo intervir quando necessário.

Baseia-se nos princípios éticos e bioéticos:

- **Da privacidade:** Caracteriza a não permissão de intrusos no espaço da consulta. O consultório deve ter espaço para acomodar o adolescente e sua família, e a mesa de exames deve estar longe da porta. A colocação de um biombo entre a mesa da anamnese e a mesa do exame físico proporciona um ambiente acolhedor, facilitando a troca de roupas e garantindo a privacidade do exame. A interrupção durante a consulta (incluindo atendimento ao telefone) deve ser evitada, visando estabelecer um melhor vínculo. Adolescentes podem ser atendidos sozinhos caso o desejem.
- **Da confiabilidade e do sigilo:** É definida como um acordo entre o profissional de saúde e o cliente, no qual as informações discutidas durante e depois da consulta ou entrevista não podem ser passadas a seus pais e/ou responsáveis sem a permissão explícita do adolescente. A confiabilidade apoia-se nos princípios da bioética médica por meio de princípios morais e da autonomia que estabelece relações interpessoais, compartilha decisões em parceria e no gozo de plenos direitos. Está ligada à ética profissional, desde o juramento de Hipócrates, encorajando os adolescentes a descrever todos os seus problemas e circunstâncias da vida; respeita o adolescente como pessoa, reconhecendo sua

autonomia e seu direito à privacidade e responsabilidade em relação à sua própria saúde. A confiabilidade deverá ser mantida por todos os membros da equipe, e para isso torna-se válido o uso de siglas e abreviaturas nos prontuários. O adolescente deverá ser informado com antecedência da necessidade de quebra do sigilo, e deve-se envolvê-lo nesse momento sempre que possível. As situações que requerem quebra de sigilo estão vinculadas à existência de risco de vida ou outros riscos relevantes tanto para o cliente quanto para terceiros, como abuso sexual, ideia/tentativa de suicídio, informações sobre homicídios ou gravidez, uso de substâncias psicoativas (dependência), recusa de tomada de medicamentos.

- **Consentimento informado:** o fornecimento de uma quantidade suficiente de informação é fundamental, pois o adolescente deverá aprender sobre os riscos e benefícios de alternativas que lhe são oferecidas e autorizar de livre vontade a ação (princípio que norteia a Bioética).

- **Responsabilidade do adolescente:** Necessário definir a competência e a capacidade de julgamento de cada adolescente. O conceito de adolescente maduro dependerá da compreensão do médico quanto ao grau de desenvolvimento e responsabilidade do adolescente em avaliar seus problemas e conduzir por seus próprios meios, pois algumas situações deverão ser ampliadas aos pais e responsáveis e podem ter desdobramentos éticos e legais. Deve ser sempre avaliada.

É favorável que os pais estejam presentes na hora do cadastro e da primeira consulta no ambulatório, porém a ausência deles não impedirá o ingresso do adolescente no programa de atendimento, consultas ou procedimentos pouco invasivos (como coleta de exames laboratoriais de rotina ou de diagnósticos). Poderão realizar consultas, receber orientações e prescrições médicas, podendo ter autonomia para executá-las, mesmo sem autorização dos pais ou responsáveis se considerados capazes. Ressalva deve ser feita aos medicamentos com receituários especiais. O adolescente deve ser informado de que não existe risco zero para qualquer procedimento - o que não invalida ponderar sobre a realização dos mesmos na ausência dos pais. Não deverá ser permitido procedimento de maior complexidade na ausência dos pais ou responsáveis. Adolescentes poderão ser internados, em ambientes que respeitem seu desenvolvimento físico e psicoemocional, na ausência de seus pais desde que estes sejam informados e que compareçam para assinar a internação.

SERVIÇOS DE SAÚDE

Questões de Organização Local na Unidade de Saúde

Trata-se de um conjunto de ações que fazem com que o adolescente se sinta bem recebido pelo serviço em todos os locais e momentos. Esse processo é fundamental para a constituição de vínculos e compromissos, favorecendo o encaminhamento adequado. Todos os funcionários da unidade devem se envolver nesse processo. Isso implica a humanização das relações entre equipes de saúde e adolescentes, de modo que todos os que procuram o serviço de saúde sejam ouvidos com atenção, recebam informação, atendimento e encaminhamento adequados.

Na organização da atenção à saúde do adolescente e do jovem devem ser levados em consideração os seguintes aspectos:

- Adequação dos serviços de saúde às necessidades específicas de adolescentes, respeitando as características da atenção local vigente;
- Respeito às características socioeconômicas e culturais e do perfil epidemiológico da população local;
- Participação ativa dos adolescentes e jovens no planejamento, no desenvolvimento, na divulgação e na avaliação das ações;
- Devem ser levados em conta os princípios fundamentais da consulta que contribuem para uma melhor relação adolescente e profissional, favorecendo o vínculo dessa clientela com os serviços.

Os serviços de saúde devem ter como objetivos principais para a qualidade de assistência à saúde do adolescente:

a. monitorar o processo de crescimento e desenvolvimento;

b. identificar e promover os fatores de proteção;

c. identificar e afastar ou atenuar os fatores de risco;

d. esclarecer sobre o direito de assistência à saúde;

e. estimular a importância de o adolescente assumir a responsabilidade do autocuidado no que se refere a sua saúde;

f. envolver a família sempre que possível.

A fim de elaborar o planejamento das atividades que serão desenvolvidas pelo serviço de saúde, recomenda-se, inicialmente, realizar um diagnóstico que considere os seguintes aspectos:

a. Características dos adolescentes que residem na área de atuação da unidade de saúde;

b. Idade, sexo, orientação sexual, etnia, raça, nível socioeconômico, escolaridade, inserção no mercado de trabalho (formal e informal), pessoas com deficiências;

c. Informações sobre morbimortalidade, uso de álcool, tabaco e outras drogas, gravidez na adolescência, conhecimento e uso de contraceptivos;

d. Aspectos subjetivos, como desejos, valores, insatisfações, ídolos, vínculos com a família, amigos e percepção sobre a escola, a comunidade e a unidade de saúde;

e. Renda, estrutura e dinâmica familiar;

f. Condições de vida;

g. Recursos comunitários: escolas, atividades profissionalizantes, culturais e esportivas, áreas de lazer, igrejas, grupos organizados da sociedade civil;

h. Equipamentos sociais e de grupos de jovens existentes na comunidade.

A identificação dos principais problemas, a seleção de prioridades e a definição de estratégias de atuação devem fazer parte de um processo que envolva adolescentes, jovens, familiares e profissionais de diferentes setores.

Caso seja difícil conseguir as informações elencadas acima, sugere-se começar a trabalhar com as informações disponíveis, tendo o acolhimento como forma ampliar o acesso dos adolescentes ao serviço dentro e fora da Unidade de Saúde (US), humanizando e melhorando a qualidade de atendimento e visando ao desenvolvimento de ações integrais que enfoquem a prevenção e a promoção de saúde.

Todos os profissionais da US devem estar sensibilizados em relação ao Programa do Adolescente, para reconhecer as situações de emergência e ficar alertas para detectar situações de maior risco, como abuso de substâncias psicoativas, depressão, ideias suicidas, gravidez precoce não planejada, aborto, que possam estar por trás da solicitação de um teste de gravidez, uma queixa de sangramento ou qualquer desabafo.

É importante atentar para alguns fatores que prejudicam a aceitabilidade dos serviços como:

a. Atitudes autoritárias e preconceituosas de alguns profissionais;

b. Longas filas de espera;

c. Dificuldade para agendar consultas;

d. Falta de privacidade e/ou de confidencialidade;

e. Falta de material e de insumos (preservativos, medicamentos etc.);

f. Falta de flexibilidade para atender fora dos horários agendados;

g. Não cumprimento das consultas agendadas.

PARA O ATENDIMENTO AMBULATORIAL AO ADOLESCENTE: O QUE SERIA NECESSÁRIO

Para que se tenha uma assistência primária de qualidade, alguns elementos devem ser destacados, como estrutura física adequada, equipamentos básicos e, principalmente, recursos humanos capacitados.

Equipe de Trabalho

A busca do trabalho inter e multiprofissional deve ser uma constante, mas sua impossibilidade não pode ser um impedimento. Um único profissional interessado pode iniciar atividades específicas com esse grupo etário e, gradativamente, sensibilizar outros profissionais e setores da unidade para o trabalho em equipe. Todas as categorias profissionais podem se qualificar para o atendimento de adolescentes. A diversidade contribui para ampliar as possibilidades de atuação e resolução de problemas. Os profissionais das diversas áreas devem interagir por meio de um enfoque transdisciplinar.

O atendimento por equipe concentra-se no adolescente, evitando-se visões fragmentadas. As decisões devem ser compartilhadas em discussões conjuntas, resultando em uma intervenção mais eficaz. O trabalho realizado em equipe, com interação e troca nos campos de competência de cuidado, abre a possibilidade de cada um usar todo o seu potencial criativo na relação com o usuário, para juntos realizarem a produção do cuidado. Sempre que necessário, recomenda-se a interconsulta ou a referência para outros profissionais/serviços.

Educação Permanente da Equipe

É recomendável que o profissional que atende adolescentes adquira uma série de competências que permitam a realização adequada das ações de promoção da saúde, prevenção de agravos, assistência e reabilitação. A educação permanente deve visar, mais que a um simples domínio de conhecimentos e habilidades técnicas, à transformação da prática profissional e da qualidade do serviço.

O processo de aperfeiçoamento profissional deve ser permanente, atendendo às necessidades e às possibilidades que o dinamismo do cotidiano traz ao serviço. A educação continuada é um mecanismo importante no desenvolvimento das relações entre a própria equipe, no que se refere à melhoria da qualidade da assistência prestada.

Ambientes, Equipamentos e Insumos

É importante criar ambientes acolhedores, agradáveis, limpos e ventilados, nos quais os adolescentes se sintam à vontade, sempre respeitando a privacidade das atividades.

Recomenda-se que os equipamentos, instrumentos e insumos básicos sejam planejados de acordo com o tipo de atendimento que será realizado, com os recursos humanos existentes e com a quantidade esperada de clientes.

Dentre os equipamentos básicos necessários destacam-se: tensiômetro, estadiômetro, estetoscópio, termômetro, balança antropométrica, fita métrica, lanterna-espelho, orquidômetro, oftalmoscópio, otoscópio, que deverão estar disponíveis nos serviços.

Embora se entenda a necessidade de controle dos insumos dispensados, é fundamental que a burocracia não comprometa a qualidade do atendimento. Desse modo, o acesso aos preservativos e aos testes de gravidez deve ser o mais abrangente e simples possível, favorecendo as ações de contracepção, prevenção das infecções sexualmente transmissíveis (ISTs) e acesso precoce ao pré-natal. É importante ter os impressos adequados para a atenção ao adolescente, porém a inexistência deles não deve ser um motivo para o não atendimento.

A Captação do Adolescente

Deve ser realizada por meio de ações e atividades estratégicas desenvolvidas tanto no interior das unidades de saúde quanto nas comunidades, de acordo com os diferentes modelos de organização dos serviços de saúde e das distintas realidades municipais. A atenção à saúde desse grupo populacional não se limita às atividades desenvolvidas no âmbito da unidade de saúde, embora deva sempre contar com esse importante apoio.

Essa perspectiva visa a otimizar as oportunidades de contato de adolescentes e jovens com a equipe de saúde e, qualquer que seja a ação realizada, deve conter o compromisso de divulgação e facilitação do acesso a todos os serviços oferecidos pela unidade.

A captação dos adolescentes envolve diferentes estratégias:

a. Divulgação interna na unidade;
b. Visitas domiciliares;
c. Divulgação na comunidade;
d. Parcerias institucionais;
e. Captar os adolescentes para realizar o acompanhamento no programa por meio da presença espontânea nas US, nas diversas ações já desenvolvidas, dos agentes comunitários de saúde, da presença de seus pais na US, do encaminhamento de adolescentes do centro comunitário, das escolas e projetos de outras secretariais, dos resultados negativos e positivos de testes de gravidez; da unidade de saúde bucal, de saúde mental etc.

Os adolescentes têm um leque de demandas, às vezes confusas quanto à sua prioridade e direção. A partir do acesso e do acolhimento, os adolescentes constroem suas relações de vínculo com os profissionais de saúde e, desse modo, alcançam a autonomia para compartilhar a tomada de decisão sobre as possibilidades de preservar a saúde.

DESAFIOS E DIFICULDADES PARA O ATENDIMENTO AMBULATORIAL DO ADOLESCENTE

Para que o atendimento ambulatorial ao adolescente possa ser estabelecido, são necessárias atuações que envolvam todos os níveis da Federação. Entretanto, é de competência da esfera federal a implantação e/ou implementação da Atenção Integral ao Adolescente em todos os estados, dando-lhes assessoria técnica, no sentido de apoiar treinamentos de recursos humanos e de adolescentes multiplicadores de saúde. Também é competência da união apoiar eventos que possam fomentar o interesse e a melhoria da qualidade de atenção ao adolescente, estimulando pesquisas em serviço que possam contribuir na compreensão Os comportamento e especificidades dos jovens diante de questões de saúde. Desse modo, é importante manter um permanente canal de comunicação entre os níveis central, estadual e municipal para apoiar o reconhecimento e a adoção de políticas nacionais das necessidades específicas do adolescente.

É fundamental, ainda, a disponibilidade de acesso a métodos de avaliação e acompanhamento da assistência prestada ao adolescente em todos os níveis do SUS. E mais: para poder executar ações integradas, há a necessidade de articulação com o Ministério da Educação e do Desporto, com o Ministério do Trabalho, com o Ministério da Justiça, com o Ministério da Previdência Social, além do Programa Comunidade Solidária, organizações não governamentais e com os organismos internacionais.

Porém, ainda hoje, constata-se que, quando se fala em saúde do adolescente, o cuidado está sempre focado nos denominados problemas orgânicos, negligenciando-se as questões do desenvolvimento psicossocial e a formação intelectual, moral e espiritual, associadas aos processos de identidade, sexualidade e autonomia. O que se observa é a implementação de programas verticais com ações dirigidas para atacar problemas específicos, os quais não são programas integrais voltados a promover o desenvolvimento humano e atender à saúde integral dos adolescentes.

E, ainda existem lacunas nas práticas de cuidados destinadas aos adolescentes, de modo a não atenderem peculiaridades desse intervalo de idade. Não há um atendimento de forma sistematizada, e sim de acordo com a demanda da unidade, pois existem prioridades a outros grupos populacionais, razão por que a organização de trabalho com esse grupo etário fica a desejar.

Além disso, a intersetorialidade, defendida pela política de saúde, é prejudicada pela ausência de um planejamento articulado que consiga envolver todas as unidades da rede de atenção básica e parcerias importantes como a escola, acarretando uma duplicidade de ações.

Além disso, as atividades desenvolvidas dentro dessas unidades, na maioria das vezes, limitam-se às palestras em salas de espera e à abordagem grupal para distribuição de preservativos, que não costumam atrair a atenção do público adolescente.

A participação juvenil é restrita e não se efetiva nas instâncias de planejamento, execução e avaliação das ações de saúde e controle social do SUS.

Observa-se, atualmente, que grande parte das dificuldades na atenção à saúde do adolescente está diretamente relacionada à falta de preparo das equipes em promover ações que atendam a esse público.

No entanto, as dificuldades enfrentadas atualmente pelos serviços de saúde, especialmente os da rede de atenção básica, se colocam na contramão da efetivação da atenção integral à saúde de adolescentes, destacando-se nesse âmbito a ausência de profissionais capacitados para o atendimento ao adolescente e a ausência de uma demanda organizada "em consonância com a estratégia da territorialidade" voltada para o desenvolvimento de ações como: busca ativa, captação precoce de adolescentes grávidas, estratégias de trabalho.

Ainda no campo das vulnerabilidades estão inseridas as necessidades de grande importância para o desenvolvimento desse segmento, representadas pelo acesso à educação formal, aos serviços de saúde, às atividades recreativas, ao desenvolvimento de talentos e vocações e às oportunidades de trabalho. Muito frequentemente, a pobreza, o preconceito, enfim, as situações de desproteção social privam o adolescente e o jovem de tais acessos.

Novas morbidades estão surgindo até como epidemia e tornam-se temas científicos importantes como: transtornos alimentares e nutricionais e prevalência da anemia por deficiência de ferro, deficiência de vitamina D, sobrepeso e obesidade, hipertensão arterial, aterosclerose, *bullying*, dependência da tecnologia, sedentarismo, depressão, ansiedades, além da anorexia e da bulimia nervosa, assim como as dietas *mágicas* e o uso de anabolizantes e problemas relacionados a distúrbios da imagem corporal e da autoestima. Acresce ainda a enorme exposição do adolescente e do jovem aos riscos associados à violência, ao consumo de álcool e drogas, aos distúrbios sociais, às migrações e aos conflitos armados, somando-se, também, a curiosidade de quem está descobrindo o mundo e, às vezes, sente o desejo de experimentar tudo o que se apresenta como novo.

Essa realidade reafirma a necessidade da efetivação de uma política pública para ampliar o acesso dos adolescentes ao serviço de saúde e da mudança urgente das práticas dos profissionais da saúde, pois os modelos tradicionais da atenção médica e de saúde pública são fragmentados e desintegrados e não responderão às necessidades dos adolescentes onde devem ser priorizadas as ações preventivas e promocionais, a universalização da assistência nos níveis de atenção da promoção, proteção, recuperação e reabilitação.

Portanto, faz-se necessário que tal problemática seja discutida no planejamento institucional e compartilhada entre os gestores e os profissionais de saúde, possibilitando o enfrentamento e possíveis soluções.

Nessa perspectiva, o desafio para gestores e profissionais de saúde é qualificar as unidades básicas de saúde para que ofereçam uma atenção resolutiva e de qualidade, o que abrange a construção de uma rede de proteção social que garanta os direitos dessa população, por meio de parcerias intersetoriais e atividades extramuros. Ao ampliar o campo de atenção e cuidado, poder-se-á contemplar o adolescente na agenda do serviço de saúde, favorecendo o aumento da procura e, consequentemente, o crescimento da oferta de serviços nas unidades básicas de saúde e respectivas áreas de abrangência.

As ações, embasadas pelas noções de territorialização, integralidade da atenção e impacto epidemiológico, reorientando o planejamento de saúde para uma base populacional específica, como o adolescente, gerarão a promoção da saúde com medidas gerais e a proteção.

Nesse contexto, o foco de atenção não deve estar voltado somente para problemas orgânicos; deve-se compreender o desenvolvimento psicossocial dessa população, pois se encontrarão subsídios científicos que auxiliarão no entendimento dessa fase para que, assim, decisões fundamentadas possam ser tomadas a fim de que as atividades desenvolvidas em nível primário tenham os resultados esperados. Hoje, mais do que oferecer atenção à saúde em programas preestabelecidos, os profissionais de saúde nas unidades ambulatoriais vêm se deparando com esses novos desafios e com a necessidade de oferecer uma atenção mais abrangente. Portanto, esse campo torna-se fértil para a afirmação desse novo modo de pensar em fazer saúde para os adolescentes.

CONSIDERAÇÕES FINAIS

Diante do exposto, verifica-se que, atualmente, no contexto da saúde pública, existe uma deficiência muito grande na assistência aos adolescentes. Há programas específicos para atender a essa população mas, às vezes, eles não são executados em sua totalidade. Vários fatores são identificados como preponderantes para a ineficiência dessas práticas, dentre os quais se destacam a falta de preparo, capacitação e formação acadêmica dos profissionais e a deficiência física das unidades para acolhimento dos adolescentes, associada à não inserção do adolescente no planejamento, execução e avaliação das atividades. Faz-se necessário, portanto, repensar as práticas atualmente utilizadas, visto que os resultados obtidos podem ser mais satisfatórios.

Hoje, mais do que oferecer atenção à saúde em programas preestabelecidos, deve-se buscar a consolidação de ações que atendam a essa população de maneira integral com ações interdisciplinares, intersetoriais e interinstitucionais, visando à promoção da saúde, à prevenção de agravos e à morbimortalidade, constituindo um conjunto integrado levando em consideração o contexto socioeconômico, político e cultural em que vivem os adolescentes brasileiros. Portanto sugere-se:

- Assistir adolescentes e jovens de maneira integral e promover sua saúde por meio de equipe multiprofissional tecnicamente capacitada e motivada e a participação dos mesmos, visando o bem-estar e o pleno desenvolvimento destes;

- Implantar, sistematizar e dinamizar ações em unidades de saúde e estabelecer parcerias com associações, unidades assistenciais, escolas, junto à comunidade por meio dessa equipe;

- Monitorar o crescimento e o desenvolvimento;

- Analisar e acompanhar o estado nutricional. Imunizar. Promover saúde oral e saúde mental, saúde escolar. Orientar atitudes positivas diante da sexualidade e integrar a família do adolescente ao serviço, estimulando a reflexão sobre as questões de risco, o resgate de valores universais e o desenvolvimento de consciência crítica;

- Identificar, diagnosticar e tratar adequada e precocemente as doenças mais frequentes, evitando as sequelas;
- Manter intercâmbio de informações, experiências, serviços de referência e contrarreferência com as instituições governamentais e não governamentais em níveis municipal, estadual e federal que atuem na atenção ao adolescente e comunidade;
- Estimular o trabalho de pesquisa, investigação e capacitação contínua na área de saúde do adolescente.

Os profissionais de saúde que atuam no atendimento ambulatorial de adolescentes, desenvolvendo ações de educação em saúde e diagnósticos, têm diante da comunidade o poder de trabalhar as questões voltadas à atenção integral à saúde desse grupo.

Diante desse fato, a integralidade, que é um princípio legal do SUS, se torna difícil de colocar em prática se a práxis dos profissionais da rede de saúde não concorrer para a implantação desse paradigma. A rede precisa se articular melhor com os parceiros e investir mais em formação profissional para o atendimento aos adolescentes, sensibilizando os trabalhadores de saúde para os diagnósticos situacionais desenvolvidos nessa faixa etária e que podem vir a influenciar nos problemas futuros de saúde e comportamento.

Desse modo, diante dos desafios e avanços propostos por essa política de um novo paradigma de saúde, fica evidente a necessidade de compor ações de mobilização, não só da saúde e educação, mas de toda a gestão, como também com aqueles que prestam serviços de atenção à saúde e defesa dos direitos de adolescentes e com os adolescentes, estimulando o protagonismo juvenil.

BIBLIOGRAFIA

1. Azevedo AEBI. Adolescer em Cuiabá. Atenção Integral à Saúde do Adolescente. Cuiabá. Secretaria Municipal de Saúde Manual. Dois Pontos, 2008.
2. Azevedo AEBI. Estatuto da Criança e do Adolescente. InTratado de Pediatria. 3ª Edição. Campos Junior. SBP. Barueri:Manole 2015.
3. Brasil. Ministério da Saúde. Marco Legal - saúde, um direito de adolescentes. Brasília, 2005.
4. Brasil. Ministério da Saúde. Política nacional de atenção integral à saúde de adolescentes e jovens. Brasília, 2005.
5. Brasil, Ministério da Saúde. Programa de Saúde do Adolescente - Prosad. Bases Programáticas. Brasília, 1989.
6. Brasil. Ministério da Saúde. Saúde integral de adolescentes e jovens. Orientações para organização de serviços de saúde. Brasília, 2005.
7. Costa RF, Queiroz MVO, Zeitoune RCG. Cuidado aos adolescentes na atenção primária: perspectivas de integralidade. Esc Anna Nery (impr.)2012 jul -set; 16 (3):466-72.
8. Eisenstein E. Medicina de adolescentes: desafios contínuos. Adolescência & Saúde novembro 2005;2(4).
9. Ferrari RAP, Thomson Z, Melchior R. Adolescência: ações e percepção de médicos e enfermeiros do programa Saúde da Família. Interface: Comunic Saúde Educ. 2008 jun; 12(25): 387-400.
10. Henriques BD; Rocha RL; Madeira AMF. O atendimento e o acompanhamento de adolescentes na atenção primária à saúde: uma revisão de literatura* – Rev Min Enferm abr/jun 2010;14(2): 251-56.
11. Raposo C. A política de atenção integral à saúde do adolescente e jovem: uma perspectiva de garantia de direito à saúde? Revista da Faculdade de Serviço Social da Universidade do Estado do Rio de Janeiro julho 2009; 6 (23) -.
12. Saito MI; Silva LEV. Adolescência: prevenção e risco. São Paulo: Atheneu, 2014.
13. SPSP. Departamento de Adolescência. Adolescência e Sexualidade: visão atual. São Paulo: Atheneu, 2016.
14. Souza et al. Políticas públicas na promoção à saúde do adolescente escolar: concepção de gestores. Enfermería Global Enero 2015;37.

A Consulta do Adolescente

5

Maria Sylvia de Souza Vitalle
Flávia Calanca da Silva

INTRODUÇÃO

A adolescência compreende o período de desenvolvimento situado entre a infância e a idade adulta. Consiste em etapa da vida marcada por grandes transformações físicas, psíquicas e sociais, que capacitam os indivíduos a viver de maneira independente, desenvolver sua identidade e alcançar sua autonomia. Portanto, é o ciclo de vida no qual sairão da dependência plena de seus responsáveis para a independência relativa, até alcançarem autonomia total. De acordo com a Organização Mundial de Saúde, trata-se de período cronologicamente compreendido entre os 10 e os 19 anos de idade.

É considerada fase crítica do desenvolvimento humano, na qual ocorrem definições da identidade sexual, profissional, adaptação às mudanças fisiológicas e anatômicas do corpo; sujeita a vulnerabilidades, determinada pelo processo de crescimento e desenvolvimento; e exposição a situações de riscos, como gravidez não desejada, acidentes, violência, maus-tratos, uso e abuso de drogas, evasão escolar e aquisição de doenças sexualmente transmissíveis (DSTs)/aids.

Estima-se que no Brasil existam cerca de 35 milhões de adolescentes, correspondendo a 18% da população, segundo informações do Departamento de Informática do Sistema Único de Saúde-Datasus de 2012.

Quando se considera a importância demográfica dessa população, bem como a grande vulnerabilidade desse público, entende-se a necessidade de esses indivíduos receberem atenção integral para a promoção de saúde, prevenção de agravos, diagnóstico precoce de afecções, monitorização, tratamento e reabilitação, observando as peculiaridades dessa faixa etária, que diferem muito das populações pediátrica e adulta.

A consulta do adolescente apresenta particularidades que envolvem aspectos físicos, sociais, emocionais e éticos que necessitam de olhar diferenciado e atento por parte dos profissionais de saúde, visando a assistência adequada, ampla e sensível.

PARTICULARIDADES DA CONSULTA

Embora consista em anamnese, exame físico e solicitação de exames laboratoriais, quando necessários, como ocorre nas consultas de qualquer idade, a consulta do adolescente tem particularidades em relação à consulta pediátrica e em relação à consulta do paciente adulto que devem ser ressaltadas. Uma das diferenças mais marcantes da consulta do adolescente em relação à consulta da criança é que, na primeira, o modelo até então estabelecido profissional/mãe ou responsável passa a ser substituído pela relação direta médico-adolescente, constituindo-se em verdadeiro rito de passagem.

Independentemente do motivo principal da consulta, cada visita é uma oportunidade de promover a saúde, detectar e resolver questões importantes. A entrevista é um exercício de comunicação interpessoal e não deve obedecer a formatos rígidos e preconcebidos; é importante considerar as especificidades relativas à idade, ao sexo e diferenças de gênero, à orientação sexual, à raça, à etnia, ao meio familiar, às condições de vida e à escolaridade. No final do capítulo há o protocolo de atendimento médico utilizado no Setor de Medicina do Adolescente - Centro de Atendimento e Apoio ao Adolescente da Disciplina de Especialidades Pediátricas – Departamento de Pediatria – Universidade Federal de São Paulo (**Anexo 5.1**):

- A anamnese deve ser abrangente e obedecer ao que é praticado em clínica médica ou pediatria; deve-se questionar o adolescente quanto ao desenvolvimento puberal pessoal, ficar atento à telarca, pubarca, menarca, ao ciclo menstrual (intervalo, duração e quantidade, presença ou não de dismenorreia), à espermarca, ao surgimento de pelos e ao crescimento genital;

- É necessário que sejam abordados os marcos do desenvolvimento familiar, como estatura do pai, mãe e irmãos, desenvolvimento pubertário materno e paterno e idade da menarca materna;

- Abordar a maneira como o adolescente vive e as atividades realizadas durante o dia, o tempo despendido com telas (televisão, computadores, videogames, *smartphones*); se realiza atividade física (esportes) e recreativa ou se tem um estilo de vida sedentário; o que faz nos momentos de folga e lazer; é típico da faixa etária também ser colecionador (chaveiros, selos, figurinhas etc.);

- Questionar sobre a vivência com jovens do sexo oposto e do mesmo sexo (amizade, namoro, "ficar", relacionamento sexual); identificar fontes de informação, conhecimento, interesse e dúvidas relativas a sexualidade, prática masturbatória, prazer e medidas de prevenção de gravidez e DSTs;
- Verificar uso de tabaco, uso ou abuso de álcool e/ou drogas, bem como convivência com usuários; verificar ainda o uso e a regularidade de uso de medicamentos;
- Identificar como é o relacionamento com integrantes da família;
- Perguntar se o adolescente trabalha, há quanto tempo, qual a duração ao longo do dia, se é liberado para ir à escola ou se há prejuízo do tempo escolar, tipo de trabalho, remuneração, se é ou não registrado;
- Realizar registro da alimentação durante um dia de semana e um dia do final de semana;
- Abordar sobre escolaridade, dificuldades escolares, evasão escolar, repetências, aproveitamento;
- Devem-se incluir perguntas sobre vacinação (exigir documento que comprove a situação vacinal);
- Deve-se ainda procurar saber se faz uso de medicamento, qual, há quanto tempo, como tem acesso a ele (está disponível na Unidade Básica de Saúde, compra, quem lhe dá o dinheiro para comprá-lo, onde o guarda), se não "falha" o uso, se não "esquece". Que atitudes toma para lembrar do uso rotineiro. Isso é importante, porque o cuidado de si também é atitude que está prevista no desenvolver da adolescência, quando o indivíduo já deverá ir sendo, gradativamente, responsabilizado pelas suas tarefas e pelas suas escolhas;
- Pesquisar sobre estado emocional do adolescente, opinião sobre si mesmo, temperamento, imagem corporal, autoestima, objetivos e perspectivas para o futuro, bem como projeto de vida;
- Entender a condição socioeconômica da família, moradia, saneamento básico, renda familiar.

O exame físico é um momento apropriado para se avaliar o estado de saúde, o autocuidado, e para fornecer informações e orientações sobre as transformações físicas e psicossociais. Essa parte da consulta deve ser realizada com muita discrição, evitando-se a exposição desnecessária do corpo, respeitando o grau de recato manifestado pelo adolescente, explicando sobre a necessidade e a importância do exame físico completo, inclusive dos genitais, para avaliar seu estado de saúde, sua maturidade e seu desenvolvimento sexual. A inspeção deve ser feita de modo segmentar, sempre cobrindo a região que não está sendo examinada e deixando a avaliação dos genitais por último.

Antes de iniciar o exame, no caso de adolescente do sexo oposto ao do examinador, é recomendável a presença de outra pessoa na sala (acompanhante ou profissional), porém estar sozinho com o adolescente não deverá ser impedimento para que a consulta se realize. Os procedimentos do exame físico devem ser explicados, em termos coloquiais, segundo o grau de maturidade e compreensão de cada adolescente, passo a passo, e esse exame deve ser completo e detalhado. Especificamente no adolescente, além do exame físico geral e especial, deve-se aferir/avaliar:

- Pressão arterial (ao menos uma vez por ano);
- Peso e estatura para cálculo do Índice de Massa Corporal (IMC) e circunferência da cintura;
- Estado de conservação dos dentes, gengivas e problemas ortodônticos;
- Pele - presença de acne, nevos, cicatrizes;
- Tireoide – tamanho, consistência, presença de nodulações;
- Coluna vertebral – por meio do "teste de 1 minuto", que apresenta especificidade muito boa para escoliose (será discutido em capítulo próprio);
- Desenvolvimento pubertário em ambos os sexos, utilizando os critérios propostos por Tanner para classificação dos estágios puberais. Verificam-se as mamas e os pelos pubianos no sexo feminino e os genitais e os pelos pubianos no masculino, classificando-os de 1 a 5, sendo 1 a ausência de maturação sexual (genitais ou mamas infantis) ou pelos e 5 a maturação completa ou pilificação típica de adultos.

Terminado o exame, o jovem deve ser esclarecido de sua situação geral, das hipóteses diagnósticas levantadas, da necessidade ou não de exames complementares ou de encaminhamento para o acompanhamento com outros profissionais. Por fim, o adolescente e o familiar ou responsável, que o acompanha devem ser informados por escrito e esclarecidas as terapêuticas curativas e/ou preventivas cabíveis. A necessidade de retorno, em prazo curto ou longo, para acompanhar a evolução de uma doença e/ou normalidade, deve ser informada. Durante o período em que o jovem se encontra no estirão de crescimento, em fase de desenvolvimento pubertário, é interessante que os retornos não ultrapassem um período de 4 meses. Na ausência de situações que justifiquem o breve retorno, deve comparecer após 1 ano. Os retornos devem ser agendados, mas o jovem será informado da possibilidade de antecipação da consulta em caso de necessidade.

É importante ressaltar que a empatia criada na primeira consulta é fundamental para o sucesso de qualquer abordagem. Ao ser chamado, o adolescente deve ser cumprimentado em primeiro lugar e o diálogo deve ser estabelecido preferencialmente com ele. Investir poucos minutos em assuntos informais, como amigos, escola, *hobbies*, pode diminuir a tensão inicial. É de grande importância valorizar e tratar com seriedade as queixas e informações trazidas pelo adolescente. Deve-se lembrar que muitas vezes as queixas trazidas pelo adolescente diferem drasticamente das trazidas pela sua família.

A consulta do adolescente é dividida em etapas. O adolescente deverá ser atendido, em algum momento, na companhia do seu responsável, podendo isso ocorrer no início ou no final da consulta, pois raramente o jovem sabe informar sobre os dados referentes à saúde de sua família, ao seu nascimento e aos primeiros anos de sua vida e situação vacinal. Nessa oportunidade, os familiares devem ser orientados sobre a dinâmica da consulta, sigilo, privacidade e confidencialidade. Num outro momento, o adolescente deverá ser atendido sozinho, se assim o desejar, para que tenha liberdade de exteriorizar seus sentimentos e suas queixas; nessa oportunidade, ele tem a liberdade de expor sua percepção sobre o que está acontecendo e de abordar alguns assuntos sigilosos que o estejam preocupando. Esse momento é fundamental, pois faz o adolescente, de maneira progressiva, se tornar responsável pela sua saúde e pela condução de sua vida. Há profissionais que, além de atender adolescente + responsável e adolescente, gostam de atender os pais sem a presença do adolescente, para que eles exponham suas angústias, dúvidas e preocupações. Essa atitude pode ser problemática caso o adolescente não esteja bem-informado e seguro sobre as questões relativas a confidencialidade e sigilo. O fato é que não há regras definidas rigidamente, cada profissional ou serviço define sua própria maneira de atender, conforme sua experiência, possibilidades e necessidades. A única regra existente e de extrema importância é que, em algum momento, o adolescente deve ser atendido sozinho (direito de privacidade) e que seja sempre apresentado para ele o direito ao sigilo e à confidencialidade.

Muitas vezes não se consegue obter a anamnese completa numa primeira abordagem. Num primeiro contato, dificilmente o adolescente conseguirá falar de temas sobre os quais se sinta constrangido. Há situações em que é mais estratégico enfocar apenas o que apresenta relação direta e evidente com o motivo da consulta, postergando os demais aspectos para uma futura consulta, pois com a criação do vínculo e alicerçada a confiança entre adolescente e profissional(ais) que o atende(m) ficará mais fácil de o adolescente se colocar e trazer suas dúvidas, angústias, conflitos, situações que considere embaraçosas e sobre os quais, num primeiro momento, por pudor, não quer falar. É importante mostrar ao adolescente e ao jovem que existe alguém disposto a escutá-lo com respeito, sem querer julgá-lo.

Os profissionais de saúde devem incluir medidas de promoção da saúde, de prevenção de agravos e de redução de danos como componentes fundamentais da consulta. As visitas de rotina de adolescentes, jovens e suas famílias aos serviços de saúde configuram-se como oportunidades para desenvolver ações de educação em saúde; realizar imunizações de acordo com o calendário vacinal; desenvolver vínculos que favoreçam o diálogo aberto sobre questões de saúde e de outros interesses. Em 1997, com o intuito de nortear as ações dos profissionais de saúde que trabalham com jovens, a American Medical Association elaborou o *Guideline for Adolescent Primary Services* (GAPS), que consiste em recomendações preventivas a serem dadas aos adolescentes. Resumidamente, recomenda-se que, anualmente, todo adolescente deve receber orientações sobre os seguintes tópicos:

- Crescimento, desenvolvimento sexual e psicossocial;
- Importância de se tornar ativamente envolvido em decisões que dizem respeito a sua saúde;
- Modos de reduzir riscos de acidentes;
- Hábitos alimentares saudáveis;
- Benefícios da prática de atividade física e como realizá-la com segurança;
- Comportamento sexual responsável, incluindo abstinência, uso de camisinha ou de outros métodos contraceptivos;
- Prevenção de doenças sexualmente transmissíveis (DST), incluindo infecção pelo HIV;
- Risco do uso de tabaco, álcool e outras substâncias de abuso, bem como de anabolizantes.

Ainda de acordo com o GAPS e com a Academia Americana de Pediatria, anualmente, deve-se fazer *screening* de todo adolescente para:

- Hipertensão arterial sistêmica;
- Transtornos alimentares e obesidade;
- Uso de tabaco;
- Uso de álcool ou outras substâncias de abuso, incluindo anabolizantes;
- DST nos sexualmente ativos (pesquisa de gonorreia e sífilis, além de infeção por *Chlamydia* e vírus da imunodeficiência humana – HIV);
- Comportamento sexual de risco;
- Papanicolau nas adolescentes que iniciaram atividade sexual;
- Depressão ou risco de suicídio;
- História de abuso físico, sexual e/ou emocional;
- Problemas escolares;
- Situação vacinal;
- Teste tuberculínico para os adolescentes expostos a tuberculose, moradores de rua ou privados da liberdade.

Quanto à avaliação para possíveis problemas visuais, deve ser realizada três vezes durante a adolescência (entre os 11 e os 14 anos, entre os 15 e os 17 e entre os 18 e os 21 anos). Perfil lipídico, incluindo colesterol total, frações e triglicerídeos, deve ser dosado uma vez durante a adolescência, preferencialmente na adolescência tardia (dos 18 aos 21 anos), de acordo com Academia Americana de Pediatria.

ASPECTOS ÉTICOS DO ATENDIMENTO MÉDICO DO ADOLESCENTE

Os princípios éticos no atendimento de adolescentes nos serviços de saúde se referem especialmente à privacidade, à confidencialidade, ao sigilo e à autonomia. O respeito a esses preceitos encoraja rapazes e moças a procurarem ajuda quando necessário. Pesquisa realizada nos Estados Unidos mostrou que a maioria dos jovens não revelaria certas informações se a confidencialidade não fosse garantida.

No Brasil, o sigilo é regulamentado pelo artigo 103 do Código de Ética Médica, que diz: "É vedado ao médico revelar segredo profissional referente a paciente menor de idade, inclusive a seus pais ou responsáveis legais, desde que o menor tenha capacidade de avaliar seu problema e de conduzir-se por seus próprios meios para solucioná-lo, salvo quando a não revelação possa acarretar danos ao paciente."

A confidencialidade não é princípio baseado no "escondido", mas sim o reforço do reconhecimento do indivíduo como sujeito, protagonista de suas ações apoiadas em escolhas responsáveis. A família é grande aliada para a sustentação dessa abordagem, entendendo-a como oportunidade de aprendizado e exercício de cidadania.

A privacidade é direito do adolescente, independentemente da idade, de ser atendido sozinho, em espaço privado de consulta, em que são reconhecidas suas autonomias e individualidades. Essa privacidade é mantida durante todo o exame físico, a menos que o adolescente não a deseje ou em situações específicas (déficit intelectual importante, incapacidade para assumir o tratamento, indicação cirúrgica, distúrbios psiquiátricos, referência explícita ou suspeita de abuso sexual e violência). Não está obrigatoriamente ligada à confidencialidade: trata-se de "contrato" feito entre adolescente-família-médico e não objetiva diluir a responsabilidade da família, com a qual o diálogo constante deve ser sempre estimulado.

Os Departamentos de Bioética e Adolescência da Sociedade de Pediatria de São Paulo e da Sociedade Brasileira de Pediatria adotaram as seguintes recomendações sobre algumas questões éticas relacionadas ao atendimento médico do adolescente:

1. O médico deve reconhecer o adolescente como indivíduo progressivamente capaz e atendê-lo de maneira diferenciada;

2. O médico deve respeitar a individualidade de cada adolescente, mantendo postura de acolhimento, centrada em valores de saúde e bem-estar do jovem;

3. O adolescente, desde que identificado como capaz de avaliar seu problema e de conduzir-se por seus próprios meios para solucioná-lo (aqui, aplica-se o conceito de menor maduro), tem o direito de ser atendido sem a presença dos pais ou responsáveis no ambiente da consulta, garantindo-se a confidencialidade e a execução dos procedimentos diagnósticos e terapêuticos necessários. Desse modo, o jovem tem o direito de fazer opções sobre procedimentos diagnósticos, terapêuticos ou profiláticos, assumindo integralmente seu tratamento. Os pais ou responsáveis somente serão informados sobre o conteúdo da consulta, como nas questões relacionadas à sexualidade e à prescrição de métodos contraceptivos, com o expresso consentimento do adolescente;

4. A participação da família no processo de atendimento do adolescente é altamente desejável, porém os limites desse envolvimento devem ficar claros para a família e para o jovem. O adolescente deve ser incentivado a envolver a família no acompanhamento dos seus problemas;

5. A ausência dos pais ou responsáveis não deve impedir o atendimento médico do jovem, seja em consulta de matrícula ou nos retornos;

6. Limites da confidencialidade – em situações consideradas de risco (gravidez, abuso de drogas, não adesão a tratamentos recomendados, doenças graves, risco de vida ou à saúde de terceiros), diante da realização de procedimentos de maior complexidade (biópsias e intervenções cirúrgicas), tornam-se necessários a participação e o consentimento dos pais ou responsáveis;

7. Em todas as situações em que se caracterizar a necessidade da quebra do sigilo médico, o adolescente deve ser informado, justificando-se os motivos para essa atitude;

O desafio do profissional de saúde que atende adolescentes é compatibilizar o direito do adolescente de receber assistência individual com o direito da família de cuidar da saúde e do bem-estar de seu filho.

TÓPICOS IMPORTANTES

- A consulta do adolescente apresenta particularidades em relação à consulta de outras faixas etárias, sendo que a principal característica é que a relação do médico, que na infância era intermediada por um responsável, passa a ser substituída pela relação direta médico-adolescente;

- O profissional que atende o adolescente precisa dispor de tempo, saber ouvir sem julgar, sentir-se cômodo com seus pacientes e familiares. O médico não deve impor suas normas morais ou de conduta nem julgar, tentando sempre entender e acolher o jeito de ser do adolescente, não necessitando copiar suas maneiras, mas respeitando sua individualidade;

- Questões como sigilo, confidencialidade e privacidade devem sempre ser abordadas com o adolescente e com os seus responsáveis;

- Na consulta do adolescente, deve-se detectar as situações de risco, orientar em relação à prevenção, harmonizar as relações interpessoais e familiares, estimular o adolescente a assumir responsabilidades consigo e com a sociedade, enfim, ajudá-lo a crescer e a se tornar um adulto estruturado.

BIBLIOGRAFIA

1. American Medical Association. Guidelines for Adolescent Preventive Services (GAPS). Chicago (IL): American Medical Association, 1997.

2. Borus JS, Woods ER. Office visit, interview techniques, and recommendations to parents. In: Neinstein LS, Katzman DK, Callahan ST, Gordon CM, Joffe A, Rickert VI. Neinstein's Adolescent and Young Adult Health Care: a practical guide. Philadelphia: Lippincott Williams & Wilkins, 2016. pp. 43-49.

3. Brasil. Ministério da Saúde (MS). Secretaria de Atenção à Saúde. Saúde integral de adolescentes e jovens: orientações para a organização de serviços de saúde/Ministério da Saúde, Secretaria de Atenção à Saúde. Brasília - DF: MS; 2007. 44p.

4. Bright futures adolescent visit forms. 2014. Disponível em: http://brightfutures.aap.org/tool_and_resource_kit.html [Acesso em setembro 2016].

5. Grossman E, Ruzany MH, Taquette SR. A consulta do adolescente. Adolesc Saúde 2004; 1(1):9-13.

6. Hagan JF, Shaw JS, Duncan P, eds. Bright Futures Guidelines for Health Supervision of Infants, Children as Adolescents. 3rd ed. Illinois: American Academy of Pediatrics, 2008.

7. Oliveira RC, Silva CAF. O adolescente em consulta: percepções biomédicas. Saúde e Sociedade 2015; 24(3):964-76.

8. Ozelka G, Troster EJ. Aspectos éticos do atendimento médico do adolescente. Rev Ass Med Brasil 2000; 46(4):289-311.

9. São Paulo (Cidade). Secretaria da Saúde. Manual de atenção à saúde do adolescente/Secretaria da Saúde. Coordenação de Desenvolvimento de Programas e Políticas de Saúde-CODEPPS. São Paulo: SMS, 2006.

10. Taquette SR, Vilhena MM, Silva MM, Vale MP. Conflitos éticos no atendimento à saúde de adolescentes. Cad Saúde Pública 2005;21(6):1717-25.

11. Vale CRN, Aragão JCS, Oliveira MFA, Villela TJF, Gonçalves TC. Saúde do adolescente: orientações aos profissionais de saúde. Revista Práxis 2012; 4(8):38-44.

12. Vitalle MSS, Fisberg M, Silva FC, Niskier SR. Particularidades da consulta do adolescente. In: Borges DR. Atualização terapêutica de Prado, Ramos e Valle: diagnóstico e tratamento 2014/2015. São Paulo:Artes Médicas, 2014. pp.418-420.

Anexo 5.1

UNIFESP   Centro de Atendimento e Apoio ao Adolescente
Disciplina de Especialidades Pediátricas
Departamento de Pediatria

PROTOCOLO DE ATENDIMENTO

IDENTIFICAÇÃO RH_____

Data_____/_____/_____ Data Nasc_____/_____/_____ Idade_____anos_____meses
Nome_____
Endereço_____
_____Tel_____
Procedência_____Naturalidade_____
Informante_____Religião_____

QD:

HPMA:

ISDA

cabeça e pescoço (olhos, ouvidos, nariz, orofaringe):

aparelho cardiorrespiratório:

aparelho digestivo:

aparelho geniturinário (DUM, intervalo e duração dos ciclos, dismenorreia e leucorreia):

sistema musculoesquelético:

sistema nervoso:

ANTECEDENTES PESSOAIS

Pré-Natal – Gestação _____G_____P_____A   Ganho de Peso na Gestação_____
Intercorrências_____
_____
Parto (hospitalar/idade gestacional/peso e estatura de nascimento/intercorrências)_____
_____
DNPM (andou/falou/controles esfincterianos)_____
_____
Patológicos (quais doenças, internações, acidentes e intervenções cirúrgicas)_____
_____
Vacinação Completa ( )sim ( ) nãoQuais faltam?_____
_____Trouxe carteira ( ) sim ( ) não

ANTECEDENTES FAMILIARES
Heredograma

Dados antropométricos
Pai – estatura_____ peso_____
Mãe – estatura_____ peso_____
Irmãos _____

Dados socioeconômicos/escolaridade (grau de instrução dos pais e irmãos, profissão e renda)

_____
_____
_____

Patológicos

Tabaco _____ Drogas ilícitas_____

Álcool_____ Obesidade_____

Malformações congênitas_____

Doenças cardiovasculares_____

HAS_____ Diabetes_____

Sida_____ TB _____

DST_____ Epilepsia_____

Enxaqueca_____ Alergia_____

Outros_____

HIGIENE DO AMBIENTE FÍSICO

( ) casa ( ) apartamento ( ) alugado ( ) próprio

alvenaria ( ) sim ( ) não do quê_____

Rede de esgoto ( ) sim ( ) não Água encanada ( ) sim ( ) não

Nº de cômodos_____ Nº de pessoas_____

Quarto só para o (a) paciente ( ) S ( ) N Com quem dorme no quarto_____

Cama só para o (a) paciente ( ) S ( ) N Com quem dorme na cama_____

Animal doméstico_____

Viagens recentes_____

ESCOLA

Atualmente estudando ( ) N ( ) S Série_____

Está atrasado na escola ( ) N ( ) S Por quê? _____

Educação Física na escola ( ) N ( ) S. Quantas vezes na semana_____

ATIVIDADES EXTRACURRICULARES (o quê, há quanto tempo, quantas vezes/semana)

_____
_____

TRABALHO ( ) N ( ) S (o que faz, há quanto tempo, em que horário, salário, carteira assinada)

_____

HÁBITOS

Horário da escola (entrada e saída) _____

Acorda _____ horas Deita _____ horas Horas de sono_____

Higiene corporal (banho)_____x/dia Escovação dentária _____ x/dia

Sangramento gengival ( ) S ( ) N

Tempo de tela diário (TV, computador, *videogame*, *tablet*, *smartphone*) _____

Dia Alimentar

Café da manhã _____ horas – Alimentos e bebidas consumidos (quantificar)_____
_____

Colação _____ horas – Alimentos e bebidas consumidos (quantificar)_____
_____

Almoço _____ horas – Alimentos e bebidas consumidos (quantificar)_____
_____

Café da tarde _____ horas – Alimentos e bebidas consumidos (quantificar)_____
_____

Jantar _____horas – Alimentos e bebidas consumidos (quantificar)_____
_____

Beliscos _____horas – Alimentos e bebidas consumidos (quantificar)_____
_____

Água consumida diariamente_____

Uso de drogas ( ) N ( ) S. Quais e com que frequência

_____

Uso de álcool ( ) N ( ) S. O quê e com que frequência

_____

Uso de tabaco ( ) N ( ) S. Frequência_____

Uso de medicamentos ( ) N ( ) S. Qual, com que frequência, há quanto tempo_____

PROJETO DE VIDA_____

RELACIONAMENTO SOCIAL E FAMILIAR_____
_____

DESENVOLVIMENTO PUBERAL

Familiar – menarca da mãe _____anos

Desenvolvimento dos caracteres sexuais do pai _____anos

Desenvolvimento dos caracteres sexuais dos irmãos _____anos

Pessoal – sexo feminino: telarca _____ anos pubarca _____ anos menarca _____ anos

Sexo masculino: crescimento peniano _____ anos pubarca _____ anos

Pelos faciais _____ anos Pelos axilares _____ anos Muda vocal _____anos

Crescimento escrotal _____ anos Ejaculação _____ anos

Poluição noturna _____ anos Ginecomastia _____ anos

SEXUALIDADE

Namorar/Ficar/Beijar ( ) N ( ) S _____anos (idade de início) Com quem? _____

_____

Qual a idade do parceiro(a)_____

Método contraceptivo_____

Conversa com alguém sobre o assunto?_____

AGRESSÃO ( ) N ( ) S. Se sim ( ) auto ( ) contra os outros. Especifique tipo e contra quem, há quanto tempo:_____

EXAME FÍSICO

Peso_____ Estatura_____ IMC_____ PC_____ SS/SI_____

Envergadura_____ ENV-EST_____ Circ. Braço_____ C. Abdominal_____

FC_____ FR_____ PA (mmHg)_____

Tanner P_____G_____ M_____ Axilarca____ Orquimetria D_____cm^3 E_____cm^3

HIPÓTESES DIAGNÓSTICAS

01. Avaliação Nutricional_____

02. Alimentação_____

03. DNPM_____

04. Escolaridade_____

05. Vacinação_____

06. Sexualidade_____

07. Varicocele ( ) N( ) S_____

08. Leucorreia ( ) N( ) S_____

09. Dismenorreia ( ) N( ) S_____

10. Problemas esqueléticos ( ) N( ) S_____

11. Piercing ( ) N( ) S Localização e material_____

12. Tatuagem ( ) N( ) S Localização_____

13. Acne ( ) N( ) S_____

14. Cáries/gengivite/problemas ortodônticos_____

15. Projeto de vida_____

16. Atividade física_____

17. Outras_____

_____

_____

_____

CONDUTAS

Medidas instituídas_____

_____

_____

_____

Exames subsidiários _____

_____

_____

_____

Encaminhamentos_____

_____

_____

Retorno_____

Atendido por:_____

Revisado e discutido por:_____

Puberdade e Crescimento

6

Andrea Hercowitz

PUBERDADE

Entende-se por puberdade as mudanças do corpo consequentes às alterações biológicas que ocorrem no final da infância e início da adolescência e que resultam na maturidade física e capacidade de procriação.

O desencadear das mudanças puberais ocorre como resultado do aumento da secreção pulsátil do hormônio liberador de gonadotrofinas (GnRH) pelo hipotálamo. Até o momento não se sabe exatamente o que leva a essa mudança, mas descobertas recentes demonstram grande importância do sistema neuroendócrino nessa regulação. Hoje sabe-se que os neuropeptídeos Kisspeptina, Neuroquinina B e Dinorfina, conhecidos como sistema KNDy, têm papel-chave no início e na progressão da puberdade, e que defeitos em seus genes codificantes podem levar a alterações em sua expressão. Foi também identificado o gene MKRN3 como grande inibidor da secreção de GnRH durante a infância. O início da puberdade, portanto, decorre de um mecanismo central, marcado pelo aumento de estímulos excitatórios e concomitante redução dos aferentes inibitórios sobre a secreção pulsátil de GnRH hipotalâmico. Além dos moduladores neuronais, diversos fatores endógenos, ambientais, étnicos, nutricionais e genéticos interagem para determinar o início preciso da puberdade.

A elevação da secreção pulsátil do GnRH pelo hipotálamo leva a hipófise a aumentar a liberação de gonadotrofinas, LH e FSH, que por sua vez estimulam a produção dos hormônios sexuais secundários pelas gônadas. Nas meninas, os ovários começam a secretar estradiol, resultando no aparecimento do broto mamário e na aceleração do crescimento. Nos meninos, os testículos são estimulados a produzir testosterona, levando ao aumento do volume testicular.

Critérios de Tanner

Em 1970, Marshall e Tanner estabeleceram critérios para a avaliação do desenvolvimento puberal dos adolescentes segundo os caracteres sexuais secundários, relacionando-os com o crescimento estatural e a maturidade sexual (**Figuras 6.1** e **6.2**).

Puberdade Feminina

O primeiro sinal da puberdade feminina é o aparecimento do broto mamário, que pode ocorrer entre os 8 e os 13 anos de idade (M2). No início nota-se uma nodulação pequena atrás da aréola mamária, muitas vezes unilateral, com o surgimento do broto contralateral pouco tempo depois. Algumas meninas se queixam de dor de fraca intensidade à manipulação e aos traumas na região, que desaparece após alguns meses. As mamas lentamente ganham volume e modificam sua forma, inicialmente sem a separação dos seus contornos (M3) e posteriormente com a projeção da aréola e das papilas em relação ao restante das mamas (M4) até adquirirem características adultas (M5), no final da adolescência. A menarca costuma ocorrer em M4, quando as mamas já apresentam um volume considerável, mas ainda não completaram o seu desenvolvimento, e em média 2 anos e meio após o aparecimento do broto mamário.

Cerca de 6 meses após o início da puberdade aparecem os pelos pubianos, inicialmente lisos, finos e pouco pigmentados na região dos grandes lábios (P2). Gradativamente, sua distribuição vai se espalhando pela púbis, os fios se tornam mais pigmentados e espessos (P3), até que ocupam toda a região pubiana, inicialmente sem atingir as virilhas (P4) e posteriormente ocupando também essa região (P5). Os pelos axilares surgem cerca de 1 ano após o início da puberdade.

Em função da elevação dos hormônios sexuais, principalmente do estrogênio, é frequente o surgimento de um corrimento incolor que se torna amarelado no contato com a roupa íntima e que não é acompanhado de nenhum sintoma associado, como ardor, coceira ou odor. Isso pode acontecer de 1 ano a 6 meses antes da menarca, e é considerado normal.

Também em decorrência dessa variação hormonal, as glândulas apócrinas começam a se manifestar, aumentando a sudorese e os odores corporais. A elevação da testosterona exerce efeito sobre as glândulas sebáceas, aumentando a oleosidade da pele e provocando acne em cerca de 80% dos adolescentes.

Estágios de desenvolvimento das mamas

Estágio 1
Mamas infantis. (M1)

Estágio 2
O broto mamário forma-se com uma pequena saliência com elevação da mama e da papila e ocorre o aumento do diâmetro areolar. Melhor visualizar lateralmente. (M2)

Estágio 3
Maior aumento da aréola e da papila sem separação do contorno da mama. (M3)

Estágio 4
Aumento continuado e projeção da aréola e da papila formando uma Segunda saliência acima do nível da mama. (M4)

Estágio 5
Mama com aspecto adulto, com retração da aréola para o contorno da mama e projeção da papila. (M5)

Estágios de desenvolvimento dos pelos pubianos

Estágio 1
Ausência de pelos, ou pelugem natural. (P1)

Estágio 2
Pelos iniciam-se com uma pelugem fina, longa, um pouco mais escura, na linha central da região pubiana. (P2)

Estágio 3
Pelos em maior quantidade, mais escuros e mais espessos, e discretamente encaracolados, com distribuição em toda a região pubiana. (P3)

Estágio 4
Pelos do tipo adulto, encaracolados, mais distribuídos, e ainda em pouca quantidade. (P4)

Estágio 5
Pelos tipo adulto, com maior distribuição na região pubiana, e na raiz da coxa. (P5)

Figura 6.1. Tabela de Tanner para o sexo feminino. Fonte: Caderneta de Saúde da Adolescente/MS.

Estágios de desenvolvimento da genitália

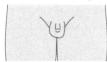
Estágio 1
Genitália pré-puberal ou infantil. (G1)

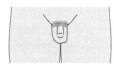
Estágio 2
Aparece um afinamento e hipervascularização da bolsa escrotal, e um aumento de volume testicular sem aumento do tamanho do pênis. (G2)

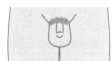
Estágio 3
Ocorre aumento da bolsa escrotal e do volume testicular, com aumento do comprimento do pênis. (G3)

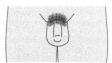
Estágio 4
Maior aumento e hiperpigmentação da bolsa escrotal, maior volume testicular com aumento do pênis em comprimento e diâmetro, e desenvolvimento da glande. (G4)

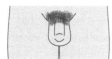
Estágio 5
Genitália adulta em tamanho e forma e volume testicular. (G5)

Estágios de desenvolvimento dos pelos pubianos

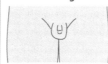
Estágio 1
Pelugem pré-puberal ou infantil, nenhum pelo pubiano. (P1)

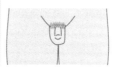
Estágio 2
Ocorre o início do crescimento de alguns pelos finos, longos, escuros e lisos na linha medial ou na base do pênis. (P2)

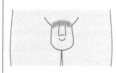
Estágio 3
Aparecimento de maior quantidade de pelos, mais escuros e mais espessos, e discretamente encaracolados, com distribuição em toda a região pubiana. (P3)

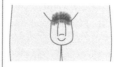
Estágio 4
Pelos escuros, espessos, encaracolados, do tipo adulto, mas ainda em menor quantidade na sua distribuição na região pubiana. (P4)

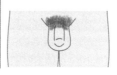
Estágio 5
Pelos tipo adulto, em maior quantidade cobrindo toda a região pubiana, e estendendo-se até a superfície interna das coxas. (P5)

Figura 6.2. Tabela de Tanner para o sexo masculino. Fonte: Caderneta de Saúde do Adolescente/MS.

Puberdade Masculina

A puberdade masculina é tão intensa quanto a feminina, mas seu início é menos marcante. O primeiro sinal da entrada na puberdade apresentado pelos meninos é o aumento do volume testicular, que adquire uma medida maior do que 3 cm³, e a bolsa escrotal fica com a pele mais fina e com uma coloração mais avermelhada (G2). Esse é o início de todas as mudanças que acontecerão no corpo do menino, considerando-se normal que ocorra entre os 9 e os 14 anos de idade. Lentamente os testículos e o escroto aumentam de volume e o pênis cresce em comprimento (G3) e posteriormente em diâmetro (G4). Com o desenvolvimento da glande, o pênis adquire as características do adulto (G5), em média 3 a 4 anos após o início das mudanças. A espermarca, ou seja, a primeira ejaculação, ocorre em G3. Também é em G3 que pode aparecer um aumento do tecido mamário, conhecido como ginecomastia puberal, uma situação benigna e frequente, que pode acometer até 60% dos adolescentes do sexo masculino e que costuma regredir espontaneamente em até 2 anos.

Cerca de 6 a 12 meses após o início do aumento do volume testicular começam a aparecer os pelos pubianos, lisos e finos na base do pênis (P2). Aos poucos eles vão aumentando em quantidade, distribuição e espessura (P3), até ocuparem toda a região pubiana, inicialmente poupando as virilhas (P4) e posteriormente recobrindo-as (P5). Mudam também as características dos pelos no resto do corpo, como em braços e pernas, que escurecem e se tornam mais espessos. Os pelos axilares e faciais surgem cerca de 2 anos após os pubianos. Assim como nas meninas, a variação hormonal e o início da ação das glândulas apócrinas fazem com que surjam a sudorese e os odores corporais, assim como a acne.

CRESCIMENTO

O crescimento do ser humano é resultado da proliferação de condrócitos nas cartilagens de crescimento, o que depende de alguns fatores, sendo o papel dos hormônios de suma importância. O GH, junto com o IGF-1, os androgênios e os hormônios tireoidianos promovem a condrogênese, enquanto os corticosteroides a inibem. Já o estrogênio promove o crescimento linear, por meio do estímulo da secreção de GH e IGF-1, mas ao mesmo tempo leva ao fechamento das epífises. A puberdade é profundamente marcada pela ativação do eixo GH/IGF-1, que, com suas interações com esteroides gonadais, promovem o estirão.

O crescimento dos adolescentes acontece no sentido distal proximal, ou seja, inicia-se pelas extremidades (pés e mãos), posteriormente pelos membros (braços e pernas) e por último o tronco. O potencial de crescimento linear é geneticamente determinado, mas existem vários fatores hormonais de ação local ou sistêmica intervenientes. Nesse período de intenso crescimento, a amplitude na secreção de GH é fortemente influenciada pela idade e pelo desenvolvimento puberal.

Durante a adolescência observa-se importante incremento da densidade óssea. Cerca de 50% do cálcio total da mulher e até 75% do homem é adquirido até o final da segunda década de vida. Para uma adequada prevenção de osteoporose no futuro, adolescentes devem receber 1300 mg de cálcio e 600 UI de vitamina D ao dia, além de praticarem atividades físicas regularmente. Aqueles que não têm um aporte adequado de cálcio por meio da alimentação e os que apresentam baixos níveis séricos de 25-OH-vitamina D devem receber suplementos.

Estirão do Crescimento

Entende-se por estirão do crescimento a aceleração do crescimento que acontece na adolescência, com duração de cerca de 2 anos, e que pode atingir até 20% do total da estatura final do indivíduo. O termo velocidade de crescimento diz respeito à quantidade de centímetros adquiridos em um período de 12 meses. A média de velocidade de crescimento durante a infância é de 5 cm ao ano, enquanto no estirão feminino ela passa a ser em torno de 8 a 9 cm/ano e no masculino, de 10 a 12 cm/ano. Após os 2 anos de crescimento rápido os adolescentes de ambos os sexos ganham em média mais 5 a 7 cm até atingirem suas estaturas finais.

Nas meninas o estirão acontece nos estágios M2 e M3 de Tanner, ocorrendo a desaceleração em M4. Comumente o ritmo já está desacelerando no momento da menarca, mas ainda há crescimento por 2 anos, em velocidade mais lenta, até o fechamento completo das epífises.

Já no sexo masculino, ele acontece em G3 e G4, desacelerando em G5. Além de ocorrer mais tardiamente, o pico de velocidade de crescimento é maior nos meninos do que nas meninas (**Figura 6.3**). Durante o estirão masculino, devido ao crescimento das cordas vocais e sob influência da elevação da testosterona, nota-se a mudança da voz, com uma fase inicial de oscilação entre a voz infantil e a adulta até atingir a maturidade e estabilidade vocal.

GANHO PONDERAL

A adolescência é também marcada pelo ganho de peso e alteração na composição corpórea. Desde o nascimento meninas e meninos apresentam proporções diferentes no que diz respeito às quantidades de massas magra e gorda, mas é na

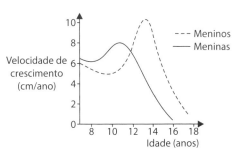

Figura 6.3. Gráfico de velocidade de crescimento

adolescência que essa diferença se torna mais evidente. No sexo feminino há um maior ganho de gordura em relação à massa magra, o oposto do que acontece com os meninos, que apresentam importante incremento de musculatura.

Com relação ao ganho ponderal, observa-se, nessa fase, um incremento de peso de até 50% do peso final do indivíduo, decorrente do aumento de massa gorda, de massa magra (músculos) e do desenvolvimento interno. Além do aumento do tamanho e do peso de todos os órgãos, há um incremento significativo das capacidades dos sistemas cardiovascular e respiratório. Força e resistência aumentam.

Avaliação de Crescimento e Puberdade

A avaliação adequada se inicia com uma anamnese minuciosa, com detalhes a respeito de gestação e nascimento, antecedentes pessoais e familiares, sendo fundamental colher dados a respeito da puberdade dos pais e estatura final desses. Se o paciente mostrar sinais de puberdade, tentar detalhar ao máximo os momentos dos eventos que já aconteceram. Dados antropométricos anteriores são de grande valia, se disponíveis. O ideal é que o monitoramento ocorra a cada 6 meses.

No exame clínico, avaliar além do exame físico geral, estadiamento puberal (segundo critérios de Tanner), estatura e peso, para posteriormente colocar os dados nos gráficos do CDC (**Figura 6.4**). Pacientes que se encontram abaixo do percentil 3 ou acima do 97, além daqueles que se encontram fora do padrão familiar, devem ser vistos com atenção especial. A proporção peso/estatura também deve ser avaliada, podendo o avaliador lançar mão do gráfico de IMC (**Figura 6.5**), em que a faixa abaixo de 5% sinaliza baixo peso, entre 5 e 85%, eutrofia, entre 85% e 95%, sobrepeso, e acima de 95%, obesidade. O cálculo do IMC é feito dividindo-se o peso pela altura ao quadrado.

A velocidade de crescimento, associada à avaliação médica, ajudará a definir em que momento do crescimento o adolescente está e o quanto resta para atingir sua estatura final.

Exames laboratoriais devem ser solicitados em casos de necessidade de uma investigação mais profunda, diante da suspeita de alguma variação da normalidade. Esses não podem deixar de incluir avaliação hormonal e idade óssea. Ultrassom de pelve feminina também pode ser interessante na avaliação de estímulo hormonal sobre útero e ovários. Na época da menarca encontramos um volume uterino entre 21 e 25 cm³. Ultrassom de pelve masculina pode ser necessário para afastar a possibilidade de tumores. Em casos específicos pode ser necessária a ressonância magnética de crânio.

É típico dos adolescentes se compararem aos amigos e colegas da mesma idade, podendo surgir angústias e questionamentos a respeito dos seus próprios corpos, uma vez que a variação do início das mudanças físicas abrange uma janela de alguns anos e a diversidade de características físicas individuais de cada ser humano é infinita. Com o conhecimento da evolução normal do crescimento e da puberdade, os profissionais que lidam com adolescentes podem dar suporte e ajudá-los a enfrentar essa fase com mais tranquilidade. Nos casos em que é identificada uma variação de causa patológica, o tratamento será orientado de acordo com cada situação.

VARIAÇÕES DO CRESCIMENTO E DA PUBERDADE

A puberdade pode apresentar variações fisiológicas. Estudos recentes mostram, por exemplo, que 15% das meninas apresentam o início da puberdade normal com 7 anos, com uma tendência maior em afroamericanas. Além disso, sinais isolados de telarca, pubarca ou pelos axilares, sem alterações no eixo hipotalâmico-hipofisário-gonadal, são considerados benignos, usualmente resultantes da elevação dos hormônios adrenais, como o DHEAS, o que não se configura como puberdade precoce.

Puberdade Precoce

A puberdade é considerada precoce quando as meninas apresentam sinais de desenvolvimento sexual secundário antes dos 8 anos e os meninos antes dos 9 anos de idade.

Puberdade Precoce Central (PPC)

Ocorre pela ativação precoce do eixo hipotalâmico-hipofisário-gonadal. A sequência de eventos ocorre de acordo com o esperado, em pacientes com idade óssea adiantada.

Na grande maioria das vezes é de causa idiopática, mas lesões do sistema nervoso central podem ser fatores desencadeantes, tais como malformações, hamartomas, tumores, cistos e sequelas de irradiações ou traumas. Mutações genéticas nos genes relacionados à inibição, ao desencadear a puberdade e à sua progressão, tais como Kiss 1 e MKRN3, também podem resultar em puberdade precoce central.

Puberdade Precoce Periférica (PPP)

É decorrente da exposição precoce aos hormônios sexuais, sejam eles de origem gonadal, adrenal ou exógena. Diferente da PPC, os eventos não ocorrem necessariamente na ordem normal, podendo surgir pelos pubianos ou mesmo sangramento vaginal antes do desenvolvimento mamário (**Tabela 6.1**).

As causas mais comuns são o hipotireoidismo, exposição exógena a estrogênios e androgênios (por meio de cremes, alimentos, medicamentos ou fitoesteroides). Em pacientes do sexo feminino cistos e tumores ovarianos devem ser descartados, assim como no sexo masculino, os tumores de células de Leydig e os produtores de gonadotrofina coriônica humana.

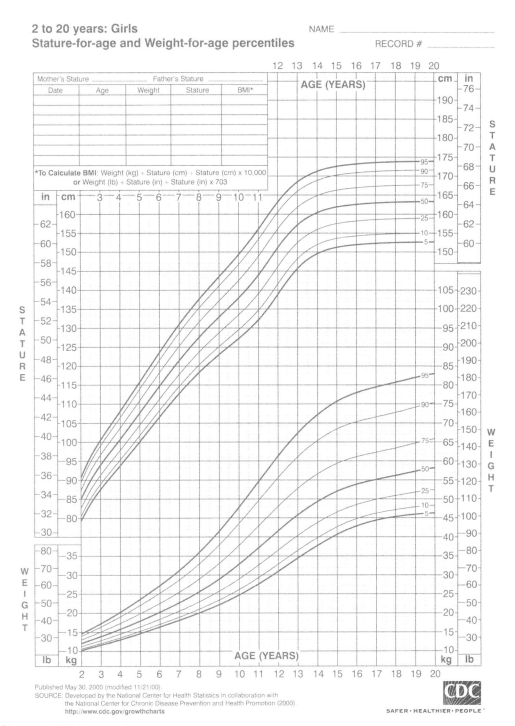

Figura 6.4. Gráficos do CDC (Feminino).

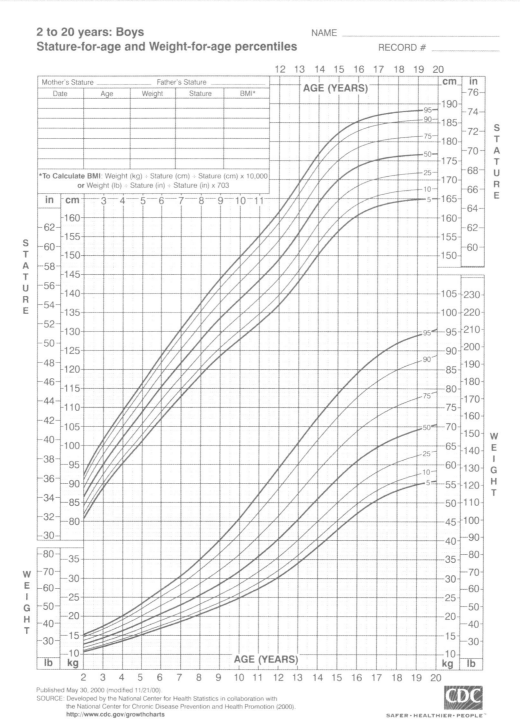

Figura 6.4. Gráficos do CDC (Masculino).

Cap. 6 • Puberdade e Crescimento 45

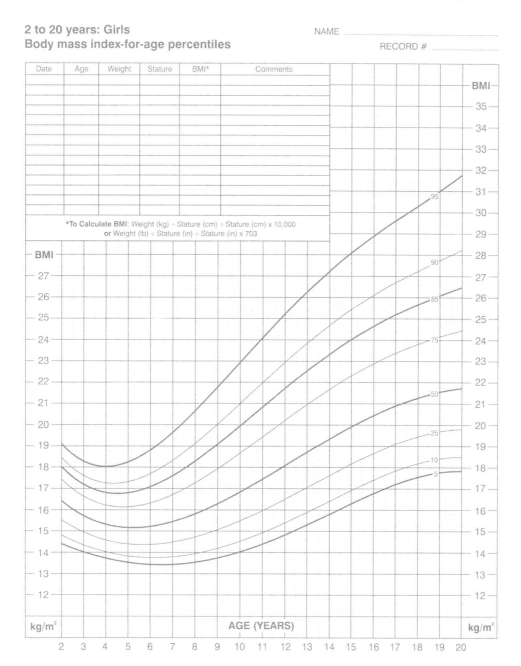

Figura 6.5. Gráfico de IMC (Feminino).

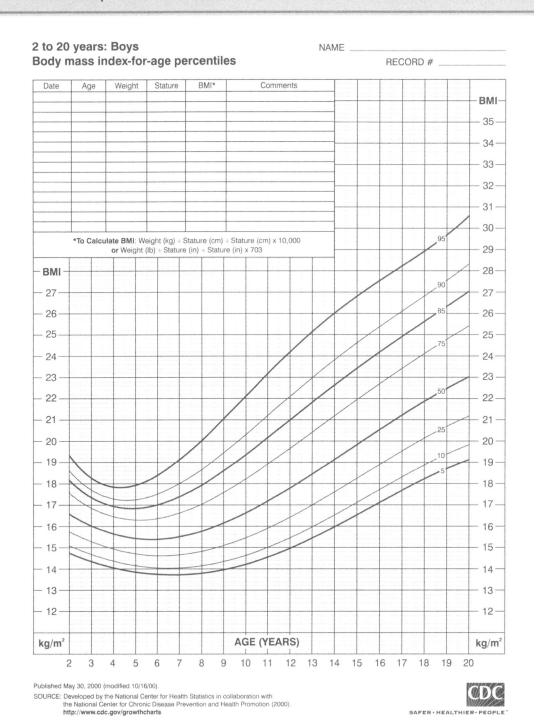

Figura 6.5. Gráfico de IMC (Masculino).

Tabela 6.1. Etiologia da puberdade precoce

Puberdade Precoce Central	Puberdade Precoce Periférica	Variantes Puberais Benignas
Tumores de SNC; malformações; genéticas (mutações ativadoras nos genes KISS1R e KISS1 e mutações inativadoras no gene MKRN3); irradiação do SNC idiopatica	Tumores de adrenais, ovários ou testículos; ativação gonadal autônoma; hiperplasia adrenal congênita; exposição a esteroides exógenos; Sd de MacCune Albright	Pubarca prematura; adrenarca prematura; puberdade precoce não progressiva

Baseada em Crowley WF, Jr, MD, Pitteloud N, MD, Diagnosis and treatment of delayed puberty. in Uptodate.

Doenças das suprarrenais, tais como hiperplasia e tumores produtores de androgênios ou estrogênios, também podem levar à puberdade precoce, assim como a síndrome de McCune-Albright, uma doença rara que cursa com puberdade precoce, manchas café com leite e displasia óssea.

Puberdade Atrasada

A puberdade é considerada atrasada quando não há o aparecimento dos caracteres sexuais secundários dentro do período esperado, ou seja, 13 anos para o sexo feminino e 14 anos para o sexo masculino (**Tabela 6.2**).

Didaticamente, a puberdade atrasada pode ser dividida em hipogonadismo hipogonadotrófico, quando os níveis de LH e FSH se encontram reduzidos ou normais, e hipogonadismo hipergonadotrófico, que apresenta níveis de LH e FSH elevados.

Baixa Estatura

A baixa estatura pode ser fisiológica, como é o caso da baixa estatura familiar, da baixa estatura idiopática e do atraso constitucional do crescimento e da puberdade.

A baixa estatura familiar é a variante mais comum e tem causa genética. Como o próprio nome diz, tem característica familiar, não sendo considerada patológica. A idade óssea apresenta-se normal.

No atraso constitucional do crescimento e da puberdade, as crianças e adolescentes apresentam baixa estatura e atraso de idade óssea, mas ao final do crescimento atingem a média para a idade e sexo. Nessa situação os jovens têm o início da puberdade atrasada como aconteceu com outros membros de sua família. Geralmente, já na infância, são crianças com uma estatura menor do que a média para a idade, o que se torna mais evidente na adolescência, por causa do atraso do início da puberdade e do estirão do crescimento. Todos os eventos relacionados à transformação física acontecem mais tarde, mas ocorrem na mesma ordem, intensidade e duração do resto da população. Ao final da puberdade, a estatura familiar é atingida e encontra-se na média da população geral (**Tabela 6.3**).

A baixa estatura patológica pode ser consequência das seguintes situações: desnutrição crônica, uso frequente de corticosteroides, câncer, doenças genéticas, deficiência de GH, puberdade precoce e doenças de diversos sistemas, tais como: gastrointestinais, reumatológicas, hepáticas, renais, cardíacas, pulmonares, imunológicas, metabólicas e endocrinológicas.

Tabela 6.2. Etiologia de puberdade atrasada

Hipogonadismo Hipergonadotrófico (LH e FSH elevados)	Hipogonadismo Hipogonadotrófico (LH e FSH baixos ou normais)
Congênitas: anormalidades cromossômicas (Sd. Turner, Sd Klinefelter); anorquia, disgenesias gonadais	*Congênitas*: deficiência de GnRH isolada (sem anosmia, Sd de Kallmann; associada a hipoplasia adrenal congênita); deficiência de GnRH associada a retardo mental/obesidade (Sd.Laurence-Moon-Bardet-Biedl e Sd de Prader- Willi); malformações congênitas craniofaciais
Adquiridas: autoimunes ou pós-infecção; pós-trauma ou cirurgia; radioterapia e/ou quimioterapia em gônadas.	*Adquiridas*: tumores; deficiências funcionais (hipotireoidismo, diabetes, Sd de Cushing, transtornos alimentares, doenças agudas, doenças crônicas sistêmicas, desnutrição crônica, atraso constitucional de crescimento e puberdade); doenças infiltrativas (hemocromatose, histiocitose e doenças granulomatosas); traumas cranioencefálicos; drogas (maconha)

Baseada em Crowley WF, Jr, MD, Pitteloud N, MD, Diagnosis and treatment of delayed puberty. in Uptodate.

Tabela 6.3. Diagnóstico diferencial entre baixa estatura familiar e atraso constitucional do crescimento e puberdade

Características	Baixa Estatura Familiar	Atraso Constitucional
Estatura dos Pais	Baixa	Normal
Puberdade dos Pais	Normal	Atrasado
Estatura ao Nascimento	Normal ou baixa	Normal
Velocidade de Crescimento (até a puberdade)	Normal	Lenta
Idade Óssea	Normal	Atrasado
Início da Puberdade	Normal	Atrasado
Velocidade de Crescimento Puberdade	Lenta ou Normal	Atraso no início do estirão, velocidade normal
Estatura Final	Baixa	Normal

Baseado em: Causes of short stature. Author:Alan D Rogo ADI, MD, PhD, in uptodate.

Alta Estatura

A alta estatura tem a mesma incidência da baixa estatura, mas a procura pelo serviço médico motivada por essa preocupação é sensivelmente menor, provavelmente por ser socialmente mais aceitável. Na grande maioria das vezes, é fisiológica, de origem familiar, mas pode ter causas endócrinas e não endócrinas.

A alta estatura de origem endocrinológica pode ser decorrente de: puberdade precoce (em um primeiro momento, quando há o estirão precoce, mas provavelmente levará a baixa estatura no adulto), excesso de GH, hipertireoidismo, deficiência ou insensibilidade aos hormônios sexuais, deficiência ou resistência aos corticosteroides endógenos.

Já as de origem não endocrinológica podem ser consequência de síndromes genéticas (Sd. de Klinefelter, Sd. de Marfan, meninos com cariótipo 47 XYY), hemocistinúria e neurofibromatose.

TÓPICOS IMPORTANTES

- O aumento da secreção pulsátil de GnRH é o responsável pelo início da puberdade;
- A puberdade se inicia entre 8 e 13 anos para as meninas e 9 e 14 anos para os meninos;
- O primeiro sinal de puberdade nas meninas é a telarca e nos meninos, o aumento do volume testicular;
- O monitoramento de crescimento e puberdade é feito a cada 6 meses, com avaliação do estágio puberal, do peso e da estatura e auxílio dos gráficos de estatura, peso, IMC e velocidade de crescimento. Avaliação laboratorial só é necessária em casos de alteração do padrão;
- O estirão do crescimento ocorre em M2 e M3 nas meninas e em G3 e G4 nos meninos;

- 20% da estatura final do indivíduo adulto é adquirida na adolescência;
- 50% do peso final do indivíduo adulto é adquirido na adolescência;
- 50 a 75% da massa óssea do indivíduo adulto é adquirida na adolescência;
- Variações de crescimento e puberdade podem ocorrer por situações fisiológicas ou patológicas.

BIBLIOGRAFIA

1. Barstow C, Rerucha C. Evaluation of short and tall stature in children. Am Fam Physician 2015 Jul 1;92(1):43-50.

2. Hagen CP, Sørensen K, Mieritz MG, et al. Circulating MKRN3 levels decline prior to pubertal onset and through puberty: a longitudinal study of healthy girls. J Clin Endocrinol Metab 2015; 100:1920.

3. Kaplowitz P, Bloch C, Section on Endocrinology, American Academy of Pediatrics. Evaluation and referral of children with signs of early puberty. Pediatrics 2016; 137.

4. Kaplowitz PB. Precocius puberty clinical presentation. In Medscape, Feb 20, 2017.

5. Leka-Emiri S1, Chrousos GP1, Kanaka-Gantenbein C. The mystery of puberty initiation: genetics and epigenetics of idiopathic central precocious puberty (ICPP). J Endocrinol Invest 2017 Mar 1.

6. Macedo DB, Cukier P, Mendonça BB, Latronico AC, Brito VN. Advances in the etiology, diagnosis and treatment of central precocious puberty. Arq Bras Endocrinol Metab 2014;58(2):108-17.

7. Nilsson O, Weise M, Landman EB, et al. Evidence that estrogen hastens epiphyseal fusion and cessation of longitudinal bone growth by irreversibly depleting the number of resting zone progenitor cells in female rabbits. Endocrinology 2014; 155:2892.

8. Obesity and stress may push girls' puberty earlier. TEDMED 2015. Presented November 20, 2015.

9. Plant TM. Neuroendocrine control of the onset of puberty. Frontiers in Neuroendocrinology 2015;38:73-88.

10. Sperling MA. Fisiologia da puberdade. Endocrinologia Pediátrica. Rio de janeiro:Elsevier 2015. p. 581.

Vacinação na Adolescência

Alessandra Ramos Souza
Maria Isabel Saraiva Dinelli

INTRODUÇÃO

A vacinação é uma das mais importantes medidas de promoção à saúde, com impacto na redução de doenças infectocontagiosas e na mortalidade de crianças e adolescentes.

No entanto, a atualização vacinal do adolescente pode representar um grande desafio, pois, em relação à infância, as consultas médicas de rotina são menos frequentes e há uma tendência de procura pelo atendimento médico apenas na vigência de doença aguda. Nessa ocasião, pelo tempo escasso para o atendimento, há menor chance de orientação do jovem e da sua família quanto à imunização. Além disso, com um menor número de visitas aos serviços de saúde diminuem as oportunidades para completar esquemas com mais doses, como é o caso da vacina papilomavírus humano (HPV). Esses fatores podem contribuir para uma menor cobertura vacinal nesse período.

ASPECTOS DO ATENDIMENTO DO ADOLESCENTE

Algumas mudanças que ocorrem nesse período de transição entre a infância e a vida adulta podem refletir na adesão do adolescente à vacinação. Um aspecto é a sensação de invulnerabilidade, que pode dificultar a aceitação da vacina. No entanto, por meio de uma linguagem clara, ele pode ser convencido sobre a importância da prevenção.[1]

Outro fator é a ansiedade relacionada à vacinação. Um exemplo é a ocorrência de síncope por reflexo vasovagal, cujo pico de incidência ocorre aos 15 anos, tanto em meninos quanto em meninas, e que pode limitar o retorno do paciente para completar o esquema vacinal. Geralmente há um fator desencadeante, como o estresse relacionado ao estímulo doloroso. É uma situação benigna, porém pode haver risco de fraturas pela queda.[2,3]

COBERTURA VACINAL

Como observado em outros países, as coberturas vacinais são maiores nas crianças do que nos adolescentes.[4]

Porém, nos últimos anos, tem havido um esforço para aumentar a cobertura nessa faixa etária.

Em relação à vacina hepatite B, a cobertura das terceiras doses cresceu substancialmente nas últimas décadas. Se no período de 1994 a 2008 a cobertura na faixa etária de 11 a 14 anos era de 62%, até 2013 chegou a 100%. No grupo etário de 15 a 19 anos ultrapassou os 70%. É importante ressaltar que inicialmente a vacina hepatite B foi introduzida no calendário de vacinação apenas para crianças e somente mais tarde para os adolescentes.[5] Em Campinas (SP), um inquérito revelou que 72% dos adolescentes de 11 a 19 anos haviam recebido as três doses da vacina hepatite B.[6]

No entanto, após a elevada cobertura alcançada com a primeira dose (100%) da vacina HPV, introduzida no calendário em 2014 para meninas entre 11 e 13 anos, foi observado um declínio na cobertura vacinal referente à segunda dose (64%). No ano seguinte, quando vacinadas meninas de 9 a 11 anos, os registros de cobertura foram ainda menores (70% para primeira dose e 44% para segunda).[7] Esse declínio pode ser atribuído à ocorrência de eventos adversos (fraqueza, paresias, parestesias) observados após a administração da segunda dose da vacina que foram classificados como reação de ansiedade pós-imunização.[3]

Alguns estudos apontam que algumas estratégias, principalmente quando realizadas simultaneamente, podem melhorar a cobertura vacinal nos adolescentes, como:

a. **Recomendação da vacinação pelo profissional da saúde:** esta medida tem impacto evidente na adesão ao esquema vacinal pelos adolescentes.[6,8] No Brasil, um estudo mostrou que a orientação de um profissional da saúde foi associada à aderência ao esquema completo de três doses da vacina hepatite B. Entre os adolescentes que tinham vacinação incompleta, a maioria relatava esquecimento ou falta de orientação a respeito do número de doses a ser administrado.[6] Esses dados reforçam a importância da recomendação e verificação das vacinas recebidas em todas as oportunidades de consulta.

b. **Formas de comunicação:** há uma maior aceitação da vacina quando os profissionais da saúde não somente

Parte I • As Bases do Acompanhamento do Adolescente

a recomendam, mas também envolvem o adolescente e sua família, trocando informações e esclarecendo os benefícios da vacina quanto à segurança e à efetividade.[8]

c. **Lembretes:** alguns países adotam sistemas para relembrar as famílias sobre a necessidade de vacinação, tais como cartas, telefonemas, e-mails ou mensagens de texto, para uma maior aderência aos programas de vacinação e com baixo custo.[9-11]

d. **Vacinação nas escolas:** é uma oportunidade educativa para se discutir sobre as doenças, riscos de aquisição e formas de prevenção.[11] De acordo com a Organização Mundial da Saúde (OMS), essa estratégia pode aumentar a cobertura vacinal de crianças mais velhas e adolescentes. Surtos de doenças podem prejudicar o ensino quando a cobertura vacinal é baixa. Então, a colaboração da escola na prevenção de doenças pode ser uma medida auxiliar para assegurar o bem-estar das crianças.[12]

O Brasil teve recentemente a experiência com a aplicação da vacina HPV em escolar públicas e privadas, além dos serviços de vacinação. Na primeira dose, quando as escolas estiveram mais envolvidas, as coberturas vacinais foram maiores do que na segunda dose da vacina HPV.[7]

CALENDÁRIOS DE VACINAÇÃO

Os calendários de vacinação são desenvolvidos de acordo com as diferentes faixas etárias ou para grupos específicos, como a gestante e a população indígena. No decorrer do tempo, diversos calendários foram elaborados com base nos dados epidemiológicos da doença a ser prevenida, nas mudanças das indicações da vacina ou inclusão de novas vacinas.[13] Além disso, devem ser levados em consideração a possibilidade de produção e aquisição do imunobiológico e o custo-benefício. Em vista disso, os calendários não são estáticos, podendo sofrer modificações, com inclusão ou exclusão de imunobiológicos, alteração no número de doses ou na idade da vacinação.

A coordenação da política nacional de vacinação da população é de responsabilidade do Programa Nacional de Imunizações (PNI) da Secretaria de Vigilância em Saúde do Ministério da Saúde. O PNI é um dos melhores programas do mundo, com calendário de vacinação amplo, envolvendo as diversas faixas etárias, inclusive a do adolescente. A Sociedade Brasileira de Pediatria e a Sociedade Brasileira de Imunizações também têm calendários específicos para esse grupo.[14-16]

O esquema vacinal do adolescente é composto por algumas vacinas que também fazem parte do calendário da criança, como as vacinas hepatite B e tríplice viral (SCR), que devem aplicadas caso não tenham sido administradas na infância. Inclui também o reforço da vacina dupla adulto (dT) contra difteria e tétano, a vacina papilomavírus humano (HPV) e a vacina febre amarela, para residentes ou viajantes para áreas endêmicas.[14]

A Sociedade Brasileira de Pediatria e a Sociedade Brasileira de Imunizações recomendam vacinas adicionais: tríplice acelular do adulto (dTpa), meningocócica C conjugada ou quadrivalente ACWY conjugada, meningocócica B recombinante, varicela, hepatite A, HPV para meninos e meninas e influenza anual.[15,16]

Assim, são recomendadas as seguintes vacinas para adolescentes (**Tabela 7.1**):

Vacina Hepatite B

É uma vacina DNA recombinante. Foi introduzida no calendário para crianças em 1998 e para adolescentes em 2001. Devem ser administradas três doses da vacina, com intervalo mínimo de 1 mês entre a primeira e a segunda dose e de 4 meses entre a primeira e a terceira dose, por via intramuscular. Não deve ser aplicada no glúteo devido a menor imunogenicidade (**Quadro 7.1**).

Anticorpos protetores para hepatite B são detectados 1 mês após a vacina em 95% dos adolescentes saudáveis. Nesse caso, mesmo que ocorra, com o passar dos anos, uma queda dos níveis de anticorpos, com anti-HBs inferior a 10 mUI/mL, não há necessidade de reforço vacinal.[17]

Vacina Tríplice Viral (sarampo, caxumba, rubéola-SCR)

É uma vacina de vírus vivo atenuado. Devem ser administradas duas doses a partir dos 12 meses de idade, com intervalo mínimo de 1 mês, aplicada pela via subcutânea.

Em relação ao componente do sarampo, mais de 95% das crianças a partir de 1 ano de idade e adolescentes vacinados desenvolvem anticorpos protetores após a primeira dose da vacina e 99%, após a segunda. A soroconversão para rubéola com uma dose da vacina SCR é maior que 95% Por outro lado, além da resposta de anticorpos, a efetividade para o componente da caxumba é menor: 78% após a primeira dose da vacina e 88% após a segunda.[17]

Graças à vacinação, o Brasil recebeu o Certificado de Eliminação da rubéola em 2015. Em relação ao sarampo, no entanto, anos após a circulação autóctone do vírus ter sido interrompida no Brasil (2000), ocorreram surtos de sarampo entre 2013-2015 em alguns estados, como Pernambuco e Ceará, com grande número de casos, resultante da importação do vírus, associado a menor cobertura vacinal. Com a vacinação de bloqueio, o último caso da doença no Brasil foi registrado no Ceará em julho de 2015. Quanto à caxumba, vêm sendo observados surtos em nosso meio. Além disso, têm ocorrido surtos em países como Estados Unidos e na Europa, mesmo em populações altamente vacinadas; parecem estar associados a cobertura heterogênea, menor efetividade da vacina, falha vacinal primária e secundária.[18-20] No entanto, até o momento, não há recomendação referente à administração de doses adicionais (**Quadro 7.2**).[17]

Cap. 7 • Vacinação na Adolescência

Tabela 7.1. Calendário vacinal do adolescente[1]

Vacina	Esquema					Comentários
	D0* 1ª dose	1 mês após D0	2 meses após D0	6 meses após D0	12 meses após D0	
Hepatite B[2]	×	×		×		Reforço não recomendado
Sarampo-caxumba-rubéola (Tríplice viral)	×	×				Reforço não recomendado
Dupla adulto (dT)[3]	×		×	×		Reforço a cada 10 anos
Febre amarela	×					Dose única. Recomendada para viajantes ou moradores de regiões de risco
HPV[4] 9 a 14 anos	×			×		Reforço não recomendado
Meningocócica C conjugada	×					Dose única administrada dos 12 aos 13 anos
HPV[5]	×		×	×		Reforço não recomendado
Tríplice acelular do adulto[6] (dTpa)	×					Uma dose de reforço é recomendada
Meningocócica C conjugada ou ACWY[7]	×					*Se vacinado previamente*: Administrar uma dose de reforço a partir dos 11 anos ou após 5 anos da última dose *Se não vacinado*: Aplicar uma dose
Meningocócica B recombinante[8]	×	×				Reforço não recomendado
Hepatite A[9]	×			×		Reforço não recomendado
Influenza[10]	×					Dose anual
Varicela[11]	×	×				Reforço não recomendado
Dengue	×			×	×	Reforço não recomendado

Vacinas fornecidas gratuitamente pelo Programa Nacional de Imunizações (PNI); Vacinas disponíveis no setor privado; *Dia zero (D0): dia da aplicação da primeira dose da vacina; 1: Adolescência é o período entre 10 e 19 anos; 2: O intervalo mínimo entre a primeira e a segunda dose é de 1 mês, entre a primeira e a terceira é de 4 meses e entre a segunda e a terceira é de 2 meses (para crianças maiores de 6 meses e adolescentes); 3: Caso o adolescente já tenha recebido três doses de DTP, DT ou dT, uma dose de reforço da vacina dT deverá ser aplicada a cada 10 anos. Na profilaxia do tétano, para alguns tipos de ferimento, esse intervalo deverá ser reduzido para 5 anos; 4: A vacina HPV quadrivalente 6,11,16,18 está disponível para meninas de 9 até 13 anos. Em 2017, as meninas até 14 anos serão contempladas. Os meninos de 12 a 13 anos serão vacinados. Até 2020, serão incluídos progressivamente os meninos de 9 a 14 anos; 5: A vacina HPV quadrivalente está recomendada a partir dos 9 anos para meninas e mulheres até 45 anos e para meninos e homens até 26 anos. A vacina bivalente está indicada apenas para o sexo feminino (a partir dos 10 anos). O esquema recomendado é de três doses (0,1-2, 6 meses); para meninas e meninos de 9 a 14 anos há um esquema alternativo composto por duas doses (0, 6 meses); 6: Para os adolescentes com esquema primário para tétano desconhecido ou incompleto (< três doses de DTP ou DTPa ou dT), recomenda-se uma dose da vacina dTpa e uma ou duas doses da vacina dT (para completar o esquema de três doses); se o esquema estiver completo, a dTpa deve ser administrada como primeiro reforço. Em 2014, a vacina dTpa foi incluída no calendário de vacinação da gestante do PNI, sendo recomendada uma dose a partir da 20ª semana de gestação; 7: Para os adolescentes não vacinados previamente, administrar uma dose. Se < 16 anos de idade, pode ser recomendada uma dose de reforço após 5 anos; 8: Até 10 anos de idade o intervalo entre as doses é de 2 meses; 9: A vacina combinada para hepatites A e B pode ser uma opção para as crianças não vacinadas na infância, sendo recomendado o esquema de acordo com a idade: duas doses (0, 6 meses) para crianças de 1 a 15 anos e três doses (0, 1 e 6 meses) para aquelas ≥ 16 anos; 10: A vacina influenza deve ser aplicada anualmente no outono, antes do período epidêmico do vírus influenza, que geralmente ocorre no inverno; 11: Se < 13 anos de idade, o intervalo mínimo entre as doses da vacina varicela é de 3 meses; se ≥ 13 anos, o intervalo mínimo é de 1 mês; **Obs:** No estado de São Paulo, adolescentes não vacinados previamente podem receber uma dose vacina BCG até os 15 anos de idade e a vacina poliomielite inativada (três doses com intervalo de 2 meses).

Quadro 7.1.

Vacina hepatite B:
Esquema: três doses: 0, 1, 6 meses ou 0, 2, 6 meses ou 0, 2, 4 meses
Dose: 0-19 anos: 0,5 mL
Via de administração: intramuscular

Quadro 7.2.

Vacina SCR
Esquema: duas doses (0-1 mês)
Dose: 0,5 mL
Via de administração: subcutânea

Vacina Dupla Adulto (difteria e tétano-dT)

A difteria e o tétano são doenças infecciosas graves, porém imunopreveníveis. A difteria é de transmissão respiratória, e o tétano ocorre por inoculação dos esporos de *Clostridium tetani* em ferimentos de pele ou mucosa. São mais comuns em países subdesenvolvidos ou em desenvolvimento com baixa cobertura vacinal. No Brasil, houve um declínio no número de casos de difteria e de tétano com o aumento da cobertura da vacina tríplice bacteriana de células inteiras (DTP).[21]

A vacina dT (dupla adulto) é composta pelos toxoides diftérico e tetânico. Para os indivíduos vacinados anteriormente com três doses ou mais da vacina DTP ou DTPa (tríplice acelular) ou dT, deve ser aplicada uma dose de reforço da vacina dT a cada 10 anos. Para os não vacinados ou com esquema vacinal desconhecido, aplicar três doses de dT com um intervalo de 2 meses entre a primeira e a segunda dose e de 6 meses (ou 2 a 4 meses) entre a segunda e a terceira dose, com reforço de dT a cada 10 anos. Aqueles com uma ou duas doses de vacina deverão completar o esquema primário de três doses. O reforço deverá ser antecipado para 5 anos em caso de ferimentos graves ou para comunicantes de difteria (**Quadro 7.3**).[22]

Quadro 7.3.

Vacina dT
Esquema:
Sem vacinação anterior: três doses (0, 2, 6 meses ou 0, 2, 4 meses) e um reforço a cada 10 anos
Esquema incompleto: completar as doses faltantes (uma ou duas) e um reforço a cada 10 anos
Esquema completo: uma dose de reforço a cada 10 anos
Dose: 0,5 mL
Via de administração: intramuscular

Vacina Papilomavírus Humano (HPV)

É uma vacina recombinante, produzida a partir das proteínas estruturais (L1) da superfície do HPV, que se agrupam formando partículas semelhantes aos vírus, os VLPs (*virus-like particle*), mas sem o DNA viral. Há duas vacinas disponíveis no Brasil: HPV quadrivalente, que contém os VLPs dos tipos 6, 11, 16, 18, e HPV bivalente, composta pelos VLPs dos tipos 16 e 18.[23]

São vacinas profiláticas, isto é, não alteram a progressão da infecção pelo HPV adquirida antes da imunização. Ambas devem ser administradas, preferencialmente, antes do início da atividade sexual, ou seja, antes da exposição ao vírus. O esquema recomendado são três doses com intervalo de 1 a 2 meses entre a primeira e a segunda dose e de 6 meses entre a primeira e a terceira dose (0, 1-2, 6 meses). O intervalo mínimo entre a segunda e a terceira dose é de 3 meses. Deve ser aplicada por via intramuscular, preferencialmente no músculo deltoide.[23]

A vacina quadrivalente está indicada para meninas e meninos a partir dos 9 anos de idade para a prevenção de lesões genitais pré-malignas (cervical, vulva e vagina), cânceres do colo uterino e do canal anal e verrugas anogenitais (condiloma acuminado), podendo ser aplicada para meninos até os 26 anos e para mulheres até os 45 anos. A bivalente está indicada apenas para meninas a partir dos 10 anos e mulheres para a prevenção de lesões genitais pré-malignas e câncer cervical, sem limite de idade.[23]

Estudos recentes com duas doses (0, 6 meses) em meninas saudáveis de 9 a 14 anos de idade demonstravam uma resposta de anticorpos não inferior à apresentada por mulheres de 15 a 25 anos que receberam três doses. Com isso, a OMS passou a recomendar o esquema reduzido com duas doses, exceto para meninas ≥ 15 anos ou imunodeficientes.[23]

A vacina HPV quadrivalente foi introduzida no calendário pelo PNI em 2014, sendo indicada para meninas de 9 a 13 anos de idade. O objetivo da vacinação é a prevenção do câncer do colo do útero, que é o terceiro tipo de câncer mais frequente e a terceira causa de óbito por câncer entre as mulheres no Brasil. A proposta inicial foi a adoção do esquema estendido (0, 6, 60 meses) utilizado em alguns países. Em 2016, o PNI também passou a administrar duas doses da vacina HPV com intervalo de 6 meses. As meninas com HIV entre 9 e 26 anos recebem três doses (0, 2, 6 meses).[24]

A partir de 2017, passam a ser contemplados: as meninas até os 14 anos (0, 6 meses), os meninos de 11 a 14 anos (0, 6 meses).[25] Até 2020, serão incluídos, gradativamente, os meninos de 9 a 14 anos. O objetivo da vacinação dos meninos é a prevenção do câncer de pênis, das lesões genitais pré-malignas e das verrugas anogenitais. E, também, ao diminuir a transmissão do vírus para as parceiras, a vacinação contribui para a redução da incidência do câncer de colo de útero e de vulva e, para ambos os sexos, para a prevenção do câncer de boca, orofaringe e ânus e da verruga anogenital. Além das meninas, os meninos e homens (9 a 26 anos) com HIV receberão três doses (0, 2, 6 meses), assim como os transplantados de medula óssea e de órgãos sólidos e os pacientes oncológicos (**Quadro 7.4**).[13]

Quadro 7.4.

Vacina HPV quadrivalente
Esquema:
Três doses (0, 1-2, 6 meses) de 9 a 26 anos para meninas e meninos ou
Duas doses (0, 6 meses) para meninas e meninos de 9 a 14 anos
Se o intervalo entre as doses for menor que 6 meses, uma terceira dose deverá ser administrada
* A vacina bivalente está indicada apenas para meninas e mulheres.
Dose: 0,5 mL.
Via de administração: intramuscular

Vacina Febre Amarela

A febre amarela é endêmica nas regiões tropicais da África e das Américas. No Brasil, desde 1942, os casos de febre amarela são de transmissão silvestre. Geralmente, no homem, os casos são precedidos por epizootias em primatas não humanos. Devido a uma expansão da circulação viral (entre 2000-2008), grande parte do território nacional atualmente é composto por áreas com recomendação de vacinação.[21]

A vacina febre amarela é de vírus vivo atenuado. De acordo com a recomendação da Organização Mundial de Saúde, houve uma mudança na orientação sobre a vacina febre amarela, considerando que uma dose confere proteção ao indivíduo por toda a vida, não sendo necessário revaciná-lo. Em 2017, o Ministério da Saúde também passou a recomendar uma dose da vacina febre amarela para os indivíduos que moram em regiões endêmicas ou que viajam para essas áreas. Deve ser administrada pelo menos 10 dias antes da viagem. É contraindicada para indivíduos imunodeficientes, com doenças no timo, miastenia gravis, gestantes e para mulheres amamentando crianças menores de 6 meses (**Quadro 7.5**).[26]

Quadro 7.5.

Vacina febre amarela
Esquema: Dose única
Dose: 0,5 mL
Via de administração: subcutânea

Vacina Tríplice Acelular do Adulto (difteria, tétano e coqueluche-dTpa)

No Brasil, desde a década de 1990, com o aumento da cobertura da vacina DTP houve uma redução na incidência de coqueluche. No entanto, como com o decorrer do tempo ocorre um declínio na imunidade conferida pela vacina, passou-se a detectar casos em adolescentes e adultos. Esse grupo apresenta doença mais leve, porém são a principal fonte de infecção. Assim, recomenda-se a vacina dTpa, preferencialmente, como primeiro reforço do adolescente. Além da proteção individual, pode reduzir a transmissão da *Bordetella pertussis* para grupos em que a coqueluche pode ser mais grave, como os lactentes, especialmente nos menores de 6 meses.[21,27]

Para os indivíduos não vacinados ou com esquema primário desconhecido, devem ser administradas três doses, sendo a primeira com a vacina dTpa e as demais com a dT, com um intervalo de 2 meses entre a primeira e a segunda dose e de 6 meses (ou 2 a 4 meses) entre a segunda e a terceira dose.[15,27]

O Ministério da Saúde disponibiliza a vacina dTpa para grávidas, a partir da 20ª semana de gestação, com o intuito de proteger a criança contra coqueluche nos primeiros

meses de vida, graças à passagem de anticorpos via transplacentária. Mulheres que perderam a oportunidade de serem vacinadas durante a gestação devem receber a vacina no puerpério.[13]

Vacina Meningocócica

O meningococo é a principal causa de meningite bacteriana e de sepse no mundo. A doença meningocócica é caracterizada por rápida e grave progressão dos sintomas que podem resultar em morte ou sequelas. A doença meningocócica é endêmica em nosso meio, sendo que predomina o sorogrupo C, seguido pelo B, W e Y. Cerca de 50% dos casos ocorrem em crianças menores de 5 anos, principalmente em menores de 12 meses. Não observamos aumento de casos em adolescentes e adultos jovens, como ocorre em países europeus e na América do Norte, exceto em situações de surto. No entanto, os adolescentes são os principais portadores do meningococo na nasofaringe.[13,21]

No segundo semestre de 2010, a vacina meningocócica C conjugada foi implementada pelo PNI para todas as crianças menores de 2 anos; em 2016, a faixa etária foi estendida até os 5 anos. A partir de 2017, os adolescentes de 12 a 13 anos passaram a ser contemplados com a vacina meningocócica, como dose única ou reforço, visto que há uma queda dos anticorpos protetores após a vacinação na infância. Já na adolescência, os títulos de anticorpos tendem a persistir até a fase adulta. Além disso, a vacina reduz a colonização da nasofaringe pelo meningococo C, com efeito protetor sobre os indivíduos não vacinados por redução da transmissão (imunidade de rebanho).[13,21,28,29] Até 2020, serão incluídas, gradativamente, as crianças e os adolescentes de 9 a 13 anos.[13]

A administração das vacinas meningocócica C conjugada e HPV na mesma visita pode favorecer a adesão ao calendário pelos adolescentes (**Quadro 7.6**).[13]

As sociedades científicas também recomendam a vacina meningocócica ACWY conjugada e a vacina meningocócica B recombinante (**Quadro 7.7**).[15,16]

Quadro 7.6.

Vacina meningocócica ACWY conjugada
Esquema
Se vacinado na infância: um reforço aos 11 anos ou 5 anos após a última dose
Se não vacinado previamente: uma dose
Dose: 0,5 mL
Via de administração: intramuscular

Quadro 7.7.

Vacina meningocócica B recombinante
Esquema: duas doses (0, 1 mês)
Dose: 0,5 mL
Via de administração: intramuscular

Vacina Hepatite A

É uma vacina inativada, administrada por via intramuscular no esquema de duas doses com intervalo de 6 meses entre elas. Após a segunda dose, quase 100% dos adolescentes saudáveis têm anticorpos protetores contra hepatite A.[17] Em 2014, essa vacina foi introduzida no calendário de vacinação do Ministério da Saúde para crianças entre 15 e 23 meses de idade como dose única; a partir de 2017, a faixa etária até 4 anos passou a ser contemplada (**Quadro 7.8**).[13,28]

Quadro 7.8.

Vacina hepatite A
Esquema: duas doses (0, 6 meses)
Dose: de acordo com o fabricante
Via de administração: intramuscular

Vacina Influenza

A Sociedade Brasileira de Pediatria e a Sociedade Brasileira de Imunizações recomendam a vacina influenza para todos os adolescentes anualmente.[15,16] Somente os adolescentes pertencentes a grupos de risco recebem a vacina influenza pelo Programa Nacional de Imunizações.[30] A eficácia e efetividade da vacina variam na dependência da imunidade da pessoa a ser vacinada e da semelhança do vírus vacinal com o vírus circulante na estação. Estão disponíveis as vacinas inativadas trivalentes, que contêm duas cepas do vírus influenza A e uma cepa do vírus influenza B, e tetravalentes, com duas cepas do vírus influenza A e duas cepas do B, aplicadas por via intramuscular (**Quadro 7.9**).

Quadro 7.9.

Vacina influenza
Esquema: uma dose anual
Dose: 0,5 mL
Via de administração: intramuscular

Vacina Varicela

É uma vacina de vírus vivo atenuado, aplicada por via subcutânea. Apresenta efetividade de 86% para uma dose da vacina e de 98% para duas doses.[17] A recomendação é de duas doses com intervalo de 3 meses quando a vacina é aplicada entre 1 e 12 anos de idade e duas doses com intervalo mínimo de 1 mês quando a vacinação é feita a partir dos 13 anos. A vacina está disponível na forma isolada ou combinada com sarampo, caxumba e rubéola (tetra viral, SCRV); esta última pode ser utilizada até 12 anos. Desde 2013, o Ministério da Saúde incluiu a vacina sarampo, caxumba, rubéola, varicela no Programa Nacional de Imunizações aos 15 meses. Em 2017, a idade máxima para a aplicação das vacinas varicela e tetra viral foi ampliada até os 4 anos na rede pública.[13] As sociedades científicas recomendam a vacina varicela para adolescentes suscetíveis (**Quadro 7.10**).[15,16]

Quadro 7.10.

Vacina varicela
Esquema: duas doses
1-12 anos de idade: intervalo mínimo de 3 meses
≥ 13 anos: intervalo mínimo de 1 mês
Dose: 0,5 mL
Via de administração: subcutânea

Vacina Dengue

É uma vacina de vírus vivo atenuado quadrivalente recombinante, construída substituindo-se os genes que codificam proteínas do envelope e pré-membrana do vírus da vacina 17D da febre amarela pelos genes dos quatro vírus da dengue.

Dois grandes estudos de eficácia foram realizados em crianças e adolescentes de 2 a 14 anos na Ásia e de 9 a 16 anos na América Latina.[31,32] Os dados agrupados desses estudos nos primeiros 25 meses, limitando a análise aos indivíduos a partir dos 9 anos, estimam eficácia da vacina para os quatro sorotipos de 66% para a doença virologicamente confirmada, sendo maior naqueles previamente soropositivos (82%). Além disso, a vacina tem eficácia de 81% para a prevenção de hospitalização e de 93% para dengue grave.[33]

O esquema básico de vacinação consiste em três doses, aplicadas com intervalo de 6 meses entre elas, para indivíduos de 9 a 45 anos de idade.

As Sociedades Brasileira de Pediatria, Infectologia e de Imunizações recomendam a vacina dengue para a proteção individual. São necessários estudos adicionais (soroprevalência, carga da doença, logística, eficácia, duração da proteção e custo-efetividade) para a inclusão dessa vacina no Programa Nacional de Imunizações (**Quadro 7.11**).[34]

Quadro 7.11.

Vacina dengue
Esquema: três doses (0, 6, 12 meses)
Via de administração: subcutânea

ESQUEMAS VACINAIS INCOMPLETOS

Caso o esquema básico esteja incompleto, não é necessário reiniciá-lo, devendo-se apenas administrar as doses faltantes. Não há intervalo máximo entre as doses, no entanto, deve-se respeitar os intervalos mínimos. Por exemplo, se o indivíduo tinha recebido duas doses da vacina hepatite B, recomenda-se aplicar a terceira dose, desde que o intervalo mínimo entre a segunda e a terceira dose seja de 2 meses e o intervalo mínimo entre a primeira e a terceira dose seja de 4 meses. No caso da vacina tríplice viral (SCR), se tiver recebido uma dose, recomenda-se segunda dose, com intervalo mínimo de 30 dias.

VACINAÇÃO PARA GRUPOS ESPECIAIS

Os adolescentes com condições especiais de saúde podem receber nos Centros de Referência para Imunobiológicos Especiais (CRIE) outras vacinas que não estão contempladas no calendário regular, reduzindo a chance de adquirirem doenças às quais são mais suscetíveis ou que poderiam agravar sua doença de base.[30] As vacinas hepatite A, varicela, meningocócica C conjugada, pneumocócica, influenza, poliomielite inativada, *Haemophilus influenzae* tipo b, assim como a vacina HPV (para indivíduos de 9 a 26 anos infectados pelo HIV, submetidos a transplante de órgãos sólidos ou de medula óssea e para pacientes oncológicos), estão disponíveis nos CRIEs.[13]

TÓPICOS IMPORTANTES

- O adolescente e os pais devem ser orientados sobre a importância da vacinação como uma medida de promoção à saúde.
- A recomendação por profissionais da saúde, o esclarecimento sobre a vacinação e a participação das escolas podem aumentar a cobertura vacinal.
- As vacinas HPV (para meninos inicialmente de 11 a 14 anos e para meninas de 9 a 14 anos) e meningocócica C conjugada (para meninos e meninas inicialmente de 12 a 13 anos) fazem parte do novo Calendário Nacional de Vacinação (2017) para adolescentes. A administração dessas vacinas na mesma visita pode favorecer uma maior adesão ao calendário.

REFERÊNCIAS BIBLIOGRÁFICAS

1. Gowda C, Schaffer SE, Dombkowski KJ, Dempsey AF.Understanding attitudes toward adolescent vaccination and the decision-making dynamic among adolescents, parents and providers. BMC Public Health 2012;12:509.

2. Crawford NW, Clothier HJ, Elia S, Lazzaro T, Royle J, Buttery JP. Syncope and seizures following human papillomavirus vaccination: a retrospective case series. MJA 2011;194: 16–18.

3. Sato HK. Reação de ansiedade pós-imunização: mito ou realidade? Relato de evento em Bertioga, SP: lições aprendidas. In: Controvérsias em imunizações: 2015, 1 ed. São Paulo, Segmento Farma, 2015. pp. 7-11.

4. Reagan-Steiner S, Yankey D, Jeyarajah J, Elam-Evans LD, Singleton JA, Curtis CR et al. National, regional, state, and selected local area vaccination coverage among adolescents aged 13-17 years--United States, 2014. MMWR Morb Mortal Wkly Rep 2015;64(29):784-92.

5. Brasil. Ministério da Saúde. Secretaria de Vigilância em Saúde. Boletim Epidemiológico - Volume 46 - nº 30 - 2015 - Programa Nacional de Imunizações: aspectos históricos dos calendários de vacinação e avanços dos indicadores de coberturas vacinais, no período de 1980 a 2013. Disponível em: http://portalsaude.saude.gov.br/images/pdf/2015/outubro/14/besvs-pni-v46-n30.pdf (Acesso em 11 ago. 2016).

6. Francisco PM, Donalisio MR, Gabriel F de J, Barros MB. Hepatitis B vaccination in adolescents living in Campinas, São Paulo, Brazil. Rev Bras Epidemiol 2015;18(3):552-67.

7. Brasil. Ministério da Saúde. Secretaria de Vigilância em Saúde. Departamento de Vigilância de Doenças Transmissíveis. Coordenação-Geral do Programa Nacional de Imunizações. Sistema de Informação do Programa Nacional de Imunização. Estratégia de vacinação contra HPV-2015. Disponível em: http://pni.datasus.gov.br/consulta_hpv_15_selecao.php.php (Acesso em 11/08/2016).

8. Moss JL, Reiter PL, Rimer BK, Brewer NT. Collaborative patient-provider communication and uptake of adolescent vaccines. Soc Sci Med 2016;159:100-7.

9. Bar-Shain DS, Stager MM, Runkle AP, Leon JB, Kaelber DC. Direct messaging to parents/guardians to improve adolescent immunizations. J Adolesc Health 2015;56(5 Suppl):S21-6.

10. Morris J, Wang W, Wang L, Peddecord KM, Sawyer MH. Comparison of reminder methods in selected adolescents with records in an immunization registry. J Adolesc Health 2015;56:S27-32.

11. Jacob V, Chattopadhyay SK, Hopkins DP, Murphy Morgan J, Pitan AA, Clymer JM; Community Preventive Services Task Force. increasing coverage of appropriate vaccinations: a community guide systematic economic review. Am J Prev Med 2016;50(6):797-808.

12. World Health Organization (WHO). School Vaccination Readiness Assessment Tool. Expanded Programme on Immunization of the Department of Immunization, Vaccines and Biologicals. Geneva: WHO; 2013. Disponível em: www.who.int/vaccines-documents (Acesso em 12 ago. 2016).

13. Brasil. Ministério da Saúde. Secretaria de Vigilância em Saúde. Departamento de Vigilância de Doenças Transmissíveis. Coordenação-Geral do Programa Nacional de Imunizações. Nota Informativa sobre as mudanças no Calendário Nacional de vacinação para o ano de 2017. Disponível em: http://portalsaude.saude.gov.br/images/pdf/2016/dezembro/28/Nota-Informativa-384-Calendario-Nacional-de-Vacinacao-2017.pdf (Acesso em 06 jan 2017).

14. Brasil. Ministério da Saúde. Secretaria de Vigilância em Saúde. Departamento de Vigilância de Doenças Transmissíveis. Calendário Nacional de Vacinação. Disponível em: http://portalsaude.saude.gov.br/index.php/o-ministerio/principal/leia-mais-o-ministerio/197-secretaria-svs/13600-calendario-nacional-de-vacinacao (Acesso em 10 dez. 2016).

15. Sociedade Brasileira de Pediatria. Calendário de Vacinação da SBP 2016. Disponível em: http://www.sbp.com.br/src/uploads/2012/12/Calendrio-de-Vacinao-da-SBP-2016.pdf (Acesso em 11 ago. 2016).

16. Sociedade Brasileira de Imunizações. Calendário de Vacinação do Adolescente 2016/2017. Disponível em: http://sbim.org.br/images/calendarios/calend-sbim-adolescente-2016-17.pdf (Acesso em 12 dez. 2016).

17. American Academy of Pediatrics. In: Kimberlin DW MT, Jackson MA, Long SS, eds. Red Book 2015. Report of the Committee on Infectious Diseases. 30th ed. ElkGrove Village, 2015.

18. São Paulo. Secretaria da Saúde. Coordenadoria de Controle de Doenças. Centro de Vigilância Epidemiológica. Alerta sarampo. Estado de São Paulo – julho/agosto de 2016. Atualização Epidemiológica. Disponível em: http://portal.saude.sp.gov.br/resources/cve-centro-de-vigilancia-epidemiologica/areas-de-vigilancia/doencas-de-transmissao-respiratoria/doc/2016/sarampo16_alerta 28julho.pdf (Acesso em 10 set. 2016).

19. Dayan GH, Quinlisk MP, Parker AA, Barskey AE, Harris ML, Schwartz JM, et al. Recent resurgence of mumps in the United States. N Engl J Med 2008;358(15):1580-89.

20. Yung CF, Andrews N, Bukasa A, Brown KE, Ramsay M. Mumps complications and effects of mumps vaccination, England and Wales, 2002-2006. Emerg Infect Dis 2011;17(4):661-67.

21. Brasil. Ministério da Saúde. Secretaria de Vigilância em Saúde. Guia de Vigilância em Saúde: [recurso eletrônico]/Ministério da Saúde, Secretaria de Vigilância em Saúde, Coordenação Geral de Desenvolvimento da Epidemiologia e Serviços. – 1. ed. atual. – Brasília: Ministério da Saúde. 773 p., 2016. Disponível em: http://portalsaude.saude.gov.br/images/pdf/2016/setembro/22/GVS-online.pdf. (Acesso em 30 nov. 2016).

22. São Paulo (Estado) Secretaria da Saúde. Comissão Permanente de Assessoramento em Imunizações. Coordenadoria de Controle de

Doenças. Centro de Vigilância Epidemiológica. Calendário de Vacina para o Estado de São Paulo 2016. Disponível em: http://www.saude.sp.gov.br/resources/cve-centro-de-vigilancia-epidemiologica/areas-de-vigilancia/imunizacao/doc/calendario_2016_completo.pdf (Acesso em 12 ago. 2016).

23. World Health Organization (WHO). Weekly epidemiological record. Human papillomavirus vaccines: WHO position paper, October 2014; 89: 465-492.

24. Brasil. Ministério da Saúde. Secretaria de Vigilância em Saúde. Departamento de Vigilância de Doenças Transmissíveis. Coordenação-Geral do Programa Nacional de Imunizações. Informe Técnico da vacina papilomavírus humano 6,11,16 e 18 (recombinante) 2015. Disponível em: http://portalsaude.saude.gov.br/images/PDF/2015/junho/26/Informe-T--cnico-Vacina-HPV-2015-FINAL.PDF (Acesso em 11 ago. 2016).

25. Brasil. Ministério da Saúde. Secretaria de Vigilância em Saúde. Departamento de Vigilância das Doenças Transmissíveis. Coordenação-Geral do Programa Nacional de Imunizações. Nota Informativa nº 154 de 2017/CGPNI/DEVIT/SVS/MS. Ampliação da faixa etária de 11 a 14 anos para meninos com a vacina HPV quadrivalente. Disponível em: http://www.brasil.gov.br/saude/2017/06/cobertura-da-vacinacao-contra-hpv-pelo-sus-e-ampliada.

26. Brasil. Ministério da Saúde. Secretaria de Vigilância em Saúde. Departamento de Vigilância das Doenças Transmissíveis. Coordenação-Geral do Programa Nacional de Imunizações. Nota Informativa nº 94 de 2017/CGPNI/DEVIT/SVS/MS. Orientações e indicação de dose única da vacina febre amarela. Disponível na Internet: http://portalarquivos.saude.gov.br/images/pdf/2017/abril/13/Nota-Informativa-94-com-acordo.pdf (Acesso em 20 maio. 2017).

27. Brasil. Ministério da Saúde. Secretaria de Vigilância em Saúde. Departamento de Vigilância Epidemiológica. Coordenação Geral do Programa Nacional de Imunizações. Informe Técnico para Implantação da Vacina Adsorvida Difteria, Tétano e Coqueluche (Pertussis Acelular) Tipo adulto – dTpa. Brasília, Setembro 2014. Disponível em: http://portalsaude.saude.gov.br/images/pdf/2015/junho/26/Informe-T--cnico-dTpa-2014.pdf (Acesso em 12 ago. 2016).

28. Brasil. Ministério da Saúde. Secretaria de Vigilância em Saúde. Departamento de Vigilância de Doenças Transmissíveis. Coordenação Geral do Programa Nacional de Imunizações. Nota Informativa nº 149 de 2015/CGPNI/DEVIT/SVS/MS. Informa as mudanças no Calendário Nacional de Vacinação para o ano de 2016. Disponível em: http://www.saude.pi.gov.br/uploads/warning_document/file/129/Nota_Informativa_149.pdf (Acesso em 12 ago. 2016).

29. de Whalley PC, Snape MD, Plested E, Thompson B, Nuthall E, Omar O, et al. Long-term seroprotection after an adolescent booster meningococcal serogroup C vaccination. Arch Dis Child 2013;98(9):686-91.

30. Brasil. Ministério da Saúde. Secretaria de Vigilância em Saúde. Departamento de Vigilância das Doenças Transmissíveis. Manual dos Centros de Referência para Imunobiológicos Especiais 4. ed. Brasília, 2014. pp. 1-160.

31. Capeding MR, Tran NH, Hadinegoro SR, Ismail HI, Chotpitayasunondh T, Chua MN et al. Clinical efficacy and safety of a novel tetravalent dengue vaccine in healthy children in Asia: a phase 3, randomised, observer-masked, placebo-controlled trial. Lancet 2014;384(9951):1358-65.

32. Villar L, Dayan GH, Arredondo-García JL, Rivera DM, Cunha R, Deseda C et al. Efficacy of a tetravalent dengue vaccine in children in Latin America. N Engl J Med 2015;372(2):113-23.

33. Hadinegoro SR, Arredondo-García JL, Capeding MR, Deseda C, Chotpitayasunondh T, Dietze R et al. efficacy and long-term safety of a dengue vaccine in regions of endemic disease. N Engl J Med 2015;373(13): 1195-206.

34. Prevenção da Dengue – Vacina. Documento Científico. Departamento de Imunizações e Departamento de Infectologia. Sociedade Brasileira de Pediatria nº1, setembro de 2016. Disponível em: http://www.sbp.com.br/src/uploads/2016/08/OS19009A-Folheto-Preveno-da-Dengue-Vacina.indd_.pdf (Acesso em 10 nov.2016).

Síndrome da Adolescência Normal: A Normal Anormalidade

8

Maria Elisabeth Mesquita de Salles Pacheco

No decorrer da história a criança e o jovem foram reconhecidos de modo peculiar em diferentes culturas. Na Idade Média, a criança era percebida como um adulto pequeno, e conforme crescia passava a realizar as mesmas tarefas que o adulto e partilhava com eles a vida social. A infância não existia, pelo menos da maneira como é concebida hoje, ou seja, um período do desenvolvimento humano que apresenta características e necessidades próprias. O jovem, por sua vez, com 15 ou 16 anos, já ocupava um lugar na sociedade como adulto. Nas culturas primitivas os rituais de passagem delimitam com alguma precisão a passagem da infância para a vida adulta. Nessas sociedades o indivíduo já tem traçados os papéis que deverá desempenhar quando se tornar adulto e os rituais preparam o jovem para assumir, de maneira clara, as funções que lhe estão reservadas.

O conceito de "adolescência" como período do desenvolvimento humano, situado entre o final da infância e o início da vida adulta, é recente na história da humanidade. A partir do final do século XIX a adolescência passa a ser reconhecida como fase do desenvolvimento, e no decorrer do século XX os estudiosos elaboraram o conceito de adolescência que conhecemos hoje. A construção desse conceito é fruto de uma série de transformações socioeconômicas ocorridas na civilização ocidental, principalmente a partir da Revolução Francesa e início da industrialização, quando a educação formal adquiriu maior importância e foi necessário mais tempo de dedicação a ela.

O conceito de adolescência implica o reconhecimento das necessidades inerentes a esse período do desenvolvimento, além das características biológicas, psicológicas e sociais que marcam o processo de transição para a vida adulta. Segundo a Organização Mundial da Saúde (OMS, 1975), a adolescência inicia-se aos 10 anos e estende-se até os 19 anos, 11 meses e 29 dias; a juventude vai dos 20 aos 24 anos. Com todo esse aparato, a sociedade ocidental tornou o tempo de preparo para a vida adulta mais longo, porém não garantiu igualdade nas possibilidades e perspectivas para o jovem, o que faz do momento adolescer algo ainda mais complexo.

O fenômeno biológico da puberdade dá início ao período da adolescência: de repente começam a nascer os pelos, crescem as mamas, cresce o pênis, e assim o corpo passa por transformações muito rápidas. Os contornos corpóreos vão ganhando novas proporções, a princípio desarmoniosas, e num tempo relativamente curto o crescimento desacelera e o corpo adulto já está presente. Junto a essas transformações surgem novos horizontes psíquicos e novos conflitos se colocam. A tarefa do jovem é fazer uma síntese da experiência infantil para, então, iniciar sua trajetória pelo mundo adulto. O momento da adolescência caracteriza-se por uma crise, chamada por alguns estudiosos de "síndrome da adolescência normal": um conjunto de sinais e sintomas próprios dessa fase evolutiva do desenvolvimento humano na qual, na busca da identidade adulta, o indivíduo passa por um período turbulento que pode ser mais ou menos intenso para cada indivíduo. Embora previsível, a síndrome da adolescência normal é determinada por fatores constitucionais, históricos, culturais, ambientais e psicológicos. Quando pensamos em crise, estamos nos referindo a um processo que leva a grandes transformações, ocorre a desorganização de algumas estruturas para a construção de uma nova organização estrutural. A crise da adolescência é caracterizada por um longo período de preparo, passa por momentos bem específicos. Se essa passagem for bem-sucedida, certamente o indivíduo estará mais preparado para lidar com os adventos da vida adulta, com as situações previsíveis e imprevisíveis que o futuro lhe reserva.

O desenvolvimento humano é constituído por etapas, e em cada um desses momentos o indivíduo tem uma identidade própria, fruto das identificações, experiências de vida e da interação do mundo interno com o externo. A infância é uma etapa em que os papéis são muito bem definidos. Ao entrar na adolescência e na busca pela identidade adulta, o jovem tem de realizar algumas tarefas bem complexas, deverá elaborar as três perdas fundamentais da etapa anterior do desenvolvimento, quais sejam: a perda do corpo infantil; a perda dos pais da infância; e a perda da identidade e do papel social da criança.

Durante os primeiros anos de vida o universo infantil está restrito às relações familiares, e no período que antecede a puberdade as atividades intelectuais escolares e os aprendizados sociais adquirem maior importância. Com o surgimento das mudanças corporais, o crescimento físico e o aparecimento dos caracteres sexuais secundários observa-se o desenvolvimento dos desejos e pulsões sexuais, as novas sensações ligadas à sexualidade passam a se impor, e novos recursos deverão ser criados. A partir daí o jovem passa a ter novos interesses no tocante à sexualidade, desde atividades exploratórias em relação ao próprio corpo e ao corpo do outro. As transformações físicas exigem do jovem a reformulação radical de sua imagem corporal, um corpo que agora ganha um valor sexual.

Durante a infância os pais são supervalorizados e idealizados. Durante a adolescência o jovem amplia suas relações sociais e passa a observar o mundo a partir de outros referenciais fora do contexto familiar, encontra outras figuras de identificação; todo esse movimento é importante na construção de sua individualidade e no processo de socialização.

O terceiro luto a ser elaborado é referente à perda da identidade e do papel infantil. Na adolescência há certa confusão de papéis, em alguns momentos o jovem é capaz de ter opiniões próprias, realizar escolhas, mostrar-se independente em relação aos pais e em outros momentos regride e torna-se muito dependente. Até o final do processo, quando estiver mais próximo da identidade adulta, o jovem oscilará em suas condutas. Tanto os pais como os cuidadores também são ambivalentes no trato com o adolescente no tocante aos papéis que ele deve representar, daí fica implícita a dificuldade de muitos jovens para se definir nas diversas situações de sua cultura.

A entrada do filho na adolescência remete os pais a um estado de luto pela perda do filho criança, o que, de certa maneira, aponta para o próprio envelhecimento. Quando os pais estão preparados e bem resolvidos com a função que exercem, podem auxiliar o filho nessa transição, funcionando, assim, como facilitadores. Ao final da adolescência, o jovem deverá ter feito uma síntese de todas as identificações para a construção de sua personalidade, e a partir daí os pais serão percebidos como pessoas humanas, possuidoras de qualidades e defeitos.

A adolescência é um momento muito fértil no desenvolvimento humano, com descobertas impressionantes, criatividade e prazer. A capacidade de abstração é firmada nessa época, e o jovem torna-se um "sonhador" e é capaz de criar e projetar seu futuro. No entanto, é uma fase também dolorosa, tem um passado a ser revisto e, consequentemente, um adeus à infância. De fato, há um turbilhão de sentimentos que acabam por gerar comportamentos próprios da fase, caracterizados como "síndrome da adolescência normal", que são comportamentos considerados normais para os adolescentes e que para indivíduos em outra fase do desenvolvimento poderiam ser patológicos.

EVOLUÇÃO SEXUAL

O jovem inicia-se na atividade sexual motivado pelo estímulo biológico, no início em atividades masturbatórias e em fantasia que apresentam caráter basicamente exploratório. Posteriormente vai à procura de um parceiro, e o contato físico e o carinho mais íntimo são fundamentais. A paixão e o ficar caracterizam-se ainda como envolvimentos exploratórios. A relação genital, muitas vezes, é fruto da imaturidade, do descontrole, e pode ter apenas um caráter lúdico, de conhecimento do próprio corpo e do corpo do outro. Aos poucos e mais no final da adolescência a atividade sexual genital torna-se mais responsável e o outro passa a ser objeto de amor mais genuíno.

BUSCA DE SI MESMO E DA IDENTIDADE ADULTA

A pergunta primordial do adolescente é: "quem sou eu?" A resposta surgirá apenas ao final da adolescência, depois de todo o processo de autoconhecimento que teve início com a puberdade, com as mudanças corporais e todas as outras decorrentes.

CONSTANTES FLUTUAÇÕES DE HUMOR E DO ESTADO DE ÂNIMO

Durante a adolescência o humor é algo que apresenta flutuação significativa, fruto do turbilhão de mudanças que estão ocorrendo. Diante de uma pequena frustração o adolescente chega a ficar muito triste e aborrecido, ao passo que uma pequena conquista o torna intensamente alegre e entusiasmado. As alterações de humor podem mudar ao extremo várias vezes ao dia.

NECESSIDADE DE INTELECTUALIZAR E FANTASIAR

Diante das mudanças que ocorrem, de maneira acelerada, principalmente as corporais, o jovem acaba por utilizar mecanismos de defesa como o fantasiar e o exercício do pensamento para intelectualização. Esses mecanismos são utilizados por ele como fuga para o interior, tentando assim um ajuste emocional.

DESLOCAÇÃO TEMPORAL

No decorrer da adolescência, as urgências são enormes e as postergações, irracionais e sem limites. As dimensões temporais de presente, passado e futuro são elaboradas no decorrer da adolescência.

CONTRADIÇÕES SUCESSIVAS EM TODAS AS MANIFESTAÇÕES DE CONDUTA

A conduta do adolescente não pode ser rígida, absoluta e permanente. A personalidade ainda é instável e permeável. Ele está constantemente diante do imprevisível, tanto em relação ao mundo interno quanto ao externo, e a experiência só é apreendida por intermédio de todas as contradições nas manifestações da conduta. Fixar-se em uma só conduta não ajuda o jovem no processo de conhecimento.

ATITUDE SOCIAL REIVINDICATÓRIA

O sonhar faz parte da juventude. O adolescente saudável, além de sonhar, reivindica um mundo e uma sociedade melhores, mais justos e felizes. Isso faz parte do processo evolutivo e cabe ao adulto respeitar e entender certas atitudes do jovem, cujos atos revolucionários iniciam, inclusive, algumas mudanças sociais e culturais.

SEPARAÇÃO PROGRESSIVA DOS PAIS

A separação dos pais da infância é imprescindível para que o jovem alcance a maturidade, adquirindo, assim, uma independência real para atingir a individualidade.

CRISES RELIGIOSAS

A religiosidade na adolescência pode passar por períodos de exaltação e outros períodos de negação. Ao manifestar atitudes de misticismo ou ateísmo, o jovem revela como seu mundo interno é mutável.

TENDÊNCIA GRUPAL

A vivência em grupo é fundamental na adolescência. O jovem, na busca da individualidade, desloca para o grupo os sentimentos de dependência em relação aos pais. Esse movimento facilita o distanciamento dos pais, pois os adolescentes se identificam entre si e sentem que pertencem mais à turma do que à família. Nesse período é comum o jovem assumir diferentes identidades, que são transitórias, circunstanciais e ocasionais. Hoje ele pertence a um grupo e amanhã a outro. Às vezes com muito rigor obedece às regras e costumes de cada turma. O adolescente quando está com o grupo sente-se mais fortalecido e seguro, tende a comportar-se de modo diferente em cada uma das situações, quando está só ou com os amigos.

VULNERABILIDADE NA ADOLESCÊNCIA

O Brasil concentra hoje a maior população de adolescentes e jovens de sua história. Esse número nos remete à importância de considerarmos fatores de vulnerabilidade para a saúde dessa faixa etária, principalmente no tocante à saúde mental. A ideia de vulnerabilidade sintetiza uma questão central para quem trabalha com adolescentes: o reconhecimento da diversidade humana e, como

decorrência, a necessidade do reconhecimento da diversidade da própria adolescência. Do ponto de vista psicológico, a vulnerabilidade tem sido referida como uma predisposição individual para o desenvolvimento de distúrbios psicológicos ou de comportamento ineficientes em situação de crise. Distúrbios psicológicos na adolescência podem estar associados a aspectos que atuam sobre o desenvolvimento e são considerados fatores de risco. Além disso, estimativas apontam para a prevalência de 20% de transtornos mentais nesse grupo.

Os efeitos da globalização, as transformações rápidas ocorridas em todos os setores, os apelos de consumo, o mundo tecnológico e o apelo para as vivências virtuais, os valores em constante mutação, as desigualdades sociais, o "ter" como valor máximo e o "ser" em desprestígio tornam a população jovem ainda mais vulnerável do que a condição que a própria adolescência implica.

Apesar dos efeitos negativos de algumas experiências de vida, nem todo adolescente irá apresentar problemas no desenvolvimento quando submetido a situações de risco, pois muitos têm recursos internos mais favoráveis e nesse momento a bagagem que trouxe da infância é fundamental para a criação dos fatores de proteção. A capacidade do indivíduo para sobreviver a situações adversas é definida como resiliência, porém ser resiliente em um determinado contexto não significa que ele será em outros.

Os profissionais de saúde devem estar atentos aos fatores protetores e aos de risco para traçar estratégias de abordagem ao adolescente.

PERGUNTAS FREQUENTES

Como Pensar a Adolescência, Sendo este um Período tão Longo?

O indivíduo no início da adolescência é diferente daquele que já está no final do processo. Podemos pensar até em "adolescências". É importante considerar as necessidades, os problemas, os fatores de risco e de proteção para aquele que está iniciando as mudanças corporais e aqueles que já estão em um outro momento, por exemplo, preocupados com as escolhas que determinarão seu projeto de futuro. É necessário pensar na diversidade da adolescência, considerando-se as diferenças sexuais, de gênero, culturais e de oportunidades a que o jovem está submetido.

Queixas Psicológicas mais Frequentes

Nos serviços de saúde têm crescido as queixas de origem psicológica entre os adolescentes. Elas incluem distúrbios de comportamento, dificuldade escolar, ansiedade, tristeza e agressividade. Um olhar especial para as questões de saúde mental é necessário, considerando-se que é uma faixa etária mais suscetível ao desenvolvimento de depressão, suicídio, psicoses, transtornos alimentares e abuso de substâncias.

Como Identificar se o Comportamento do Adolescente é de Risco?

Num primeiro momento é importante observar o comportamento do adolescente a partir das características da adolescência normal e dos comportamentos decorrentes da etapa do desenvolvimento.

É necessário observar a dinâmica própria do adolescente, quais os recursos internos de que ele dispõe para lidar com as situações de conflito internos e externos. Por meio do exercício de uma escuta interessada e despida de preconceito deve-se atentar para os fatores que possam interferir negativamente no processo de desenvolvimento e para os fatores protetores como: estrutura familiar, escolaridade, tipo de grupo a que pertence, projeto de vida, relacionamentos, nível de resiliência e histórico de vida infantil.

Qual a Importância do Grupo para o Adolescente?

O grupo é de fundamental importância para o desenvolvimento do adolescente: ele precisa buscar fora do âmbito familiar outras referências para se formar como sujeito. É com os amigos que o jovem vai exercitar papéis sociais, se identificar com comportamentos e valores. O grupo fornece muita segurança ao jovem, dando proteção contra a solidão típica da fase. Nesse momento o jovem transfere para a turma de companheiros os sentimentos de dependência em relação aos pais.

O profissional de saúde deve estar atento ao grupo a que o adolescente pertence, isto é, se é um grupo de risco ou protetor ao desenvolvimento. Alguns adolescentes não conseguem pertencer a um grupo de amigos e, assim, tendem ao isolamento, o que é preocupante, podendo estar sinalizando conflitos ou distúrbios psicológicos prejudiciais ao crescimento.

Por Que o Humor do Adolescente é tão Flutuante?

Logo no início da adolescência é possível observar mudanças de humor, motivo pelo qual muitos pais procuram o auxílio de um psicólogo.

Um conjunto de fatores parece determinar os estados de humor na adolescência. Lembre-se de que é um momento de importantes mudanças hormonais associadas ao crescimento e ao desenvolvimento dos caracteres sexuais secundários, que proporcionam experiências não vividas anteriormente, como crescimento rápido em estatura, desenvolvimento dos órgãos genitais, aparecimento de pelos, entre outras.

Esse processo implica perdas do universo infantil, gerando incertezas, insegurança e instabilidade. Dependendo dos recursos emocionais que o jovem desenvolveu durante sua infância, ele terá menor ou maior facilidade na aceitação das mudanças que estão ocorrendo.

Qual a Melhor Maneira de Abordar o Adolescente?

Para o atendimento ao adolescente devemos nos pautar nas características do ser adolescente e principalmente lembrar que ele está vivendo o processo de separação dos pais da infância e pode identificar em outro adulto as figuras parentais. Além disso, para ele é mais natural falar com os pares. Por isso o profissional deve ter disponibilidade interna para as questões do jovem, demonstrando real interesse, e escutar o que ele tem a dizer, inclusive nas entrelinhas, considerando que, às vezes, o adolescente precisa de alguns encontros para conseguir expressar o que pensa, sente ou sofre.

O atendimento em equipe multidisciplinar acaba tornando-se um facilitador, já que o adolescente pode manter melhor contato com um ou outro profissional, e, por isso, a sintonia da equipe é de real importância.

Deve-se Priorizar o Atendimento Individual ou em Grupo ao Adolescente?

O atendimento em grupo geralmente é um facilitador na abordagem ao adolescente, lembrando que nesse momento existe a tendência grupal, própria da fase. A identificação entre os pares estimula o jovem a falar e colabora muito no atendimento. Alguns jovens, no entanto, não conseguem estar em grupo, aí deve-se priorizar o atendimento individual, tendo como perspectiva inseri-los em grupo no momento adequado.

Quando Incluir os Pais ou Responsáveis no Atendimento ao Adolescente?

Os pais devem ser incluídos ao atendimento quando o adolescente estiver passando por uma situação de risco importante quanto ao bem-estar físico, emocional ou social ou quando o profissional achar pertinente, como na existência de conflitos de comunicação entre pais e filhos, que podem estar gerando sofrimento para o adolescente. Nessa condição, o profissional pode funcionar como mediador e facilitador na comunicação. É importante lembrar que a inclusão de responsáveis no atendimento deve estar, sempre, acordada com o adolescente.

Como Lidar com o Adolescente que Chega Muito Resistente ao Serviço de Saúde?

Alguns adolescentes são resistentes quando chegam ao serviço de saúde. Normalmente isso ocorre quando são levados pelos pais, o que pode indicar um estado de rebeldia próprio da fase. Quando os serviços estão preparados para acolher o jovem é possível superar esse impasse. Ao ser reconhecido e atendido em suas necessidades, é maior a probabilidade de ele aderir ao atendimento.

Como Escutar os Pais Aflitos com Seus Filhos Adolescentes?

A relação entre pais e filhos na adolescência pode ser complexa e perturbadora para o jovem e também para os pais. Os conflitos oriundos de dificuldades na comunicação são frequentes.

Durante a infância os pais sabem mais sobre seus filhos e mantêm maior controle sobre eles. Ao entrarem na adolescência, os filhos tornam-se mais independentes, questionadores e críticos. Alguns ficam insubordinados e extremamente críticos em relação aos próprios pais. Os pais que não conseguem colocar limites claros e coerentes, que aceitam passivamente todo o movimento do jovem, acabam por deixá-lo sem parâmetro. Já aqueles pais que colocam regras e limites não compatíveis com o momento do filho correm o risco de infantilizá-lo ou até de promover atos de rebeldia que podem colocar o adolescente em situação de risco.

Quando os pais conseguem equilíbrio e coerência entre sua fala, seus valores e seus atos, certamente servirão de modelo para o filho. Diante de um adulto estável, o jovem poderá opor-se, mas não perderá a referência.

Muitos pais precisam de ajuda quando ficam fragilizados ao exercerem a função de pais para o filho adolescente.

TÓPICOS IMPORTANTES

- "Síndrome da adolescência normal":
  - Um conjunto de sinais e sintomas próprios dessa fase evolutiva do desenvolvimento humano na qual, na busca da identidade adulta, o indivíduo passa por um período turbulento, que pode ser mais ou menos intenso para cada indivíduo.

- Características da adolescência normal:
  - Busca de si mesmo e da identidade adulta;
  - Tendência grupal;
  - Necessidade de intelectualizar e fantasiar;
  - Crises religiosas;
  - Deslocação temporal;
  - Evolução sexual;
  - Atitude social reivindicatória;
  - Contradições sucessivas em todas as manifestações de conduta;
  - Separação progressiva dos pais;
  - Constantes flutuações de humor e do estado de ânimo.
- As três perdas fundamentais que devem ser elaboradas para a entrada na vida adulta:
  - Perda do corpo infantil;
  - Perda dos pais da infância;
  - Perda do papel social da infância.

BIBLIOGRAFIA

1. Aberastury A., Knobel M., Adolescência normal. 6.ed. Porto Alegre: Artes Médicas,1980.

2. Ariès P. História social da criança e da família. 2.ed. Rio de Janeiro: LTC, 1981.

3. Burak SD. Protección, riesgo y vulnerabilidade. Adolescência Latino-Americana 1999; 1:222-30.

4. Dolto FA. A causa dos adolescentes. 2.ed. Rio de Janeiro: Nova Fronteira,1990.

5. Fortes LS, Conti MA, Almeida SS, Ferreira MEC. Insatisfação corporal em adolescentes: uma investigação longitudinal. Rev Psiq Clin 2013; 40 (5): 167-71.

6. Lima A. Brincadeiras selvagens – problema nosso: diálogo com pais de adolescentes. São Paulo: Oficina de Textos, 1997.

7. Saito, MI, Vitalle MSS, Landi CA, Hercowitz A. Adolescência e sexualidade: visão atual. Série Atualizações Pediátricas. Sociedade de Pediatria de São Paulo. Atheneu: São Paulo, Rio de Janeiro, Belo Horizonte: Atheneu, 2016. 226p.

Desenvolvimento Psicológico e Social

Teresa Helena Schoen
Márcia Cecília Vianna Cañete

O estudo do desenvolvimento humano permite ao profissional analisar as mudanças do comportamento em função da idade: como as pessoas mudam, como ficam iguais, da concepção à morte; regularidades e mudanças qualitativas ou quantitativas idade-dependentes.[1] Senna e Dessen (2012)[2] concordam que o desenvolvimento humano constitui-se num fenômeno multifacetado, envolvendo mudanças progressivas, estruturais e organizacionais, ocorridas nas interações entre pessoas e sistemas biológicos, dentro de grupos sociais e ambientes, em um dado período histórico.

Adolescência e puberdade não significam a mesma coisa. Puberdade refere-se às mudanças que ocorrem no indivíduo por influência de fatores hormonais, um fenômeno biológico que determina mudanças físicas e sexuais. Já adolescência é um conceito determinado pela cultura, envolvendo aspectos tanto biológicos quanto sociais, cognitivos ou emocionais. O esquema, utilizado por Aznar-Farias, Medeiros, Schoen-Ferreira (2011),[3] clareia essa concepção (**Figura 9.1**).

O esquema representa uma situação dinâmica. Os estágios do desenvolvimento estão na linha inferior, e na linha superior estão representados os acontecimentos que influenciam o processo. As mudanças hormonais agem no final da infância, desencadeando a puberdade. O entorno social (onde e como vive o indivíduo, sua cultura) age sobre a puberdade, fazendo com que o indivíduo ingresse na adolescência, com diferentes formas de vivenciar as mudanças que ocorrem. As experiências vividas agem durante o período da adolescência, levando o indivíduo à maturidade social.

À primeira vista, a adolescência apresenta-se vinculada à puberdade. Entretanto, as mudanças corporais não transformam, por si sós, a pessoa em um adulto. São necessárias outras mudanças, muitas vezes mais sutis, como colocado por Senna e Dessen (2012).[2] Em geral, a adolescência inicia-se com a puberdade e termina com a inserção social, profissional e econômica na sociedade adulta.[4]

Distintas culturas, ao longo dos séculos, utilizam os "ritos de passagem": rituais que acompanham as mudanças de lugar, idade, estado e posição na sociedade, de modo a reduzir as perturbações que tais mudanças podem ocasionar, assinalando o fim da infância e o início da idade adulta. Em geral, os jovens, comumente do sexo masculino, são submetidos a provas dolorosas e solitárias com uma única finalidade: ser reconhecidos como adultos.

Em sociedades mais complexas não há um rito específico de passagem, mas vários marcos do desenvolvimento, em que os jovens são considerados aptos (ou responsáveis) para algumas funções de cada vez. Aos poucos vão ingressando na vida adulta: ir sozinho para a escola, fazer primeira comunhão (*bar mitzvah*, confirmação, batismo...), passar a escrever com caneta, ingressar no Ensino Fundamental 2, debutar, fazer a viagem de formatura, passar no vestibular, tirar carteira de motorista, apresentar-se às Forças Armadas, inscrever-se como eleitor... Em cada área do desenvolvimento há algum marco que mostra à criança/adolescente que ele ganhou algum direito, recebeu alguma responsabilidade, adquiriu alguma habilidade, ou seja, que está amadurecendo.

Ressaltando que o adolescente está no processo de construção da identidade, as mudanças rápidas que ocorrem no corpo, nesse momento, influenciam de maneira direta em tal processo. As partes do corpo crescem de forma desigual, e, com frequência, o adolescente depara-se com braços que parecem "longos demais", que esbarram em tudo, parecendo que o controle do corpo infantil, que fora conquistado durante a infância, de repente se perdeu. Ao mesmo tempo, a produção dos hormônios sexuais faz com que surjam sensações desconhecidas, que, no início, podem despertar ansiedade,

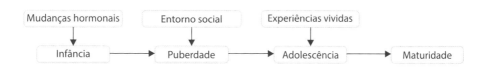

Figura 9.1.

tornando-se até mesmo assustadoras. Escolher a "roupa adequada" para vestir esse corpo em transformação torna-se, em diferentes momentos, um problema. É importante lembrar ainda que a adolescência é uma fase em que se está buscando cada vez mais autonomia, e para isso o corpo - seu conhecimento e autodomínio - é essencial.

A adolescência é considerada uma invenção cultural e histórica[4,5] ou um luxo a que só sociedades ou grupos sociais mais desenvolvidos se permitem. As culturas tecnologicamente mais sofisticadas retardam o ingresso do jovem nas estruturas sociais, sendo cada vez maior a exigência de estudos e especialização para ingressar no mercado de trabalho e constituir sua própria família. Consequentemente, o indivíduo precisa de mais tempo para cumprir as tarefas da adolescência, e esse período fica distendido.

Segundo Smith (2016),[4] o período da adolescência tem sido estudado por diferentes perspectivas. Aqueles que trabalham a partir da perspectiva da teoria da evolução geralmente enfatizam os aspectos universais da adolescência. Por outro lado, há outras disciplinas que tendem a enfatizar as características mais variáveis desse período e questionam muitos dos aspectos considerados comuns para todos. Portanto, ao se deparar com um adolescente, muito além das questões que todos podem apresentar, independentemente da sua cultura de origem, há questões específicas do seu meio cultural, familiar ou individual.

MUDANÇAS NO RELACIONAMENTO SOCIAL

Para compreender o que ocorre durante a adolescência, é preciso investigar os contextos, as propriedades estruturais e funcionais da pessoa e do ambiente, e como interagem e produzem constâncias e mudanças no indivíduo. A adolescência é um período de grandes mudanças, desde as que ocorrem no próprio corpo até as que ocorrem no relacionamento social, seja dentro da família, com os pais, irmãos ou outros parentes, seja fora da família, com os pares, professores ou mesmo desconhecidos.

Nesse estágio, o principal microssistema de desenvolvimento continua sendo a família, visto que é em seu seio que ocorrem as interações mais diretas e as experiências mais significativas para a pessoa,[2] pois as práticas educativas e os processos de comunicação (conversas, negociações e trocas de argumentos e de opiniões) continuam colaborando para a transformação do indivíduo em um adulto participante da sociedade.

PAIS

Uma primeira mudança no relacionamento com os pais é um maior distanciamento físico. Se na infância pais e filhos se abraçavam, filhos sentavam no colo dos pais, ao entrarem na puberdade esse comportamento de toque físico diminui bastante. Talvez os pais se sintam desconfortáveis em abraçar

a menina cuja mama está começando a crescer, por exemplo. No final da adolescência, esse estranhamento físico já não ocorre mais, permitindo, novamente, um pouco mais de proximidade. Pais e profissionais que acompanham o desenvolvimento devem estar atentos a essas modificações naturais que ocorrem durante a adolescência, a fim de evitar que venham a se instalar problemas comportamentais e emocionais no lugar da aquisição de comportamentos adequados.

Outra mudança na relação com os pais está na proximidade emocional. Embora com as mães haja maior proximidade do que com os pais, há uma queda significativa nesse relacionamento.[6] A comunicação entre os pais e os filhos muda de acordo com o sexo de cada um deles, de maneira que mãe e filhas e pais e filhos interagem melhor que mães e filhos ou pais e filhas. O jovem reclama que seus pais não o compreendem, são muito intrusivos e decidem questões de sua vida sem consultá-lo. Muitas vezes os jovens preferem ficar recolhidos ao seu quarto, pensativos e silenciosos, cheios de segredo, sem dar satisfação dos seus atos, tornando-se indiferentes aos acontecimentos familiares.[7] Em contrapartida, também se sentem sós, desamparados e confusos, querendo a presença do adulto na sua vida. Esse distanciamento dos genitores não deve ser exagerado. Embora ele ocorra, em geral, o relacionamento entre pais e filhos continua positivo, servindo os pais como ponto de apoio emocional e aconselhamento.

Entretanto, alguns pais podem se ressentir por não terem mais com seus filhos o relacionamento que tinham quando eles eram crianças. Essa modificação parece estar associada à puberdade e ao desenvolvimento cognitivo. Indicadores dessas mudanças estão no quanto o adolescente compartilha com os adultos o que aconteceu no seu dia e o quanto confia um segredo a eles. Os adolescentes revelam menos comportamentos de risco (fumar, beber, desafios, colar na prova), pois receiam as sanções, e utilizam estratégias para evitar castigos:[4] talvez respondam somente o que os pais tenham perguntado diretamente, deixando de fora fatos importantes que deixariam os pais preocupados. Mas também deixam de compartilhar questões pessoais, que não de risco, como a qual filme assistiram no cinema ou qual esporte fizeram na aula de Educação Física. Os adolescentes estão buscando uma liberdade psicológica, para serem eles mesmos, escolherem seus próprios amigos, ocuparem como quiserem o tempo livre e, com o desenvolvimento cognitivo, descobrem que podem preservar seus pensamentos e sentimentos.[8]

Compreender essas modificações que ocorrem com os filhos favorece um bom relacionamento pais-filhos, o que é um fator de proteção[9] para o cumprimento das tarefas desenvolvimentais desse período.[10] Filhos que apresentam mais problemas de comportamento em geral possuem mais adversidade no seu ambiente familiar, que por sua vez, também tem menos recursos, por exemplo, falhas na supervisão/monitoramento/suporte dos filhos, menor investimento afetivo dos pais, maior uso de práticas punitivas e modelos adultos agressivos, além de relacionamentos interpessoais problemáticos.[9]

Outra mudança é a frequência de conflitos, que se intensifica no início da adolescência, durante a puberdade. Em geral, os conflitos versam mais sobre as tarefas domésticas e a escolha e regulação de atividades, incluindo-se nesse item deveres escolares, horário de ir dormir e tempo de tela. Muitas vezes surgem conflitos por causa da aparência: corte de cabelo, artes corporais, tipo de roupa. Os conflitos com os pais desencadeiam diferentes tipos de sentimentos, como irritação, frustração, não se sentir compreendido, não se sentir sendo levado a sério, vergonha. Embora os pais entendam que realizar tarefas domésticas serve como forma de participação da família e respeito ao próximo (se o adolescente não lavar a louça, outra pessoa o fará, muito provavelmente a mãe), os adolescentes se sentem tolhidos em suas escolhas – eles gostariam de tomar decisões sobre o que fazer - e encaram como imposição ou controle por parte dos pais.

Uma questão importante que aflora nesse período é a sexualidade. Para o jovem, o modo como a família lida com esse tema, assim como outros correlatos, como questões de gênero e afetividade, interfere na construção desses aspectos na identidade.[7] Muitas vezes os pais têm dificuldade em falar abertamente sobre sexo, acreditando que podem incentivar e banalizar a sexualidade dos filhos. Esse fato não é real, pois estudos vêm mostrando que a educação afetiva-sexual não aumenta a probabilidade de o jovem exercitar-se sexualmente.[11] Por constrangimento, desconhecimento ou falta de habilidades comunicativas, há poucas informações, muitas vezes erradas, e uma falta de espaço para reflexões sobre o próprio corpo, que pode levar o jovem a iniciar a atividade sexual quando ainda não está pronto, física e emocionalmente, para as consequências desses atos.[7] Alguns pais deixam o tema por conta da escola. Entretanto, na sala de aula, passam-se somente informações, quando também são necessários os valores que amparam essa área do desenvolvimento. Cabe à família uma orientação mais ampla, não necessariamente científica, mas que envolva valores, cultura, desejos, regras, expectativas, de uma maneira amorosa e acolhedora.

IRMÃOS

Irmãos são muitas vezes os principais parceiros sociais na vida das pessoas. Em comparação com outros membros da família, os irmãos permanecerão na vida dos indivíduos por mais tempo e desempenharão mais funções, como suporte, aconselhamento, mediação e controle.

Em face de um ideal de igualdade, muitos pais tratam seus filhos de maneira diferente, em função das idades ou das necessidades de cada um. Os adolescentes têm plena consciência dos comportamentos paternos dirigidos a eles ou a seus irmãos, especialmente quando esses comportamentos são identificados como sendo diferentes, embora nem sempre identifiquem (ou não queiram identificar) o motivo da diferença.

O ciúme entre irmãos é algo bastante presente nas famílias. É definido como uma resposta emocional, comportamental ou afetiva em que o indivíduo pode sentir inveja ou ressentimento de algo que outra pessoa – experiência percebida ou real – recebeu (por exemplo, a atenção dos pais), alcançou (por exemplo, melhores notas, permissão para sair sozinho), ou se saiu melhor (por exemplo, competição esportiva). Jovens com baixa autoestima tendem a comparar-se aos seus irmãos/irmãs com mais frequência do que aqueles com melhor autoestima.[12] Duplas de irmãos do mesmo sexo comparam-se entre si mais do que duplas mistas de irmãos. Perceber um tratamento desfavorável/injusto em relação ao irmão foi positivamente associado a sintomas depressivos e comportamentos de risco e negativamente ligado a boa autoestima. O conflito entre irmãos também está relacionado a comportamento de risco.

GRUPO DE PARES

As amizades são essenciais para o crescimento psicossocial saudável dos adolescentes e contribuem para o desenvolvimento de habilidades interpessoais, que serão importantes para futuras relações amorosas.[13] Na adolescência registra-se uma série de mudanças físicas, cognitivas, emocionais e sociais que influenciam a qualidade das amizades, especialmente no início desse período. Durante esse estágio, as interações com os pares tornam-se mais complexas, multifacetadas e diferenciadas, observando-se o aumento do tempo passado em interação social com os pares - numa maior diversidade de atividades e contextos e com menor supervisão de adultos.

Embora cada adolescente deseje sentir-se único, complexo e especial, prefere moldar-se ao grupo, que o ajuda a enfrentar os desafios inerentes a esse período. Ou seja, associados aos pares, conseguem descobrir-se, sentem-se apoiados nas novas experiências e encorajados a construir sua identidade.

Durante o desenvolvimento, os amigos se tornam cada vez mais importantes para o adolescente, especialmente no início do período, quando estão vivenciando significativas mudanças físicas e emocionais e as relações familiares se tornam menos importantes, havendo um aumento acentuado do número e da importância das relações entre os iguais. No início da adolescência, o mais comum seria formar grupos do mesmo sexo. Com a maturidade, começam a interagir com pessoas do sexo oposto, até que relacionamentos românticos começam a ocorrer.

Durante o início da adolescência, a finalidade e a qualidade da amizade mudam em relação a como era na infância. Ao começarem a distanciar-se de seus pais, voltam-se para os seus pares – indivíduos com status semelhante no entorno social e vivenciando as mesmas mudanças físicas, emocionais e sociais - para discutir seus sentimentos e preocupações, apoiando e sendo apoiados. Como resultado, o tempo gasto com os amigos aumenta, proporcionando-lhes entretenimento, *feedback*, sentimento de pertencimento e parceiros para explorarem aspectos da identidade.

A amizade funciona como proteção contra a solidão e a depressão.[14] Os adolescentes valorizam a interação com os pares mais do que a interação com os pais, pois é menos restritiva e menos normativa, mas nem por isso deixa de ser uma atmosfera de crescimento, de desenvolvimento de habilidades sociais e emocionais e de autoconhecimento, suplementando aquilo que a família não está equipada para oferecer. Davim et al. (2009)[7] colocam que os adolescentes apreciam pouco o convívio com a família, tendo menos tempo para o contato íntimo com seus membros.

Durante a infância, o amigo seria a pessoa com quem se brinca, joga ou passa algum tempo junto. Na adolescência, embora essas questões permaneçam, surge a importância de desenvolver a intimidade e a reciprocidade em um relacionamento.[4] Eles fazem uma clara distinção entre companheiros e amigos, preferindo ter um número menor de amigos, mas com um relacionamento mais intenso e íntimo, que permite apoio e troca de confidências. Observa-se o crescimento de amizades online, sem a interação face a face. No início da adolescência alguns indivíduos buscam ter um grande número de "amigos" nas suas redes sociais. Entretanto, os adolescentes mais velhos filtram aqueles com quem realmente querem compartilhar suas mensagens. Estudos recentes vêm mostrando que as redes sociais desempenham um papel positivo na qualidade da amizade.[14] Para o indivíduo com dificuldades nos relacionamentos face a face, a amizade online facilita a comunicação.

Uma das funções do grupo de amigos é ser uma fonte de informações sobre o mundo fora da família, trazendo novas e diferentes realidades e pontos de vista. Também serve como feedback para as habilidades (quão bom sou nisso ou naquilo? Minha mãe me acha demais, meu pai acha pouco, faço igual, melhor ou pior que meus pares?...). Ao estar com os amigos, pode se comparar com pessoas com igual nível de desenvolvimento e ter uma noção mais clara de como são suas habilidades físicas, cognitivas ou sociais. As comparações sociais são especialmente importantes durante a adolescência, associadas à autoavaliação.

O que os adolescentes fazem com seus amigos? Meninas muitas vezes parecem ter amizades mais íntimas e exclusivas do que os meninos (em geral nomeiam um menor número de amigos íntimos), embora o padrão geral das diferenças sexuais nas amizades seja mais complexo.[15] Meninos costumam dedicar muito tempo a esportes coletivos – no Brasil, futebol -, o que envolve um maior número de interações. As meninas relatam mais conversas. A maior parte das interações entre os amigos ocorre fora de casa, mas na sua redondeza, geralmente lugares públicos e envolvendo mais de dois adolescentes do mesmo sexo (clube da Luluzinha e clube do Bolinha).

A capacidade de estabelecer uma amizade estreita e íntima torna-se cada vez mais importante durante o início da adolescência e fundamental no decorrer do desenvolvimento. Ser portador de alguma doença crônica ou deficiência pode afetar negativamente na interação com os pares, influenciando na apresentação de comportamentos sociais menos adaptáveis às situações.[16,17] Ser excluído do grupo de pares, não ter amigos, costuma ser algo muito estressante, frustrante, que evoca sentimento de tristeza, especialmente no início da adolescência, quando os grupos estão se constituindo. Não se deve menosprezar a menina que chega arrasada em casa porque suas amigas fizeram um grupo de trabalho escolar sem sua participação.

Amizade e a rejeição pelos pares apresentam implicações no desenvolvimento adaptativo. A rejeição pelos pares pode se dar de duas maneiras:

- **Vitimização:** consiste em ser alvo de agressividade física ou verbal por parte dos pares;
- **Exclusão:** consiste na apresentação de comportamentos de rejeição como evitar, ignorar ou mesmo excluir ativamente o adolescente das atividades do grupo.

Níveis mais baixos de rejeição pelos pares (pode ser exclusão ou vitimização) no início da adolescência influenciam o ajustamento global na vida adulta. Ter uma amizade de qualidade na adolescência melhora a autoestima na idade adulta e também os relacionamentos sociais. A rejeição dos pares ou a ausência de amizade estiveram associadas a sintomas psicopatológicos na idade adulta,[18] ao passo que ter amigos na adolescência esteve associado a uma melhor percepção de qualidade de vida e satisfação na meia-idade,[19] mostrando que os efeitos benéficos de uma amizade de qualidade perduram na vida adulta.

O estudo de Estell, Jones, Pearl e Van Acker (2009),[20] acompanhando por 2 anos alunos com e sem dificuldades de aprendizagem, observou que, embora ambos os grupos tenham tido amigos, as amizades dos adolescentes com dificuldade de aprendizagem duraram menos tempo e seus amigos também tinham dificuldades acadêmicas. Um estudo canadense,[21] acompanhando adolescentes a partir dos 12 anos de idade, observou que aqueles que tinham atividades estruturadas com seus amigos apresentaram menor uso problemático de álcool e maior participação cívica aos 18 anos. Se o tempo de amizade era mais prolongado, também houve menos sintomas depressivos. Ou seja, ter amigos que favoreçam experiências sociais positivas, em atividades organizadas, promove melhor adaptação na vida adulta.

Jovens adultos que não tinham amigos de infância/adolescência apresentaram mais dificuldades psicológicas do que aqueles com pelo menos um amigo: as relações sociais nesse período da vida podem ter consequências para o bem--estar psicológico do adulto.[22] O isolamento social ou grande dificuldade em se relacionar com pares estão associados a muitas formas diferentes de problemas. Adolescentes com uma melhor qualidade de amizade relatam mais felicidade, satisfação de vida e autoestima, destacando a importância do papel dos amigos na promoção do desenvolvimento positivo na adolescência.[23]

CONSTRUÇÃO DA IDENTIDADE

Identidade é uma construção bem organizada do ego, composta de valores, crenças e metas com os quais o indivíduo está solidamente comprometido.[24] Construir uma identidade implica definir quem o indivíduo é, quais são seus valores, quais as direções que deseja seguir pela vida.

A construção da identidade não se restringe ao período da adolescência, dura a vida toda, apesar de ter, nessa fase, seu clímax. O desenvolvimento é um processo cumulativo e dinâmico, no qual as ocorrências de cada etapa retroalimentam o próprio processo. Em cada estágio da vida, diferentes capacidades vão aproveitando diferentes oportunidades para se tornarem componentes acabados da configuração sempre renovada que é a personalidade em desenvolvimento. Entretanto, na adolescência ocorre uma súbita e dramática aceleração da formação da identidade. Os jovens questionam e desafiam normas e padrões, muitas vezes desencadeando transformações em casa, na escola e na comunidade. Embora esteja sempre em formação, espera-se que ao final da adolescência o indivíduo tenha uma visão integrada de suas aptidões e capacidades, de seus valores e preferências, e de suas formas de reagir diante das pessoas e de ser percebido por elas.[8]

A adolescência é considerada um período de moratória, para análise de opções, estudo de valores, experimentação de caminhos,[24] quando aquilo que o adolescente está vendo em seu mundo é questionado e avaliado. Pode acontecer de maneira tumultuada ou ocorrer gradualmente. Não é que ele precisa experimentar tudo, mas pensar a respeito de tudo.

A *exploração* é uma das dimensões da identidade. A outra é o *compromisso*, que é a escolha relativamente firme, que serve de base ou guia para a ação.[24] É por meio de seus compromissos que as pessoas são conhecidas. Os adolescentes exploram e depois se comprometem com *atitudes ideológicas* (conjunto de valores e crenças que guiam as ações; são debatidos temas de religião, política, filosofia de vida, ecologia, escotismo...), *atitudes ocupacionais* (o que fazer com suas características pessoais, habilidades, gostos; são debatidos temas como trabalho, estudo ou lazer, hobbies e passatempos, esportes) e *atitudes interpessoais* (questões relativas ao relacionamento entre as pessoas, como amizade, família, papel de gênero).

A exploração das diferentes atitudes, por vezes, deixa os adultos bastante angustiados e acabam menosprezando essa tarefa tão importante da adolescência que é a construção da identidade, não valorizando o trabalho de experimentar algo, desistir, experimentar outra coisa, também mudar de ideia, até que finalmente se comprometa com valores e comportamentos com os quais se identifique e que sirvam de guia para a sua vida. A formação da identidade supõe um processo de vários anos e esforço intenso de exploração de papéis e ideologia. Ainda que o sentimento de identidade confira continuidade e estabilidade ao indivíduo, o processo de formação nunca termina.

ADOLESCÊNCIA: FATOR DE RISCO PARA O DESENVOLVIMENTO?

Discute-se muito, atualmente, a distensão do período da adolescência, que vem começando mais cedo e se estendendo, entrando cada vez mais na fase do adulto jovem. Há quem atribua tal fenômeno às influências da tecnologia e da relação com o consumo, constituindo-se num ambiente sociocultural em que as crianças e adolescentes entendem, desde muito cedo, que "devem ser desejáveis e invejáveis" para receberem atenção em muitos grupos sociais. Além disso, deve-se atentar para o fato de que uma das marcas do século XXI é a dissolução de certezas, que gera um desamparo coletivo, o que, com certeza, traz características bastante particulares ao adolescer deste século.[5]

Ainda é predominante a visão da adolescência como um período de crise, embasada na perspectiva das mudanças biológicas desencadeadas pela puberdade e pelas grandes transformações psíquicas e sociais que acontecem a seguir. É importante que se questione a estigmatização dessa etapa da vida, num olhar que, muitas vezes, se foca nos aspectos patológicos. Além disso, é preciso que o processo de adolescer seja individualizado, uma vez que a forma como ele ocorre, bem como a intensidade das experiências, varia bastante de uma pessoa para outra.[25]

Numa visão positiva, os adolescentes e jovens são vistos como portadores de forças internas a serem desenvolvidas, fontes de muitos recursos, que para poderem florescer necessitam estar alinhados dentro da família, no ambiente escolar e na comunidade, de modo que possam, com esse suporte, ir se responsabilizando pelo seu próprio desenvolvimento e, consequentemente, assumindo papéis cada vez mais ativos na sociedade. Assim, ao longo do processo, poderá construir valores, atitudes e comportamentos de consciência social, solidariedade, liderança e valorização da diversidade.[2]

É preciso estar atento ao que realmente ocorre durante a adolescência, as mudanças esperadas e que colaboram para a assunção de papéis na vida adulta e poder identificar aquelas que atrapalham o desenvolvimento e se tornam fatores de risco. Embora a literatura científica e, principalmente a mídia destaquem os problemas que ocorrem durante a adolescência, esse período de transição oferece muitas oportunidades para o crescimento e o amadurecimento, tanto do adolescente quanto daqueles que com ele convivem.

TÓPICOS IMPORTANTES

- Desenvolvimento psicológico e social:
  - Desenvolvimento:
    - Regularidades e mudanças;
    - Qualitativas e quantitativas.
  - Puberdade ≠ Adolescência:
    - Idade-dependente.
- Pais:
  - Distanciamento físico;
  - Distanciamento emocional;
  - Necessidade de apoio e de afeto.
- Irmãos:
  - Apoio e suporte durante a vida;
  - Ciúmes.

- Amizade/pares:
  - Crescimento psicossocial saudável;
  - Apoio para as novas tarefas.
- Identidade:
  - Exploração;
  - Compromisso;
  - Atitudes ideológicas;
  - Atitudes ocupacionais;
  - Atitudes interpessoais.

REFERÊNCIAS BIBLIOGRÁFICAS

1. Papalia DE, Olds SW, Feldman RD. Desenvolvimento humano. 8. ed. Porto Alegre: Artmed, 2006.

2. Senna SR, Dessen MA. Contribuições das teorias do desenvolvimento humano para a concepção contemporânea da adolescência. Psic Teor e Pesq 2012; 28(1): 101-108.

3. Aznar-Farias M, Medeiros E, Schoen-Ferreira TH. Reflexiones sobre la adolescencia precoz. Alternativas en Psicología 2011; 25: 55-60.

4. Smith PK. Adolescence: A very short introduction. Oxford: Oxford University Press, 2016.

5. Grossman E. A construção do conceito de adolescência no Ocidente. Adolesc Saúde 2010; 7(3): 47-51.

6. Lam CB, McHale SM, Crouter AC. Parent-child shared time from middle childhood to late adolescence: developmental course and adjustment correlates. Child Dev 2012; 83(6): 2089-103.

7. Davim RMB, Germano RM, Menezes RJV, Carlos DJD. Adolescente/ Adolescência: Revisão teórica sobre uma fase crítica da vida. Rev Rene 2009; 10(2): 131-40.

8. Kimmel DC, Weiner IB. La adolescencia: una transición del desarrollo. Barcelona: Ariel, 1998.

9. Sapienza G, Pedromônico MRM. Risco, proteção e resiliência no desenvolvimento da criança e do adolescente. Psicol Estud 2005;10(2): 209-16.

10. Schoen TH. Questões de saúde na adolescência e suas implicações nas tarefas desenvolvimentais. In: ETDM. Dias; LMG Barbosa; RCM Luna. (Org.). Psicologia: Perspectivas em educação e em saúde. Jundiaí: Paco Editorial, 2013. pp. 37-50.

11. Souza ALDB, Amaral AP, Schoen-Ferreira TH. Efeitos de um programa de sexualidade no conhecimento e comportamento sexual dos jovens. Rev Bras Sex Hum 2011; 22(2): 158-70.

12. Loeser Mk, Whiteman SD, Mchale SM. Siblings' perceptions of differential treatment, fairness, and jealousy and adolescent adjustment: A moderated indirect effects model. J Child Fam Stud 2016; 25(8): 2405-14.

13. Ojanen T, Sijtsema JJ, Hawley PH, Little TD. Intrinsic and extrinsic motivation in early adolescents' friendship development: Friendship selection, influence, and prospective friendship quality. J Adolesc 2010; 33(6): 837–51.

14. Antheunis MA, Schouten AP, Krahmer E. The role of social networking sites in early adolescents' social lives. J Early Adolescence 2016; 36(3): 348-71.

15. Silva MM, Schoen-Ferreira TH, Medeiros E, Aznar-Farias M, Pedromônico MRM. O adolescente e a competência social: focando o número de amigos. Rev Bras Cresc Des Hum 2004; 14(1): 23-31.

16. Da Silva MM, Schoen-Ferreira TH, Diógenes MSB, Carvalho AC. Behaviour problems in adolescents with cardiac disease: an exploratory study in a paediatric cardiology outpatient clinic. Cardiol Young 2012; 9: 1-9.

17. Holbein CE, Lennon JM, Lolbuck VD, Zebracki K, Roache C, Holmbeck GN. Observed differences in social behaviors exhibited in peer interactions between youth with spina bifida and their peers: Neuropsychological correlates. J Pediatr Psychol 2015; 40(3): 320-35.

18. Bagwell CL, Newcomb AF, Bukowski WM. Preadolescent friendship and peer rejection as predictors of adult adjustment. Child Dev 1998; 69: 140–53.

19. Marion D, Laursen B, Zettergren P, Bergman L. Predicting Life satisfaction during middle adulthood from peer relationships during mid-adolescence. J Youth Adolesc 2013; 42(8): 1299-307.

20. Estell DB, Jones MH, Pearl R, Van Acer R. Best friendships of students with and without learning disabilities across late elementary school. Except Children 2009; 76(1): 110-24.

21. Viau A, Denault AS, Poulin F. Organized activities during high school and adjustment one year post high school: identifying social mediators. J Youth Adolesc 2015; 44(8), 1638-51.

22. Sakyi K, Surkan P, Fombonne E, Chollet A, Melchior M. Childhood friendships and psychological difficulties in young adulthood: an 18-year follow-up study. Eur Child Adolesc Psychiatry 2015; 24(7): 815-26.

23. Raboteg-Saric Z, Sakic M. Relations of parenting styles and friendship quality to self-esteem, life satisfaction and happiness in adolescents. Appl Res Qual Life 2014; 9(3): 749-65.

24. Schoen-Ferreira TH, Aznar-Farias M, Silvares EFM. Desenvolvimento da identidade em adolescentes estudantes do ensino médio. Psicol Reflex Crit 2009; 22(3): 326-33.

25. Macedo ECS, Conceição MIG. Ações em grupo voltadas à promoção da saúde de adolescentes. Rev Bras Cresc Des Hum 2013; 23(2): 222-30.

Desenvolvimento da Sexualidade

10

Aline Monge dos Santos Soares
Maíra Pieri Ribeiro

Sexualidade é um termo amplo que abrange inúmeros fatores e por isso não se encaixa em uma definição absoluta. A sexualidade como busca de prazer, saciedade das necessidades físicas e descoberta das sensações proporcionadas pelos sentidos está presente desde a primeira infância, sendo que o contexto social influi diretamente no desenvolvimento sexual. Em cada época e sociedade são diferentes os consentimentos e coibições sociais em relação à sexualidade e, no processo de formação do sujeito, a gerência da sexualidade sempre foi um dos aspectos centrais para o sucesso do controle social.[1,2]

O amadurecer sexual transforma um conjunto de características físicas e hormonais, assim como o comportamento concernente à satisfação do desejo e/ou afetividade. No contemporâneo mundo ocidental é durante a adolescência e a puberdade que costuma ocorrer o aumento do interesse e do desejo sexual, que está ligado ao desenvolvimento hormonal desse período da vida e com o contexto biopsicossocial.

A sexualidade humana é diversa e manifesta-se em várias esferas; o sexo biológico, a identidade de gênero e a orientação sexual são algumas delas. Para compreender melhor este tema sugerimos a leitura do capítulo **Adolescência LGBT**, desta obra.

Os seres humanos exercem sua sexualidade para fins de recreação, reprodução e para a criação e manutenção de vínculos sociais e afetivos. Segundo a Organização Mundial de Saúde, a sexualidade compõe a personalidade, tornando-se uma necessidade básica inseparável dos outros aspectos da vida, pois entusiasma sentimentos, pensamentos, promovendo ações e interações, portanto influenciando na saúde física e mental.

A MATURAÇÃO DA SEXUALIDADE

A sexualidade está intimamente ligada ao desenvolvimento global do ser e às relações dos indivíduos, pois o convívio social e familiar, as amizades, a expressão de sentimentos e o equilíbrio emocional contribuem para essa formação que perdura a vida toda. Nesse caminhar ocorrem as mudanças biopsicossociais, tais como a maturação dos caracteres sexuais secundários; a independência emocional dos pais; a criação da identidade pessoal; o externar de sua identidade de gênero e orientação sexual; a aquisição do pensamento abstrato; a evolução da capacidade e da necessidade de tomar decisões; o exercício da sexualidade, da intimidade e da afetividade.

É também na adolescência que se modifica a relação com a família, porque intensificando o convívio com o grupo de pares e realizando experimentações é que o adolescente constrói sua personalidade. Tantas mudanças podem gerar conflitos familiares e levar a condutas de risco caso não haja diálogo e o jovem não receba orientações adequadas e condições materiais para adotá-las.

O comportamento sexual e o processo de identificação de gênero começam na infância, nas representações e imitações dos papéis e estereótipos sociais que se refletem nas ações, brincadeiras e interesses da criança, mesmo que o externar da orientação sexual e da identidade de gênero para a sociedade só se manifeste mais tarde, com o amadurecimento. Os adolescentes LGBT vivem suas experiências afetivas e sexuais com dolorosas particularidades, já que a LGBTfobia é um grave e violento problema social que enfrentamos.

Infelizmente, outro dramático óbice social ao desenvolvimento saudável da sexualidade de milhões de jovens é a violência e exploração sexual, que aflige boa parcela da população, promovendo danos emocionais, psicológicos, físicos, cognitivos, por vezes irreversíveis.

As interações sexuais entre pares durante a infância e a adolescência, que muitas vezes acontecem pela forma da brincadeira e da fantasia, são experiências comuns, típicas do desenvolvimento humano, que ocorrem independentemente da orientação sexual e da identidade de gênero, e só devem preocupar quando existir significativa diferença de idade entre os envolvidos e/ou ocorrer por meio da coação e da força. Cada um vive essas experiências mais cedo ou mais tarde, dependendo de múltiplos fatores biopsicossociais.

A masturbação também ocorre nessa fase, frequentemente acompanhada de dúvidas, vergonha e sentimento de culpa, dada a característica conservadora da conversa sobre o sexo com o adolescente, que ainda se perpetua como um dos maiores problemas a enfrentar na comunicação com o jovem.

Já o desejo da relação sexual depende da identificação do adolescente com outra pessoa, surgindo o interesse em decorrência da atração física, da curiosidade, da paixão, e é nesse momento que as vivências anteriores facilitam ou bloqueiam novas experiências, sendo que a vivência do ato sexual pode reorganizar a relação do adolescente com sua sexualidade.

No imaginário social a adolescência é vista como um período em que o sexo pode potencialmente ocorrer a qualquer momento de maneira fácil e irresponsável. Todavia, apesar da máxima produzida pelo senso comum de que os adolescentes da era digital estão informados sobre tudo (ou deveriam estar, já que possuem acesso à internet), os jovens de modo geral enfrentam dificuldades para obter orientação e se relacionarem sexualmente, o lugar, a oportunidade, a insegurança, as vezes a culpa e o medo, e principalmente, a falta de conhecimento. Não somente a falta de informações sobre as doenças sexualmente transmissíveis e os métodos contraceptivos, mas saberes sobre seu próprio corpo e o do outro, sobre os mistérios para a satisfação mútua, sobre respeito, intimidade e autoconfiança, e sobre o que é ou não permitido na relação sexual e o que se espera de cada um.

A experiência pode resultar em frustrações ou estímulos, pois a satisfação na relação sexual é a base para o desenvolvimento das próximas vivências sexuais, construindo uma história rumo à maturidade sexual,[3,4] sendo a escolha sexual com afeto a postura que indica maior amadurecimento do indivíduo em relação à sexualidade.[4]

Como já dissemos, para os adolescentes LGBT essas experiências podem ser traumáticas, principalmente pela tradicional característica do sigilo envolvido nas relações dissidentes da heterocisnormatividade, que muitas vezes os relega a situações de risco próprias de ambientes clandestinos. Toda a violência a que essa população está submetida exige dupla atenção e orientação dos responsáveis, assim como apoio e acolhimento dos serviços de saúde.

É importante lembrar que adolescentes LGBT precisam receber orientações sobre as doenças sexualmente transmissíveis e a gravidez precoce. Os métodos anticoncepcionais permitem uma grande margem de segurança. Entretanto, são alarmantes o número de gestações não desejadas na adolescência e o aumento da incidência de doenças transmitidas por contato sexual, como a sífilis. Isso se deve à falta de conhecimento, ao preconceito quanto aos métodos protetivos e contraceptivos, à dificuldade de acesso e ao uso inadequado destes, entre outros.

O COMPORTAMENTO SEXUAL DO ADOLESCENTE

Dados revelam que os adolescentes cisgênero do sexo masculino iniciam a vida sexual mais cedo, dos 13 aos 15 anos, enquanto as meninas cis. vivem suas primeiras experiências dos 15 aos 17 anos. De modo geral, o parceiro da primeira relação sexual é o namorado ou namorada, ou eventuais parceiros; contudo, no caso dos meninos, cerca de 30% relatam o início da vida sexual com prostitutas.[4]

A maior parte dos jovens considera-se satisfeito com suas relações sexuais, sendo que, predominantemente as mulheres cis. julgam necessário algum envolvimento afetivo para o sucesso das mesmas.

Grande parte dos adolescentes, mesmo conhecendo os métodos protetivos e contraceptivos, inicia a vida sexual sem proteção e, ao menos 30% dos jovens não se protege nas contínuas relações. A própria casa ou a de amigos são os locais mais utilizados para as tentativas frequentemente interrompidas.[4,5]

Os jovens não têm o hábito de realizar exames e consultar especialistas para obter orientações. Embora atualmente a vida sexual inicie-se mais cedo que em relação às últimas décadas, cada vez mais mediada pelo uso das tecnologias de comunicação e informação, os adolescentes não possuem informações consistentes e confiáveis, ou seja, apesar de terem muito contato com diversos conteúdos sobre sexo, nem sempre sabem tanto quanto aparentam, pois seus conceitos muitas vezes estão equivocados, carregados de preconceitos e tabus, e o acesso a serviços de orientação sexual e planejamento familiar é limitado.

Com relação ao envolvimento sexual dos jovens mediado pelas tecnologias de comunicação/informação e pelas redes sociais, são necessárias especial atenção e advertência aos adolescentes sobre questões relacionadas a privacidade e segurança nesses meios, precavendo-os, por exemplo, contra as exposições públicas de conteúdo privado e sexual sem consentimento.

Estudos apontam para o imperativo da implantação de programas de educação sexual e de gênero nas escolas, serviços de saúde, ambulatórios e consultórios, como ação efetiva contra os comportamentos de risco e violência. As intervenções deveriam ser realizadas individualmente e em grupo, por meio de atividades lúdicas, discussões coletivas, orientação grupal e consultas particulares.

ABORDANDO OS TEMAS DA SEXUALIDADE NO AMBULATÓRIO E/OU CONSULTÓRIO

A sexualidade pode ser abordada individualmente ou em grupo. Coletivamente, é possível que um aprenda com o outro que talvez tenha mais facilidade em se expressar perante os demais; também a discussão e a sensação de que os problemas e dúvidas são comuns aliviam a ansiedade em relação ao assunto e despertam novas reflexões. Durante o período de atendimento o médico deve procurar perceber o alívio das tensões do paciente e sua progressiva facilidade em revelar suas dúvidas ou dificuldades.[4-6]

Permitir que os adolescentes participem do planejamento dos temas a serem discutidos facilita a avaliação do nível de seu conhecimento, motiva a participação dos jovens, pois se sentem parte do processo e não alvo, diminui o constrangimento e permite chegar a dúvidas que não seriam expostas caso a atividade fosse planejada apenas pelos profissionais. Todo o processo pode ajudar o adolescente a perceber e a verbalizar suas dificuldades e necessidades, assim como a superá-las.

A experiência tem mostrado que as equipes multiprofissionais auxiliam no atendimento, pois somam-se ao conhecimento biomédico os saberes das outras áreas do conhecimento. Todavia, o médico do adolescente é fundamental nessa equipe para o atendimento integral, visto que na formação deste inclui-se a observação dos aspectos biológicos, psicológicos e sociais relacionados ao cotidiano do adolescente e a suas especificidades.

Para promover a educação sexual de maneira adequada é necessário que, além da empatia e do trato do assunto com naturalidade, o profissional tenha bom nível de conhecimento sobre determinados conceitos e características da sexualidade humana, imprescindíveis à discussão dos temas relacionados.

A educação para a sexualidade é um processo contínuo, vinculado à formação de crianças e jovens que, além das informações científicas, oferece explicações para a compreensão e o desenvolvimento sexual, de maneira plena e saudável, em diferentes momentos da vida. A educação para a saúde deve possibilitar a compreensão da relação entre o estilo de vida e as condutas protetoras, ou de risco para a saúde, partindo do que já está incorporado nos adolescentes.[4,6]

No caso do atendimento a pacientes LGBT é importante que o educador ou profissional de saúde se posicione de modo a acolher com tranquilidade esse jovem, aumentar sua autoestima e autorreferência, promover condições para que ele seja respeitado, inclusive procurando elucidar familiares, membros da comunidade e amigos do mesmo. Obter aprovação e apoio da família ou de um grupo não é tarefa fácil. Em se tratando dos familiares, a revelação pode vir acompanhada de perplexidade, revolta, incredulidade e mesmo desprezo e violência. Portanto, o profissional deve evitar confrontar-se com os sentimentos da família, todavia não pode se esquivar de sua responsabilidade de proteger o adolescente, por isso precisa ter sabedoria para conduzir os primeiros momentos da descoberta e revelação da diferença.

Em relação ao trato com a família e ao treinamento dos profissionais de saúde, é fundamental trabalhar a LGBTfobia, pois essa postura está carregada de equívocos, preconceitos e estigmatizações que prejudicam a cidadania dessa parte da população. Vale relembrar que a diferença sexual e de gênero não é nenhuma distorção, doença ou confusão, apenas a profusão da diversidade humana.

Ressaltamos que o abuso e a exploração sexual são temas relacionados a violência e aos direitos humanos, porém são tópicos fundamentais quando se trata do atendimento ao adolescente, haja vista a prevalência assustadora de casos em que agressão ocorre em âmbito doméstico, somada à tradicional característica do sigilo, que afeta diretamente a revelação e a denúncia dos sobreviventes.

É imperativo que exista o questionamento sobre a possibilidade de o adolescente ser ou ter sido vítima de violência e/ou de exploração sexual, principalmente quando existirem indícios apontados por ele, pelos responsáveis ou percebidos pela equipe, com indicativos como o repentino adoecimento psicológico do jovem sem nenhuma outra causa aparente, expressando sintomas como medo, ansiedade, humor deprimido, pesadelos, queda no rendimento escolar, isolamento, reações exageradas a estímulos.

Nos casos em que se confirmarem situações de violência, sejam elas quais forem: sexual, doméstica, motivada por LGBTfobia, racismo, xenofobia, é necessário acompanhamento do adolescente, partindo de uma avaliação para determinar como melhor atendê-lo, já que cada paciente apresenta uma situação objetiva determinada pela ausência ou existência de denúncia, ininterrupção das agressões, apoio familiar, acesso aos tratamentos e medicamentos, por exemplo.

Por fim, os temas relacionados à sexualidade e à educação afetivo-sexual são questões imprescindíveis a serem discutidas por toda a sociedade, sendo importante a formação de recursos humanos e de políticas públicas para desenvolvê-las. Na família, escola e serviços de saúde, a maioria dos diálogos sobre sexualidade são voltados às advertências contra DST/aids e a gravidez precoce. No entanto, ainda que sejam conteúdos fundamentais, a vastidão de temas implicados na sexualidade é muito superior, o que faz com que os adolescentes busquem informações em outros lugares. É prioridade ampliar a discussão para além das questões epidemiológica e reprodutiva.

Além disso, é fundamental considerar que tanto a família e a escola como os profissionais de saúde podem contribuir para que os adolescentes vivenciem a sexualidade e suas relações afetivas de maneira satisfatória e sem riscos, vinculada ao respeito mútuo e sem discriminações.

TÓPICOS IMPORTANTES

- A busca de prazer está presente desde a primeira infância, e o contexto social influi diretamente no desenvolvimento sexual;
- A sexualidade humana é diversa e está ligada ao desenvolvimento global do ser; é exercida para fins de recreação, reprodução e para a criação e manutenção de vínculos sociais e afetivos;
- A maturação da sexualidade e as mudanças biopsicossociais;
- O comportamento sexual e o conhecimento do adolescente sobre o sexo: desconstruindo alguns mitos;
- Superando o atendimento epidemiológico e reprodutivo: abordando os temas da sexualidade no ambulatório e/ou consultório considerando, também, a diversidade, a participação dos jovens e os problemas gerados pela violência.

REFERÊNCIAS BIBLIOGRÁFICAS

1. Foucault M. Microfísica do poder. Rio de Janeiro: Graal, 1993.
2. Foucault M. História da sexualidade I: A vontade de saber. Rio de Janeiro: Graal, 1984.
3. Souza RP. Sexualidade - Riscos - Escola. In: Morais de Sá CA, Passos MRL, Kalil RS. Sexualidade humana. Rio de Janeiro: Revinter, 2000. p.160.
4. Costa COM, Lopes CPA, Souza RP, Patel BN. Sexualidade na adolescência: desenvolvimento, vivência e propostas de intervenção. Jornal de Pediatria 2001; p. 217-24.
5. Romero KCT, Medeiros EHGR, Vitalle SS, Wehba J. O conhecimento das adolescentes sobre questões relacionadas ao sexo. Revista da Associação Médica BrasileiraSão Paulo jan/fev 2007;53(1).
6. Andrade HHSM. Desenvolvimento psicossexual na infância e na adolescência. In: Magalhães MLC, Andrade HHSM. Ginecologia infanto-juvenil. Rio de Janeiro: Medsi, 1998. pp.515-21.

Direitos Sexuais e Reprodutivos

11

Silvia Piedade de Moraes

INTRODUÇÃO

Os Direitos Sexuais e Reprodutivos contemplam uma visão ampla de Direitos Humanos. Considerados fundamentais à dignidade da pessoa humana, são pensados como dimensões da cidadania e da vida democrática. A liberdade de viver a sexualidade e as garantias para exercer os direitos da reprodução de maneira segura são fundamentais para a promoção da saúde e do exercício do direito social.

Há muitas adolescências e, um dos maiores desafios consiste em garantir ao mesmo tempo proteção e liberdade para um segmento com inúmeras realidades. A formulação de políticas públicas deve preconizar os adolescentes como sujeitos de direito, pessoas em desenvolvimento e cidadãos, levando em consideração que suas diferentes experiências e situações de vida não representem perdas ou dificuldades para o exercício seguro de sua sexualidade.[1,2]

Os diferentes mecanismos jurídicos – leis, decretos, portarias, resoluções, planos, tratados, convenções e programas – são abordados como diretrizes e instrumentos de garantias legais para a adolescência e se constituem também como remoção de barreira sociais que dificultam a execução de todas as demais ações. Assegurar informações completas e concretas sobre direitos sexuais e reprodutivos é um dos preceitos mais importantes e eficazes de programas de prevenção, atendimento e adesão a tratamentos em saúde sexual e reprodutiva. Igualmente importante é a plena participação e envolvimento dos adolescentes na identificação de necessidades e planejamento de ações.[1,2]

O conhecimento sobre os mecanismos legais é fundamental para todas as pessoas que estejam envolvidas no processo de educação/orientação de adolescentes, sobretudo porque, mesmo com direitos garantidos, os maiores entraves estão baseados em preceitos morais, crenças e tabus arraigados na sociedade.

O QUE SÃO DIREITOS SEXUAIS E REPRODUTIVOS?

Direitos sexuais e reprodutivos são vistos de maneiras diferentes pelos países ao longo dos tempos. Apesar de serem estabelecidos como Direitos Humanos, sua consolidação ainda é frágil na maioria dos países. Para entender a complexidade do tema é necessária uma breve retrospectiva pela história da ONU.[2,3]

Os principais marcos internacionais para os direitos sexuais e reprodutivos se estabeleceram a partir de 1950 em dez conferências internacionais (**Tabela 11.1**) e, apesar de não terem força de lei, os tratados, planos e pactos resultantes das conferências internacionais se constituem como importantes diretrizes ético-normativas para que os países criem suas legislações.[3]

Os direitos sexuais e reprodutivos primeiramente foram sendo discutidos articulados à concepção de saúde e ainda hoje o termo não está de fato consolidado no âmbito do Direito Internacional, que comumente utiliza "direitos da reprodução e saúde reprodutiva". No entanto, no Brasil as publicações governamentais têm utilizado o termo Direitos Sexuais e Reprodutivos, fortalecendo seu status conceitual positivo em torno dos Direitos Humanos.[2,3]

A principal conferência a estabelecer as bases para os Direitos Sexuais e Direitos Reprodutivos foi a Conferência Internacional sobre População e Desenvolvimento–1994 (CPID-94). Posteriormente a ONU passou a monitorar a implantação dos acordos e o impacto dos conceitos lá definidos em reuniões internacionais de avaliação e acompanhamento (Cairo+5 – 1999, Cairo+10 - 2004, Cairo+15 – 2009). Para os adolescentes, o relatório da CIPD-94 é o segundo mais importante instrumento internacional de diretrizes legais, ficando atrás apenas da Convenção Internacional dos Direitos da Criança de 1989.[3]

A Convenção dos Direitos da Criança reconheceu crianças e adolescentes como sujeitos de direitos e pessoas em desenvolvimento, termos incorporados no Brasil por meio do Estatuto da Criança e do Adolescente (Lei Federal nº 8.069/1990). O relatório da CPID-94 introduziu o conceito de direitos da reprodução e determinou que os adolescentes sejam tratados como sujeitos desses direitos. Desse modo, programas e leis devem não apenas incluir esse segmento da sociedade em seus compromissos políticos com o tema, mas garantir suas especificidades nas políticas públicas.[2,3]

Tabela 11.1. Relação de documentos internacionais com diretrizes sobre DSDR na adolescência

Décadas	Documentos Internacionais	Principais diretrizes em DSDR na adolescência
As décadas de 1950 a 1969	Conferência Mundial de Direitos Humanos – Teerã, 1968	– Seu marco foi colocar no campo dos direitos humanos as liberdades fundamentais, a igualdade em direitos para mulheres e homens, o direito de indivíduos decidir livremente sobre a reprodução e a importância dos jovens nas mudanças do futuro da humanidade. – Recomendou-se também o incentivo à participação dos jovens nas aspirações de um mundo melhor, destacando a visão preliminar de protagonismo juvenil, que mais tarde será inserido como ação fundamental nas políticas de direitos sexuais e reprodutivos.
De 1970 até 1979	Conferência Sobre População e Desenvolvimento, realizada em Bucareste em 1974	– Enfatizou as políticas demográficas como parte integrante do desenvolvimento social e econômico, com vistas ao bem-estar da comunidade e das gerações futuras, sem afetação dos valores humanos e das particularidades de cada país. – Foram reconhecidos o direito de casais e indivíduos a determinar número de filhos, destacando o acesso a método contraceptivos e, principalmente o papel do Estado na garantia desses direitos, a oferta de educação para ambos os sexos, a fixação da idade mínima para o primeiro casamento e o pleno consentimento dos indivíduos para isso. – Os países foram encorajados a diminuir a fecundidade entre as mulheres no início de sua idade reprodutiva, ou seja, na adolescência, desde que não interferissem nos seus interesses individuais. – A paternidade responsável ganhou destaque como um objetivo a ser alcançado por meio de educação e como fator importante na redução do número de mulheres e meninas que arcam sozinhas com o sustento e a educação da família, diminuindo as possibilidades de investimento em si mesmas e na vida social por meio da educação e do trabalho.
De 1980 até 1989	Encontro Internacional de Saúde da Mulher – 1984 - Holanda	– Tornou público o termo "direitos reprodutivos" e problematizou o termo "saúde da mulher" como escasso em muitos aspectos.
	Conferência sobre População e Desenvolvimento, realizada em 1984 no México	– Ratificou grande parte dos acordos estabelecidos anteriormente. – Recomendou-se ênfase no planejamento familiar voluntário e enfoques diferenciados para população jovem. – Duas questões foram reforçadas – os direitos reprodutivos e o envolvimento dos jovens no processo de autonomia sobre sua sexualidade.
	Convenção dos Direitos da Criança - 1989	– Garantiu direitos básicos de proteção ao desenvolvimento saudável e criou diretrizes para proteção de questões mais específicas como a erradicação das desigualdades de gênero no campo da escolaridade.

Continua

Continuação

Décadas	Documentos Internacionais	Principais diretrizes em DSDR na adolescência
De 1990 até 1999	Conferência Internacional de Direitos Humanos de Viena -1993	– Recomendou aos países a eliminação de todas as formas de discriminação com base no sexo, destacando a importância do desenvolvimento harmonioso da personalidade de meninos e meninas, garantindo-lhes proteção plena e um ambiente familiar seguro. – O planejamento familiar foi novamente destacado como ato voluntário do casal e do indivíduo, e importantes considerações sobre violência sexual (mutilações genitais, exploração sexual infantojuvenil, gravidez forçada em tempos de guerra, pornografia infantil, estupro) enfatizaram a juventude como segmento mais vulnerável.
	Conferência Internacional sobre População e Desenvolvimento, realizada no Cairo - 1994	– Destacou as necessidades dos indivíduos em detrimento das metas demográficas. Os termos "saúde sexual" e "direitos reprodutivos" ganharam uma definição mais política. – Enfatiza a criação de programas de informação sobre orientação e serviços de saúde reprodutiva para homens e jovens, a paternidade responsável, o empoderamento das moças sobre sua vida sexual e reprodutiva, o envolvimento de diferentes organizações para atuar no esclarecimento dos adolescentes sobre a saúde sexual e reprodutiva, a eliminação de barreiras jurídicas, ideológicas e culturais no acesso dos adolescentes a informações seguras sobre gravidez e esterilizações indesejadas, maternidade precoce, DST. Indicou que os programas de orientação e informação em que há o envolvimento dos adolescentes são considerados os mais eficientes porque atendem diretamente suas necessidades em formas de abordagem e linguagem.
	Programa de Ação: a Conferência Internacional sobre População e Desenvolvimento - Cairo + 5 -1999	– Mostrou que os avanços foram significativos e enfatizou a urgência na redução da mortalidade materna, na atenção aos adolescentes e sua saúde reprodutiva e HIV/aids. – Recomendou-se a participação dos jovens como protagonistas, indicou a inclusão de formação em questões relativas à saúde sexual e reprodutiva, igualdade e equidade de gênero, conduta sexual responsável e prevenção de todas as formas de violência sexual. – Incluiu-se a urgência na prevenção da gravidez precoce e mortalidade materna, e a criação de sistema de registro e indicadores com base no sexo e na idade e que o matrimônio não seja impedimento para a vida social. – Os governos foram incentivados a criar iniciativas de prevenção, redução e tratamento para jovens e adolescentes com HIV/aids, eliminar barreiras jurídicas e sociais de acesso do adolescente às informações, serviços e insumos para sua saúde sexual e reprodutiva.
De 2000 até 2010	Cúpula do Milênio -Metas de Desenvolvimento do Milênio - 2000	– Implantação de comitês de acompanhamento, implantações, revisões dos planos e conferências anteriores. – Igualdade entre os sexos. – Combater o HIV/aids e outras doenças. – Melhorar a saúde materna.
De 2011 até 2015	Conferência das Nações Unidas para Desenvolvimento Sustentável – Rio+20, realizada em 2012	– Promover a igualdade de gênero em todos os setores desde a infância; – Acesso universal aos serviços de saúde sexual e reprodutiva.
	Agenda 2030 aprovada em 2015 - Objetivos de Desenvolvimento do Milênio	– Reafirmação dos resultados das Conferências anteriores.

Nos documentos internacionais a ideia de Direitos Sexuais e Direitos Reprodutivos se estabelece sob a nomenclatura de Saúde Sexual e Direitos Reprodutivos. As razões são políticas e religiosas. Há uma diferença grande entre o que é saúde sexual e o que são direitos sexuais. No primeiro, sua base está mais restrita à ideia de bem-estar vinculado à ausência de enfermidades, o direito a informações, prevenção e tratamento, ou seja, uma visão higienista e medicalizada do que é sexual. O segundo termo tem uma conotação fortemente política. Seus princípios estão ancorados no exercício da sexualidade de maneira livre, segura e prazerosa em que prática sexual e reprodução estão desvinculadas e, na garantia do sujeito à liberdade sobre a orientação sexual e afetiva e respeito à sua identidade de gênero.[4]

Em linhas gerais, os direitos reprodutivos elucidam três grandes eixos para implantação de políticas públicas: assegurar informação completa e segura sobre direitos reprodutivos envolvendo o conhecimento sobre métodos e técnicas para ter ou não filhos; o direito à livre decisão sobre querer ou não ter filhos, quantos e em que momento da vida; e o direito de exercer a sexualidade e a reprodução livre de discriminação, imposição e violência. Pertencem ao campo dos Direitos Sexuais a livre escolha de parceria afetivo-sexual; o exercício da sexualidade livre de quaisquer discriminação e violência; o direito ao prazer sexual; a livre expressão de sua orientação sexual e identidade de gênero; o acesso a informações seguras sobre sexualidade, prevenção de gravidez e DST/HIV/aids.[4]

No Brasil, o entendimento amplo dos Direitos Sexuais e Reprodutivos tem assegurado a adoção dos princípios básicos da saúde e importantes garantias legais para a adolescência e suas especificidades, como veremos a seguir.

Estabelecer uma leitura completa da legislação sobre Direitos Sexuais e Reprodutivos na adolescência implica o levantamento das referências normativas que estão dispersas em diferentes áreas para além do Estatuto da Criança e do Adolescente. Além de agregar a essas referências uma leitura crítica, se faz necessária uma visão ampla sobre o entendimento da lei. Em um número razoável de normativas não há a menção ao termo "adolescente" e em outros a delimitação é apenas etária ou ainda subjetivamente estendida para os sujeitos adolescentes. Na maior parte das vezes é preciso que tais normativas sejam interpretadas em conjunto com os dispositivos do ECA.

A grande questão ao estabelecer esses cruzamentos entre legislações gerais e específicas é buscar por normativas de orientação, geralmente denominadas portarias, notas técnicas, resoluções governamentais e de conselhos de classe de nível federal.

A partir da Promulgação da Doutrina de Proteção Integral, o Estatuto da Criança e do Adolescente e todas as referências normativas que tratam da adolescência têm prezado por zelar e delimitar sua atuação na complexa linha tênue entre proteção e autonomia.

POR QUE DIREITOS SEXUAIS E REPRODUTIVOS NA ADOLESCÊNCIA?

A atenção integral na adolescência compõe uma orientação abrangente que inclui o conhecimento e as possibilidades da equipe em orientar de maneira completa os adolescentes, suas famílias e demais integrantes das redes de atenção e proteção que inclui a escola e os órgãos destinados de assistência social.

Após a Convenção dos Direitos da Criança em 1989, a concepção de adolescência passou a ser considerada para além de uma fase de transição para a vida adulta, uma visão de adolescência que se constitui como fase própria da vida diferenciando-se em contornos sociais, econômicos, culturais muito diversos que supera a conotação de adolescência universal e essencialista. Cada vez mais as ideias de adolescências e adolescentes têm expressado a complexidade das identidades que o termo pode vincular. Parte dessas especificidades abordaremos adiante.

Embora algumas características da adolescência, sobretudo as que englobam os aspectos biológicos, sejam experiências comuns, elas são vivenciadas de modo diferente por cada sujeito. O tempo, o contexto, a sociedade, as culturas e seus rituais e as condições econômicas, familiares, sociais e religiosas dão contornos particulares à adolescência de cada sujeito.[1]

No que diz respeito ao exercício da sexualidade, um dos aspectos de maior destaque na adolescência é a iniciação sexual e seus desdobramentos como a gravidez, o sexo desprotegido e as vulnerabilidades em relação às doenças sexualmente transmissíveis. Mesmo com mudanças substanciais sobre a taxa populacional, a expectativa de vida e a diminuição da fecundidade no Brasil, esse segmento tem grande representatividade numérica na sociedade e como população sexualmente ativa.[1,2]

Como já visto, há esforços internacionais para eliminar barreiras jurídicas, sociais, econômicas e morais de acesso dos adolescentes a políticas públicas de proteção, prevenção e educação em sexualidade, ou seja, as bases para a implantação efetiva dos Direitos Sexuais e Reprodutivos.[3]

A transição segura para uma vida sexual ativa perpassa a circulação de informações e conhecimentos seguros em sexualidade que abordem não somente as formas de prevenção como a importância do prazer, do conhecimento de si e do respeito ao outro; outras importantes habilidades como reconhecer abusos e formas de violência, o reconhecimento dos limites para si e para o outro e o amor-próprio só se desenvolvem com a problematização de atitudes.

Compreender a construção de suas relações sociais e afetivas, suas linguagens orais e corporais, as diferentes formas de ver e estar no mundo, contemplando principalmente sua inserção no mundo digital e social é essencial para elaborar propostas de intervenção com maior impacto positivo sobre suas vidas.

Um dos grandes entraves para a garantia desses direitos está justamente nos paradoxos que existem entre a compreensão do que seja "sujeito de direitos" e "autonomia do sujeito". A CIPD – 1999 estabeleceu um marco conceitual na autonomia dos adolescentes ao desvincular os direitos dos pais nas referências aos adolescentes e ampliar seu direito ao sigilo no atendimento, à individualidade, à privacidade e ao consentimento.[2,3]

No Brasil há uma grande discussão envolvendo o tema, sobretudo em considerar quais atividades e ações os adolescentes têm plena capacidade para decidir e quais necessitam estar sob tutela da família e sob a proteção do Estado.

A legislação eleitoral autoriza o adolescente de 16 anos de idade a votar, enquanto casar, contratar ou firmar obrigações são ações somente possíveis com a autorização de seus responsáveis legais, como descrito no Código Civil. No Código Penal, os menores de 18 anos são inimputáveis perante a lei penal, que em conflito com a lei são encaminhados para medidas socioeducativas descritas no Estatuto da Criança e do Adolescente (ECA). No Direito ao Trabalho (ECA e Constituição Federal), é vedado aos menores de 18 anos o trabalho noturno e insalubre, sendo aceito fora dessas condições em regime de aprendiz a partir dos 14 anos.[1-3]

Todas essas visões jurídicas e diferenciadas sobre a capacidade do adolescente em relação à sua responsabilidade e autonomia têm gerado inúmeras interpretações quando se trata do exercício de sua sexualidade. Para muitos, o fato de os adolescentes estarem tutelados em algumas questões faz com que também estejam condicionados à autorização dos pais ou responsáveis para o exercício de seus direitos sexuais e reprodutivos.

O Brasil superou um Código de Menores de 1979 que versava uma tutela discriminatória e higienista para crianças e adolescentes em situações de vulnerabilidade econômica e social, por uma legislação inclusivista e democrática de proteção e respeito a todas as crianças e adolescentes, destacando um equilíbrio entre as imensas diversidades de adolescências, a proteção ampla de seu desenvolvimento integral, o zelo pela sua transição para a vida adulta, o incentivo ao protagonismo e a valorização de sua condição de cidadania, sujeito pleno e de direitos.[2]

Os principais documentos norteadores dessas políticas têm estimulado o protagonismo juvenil como uma estratégia educativa que valoriza a criação de espaços e diálogos que possibilitem aos jovens envolver-se na solução de problemas reais, compreendendo a relação entre liberdade e compromisso.

As vivências da sexualidade dos adolescentes e seus impactos na vida social são dados importantes sobre as suas principais vulnerabilidades e dão pistas sobre como, onde e por que investir em determinadas formas de educação em sexualidade, comunicação em prevenção, adesão a tratamentos e atendimentos adequados.

DILEMAS ÉTICOS: A AUTONOMIA DO ADOLESCENTE EM EVIDÊNCIA

A percepção sobre a autonomia do adolescente recebe diversas interpretações e, por vezes, leva em consideração alguns preceitos e diferentes formas de julgamento e crenças: Destacamos três formas de pensamento sobre a autonomia do adolescente:

1. Consideram mais assertiva a atitude paternalista e romântica de que os adolescentes são incapazes e os adultos farão tudo que acreditam ser melhor para eles visando o seu benefício;

2. Acreditam na total responsabilização dos adolescentes sobre si mesmos;

3. Destacam a possibilidade de ajudar os adolescentes a tomarem decisões seguras em que o papel do adulto é o de auxiliá-los a refletir sobre uma gama de possibilidades e reações possíveis.[5]

Muito mais do que estabelecer um julgamento de valor sobre as decisões dos adolescentes é considerar que as características de seu desenvolvimento biológico e psíquico devam ser olhadas a partir das experiências, dos interesses, dos estímulos do ambiente e da cultura. Assim, a evolução e o desenvolvimento são tratados por sua individualidade, pois adolescentes de uma mesma idade apresentam ritmos e tempos de desenvolvimento extremamente diferenciados.[5,6]

Ao se tratar de sexualidade, na maioria das vezes, os adultos expõem suas ideias com vistas a um julgamento moral da conduta dos adolescentes. É importante realizar, por exemplo, um diagnóstico da autonomia que identifique alguns pontos fundamentais:[5-8]

- **Comunicação:** habilidade em receber, entender e transmitir informações;

- **Reflexão:** habilidade para refletir e realizar escolhas com certa independência;

- **Previsão:** habilidade em prever situações de risco, perigos e danos sobre sua ação. Envolve a percepção da ação e reação e sua capacidade de ponderar e optar;

- **Julgamento:** interiorização de um conjunto de valores que conduza suas ações para o bem de si e de outros.

Essas habilidades não podem ser avaliadas de maneira estanque e rígida, visto que cada adolescente pode estar em fases diferentes de apropriação. Mais importante ainda é evitar classificá-los como capazes ou incapazes para determinar o grau de validade em relação aos seus direitos.

No que tange aos direitos sexuais e reprodutivos e à educação em sexualidade, o que se vê normalmente é o conflito entre o que deseja um adolescente e o real interesse do adulto. Não são raras as vezes em que o adulto ao não concordar com determinada posição ou ponto de vista, tende a cercear o direito do adolescente. Para exemplificar, citamos a prescrição do contraceptivo de emergência que foi amplamente debatido, gerando normativas entre as instituições de classe e categoria.[5-8]

Na prática, a percepção sobre a autonomia do adolescente só poderá ser de fato percebida e valorizada pela relação dialógica, na escuta qualificada, na observação descritiva e, sobretudo, na capacidade do profissional de aproximar-se de uma linguagem fácil, concreta e acessível aos adolescentes, demonstrando estar aberto para criar uma relação de confiança e interação.

A preocupação para que a vida sexual se inicie com segurança precisa ser fortalecida pelo viés da positividade. Ao explicitar uma educação em sexualidade pela ênfase ao negativo, perdemos a oportunidade de oferecer informações corretas e seguras que tenham relação com a vida do adolescente. Se apresentarmos apenas o ônus e os danos como gravidez na adolescência como sinônimos de perda da liberdade, de mudança na estética corporal, das DST, do HIV/aids etc., deixamos de proporcionar uma reflexão sobre a importância dos projetos de vida, do planejamento, do espaço para sonhar, do exercício de dizer "não".

Um dos maiores entraves na busca de auxílio médico pelos adolescentes é o medo e o receio de que seus relatos sejam revelados aos familiares. Assim, o sigilo e a ponderação médica devem ser questões éticas valorizadas pela equipe de atendimento de modo que estreite a relação entre o adolescente e a unidade de atendimento. A consulta é um momento privilegiado e deve ser pautada em três aspectos primordiais: confiança, respeito e sigilo.[5-8]

Os Departamentos de Bioética e Adolescência da Sociedade de Pediatria de São Paulo e da Sociedade Brasileira de Pediatria apresentam as seguintes recomendações:[7]

1. Reconhecer o adolescente como indivíduo progressivamente capaz, e atendê-lo de maneira diferenciada;
2. Respeitar a individualidade de cada adolescente, mantendo uma postura de acolhimento, centrada em valores de saúde e bem-estar do jovem;
3. O adolescente, desde que identificado como capaz de avaliar seu problema e de conduzir-se por seus próprios meios para solucioná-lo, tem o direito de ser atendido sem a presença dos pais ou responsáveis no ambiente da consulta, garantindo-se a confidencialidade e a execução dos procedimentos diagnósticos e terapêuticos necessários. Os pais ou responsáveis somente serão informados sobre o conteúdo das consultas, por exemplo, nas questões relacionadas à sexualidade e à prescrição de métodos contraceptivos com o expresso consentimento do adolescente;
4. A participação da família no processo de atendimento do adolescente é altamente desejável. Os limites desse envolvimento devem ficar claros para a família e para o jovem. O adolescente deve ser incentivado a envolver a família no acompanhamento dos seus problemas;
5. A ausência dos pais ou responsáveis não deve impedir o atendimento médico do jovem, seja em consulta de matrícula ou nos retornos;
6. Em situações consideradas de risco (por exemplo, gravidez, abuso de drogas, não adesão a tratamentos recomendados, doenças graves, risco à vida ou à saúde de terceiros) e diante da realização de procedimentos de maior complexidade (por exemplo, biópsias e intervenções cirúrgicas), torna-se necessária a participação e o consentimento dos pais ou responsáveis.
7. Em todas as situações em que se caracterizar a necessidade da quebra do sigilo médico o adolescente deve ser informado, justificando-se os motivos para essa atitude.

LEGISLAÇÃO E GARANTIAS EM DIREITOS SEXUAIS, REPRODUTIVOS E EDUCAÇÃO EM SEXUALIDADE

Marcos Internacionais

Para uma apresentação mais didática da trajetória dos Direitos Sexuais e Reprodutivos na adolescência, apresentamos um quadro organizado em décadas sobre as principais consolidações do tema no sistema ONU.[3]

Marcos Nacionais

No Brasil, duas grandes legislações tratam da adolescência de maneira ampla. A primeira é o **Estatuto da Criança e do Adolescente – Lei Federal nº 8.069 de 13 de julho de 1990** que garante diretrizes para as demais normativas. O Estatuto da Criança e do Adolescente no Brasil foi promulgado como Doutrina de Proteção Integral: a lei protege contra quaisquer formas de abuso e constrangimento sexual, garante prioridade de atendimento à adolescente gestante e fortalece demais legislações específicas de proteção à criança e ao adolescente. Foi incorporada ao Estatuto da Criança e do Adolescente uma gama de leis que especificam referências sobre os direitos sexuais, reprodutivos e educação em sexualidade (**Figura 11.1**).[1-3]

Em seguida, a **Portaria nº 2. 048 de 3 de setembro de 2009**, que regulamenta o Sistema Único de Saúde (SUS), trata das diferentes formas de atenção à saúde dos adolescentes.

Na Portaria que regulamenta o SUS, a saúde do adolescente é destacada com muita abrangência, revelando-o como um segmento-chave de políticas públicas. No que tange aos direitos sexuais e reprodutivos, a Portaria normatiza desde a atenção primária e a consulta eletiva até as especificidades do atendimento ao adolescente em conflito com a lei (**Tabela 11.2**).

Outras legislações nacionais[1-3,9-11]

A **Lei Federal nº 6202/75** atribui à gestante estudante a possibilidade de continuar os estudos em regime domiciliar após o oitavo mês e no período da licença-maternidade.

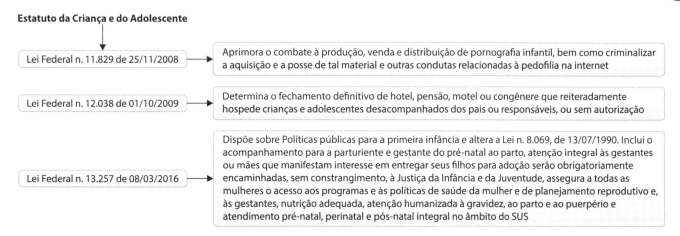

Figura 11.1. Leis incorporadas ao ECA.

Tabela 11.2. Direitos sexuais e reprodutivos na Portaria que regulamenta o SUS

Art. 42 Inciso VII	Atenção Básica	Incentivo à Atenção Básica em Saúde
Art. 134 inciso XIV Art. 333-334 Anexo XLIII	Violência contra o adolescente	Estabelece parceria com os Conselhos Tutelares da Infância e da Adolescência, notificando suspeitas de violência e negligências como prevê o Estatuto da Criança e do Adolescente; Normatiza a ficha de notificação compulsória de suspeita ou confirmação de maus-tratos em crianças e adolescentes atendidos pelo SUS.
Art. 335	Saúde do adolescente	Institui o Programa Saúde do Adolescente – Prosad, que se fundamenta numa política de promoção de saúde, identificação dos grupos de risco, detecção precoce dos agravos e tratamentos adequados e reabilitação, respeitadas as diretrizes do Sistema Único de Saúde, estabelecidas na Constituição da República Federativa do Brasil.
Seção IV – Programa Nacional de DST e Aids Art. 641 Anexo LXXXIX	Discriminação a pessoas portadoras de HIV/aids no âmbito da educação Orientações sobre aids nas escolas	Incorporou a Portaria Interministerial 796 de 29 de maio de 1992, que proíbe práticas discriminatórias no âmbito da educação a pessoas portadoras de HIV. Estabelece normas e procedimentos educativos sobre a transmissão e a prevenção do vírus HIV. Determinou-se a proibição de exigências de teste sorológico para a admissão de matrículas de alunos ou para a contratação de qualquer funcionário; a garantia de sigilo sobre sua sorologia e a proibição da distinção de classes especiais ou escolas específicas pelo critério sorológico. Por estar diretamente vinculada ao lócus escolar, protege e informa muitos adolescentes.
Art. 644 Anexo XC	HIV/aids em menores de 13 (treze) anos	Orientações sobre os critérios relativos à definição nacional de casos de HIV/aids, em indivíduos menores de 13 (treze) anos de idade, para fins de vigilância epidemiológica.

Fonte: Portaria Ministério da Saúde n. 2048/2009 - Regulamenta o Sistema Único de Saúde (SUS).

Essa garantia é fundamental para as adolescentes que engravidam durante o processo de escolarização básica para o término dos estudos.

O planejamento familiar está assegurado pela **Lei Federal nº 9.263/1996** como direito e liberdade de escolha. No que se refere à adolescência, somente restringe acesso aos métodos cirúrgicos, não tendo nenhuma outra implicação quanto à idade às informações e métodos contraceptivos.

Pela **Lei Federal nº 11.108/2005,** todas as parturientes (inclusive adolescentes) ganharam o direito à presença de acompanhante durante o trabalho de parto, parto e pós-parto imediato, no âmbito do Sistema Único de Saúde - SUS.

A **Lei Federal nº 11.664/2008** estabeleceu a todas as mulheres que já tenham iniciado sua vida sexual, independentemente da idade, ações de saúde na prevenção, detecção, tratamento e seguimento dos cânceres do colo uterino e de mama, no âmbito do Sistema Único de Saúde – SUS.

O Estatuto da Criança e do Adolescente foi alterado pela **Lei Federal nº 12.010/2009** em muitos aspectos. Adicionou ao poder público a obrigatoriedade de proporcionar assistência psicológica à gestante e à mãe, no período pré e pós-natal. A assistência deve ser também prestada a gestantes ou mães que manifestem interesse em entregar seus filhos para adoção.

Conhecida como a lei do "estupro de vulnerável", a **Lei Federal nº 12.015/2009** alterou o Código Penal e aumentou todas as penas que tenham como vítimas menores de 18 anos ou pessoas com deficiência mental, uma forma de se coibir a violência sexual contra crianças e adolescentes.

A **Nota Técnica nº 13/2009** do Programa Nacional – DST/aids recomendou a garantia irrestrita aos preservativos masculinos. Orienta o poder público a facilitar o acesso das populações mais vulneráveis aos preservativos masculinos, proibindo a vinculação de prescrição médica, solicitação de documentos de identificação e participação obrigatória dos usuários em palestras e outras reuniões.

A **Portaria nº 1.508 de 2005** alterou a **Norma Técnica Prevenção e Tratamento dos Agravos Resultantes da Violência Sexual contra Mulheres e Adolescentes** e considerou que menores de 18 anos grávidas com direito ao aborto legal devem ter a autorização de responsáveis ou tutores para a solicitação do procedimento, além de serem acolhidas e esclarecidas sobre seu direito de escolha. Já as adolescentes menores de 14 anos necessitam adicionalmente de comunicação ao Conselho Tutelar.

A **Resolução nº 256/1997 do Conselho Nacional de Saúde** implantou a notificação compulsória das mortes maternas. Essa medida visava melhorar a qualidade de dados da vigilância epidemiológica de óbitos de mulheres em idade fértil (10 a 49 anos) e serviu para a percepção de que havia números altos de adolescentes registrados nos comitês de morte materna por baixo acompanhamento pré-natal, indicando aos governos a necessidade de políticas públicas direcionadas.

Em 1999, o Ministério da Saúde lançou a **Norma Técnica Prevenção e Tratamento dos Agravos Resultantes da Violência Sexual contra Mulheres e Adolescentes** visando sensibilizar os profissionais envolvidos no atendimento das adolescentes vítimas de violência sexual a atuarem com práticas mais humanizadas, como estratégias de adesão, acolhimento e consolidação das abordagens na garantia e no restabelecimento da saúde dessas adolescentes.

Em 2004, o **Pacto Nacional pela Redução da Morte Materna e Neonatal** indicou a necessidade de se estabelecer protocolos de atendimento e garantia de oferta de métodos anticoncepcionais, com atenção especial ao adolescente. No ano de 2005, o **Programa Saúde Integral de Adolescentes e Jovens** e o **Marco Legal - Saúde: Um Direito do Adolescente** incorporaram políticas de direitos sexuais e reprodutivos e educação em sexualidade. A **Norma Técnica de Atenção Humanizada ao Abortamento** reforçou os preceitos do consentimento e destacou o direito ao sigilo, respeito, confiabilidade, direito à informação, acolhimento e atendimento humanizado.

As **Diretrizes Nacionais para a Atenção Integral à Saúde de Adolescentes e Jovens na Promoção, Proteção e Recuperação da Saúde**, um importante manual técnico do Ministério da Saúde sobre adolescentes e jovens, destaca como paradigma o enfoque do trabalho com adolescentes e jovens em temas estruturantes (participação juvenil, equidade de gêneros, direitos sexuais e direitos reprodutivos, projeto de vida, cultura de paz, ética e cidadania, igualdade racial e étnica), demonstrando que as políticas públicas devem transversalizar as áreas para obter melhores resultados. Esse documento também aponta a capacidade de posicionamento dos jovens e adolescentes diante da vida e da sua saúde.

O **Conselho Federal de Medicina** aprovou a **Resolução nº 1931/2009** do Código de Ética Medica, que no artigo 74 garante a qualquer pessoa, inclusive ao menor de idade, o sigilo, a confiabilidade e a privacidade nos atendimentos médicos. A **Resolução nº 1811** do CFM (Conselho Federal de Medicina) estabeleceu normas éticas de utilização da Anticoncepção de Emergência, afirmando que ela pode ser utilizada em qualquer etapa da vida reprodutiva e fase do ciclo menstrual como modo de prevenção da gravidez.

Em 2007, foi instituído pelo **Decreto nº 6.286** o **Programa Saúde na Escola,** que tem como objetivo articular ações permanentes de educação e saúde para a melhoria da qualidade de vida da população, a promoção da saúde sexual e reprodutiva com ênfase em ações de combate às diversas formas de homofobia e da livre orientação sexual.

A **Portaria do Ministério da Saúde nº 54/2013** incorporou a vacina quadrivalente contra o HPV na prevenção do câncer de colo do útero no Sistema Único de Saúde (SUS). Essa medida é uma importante ação preventiva que atende meninas de 9 a 13 anos, protegendo-as durante toda a vida adulta. Os exames preventivos do câncer de colo do útero em adolescentes que têm atividade sexual devem receber da equipe profissional uma maneira diferenciada de acolhimento, conforme a orientação do Ministério da Saúde. Destaca-se a importância da atuação da equipe na educação em saúde realizada junto ao segmento de modo a conscientizar e incentivar a prática do exame, fortalecendo o laço de confiança com a adolescente.[12]

A **Lei Federal nº 13.185/2015, que** instituiu o Programa de Combate à Intimidação Sistemática (*Bullying*), é um importante documento de implantação de ações educativas. O *bullying* é um fenômeno complexo que expressa as mais variadas intolerâncias. As formas mais sistemáticas de violência têm sido em relação à orientação sexual, à identidade de gênero e às expressões da sexualidade. O adolescente vítima de *bullying* pode desenvolver atitudes de agravo à saúde, incluindo o isolamento social, ansiedade, depressão e até o suicídio. Não raro, muitos adolescentes de ambos os sexos se arriscam em determinados comportamentos, incluindo os sexuais, como modo de receber a aceitação do grupo. A escuta qualificada é uma importante maneira de acolher as angústias, estimulando a busca por ajuda e o fortalecimento de sua autoestima.

DIREITOS SEXUAIS E REPRODUTIVOS DE ADOLESCENTES EM CONTEXTOS ESPECÍFICOS

Os direitos sexuais e reprodutivos tratados anteriormente são aplicados aos adolescentes em geral. No entanto, há contextos diferenciados em que vivem centenas de adolescentes. Essas especificidades demandam normatizações gerais e também específicas. Nesse caso, destacamos três segmentos: adolescentes em conflito com a lei privados de liberdade, adolescentes cronicamente doentes em situação de hospitalização e adolescentes em acolhimento institucional.

Adolescentes em Conflito com a Lei[9,10]

Ao adolescente privado de liberdade a **Portaria Ministério da Saúde nº 2048/2009**, que regulamenta o **Sistema Único de Saúde (SUS)**, destacou no anexo XLIV normas para a implantação e a implementação da atenção integral à saúde de adolescentes em conflito com a lei em regime de internação e internação provisória. Além de ações diagnósticas, a educação em saúde visa à educação em sexualidade de maneira ampla e à normatização das visitas íntimas, importante ação para manutenção dos vínculos afetivos e familiares e para favorecimento da ressocialização.

O Sinase (Sistema Nacional de Atendimento Socioeducativo), instituído pela **Lei Federal nº 12.594/2012**, regulamentou a execução das medidas socioeducativas destinadas a adolescente que pratique ato infracional. Nele está prevista no artigo 60, a disponibilização de ações de atenção à saúde sexual e reprodutiva e à prevenção de doenças sexualmente transmissíveis.

No documento do Sinase há inúmeras orientações sobre a garantia dos direitos sexuais e reprodutivos. Entre eles, a garantia de local adequado e reservado para a visita íntima dos adolescentes, a proteção da imagem e, sobretudo, observando os pressupostos legais no que se refere à idade dos parceiros, consentimento por escrito dos pais ou responsáveis. Garantir aos envolvidos na prática da visita íntima orientação sexual e reprodutiva, métodos contraceptivos, informações sobre doenças sexualmente transmissíveis, aids e outros temas pertinentes.

Adolescentes Cronicamente Adoecidos em Situação de Hospitalização[13]

O Ministério da Educação, por meio da Secretaria de Educação Especial, considera que o aluno da classe hospitalar é aquele cuja condição clínica ou cujas exigências de cuidado em saúde interfiram na permanência escolar, nas condições de construção do conhecimento ou impedem a frequência escolar, temporária ou permanente. Avaliando o prejuízo escolar de crianças e adolescentes em hospitalização (no mínimo 1 ano), o Conselho Nacional dos Direitos da Criança e do Adolescente (Conanda) definiu na **Resolução nº 41/1995**, o direito desses sujeitos de desfrutar, durante sua permanência hospitalar, de alguma forma de recreação, de programas de educação para a saúde e de acompanhamento do currículo escolar.

É importante que não somente com a implantação das classes hospitalares, mas no atendimento do adolescente pela equipe multidisciplinar, que seus anseios sobre afetividade e sexualidade possam ser ouvidos, sanados e orientados. É direito dos adolescentes receber tratamento com acompanhamento médico-hospitalar que garanta e valorize suas relações sociais, a vivência das questões típicas do seu tempo, seus vínculos afetivos, familiares e, na medida do possível, sua sexualidade. Durante sua hospitalização, é direito do adolescente ser orientado sobre seu tratamento, mas também esperançar-se para reiterar-se à sua vida social.

Adolescentes em Acolhimento Institucional[14]

O acolhimento institucional é uma medida protetiva provisória e excepcional prevista no ECA quando os direitos da criança e do adolescente são violados e os colocam em risco. Anteriormente à Lei Federal nº 12.010/2009, que alterou a nomenclatura e outros dispositivos do ECA, denominava-se abrigamento. O acolhimento institucional não pode ser confundido com medida socioeducativa aplicada aos adolescentes que cometeram ato infracional. A aplicação da medida protetiva é de responsabilidade de um juiz de direito que determina o afastamento do convívio familiar e, se necessário, a perda do poder familiar.

A instituição de acolhimento não tem a função de colégio interno, mas mantém um Projeto Político Pedagógico em que as necessidades do adolescente sejam sanadas. Assim, é necessário que o educador social responsável pelo adolescente estabeleça vínculo de modo a tornar-se referência para o mesmo. Além disso, toda a equipe deve responsabilizar-se por garantir o desenvolvimento saudável desse adolescente. As parcerias com equipes de saúde, pedagogos ou atividades preparadas pela equipe devem contemplar a dimensão afetiva e sexual de seu desenvolvimento integral, conforme determina o ECA.

O ACOMPANHAMENTO DA LEGISLAÇÃO

Legislações de quaisquer tipos são fenômenos sociais e políticos. Sua transitoriedade responde às demandas da sociedade e acompanha a história das mentalidades em uma determinada área da vida. Assim, as legislações não são criações neutras e demonstram a disputa pelo poder e a marcação de lugar ideológico na sociedade.

Para acompanhar mudanças nas legislações é preciso ter um olhar atento para as constantes atualizações. A página do Planalto http://www4.planalto.gov.br/legislacao é alimentada diariamente e torna-se a fonte mais confiável e atualizada para a realização de pesquisa.

Em casos de dúvidas sobre a atuação e a conduta médica em determinados acontecimentos, se faz importante a consulta às instituições de classe que podem emitir pareceres e orientações fundamentados legalmente sobre a questão.

O mais importante na garantia dos Direitos Sexuais e Reprodutivos na adolescência é a disponibilidade médica em acolher suas demandas e orientar os adolescentes a uma vida sexual segura e feliz.

TÓPICOS IMPORTANTES

- Os Direitos Sexuais e Reprodutivos contemplam uma visão ampla de Direitos Humanos e na adolescência são importantes referências para assegurar a iniciação na vida sexual e vivê-la de maneira segura e saudável.

- A principal conferência mundial a estabelecer as bases para os Direitos Sexuais e Direitos Reprodutivos foi a Conferência Internacional sobre População e Desenvolvimento –1994 (CPID-94).

- No atendimento do adolescente é importante realizar um diagnóstico da autonomia considerando as recomendações da Sociedade Brasileira de Pediatria e estabelecer uma postura dialógica e acolhedora para ajudá-los a tomar decisões seguras e auxiliá-los a refletir na tomada de decisão.

- No Brasil, duas grandes legislações tratam da adolescência de maneira ampla e são referências para os direitos sexuais e reprodutivos do segmento. A primeira é o Estatuto da Criança e do Adolescente – Lei Federal nº 8.069 de 13 de julho de 1990, e a outra é a Portaria nº 2. 048 de 3 de setembro de 2009, que regulamenta o Sistema Único de Saúde (SUS).

- Há grupos específicos de adolescentes que no contexto em que se encontram necessitam de um olhar diferenciado pelas políticas públicas de garantia de seus direitos sexuais e reprodutivos.

- As atualizações das legislações são constantes, por isso as pesquisas em sites oficiais devem ser valorizadas, tal como a consulta sobre determinadas condutas em instituições da classe médica.

REFERÊNCIAS BIBLIOGRÁFICAS

1. Moraes SP, Vitalle, MSS. Direitos sexuais e reprodutivos na adolescência. Rev Assoc Med Bras 2012; 58(1):48-52.

2. Taquette SR. Direitos sexuais e reprodutivos na adolescência. Adolesc Saúde 2013; (10):72-77.

3. Moraes SP, Vitalle, MSS. Direitos sexuais e reprodutivos na adolescência: interações ONU-Brasil. Ciência &Saúde Coletiva 2015; 20(8):2523-31.

4. Mattar LD. Reconhecimento jurídico dos direitos sexuais – uma análise comparativa com os direitos reprodutivos. SUR Revista Internacional de Direitos Humanos 2008; 5 (8):61-80.

5. Leone C. A criança, o adolescente e a autonomia. Revista Bioética 2009; 6(1):1-4.

6. Garanito MP, Kok MGP. Princípio de autonomia na adolescência. Revista BioethiKos 2014; 8(4):464-66.

7. Almeida RA, Lins L, Rocha ML. Dilemas éticos e bioéticos na atenção à saúde do adolescente. Rev Bioét 2015; 23(2):320-30.

8. Oselka G, Troster EJ. Aspectos éticos do atendimento médico do adolescente. Rev Assoc Med Bras 2000;46(4.

9. Gomes ILV, Caetano R, Jorge MSB. A criança e seus direitos na família e na sociedade: uma cartografia das leis e resoluções. Rev Bras Enferm 2008; 61(1):61-5.

10. Barbara R. Violação de direitos de crianças e adolescentes no Brasil: interfaces com a política de saúde. Saúde Debate 2016; 40(109):200-11.

11. Rolim ACA, Moreira GAR, Corrêa CRS, Vieira LJES. Subnotificação de maus-tratos em crianças e adolescentes na Atenção Básica e análise de fatores associados. Saúde Debate 2014; 38(103):794-804.

12. Cruz DE, Jardim DP. Adolescência e Papanicolau: conhecimento e prática. Adolesc Saúde 2013; 10 (Supl. 1):34-42.

13. Ferreira MKM, Gomes ILV, Figueiredo SV, Pennafort VPS. Criança e adolescente cronicamente adoecidos e a escolarização durante a internação hospitalar. Trab Educ Saúde, Rio de Janeiro 2015; 13(3):639-55.

14. Valente J. Acolhimento familiar: validando e atribuindo sentido às leis protetivas. Serv Soc 2012; (111):576-98.

Adolescência e Comportamento Alimentar

12

Juliana Toledo Grazini dos Santos
Ana Cristina Gonçalvez de Azevedo Figueiredo
Maria Sylvia de Souza Vitalle

O comportamento alimentar pode ser definido como um conjunto de ações coordenadas que se expressam pela ingestão alimentar e a um ou mais pensamentos subjacentes. Esses pensamentos podem ser de natureza emocional ou cognitiva.

O comportamento alimentar é o resultado da interação de fatores internos e externos, tais como os estímulos fisiológicos e os de ordem emocional, social, cultural, religiosa, econômica.

A ingestão de alimentos é regulada por uma série de fatores fisiológicos e metabólicos, como os hormônios periféricos e os neuromediadores centrais que modulam os sinais de fome ou saciedade. Componentes genéticos também influenciam a sensibilidade gustativa, colaborando indiretamente com as preferências alimentares e as percepções dos sinais de fome e saciedade.

O comportamento alimentar, por sua vez, é modulado por fatores positivos (estimuladores) ou negativos (inibidores). Esses sinais são de ordem emocional ou sensorial e de origem interna ou externa.

A função vital da alimentação humana, por ser permeada e cercada por valores "agregados" que transformam o alimento em desejável ou não, torna a relação com a comida muito peculiar. Por exemplo, o "desejo" ou "recusa" de um determinado alimento ou preparação alimentar pode ser de ordem sensorial ou emocional, este último imbuído de valores afetivo/sociais, no caso dos alimentos socialmente aceitos ou não, ou cognitivo/financeiros, no caso da impossibilidade de aquisição, por exemplo.

Os órgãos sensoriais (olhos, lábios, língua e palato, ouvidos e nariz) conferem as sensações hedônicas dos alimentos: o barulho distante dos alimentos em cocção ou o barulho dos alimentos crocantes; os odores dos alimentos; a cor, forma e apresentação dos alimentos; e elementos periféricos da alimentação (garfos, talheres, ornamentos, luzes, músicas...); a consistência dos alimentos; a sua temperatura; e os gostos: amargo, ácido, salgado, açucarado, umami; assim como os sabores engordurado, adstringente, picante.

O valor hedônico emocional da alimentação é desde cedo determinado pela família e pela sociedade que atribuem, segundo cada cultura, valores relacionados ao comer, à comensalidade e aos alimentos. Esses valores são transmitidos ja na primeira infância, nos conhecidos mil dias de vida.

Os determinantes do comportamento alimentar também podem ser definidos pelos registros internos (fisiológicos e metabólicos, e emocionais) e pelos registros externos (fatores de ordem societal e social, de ordem religiosa ou simbólica, e a necessidade de pertencer a um grupo social).

Quando observamos e estudamos o comportamento alimentar humano e, mais especificamente, no caso de adolescentes, devemos considerar esses dois registros (internos e externos). Neste capítulo nos limitaremos a discorrer sobre os registros externos.

REGISTROS E DETERMINANTES EXTERNOS DO COMPORTAMENTO ALIMENTAR DO ADOLESCENTE

Entorno

Quando falamos dos registros externos do adolescente temos que levar em consideração tudo o que envolve o "comer", por exemplo, as características sociais e situação econômica, a sociedade em que está inserido o adolescente, a dinâmica familiar, o nível educacional e intelectual da família e do próprio adolescente, a cultura familiar e da sociedade em que ele está inserido; todos os aspectos do entorno desse adolescente; e, por fim, os aspectos de comensalidade (onde come, com quem come, como são apresentados os pratos), assim como o entendimento do comportamento do grupo no qual está inserido, ou seja, os aspectos antropológicos. É muito importante entender todos os aspectos que envolvem, circundam e transitam no contexto do adolescente para sermos mais assertivos no entendimento do seu comportamento alimentar e, por conseguinte mais assertivos também em alguma intervenção envolvendo a alimentação que seja necessária e que queiramos realizar.

O comportamento alimentar, por vezes, é confundido com hábito alimentar, que é a ação realizada de maneira automática e repetida, que foi aprendida e incorporada. O comportamento alimentar não se restringe à ingestão do alimento, mas engloba vários aspectos subjetivos, entre os quais as condições de vida do indivíduo, os valores familiares, as amizades, as preferências, o prazer, as emoções, as condições econômicas, o acesso às informações sobre os alimentos, a capacidade cognitiva, dentre outros, mencionados anteriormente.

As escolhas alimentares são uma decisão complexa e dinâmica e estão baseadas em ações refletidas, bem como em atos automáticos e habituais, ou seja, são a somatória de decisões racionais e inconscientes no momento de se optar pelo consumo de determinado alimento. São influenciadas por sistemas socioculturais, mas limitadas pelos ambientes físico, social e econômico.

Família

A aprendizagem de atitude e comportamento alimentar, num primeiro momento, está intrinsecamente relacionada ao papel de socialização desempenhado pela família. As interações familiares favorecem a criação de significados. Durante a adolescência, esses padrões familiares podem ser recusados e o adolescente passa a procurar novas experiências alimentares, ou simplesmente o fato de ter uma necessidade exacerbada de pertencimento a um grupo o fará mudar suas atitutes com relação aos alimentos, ou então, quando a alimentação é componente periférico na dinâmica familiar, a "sociedade" pode ser mais incisiva na determinação do comportamento alimentar.

A preferência por determinado sabor, tipo de preparo e ambiente alimentar é aprendida e determina o que chamamos de memórias alimentares, que por sua vez podem estar associadas às preferências e aversões a certos alimentos, como a expressão de vivências boas ou más, relacionadas direta ou indiretamente com os alimentos, como no caso das "madalenas" de Proust, na saga *Em busca do tempo perdido*, onde o cheiro e o sabor desses bolinhos remetiam o personagem principal à sua infância. Alguns enólogos também sustentam a teoria de que os aromas e sabores associados aos vinhos são determinados por essas memórias sensoriais.

Cultura

Dentro do contexto sociofamiliar, a cultura é um fator externo determinante e que deve ser respeitado e levado em consideração quando se estuda o comportamento alimentar, até mesmo de adolescentes.

Citando De Roque de Barros Laraia (2008), "... a cultura influencia o comportamento social e diversifica enormemente a humanidade, apesar de sua comprovada unidade biológica...".

Adolescentes não têm todos os mesmos hábitos alimentares, têm maneiras de comer diferentes porque moram em regiões geográficas diferentes, tiveram acesso diferente a alimentos diferentes, foram submetidos a histórias e contextos socioeconômicos diferentes e, apesar da unidade biológica, se tornam mais ou menos resistentes ou aptos a ingerir alguns alimentos e algumas preparações culinárias em detrimento de outros.

Os valores simbólicos dos alimentos também são determinados pela cultura, por sua vez definida pela história social, política, econômica, climática de onde está inserido o adolescente.

Em culturas mais sexistas, mulheres comem alimentos de mulheres e homens de homens; em algumas, os homens comem num ambiente e mulheres em outros, ou homens comem antes e mulheres depois e vice-versa. Nesse contexto, a expressao do comportamento alimentar do adolescente também é formatada por essas regras sociais e culturais aprendidas no seio de sua família.

A própria maneira de preparar os alimentos, os ingredientes utilizados, os momentos em que são consumidos, a temperatura, a apresentação, por exemplo, também são determinantes do comportamento e do consumo alimentar de adolescentes, que terão mais ou menos aptidão para consumir certos alimentos ou preparaçoes alimentares.

Religião

Embora no Brasil os dogmas, ritos e regras de cunho religiosos não sejam muito marcantes quando se fala em alimentação e se consideram os determinantes externos do comportamento alimentar, os aspectos religiosos devem ser atrelados aos aspectos culturais.

Os ritos e rituais religiosos, as tradições de cunho religioso e as crenças religiosas também podem corroborar o comportamento alimentar do adolescente. Em algumas escolas francesas, onde as refeições são oferecidas pela prefeitura, adolescentes muçulmanos, judeus e católicos praticam suas regras religiosas, resultando em ingestão inadequada de alimentos (uma vez que recusam certos alimentos oferecidos nas cantinas/restaurantes escolares), ou ainda influenciando outros jovens que, mesmo não sendo praticantes de nenhuma dessas religiões, incorporam esses hábitos, para seguir o que o grupo determina e ter a sensação de pertencimento, ou muitas vezes por simples curiosidade.

Na consulta "investigativa" junto ao adolescente para o acompanhamento adequado e no tratamento ou terapia alimentar, é importante considerar, portanto, que a religião faz parte do núcleo familiar, do entorno do adolescente e da cultura alimentar. O diagnóstico de comportamento alimentar deve ser muito acurado para que todos os determinantes possam ser identificados, levados em consideração e seja proposta uma intervenção, quando necessário.

Aproveitamos para sublinhar aqui que a nova perspectiva da alimentação e dos tratamentos dietéticos é considerar cada vez mais a individualidade cultural e social dos adolescentes. Acredita-se que respeitando as tradições e realidades

---

* *Bolinhos em formato de conchas, o cheiro das madalenas remete o narrador do primeiro volume de* Em busca do tempo perdido, *de Marcel Proust, no inicio do segundo capítulo, aos momentos vividos durante sua infância na casa de sua tia.*

culturais de cada um o processo de terapia ou reeducaçao alimentar é mais realista e eficiente.

Situação Econômica

Dentre os determinantes do comportamento alimentar não podemos deixar de citar as condições financeiras do adolescente que, por sua vez, determinarão muito mais a qualidade de alimentos consumidos do que as preparações em si ou o modo de consumi-los. A não ser, é claro, em caso de extrema pobreza ou miserabilidade.

O adolescente não deixará de comer o alimento da "moda" ou que faz dele um "cara legal" (hambúrguer, sushis, refrigerantes, orgânicos, *gluten free*, chips etc.), em função do seu poder aquisitivo; ele vai ingeri-los no local onde é mais barato, no "boteco" da comunidade, na praça de alimentação ou no restaurante classe A. Nesse sentido, faz-se importante, principalmente para aqueles profissionais que trabalham com a alimentação, verificar o estado nutricional e a relação doença x nutrientes, conhecer e saber diferenciar a composição de cada preparação conforme o preço, local onde é distribuída (vendida) e saber avaliar os riscos sanitários e nutricionais desses "subprodutos".

Sociedade

Há fatores que devem ser avaliados e considerados com muita atenção e perspicácia, dada a impossibilidade de compartimentalizar os aspectos sócio-histórico-culturais e o comportamento alimentar nesse ciclo de vida, embora, como recurso didático, muitas vezes o façamos: o entorno social, muitas vezes representado pela família, pela escola, pelos amigos e/ou pares, as informações veiculadas pelas mídias tradicionais (TV, cinema, revistas) e as mídias digitais (internet, redes sociais, aplicativos de *smartphones*).

Na busca de pertencimento, identificação, aceitação e valorização social, o adolescente é mais permeável ao que socialmente é tido e dito como atual, proprio para eles ou "*in*".

Da roupa à alimentação, os modismos são criados e formados dentro de cada círculo social que, por sua vez é também determinado pela capacidade cognitiva, crítica e reflexiva dos tais "grupos": dos sarados, dos malhados, dos desencanados, dos intelectualizados, dos tatuados etc.

Embora existam controvérsias, acredita-se que os indivíduos do sexo feminino se preocupem mais com o peso, têm mais crenças relacionadas à saúde e atitudes de percepções da imagem corporal levando a padrões alimentares diferentes e que possam comprometer sua saúde.

Muito além dessas percepções, seguir os movimentos sociais, ter conhecimento dos modismos, identificar quem são os "icones" de cada grupo de adolescente e que "normas/modas" são propagadas, entender a ressonância das imagens externas, dos ditos ícones dentro da realidade cultural, emocional e familiar de cada adolescente são de extrema importância.

"Mídia" Digital

A tal mídia, que muitas vezes se nomeia erroneamente, tem força relativa conforme a cultura, a dinâmica familiar, a educação formal, a capacidade cognitiva, a capacidade crítica e o processo de amadurecimento emocional de cada adolescente.

O adolescente em si não é vulnerável à ação única e exclusiva dos meios de comunicação: ele é mais ou menos vulnerável aos fatores condicionantes externos do seu estilo de vida, conforme seu histórico cultural, familiar, social, econômico, educacional etc.

Fato indiscutivel é que atualmente as informações circulam com muita velocidade, mudam rapidamente (estamos na era do efêmero), toda e qualquer pessoa tem verdadeira ou falsa legitimidade para emitir opiniões, conceitos, informações e conhecimento, e os adolescentes aderem com mais rapidez e facilidade a cada informação, a cada nova informação, a cada novo modismo, sem verificar a veracidade dessas informações.

Atualmente, muito mais que uma publicidade (pois adolescentes sabem que é irreal), muito mais do que artigos em jornais, o que temos que entender é o fenômeno dos *bloggers*, essas pessoas carismáticas que muitas vezes sem legitimidade nenhuma transmitem informações que são acatadas por boa parte dos adolescentes sem a mínima crítica.

Segundo Grazini, Pellerano e Riegel (2016), "... As mudanças da maneira pela qual os seres humanos têm interagido entre si e desenvolvido uma sociedade pautada pela informação e comunicação de si, por si, para os outros e pelo outros são incontestáveis. Sob o efeito de uma revolução tecnológica considerável, as sociedades mudaram bastante: economia, condições de trabalho, relação com o tempo, relação de cada pessoa consigo mesma e com o outro e com o seu entorno. Nessa mudança podemos considerar alimentação a forma de se comer, de preparar alimentos, de interagir socialmente por meio das práticas alimentares e informar-se para se alimentar e/ou escolher, comprar e/ou preparar alimentos."

Ou seja, a mudança é socialmente profunda e não se refere somente ao adolescente. O que acontece com o adolescente é que, pelas características fisiológicas e emocionais desse período da vida, novas formas de se alimentar, ilegitimas na maioria das vezes, o expõem a um risco de saúde muito grande.

Um fato muito discutido e já bem regulamentado na Europa (na França, sites, *blogs* e confecções que incitem comportamentos anoréxicos, por exemplo, são submetidos a pesadas multas) refere-se à pressão social do corpo definido pelos produtos ditos culturais vigentes (filmes, novelas, seriados, marcas de roupa). Ora, essa hipervalorização da forma física, a busca insana por um formato de corpo ideal e ao mesmo tempo irreal, é o resultado de uma transformação social profunda e longa em que os valores humanos passaram dos hedônicos, espirituais e intelectuais ao puramente físico (corpo, e bens materiais) e que os meios de comunicação social reforçaram, num ato de repetição, mantido pela falta de reflexão profunda.

De modo geral, os profissionais de saúde precisam sair da vala comum da letargia e do conhecimento solidificado e buscar acompanhar as informações que circulam pela sociedade infantojuvenil para poder avaliar e mensurar o impacto dos novos comportamentos na saúde dos adolescentes e encontrar meios rápidos, eficientes e eficazes e com a mesma linguagem daqueles que "falam" mais ao adolescente.

As intervenções educativas formais e legitimas devem levar em consideração que o adolescente de hoje é muito mais sensível à informação difundida por meio de aplicativos de *smartphones* do que a horas de discursos e palestras sobre saúde e alimentação.

O adolescente contemporâneo quer ter experiências!

NOVOS RISCOS E TENDÊNCIAS

Atualmente o perigo dos modismos não se refere somente ao excesso dos nutrientes ingeridos, mas sim à não ingestão de alguns nutrientes e alguns comportamentos de risco: *"fasting"* (jejum intermitente para emagrecer rápido), "veganismo", *"gluten free"*, *"lactfree"*, *"whey protein"*, *"diet"*, *"free* qualquer coisa", somente para citar alguns exemplos.

O consumo de bebidas excitantes, erroneamente denominadas energizantes, também representa um comportamento de risco para os adolescentes que, além de consumi--las exageradamente, as consomem nas "baladas" associadas a bebidas alcoólicas. Uma das maiores marcas de bebidas excitantes nem publicidade faz, ela patrocina esportes radicais e distribui amostras grátis nas "baladas".

É possível dizer que o estudo e o acompanhamento do comportamento alimentar do adolescente, para a intervenção ser adequada e efetiva, devem ser dinâmicos e ir muito além da consulta em consultório; deve-se estar a par da vida e da dinâmica social dos adolescentes, que por sua vez mudam rapidamente, à medida que eles crescem e se desenvolvem.

O que podemos fazer agora é detectar e antecipar o mais rápido possível as repercussões das informaçõess e estilos de vida que fazem sucesso entre os adolescentes para delinearmos ações e discussões em consultórios e que falem "a linguagem" deles e assim possamos instituir a melhor intervenção, caso a caso.

INFORMANDO, ORIENTANDO E COMUNICANDO

As orientações alimentares para adolescentes se mostram desafiadoras.

As estratégias adotadas devem envolver a família, o entorno social e as informações que são veiculadas nas redes sociais, na internet, no YouTube, além daquelas veiculadas em aplicativos para *smartphones*, para citar algumas.

A escola pode representar um local promissor para o desenvolvimento do pensamento crítico do adolescente, mas com a velocidade com que as informações mudam, devemos estar atentos e não nos limitar à educação formal nesses casos.

A posse de conhecimentos sobre alimentação e nutrição não está associada diretamente à ingestão de padrão alimentar mais saudável, mas ajuda a refletir e a questionar as informações recebidas e o comportamento dos pares.

A participação dos adolescentes, e a consequente exposição de suas opiniões, apresenta bons resultados quando comparada a intervenções formais, pois permite verificar os aspectos motivacionais do comportamento alimentar, delinear melhor estratégia quanto à temática a ser discutida e rever e redirecionar comportamentos existentes.

CONSIDERAÇÕES FINAIS

Embora profissionais da área da saúde sejam os mais aptos e preparados, dada a sua formação, para disseminar informações sobre alimentação, nutrição e saúde, eles não são, muitas vezes, carismáticos na perspectiva de um adolescente e na maioria das vezes não foram preparados para comunicar e tornar comum uma ideia ou conceito, muito menos para tornar alguma conduta de saúde tão atrativa quanto um fenômeno de moda.

Faz-se necessário aceitar que adolescentes são, a princípio, consumidores ou, na linguagem mercadológica, um *"target"* e que, no que tange ao comportamento alimentar, deveríamos pensar em tornar nossos pacientes consumidores "responsáveis", lúcidos, conscientes e críticos em vez de ditarmos algumas regras ditas "saudáveis". Mas por uma questão mais de falta de jeito do que de falta de vontade, as mensagens clássicas oriundas desses profissionais são pouco ouvidas e têm pequena penetração nos meios "jovens".

O mais importante, e o que negligenciamos muitas vezes, é fazer o diagnóstico apropriado do comportamento alimentar de adolescentes. Não existe um comportamento único, e por isso, neste capítulo, nos restringimos a aguçar o raciocínio mais amplo e complexo do entendimento do comportamento alimentar do adolescente. O que se dizia há algum tempo, e que ainda se diz, que adolescentes têm preferência por certos alimentos, recusam outros, são fortemente influenciados pelos pares e pela "mídia", não pode ser entendido como verdade absoluta e isolada de outras situações, quando se sabe que adolescentes passam por um período de vida no qual acontecem muitas alterações físicas, fisiológicas, cognitivas, emocionais e sociais, mas que a manifestação dessas modificações é única para cada um deles e depende muito do entorno de cada um, tornando cada adolescente único, pois vão impactar cada um de modo diferente, em sua singularidade física, emocional, sócio-histórico cultural e consequentemente alimentar.

Quando se trata de grupos ou quando se refere em termos de saúde pública, os grupos de adolescentes devem ser mais segmentados, segundo suas características, para que estratégias de grupo eficientes, eficazes e perenes possam ser criadas.

Cada vez mais, além de definir o quê e como um adolescente come, devemos entender como e por que ele tem determinado comportamento alimentar.

BIBLIOGRAFIA

1. Canguilhem, G. La Santé, concept vulgaire et question philosophique (1988), Paris: Sables, Pin-Balma, 1990.

2. Carvalho, Maria ClaudiaMC da V. S.; Luz, Madel TherezinhaMT; Prado, Shirley SD. Comer, alimentar e nutrir: categorias analíticas instrumentais no campo da pesquisa científica. Ciênc. Saúde Coletiva, Rio de Janeiro, v. 16, n.1, jan. 2011;16(1). Disponível em: <http://www.scielo.br/scielo.php?script=sci_arttext&pid=S1413-81232011000100019&lng=en&nrm=iso>. Acesso em: 17 jul. 2013.

3. Contreras Hernández, JesusJ; Gracia-Arnáiz, Mabel. Alimentación y cultura: Perspectivas antropológicas. Barcelona: Ariel, 2005.

4. Costa, Adriana LuciaAL F. da; Duarte, Daniel EliasDE; Kuschnir, Maria Cristina MCC. A família e o comportamento alimentar na adolescência. Adolesc. Saúde, Rio de Janeiro, v. 7, n.3, set. 2010;7(3). Disponível em: <http://www.adolescenciaesaude.com/detalhe_artigo.asp?id=236>. Acesso em: 04 fev. 2013.

5. Cunha, D. B. et al. Prontidão para mudança de comportamento e variação do consumo alimentar de adolescentes participantes de ensaio comunitário de base escolar em Duque de Caxias, RJ. Rev Bras Epidemiol., v. 18, n.3, set. 2015;18(3). Disponível em: < http://www.scielo.br/pdf/rbepid/v18n3/pt_1415-790X-rbepid-18-03-00655.pdf>. Acesso em: 02 jan. 2017.

6. Estima, Camila C de C. P.; Philippi, Sonia ST.; Alvarenga, Marle M dos S.. Fatores determinantes de consumo alimentar: por que os indivíduos comem o que comem? Rev. Bras. Nutr. ClinClín., Porto Alegre, 2009; v.24, n.(4,). 2009.

7. Grazini dos Santos, J., Pellerano, J., Riegel, V. - Busca de informação digital sobre práticas culinárias por jovens: reprodutor de cosmopolitismo? Revista Latinoamericana de Ciencias de la ComunicaçãoComunicación, 2016; V. 13, N.24 (13), 2016, p.: 265- 275.

8. Jomori, M.M.; Proença, R.P.C.; Calvo, M.C.M. Determinantes de escolha alimentar. Rev Nutr, 2008; v.21, n.(1,). 2008.

9. Mathé, Thirerry; Pilorin, Thomas; Hébel, Pascale. Du discours nutritionnel aux représentations de l'alimentation,. Cahier de recherche du CREDOC, Paris, n.252, dez., 2008.; 252. Disponível em: <http://www.credoc.fr/pdf/Rech/C252.pdf>. Acesso em 1 set. 2015.

10. Mc Naughton, Sarah SA. Understanding the eating behaviours of adolescents: application of dietary patterns methodology to behavioral nutrition research. J. Am Diet. Assoc., Feb 2011; v.111, n.(2,). feb. 2011.

11. Murcott, A. Understanding life-style and food use: contributions from the social sciences. British Medical Bulletin, Oxford, 2000; v.56, n.(1,): p. 121-132, 2000.

12. Poulain, J. P. Sociologias da alimentação: Os comedores e o espaço social alimentar. Florianópolis: Editora da UFSC, 2004.

13. Poulain, J., Corbeau, J.P. Penser l'alimentation, entre imaginaire et rationalités, França; Paris: Privat, 2002.

14. Poulain, J.P., -. Lost of structure of food intake patterns in teenagers: Myth or reality. in Cahiers de Nutrition et de Diététique January 2000;35(2):127-131 · January 2000.

15. Rossi, Alessandra; Moreira, Emília A. M.EAM; Rauen, Michelle S. Determinantes do comportamento alimentar: uma revisão com enfoque na família. Rev. Nutr., Campinas dez. 2008; v.21, n.(6,). dez. 2008. Disponível em: <http://www.scielo.br/scielo.php?script=sci_arttext&pid=S1415-52732008000600012&lng=en&nrm=iso>. Acesso em: 02 jul. 2009.

16. Sociologie de l'obésité. Paris: PUF, 2009.

17. Uzanian, Laura G.LG et al. Fatores de risco e proteção ao comportamento alimentar do adolescente: um olhar sobre vulnerabilidades e resiliência. Revista Internacional de Humanidades Médicas, 2013; v.2, n.(2,). 2013. Disponível em: http://docplayer.com.br/14102634-Humanidades-medicas-fatores-de-risco-e-protecao-ao-comportamento-alimentar-do-adolescente-revista-internacional-de.html. Acesso em: 02 jan. 2017.

18. Voorend, Carlijn G. N.CGN et al. "We eat together; today she buys, tomorrow I will buy the food": adolescent best friends' food choices and dietary practices in Soweto, South Africa. Public Health Nutr., v.16, n.3, mar.2013;16(3). Disponível em: <http://journals.cambridge.org/download.php?file=%2FPHN%2FPHN16_03%2FS136898001200325 4a.pdf&code=603c6c0af4a947d179829c68c457666d>. Acesso em: 24 ago. 2013.

19. Waterson, M.J.; Horvath, T.L. Neuronal regulation of energy homeostasis: beyond the hypothalamus and feeding. Cell Metabolism, Dec. 2015; v.22, n.(1,). Dec. 2015. Disponível em: < http://www.cell.com/cell-metabolism/pdf/S1550-4131(15)00483-0.pdf>. Acesso em: 02 jan. 2017.

Projeto de Vida e Protagonismo Juvenil

13

Maria Ignez Saito

O SONHADOR

O que nos faz imaginar
Que o alçar de um novo voo
Tornará possível um rasante
Leve, profundo, absoluto e seguro na vida?
O que nos move sem garantias,
Com medo presente
E uma bagagem de cicatrizes mal fechadas?
Acho que é a simples vontade de viver,
Em seu estado mais bruto
Ancorada a uma embarcação de motivos
Embriagados de paixão
Que fazem com que o nosso espírito decole entregue,
Em direção ao sublime.
E mesmo que porventura,
As nossas asas não encontrem de cara
O lugar certo para pousar,
Persistem, ora flutuando,
Ora se desequilibrando chicoteadas pelo vento.
Persistem, mesmo que isso custe
Um punhado de dor, engano e desilusão
Sem permitir que através dos anos
A fantasia perca a sua graça
Dando lugar a uma mulher de olhos vazios.
Aquilo que alguns chamam de voo
Para outros pode ser prisão.
Faça assim, o seu próprio desenho no céu da vida
Com suas asas abraçadas aos seus desejos
Ainda que esses, contemplados por olhares outros,
Pareçam ousados, loucos ou tolos demais.
Leia a vida com seus olhos
Pois, o olhar de qualquer forma
Atravessará todas as estações.
Acredite por um segundo
No sonho de face utópica
Fazendo esse momento fugaz
Valer a eternidade de sonhar

Danças Descalças
Roberta Akemi Saito

INTRODUÇÃO

A adolescência é quase sempre referida como a fase de transição entre a infância e a idade adulta, podendo essa ideia de transitoriedade conferir-lhe, erroneamente, uma importância menor. Na realidade, esse momento reveste-se da maior importância dentro do processo de desenvolvimento do ser humano, sendo decisivo não só para o desempenho do jovem, mas também, posteriormente, para aquele do adulto.

Esse período da vida, que se caracteriza pela transformação, é reconhecido como de grande vulnerabilidade e risco, sendo, desde o início do século XIX, reconhecido como fundamental para a construção do sujeito definitivo, pois eventos adversos nele vivenciados podem comprometer não só essa fase da existência, mas também a própria adultícia ou até mesmo a geração seguinte.

É relevante lembrar que os fatores de risco podem ser subdivididos em individuais e ambientais. Para os adolescentes, dentro da esfera individual, destacam-se os riscos vinculados à chamada síndrome da adolescência normal, que reúne características do desenvolvimento psicossocial nessa fase da vida, tais como a busca de identidade, a vinculação ao grupo, a evolução da sexualidade, a vivência temporal singular, a noção de indestrutibilidade. No âmbito ambiental eles estão relacionados aos chamados grupos de referência, como família, escola, saúde, nível socioeconômico, cultura, religião, trabalho, justiça, mídia...

Sabe-se que o risco pode ser mensurado levando-se em conta a força do ambiente sobre o sujeito, o que torna as ações voltadas para a inserção ambiental fundamentais para o exercício da prevenção, sendo reconhecido que o ambiente, desde o nicho familiar até a sociedade, é o grande determinante para o desfecho do risco. Por exemplo, durante a adolescência, chamam a atenção as vivências de risco ligadas ao exercício da sexualidade e que exigem da atenção integral respostas relacionadas a propostas efetivas de prevenção como a educação sexual precoce, que deveria ser adequadamente ministrada por múltiplos agentes como pais, profissionais de educação, de saúde, entre outros.

Cabe salientar que cada grupamento sociocultural produzirá adolescentes e jovens que serão moldados para propostas de compromisso ou descompromisso, realização ou fracasso, construção ou destruição, sob a égide de modelos de impunidade, corrupção, desemprego, violência, ou de modelos adequados, que se vinculem à sustentação de projetos de vida e de realização pessoal e coletiva.

Pergunta-se, que tipo de adolescentes e jovens uma nação quer formar, devendo ser levado em conta que esses mesmos adolescentes e jovens são o contingente-chave para qualquer processo de transformação social, principalmente num país como o nosso, bastando para isso lembrar a pirâmide de distribuição etária.

Mas qual é a realidade que o Brasil apresenta?

- Uma evasão escolar alarmante;
- A gravidez precoce como um problema de saúde pública, perpetuando-se, assim, a miséria, a fome, a falta de esperança e de projeto de vida;
- O analfabetismo que atinge cifras impressionantes (mesmo para os que estão na escola);
- O desemprego: uma constante na vida dos adolescentes (como exigir experiência de alguém que jamais teve a chance de trabalhar?);
- A inexistência de qualquer tipo de política bem estruturada voltada para a juventude, que caminha sem oportunidades ou qualificação.
- Discutem-se muito mais as justificativas para imputá-los aos 16 anos do que propostas para educação, saúde, emprego, numa sociedade mais justa, que não favoreça o crime.

Em nossa sociedade contemporânea, a imagem pública atual dos adolescentes não os favorece. Manchetes de jornais, canais de televisão ocupam-se da violência adolescente, mostrado ora como vítima, ora como agressor e poucas vezes como sujeito/cidadão, generoso, responsável, importante...

Claro está que também existem adolescentes marginais, drogados, criminosos, elementos perigosos para a sociedade, com condutas antissociais, muitos deles irrecuperáveis.

Faz-se necessário o julgamento criterioso, a colocação de limites e até de punição. Caso isso não ocorra, a sociedade omitiu-se novamente ou procurou jogar a culpa somente no meio ambiente desfavorável, esquecendo-se que outros jovens, nas mesmas condições adversas, não ingressaram no crime, nas drogas, na violência, surgindo como aspecto relevante o conceito de resiliência, que pode ser entendida como a capacidade que o ser humano tem de competir com a adversidade.

É importante ter-se presente que não se é resiliente sozinho, embora essa qualidade seja de fato íntima e pessoal. Para que ela se deflagre e cresça, é da maior relevância o acolhimento feito por outros indivíduos ou grupos sociais. Loos H. et al, concluíram que "a resiliência pode ser vista como uma capacidade latente nos indivíduos; porém ela somente será desenvolvida a partir de certas qualidades do meio, em especial dos processos interativos entre os seres humanos".

Muitos adolescentes acreditam que não vencer as dificuldades seja seu destino, não havendo uma maneira de se fugir disso e, então, não lutam, tornando-se derrotados.

Dentro do contexto do Brasil, são urgentes rápidas reformas no que tange a projetos de vida da juventude, os quais deverão se assentar na educação e na promoção social do ser humano, e isso não quer dizer somente melhoria da renda. Há que se resgatar os adolescentes e os jovens para capacitação, para a crença e para a esperança, pois é definitivamente reconhecida sua tenacidade em perseguir seus sonhos, sem barganhá-los facilmente, o que conduz à reflexão sobre a pequenez de alguns adultos, que, em sua ânsia de poder, podem trocar tudo, principalmente valores morais, espirituais e éticos.

Infelizmente, muitos pais, professores, profissionais de saúde, entre outros, possuem uma visão estereotipada ou mesmo distorcida sobre adolescência e adolescentes, vistos sempre como rebeldes, vazios, arrogantes, "aborrecentes". Aristóteles, na Antiga Grécia, já os descrevia como "apaixonados, irascíveis, capazes de arrebatar e serem arrebatados por seus impulsos".

Adultos com pensamentos arraigados, muitas vezes ocupando postos-chave dentro da sociedade, não creem que possam aprender com os jovens, renovando suas experiências e até sua maneira de perceber a vida.

Faz-se necessário que se acredite mais nos adolescentes, na sua qualidade e dignidade, nesse momento tão singular e turbulento de sua existência.

É preciso ter-se presente, de maneira definitiva, que os adolescentes são cidadãos capazes, ou podem, frequentemente, ser resgatados para sê-lo, por exemplo, por meio do protagonismo.

A palavra protagonismo tem raiz grega — *proto*, que significa principal, e *agon* significando lutador; protagonista é aquele que é lembrado como lutador ou personagem principal tanto das tragédias quanto das comédias.

Na relação adulto/adolescente, ou quem dera educador/educando, o adolescente é o ator principal do seu desenvolvimento, e isso deve ficar claro para o adulto, sem que haja perda de qualidade no seu interesse em ajudá-lo a se construir.

Diante dessas considerações, cabe ao adulto a tarefa de, frequentemente, precisar modificar sua maneira de encarar o adolescente, ou seja, adolescentes devem começar a ser vistos como solução e não como problema.

Há que se acreditar em seus vínculos com a ação, a liberdade, a responsabilidade, o compromisso e a capacidade de realização de seus sonhos.

Educar, então, passa a conter como perspectiva fundamental a criação de espaços para desenvolvimento, existindo a necessidade de proteção e prevenção de agravos.

Isso envolve um compromisso ético para o incremento de propostas baseadas no protagonismo da juventude, o que exige do adulto/educador, qualquer que seja seu vínculo ou nível de atuação, uma clara vontade política, pois, por meio de sua tutela, deverá ocorrer a construção da cidadania dos jovens, entendida como o exercício de sua participação democrática nos mais variados sítios de atuação.

O processo educativo e participativo, que deve envolver o adolescente, enfatiza sua autonomia por meio das vivências, das reflexões, do compromisso e da responsabilidade, sustentados pela liberdade de escolha.

Há debates que se formam em torno da autoestima, de dar e receber, de valores, cidadania, direitos humanos, deveres, saúde, educação, sexualidade, drogas, violência, cultura. Começa a delinear-se atitude crítica em relação a leitura, meios de comunicação, músicas, políticas, consumo etc.

Associar-se a seus pares e também aos adultos em projetos variados, que envolvem o outro, propicia o desenvolvimento da sensibilidade, da capacidade de escolha na tomada de decisões, o que, em última instância, conduz à percepção de si mesmo com fortalecimento da cidadania.

Dentro de qualquer contexto, da família à sociedade como um todo, a inclusão de adolescentes na resolução de problemas contribui para a organização e o fortalecimento dessa mesma sociedade. Assim, prepara-se a proposta futura, articulando-se no hoje o amadurecimento da sociedade de amanhã, lembrando que o adolescente é e sempre será o grande fator de transformação social.

Segundo Françoise Dolto, "se a dependência do adolescente se prolonga, é destruidora e pode terminar por aniquilar o jovem"; "seria importante que os adolescentes fossem encarregados pela sociedade de exprimir-se, pois isso os ajudaria em sua difícil evolução".

A responsabilidade do adulto educador e formador de opinião será colocada na figura dos pais, professores, profissionais da área da saúde, da justiça, personalidades da política e personagens da mídia, e servirá de modelo por meio do qual a personalidade dos jovens será moldada.

Na realidade, se há uma cultura adolescente, ela é amplamente veiculada pelos adultos, que comercializam produtos variáveis (tanto materiais quanto espirituais) e levam os adolescentes a comprá-los (ou adotá-los). A moeda corrente pode ser o sonho do jovem trocado por duras realidades, como a das drogas, da prostituição, do crime, da corrupção.

Claro está que não há no adulto a predisposição inata para o erro, a inadequação ou a corrupção, existindo muitas luzes ainda acesas, que permitem que os jovens encontrem modelos adequados de compromisso, honra, respeito e cidadania na proposta adulta.

Dentro da perspectiva de interação do protagonismo juvenil é imprescindível que a participação do adolescente seja, de fato, autêntica e não decorativa ou manipulada. Um elenco de posturas assumidas pelo adulto deve ser radicalmente evitado, tais como:

- Anunciar ao jovem decisões já tomadas, reservando-lhe o dever de acatá-las;
- Apresentar um problema, recolher sugestões dos jovens e tomar a decisão final sem sua participação;
- Estabelecer limites para determinada situação e obrigar os jovens a que tomem decisões dentro desses limites.

Na realidade, educar para a participação é criar espaços para construção do ser, e mesmo a rebeldia do jovem deve ser vista, muitas vezes, como sinônimo de construção e não de constrangimento ou represália.

O educador romeno Reuven Feuerstein afirmava: "os jovens vivem num mundo sem passado, não têm história e nem horizontes; vivem pelo aqui e agora" (Isto É, n[o]1, p. 65).

E será que os jovens estão realmente alheios à realidade social ao seu redor?

Pesquisas realizadas em escolas públicas e privadas mostram jovens preocupados com o presente e com o futuro. Como conseguir empregos, vagas em faculdades, casa própria etc.? Esses são alguns de seus questionamentos. Os depoimentos revelam grande senso de realidade e, frequentemente, uma triste visão de que aqueles que triunfarão serão a minoria, principalmente nos níveis socioeconômicos menos favorecidos.

Essa preocupação torna-se bem concreta se analisada por meio de relações, envolvendo recursos econômicos, políticos, governamentais, normas, valores, instituições.

Erik Erikson escreveu: "Na juventude as regras da dependência infantil começam a cair. Não é mais o velho que ensina ao jovem o significado individual ou coletivo da vida. É o jovem que, por meio de suas respostas e ações, diz ao adulto se a vida, da maneira como é apresentada ao jovem, tem significado. É o jovem que carrega em si o poder de confirmar aqueles que o confirmam, de renovar e dar nova vida ou de refor."

Dentro da cultura ocidental, o adolescente carrega rótulos de futilidade, inconsequência, irresponsabilidade, invulnerabilidade. Se for visto só dessa maneira, seus projetos, ainda que inovadores, poderão ser tão desprestigiados que evoluirão desastrosamente. Faz-se necessário ampliar a perspectiva adulta de vê-los, ouvi-los, senti-los, apoiá-los.

É importante considerar que os projetos de vida, frequentemente, são realizados a médio e longo prazos, o que pode se tornar uma dificuldade para o adolescente e sua proposta imediatista.

É, a bem da verdade, a resultante de um trabalho de construção realizado pelo jovem, no qual ele utiliza toda a sua história, as alternativas oferecidas pelo meio ambiente, sua energia e sua capacidade de intervenção para provocar mudanças. Não é possível, portanto, reduzir o projeto de vida a uma possibilidade subjetiva ou construí-lo, ao acaso, dentro de perspectivas mal definidas.

Infelizmente, vive-se, na pós-modernidade, uma época de grandes mudanças socioculturais, de perda de valores tradicionais, de esfacelamento de vínculos familiares, da mídia como educador, de novas palavras de ordem que têm o consumismo como religião e na qual se impõe a luta pelo futuro de nossas crianças e adolescentes, para que se tornem cidadãos amanhã e, portanto, sujeitos desde hoje.

Para que esses objetivos sejam atingidos faz-se relevante uma reflexão profunda sobre nossas responsabilidades diante desses seres em formação, ou seja, sob que tipo de perspectiva se estrutura sua trajetória.

Segundo Saito RS (2014), o ser humano adolescente não apenas existe, mas vive e assume-se adquirindo poder sobre o mundo, influenciando e modificando o que o cerca pela originalidade de sua identidade, identidade essa que também se desenvolve, deixa a sua marca e se vê marcada. O mesmo autor acrescenta: "Adolescentes e jovens buscam... buscam Deus, através das mais variadas crenças; buscam ser a imagem especular de seus ídolos; buscam realização, ainda que pela violência e/ou pela droga; buscam a aprovação do outro, mas deveriam, antes de tudo, buscar a si mesmos e sua consciência".

Isso propiciará o verdadeiro encontro com o eu interior, possibilitando sua realização harmônica, como artesãos que tecem seu próprio destino". As palavras de ordem diante de tantas buscas são compromisso e esperança, tornando clara a nossa crença de que eles são capazes de realizações que transformarão a utopia em realidade palpável.

Quero mudar

sem vacilar,

este modo de pensar.

Quero vencer

este meu estranho ser,

este jeito de viver.

Quero amar

noutro patamar,

e de mim mais gostar.

Quero lutar

sem esmorecer,

e de mim não esquecer.

Quero estar

sem nunca mudar,

vivendo para me amar.

Deyse Felix

BIBLIOGRAFIA

1. Costa ACG. O adolescente como protagonista. In: Cadernos Juventude, Saúde e Desenvolvimento. Brasília: Ministério da Saúde, 1999, pp. 75-9.

2. Davis A. Socialization and adolescent personality in adolescence. In: Yearbook of the National Society for the Study of Education 1994;43(1).

3. Erikson EH. Sociedad y adolescencia. 5. ed. México: Siglo Veintiuno Editores, 1979.

4. Gunter IA. Adolescência e projeto de vida. In: Cadernos Juventude, Saúde e Desenvolvimento. Brasília: Ministério da Saúde, 1999, pp. 86-92.

5. Rojas DS. Adolescencia, cultura y salud. In: Maddaleno M et al., ed. La salud del adolescente y del joven. Washington DC: Organización Panamericana de la Salud — Organización Mundial de la Salud, 1995, pp. 15-26. (Publicación científica 552.)

6. Saito MI. Adolescência e projeto de vida: o adolescente como protagonista e agente de transformação. In: Saito MI, Vargas da Silva LE, Miranda Leal M, eds. Adolescência, prevenção e risco. 3ª ed. São Paulo: Editora Atheneu, 2014. pp. 635-40.

7. Saito RS. Consciência corporal: o resgate do eu. In: Saito MI, Vargas da Silva LE, Miranda Leal M, eds. Adolescência, prevenção e risco. 3ª ed. São Paulo: Editora Atheneu, 2014. pp. 625-34.

Resiliência na Adolescência

14

Tânia Higa Sakuma
Maria Sylvia de Souza Vitalle

A adolescência é um período de experimentação e auto-descoberta marcado por esforços do adolescente de estabelecer sua identidade e autonomia, enfrentando transformações físicas, psicológicas, sociais, cognitivas e culturais. Se essas transformações resultarão em vulnerabilidade (riscos) ou resiliência (proteção) depende de como o adolescente pode lidar com as adversidades e criar interpretações positivas ao longo de suas vivências. Podemos considerar a vulnerabilidade como a predisposição do indivíduo em desenvolver problemas de comportamento, problemas de desenvolvimento ou de saúde mental. Por outro lado, a resiliência pode ser considerada como predisposição para superar os eventos negativos e desenvolver-se adequadamente.

Nessa fase abre-se, assim, um leque de desafios e situações de vários contextos, que tanto podem resultar no amadurecimento e na aquisição de habilidades socioemocionais como também podem gerar questões de desajuste comportamental e emocional, causando consequências negativas à saúde. De acordo com Bekaert, é na adolescência que se adquire consistência às fundações da saúde futura, aos estilos de vida, às atitudes e aos padrões de comportamento que podem garantir ou não o bem-estar e uma melhor realização da pessoa.

A adolescência traz implícita a necessidade de programas preventivos ou intervenções educativas que visam o desenvolvimento da resiliência e das competências de vida. A intervenção educativa está relacionada aos conceitos de educação em saúde, que pode ser compreendida como "combinações de experiências de aprendizagem planejadas para facilitar ações voluntárias conducentes à saúde". Esse conceito de Candeias enfatiza a importância de combinar diversos aspectos determinantes do comportamento humano com diversas experiências de aprendizagem, por meio de uma intervenção educativa sistematicamente planejada, para facilitar ou possibilitar ações de um indivíduo, grupo ou comunidade, para alcançar um efeito positivo e intencional sobre a própria saúde.

CONCEITO DE RESILIÊNCIA

As pesquisas e aplicações da resiliência nas áreas de comportamento humano, Ciências Humanas e Saúde têm ganhado espaço e se ampliado cada vez mais. O seu conceito originado na Física e Engenharia define a resiliência como "capacidade de um material absorver energia sem sofrer deformação plástica ou permanente", ou, ainda, como "capacidade de um material recuperar o seu estado normal, quando suspensa a aplicação de uma tensão exterior e após cessar a solicitação e o estado de risco".

No decorrer da história, vários pesquisadores trouxeram uma infinidade de definições para a resiliência, por exemplo, capacidade excepcional, resistência extrema, invulnerabilidade, invencibilidade, entre outros. Contudo, essas definições foram evoluindo com o tempo e, atualmente, podemos considerar a perspectiva da resiliência mais como um fator de equilíbrio pessoal e social adaptável às situações adversas do que como um fator impossível de desestabilizar.

O conceito de resiliência sob a forma de um processo ou resultado de processos, que permitem ultrapassar riscos significativos, tem sido cada vez mais apoiado pelos autores mais recentes, que consideram, de modo mais conveniente, a resiliência um processo e não um traço de personalidade, como foi defendido em tempos anteriores. Para muitos autores, suas definições de resiliência dão uma ênfase especial nas consequências atingidas perante situações de risco, conforme os exemplos a seguir:

- **Rutter (1987):** define resiliência como o resultado de processos de proteção que permitem ao indivíduo lidar com sucesso com as adversidades.
- **Garmezy (1999):** considera que a resiliência se traduz na manifestação de competência, apesar da exposição a fatores de risco significativos.
- **Masten (1999):** diz que a resiliência geralmente se refere à apresentação de comportamentos desejados, em situações em que o funcionamento adaptativo ou o desenvolvimento estão significativamente ameaçados por acontecimentos ou situações de vida adversas.
- **Mangham, McGrath, Reid e Stewart (1995):** definem resiliência como capacidade que os indivíduos e sistemas (famílias, grupos e comunidades) têm para lidar com as adversidades ou riscos significativos com sucesso. Essa capacidade desenvolve-se e modifica-se

ao longo do tempo e, também, pode aumentar por fatores de proteção do indivíduo e contribuir para a manutenção ou promoção da saúde. Deste modo, esses autores ressaltam que a resiliência não se trata de um traço fixo e estável ao longo do tempo, mas suscetível a mudanças em função das variações nos fatores de risco e de proteção.

- **Werner (1994):** diz que para a resiliência é necessário um equilíbrio entre fatores de risco e de proteção, isto é, se existem mais fatores de risco também são necessários mais fatores de proteção para compensar. Werner também afirma que esses fatores de proteção podem ser estimulados ou melhorados.

- **Grotberg (1996):** considera que a resiliência permite em certas situações atingir níveis superiores de desenvolvimento, comparativamente com aquele que existia antes da ocorrência da situação adversa. Assim, a resiliência pode ser considerada a capacidade das pessoas de suportarem, superarem e criarem uma superioridade (força e maturidade) diante de experiências de adversidade. A autora também defende a ideia de que a resiliência pode ser promovida não necessariamente por causa da adversidade, mas como antecipação a adversidades inevitáveis.

- **Barbosa (2012):** a resiliência pode ser entendida como a capacidade de balancear os domínios das crenças de maneira estruturada para enfrentar e superar as adversidades, por meio de forças e virtudes, culminando em maturidade na expressão do comportamento.

- **Ungar (2008):** define a resiliência como saudável e socialmente aceita de acordo com sua cultura e a sua capacidade em prover recursos significativos. Enfatiza a necessidade das pessoas em exercer o arbítrio pessoal suficientemente para seguir seu caminho (navegar) para os muitos recursos de que necessitam a fim de satisfazer as suas necessidades de desenvolvimento.

O foco da primeira geração de pesquisadores era compreender os fatores de proteção que estão na base dessa adaptação positiva em crianças que vivem em condições de adversidade. Já a segunda geração de pesquisadores expandiu o tema da resiliência em dois aspectos:

- A noção de processo, que implica a dinâmica entre fatores de risco e de resiliência, que permite ao indivíduo superar a adversidade;

- A busca de modelos para promover resiliência de maneira efetiva em termos de programas sociais.

A resiliência pode ser difundida entre vários aspectos da vida e deve ser compreendida pela consideração de fatores anteriores e posteriores às circunstâncias vividas. É um fator extremamente importante para este novo século em todas as áreas da vida pessoal, profissional, da saúde, social, familiar, ambiental, cultural etc., pois estamos vivendo momentos de grandes transformações e metamorfoses.

A resiliência pode ser pensada como capacidade de adaptação ou faculdade de recuperação, como também pode ser compreendida como um estado dinâmico de tensão entre indivíduos, famílias, comunidades e culturas, não sendo um estado permanente do ser.

A resiliência é assim um processo dinâmico de desenvolvimento humano, que se desenvolve a partir das relações do indivíduo com o seu meio, ao longo da vida. Na Teoria Bioecológica de Brofenbrenner, "o desenvolvimento humano ocorre por meio de processos de interação recíproca, progressivamente mais complexos entre um organismo humano biopsicológico em atividade e as pessoas, objetos e símbolos existentes no seu ambiente externo imediato". Do mesmo modo, o desenvolvimento da resiliência acontece nos processos de interação da pessoa com o seu contexto, dentro de um determinado tempo. Brofenbrenner ressalta que "durante o desenvolvimento humano, os indivíduos inevitavelmente crescem, amadurecem e mudam. Nesse mesmo período, mudanças ocorrem em suas sociedades, comunidades, redes sociais, famílias e relações pessoais. O segredo do desenvolvimento social requer que os investigadores acompanhem essas mudanças simultâneas no desenvolvimento humano que ocorrem com suas pessoas e seus contextos, determinando suas inter-relações".

PROGRAMAS DE RESILIÊNCIA COMO INTERVENÇÃO

Vários estudos comprovam que intervenções educativas ou programas de resiliência para adolescentes previnem sintomas de depressão e ansiedade, reduzem problemas de condutas, melhoram a aprendizagem e promovem um comportamento para uma vida mais saudável. Existem vários programas de resiliência em outros países, mas ainda faltam programas adequados para contextos multifacetados como do Brasil.

Na maioria dos programas de resiliência, os adolescentes são estimulados a adquirir competências, gerir emoções, criar autonomia, estabelecer e desenvolver relações interpessoais mais maduras e desenvolver integridade pessoal. Pesquisadores da Universidade da Pensilvânia desenvolveram vários estudos de promoção da resiliência em crianças e adolescentes que comprovam que programas de resiliência para adolescentes previnem sintomas de depressão e ansiedade, reduzem problemas de condutas, melhoram a aprendizagem, promovem um comportamento para uma vida mais saudável e favorecem o bem-estar dos adolescentes.

O programa desenvolvido na Universidade da Pensilvânia chama-se PRP (*Penn Resilience Program*) e tem como objetivo a prevenção da depressão de adolescentes. Seligman, mentor do programa, sugere que o incremento de habilidades comportamentais resilientes seja obtido pelo reforço positivo dos comportamentos desejáveis, favorecendo o sentimento de competência, de identificação de aspectos positivos nas experiências de vida, no fortalecimento da autoestima e de modelos de estilos explicativos positivos oferecidos por adultos significativos. Muitos outros programas reconhecidos nos Estados Unidos reforçam as competências emocionais e as habilidades sociais das crianças e adolescentes.

Na Austrália, o Departamento de Saúde e Envelhecimento investe no KidsMatter, que é um programa de resiliência aplicado nas escolas australianas desde a educação infantil. Estimular a resiliência nas crianças desde pequenas traz resultados positivos nos indivíduos na saúde durante a vida adulta e no processo de envelhecimento. Esse projeto também traz resultados positivos nas correlações entre o bem-estar e a saúde mental dos estudantes e o melhor desempenho escolar.

Os programas de resiliência ajudam o adolescente a obter recursos para desafiar as situações de seu cotidiano e promover seu bem-estar. No entanto, como qualquer outra ferramenta, a sua adequação e o seu valor estão na capacidade de saber utilizá-la. A ideia não é cultivar a sobrevivência dos adolescentes melhores, mais fortes e competitivos, mas sim oferecer novas possibilidades para os adolescentes lidarem com situações mais adversas da vida, manifestando o melhor do seu potencial. É importante observar os contextos culturais e específicos de cada indivíduo, para não inculcar conceitos e valores hegemônicos típicos de sociedades majoritárias. Dentro de uma visão mais humanista do desenvolvimento do adolescente, faz-se necessário construir a resiliência considerando a ética, a igualdade, o equilíbrio ecológico e ambientes humanos sustentáveis. Além desses programas de resiliência e de desenvolvimento da aprendizagem socioemocional para crianças e adolescentes, foram desenvolvidos também programas que ajudem os pais e as escolas a promover a resiliência dos jovens.

Como resultado de nossas pesquisas, foi possível elaborar programas e intervenções educativas de resiliência, aumentando o repertório de práticas para o comportamento positivo dos adolescentes, como também práticas educativas para pais e educadores apoiarem no reforço desses comportamentos que promovem a saúde e o bem-estar. Este Programa de Resiliência é direcionado para os próprios adolescentes, como também para os pais, educadores e pessoas da comunidade ao seu entorno, visando desencadear mudanças do comportamento individual ou do grupo, para promover a saúde em escolas, abrigos, associações, clubes, entre outros ambientes ou contextos.

A elaboração deste Programa de Resiliência foi baseada na Bioecologia do Desenvolvimento Humano de Bronfenbrenner. O contexto primordial de desenvolvimento é aquele em que o indivíduo pode engajar-se em atividades conjuntas cada vez mais complexas, com a orientação direta de pessoas que se comprometam com seu bem-estar e com quem ele tenha uma relação afetiva positiva. Essas interações acentuam, encorajam e oferecem as condições para que ele possa explorar outros recursos sociais e físicos imediatos e o ambiente simbólico que convida à exploração e à elaboração, envolvendo novas experiências. Progressivamente, essas interações se defrontam com os valores e as crenças da sociedade em que ele vive, por meio de referências do ambiente doméstico, dos programas educativos, do trabalho de seus pais etc. Enfim, o efetivo processo de desenvolvimento do adolescente, segundo essa teoria, requer que existam políticas e programas que possam dar-lhe estabilidade, condições e reconhecimento de todas as instâncias anteriores, incluindo-se as políticas econômicas e os valores sociais das instituições pelas quais ele circulará em direção a seu futuro.

Programa de Resiliência – Adolescentes

Durante esta pesquisa-ação, as pesquisadoras elaboraram, aplicaram e trouxeram melhorias nos temas e nas dinâmicas de aplicação, pela interação com os adolescentes, seus pais, familiares e seus educadores. As atividades, os jogos e dinâmicas organizados para a aplicação do conteúdo tinham como base:

- Estímulo e desenvolvimento de processos ou habilidades cognitivas básicas essenciais para o pleno desenvolvimento intelectual/cognitivo, a fim de potencializar a aprendizagem, o desempenho escolar e habilidades profissionais;
- Estímulo e desenvolvimento de processos ou habilidades socioemocionais que englobam autoconhecimento, controle dos sentimentos, automotivação, empatia, habilidade sociais e direcionamento de vida.

Objetivos e Temas para Adolescentes

Os objetivos da intervenção educativa específicos para os **adolescentes** foram:

- Conscientizar os adolescentes sobre a resiliência, os benefícios da construção da resiliência e como pode ser a atuação deles mesmos para potencializar esse processo.
- Promover técnicas de construção da resiliência por meio do autoconhecimento (autocontrole, autoconfiança, leitura corporal, autorregulação), habilidades sociais (empatia, comunicação, relacionamento interpessoal), atitudes positivas (análise de contexto, otimismo, sentido de vida), entre outros temas.

Temas Propostos – Adolescentes

- **Tema 1 – Resiliência e Flexibilidade:** A capacidade das pessoas em acreditar na sua própria eficácia e tomar iniciativas contribui significativamente para a sua capacidade de flexibilidade e de se recompor diante das adversidades da vida. Esse encontro proporciona uma concreta demonstração do conceito de flexibilidade e das formas de como a flexibilidade mental influencia nos relacionamentos.
- **Tema 2 – Empatia e Relacionamentos:** Empatia é a habilidade de compreender a perspectiva e o estado emocional dos outros em seu estado emocional

e psicológico, como também agir de acordo com esse entendimento. Demonstrar empatia é a base da construção de relacionamentos significativos. Esse encontro foca nas formas de estabelecer e melhorar a capacidade de empatia e a habilidade de responder apropriadamente à situação de outra pessoa.

- **Tema 3 – Pensamento Otimista:** Uma perspectiva positiva conduz a uma felicidade maior e a mais interações sociais mais bem-sucedidas. Esse encontro ensina a diferença entre pensamentos pessimistas e otimistas e mostra aos participantes meios de substituir pensamentos pessimistas por pensamentos mais otimistas, mas realistas ao mesmo tempo.

- **Tema 4 – Ansiedade, Raiva e Medo (Leitura Corporal):** Uma perspectiva sobre o que é a ansiedade, a raiva e o medo e como esses sentimentos influenciam no nosso corpo, pensamentos e atitudes. A Leitura Corporal é a capacidade de perceber as mudanças que acontecem em seu corpo diante de situações adversas para controlar os "sintomas do estresse" nos sistemas nervoso e muscular.

- **Tema 5 – Autocontrole e Autorregulação:** Autocontrole das emoções se refere à capacidade da pessoa de se manter calma e administrar seus sentimentos quando está sob pressão ou diante de imprevistos. O termo autorregulação refere-se aos inúmeros processos de pensamento que gerenciam os nossos impulsos e emoções. A autorregulação ajuda-nos a aceder aos raciocínios que nos permitem ser assertivos, inibindo os impulsos primários e orientando a nossa atenção para a construção de uma resposta adequada à situação.

- **Tema 6 – Autoestima e Autoconfiança:** A autoestima é a opinião e o sentimento que cada pessoa tem por si mesma, é a capacidade de respeitar, acreditar e amar a si mesma. A autoestima também é a apreciação que uma pessoa faz de si mesma em relação à sua autoconfiança e seu autorrespeito. Por meio dela podemos enfrentar desafios e defender nossos interesses. A autoconfiança é a habilidade de sentir eficaz nas ações que serão realizadas. É acreditar em seus recursos internos.

- **Tema 7 – Percepções e Análise de Contexto:** Perceber as situações e analisar o contexto das adversidades é uma competência muito importante no desenvolvimento da resiliência. Análise de contexto se refere à habilidade de identificar as causas dos problemas e adversidades e tomar atitudes proativas.

- **Tema 8 – Escolhas e Sentido de Vida:** Saber que podemos ter escolhas nas situações de desafios nos faz sentir mais fortes. Assim podemos enfrentar as dificuldades de uma maneira mais efetiva. Criar alternativas para a resolução de problemas influencia positivamente em como como reagimos. Esta sessão foca em ajudar os participantes a fazerem escolhas proativas. Gerar escolhas requer flexibilidade no pensamento. Sentido de vida é a capacidade de entender e manter um sentido maior para a existência, trazendo valor para a vida. As escolhas estão alinhadas aos valores e ao sentido de vida de cada um.

Programa de Resiliência – Adultos do Entorno

Os objetivos da proposta de intervenção educativa específicos para os adultos (pais, familiares e profissionais da educação e da saúde) foram conscientizá-los sobre a resiliência, os benefícios da construção da resiliência nos adolescentes e como pode ser a atuação deles para potencializar esse processo. O conteúdo programático foi desenhado para 3 horas para os familiares e 6 horas para os profissionais, mas, por ser um processo de conscientização, essa carga horária pode ser subdividida ou readequada de acordo com a disponibilidade de participação das pessoas envolvidas.

Conteúdo Proposto

Como conteúdos específicos para os familiares e profissionais foram propostos os seguintes pontos:

- Conceito de Resiliência:
  - Conhecer o conceito de resiliência, a sua origem da Física e como o conceito é aplicado na área comportamental;
  - Identificar os benefícios da resiliência em si mesmo;
  - Perceber o impacto e a importância da resiliência para os adolescentes.

- Características comportamentais dos adolescentes na atualidade:
  - Discutir sobre como pensam as diferentes gerações;
  - Discutir sobre o padrão de comportamento dos adolescentes em geral e especificamente na instituição.

- A atuação do educador no desenvolvimento da resiliência do adolescente:
  - Reconhecer os diversos tipos de papéis e funções do educador;
  - Aprimorar as formas de comunicação com os adolescentes;
  - Conhecer o conceito do processo de *coaching*;
  - Aprender algumas técnicas do processo de *coaching*;
  - Compreender como funcionam os modelos de crenças.

- Os pontos que podem ser trabalhados com os adolescentes:
  - Resiliência e Flexibilidade;

- Empatia e Relacionamento;
- Pensamento Positivo;
- Ansiedade, Raiva e Medo (Leitura Corporal);
- Autocontrole e Autorregulação;
- Autoestima e Autoconfiança;
- Escolhas e Sentido de Vida.

- Meios para estimular a resiliência dos adolescentes:
  - Interações e Diálogos;
  - Jogos e Dinâmicas;
  - Metáforas e Histórias;
  - Atividades e Desafios do Cotidiano;
  - Referências Positivas.

EXPERIÊNCIAS DE APLICAÇÃO

Nas nossas experiências de aplicação, tivemos a oportunidade de aplicar o Programa de Resiliência em grupo ou individualmente para adolescentes de 11 a 18 anos de diversas condições sociais e localidades diferentes. Nos primeiros encontros, o propósito era formar vínculos, integração e motivação. Os passos seguintes foram identificar como se apresentavam os comportamentos e as crenças mapeadas na fase anterior e avaliar a prontidão do adolescente para o desenvolvimento da intervenção educativa. Muitas vezes, houve a necessidade de incorporar outros tipos de atividades de acordo com a característica e o interesse de cada grupo. Um ponto importante foi facilitar o processo de descoberta orientada, por meio do processo de *coaching*, em que o participante foi ajudado a reavaliar seus pensamentos, crenças e suposições e a desenvolver cognições e processos cognitivos alternativos, mais equilibrados, funcionais e úteis. Esse processo de autodescoberta e de promoção da autoeficácia foi facilitado por meio de diálogos, nos quais os adolescentes foram ajudados a perceber informações novas ou ignoradas anteriormente. Usou-se também uma variedade de perguntas, cada uma com um foco diferente, que ajudaram o adolescente a identificar e testar sistematicamente os seus pensamentos.

Nesse modelo de construção de resiliência, o propósito foi abrir caminhos para que os adolescentes pudessem perceber as suas próprias potencialidades, fortalecendo competências e habilidades úteis para a aprendizagem e construindo crenças ou esquemas de pensamentos saudáveis e enriquecedores para sua saúde mental e bem-estar. Os encontros foram planejados com apresentação das atividades de maneira lúdica, numa sequência prática e dinâmica, com equilíbrio entre diálogos, realização de jogos, dinâmicas de grupo e exercícios graduados para o desenvolvimento das técnicas e habilidades, de acordo com a faixa etária de cada grupo.

No final do programa de cada grupo, foram apresentados aos adolescentes os pontos vivenciados em cada encontro, articulando-os às habilidades aprendidas documentadas por portfólio de fotos ou registros de observação. Os adolescentes se sentiram muito orgulhosos de suas conquistas, perceberam o quanto a sua autoestima e resiliência foram fortalecidas e solidificadas no decorrer da intervenção. Como avaliação da intervenção educativa, foram pedidos comentários sobre o que eles aprenderam, o que eles perceberam de mudanças e qual o impacto dessas mudanças no seu meio escolar, familiar e social. A maior parte dos adolescentes disse que mudou a sua maneira de pensar e perceber a realidade deles. Eles também disseram que estavam mais calmos e mais seguros para os desafios do dia a dia.

Nas experiências de aplicação em grupos de adultos, tivemos a abrangência de atuar junto aos profissionais das áreas da saúde e educação, como também pais e outros familiares. A expectativa foi criar novas referências positivas e facilitar a posterior intervenção junto aos adolescentes. Os adultos ficaram bastante entusiasmados com os novos aprendizados sobre resiliência, técnicas de comunicação mais efetiva com os adolescentes, como também formas de aliviar o próprio estresse. Mesmo não atuando diretamente com os adolescentes ao longo do processo, pudemos observar que a interação de um adulto consciente de sua própria possibilidade de promover resiliência dos adolescentes tem aberto diálogos e ambientes mais saudáveis para os adolescentes nas famílias, nas escolas e em outras instituições.

PERSPECTIVAS

A ação educativa como intervenção com adolescentes de diferentes contextos não tem a finalidade de torná-los iguais mas, sim de dar a todos a oportunidade de aprender, crescer e promover a sua resiliência para uma vida plena e feliz, de acordo com a realidade e possibilidade de local de atuação. Consideramos a resiliência uma aprendizagem em construção permanente, ou seja, um processo dinâmico de desenvolvimento humano que se fortalece a partir das relações do indivíduo com o seu meio, ao longo da vida.

O modelo deste Programa de Resiliência oferece uma visão das possibilidades de expansão do desenvolvimento e da perspectiva educativa dos diversos ambientes na educação dos sujeitos. A participação e o contato das pessoas (adultos e adolescentes) com outras e com novos ambientes proporcionam diferentes interações e desafios que provocam seu crescimento. É importante ressaltar que pudemos observar, ainda, aspectos não visíveis que determinam o desenvolvimento humano, como as crenças, os valores e os elementos da cultura local e universal, vistos de maneira integrada no cenário da vida dessas pessoas. De acordo com a pessoa, o processo, o tempo e o contexto, cada experiência pessoal traz novos significados na reflexão e na tomada de consciência. Assim, um processo de potencialização da resiliência deve ser um projeto para a vida, em que o pensar – sentir – agir também esteja conectado com outras realidades.

Contextualizar a promoção da resiliência de acordo com a fase de desenvolvimento da vida do indivíduo permite ter um direcionamento para promover novas habilidades e competências sobre base já desenvolvida em etapas anteriores.

Então, podemos entender que a resiliência está ligada ao desenvolvimento e ao crescimento humano, incluindo diferenças etárias e de gênero. Vale a pena ressaltar que elaborar uma intervenção educativa focada na realidade e na necessidade dos adolescentes traz produtividade na promoção e no desenvolvimento de novas competências. O nível socioeconômico baixo não impede o desenvolvimento da resiliência, do crescimento e desenvolvimento humanos.

Por meio das interações e ações educativas criativas junto aos adolescentes e na interação com os adultos, pudemos comprovar que promover a resiliência e comportamentos resilientes requer diferentes estratégias como jogos e brincadeiras, dinâmicas, contação de histórias, diálogos, discussões dirigidas e o processo de *coaching*.

A resiliência pode ser medida e promovida e, além disso, está relacionada a saúde mental e qualidade de vida. Nas reflexões sobre as intervenções em grupo e individuais, podemos perceber que a resiliência é um processo em que é possível trabalharmos com a promoção do bem-estar e da qualidade de vida como um processo educativo e como práticas de políticas públicas. É possível desde que a bioecologia física e social de um adolescente esteja ao seu alcance, ou seja, os indivíduos, a família, a comunidade e os recursos sociais precisam estar combinados e presentes, para que numa ação conjunta promovam a resiliência em favor de resultados positivos e saudáveis.

As pesquisas no Brasil sobre o processo de promoção de resiliência nos adolescentes ainda são bem escassas. Ao considerar a resiliência um processo passível de ser promovido nos adolescentes, teorias e conceitos mais convergentes tornam-se cada vez mais necessários. Assim, os pesquisadores e profissionais de diversas áreas podem se unir e elucidar as dinâmicas subjacentes e as intervenções mais eficazes desse processo de construção. Outro fator a ser considerado é o foco das teorias e pesquisas no conceito de resiliência do adolescente, para que se possa sistematizar intervenções de promoção psicossocial e adaptação positiva com base na cultura e nos múltiplos cenários em que o adolescente está inserido.

As futuras pesquisas e os programas de promoção de resiliência de adolescentes podem ser planejados seguindo conceitos mais claros de resiliência e a conexão entre os diferentes componentes do seu processo, contemplando ainda, as variações culturais que afetam o processo de interação do indivíduo e o seu contexto. O desafio contínuo de visualizar diretrizes comuns na promoção do desenvolvimento humano e da saúde pública permite aumentar a comunicação entre as diferentes disciplinas, aumentando, consequentemente, a possibilidade de mais pesquisas interdisciplinares com aportes de antropólogos, sociólogos, educadores, biólogos, psicólogos, médicos, especialistas de diversas áreas e dos próprios jovens, para, assim, poder explicar e desenvolver o processo de resiliência dos adolescentes de maneira eficaz e sustentável. O enfoque em resiliência do adolescente permite a promoção da qualidade de vida e bem-estar destes como um trabalho coletivo, multidisciplinar, ético e humano. Desse modo, a resiliência permite uma nova epistemologia do desenvolvimento humano, pois enfatiza seu potencial, valoriza cada cultura e faz um chamado à responsabilidade coletiva.

BIBLIOGRAFIA

1. Bronfenbrenner U. Bioecologia do desenvolvimento humano: Tornando os seres humanos mais humanos. Porto Alegre:Artmed, 2011.

2. Candeias N M F. Conceitos de educação e de promoção em saúde: mudanças individuais e mudanças organizacionais. Revista de Saúde Pública 1997;31(2): 209-13.

3. Cowen E L and Work WC. Resilient children, psychological wellness, and primary prevention. American Journal of Community Psychology 1988;16(4): 591-607.

4. Garmezy N. An interview with Norman Garmezy. Johnson L. Resilience and development: Positive life adaptations. New York, Klumer Academic, 1999. –pp. 5-14.

5. Gillham J E, Reivich KJ, Freres DR, Lascher M, Litzinger S, Shatté A and Seligman ME. School-based prevention of depression and anxiety symptoms in early adolescence: A pilot of a parent intervention component. School Psychology Quarterly 2006; 21(3): 323.

6. Grotberg EH. Introdução: novas tendências em resiliência. Resiliência: descobrindo as próprias fortalezas. Porto Alegre:Artmed, 2005. pp. 15-22.

7. Sakuma T e Vitalle MS. Construção da resiliência na adolescência: uma interface entre humanidades e saúde. Revista Internacional de Humanidades Médicas 2013; 2(2): 65-72.

8. Sakuma TH. Construção da resiliência na adolescência: uma abordagem bioecológica. [Dissertação Mestrado] Universidade Federal de São Paulo, 2014.

9. Seligman M. Florescer: uma nova compreensão sobre a natureza da felicidade e do bem-estar. Rio de Janeiro: Objetiva, 2011.

10. Yunes MAM. Psicologia positiva e resiliência: o foco no indivíduo e na família. Psicologia em Estudo 2003; 8(especial).

Parte II

Principais Afecções na Adolescência

Coordenadores:
Flávia Calanca da Silva
Maria Sylvia de Souza Vitalle

Abordagem da Alta e Baixa Estaturas

15

Cecília Micheletti
Maria Wany Lousada Strufaldi

O crescimento é um processo complexo que integra, desde a vida intrauterina, fatores como a ação hormonal, a herança genética e o aporte nutricional, relacionados ao ambiente socioeconômico e emocional. Vários elementos podem ser utilizados para elaborar a avaliação do crescimento de uma criança/adolescente, dentre os quais se destacam: avaliação clínica (anamnese, exame físico), antropometria e estado nutricional, velocidade de crescimento e maturação esquelética.

A história clínica deve conter dados sobre condições da gestação, intercorrências no período neonatal, antecedentes pessoais, desenvolvimento neuropsicomotor, alimentação, uso crônico de medicações, estatura dos pais e irmãos. As informações sobre o peso ao nascer e a idade gestacional são importantes na avaliação do crescimento, pois, para os nascidos pequenos para a idade gestacional, a recuperação do canal de crescimento (*catch up*) pode ocorrer até os 2 anos de idade ou até os 4 anos em crianças nascidas prematuras. Deve-se destacar, ainda, que cerca de 10 a 15% dessas crianças continuarão a apresentar um comprometimento da estatura durante a infância e mesmo na vida adulta.

Para melhor caracterização da estatura de um adolescente e avaliação sobre a influência do potencial genético no seu crescimento, uma das abordagens mais utilizadas para a previsão da estatura é a estatura-alvo que considera a média de estatura dos pais, segundo fórmula de Tanner. O **Quadro 15.1** apresenta a fórmula de cálculo da estatura-alvo, a partir da qual se pode projetar o "canal familiar", que será composto pela soma de 9 cm (2 DP) à estatura-alvo para cima e 9 cm para baixo. Essa forma da previsão deve ser utilizada de maneira criteriosa e, apresenta algumas limitações, especialmente para crianças com grandes diferenças de estatura entre os pais.

Na inspeção geral no exame físico, deve-se observar atentamente a presença de desvios fenotípicos comparando esses achados com as características familiares. A caracterização de anomalias congênitas pode indicar a possibilidade de um quadro sindrômico que inclua a alteração do crescimento, direcionando a investigação clínica desse paciente.

A avaliação da proporção corporal, por meio das medidas das relações dos segmentos corporais (segmento superior/segmento inferior, envergadura menos estatura), deve ser feita na primeira avaliação, para posterior indicativo de investigação diagnóstica. Essas medidas variam de acordo com idade e sexo (**Figura 15.1** e **Quadro 15.2**).

A observação do estadiamento puberal também é fundamental, principalmente porque os adolescentes apresentam diferenças no início do aparecimento e no tempo de evolução dos caracteres sexuais secundários, com consequente variação individual na idade do pico de velocidade de crescimento – estirão puberal.

Para a correta valorização dos dados antropométricos, devem ser observados o registro correto de idade e sexo e a precisão na coleta dos dados. A adequação nutricional pode ser calculada por meio de índices como o Índice de Massa Corpórea (IMC), baseando-se em curvas de referência ou

Quadro 15.1. Previsão de estatura-alvo – Tanner

Sexo feminino:	Emãe + (Epai – 13 cm)	
	2	
Sexo masculino:	Epai + (Emãe + 13 cm)	
	2	
Canal familiar:	previsão estatura ± 9 cm	

Figura 15.1. Relação estatura/envergadura de acordo com sexo e idade. Fonte: Monte, 2006.

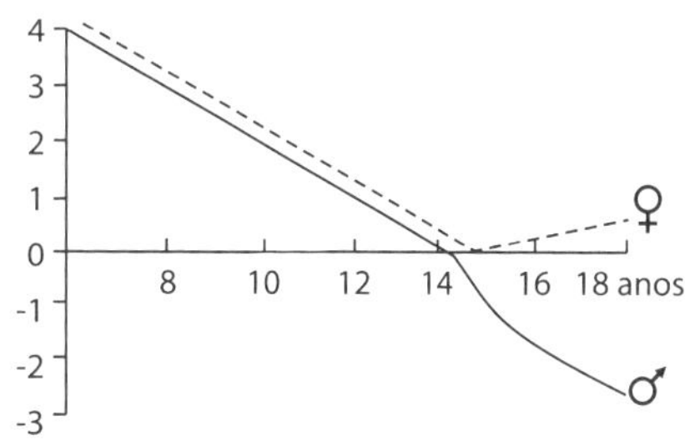

Quadro 15.2. Segmento superior/segmento inferior (SS/SI)

O valor ao nascimento é 1,7 com progressiva diminuição até atingir o valor 1,0 em torno dos 7 ou 8 anos de idade para não mais se modificar.

padrão, como as curvas da OMS, também recomendadas pelo Ministério da Saúde.

VELOCIDADE DE CRESCIMENTO

Para os adolescentes, a velocidade de crescimento variará de acordo com o sexo e o início do aparecimento dos caracteres sexuais secundários (estadiamento puberal). Considerando-se que o pico da velocidade de crescimento – estirão puberal – ocorrerá em diferentes idades, existem curvas específicas de velocidade de crescimento para essa faixa etária.

Outro instrumento que contribui para melhor elaboração da avaliação do crescimento é a análise da maturação óssea, também denominada Idade Óssea (IO), que é característica para determinada idade cronológica e sexo. O raio-X de mãos e punhos (mão esquerda), região com grande diversidade de núcleos epifisários, permite a observação evolutiva desse processo de maturação. Os métodos mais utilizados para avaliar a IO são o Atlas de Greulich e Pyle e o método de Tanner-Whitehouse (TW2), diferentes em sua construção, mas apresentam resultados semelhantes desde que analisados por observadores experientes. Devido à atuação de vários hormônios (GH, hormônios tireoidianos, hormônios sexuais) nesse processo de ossificação endocondral, o atraso na IO < −2DP para a idade cronológica sugere um direcionamento para a investigação de deficiências hormonais.

De modo geral, consideram-se com alterações no crescimento adolescentes anormalmente altos ou baixos de acordo com as referências adotadas para a população em estudo.

ALTA ESTATURA

Diagnóstico

Essa condição é definida quando a estatura de uma criança está acima de 2 desvios-padrão (DP) ou do percentil mais elevado da curva de referência adotada. Crianças com alta estatura constitucional representam a maioria dos casos que buscam auxílio médico por essa causa e não requerem aprofundamento da investigação ou tratamento.

Algumas síndromes dismórficas apresentam o crescimento excessivo como uma de suas características clínicas. A anamnese (incluindo condições de nascimento, desenvolvimento neuropsicomotor e estatura dos pais) e o exame físico detalhado (uma combinação específica de desvios fenotípicos) podem dar um diagnóstico. Além disso, medidas de proporção corporal e o estadiamento puberal contribuem para a elucidação da etiologia. A seguir, estão descritas as causas de alta estatura mais observadas:

- Alta estatura constitucional;
- Síndrome de Klinefelter;
- Síndrome de Marfan;
- Síndrome de Sotos;

- Síndrome XYY;
- Tireotoxicose;
- Gigantismo hipofisário.

EXAMES SUBSIDIÁRIOS E ACOMPANHAMENTO

Nos pacientes em que a aparência fenotípica nos faz pensar em um quadro sindrômico, de acordo com a proporção corporal, seguir a investigação para outros exames subsidiários:

- Pacientes dismórficos com desproporção corporal: braços muito longos (estenomielia) e dedos longos (aracnodactilia) semelhante a um "*habitus* marfanoide", duas principais síndromes devem ser lembradas: síndrome de Marfan e homocistinúria. Assim, a avaliação cardíaca, esquelética e oftalmológica torna-se de extrema importância, não somente no auxílio da elucidação diagnóstica, mas também na prevenção de futuras sequelas em órgãos/tecidos afetados nessas doenças. A dosagem da homocisteína sérica desses pacientes é prioritária, pela possibilidade terapêutica e diminuição das chances de complicações. A confirmação da síndrome de Marfan, por ser uma síndrome gênica, se dá pelo uso da biologia molecular e análise do gene da fibrilina-1. As síndromes de Klinefelter e de Beckwith-Wiedmann também são desproporcionadas, mas sem *habitus* marfanoide. Para o diagnóstico diferencial de Klinefelter é necessária a realização de cariótipo, por tratar-se de anomalia cromossômica numérica (47XXY);
- Pacientes dismórficos proporcionados: é importante a avaliação cognitiva e, em meninos, pensar na possibilidade de síndrome do X frágil. As síndromes de Sotos e de Weaver também cursam com alterações em graus variados do desenvolvimento neuropsicomotor e alta estatura proporcionadas, tendo características clínicas semelhantes e diagnóstico confirmado por biologia molecular com análise dos respectivos genes;
- Pacientes sem sinais dismórficos: a orientação para investigação e acompanhamento baseia-se na presença ou não de sinais de puberdade e no tempo em que surgiu a aceleração do crescimento:
- **Aceleração abrupta/recente do ritmo de crescimento:** quando o ritmo de crescimento se alterou recentemente e acompanha sinais de puberdade acima do esperado para a idade cronológica, a investigação de causas de puberdade precoce engloba a investigação hormonal como etiologia para a alta estatura. A aceleração isolada do crescimento sugere outras alterações hormonais como aumento de produção de GH e hormônios tireoidianos;

- **Aceleração prolongada do ritmo de crescimento:** casos em que se observa um ritmo de crescimento acima do normal com história mais prolongada, acrescido de peso também aumentado, são indicativos de possível causa nutricional (obesidade) e com história familiar de alta estatura, provável constitucional , não necessitando de maiores investigações com exames subsidiários além do já descrito e acompanhamento seriado com controle de parâmetros antropométricos e sinais puberais.

Portanto, em adolescente com alta estatura, após a realização de anamnese e exame físico, habitualmente indica-se a realização de RX IO; outros exames subsidiários devem ser solicitados de acordo com cada situação/caso.

Tratamento

A maioria dos casos de alta estatura não requer intervenção. Os casos de etiologia hormonal ou metabólica devem receber tratamento de acordo com a causa de base. Porém, a orientação ao adolescente e de seus familiares quanto ao prognóstico e à evolução da estatura e saúde em geral é crucial em qualquer etiologia, o que reforça a necessidade de apoio e acompanhamento às famílias.

BAIXA ESTATURA

Diagnóstico

A baixa estatura (BE) é definida como uma condição na qual a estatura de um indivíduo está abaixo de 2 desvios-padrão (DP) em relação à média de estatura correspondente para determinada idade e sexo de uma população de referência. É considerada um indicador sensível da qualidade de vida de uma população e pode representar um sinal clínico de doenças de diferentes etiologias.

As causas mais comuns de baixa estatura encontram-se dentro da variabilidade normal do crescimento e não requerem ampliação na investigação. Por outro lado, a BE pode ser o único achado clínico de doenças tratáveis como deficiência de GH, doença celíaca e síndrome de Turner, embora a pesquisa dessas doenças seja invasiva e dispendiosa. Outras causas menos frequentes, mas que devem ser lembradas: doenças renais, hepáticas e gastrointestinais e alterações genéticas (dismórficas ou metabólicas).

Diante de diversas formas de classificação das etiologias da baixa estatura, é importante ressaltar a condição denominada BE idiopática, interpretada como variação da normalidade. A BE idiopática descreve um grupo heterogêneo de crianças; embora seja considerado um diagnóstico de exclusão, essa condição a baixa estatura familiar e o atraso constitucional no crescimento e na puberdade . A **Tabela 15.1** apresenta as principais diferenças entre BE familiar e atraso constitucional.

As outras causas de BE podem ser agrupadas de acordo com a proporcionalidade corporal, avaliada por meio das relações segmento superior/inferior (SS/SI) e envergadura-estatura. Dentre as causas de BE proporcionada, observam-se:

- **Origem pré-natal:** Restrição de Crescimento Intrauterino (RCIU); síndromes dismórficas (Noonan, Russel-Silver, Seckel, Aarskog); anomalias cromossômicas (trissomias 13, 18 e 21 [síndrome de Down], síndrome de Turner [45X]); Erros Inatos do Metabolismo (glicogenoses, frutosemia, defeitos de glicosilação congênita), outras alterações metabólicas: acidose tubular renal.
- **Origem pós-natal:** desnutrição; insuficiência renal; doenças pulmonares; doenças cardíacas; doenças gastrintestinais; deprivação psicossocial; alterações hormonais. Dentre as causas de origem pós-natal, as doenças sistêmicas que interferem no crescimento são as mais frequentes, com baixa prevalência de desnutrição. As alterações hormonais correspondem a cerca de 3 a 5% dos casos de baixa estatura.

As BE desproporcionadas são mais comumente causadas por um grupo de doenças chamada de displasias esqueléticas e podem ser subdivididas em duas variedades: "membros curtos" ou "tronco curto".

A variedade de "membros curtos" pode ainda ser separada de acordo com a região do membro mais encurtada:

- **Rizomelia** – segmento proximal curto (úmero e/ou fêmur). Ex.: acondroplasia, hipocondroplasia;
- **Mesomelia** – segmento intermediário curto (antebraço e/ou tíbia). Ex.: síndrome de Leri Weill;
- **Acromelia** – segmento distal curto (mãos e/ou pés);
- **Micromelia** (membros extremamente curtos) e **braquidactilia** (dedos curtos) são alterações importantes que devem ser descritas.

Tabela 15.1. Diferenças entre BE familiar e atraso constitucional no crescimento e na puberdade

	FAMILIAR	ATRASO CONSTITUCIONAL
Baixa estatura dos pais	Sim	Não
Velocidade de crescimento baixa durante infância/adolescência	Não	Sim
História familiar de atraso puberal	Não	Sim
Atraso na idade óssea	Não	Sim
Estatura final baixa	Sim	Não

As displasias esqueléticas são um grupo amplo e heterogêneo de doenças de origem genética que se caracterizam por alterações no crescimento, no desenvolvimento e na manutenção do esqueleto, cartilagem e ossos.

Várias classificações já foram feitas, conforme o tipo de tecido afetado ou a apresentação. Como grupo têm uma baixa frequência (1/5.000 nascidos vivos) e, cerca de 100 podem ser reconhecidas ao nascimento, sendo destas a acondroplasia a mais frequente

Na variedade "tronco curto" encontram-se as doenças sistêmicas que envolvem o tecido esquelético, como as doenças lisossômicas de depósito (DDLs) com disostose múltipla, por exemplo as mucopolissacaridoses.

Além das displasias ósseas, outras doenças de comprometimento de metabolismo ósseo como a hipofosfatasia e o raquitismo estão no grupo de BE desproporcionadas.

EXAMES SUBSIDIÁRIOS E ACOMPANHAMENTO

Ao término da primeira consulta, podem ser solicitados exames subsidiários gerais, como hemograma e urina I, além da IO, factíveis em quase todos os serviços e que trazem uma visão geral do paciente. Embora não seja mandatória, a solicitação de cariótipo para todas as meninas que apresentam baixa estatura, na presença de desvios fenotípicos em casos com baixa estatura sem etiologia definida . A indicação precoce desse exame é pertinente e crucial para a modificação do prognóstico estatural nas portadoras de síndrome de Turner. Atualmente, também a triagem para pesquisa de doença celíaca por meio da dosagem de anticorpos antitransglutaminase é recomendada, pois a baixa estatura pode representar forma atípica da doença. Outros exames devem ser solicitados de acordo com cada caso, tais como: gasometria, dosagens de cálcio, fósforo, fosfatase alcalina, ureia, creatinina, glicemia, função tireoidiana, Fator de Crescimento Insulina 1 (*Insulin Growth Factor* – 1 IGF-I), proteína 3 ligadora de IGF (IGF-BP3), radiografia de ossos longos e coluna.

Assim, são sinais que apontam para a necessidade de investigação da etiologia da BE: velocidade de crescimento abaixo do esperado para idade e estadiamento puberal; achatamento da curva de estatura; estatura abaixo da previsão de estatura dos pais; atraso de IO < – 2DP; presença de desvios fenotípicos; baixa estatura desproporcionada (alteração na relação SS/SI).

Tratamento

O tratamento será realizado de acordo com a causa; no entanto, orientações gerais em relação à qualidade da alimentação e realização de atividades físicas são sempre recomendadas. Além disso, o apoio e suporte psicológico para as crianças e seus familiares devem desmistificar expectativas irreais e valorizar a capacidade produtiva desses pacientes.

TÓPICOS IMPORTANTES

- A alta estatura é definida quando a criança está acima de 2 DP da curva de referência adotada, e suas principais causas são: alta estatura constitucional; síndrome de Klinefelter; síndrome de Marfan; síndrome de Sotos; síndrome XYY; tireotoxicose; e gigantismo hipofisário.

- A baixa estatura é uma condição na qual a estatura de uma pessoa está abaixo de 2 DP em relação à média de estatura correspondente para determinada idade e sexo, e suas causas mais comuns estão relacionadas às variantes da normalidade do crescimento.

REFERÊNCIAS BIBLIOGRÁFICAS

1. Argente J. Challenges in the management of short stature. Horm Res Ped 2016;85(1):2-10.

2. Barstow C; Rerucha, C. Evaluation of short and tall stature in children. American Family Physician 7/1/2015; 92 (1): 43-50. 8p.

3. Boguszewski MC, Mericq V, Bergada I, Damiani D, Belgorosky A, Gunczler P et al. Latin American Consensus: children born small for gestational age. BMC Pediatr 2011;11:66.

4. Davies JH, Cheetham T. Investigation and management of tall stature. Arch Dis Child 2014;99:772–77.

5. Grote FK, Oostdijk W, De Muinck Keizer-Schrama SM,van Dommelen P, van Buuren S, Dekker FW et al. The diagnostic work-up of growth failure in secondary health care; an evaluation of consensus guidelines. BMC Pediatrics 2008, 8(21):1-9.

6. Hall DMB. Growth monitoring. Arch Dis Child 2000;82(1):10-5.

7. MacGillivray MH. The basics for the diagnosis and management of short stature: a pediatric endocrinologist's approach. Pediatr Ann 2000;29(9):570-75.

8. Mehlman CT, Ain MC. Evaluation of the child with short stature. Orthop Clin N Am 2015;46: 523–31.

9. Monte O, Longui CA, Calliari LEP; Kochi C. Endocrinologia para o pediatra. 3ª edição. São Paulo:Editora Atheneu, 2006.

10. Nwosu BU, Lee MM. Evaluation of short and tall stature in children. Am Fam Physician 2008;78(5):597-604.

11. Rogol AD, Hayden GF. Etiologies and early diagnosis of short stature and growth failure in children and adolescents. J Pediatr 2014;164: S1-S14.

12. Sewell MD, Chahal A, Al-Hadithy N, Blunn GW, Molloy S, Hashemi Nejad A. Genetic skeletal dysplasias: A guide to diagnosis and management. J Back Musculoskelet Rehabil 2015;28:575-90.

Puberdade Atrasada

16

Alexandre Massashi Hirata
Elisiane Elias Mendes Machado
Lília D'Souza Li

INTRODUÇÃO

A puberdade atrasada é definida clinicamente pela ausência do broto mamário em meninas após os 13 anos e pela ausência do aumento do volume testicular (< 4 mL) em meninos com mais de 14 anos de idade. Esse atraso pode associar-se ou não a atraso no desenvolvimento ponderoestatural.

Além da idade de início da puberdade, deve-se considerar o ritmo de progressão dos caracteres sexuais secundários, que deve ter lugar normalmente em um período de 2,4 ± 1,1 anos no sexo feminino, até que ocorra a menarca; e de 3,2 ± 1,8 anos no sexo masculino, até que os testículos alcancem o volume testicular de 20 a 25 mL.

ETIOLOGIA

O atraso puberal pode ser constitucional (idiopático), associado a patologias crônicas, secundário a distúrbios hipotalâmico-hipofisários (hipogonadismo hipogonadotrófico) ou a alterações gonadais (hipogonadismo hipergonadotrófico) (**Tabela 16.1**).

ATRASO CONSTITUCIONAL DO CRESCIMENTO E DA PUBERDADE

O atraso constitucional do crescimento e da puberdade é a causa mais frequente de puberdade tardia, ocorrendo em 65% dos meninos e em 30% das meninas. Considera-se uma variante da normalidade, uma vez que o paciente completa o seu desenvolvimento 2 a 4 anos mais tarde que a média populacional. Os indivíduos portadores dessa afecção geralmente são baixos, com velocidade de crescimento normal e a idade óssea atrasada em comparação com a idade cronológica. Pode-se apresentar de maneira esporádica ou, mais habitualmente, dentro de um contexto familiar de maturação tardia.

DOENÇAS CRÔNICAS

A imensa maioria das doenças crônicas da infância pode ocasionar atraso puberal e diminuição da velocidade de crescimento. Quando se iniciam durante a puberdade, podem provocar a interrupção da mesma com desaceleração do crescimento. A severidade do atraso puberal está intimamente relacionada com o tipo de doença, a idade de início, a duração e a gravidade da mesma, assim como com fatores intrínsecos ao próprio indivíduo.

A desnutrição associada com a resposta inflamatória, observadas em determinadas doenças e a diminuição do tecido adiposo e dos níveis de leptina são outras possíveis causas para o atraso puberal.

HIPOGONADISMO HIPOGONADOTRÓFICO

Caracteriza-se pelo comprometimento da função hipotalâmica e hipofisária com consequente deficiência da secreção das gonadotrofinas (FSH e LH). As causas podem ser devidas a patologias congênitas, que alterem o desenvolvimento hipotalâmico; ou a patologias adquiridas como tumores, cirurgia, quimioterapia, radioterapia, processos inflamatórios ou traumatismos do sistema nervoso central (SNC).

Se houver apenas o comprometimento da secreção dos esteroides sexuais, haverá um prolongamento do período de crescimento e o paciente desenvolverá uma estatura normal ou até mesmo elevada com proporções eunucoides (aumento dos membros em relação ao tronco, com relação segmento superior/inferior abaixo de 0,9 na idade adulta).

Atualmente há uma lista crescente de genes que atuam na migração neuronal que controlam diferentes estágios da função do hormônio liberador das gonadotrofinas (GnRH) que podem estar envolvidos na etiologia do hipogonadismo hipogonadotrófico congênito, associado ou não a anosmia ou a hiposmia.

A síndrome de Kallman é a forma mais comum de deficiência isolada de gonadotrofinas, associada a hiposmia e anosmia, decorrente da falta de migração dos neurônios produtores de GnRH da região anterior do bulbo olfatório para a região média basal do hipotálamo. Outras anormalidades associadas à síndrome incluem defeitos craniofaciais da linha média (palato arqueado, hipertelorismo ocular, agenesia

Tabela 16.1. Causas de puberdade atrasada

1. Atraso constitucional do crescimento e da puberdade
2. Atraso funcional da atividade do eixo hipotálamo-hipófise-gônadas:
2.1. *Doenças crônicas*: asma, fibrose cística, doença intestinal inflamatória, doença celíaca, doença renal crônica
2.2. *Desnutrição*: fome, transtornos alimentares
2.3. *Excesso de atividades físicas*: ginastas, bailarinas e atletas de alto desempenho
3. Hipogonadismo hipogonadotrófico:
3.1. *Adquirido*:
3.1.2. Tumores do sistema nervoso central (SNC): craniofaringiomas, disgerminomas, gliomas, tumores da hipófise
3.1.3. Doenças infecciosas e infiltrativas do SNC: meningite, tuberculose, hemocromatose, granulomatose, histiocitose
3.1.4. Traumatismo do SNC
3.1.5. Cirurgias, quimioterapia e radioterapia
3.1.6. Secundária a lesão decorrente de doença crônica (deposição de ferro em pacientes com hemoglobinopatias dependentes de transfusão sanguínea) ou de medicamentos (uso de deferoxima)
3.2. *Congênito*:
3.2.1.Deficiência isolada de gonadotrofinas: idiopática, síndrome de Kallmann (mutações nos genes *KAL1, FGF8, FGR1, PROK2, PROKR2*), hipoplasia adrenal congênita (mutações no gene *DAX1*), deficiência isolada de gonadotrofinas (mutações nos genes *GnRH1, GnRH Receptor, Kiss1R, Kiss1, TAC3 neurokinin B, TACR3*)
3.2.2. Deficiências hormonais hipofisárias múltiplas (mutações nos genes *HESX1, PROP1, SOX2, SOX3, LHX3, LHX4*)
3.2.3. Síndromes genéticas: Prader-Willi, Laurence-Moon e Bardet-Biedl
4. Hipogonadismo hipergonadotrófico:
4.1. *Adquirido*:
4.1.1. Doenças infecciosas e a autoimunes
4.1.2. Traumatismo e torção testicular
4.1.3. Quimioterapia e radioterapia
4.2. *Congênito*:
4.2.1. Desordens do desenvolvimento sexual: disgenesias gonadais, insensibilidade androgênica total
4.2.2. Síndromes genéticas: Turner, Klinefelter e Noonan

dentária), surdez neurossensorial, anomalias digitais (polidactilia, clinodactilia, sindactilia, camptodactilia), agenesia renal e defeitos neurológicos.

As neoplasias do SNC mais comuns associadas ao retardo puberal são os craniofaringiomas. Têm o pico de incidência entre os 6 e os 14 anos de idade e os sintomas relatados são cefaleia, perda visual, poliúria e polidipsia. Os pacientes portadores desses tumores apresentam baixa estatura e na tomografia de crânio observam-se múltiplas calcificações, com imagem cística e erosão da sela túrcica.

Doenças sistêmicas crônicas, desnutrição, anorexia nervosa, excesso de atividade física e hipotireoidismo são as principais causas de deficiência funcional reversível das gonadotrofinas. As desordens decorrentes da prática de atividade física intensa (ginastas, bailarinas e atletas de alto desempenho) são consequentes à necessidade de alta produção de energia em face da baixa ingestão de calorias. A diminuição do tecido adiposo, também presente em pacientes com anorexia nervosa, leva à escassez de leptina, com consequente diminuição da secreção e da pulsatilidade das gonadotrofinas.

Algumas síndromes também estão associadas a essa forma de hipogonadismo, como a de Prader-Willi, Laurence-Moon e Bardet-Biedl, caracterizadas também por baixa estatura, obesidade e retardo mental.

HIPOGONADISMO HIPERGONADOTRÓFICO

Deve-se à insuficiência gonadal primária, com concentrações séricas elevadas de gonadotrofinas, geralmente acima de 10 UI/L, com esteroides sexuais diminuídos ou ausentes, resultado da ausência de *feedback* inibitório das gônadas.

A síndrome de Turner é a forma mais frequente de disgenesia gonadal no sexo feminino. Com incidência de 1/1500, essa síndrome é causada pela perda ou anormalidade do cromossomo X (ou parte deste). Aproximadamente 50% das pacientes têm cariótipo 45,X e 20 a 30% são mosaicos, associados à baixa estatura, gônadas em fita e deformidade de Madelung. Outras características fenotípicas incluem retrognatia, palato em ogiva, ptose palpebral, pescoço curto e alado, implantação baixa de cabelos, hipertelorismo mamário, 4º metacarpo arqueado e cúbito valgo. Anormalidade cardíacas e renais, hipertensão, otite média aguda recorrente, tireoidite de Hashimoto e outras autoimunidades também podem estar presentes.

A síndrome de Klinefelter, ou disgenesia do túbulo seminífero, é a causa mais frequente de hipogonadismo hipergonadotrófico no sexo masculino. Com incidência de 1/500 a 1/1000, essa síndrome é decorrente da ausência de disjunção dos cromossomos sexuais, sendo associada a idade materna avançada. O cariótipo mais comum é 47,XXY, porém há muitas variantes e mosaicismo. A puberdade pode se iniciar na idade adequada, entretanto não progride até o estágio adulto. Os níveis de testosterona encontram-se baixos e a espermatogênese ausente. Os testículos são endurecidos e não crescem mais que 3,5 cm ou 5 mL, com hialinização e fibrose dos túbulos seminíferos. A estatura encontra-se acima da média com proporções eunucoides. A ginecomastia é um achado comum. A capacidade intelectual é geralmente limitada e o paciente pode apresentar problemas de adaptação social pelo temperamento explosivo.

Causas adquiridas de falência gonadal incluem insuficiência testicular e ovariana primária autoimune ou em decorrência de quimioterapia e/ou radioterapia; orquite após caxumba; trauma; torção testicular e defeitos enzimáticos.

DIAGNÓSTICO

As causas de puberdade tardia são múltiplas. São importantes, na primeira avaliação, uma história clínica detalhada, tanto pessoal como familiar, e um exame físico completo, acompanhado de exames complementares. Na anamnese, será importante avaliar os seguintes aspectos: velocidade de crescimento e ganho ponderal, doenças atuais ou prévias, tratamentos atuais ou prévios, incluindo cirurgias, radioterapia e quimioterapia, alterações no olfato, excesso de exercício físico ou distúrbios da conduta alimentar. Deve-se questionar acerca dos antecedentes familiares puberais, pois em geral, estão presentes outros casos de atraso constitucional de crescimento e puberdade.

O exame físico deve ser completo, com aferição de peso, altura, envergadura, relação entre os segmentos inferior e superior do corpo. Nos achados gerais, presença de anomalias congênitas (sinais dismórficos de síndromes de Turner, Klinefelter, Prader-Willi ou de outras síndromes) e neurológicas. Avaliação cuidadosa do estadiamento puberal, avaliação do volume testicular, distribuição de pilificação, presença de ginecomastia, galactorreia e hérnia inguinal em meninas (que pode ser testículo).

Exames complementares devem ser solicitados e orientados de acordo com a suspeita clínica individual. Na suspeita de doença crônica, uma investigação geral deve ser realizada com hemograma, ureia, creatinina, cálcio, fósforo, fosfatase alcalina, esteatócrito, urina tipo 1, urocultura. Solicitar TSH e T4 livre para afastar hipotireoidismo, e considerar a necessidade de solicitação de anticorpos para doença celíaca e teste de suor, dependendo do resultado do esteatócrito.

Entre os exames específicos estão avaliação de idade óssea, que nos atrasos constitucionais de crescimento e puberdade pode estar atrasada entre 2 e 4 anos, dosagem de sulfato de desidroepiandrosterona (DHEAS) para avaliar a função adrenal, as gonadotrofinas, principalmente o LH, que indica o início da puberdade quando o valor basal é superior a 0,6 UI pelo método imunofluorométrico (IFMA), estradiol nas meninas e testosterona nos meninos. O teste de estímulo com GnRH com avaliação seriada de LH e FSH é recomendado em casos específicos para avaliar a resposta hipofisária na suspeita de deficiência hormonal múltipla, quando se deve ampliar a investigação com avaliação de cortisol sérico e IGF-1. É importante a dosagem de prolactina, principalmente naqueles casos de interrupção da puberdade e, se aumentada, deve-se descartar prolactinoma. Cariótipo sempre que suspeitar de síndrome de Klinefelter em meninos com proporção eunucoide, testículos pequenos, ginecomastia, atraso do desenvolvimento e concentrações séricas elevadas de LH e FSH, e na suspeita de síndrome de Turner nas meninas com baixa estatura fora do canal familiar com ou sem sinais dismórficos e elevação de gonadotrofinas.

Ressonância nuclear magnética deve ser realizada na suspeita de uma patologia craniana, como cefaleia, distúrbios visuais, anosmia, discinesias, convulsões. A ultrassonografia pélvica deve ser solicitada nas meninas para afastar a presença de testículo quando se suspeita de insensibilidade androgênica total ou no decorrer da avaliação de uma amenorreia primária, para detectar anomalias vaginais, ausência de útero ou alterações do volume ovariano. Nos meninos é indicada ultrassonografia da região escrotal para avaliar criptorquidia e/ou anorquia.

TRATAMENTO

As meninas podem iniciar a puberdade até os 13 anos e os meninos, até os 14, e devemos acompanhar o crescimento e desenvolvimento de modo que o tratamento seja expectante até essas idades, tranquilizando os pacientes. Na patologia crônica é fundamental o tratamento adequado e precoce da doença de base associado a uma adequada nutrição, para prevenir, na medida do possível, o atraso puberal nesses pacientes.

Infelizmente ainda não há marcador confiável que identifique os indivíduos que apresentam apenas um atraso constitucional no desenvolvimento e na puberdade e aqueles que vão apresentar hipogonadismo hipogonadotrófico; só a evolução e o acompanhamento permitem a diferenciação entre esses diagnósticos.

Na prática clínica, o atraso puberal é um evento muito mais comum nos meninos do que nas meninas. O objetivo do tratamento é induzir o início do estirão puberal e o aparecimento de caracteres sexuais secundários próprios da idade, mimetizando uma puberdade normal, evitando sobretudo comprometer a altura adulta.

Se o menino chegar aos 14 anos sem sinais puberais, isto é, com volume testicular menor do que 4 cm^3, deve-se iniciar tratamento com pequenas doses de éster de testosterona, geralmente 50 mg, aplicado uma vez por mês, via intramuscular, por 3 meses consecutivos, quando o tratamento será suspenso e se acompanhará o paciente por mais 6 meses para verificar se ele entra espontaneamente na puberdade. Nos pacientes que entrarem em puberdade durante esse período, deve-se acompanhar a progressão para se certificar de que o estirão de crescimento e o desenvolvimento puberal ocorram adequadamente. Estudos recentes sugerem que dosagens de inibina B e avaliações hormonais dinâmicas para avaliar a resposta do eixo pós-estímulo com análogos de LHRH e gonadotrofina coriônica humana após 8 semanas de parada do tratamento com testosterona podem discriminar pacientes com atraso constitucional de crescimento daqueles com hipogonadismo hipogonadotrófico. Se após o período de acompanhamento não houver sinais puberais, deve-se considerar o diagnóstico de hipogonadismo hipogonadotrófico e reiniciar o tratamento para induzir puberdade. Nesses casos, a dose de testosterona é aumentada gradualmente com incrementos de 50 mg a cada 6 meses, até atingir a dose plena, que corresponde a 200-250 mg após 2 a 3 anos. Após finalizar a puberdade e o paciente atingir a sua estatura adulta, deve-se suspender o tratamento por 2 meses para reavaliação da função do eixo hipotálamo-hipófise-gônadas, uma vez que 10% dos indivíduos com diagnóstico inicial de hipogonadismo hipogonadotrófico idiopático apresentam reversão espontânea devido à maturação dos neurônios produtores de GnRH por provável estímulo do tratamento com testosterona. A reposição de testosterona pode ser feita por via transdérmica, principalmente em indivíduos com mais de 18 anos. Tratamentos mais fisiológicos que preservem a fertilidade e a espermatogênese, tais como GnRH, gonadotrofina coriônica humana, FSH e outros peptídeos que estimulam o eixo, estão sendo investigados, porém muitos desses tratamentos ainda não são disponíveis fora de centros de pesquisa e, quando disponíveis, são caros.

Ausência de botão mamário aos 13 anos indica atraso puberal nas meninas. Atraso constitucional de crescimento e puberdade é bem menos comum no sexo feminino e deve-se sempre investigar uma doença de base, seja desnutrição secundária de doença crônica ou transtorno alimentar, excesso de treinamento físico, doenças ovarianas ou doenças genéticas associadas a desordens gonadotróficas ou do desenvolvimento sexual. A reposição hormonal na menina segue os mesmos princípios que nos meninos, iniciando-se com pequenas doses de estrógeno conjugado ou 17-betaestradiol, aumentando gradualmente a cada 6 meses até atingir a dose plena. O aumento gradual é importante para o pleno desenvolvimento mamário e deve-se atingir a dose adulta apenas após 3 a 4 anos. Após a menarca, inicia-se progestágeno, de preferência micronizado, 200 mg/dia do 1º ao 12º dia do mês. Tratamentos de curto prazo são menos efetivos nas meninas e, geralmente, o tratamento é continuado até a finalização da puberdade.

BIBLIOGRAFIA

1. Balasubramanian R, Crowley WF Jr. Isolated GnRH deficiency: a disease model serving as a unique prism into the systems biology of the GnRH neuronal network. Mol Cell Endocrinol 2011;346-4-12.

2. Balasubramanian R, Dwyer A, Seminara SB, Kaiser UB, Crowley WF Jr. Human GnRH deficiency: a unique disease model to unravel the ontogeny of GnRH neurons. Neuroendocrinology 2010;92:81-99.

3. Chulani VL, Gordon LP. Adolescent growth and development. Prim Care Clin Office Pract 2014;41:465-87.

4. Damiani S, Steinmetz L. Puberdade atrasada. In: Kochi C, Siviero-Miachon AA. Do pediatra ao endocrinologista pediátrico: quando encaminhar? Série atualizações pediátricas. 1. ed. São Paulo: Editora Atheneu, 2016. pp.121-7.

5. De Silva NK, Tschirhart J. Puberty – defining normal and understanding abnormal. Curr Treat Options Peds 2016;2:121-30.

6. Kaplowitz PB. Delay puberty. Pediatr Rev 2010;31:189-95.

7. Mitchell AL, Dwyer A, Pitteloud N, Quinton R. Genetic basis and variable phenotypic expression of Kallmann syndrome: towards a unifying theory. Trends Endocrinol Metab 2011;22:249-58.

8. Raivio T, Falardeau J, Dwyer A, Quinton R, Hayes FJ, Hughes VA et al. Reversal of idiopathic hypogonadotropic hypogonadism. N Engl J Med 2007;357:863-73.

9. Resende EA, Lara BH, Reis JD, Ferreira BP, Pereira GA, Borges MF. Assessment of basal and gonadotropin-releasing hormone-stimulated gonadotropins by immunochemiluminometric and immunofluorometric assays in normal children. J Clin Endocrinol Metab 2007;92:1424-9.

10. Sedlmeyer IL, Palmert MR. Delayed pubert: analysis of a large case series from an academic center. J Clin Endocrinol Metab 2002;87:1613-20.

11. Spinola-Castro AM, Siviero-Miachon AA. Distúrbios puberais. In: Burns DAR, Campos D Jr, Silva LR, Borges WG, Blank D. Tratado de pediatria: Sociedade Brasileira de Pediatria. 4. ed. Barueri, SP: Manole, 2017. pp.639-48.

12. Steinmetz L, Passone CGB, Paulino MCR, Manna TD. Puberdade atrasada. In: Damiani D. Endocrinologia na prática pediátrica. Coleção Pediatria. Instituto da Criança HC-FMUSP. 3. ed. Barueri, SP: Manole, 2016. pp. 227-42.

13. Sukumar SP, Bhansali A, Sachdeva N, Ahuja CK, Gorsi U, Jarial KD et al. Diagnostic utility of testosterone priming prior to dynamics tests to differentiate constitutional delay in puberty from isolated hypogonodotropic hypogonadism. Clin Endocrinol 2017;86:717-24.

14. Wei C, Crowne EC. Recent advances in the understanding and management of delayed puberty. Arch Dis Child 2016;101:481-88.

Ginecomastia

Sheila Rejane Niskier
Maria Sylvia de Souza Vitalle

CONCEITO

- Aumento do tecido glandular mamário no sexo masculino.
- Na puberdade, é uma condição benigna do desenvolvimento puberal masculino, mas ligada a ansiedade, embaraço e distúrbio psicológico.
- Pode ser uma expressão clínica de doença subjacente.

INCIDÊNCIA

É uma afecção comum.

Acontece em mais de 65% dos adolescentes do sexo masculino, na sua maioria entre os estágios G2 e G4 de Tanner (**Figura 17.1**).

ETIOPATOGENIA

- É idiopática, na maioria das vezes.
- Há um desequilíbrio na fisiologia dos hormônios sexuais, com uma alteração na relação andrógenos/estrógenos, que tanto pode ser uma diminuição de andrógenos ou um aumento da ação estrogênica.
- Há secreção de androstenediona, com aumento da conversão periférica, pela ação da aromatase, com consequente aumento do estrógeno circulante.
- Na puberdade, ocorre na fase de baixa testosterona circulante.

CLASSIFICAÇÃO

- **Grau I:** um ou mais nódulos de consistência firme, menores que 1 centímetro ultrapassam margem areolar (**Figura 17.2**).
- **Grau II:** 1 a 4 centímetros, semelhante à mama M2 do estadiamento de Tanner (**Figura 17.3**).
- **Grau III:** Maior ou igual a 5 centímetros, semelhante a mama M3. Macromastia ou macroginecomastia correspondem aos estágios M4 ou M5 de Tanner (**Figura 17.4**).

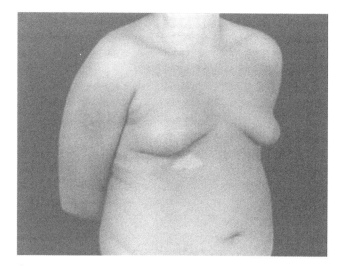

Figura 17.1. Macroginecomastia. Fonte: Revista Adolescência & Saúde: Abr/Jun 2004;1(2).

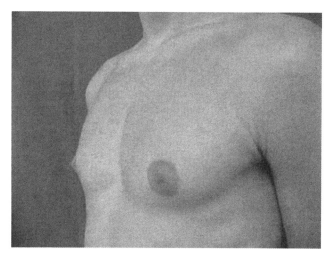

Figura 17.2. Ginecomastia Grau I. Fonte: Rev Bras Cir Plást (Impr.) São Paulo July/Sept. 2010; 25: 3.

HISTÓRIA

1. O início de seu aparecimento.
2. Os caracteres sexuais e a idade de seu aparecimento para a verificação de concomitância e duração.

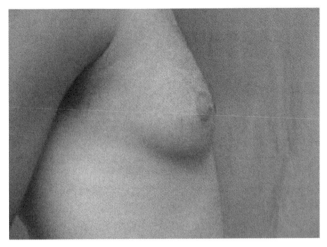

Figura 17.3. Ginecomastia Grau II. Fonte: Rev Bras Cir Plást (Impr.) São Paulo, July/Sept. 2010; 25:3.

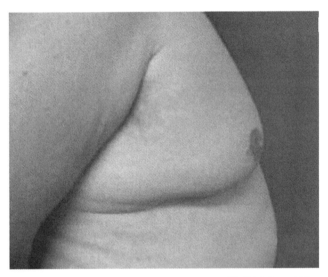

Figura 17.4. Ginecomastia Grau III. Rev Bras Cir Plást (Impr) São Paulo July/Sept. 2010; 25: 3.

3. A existência de dor.
4. Os sentimentos do adolescente em torno desse fato.
5. Uso de drogas lícitas ou ilícitas.
6. A presença de doenças crônicas.
7. Se adolescente esportista, investigar o uso de esteroides anabolizantes.

QUADRO CLÍNICO

- A técnica de palpação correta se faz com os dedos polegar e indicador em forma de pinça (**Figura 17.5**).
- É palpado um tecido firme, disco de consistência elástica, glandular por proliferação ductal e estromal, subareolar e móvel, não aderente à pele subjacente.
- A maioria é bilateral, às vezes dolorosa, de duração de meses até 2 ou 3 anos.
- A presença de galactorreia é rara.

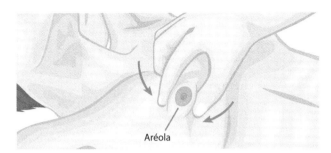

Figura 17.5. Técnica de palpação.

- Quando é de Grau III, dura mais tempo ou não regride: é o caso da macroginecomastia, que é mais associada aos altos índices de massa corporal.
- Observar sinais físicos de hepatopatias ou nefropatias.

No exame da genitália, verificar o estadiamento de Tanner e sinais de patologias, tais como microrquidia, micropênis, hipospádia e criptorquidia.

TIPOS

a. Ginecomastia fisiológica:
   – Neonatal;
   – Puberal (**Figura 17.6**);
   – Senil.
b. Ginecomastia patológica:
   – Diminuição da produção de testosterona:

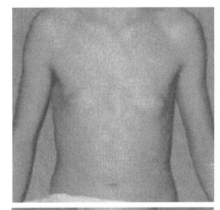

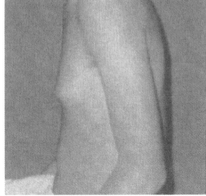

Figura 17.6. Ginecomastia puberal. Fonte: Adolescência & Saúde Jul/Set 2010; 7: 3.

- Anorquia congênita;
- Síndrome de Klinefelter;
- Defeitos enzimáticos congênitos de síntese de testosterona;
- Insuficiência testicular adquirida (orquite, uremia);
- Resistência periférica à ação da testosterona (síndrome de Reifenstein);
- Deficiências de 21-hidroxilase, 3-beta-hidroxiesteroide desidrogenase, 1-beta-hidroxilase e 17-alfa-hidroxilase.
  - Aumento da secreção de estrógeno:
    - Tumores de testículo, pulmão, suprarrenal;
    - Hermafroditismo verdadeiro;
    - Cirrose hepática, hipertireoidismo, varicocele.
  - Aumento da aromatização:
    - Tumor suprarrenal;
    - Cirrose hepática;
    - Varicocele.
  - Drogas:
    - Hormônios: tireoidiano, estrógenos, andrógenos, gonadotrofinas;
    - Psicoativas: tricíclicos, sulpirida, diazepam, fenotiazina, clorpromazina;
    - Cardiovasculares: reserpina, metildopa, digital, bloqueadores do canal de cálcio, amiodarona;
    - Antagonistas da testosterona: cetoconazol, espironolactona, cimetidina, fenitoína;
    - Tuberculostáticos: etionamida, isoniazida;
    - Citotóxicos: bussulfam, vincristina, metotrexato, clorambucil, ciclofosfamida;
    - Drogas que geram dependência: álcool, maconha, heroína, anfetaminas.
  - Outras:
    - Tumores: mamário, hepático;
    - Hepatopatia crônica;
    - Insuficiência renal;
    - Uso de fitoesteroides na dieta e de anabolizantes;[7]
    - Realimentação após desnutrição e depois de longo período de exercícios extenuantes.[8]

AVALIAÇÃO LABORATORIAL

- Devem ser realizadas dosagens hormonais em meninos impúberes, em puberdade precoce ou com macroginecomastia.
- As dosagens de testosterona, androstenediona, sulfato de desidroepiandrosterona (DHEA-S), estradiol, TSH, FSH, LH, prolactina. beta-HCG são recomendadas.
- Avaliação das funções renal e hepática, quando houver suspeita de patologias desses órgãos.
- O seguimento do caso será realizado de acordo com os resultados obtidos.

AVALIAÇÃO COMPLEMENTAR

A mamografia e a ultrassonografia de mamas, abdominal, testicular e a ressonância de hipófise ficam restritas a raros casos, dependentes de história e exame físico e são compatíveis com a suspeita de neoplasias malignas.

O cariótipo é realizado quando os exames clínico e laboratorial sugerirem uma doença genética. (Figura 17.7)

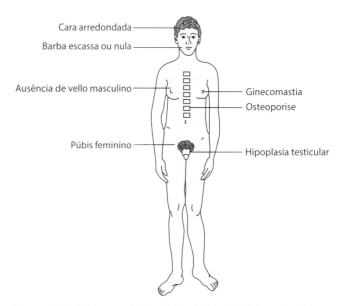

Figura 17.7. Síndrome de Klinefelter. Fonte: MA López. Junta Directiva de la Asociación Española de Pediatría, 1976. Disponível em: ocw.ehu.eu.

TRATAMENTO

Em mais de 90% dos casos as ginecomastias serão Grau I ou II e regredirão em até 2 anos.

- **Cirurgia:** Indicada por volta de 10% dos casos, por motivo estético e no melhor momento para resultados funcionais e psicológicos (Figura 17.8):
  - Quando houver mais de 2 anos de evolução e em maiores de 15 anos de idade.
  - Nas macroginecomastias, pois não involuem.
  - Faz-se incisão infrareolar, semicircular, com lipoaspiração, se necessário, mastectomia subcutânea ou mamoplastia redutora.

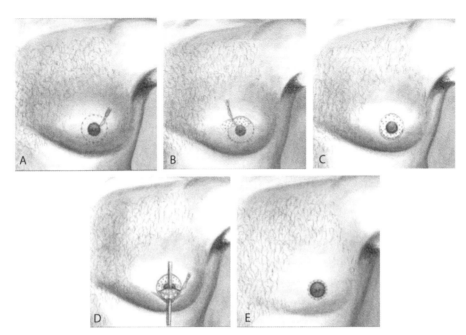

Figura 17.8. Técnica de duplo círculo. Fonte: Rev Bras Ginecol Obstet Rio de Janeiro Sept. 2007; 29: 9.

- **Drogas:** Tamoxifeno, 10 a 20 miligramas 2 × ao dia:
  – Raloxifeno;
  – Anastrozol;
  – Testolactona;
  – Danazol;
  – Citrato de clomifeno.
- **Psicológico:**
  – As ginecomastias estão associadas ao mito da masturbação e também são símbolo de feminilidade, portanto geram constrangimento e muitas vezes distúrbios psicológicos;
  – O tratamento psicológico visa aliviar o sentimento de deformidade e falta de atrativo sexual, frequentemente presente justamente no momento em que se desenvolve a autoimagem.

BIBLIOGRAFIA

1. Al Jurayan NA. Childhod gynecomastia: A mini review. Int J Clin Endocrinol Metabol 2016;2(1):12-15.
2. Alves NSR. Ginecomastia puberal. Adolescência & Saúde 2004;1(2): 14-18.
3. Barroa ACSD & Sampio MCM. Gynecomastia: physiopathology, evaluation and treatment. Can Fam Physician 2010; 56(4):344-45.
4. Barros RR. Cirurgia plástica na adolescência. Adolescência &Saúde 2007;4(1):45-47.
5. Costanzo PR, et al. Ginecomastia: aspectos clínicos y etiológicos. Estudio retrospectivo y multicéntrico. RAEM 2015;52(1):22-28.
6. Devoto E, Madarioga M, Aravena L, Lioi X. Etiología de la ginecomastia. Importancia de no subdiagnosticar una ginecomastia patológica. Rev Med Chil 2007;135(2):189-97.
7. Figueroa AS & Romero FV. Patologia quirúrgica de mama en pacientes pediátricos. Rev Peru Ginecol Obstetr 2012;58:177-82.
8. Ginecomastia – série de casos operados em 4 anos no Hospital de Clínicas de Porto Alegre. ACM 2014;43(1). Disponível em: www.acm.org.b/revista [Acesso em 22/09/2016].
9. Laituri CA, Garey C, et al. Treatment of adolescent gynecomastia. J Pediatric Surg 2010; 45:650-54.
10. Limony Y, Friger M, Hochberg Z. Pubertal gynecomastia coincides with peak height velocity. J Clin Res Pediatr Endocrinol 2013; 5(3): 142–44.
11. Paris F, Gaspari L, et al. Endocrine and molecular investigations in a cohort of 25 adolescent males with prominent/persistent pubertal gynecomastia. Andrology 2016;4(2):263-26.
12. Rodrigues KB. Ginecomastia: manifestações, etiologia, abordaje, diagnóstico y tratamiento. Med Leg Costa Rica 2016;33(1).
13. Sansone A, Romanelli F, Sansone M, Lenzi A, Luigi LD. Gynecomastia and hormones. Endocrine 2016. Published online 04 May 2016.
14. Silva ACC, Adan LF, Nunes-Gouveia MT, Silva-Matos O. Problemas endocrinológicos na adolescência. J Ped 2001;77(2): S179-S189.

Hipertensão Arterial Sistêmica

18

Luiza do Nascimento Ghizoni Pereira
Paulo Cesar Koch Nogueira

INTRODUÇÃO

a. Conceito
b. Epidemiologia
c. Métodos de avaliação
d. Classificação
e. Tabelas

Atualmente, é bem estabelecida a associação entre hipertensão arterial sistêmica (HAS) e risco cardiovascular, com evidência de que os malefícios precoces dessa doença já podem ser demonstrados na população pediátrica e entre adolescentes.

Estudos populacionais evidenciam que aproximadamente 2 a 5% das crianças em idade escolar têm HAS e 16% são portadoras de pré-hipertensão. Entre os adolescentes, a epidemiologia é mais alarmante. Estudos brasileiros e a Sociedade Brasileira de Hipertensão estimam que 11% dos adolescentes sejam hipertensos. A ausência de sintomas faz com que muitos desses casos não sejam diagnosticados e, entre os pacientes com a doença estabelecida, a adesão ao tratamento é ruim.

Alguns dos fatores que colaboram para sua alta prevalência são história familiar positiva, baixo peso ao nascimento, peso e IMC elevados, alto consumo de sódio, sedentarismo, resistência insulínica e hiperatividade do sistema simpático, sendo muitas dessas variáveis modificáveis.

Os parâmetros de normalidade de pressão arterial (PA) para faixa etária pediátrica estão estabelecidos com base na sua distribuição em percentis para sexo, idade e estatura. Estabelece-se como pressão arterial normal aquela que é abaixo do percentil 90 para respectivos sexo, idade e estatura ou abaixo de 120/80. HAS é definida como PA sistólica ou diastólica acima do percentil 95, utilizando-se os mesmos parâmetros, em 3 ocasiões diferentes e em condições adequadas de aferição. E os pacientes com PA entre o percentil 90 e 95, ou com PA > 120/80 mmHg e abaixo do p95, são classificados como pré-hipertensos. As tabelas de pressão arterial para idade, sexo e estatura estão disponíveis ao final deste capítulo.

Dentro dessas definições, observa-se como ponto crucial o adequado método de aferição de PA. Esta deve ser aferida em todas as consultas de puericultura, a partir dos 3 anos de idade, e antes, em situações especiais como prematuridade, baixo peso, complicações neonatais, suspeita de doenças renais, como malformações urológicas, infecções urinárias repetidas, hematúria e proteinúria, uso de medicações que podem aumentar a PA e outras doenças sistêmicas.

O método de escolha é o auscultatório, com manguito de tamanho adequado e esfigmomanômetro aneroide calibrado a cada 6 meses. Os métodos automáticos (oscilométricos) também podem ser utilizados, porém estes não realizam uma avaliação direta da pressão arterial sistólica e diastólica, e sim as calculam a partir da pressão arterial média. Sempre que houver aumento da PA pelo método oscilométrico deve-se proceder à confirmação pelo método auscultatório.

Para escolher o manguito adequado deve-se traçar uma linha média entre o ombro e o cotovelo, ponto no qual a circunferência do braço deve ser medida. O manguito deve conter *cuff* manguito inflável com largura de pelo menos 40% dessa circunferência e comprimento de ao menos 80% da mesma, conforme demonstrado na **Figura 18.1**. Para os adolescentes é importante disponibilização dos manguitos tamanho adulto, adulto-grande e coxa. Os manguitos pequenos para o paciente superestimam a PA, e os grandes a subestimam. Em caso de inadequação, deve-se optar pelo manguito maior.

O ambiente onde a PA é aferida também deve ser tranquilo, com paciente calmo e sentado há pelo menos 5 minutos, com braço direito bem apoiado e elevado à altura do coração, preferencialmente sem fazer uso prévio de alimentos ou bebidas estimulantes como café. É essencial repetir a aferição da PA durante a consulta se ela estiver elevada, pois existe uma acomodação do paciente ao ambiente, redução da ansiedade e consequentemente medidas de pressão arterial mais fidedignas.

Outros métodos de avaliação da pressão arterial fora do ambiente hospitalar ou consultório médico, repetidamente, também são importantes, principalmente para afastar situações em que a pressão arterial do paciente na consulta

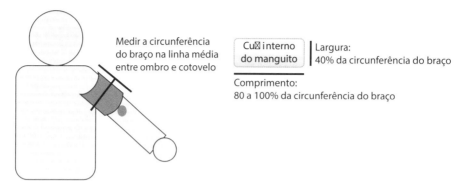

Figura 18.1. Adequação do tamanho do manguito para aferição da PA

não reflete verdadeiramente sua pressão arterial habitual. Destacam-se, nesse cenário, duas situações clínicas opostas: a "hipertensão do jaleco branco" e a "hipertensão mascarada". A primeira é definida como aumento da pressão arterial exclusivamente durante as avaliações médicas e manutenção de pressões normais fora desse ambiente. A segunda, menos frequente, entretanto extremamente relevante, consiste nos casos em que o paciente é hipertenso ao longo dos seus dias e/ou noites, mas se mantém normotenso durante as consultas, dificultando seu diagnóstico.

Para auxílio diagnóstico de HAS, destaca-se a Monitorização Ambulatorial de Pressão Arterial (MAPA), método na qual as aferições da PA são realizadas a cada 20 a 30 minutos durante o dia e a cada 30 a 60 minutos durante a noite, completando período de 24 horas de avaliação. Esse método torna viável e mais acurada a avaliação do percentual de pressões arteriais elevadas (> p95) que o paciente tem ao longo do dia (carga de PA), além de sua variabilidade diurna e noturna e percentual de descenso noturno. Suas principais limitações são que os valores de referência são estabelecidos apenas para pacientes acima de 5 anos, e que estes se baseiam em dados de pacientes europeus, na sua maioria caucasianos. Os valores de interpretação do método estão na **Tabela 18.1**.

Após estabelecer o diagnóstico de HAS, procede-se à sua classificação de acordo com a etiologia, primária (idiopática) ou secundária, e com a gravidade, HAS estágio I e HAS estágio II. Define-se como HAS estágio I aquela em que os níveis de PA se mantêm entre o p95 e 5 mmHg acima do p99 e HAS estágio II os pacientes com PA acima desse valor. A variação entre p95 e p99 é de aproximadamente 7 a 10 mmHg. Como se trata de variação pequena, arbitrariamente convencionou-se estabelecer 5 mmHg a mais para diferenciação dos estágios I e II. A investigação etiológica será abordada mais adiante em tópico próprio neste capítulo.

Mais do que apenas o diagnóstico de hipertensão, sua gravidade é absolutamente correlacionada com as lesões de órgão-alvo e risco cardiovascular. O que há de novo é que a intensidade de variabilidade de PA ao longo do dia e ao longo dos dias (curto e longo prazos) também se associa a esses riscos, independentemente do nível de PA.

FISIOPATOLOGIA

a. Mecanismos de regulação da PA
b. Influência genética
c. Hábitos alimentares e fatores ambientais
d. Fatores perinatais

A PA é uma função entre o débito cardíaco (DC) e a resistência vascular sistêmica (RV). O débito cardíaco depende de: a) volume sistólico (VS), que por sua vez é influenciado pela contratilidade miocárdica e pré-carga; e b) frequência cardíaca (FC), de controle do sistema nervoso simpático. A resistência vascular sistêmica varia de acordo com a elasticidade dos vasos, miocontratilidade e pós-carga. Além desses fatores clássicos, variáveis celulares e moleculares têm sido recentemente observadas como de importância na regulação da PA.

Existem diversos mecanismos fisiopatológicos envolvidos na HAS, os quais variam de paciente para paciente, entre as etiologias e estágios da HAS. Pacientes jovens com HAS leve têm significativamente maior DC e tônus simpático do

Tabela 18.1. Critérios para classificação da pressão arterial, segundo aferições em consulta médica e MAPA

Classificação	PA na consulta[1]	Média de PA – MAPA[2]	Carga de PA – MAPA[2]
Normotensão	< p90	< p95	< 25%
Hipertensão do jaleco branco	> p95	< p95	< 25%
Pré-hipertensão	entre p90 e p95 ou > 120/80 e < p95	< p95	> 25%
Hipertensão mascarada	< p95	> p95	> 25%
Hipertensão estágio I	entre p95 e p99 + 5 mmHg	> p95	25-50%
Hipertensão estágio II	> p99 + 5 mmHg	> p95	> 50%

que controles. Ao longo da evolução, a RV tente a aumentar, com progressiva redução do DC.

A RV é resultado de alterações estruturais principalmente nas arteríolas periféricas, com aumento da espessura da camada média por depósito de matriz e hipertrofia e hiperplasia de células musculares. Esse remodelamento leva à redução da luz vascular. Além disso, o endotélio exibe áreas de desnudamento e inflamação, que colaboram sobremaneira para o processo de aterosclerose. Nos vasos maiores, há aumento de elastina e colágeno em suas paredes, com redução de células musculares, levando a enrijecimento e aumento de resistência diante do estimulo contrátil. Alterações funcionais também estão envolvidas, como disfunção endotelial e menor produção de vasodilatadores (óxido nítrico e prostaciclinas), além de maior resistência à ação destas. Há maior produção de substâncias vasoconstritoras e que também agem como estimuladoras da proliferação de células musculares, como PDGF e angiotensina II, e maior resposta vascular a estas, perpetuando as mudanças estruturais e corroborando a manutenção da HAS.

Clinicamente, alguns métodos podem ser utilizados para avaliação dos sinais de aumento da RV. Por meio da ultrassonografia de carótida pode-se realizar mensuração da espessura do complexo mediointimal desta, o que leva a algumas inferências sobre sua estrutura, e também avaliação da rigidez arterial, realizando-se medidas do diâmetro da luz máxima e mínima, durante a sístole e a diástole, respectivamente. Quanto menor essa variabilidade, maior a rigidez vascular. Outros métodos não ultrassonográficos também podem ser utilizados para esse fim, além de avaliação da função vascular, porém com utilização menos comum na prática clínica.

Além dos mecanismos já descritos, a ativação do sistema simpático também exerce papel fundamental na fisiopatologia da HAS. Além de atuar no DC por aumento da FC, esse sistema também inerva os vasos renais, túbulos e aparelho justaglomerular. A atividade do sistema simpático renal influencia a hemodinâmica renal, a reabsorção de sódio e água e a secreção hormonal. Há vasoconstrição das arteríolas, redução da taxa de filtração glomerular (TFG) e consequentemente aumento da atividade do sistema renina-angiotensina-aldosterona (SRAA).

O SRAA é o principal sistema hormonal envolvido na regulação da PA e as consequências principais de sua ativação são aumento da reabsorção tubular de sódio e água, com sobrecarga volêmica, e vasoconstrição periférica, porém diversas outras ações e interações também podem ser observadas. Sua ativação se dá principalmente por meio da secreção de renina pelo aparelho justaglomerular, estimulada pela detecção de hipoperfusão glomerular, redução de sódio no ultrafiltrado e atividade do sistema simpático. A renina cliva o angiotensinogênio em angiotensina I, a qual é convertida em angiotensina II pela enzima conversora de angiotensina (ECA). A angiotensina II é um potente vasoconstritor, e também estimula a liberação de aldosterona pela glândula suprarrenal, o que leva ao aumento da reabsorção de sódio e água nos túbulos renais e consequentemente sobrecarga volêmica.

Alguns outros mecanismos reguladores da PA também podem ser citados, como a secreção dopaminérgica, que possui ações cardíacas e vasculares diretas e indiretas; peptídeo natriurético atrial, envolvido, entre outros, no balanço regulatório de sódio e água; secreção de endotelina-1, óxido nítrico, adenosina e alguns outros eixos hormonais como tireoidiano e adrenal.

A HAS, como doença de múltiplos componentes fisiopatológicos, também pode ser atribuída a fatores genéticos. Estudos demonstraram variações familiares no comportamento da PA, não observadas em filhos adotivos, por exemplo, dando suporte a essa hipótese. Todavia, apesar dos esforços da comunidade científica, a influência genética sobre a HAS ainda não é completamente elucidada. A principal hipótese é que não haja uma única mutação, mas sim múltiplas variações genéticas interagindo umas com as outras e com fatores ambientais.

Entre os fatores ambientais, classicamente associa-se a HAS a obesidade, resistência insulínica e padrões de dieta. A obesidade leva a disfunção endotelial, estresse oxidativo e inflamação, sobrecarga renal, com alterações estruturais e funcionais que ativam o SRAA e retenção de sódio e água, além dos efeitos da hiperinsulinemia. A resistência insulínica tem sido associada a diversos mecanismos fisiopatológicos de elevação da PA, como estímulo à reabsorção renal de sódio e água, com consequente sobrecarga volêmica, aumento da atividade do sistema nervoso simpático, elevação dos níveis circulantes de aldosterona, além de efeitos na estrutura e função vasculares, com aumento da resistência vascular periférica. Os fatores dietéticos também têm sido avaliados como possíveis fatores contribuintes no desenvolvimento de HAS. Estudos populacionais sobre o consumo de sódio demonstram que sua baixa ingesta se reflete também em menores níveis de PA. Essas inferências populacionais têm que ser avaliadas com cautela e levando em consideração as variações individuais (HAS salinossensível, influenciada pela quantidade de sódio na dieta e salinorresistente, em que essa influência não pode ser observada). Outros fatores dietéticos, como a ingestão de potássio, também parecem implicados, mas não são completamente elucidados.

Por fim, há fatores perinatais que também devem ser avaliados. Prematuridade e baixo peso de nascimento estão associados a HAS na idade adulta, o que pode ser sugerido por alterações estruturais no desenvolvimento renal, com redução da massa de nefros. Todavia é importante ressaltar a característica multifatorial da HAS e a necessidade de individualizar e avaliar os principais componentes fisiopatológicos em cada paciente, para que, assim, o melhor tratamento possível possa ser oferecido.

PRINCIPAIS CAUSAS

    a. Hipertensão primária

    b. Doença renal parenquimatosa

    c. Coarctação de aorta

    d. Renovascular

e. Causas endocrinológicas

f. Induzida por drogas

Historicamente, a HAS na população pediátrica era um diagnóstico infrequente e, em sua maioria, secundário a alguma doença de base que justificasse os elevados níveis de PA. Contudo, esse panorama sofreu grandes modificações ao longo do tempo, principalmente associadas a mudanças dietéticas e de estilo de vida, que culminaram com aumento de obesidade e síndrome metabólica em crianças e adolescentes. Houve aumento da prevalência de HAS, e atualmente sua principal causa é a primária ou essencial, com alguns estudos evidenciando 50 a 90% dos adolescentes nesse grupo e uma forte associação com sobrepeso e obesidade. Entretanto, quando comparados com os adultos, maior é a proporção de pacientes com HAS secundária em pediatria, principalmente os de faixa etária menor e, portanto, a investigação etiológica sempre se faz necessária.

A hipertensão primária é, em geral, caracterizada por níveis pressóricos não tão elevados (estágio 1) e tipicamente associada a história familiar de HAS ou doença cardiovascular, acometendo pacientes obesos ou com sobrepeso ou com algum dos demais componentes de síndrome metabólica, como aumento da resistência insulínica e dislipidemia. Outras comorbidades fortemente associadas a HAS primária são os distúrbios do sono, como apneia obstrutiva do sono, e outras desordens metabólicas como hiperuricemia. Esses fatores associados devem ser sempre ativamente questionados e investigados.

A hipertensão arterial resultante de doenças parenquimatosas renais constitui o grupo mais significativo dentro da etiologia de HAS secundária. Sua origem se dá por múltiplos fatores, sendo seus pilares principais as alterações de excreção de sódio e água e a redução do fluxo sanguíneo renal, com ativação do SRAA. Considera-se, nesse grupo, tanto as causas de lesão renal aguda como glomerulopatias, tubulopatias e a doença renal crônica, cada uma com seus próprios mecanismos fisiopatológicos. A apresentação clínica é extremamente variável, desde pacientes totalmente assintomáticos, apenas com hipertensão arterial ao exame físico, até sintomas de uremia e complicações relacionadas a doença renal crônica, como fraqueza por anemia ou alterações ósseas, sem esquecer das glomerulopatias, que, a depender da etiologia, podem se apresentar com hipertensão, edema, oligúria, hematúria, proteinúria, hipoalbuminemia e hipercolesterolemia. Portanto, avaliação da função renal e pesquisa de proteinúria devem sempre fazer parte da investigação inicial de HAS.

Causas cardiovasculares, com ênfase para coarctação de aorta, também fazem parte do grupo de diagnósticos diferenciais a serem considerados em pacientes hipertensos. Os mecanismos fisiopatológicos envolvidos estão relacionados a hipoperfusão renal e consequente ativação do SRAA. Sua suspeita clínica surge a partir de assimetria na PA entre os membros, com PA pelo menos 10 mmHg maior no braço direito em comparação ao esquerdo, ou nos membros superiores, comparados aos inferiores. Há também assimetria de pulsos, com redução nos membros inferiores, sopro sistólico de ejeção, melhor audível no dorso, e desenvolvimento de circulação colateral nos pacientes com idade maior. O ecocardiograma é o exame inicial para avaliação, sendo a angiografia o teste padrão-ouro para diagnóstico.

A hipertensão renovascular é responsável por aproximadamente 5% dos casos de HAS na infância e adolescência. Nos adultos, a principal causa são as lesões ateroscleróticas, porém em pediatria o perfil etiológico se modifica, prevalecendo a displasia fibromuscular. Outras importantes causas são relacionadas a síndromes, como na neurofibromatose tipo 1 e esclerose tuberosa, e vasculites, citando-se a arterite de Takayasu. Outras etiologias menos frequentes são compressão extrínseca, por tumores, por exemplo, ou associadas a irradiação, cateterização prévia da artéria umbilical ou como uma complicação cirúrgica da anastomose vascular em pacientes transplantados.

A suspeita clínica deve surgir em pacientes com níveis bastante elevados de PA (estágio II ou com lesão em órgãos-alvo), com difícil controle com duas ou mais medicações e, eventualmente, sintomáticos pela hipertensão, além daqueles com diagnóstico de síndromes que possam estar associadas, como as previamente citadas, e sinais de vasculites ou insulto vascular prévio. Por vezes a suspeita surge em situação de emergência hipertensiva, com crises convulsivas, acidente vascular cerebral ou sintomas de insuficiência cardíaca. No exame físico pode haver sopro abdominal, e laboratorialmente, hipocalemia e aumento da renina plasmática.

A investigação pode ser iniciada por meio de ultrassonografia, com doppler de artérias renais e evidência de aumento de velocidade de pico sistólico (VPS). A sensibilidade e especificidade do teste são em torno de 80% e 54%, respectivamente, em adultos, portanto os resultados devem ser avaliados com parcimônia. Pacientes com alta suspeição clínica podem ser submetidos a angiotomografia ou angiorressonância abdominal com reconstrução vascular e o teste padrão-ouro para o diagnóstico é a arteriografia. A cintilografia renal com DMSA ou MAG3, antes e após administração de inibidor da ECA, também é um método não invasivo potencial para diagnóstico, porém na prática seus resultados nem sempre são conclusivos.

Dentre as causas endocrinológicas destacam-se feocromocitoma, alterações tireoidianas (hipo ou hipertireoidismo), síndrome de Cushing, hiperaldosteronismo, hiperplasia adrenal congênita e os distúrbios do cálcio (hipercalcemia). Sua suspeita e investigação devem ser guiadas a partir de dados sugeridos na história e no exame físico de cada paciente.

O feocromocitoma é responsável por aproximadamente 1% dos casos de HAS secundária na infância. Ele se desenvolve a partir de células cromafins da glândula suprarrenal, ou como paragangliomas do sistema autonômico simpático extra adrenais. A apresentação clínica clássica é por meio da tríade: hipertensão esporádica, cefaleia e sudorese. A hipertensão sustentada pode também estar presente, e outros sintomas associados são ansiedade, rubor facial, distúrbios visuais, dor abdominal, náusea, vômitos e perda ponderal.

O tumor pode ser esporádico ou ter herança genética, como na síndrome de von Hippel-Lindau, na neoplasia endócrina múltipla do tipo 2 (NEM-2) e na neurofibromatose. A investigação deve ser iniciada com a pesquisa de metanefrinas plasmáticas e urinárias e complementada por exames de imagem abdominal.

A síndrome de Cushing, também conhecida como hipercortisolismo, tem como principal etiologia a exposição excessiva a tratamentos com glicocorticoide ou hormônio adrenocorticotrópico (ACTH), sendo as causas de aumento da produção endógena desses hormônios raras na infância. Clinicamente, o paciente apresenta fácies arredondada, rubor facial, pletora, acne, obesidade centrípeta, estrias, atrofia e fraqueza muscular, entre outras alterações.

O hiperaldosteronismo também pode ser causa de HAS e está associado a aumento da retenção hidrossalina pelo túbulo contorcido distal, associada a alcalose metabólica e hipocalemia. A aldosterona pode estar elevada em vigência de ativação do SRAA, ou primariamente, com os demais componentes desse sistema suprimidos (hiporreninemia). Nessa circunstância, exames de imagem da glândula suprarrenal devem ser solicitados para avaliação da possibilidade de tumor.

Outras causas a serem afastadas estão listadas na **Tabela 18.2**, com destaque ao uso de drogas ou medicamentos que podem estar envolvidos na etiologia da HAS. Estes possuem mecanismos fisiopatológicos diversos, e devem ser descontinuados ou evitados, caso seja possível.

AVALIAÇÃO DO PACIENTE COM HAS

a. Primária × secundária

b. Severidade

c. Consequências

A avaliação inicial dos pacientes com HAS deve ser direcionada para:

a. busca dos possíveis fatores de risco e sinais ou sintomas que possam diferenciar etiologia primária ou secundária;

b. comorbidades associadas que culminem com aumento do risco cardiovascular;

c. evidência de lesões em órgãos-alvo (LOA).

Dentre os fatores associados, dá-se especial importância aos dados antropométricos do paciente e status nutricional, raça, perfil alimentar e de atividade física, história familiar de HAS e risco cardiovascular, dislipidemia, hiperuricemia, alterações do sono e prematuridade. Avaliação da possibilidade de HAS secundária, conforme citado anteriormente,

Tabela 18.2. Principais causas de HAS secundária na infância

Renovasculares	Doença renal parenquimatosa	Doenças endocrinológicas	Miscelânea
Displasia fibromuscular	Glomerulonefrites	Tumores secretores de	Coarctação de aorta
Vasculites	GN crescêntica	Catecolaminas	Anormalidades neurológicas
Arterite de Takayasu	GNDA	Feocromocitoma	HIC
Kawasaki	Nefropatia por IgA	Paraganglioma	Crise convulsiva recente
Poliarterite nodosa	GESF	Neuroblastoma	Policitemia
Síndromes	Nefrite intersticial	Doenças tireoidianas	Drogas
Neurofibromatose tipo 1	Síndrome hemolítico-urêmica	Hipertireoidismo	Cetamina
Esclerose tuberosa	Doenças hereditárias	Hipotireoidismo	Naloxona
Síndrome de Marfan	Doença renal policística AR ou AD	Síndrome de Cushing	Cafeína
Compressão extrínseca	Nefronoftise	Iatrogênica	Inibidores de calcineurina
Tumores	Síndrome de Liddle	Tumor adrenocortical	Efedrina
Hematoma perirrenal, trauma	Síndrome de Gordon	Tumor produtor de CRH ou ACTH	Eritropoetina
Fibrose retroperitoneal	Pseudo-hipoaldosteronismo	Hiperaldosteronismo	AINE
Outras causas	Anormalidades congênitas	Tumor adrenal	Cocaína
Radiação	Refluxo vesicoureteral	Hiperplasia congênita de suprarrenal	Anfetaminas
Trombose venosa ou arterial	Uropatias obstrutivas	Hipercalcemia	ACO
Pós-transplante renal	Hipoplasia/ displasia multicística	Hiperparatireoidismo	Doenças pulmonares
		Intoxicação por vitamina D	Dislplasia broncopulmonar
			Apneia obstrutiva do sono

Abreviaturas: *GN* glomerulonefrite; *GNDA* glomerulonefrite difusa aguda; *GESF* glomeruloesclerose focal e segmentar; *AR* autossômica recessiva; *AD* autossômica dominante; *HIC* hipertensão intracraniana; *AINE* anti-inflamatório não esteroidal; *ACO* anticoncepcional oral.

sempre deve fazer parte da rotina inicial dos pacientes pediátricos com esse diagnóstico. Todavia, sua suspeita clínica se faz ainda mais robusta nos pacientes de baixa faixa etária, hipertensão estágio 2 ou de difícil controle com tratamento medicamentoso, ou dados na história ou exame físico típicos que remetam a alguma possível causa.

Para mensurar as consequências da HAS, os principais órgãos-alvo de lesão são miocárdio, com evidência de hipertrofia ventricular esquerda, estreitamento dos vasos da retina (retinopatia hipertensiva) e lesão renal, caracterizada pela presença de microalbuminúria. O acometimento cardíaco e das artérias é o mais comum das LOA, e a realização de fundoscopia e ecocardiograma após o diagnóstico de HAS é mandatória.

A **Tabela 18.3** traz os exames que devem ser solicitados para avaliação inicial, os quais devem ser complementados em casos de alterações destes ou suspeita de etiologia secundária específica.

Tabela 18.3. Exames de avaliação inicial após o diagnóstico de HAS

Hemograma
Função renal, urina 1, gasometria e eletrólitos
Perfil lipídico
Glicemia de jejum
Ácido úrico
Hormônios tireoidianos (THS, T4L)
Microalbuminúria em urina de 24 horas
Ultrassonografia de rins e vias urinárias com doppler de artérias renais
ECG/ Ecocardiograma
Fundoscopia

TRATAMENTO

a. Tratamento não medicamentoso
b. Tratamento medicamentoso
c. Alvos terapêuticos

A abordagem terapêutica inicial e comum a todos os pacientes com evidência de HAS é baseada em medidas não farmacológicas, em que se estimula o paciente e sua família a modificar hábitos de vida não saudáveis e que contribuem para a manutenção da PA elevada e incremento do risco cardiovascular. Mudanças nos hábitos de dieta são fundamentais, tanto para os pacientes com sobrepeso e obesidade quanto para aqueles com peso normal, porém com erros frequentes, como abuso de sal e baixo consumo de frutas e verduras. As recomendações são consumo de porções menores e de menor teor calórico para aqueles cujo alvo é o emagrecimento, além de redução da ingestão de sal e aumento do consumo de frutas, legumes e vegetais. Um segundo pilar dessas modificações no estilo de vida é constituído pela redução do sedentarismo, com limitação do tempo de televisão e videogame e estímulo à prática de atividades físicas. Outras medidas que também devem ser orientadas são limitação do consumo de cafeína e a não utilização de álcool e cigarro. É fundamental a abordagem familiar em seus hábitos, e a ênfase de que estes devem ser modificados globalmente, não apenas como responsabilidade do paciente, mas sim de toda a sua família, corroborando para que essas medidas sejam sustentadas ao longo do tempo.

Os pacientes com hipertensão estágio 2, presença de sintomas, hipertensão secundária, lesão de órgãos-alvo, *diabetes melitus* (tipo 1 ou 2) e persistência de níveis elevados de PA após medidas não farmacológicas são aqueles que têm indicação de tratamento medicamentoso. Diversas são as opções e sua escolha deve ser individualizada para cada situação clínica, tentando estabelecer os principais mecanismos fisiopatológicos envolvidos e escolher uma mediação específica que atue neles, e se possível em suas comorbidades. A recomendação é para que se inicie com um único agende anti-hipertensivo e se proceda com aumento gradual da dose até atingir dose máxima. Caso o alvo do tratamento não seja atingido, associa-se outra medicação com mecanismos de ação complementares à droga que está em uso.

As principais classes de anti-hipertensivos utilizados em pediatria são inibidores da enzima conversora de angiotensina (IECA), bloqueadores dos receptores de angiotensina II (BRAII), betabloqueadores, bloqueadores de canal de cálcio (BCC) e diuréticos. A **Tabela 18.4** traz seus principais exemplos, posologia e comentários sobre indicações e efeitos colaterais. O uso de medicações com dois ou mais agentes associados não constitui prática comum em pediatria, principalmente por serem as dosagens fixas.

Os IECA e BRA II são as classes de anti-hipertensivos mais comumente utilizadas. Eles possuem especial importância para as doenças parenquimatosas renais, presença de proteinúria, para diabéticos e hipertensão renovascular. Pela possibilidade de azotemia e hipercalemia como efeitos colaterais em pacientes com lesão renal aguda ou *clearance* de creatinina abaixo de 30 mL/min, eles devem ser evitados ou prescritos com cautela. Após introdução desses medicamentos, deve-se proceder à avaliação de creatinina e potássio, e repeti-la periodicamente. Eles são contraindicados na gestação e métodos contraceptivos devem sempre ser adotados.

Pacientes de raça negra têm, em geral, HAS de mais difícil controle e frequentemente associada a complicações. As medidas não farmacológicas devem ser sempre enfatizadas e os IECA ou betabloqueadores podem ter ação menos eficiente. Nesses pacientes, uma opção de tratamento é iniciar com BCC e, se necessário, proceder com o acréscimo de algum diurético.

Obesidade e síndrome metabólica estão associadas a aumento do tônus simpático e da resistência vascular periférica. Os IECA e BRA II podem ser bem indicados para esses pacientes, assim como os BCC, que também trazem benefícios. Cuidados especiais devem ser tomados com os diuréticos tiazídicos, que devem ser evitados em condições de hiperuricemia e dislipidemia. Caso haja diabetes insulinodependente, os betabloqueadores também devem ser evitados.

Tabela 18.4. Principais anti-hipertensivos de administração oral utilizados em pediatria

Classe	Medicamento	Posologia	Comentários
IECA	Captopril	Inicial: 0,3 a 0,5 mg/kg/dose – 2 a 3x/dia Máx: 6 mg/kg/dia ou 450 mg/dia	1. Todos os IECA são contraindicados na gestação 2. Potássio sérico e creatinina devem ser checados periodicamente, pois pode haver hipercalemia e aumento de creatinina
	Enalapril	Inicial: 0,08 mg/kg/dia a 5 mg/dia – 1 a 2x/dia Máx: 0,6 mg/kg/dia ou 40 mg/dia	3. Contraindicados em situação de estenose de artéria renal bilateral ou em rim único
	Lisinopril	Inicial: 0,07 mg/kg/dia – 1x ao dia Máx: 0,6 mg/kg/dia ou 40 mg/dia	4. Tosse e angioedema são mais comuns com o uso de captopril, e mais raros nos demais
BRA II	Losartana	Inicial: 0,7 mg/kg/dia a 50 mg/dia – 1x/dia Máx: 1,4 mg/kg/dia ou 100 mg/dia	1. Também são contraindicados na gestação 2. Checar potássio e creatinina periodicamente
Betabloqueadores	Propanolol	Inicial: 1 a 2 mg/kg/dia – 2 a 3 x/dia Max: 4 mg/kg/dia ou 640 md/dia	1. Contraindicados em asma e insuficiência cardíaca 2. Avaliação da FC é um bom parâmetro para avaliação da dose terapêutica
	Atenolol	Inicial: 0,5 a 1 mg/kg/dia – 1 a 2x/dia Máx: 2 mg/kg/dia ou 100 mg/dia	3. Uso com cuidado em atletas 4. Não devem ser utilizados em pacientes diabéticos insulinodependentes
	Metoprolol	Inicial: 1 a 2 mg/kg/dia – 2 x/dia Max: 6 mg/kg/dia ou 200 mg/dia	5. Podem auxiliar na prevenção da enxaqueca, sendo uma opção em pacientes com essa situação associada
BCC	Anlodipino	Inicial: 0,3 a 0,5 mg/kg/dia – 1x ao dia Máx: 10 mg/dia	1. Podem causar taquicardia e edema periférico
	Nifedipino de liberação prolongada	Inicial: 0,25 a 0,5 mg/kg/dia – 1 a 2x/dia Máx: 3 mg/kg/dia ou 120 mg/dia	
Diuréticos			1. São boas opções como uso em associação com outras classes
Diuréticos de alça	Furosemida	Inicial: 0,5 a 2 mg/kg/dose – 1 a 2x/dia Máx: 6 mg/kg/dia	2. Monitorização eletrolítica deve realizada periodicamente
Diuréticos tiazídicos	Hidroclorotiazida	Inicial: 1 mg/kg/dia – 1x/dia Máx: 3 mg/kg/dia ou 50 mg/dia	3. Tiazídicos devem ser evitados em hiperuricemia e dislipidemia
Poupadores de potássio	Espironolactona	Inicial: 1 mg/kg/dia – 1 a 2x/dia Máx: 3 mg/kg/dia ou 100 mg/dia	4. Cuidado com associação de IECA ou BRA II com poupadores de potássio, pelo alto risco de hipercalemia 5. Por seu efeito antimineralocorticoide, os poupadores de potássio devem ser considerados em pacientes com hiperaldosteronismo

Abreviaturas: *IECA* inibidores da enzima de conversão da angiotensina 1; *BRA II* bloqueadores do receptor de angiotensina II; *BCC* bloqueadores de canal de cálcio; *FC* frequência cardíaca. Adaptado de The Fourth Report on The Diagnosis and Treatment of High Blood Pressure in Children and Adolescents, 2004.

As causas secundárias de HAS devem ser tratadas individualmente e, em geral, referenciadas para a especialidade pertinente.

Para crianças com HAS sem lesão de órgão-alvo, os objetivos terapêuticos são níveis pressóricos abaixo do percentil 95 para idade, sexo e estatura. Para pacientes com doença renal crônica, diabetes ou presença de lesão em órgão-alvo, as recomendações atuais são de manter PA abaixo do percentil 90 para os mesmos parâmetros. Em 2009, foram publicadas diretrizes da Sociedade Europeia de Hipertensão, que sugerem que controles ainda mais rigorosos podem ser mais eficientes na redução do risco cardiovascular, com PA abaixo do percentil 90 para os pacientes em geral, aqueles com doença renal crônica ou diabetes sem proteinúria abaixo do percentil 75 e doença renal crônica ou diabetes com proteinúria abaixo do percentil 50.

E, por fim, aspecto fundamental do tratamento de pacientes hipertensos é a atenção à adesão e o uso adequado das medicações. Essa situação é frequentemente observada, principalmente porque a maioria dos adolescentes é assintomática. Os pais devem ser envolvidos no tratamento para auxiliar em uma melhor adesão.

TÓPICOS IMPORTANTES

- Doença prevalente e fortemente associada a obesidade e síndrome metabólica.

- HAS na infância é definida com PA acima do percentil 95 para sexo, idade e estatura.

- Importância da mensuração da PA com técnica e manguito adequados, mais de uma vez durante a consulta, quando estiver elevada e complementação da avaliação com MAPA quando necessário.

- O manejo dos pacientes hipertensos deve englobar avaliação completa dos fatores de risco para hipertensão e risco cardiovascular, comorbidades, sintomas e possibilidade de hipertensão secundária, além do estadiamento da HAS e busca por lesões em órgãos-alvo.

- Baixa faixa etária, hipertensão estágio 2, de difícil controle com medicações ou com lesões em órgãos-alvo são fatores que devem sugerir HA secundária.
- Abordagem não farmacológica para todos os pacientes, incluindo mudanças dietéticas, redução do sedentarismo e do consumo de cafeína e a não utilização de álcool e tabaco.
- Abordagem farmacológica individualizada, inicialmente com monoterapia e aumento progressivo até dose máxima, para então adicionar outro medicamento, preferencialmente com mecanismo de ação complementar.
- Alvo de tratamento: PA abaixo de percentil 95 para os pacientes com HAS não complicada e abaixo do percentil 90 para os demais.
- Reavaliações frequentes e abordagem da adesão ao tratamento.

BIBLIOGRAFIA

1. Blowey DL. Diuretics in the treatment of hypertension. Pediatr Nephrol Mar 16, 2016.
2. Brewer ED. Evaluation of hypertension in childhood diseases. In: Avener ED, Harmon WE, Niaudet P, Yoshiwaka N, editors. Pediatric Nephrology. 6th ed. Philadelphia: Springer, 2009. pp. 1521-540.
3. Chaudhuri A. Pediatric ambulatory blood pressure monitoring: diagnosis of hypertension. Pediatr Nephrol 2013; 28:995–99.
4. Christofaro DG, De Andrade SM, Cardoso JR et al. High blood pressure and sedentary behavior in adolescents are associated even after controlling for confounding factors. Blood Press 2015; 24(5):317-23.
5. Correia-Costa L, Cosme D, Nogueira-Silva L et al. Gender and obesity modify the impact of salt intake on blood pressure in children. Pediatr Nephrol 2016; 31:279–88.
6. Dhull RS, Baracco R, Jain A, Mattoo TK. Pharmacologic treatment of pediatric hypertension. Curr Hypertension Rep Apr 2016;18(4):32.
7. Drozdz D,Kawecka-Jaszcz K. Cardiovascular changes during chronic hypertensive states. Pediatr Nephrol 2014; 29:1507–16.
8. Eakin MN, Brady T, Kandasamy V et al. Disparities in antihypertensive medication adherence in adolescents. Pediatr Nephrol 2013; 28:1267–73.
9. Ellis D. Management of the hypertensive child. In: Avener ED, Harmon WE, Niaudet P, Yoshiwaka N, editors. Pediatric Nephrology. 6th ed. Philadelphia: Springer, 2009. pp. 1541-576.

10. Feber J, Litwin M. Blood pressure (BP) assessment – from BP level to BP variability. Pediatr Nephrol 2016; 31:1071-79.
11. Flynn J. The changing face of pediatric hypertension in the era of the childhood obesity epidemic. Pediatr Nephrol 2013; 28:1059–66.
12. Flynn JT et al. Update: ambulatory blood pressure monitoring in children and adolescents: a scientific statement from the American Heart Association. Hypertension May 2014;63(5):1116-35.
13. Gomes B da M, Alves JG. Prevalence of high blood pressure and assoiated factors in students from public schools in Greater Metropolitan Recife, Pernambuco State, Brazil, 2006. Cad Saúde Pública. Feb 2009;25(2):375-81.
14. Halbach S, Flynn J. Treatment of hypertension in children with chronic kidney disease. Curr Hypertens Rep Jan 2005;17(1):503.
15. Joffres M, Falaschetti E, Gillespie C, et al. Hypertension prevalence, awareness, treatment and control in national surveys from England, the USA and Canada, and correlation with stroke and ischaemic heart disease mortality: a cross-sectional study. BMJ Open 2013;30;3(8):e003423.
16. Leiba A, Twig G, Levine H et al. Hypertension in late adolescence and cardiovascular mortality in midlife: a cohort study of 2.3 million 16- to 19-year-old examinees. Pediatr Nephrol 2016; 31:485–92.
17. Litwin M, Feber J, Niemirska A, Michałkiewicz J. Primary hypertension is a disease of premature vascular aging associated with neuro-immuno-metabolic abnormalities. Pediatr Nephrol 2016; 31:185–94.
18. Lurbe E, Cifkova R, Cruickshank JK et al. Management of high blood pressure in children and adolescents: recommendations of the European Society of Hypertension. J Hypertens Sep 2009;27(9):1719-42.
19. Malachias MVB, Souza WKSB, Plavnik F et al. VII Diretriz Brasileira de Hipertensão Arterial. Arq Bras Cardiol 2016; 107(3):supl 3.
20. Misurac J, Nichols KR, Wilson AC. Pharmacologic management of pediatric hypertension. Paediatr Drugs Feb 2016;18(1):31-43.
21. Moreira NF, Muraro AP et al. Obesity: main risk factor for systemic arterial hypertension in Brazilian adolescents from a cohort study. Arq Bras Endocrinol Metabol Oct 2013;57(7):520-26.
22. National High Blood Pressure Education Program Working Group on High Blood Pressure in Children and Adolescents. The fourth report on the diagnosis, evaluation and treatment of high blood pressure in children and adolescents. Pediatrics 2004; 114 (2 Suppl 4th Report):555-76.
23. Rao G. Diagnosis, epidemiology and management of hypertension in children. Pediatrics Aug 2016;138(2): e20153616.
24. Reschke LD, Miller III ER, Fadrowski JJ et al. Elevated uric acid and obesity-related cardiovascular disease risk factors among hypertensive youth. Pediatr Nephrol 2015;30:2169–76.
25. Thomas P, Dasgupta I. The role of the kidney and the sympathetic nervous system in hypertension. Pediatr Nephrol 2015; 30:549–60.
26. Tullus K, Brennan E, Hamilton G. Renovascular hypertension in children. Lancet Apr 2008; 26;371(9622):1453-63.
27. Urbina EM. Abnormalities of vascular structure and function in pediatric hypertension. Pediatr Nephrol 2016; 31:1061-70.
28. Yamaguchi I et al. Pathophysiology of hypertension. In: Avener ED, Harmon WE, Niaudet P, Yoshiwaka N, editors. Pediatric Nephrology. 6th ed. Philadelphia: Springer, 2009. pp.1485-519.

Escolioses e Cifoses

19

Sheila Rejane Niskier
Klebson Bruno Lopes Vasconcelos

INTRODUÇÃO

Escoliose é o desvio lateral da coluna vertebral no plano frontal maior que 10 graus. Associado à rotação das vértebras, resulta em uma deformidade tridimensional. A escoliose idiopática do adolescente (EIA) é a forma mais prevalente de deformidade da coluna vertebral.

EPIDEMIOLOGIA

A prevalência na população é de 2 a 3%. Curvas superiores a 20 graus são responsáveis por 0,3 a 0,5%.

A incidência de EIA é maior nas mulheres, na razão de 6:1 e o predomínio de curvas torácicas é à direita (8:1).

ETIOLOGIA

A etiologia permanece desconhecida, portanto idiopática.

Existe um consenso ligado à predisposição hereditária e de causa multifatorial.

HISTÓRIA NATURAL

O adolescente é assintomático, com queixa estética e giba dorsal associada.

São muito comuns os pequenos graus de escoliose.

Menos de 10% dos adolescentes com curvas de 10 graus ou mais de ângulo de Cobb necessitam de tratamento.

Certos fatores se relacionam a maior progressão da curva:

- Sexo feminino;
- Curvas torácicas de convexidade para a direita;
- Curvas diagnosticadas antes ou durante o estirão pubertário;
- Curvas duplas.

A época da progressão da curva na escoliose idiopática do adolescente coincide com o estirão de crescimento.

Portanto, curvas diagnósticas antes ou durante o estirão pubertário merecem maior vigilância. Estudos avaliaram o risco de progressão da curva de 20 graus em aproximadamente 20% e uma curva de 50 graus tem risco de 90%.

A curvatura pode progredir em 1 a 2 graus por mês durante a puberdade.

As curvas duplas são mais propensas à progressão que as curvas simples. Curvas torácicas simples tendem a ser mais progressivas que as lombares simples.

A avaliação do potencial de crescimento é de grande importância para determinar a progressão da curva. Nenhum método disponível é exato em determinar a maturidade esquelética à medida que um adolescente avança na sua puberdade.

- **Índice de Risser:** É a mensuração radiográfica da ossificação da apófise do osso ilíaco, que é dividido em 4 quadrantes. Inicia-se pela lateral e progride em direção medial.
- **Grau 0:** Sem ossificação;
- **Grau 1, 2 e 3:** Imaturidade esquelética;
- **Grau 4:** Quadrantes ossificados;
- **Grau 5:** Fusão completa;
  Baixo risco de crescimento.
- **Escala de Tanner:** Estadiamento de maturação sexual. É um método de mensuração do grau de maturação sexual necessário para se avaliar a progressão pubertária.

Uma vez detectada a escoliose em um adolescente, a curva deve ser avaliada quanto à probabilidade de progressão e tratamento, no intuito de se evitar problemas futuros como: dor nas costas, redução da função pulmonar, efeitos deletérios psicossociais e aumento da mortalidade.

Quando a deformidade vertebral se apresenta com características diferentes dos padrões habituais, se faz necessária uma melhor investigação de outras etiologias que podem ser a causa da deformidade. Os principais sinais de alerta são:

1. Meninos com curvas de graus elevados;
2. Curvas atípicas;

3. Manifestações sistêmicas;
4. Dor e sinais de comprometimento neurológico;
5. Rápida progressão;
6. Lesões cutâneas ao longo da coluna.

RASTREAMENTO

A adolescência requer avaliação por meio de programas escolares e ambulatórios médicos.

O rastreamento parece diminuir o número de cirurgias.

A rotina das escolas americanas tem um *screening* de escoliose realizado por médicos generalistas, enfermeiras ou professores de educação física. É realizado o teste de Adams, que consiste em o paciente fletir o tronco para a frente, com os pés juntos e o observador se abaixa para ter os olhos no mesmo nível da coluna do paciente em busca de gibosidades (**Figura 19.1**).

AVALIAÇÃO DO PACIENTE

A avaliação do paciente deve incluir uma anamnese, exames físico e neurológico completos, além de exames de imagem da coluna vertebral quando necessários.

O exame físico ortopédico deve ser feito com o paciente despido para se realizar a inspeção. Observam-se a altura e a simetria dos ombros e das escápulas, a linha média vertebral, sempre retilínea, não podendo apresentar desvios grosseiros da protuberância occipital à saliência da apófise espinhosa de C7 e daí até o sulco interglúteo. A posição anatômica dos membros superiores, caídos paralelamente ao tronco, forma um triângulo conhecido como "triângulo do talhe". A comparação desses espaços dos lados direito e esquerdo pode demonstrar, por sua assimetria, a presença de escoliose. Notar a possível projeção das mamas pela rotação das costelas, na presença da escoliose torácica. O nivelamento dos quadris e a linha poplítea, altura e o nivelamento dos maléolos mediais dos tornozelos podem demonstrar discrepâncias (**Figuras 19.2 e 19.3**).

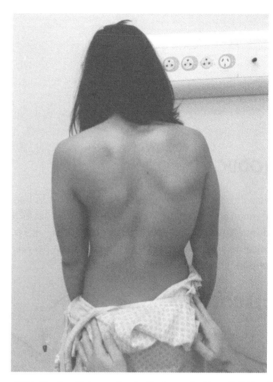

Figura 19.2. Fonte: Ortopedia de Coluna do Hospital Municipal Dr. Fernando Mauro Pires da Rocha.

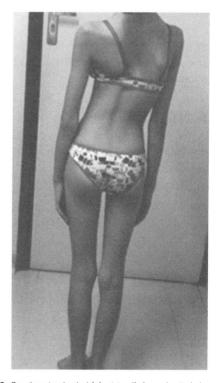

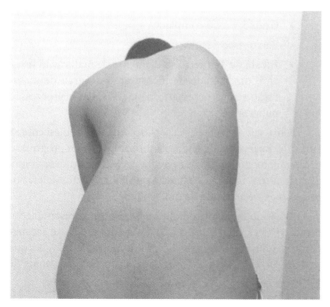

Figura 19.1. Fonte: Ortopedia de Coluna do Hospital Municipal Dr. Fernando Mauro Pires da Rocha.

Figura 19.3. Fonte: Ambulatório Medicina do Adolescente Unifesp/EPM.

Manobras e mensuração em posição ortostática: a primeira medida é a verificação do alinhamento da coluna por meio de um fio de prumo; ele é apoiado na apófise de C7, e o fio deve acompanhar a linha média até o sulco interglúteo. Desvios no trajeto podem ser medidos, a distância entre o fio de prumo e a apófise espinhosa desviada. Nas avaliações futuras poderá ser utilizado como parâmetro de piora da deformidade.

O teste de Adams: pode ser visualizada a gibosidade devido à rotação que fará com que as costelas na região torácica e as apófises transversas, na região lombar, sejam empurradas para o lado da convexidade, que cria assim uma saliência torácica ou lombar. A altura da giba pode ser medida por meio de um goniômetro e uma régua; o goniômetro é apoiado na giba e nivelado a zero graus (paralelo ao chão) e uma distância das costelas opostas é obtida em centímetros. A angulação da giba ou ângulo de rotação do tronco também pode ser mensurada pelo escoliômetro (Scoliometer, Orthopedic Systems, Inc. USA): se maior que 7 graus, é necessária uma radiografia (**Figura 19.4**).

EXAMES COMPLEMENTARES

Radiografias posteroanterior e lateral panorâmica da coluna, incluindo a crista ilíaca no plano distal e a maior parte da coluna cervical proximal, devem ser feitas com o paciente em pé. A radiação para tireoide e mamas é diminuída usando-se a incidência posteroanterior (PA) em relação à anteroposterior (AP). A inclusão da crista ilíaca e da coluna cervical geralmente requer chassis mais longos. Radiografias em flexão direita e esquerda comumente são obtidas apenas quando o paciente está sendo avaliado para cirurgia ou órtese (**Figuras 19.5** e **19.6**).

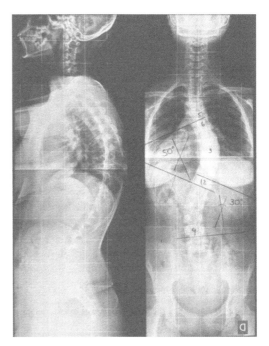

Figura 19.5. Fonte: Ortopedia de Coluna do Hospital Municipal Dr. Fernando Mauro Pires da Rocha.

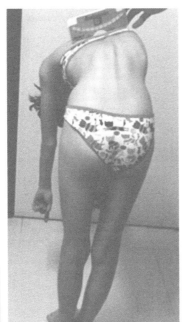

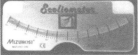

Figura 19.4. Fonte: Ambulatório Medicina do Adolescente Unifesp/EPM.

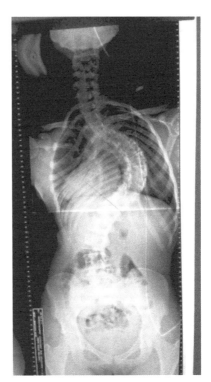

Figura 19.6. Fonte: Ortopedia de Coluna do Hospital Municipal Dr. Fernando Mauro Pires da Rocha.

- **Método de Cobb:** inicialmente deve-se determinar a vértebra superior e a inferior da curva. Então é feita uma linha perpendicular à margem superior da vertebra superior que mais se inclina na direção da convexidade da curva, e a outra na borda inferior da vértebra inferior com maior angulação na direção da convexidade. O ângulo dessas linhas se transaciona e é registrado como o valor angular da curva.

A ressonância magnética em geral é recomendada para os pacientes com curvas atípicas (curva torácica com convexidade para a esquerda), afrodescendentes ou do sexo masculino com curvas progressivas em função do maior risco de disfunções secundárias da medula espinhal.

CLASSIFICAÇÃO

- **Etiológica:** idiopática (80%), neuromuscular, secundária a uma síndrome, ou congênita.
- **Classificação por idade:** pode-se classificar como infantil (0 a 3 anos), juvenil (4 a 9 anos) e do adolescente (10 até 20 anos).

Classificação por Localização

- **Cervical:** ápice entre C2 e C6;
- **Cervicotorácica:** ápice entre C7 e T1;
- **Torácica:** ápice entre T2 e T11;
- **Toracolombar:** ápice entre T12 e L1;
- **Lombar:** ápice entre L2 e L4;
- **Lombossacra:** ápice entre L5 e S1.

Historicamente, a classificação de King e hoje a de Lenke definem melhor o padrão das curvas.

Classificação de King e Moe

- **Tipo I:** curva dupla, torácica e lombar; ambas as curvas cruzam a linha média; curva lombar principal, maior que ou igual à torácica.
- **Tipo II:** curva dupla, torácica e lombar; ambas curvas cruzam a linha média; curva torácica principal, maior que a lombar.
- **Tipo III:** curva torácica principal, a curva lombar não cruza a linha média.
- **Tipo IV:** curva toracolombar longa.
- **Tipo V:** curva dupla torácica estruturada.

Classificação de Lenke (Tabela 19.1)

Critérios para Definição de Curva Estruturada

Ângulo de Cobb com diferença menor que 25 graus comparado entre a radiografia ortostática e a radiografia com inclinação lateral, pode-se afirmar que é uma curva estruturada. Se a diferença for menor ou igual a 25 graus, é uma curva não estruturada.

TRATAMENTO

A literatura nos mostra que curvaturas de 10 graus ou entre 10 e 20 graus têm prevalência de 2 a 3%. A atenção especial é dada quando existe potencial de crescimento vertebral no paciente em questão.

Como devemos conduzir os pacientes que apresentam curvatura acima de 10 graus? Existem três grandes opções:

- **a.** Observação clínica e radiográfica periódica;
- **b.** Tratamento não cirúrgico;
- **c.** Tratamento cirúrgico.

Para se definir qual das opções de tratamento deve ser utilizada, avaliar:

- **Potencial de crescimento:** "idade cronológica", estadiamento de maturação sexual de Tanner e o sinal de Risser;
- **Características da curvatura vertebral:** presença ou não de lordose torácica, magnitude da curva.

ESTÉTICA

Para curvas menores que 20 graus: observação periódica durante o período de crescimento e estímulo à prática de atividades físicas e esportivas.

- Para curvas entre 20 e 30 graus: Risser 0-3, colete. Risser 4-5, observação.
- Para curvas entre 30 e 40 graus: Risser 0-3, colete. Risser 4-5, observação.
- Para curvas maiores que 40 graus: Risser 0-3, tratamento cirúrgico.

Tabela 19.1.

Tipo	Torácica proximal	Torácica principal	Toracolombar/lombar	Tipo de curva
1	Não estruturada	Estruturada (principal)	Não estruturada	Torácica principal
2	Estruturada	Estruturada (principal)	Não estruturada	Dupla torácica
3	Não estruturada	Estruturada (principal)	Estruturada (principal)	Dupla torácica
4	Estruturada	Estruturada (principal)	Estruturada (principal)	Tripla principal
5	Não estruturada	Não estruturada	Estruturada (principal)	Toracolombar/lombar
6	Não estruturada	Estruturada		Toracolombar/lombar (curva lombar > torácica ≥ 10

- Para curvas maiores que 50 graus: Risser entre 4-5, tratamento cirúrgico, quando existir uma progressão.

Uso do Colete

O uso do colete não atua para corrigir a curvatura, mas fundamentalmente evita a piora durante a fase de crescimento. Eventualmente, alguns poucos graus podem ser melhorados se houver um grande potencial de crescimento e se o paciente usar o colete corretamente até o final do crescimento. Qualquer que seja o tipo de colete indicado, o que pode variar com o padrão da curvatura vertebral, deverá ser usado durante 23 horas diárias, retirando-se apenas para descanso e higiene necessários.

Quanto ao tipo de colete a ser indicado, deve ser levado em consideração especialmente o padrão de curvatura a ser tratada. De maneira geral, quando a convexidade da curvatura estiver localizada na região torácica (o seu vértice for acima de T7), o colete tradicional, conhecido como de Milwaukee, é o de melhor escolha. Caso a curvatura tenha seu vértice na região toracolombar (abaixo de T7) ou lombar, o colete curto, conhecido como colete de Boston ou órtese toracolombossacral (TLSO – *thoraco-lombo-sacral orthesis*), deve ser considerado.

TRATAMENTO ALTERNATIVO

Nos dias de hoje, em que a medicina alternativa ganha espaço no tratamento de inúmeras entidades clínicas, esclarecemos que nenhum método dentro dessa linha de conduta foi cientificamente comprovado como eficiente no tratamento da EIA. Assim, a quiropraxia, as estimulações elétricas, os exercícios de qualquer natureza, o *biofeedback*, a acupuntura, entre outras, não são técnicas consideradas eficientes.

TRATAMENTO CIRÚRGICO

O tratamento cirúrgico possibilitará a correção da deformidade com o emprego de hastes metálicas que permitem alongar a curvatura, ao mesmo tempo que fazem a estabilização após a correção. Para que seja definitiva, há a necessidade de se fazer a artrodese vertebral, que oferecerá a estabilidade biológica. Depois de consolidada e para tanto, o uso de enxerto biológico ou sintético (tipo Cages) se torna imprescindível.

É importante salientar que o material utilizado na confecção das sínteses passou do aço especializado para o titânio, que possibilita a execução de exames especializados da coluna vertebral no pós-operatório, sem maiores interferências na visualização de estruturas ósseas e nervosas.

Os riscos inerentes à cirurgia que envolve a correção de uma deformidade óssea que engloba estruturas nervosas foram minimizados. Hoje podemos afirmar que a segurança da integridade medular é conseguida por meio da monitorização nervosa durante o ato cirúrgico, do chamado potencial evocado ou, na sua impossibilidade, e ainda que de maneira tecnologicamente pouco desenvolvida, da aplicação do teste de despertar, criado por Stagnara na década de 1960.

DORSO CURVO OU CIFOSE

Na posição ereta, a cabeça e a coluna vertebral estão centradas sobre a bacia. As deformidades do eixo sagital influenciam na postura.

Muitos adolescentes manifestam uma hipercifose ou postura cifótica excessiva. Mais comum em meninas, esse dorso curvo apresenta na radiografia lateral cifose torácica, mas a vétebra e o espaço discal estão normais. Fisioterapia melhora a dor e a aparência.

A cifose é uma curvatura no plano sagital da coluna vertebral em que o ápice da curvatura está localizado na região posterior, ou seja, a concavidade é anterior e a convexidade é posterior. A cifose na adolescência é comumente causada pela postura juvenil e mais raramente pela cifose de Scheuermann.

Quando a cifose torácica sofre exagero em sua angulação, chama-se cifose patológica. As causas de cifose patológica podem ser:

- Postural;
- Doença de Scheuermann;
- Congênita;
- Neuromuscular;
- Mielomeningocele;
- Traumática;
- Pós-cirúrgica;
- Pós-irradiação;
- Metabólica;
- Displasia;
- Doença do colágeno;
- Tumor;
- Infecção;
- Inflamação.

A deformidade de Scheuermann é a hipercifose torácica e toracolombar estruturada mais prevalente durante a adolescência.

CIFOSE DE SCHEUERMANN

A prevalência na adolescência é estimada em 0,4 a 8% e de incidência igual em ambos os sexos nessa faixa etária.

Etiologia e Patogênese

A etiologia da doença de Scheuermann é desconhecida e provavelmente multifatorial. Várias teorias propostas explicaram o motivo dessa deformidade e foram refutadas por trabalhos subsequentes, tais como:

- **Necrose avascular do anel epifisário:** devido a esse déficit vascular ocorreriam a inibição do crescimento e o subsequente surgimento da cifose da coluna torácica.
- **Hérnia de disco através da placa de crescimento:** devido a forças excessivas, o disco intervertebral invaginaria para o interior do corpo vertebral. Pelo nódulo formado, ocorria a lesão da placa de crescimento e cartilagem articular.
- **Persistência do sulco vascular anterior:** a persistência desse sulco no corpo vertebral poderia causar uma fraqueza localizada e consequente acunhamento da região anterior da vértebra. Fatores mecânicos: o esforço, principalmente na flexão do tronco, poderia inibir o crescimento anterior do corpo vertebral.
- **Contratura muscular:** a contratura dos músculos isquiotibiais e iliopsoas é encontrada nos pacientes com doença de Scheuermann, então se questiona a relação causal com a patologia.
- **Genético:** história familiar em pacientes com doença de Scheuermann.
- **Osteoporose juvenil:** a cifose dos pacientes com doença de Scheuermann era muito semelhante àquela dos pacientes com má absorção, como na fibrose cística.
- **Alterações hormonais:** a cifose é mais comum nos pacientes altos, então foi atribuída a um aumento nos níveis de hormônio do crescimento.

Durante muitos anos várias teorias foram propostas para tentar explicar a verdadeira causa da doença de Scheuermann. Algumas delas, como a necrose do anel epifisário, os nódulos de Schmorl e a persistência do sulco vertebral anterior, são ideias que foram descartadas. Atualmente, admite-se que fatores genéticos e mecânicos estariam muito relacionados a essa patologia.

Diagnóstico Clínico e Radiográfico

É muito importante saber o valor considerado normal da cifose torácica.

Angulações de 20 a 45 graus de cifose estão dentro da normalidade.

O diagnóstico da doença de Scheuermann é feito com uma radiografia lateral panorâmica da coluna em posição ortostática, com os braços paralelos ao solo. Além disso, é importante uma radiografia panorâmica em posição posteroanterior da coluna vertebral para avaliar o eixo coronal, pois 30% dos pacientes possuem uma escoliose associada (**Figura 19.7**).

Existem algumas alterações radiográficas características na doença de Scheuermann:
- Cifose maior de 45 graus da coluna torácica;
- Acunhamento anterior do corpo vertebral maior que 5 graus;

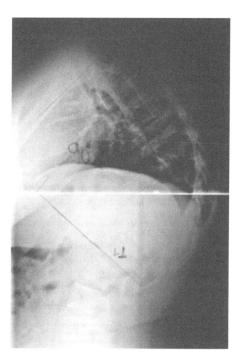

Figura 19.7. Fonte: Ortopedia de Coluna do Hospital Municipal Dr. Fernando Mauro Pires da Rocha.

- Nódulos de Schmorl (herniação do disco intervertebral para o interior do corpo vertebral através do platô);
- Diminuição do espaço intervertebral.

Na maioria dos casos, a doença de Scheuermann resulta em deformidade mínima e poucos sintomas. Lombalgia e fadiga são queixas comuns durante a adolescência, mas geralmente desaparecem com a maturidade esquelética.

Os fatores que contribuem para o risco de progressão continuada da cifose incluem o número de anos de crescimento restantes, além do número de vértebras acunhadas.

Dois padrões de curvas ocorrem em pacientes com doença de Scheuermann:

a. O tipo mais comum estende-se de T1 ou T2 a T12 ou L1, com o ápice da curva entre T6 e T8;
b. O segundo tipo estende-se de T4 ou T5 a L2 ou L3, com o ápice da curva na, ou perto da junção toracolombar. O padrão toracolombar geralmente é mais flexível por causa de uma falta de suporte da caixa torácica. Esse tipo é mais provável ser progressivo e poderá se tornar doloroso na vida adulta.

Os pacientes com doença de Scheuermann podem apresentar dor que aparece na adolescência durante o período de estirão de crescimento. Essa dor pode ser agravada pelo exercício, mas é pouco intensa e/ou incapacitante. Normalmente a queixa inicial é o aspecto estético.

A avaliação neurológica comumente é normal. Se ocorrer alguma alteração, pode estar relacionada à hérnia de disco torácica, a curvaturas muito intensas ou a cisto epidural. Alterações respiratórias são pouco frequentes, mas podem ocorrer em cifoses acima de 100 graus.

Os pacientes com doença de Scheuermann têm a curva torácica extremamente rígida e não é corrigida pela tentativa de extensão do tronco (**Figura 19.8**).

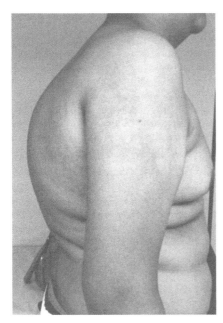

Figura 19.8. Fonte: Ortopedia de Coluna do Hospital Municipal Dr. Fernando Mauro Pires da Rocha.

Quando observamos o paciente durante o teste de Adams com visão lateral, verificamos que a cifose se torna angular e não arredondada, com ápice normalmente na região de T6 a T8.

Durante o exame físico na posição frontal, complementado com o teste de Adams, pode-se observar a presença de escoliose em cerca de 30% dos casos.

Outro achado comum nesses indivíduos é o encurtamento do músculo isquiotibial e dos flexores do quadril e peitorais.

Diagnóstico Diferencial

O principal diagnóstico diferencial é feito com o dorso curvo postural.

O tamanho da curva não ultrapassa 50 graus, não tem encurtamento vertebral e nódulos de Schmorl são ausentes. Ao exame físico não há deformidade angular, e há a correção da curva por extensão do tronco por ser a deformidade flexível.

Alguns casos de doença de Scheuermann podem simular cifose postural, pois muitas vezes as alterações radiográficas aparecem entre 10 e 12 anos de idade, dependendo do estágio de maturação sexual.

Tratamento

O tratamento de adolescentes com doença de Scheuermann consiste em observação (com ou sem um programa de exercícios), órtese ou cirurgia.

Tratamento Conservador

Adolescentes com cifose moderadamente aumentada de menos que 50 graus, sem evidência de progressão, podem ser acompanhados com radiografias laterais em pé, repetidas a cada 4 a 6 meses.

Quando o crescimento for completado, acompanhamento adicional não é necessário.

Exercícios isolados não proporcionaram qualquer correção da deformidade em pacientes com doença de Scheuermann.

Um programa de exercícios pode ajudar a manter a flexibilidade, corrigir a lordose lombar e fortalecer os músculos extensores da coluna. Exercícios de alongamento devem ser prescritos para os pacientes com encurtamento associado dos músculos isquiotibiais ou peitorais.

Pacientes com doença de Scheuermann lombar e lombalgia devem evitar levantamento de pesos excessivos.

As órteses são um método bastante utilizado atualmente. Estão indicadas apenas para pacientes com potencial de crescimento, até Risser 3 e que possuam curvas maiores que 50 graus. O fator mais importante para o sucesso da órtese é o tempo de uso. Deve ser utilizada por mais de 18 meses para correção da cunha vertebral e por 23 horas diárias. Casos em que existe maturidade esquelética, com curvas maiores de 75 graus e acunhamento maior de 10 graus não apresentam bons resultados.

A autoimagem na adolescência é um fator importante para a aceitação da órtese, contudo são fundamentais a orientação e a ajuda dos pais. Por vezes se faz necessário o acompanhamento psicológico. A órtese deve ser retirada de maneira gradual, diminuindo-se o período de uso diário e mantendo-se controle radiográfico. É importante informar aos pais que pode ocorrer perda de parte da correção, para que não haja surpresas e cobranças posteriores.

Quando o ápice da deformidade for superior à T8, devemos utilizar um colete que inclua a região cervical tipo Milwaukee, e se a deformidade for inferior, podemos utilizar coletes tipo toracolombossacro (colete de Boston).

O tratamento da cifose postural segue os mesmos princípios do tratamento da doença de Scheuermann, porém tem flexibilidade e menor gravidade da curva. Observação e exercícios estão entre os métodos realizados com sucesso.

Quando o paciente apresentar cifose inicial, diminuição da flexibilidade e acunhamento vertebral, pode-se estar diante de um caso a princípio diagnosticado como cifose postural, mas que, na realidade, é uma doença de Scheuermann.

Tratamento Cirúrgico

O objetivo do tratamento cirúrgico é corrigir a deformidade, evitar a progressão da curva e aliviar a dor (**Figura 19.9**).

A cirurgia está indicada em curvas superiores a 75 ou 80 graus, principalmente quando são progressivas ou dolorosas.

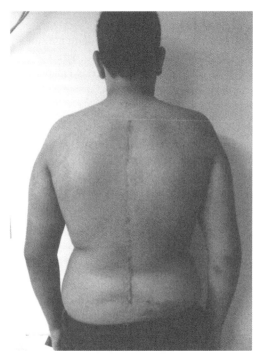

Figura 19.9.

A presença de alterações neurológicas é de indicação cirúrgica e a causa deve ser investigada. Em geral, a causa está associada a curvas graves, a hérnia discal torácica ou cisto epidural.

O sucesso no tratamento está em se conseguir a correção da deformidade e a estabilização através da artrodese.

As complicações descritas da cirurgia dos pacientes com doença de Scheuermann são: déficit neurológico, dor persistente, infecção, pseudoartrose, hemotórax, pneumotórax, trombose venosa, embolia pulmonar e morte.

BIBLIOGRAFIA

1. 12th International Conference on Conservative Management of Spinal Deformities – SOSORT 2015 Annual Meeting. Scoliosis and Spinal Disorders 2016, 11(1):23.
2. Ballagué F& Pellisé F. Adolescent idiopathic scoliosis and back pain. Scoliosis and Spinal Disorders 2016;11(1):27. scoliosisjournal.biomedcentral.com/articles [Acesso em 22/11/2016].
3. Bueche MJ. Scoliosis and kyphosis in adolescent health care: a practical guide. In: Neinstein LS, ed.; Gordon CM et al, associate editors. 5th ed, Philadelphia, PA, 2008 .
4. Hoashi JS, Cahill PJ, Bennett JT, Samdani AF. Adolescent scoliosis classification and treatment. Neurosurg Clin N Am 2013 Apr;24(2):173–83.
5. Hresko MT. Clinical practice. Idiopathic scoliosis in adolescents. N Engl J Med 2013;368(9):834–41.
6. Negrini S et al. Actual evidence in the medical approach to adolescents with idiopathic scoliosis. Eur J Phys Rehabil Med 2014;50:87-92.
7. Noshchenko A et al. Predictors of spine deformity progression in adolescent idiopathic scoliosis: A systematic review with meta-analysis. World J Orthop 2015;6(7):537-558.
8. Palazzo C, Sailhan F, Revel M. Scheuermann's disease: an update. Joint Bone Spine 2014;81(3):209–14.
9. Weinstein SL, Dolan LA, Cheng JCY, Danielsson A, Morcuende JA. Adolescent idiopathic scoliosis. Lancet 2008 May 3;371(9623):1527–37.
10. Yilmaz T, Gökçe A, Naderi S, Dalbayrak S. School screeening of adolescent idiopathic scoliosis in 7928 Turkish children. J Turkish Spinal Surg 2016;25(3):135-42.

Afecções Ortopédicas Comuns

20

Carlos Alberto Landi

INTRODUÇÃO

A puberdade, componente biológico da adolescência, caracteriza-se por um crescimento intenso e acelerado, responsável pela ocorrência de problemas ortopédicos característicos nessa faixa etária. As placas de conjugação ou de crescimento podem sofrer alterações mecânicas fisiopatológicas e hormonais ou até mesmo tumorais, devido à intensa proliferação celular. Além disso, nos últimos anos, é crescente o número de adolescentes participando de inúmeras modalidades esportivas, com treinamentos intensos, de longa duração, nem sempre respeitando a fase de desenvolvimento do atleta e sem um período de repouso entre os treinos, levando ao aumento de lesões por estresse entre atletas jovens. Estudos mostram que de 30 a 50% das lesões de estresse decorrem de sobrecarga repetitiva que leva a cansaço da estrutura (tendão ou osso). Se não houver um período de repouso para recuperação e adaptação das estruturas, microtraumas ocorrem, levando à liberação de mediadores inflamatórios que ocasionarão lesão tecidual. Esses traumas repetitivos levam a lesões degenerativas, com consequente fraqueza, perda da flexibilidade e dor crônica. O crescente aumento das academias de ginásticas sem programas de avaliação médica e/ou de treinamento específico para os adolescentes, que levem em consideração suas características individuais e a fase de desenvolvimento puberal em que se encontram, também tem contribuído para o aumento das lesões por estresse, o que deve servir de alerta aos pediatras, que devem incluir a orientação esportiva na sua consulta de rotina de tal modo que o adolescente possa usufruir dos inegáveis benefícios da prática regular de atividade física (controle de peso, melhora da massa óssea, controle dos níveis de LDL/HDL colesterol, socialização, melhora da autoestima, entre outros), minimizando a ocorrência de lesões em decorrência da prática exaustiva e inadequada para a fase de desenvolvimento em que se encontra.

Duas situações são de extrema importância na adolescência:

1. Suscetibilidade da cartilagem de crescimento presente na fise e na apófise, pela sua relativa fraqueza em relação ao tendão e pela tração aumentada na fase de estirão, principalmente no joelho, tornozelo e cotovelo. Algumas doenças observadas nos consultórios médicos são em decorrência desse desequilíbrio, resultando em microtraumas por tração na ligação osseotendinosa (p. ex.: doença de Osgood-Schlatter, doença de Sever).

2. Mudança brusca do comprimento dos ossos longos em relação à ligação musculotendinosa com diminuição da flexibilidade, resultando em desequilíbrio muscular e aumento da tração.

Além desses fatores, anormalidades de alinhamento, como pés planos e anteversão femoral e discrepância de tamanho das pernas, podem contribuir para o surgimento de queixas ortopédicas.

Veremos a seguir algumas das patologias ortopédicas mais comuns na adolescência. Não serão abordados problemas de coluna, já descritos em outro capítulo.

DOENÇA DE OSGOOD-SCHLATTER

Queixa bastante frequente entre atletas, decorre de um distúrbio do ligamento do tendão patelar na apófise tibial, provavelmente devido à microvulsão repetida do tubérculo tibial (**Figura 20.1**). Mais frequente entre atletas que praticam esportes de salto como basquete, vôlei, *skate*, futebol, ginástica de solo, pode ser bilateral em 20% dos casos. Surge mais frequentemente na época do estirão, sendo mais frequente entre 8 e 13 anos nas meninas e entre 10 e 15 anos nos garotos. É 5 vezes mais prevalente entre atletas, não havendo diferença entre os dois sexos, uma vez que nos últimos anos cresceu a participação feminina nos esportes..

Com frequência o adolescente aponta o tubérculo tibial do joelho como o ponto doloroso que pode estar edemaciado (**Figura 20.2**). A dor surge de maneira insidiosa, piora com o exercício e melhora em repouso, não havendo história de trauma anterior. Não encontramos instabilidade ou limitação de movimento. O diagnóstico, nos casos típicos, é clínico, não sendo necessários exames subsidiários. O RX de joelho (**Figura 20.3**) está indicado nos casos de queixas agudas e nas não relacionadas a exercício físico, com o objetivo de afastar processos tumorais ou infecciosos.

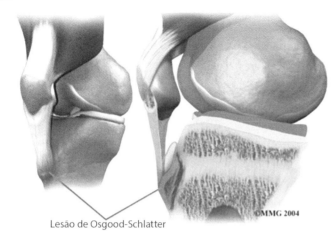

Figura 20.1. Esquema da lesão fisiopatológica que leva a lesão. (Fonte Harleson-Ortopedia)

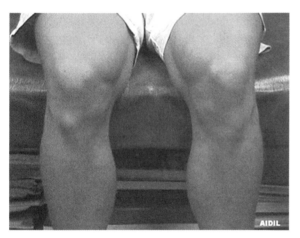

Figura 20.2. Achado clínico típico de Osgood-Schlatter. (Fonte: Fisioforma)

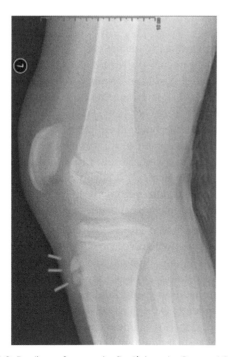

Figura 20.3. Radiografia com lesão típica de Osgood-Schlatter. (Fonte: Denis Garcia Corrêa)

TRATAMENTO

O tratamento vai depender da gravidade das manifestações, que podem ser:

- **Leves:** Dor durante o exercício que cede em 24 horas.
- **Moderadas:** Dor durante e após o exercício, que cede em 24 horas e não é limitante.
- **Graves:** Dor constante e limitante.

Os casos leves e moderados respondem bem a compressas de gelo após o exercício e a alongamento do quadríceps. Nas dores mais intensas, anti-inflamatórios não hormonais podem ser necessários. Repouso ou afastamento das atividades não se faz necessário.

Nos casos mais graves fazem-se necessários repouso, interrupção dos treinos e imobilização, seguidos de fisioterapia e programa de reabilitação.

DOENÇA DE SEVER

Sabe-se que o desenvolvimento do calcâneo ocorre a partir de dois centros de ossificação, um que se inicia ao nascimento e o outro por volta dos 8 anos de idade, somente se completando ao redor dos 16 anos. Atividades que promovam sobrecarga nessas cartilagens, antes de sua ossificação total, podem levar a microfraturas (**Figuras 20.4** e **20.5**).

O diagnóstico é clínico, uma vez que o RX pode não apresentar alterações (**Figura 20.6**). O paciente apresenta dor

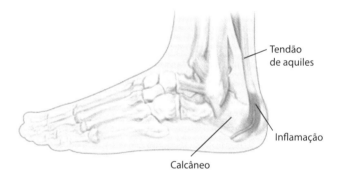

Figura 20.4. Esquema fisiopatológico da doença de Sever. (Fonte: Fisioterapia Quintana.)

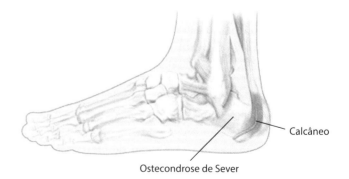

Figura 20.5. Osteocondrose de Sever.

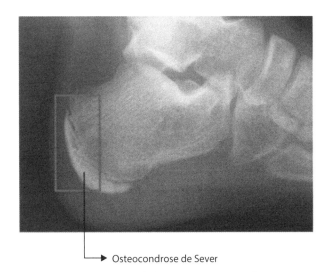

Figura 20.6. Imagem radiológica de doença de Sever.

nas bordas do calcanhar, de longa duração, geralmente sem sinais inflamatórios locais ou edema.

O tratamento objetiva a diminuição da sobrecarga, com o uso de palmilhas com gel, fazendo-se necessário um período de repouso do esporte.

COALISÃO TARSAL

Define-se coalisão tarsal como a união entre dois ou mais ossos do tarso em decorrência de uma falha congênita. A união pode ser cartilaginosa ou fibrosa, dependendo do tecido encontrado na lesão. Por ter origem congênita, pode estar associada a outras malformações, tais como: hemimelia fibular, síndrome de Apert e síndrome de Nieergelt-Pearlman.

As coalisões do tarso mais comuns são a calcaneonavicular e a talocalcânea, responsáveis por 90% dos casos, podendo ser uni ou bilaterais, geralmente assintomáticas. Somente 25% dos casos são sintomáticos. O início dos sintomas, caracterizado por dor no local da coalisão, inicia-se entre 8 e 12 anos na coalisão calcaneonavicular e 12 a 16 anos na talonavicular, coincidindo com ossificação do tecido, anteriormente cartilaginoso (**Figura 20.7**).

O quadro clínico caracteriza-se por dor, geralmente de caráter insidioso, podendo localizar-se no seio do tarso ou ser difusa, piorando com o exercício e melhorando com repouso, podendo observar-se valgo progressivo no retropé, aplanamento do arco longitudinal medial e diminuição da mobilidade subtalar, o que dificulta a adaptação em solos irregulares e para a velocidade de corrida (**Figura 20.8**).

Deve-se examinar o paciente como um todo em busca de outras possíveis malformações. No exame do pé deve-se observar o arco longitudinal medial, que pode estar ausente ou diminuído, levando a pé plano com retropé em valgo. Com o intuito de avaliar a mobilidade subtalar, procede-se a dois testes:

1. Teste de Jack: eleva-se passivamente o hálux do paciente e observa-se o restabelecimento do arco longitudinal (medial) do pé.
2. Com o paciente em posição ortostática, solicita-se que fique na ponta dos pés. No caso da mobilidade normal da subtalar ocorrerá um valgo de calcâneo.

Se o pé plano for causado por coalisão, a mobilidade da subtalar estará comprometida. Desse modo no teste de Jack não ocorrerá a formação do arco longitudinal e no teste da elevação na ponta dos pés não há o movimento

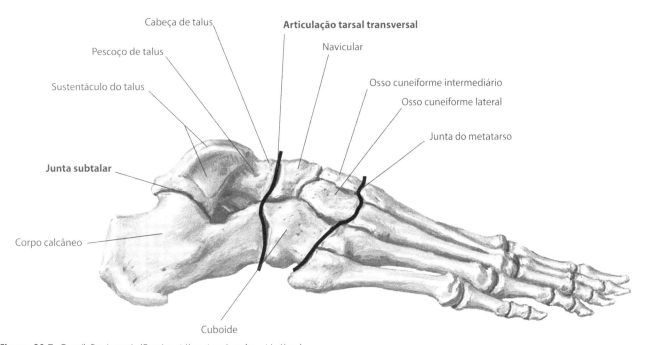

Figura 20.7. Coalisão tarsal. (Fonte: Atlas Anatomia – Netter.)

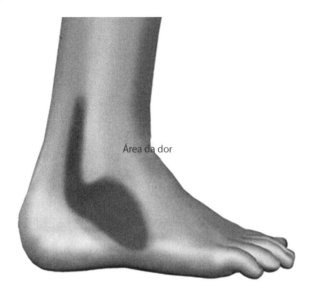

Figura 20.8. Região de dor na coalisão tarsal.

em varo do calcâneo. A diminuição da mobilidade subtalar gera sobrecarga das articulações adjacentes, podendo observar-se nos estudos radiológicos osteófitos marginais às articulações.

O estudo radiológico dos pés em posição ortostática de frente e de perfil, com incidências oblíquas e axiais, mostra barra óssea. A cintilografia e a ressonância magnética são úteis nos casos de coalisões cartilaginosas, não visíveis ao RX (**Figura 20.9**).

O tratamento é necessário somente em casos sintomáticos, indicando-se, inicialmente, o uso de palmilhas ou de imobilizações gessadas. Não havendo remissão dos sintomas indica-se intervenção cirúrgica, com ressecção da coalisão e interposição de material inerte (gordura ou cera de osso), podendo ser necessário o emprego associado de osteotomias ou, até mesmo, artrodese.

EPIFISIÓLISE

Caracteriza-se pelo deslocamento posterior da epífise em relação ao colo do fêmur do adolescente. De etiologia desconhecida, ocorre na zona hipertrófica da cartilagem de crescimento, onde nota-se desarranjo das fibras colágenas entremeando as células com volume aumentado (**Figura 20.10**). Dentre as várias teorias etiológicas destacam-se a teoria mecânica (traumatismo e excesso de peso estariam implicados), a imunológica e a endócrina.

- **Incidência:** 10 a 16 anos nos garotos (pico aos 14 anos) e 8 a 15 anos nas garotas (pico aos 12 anos) com proporção de 2:1 entre sexo masculino e feminino e entre lado esquerdo e direito, sendo mais comum em negros e obesos, sem mecanismos traumáticos desencadeantes.
- **Quadro clínico:** a dor pode ser aguda ou insidiosa e localizar-se no quadril ou na região inguinal, podendo irradiar-se para a face interna da coxa e do joelho. O paciente pode ter marcha claudicante com ou sem dor, podendo, ainda, estar incapacitado para apoiar o membro inferior comprometido; pode haver atitude em flexão e rotação externa do quadril e diminuição da rotação interna. Pode ser classificado em agudo ou crônico, dependendo do tempo de evolução:
- **Escorregamento agudo:** menos de 3 semanas de evolução;
- **Escorregamento crônico:** mais de 3 semanas de evolução;
- **Escorregamento crônico agudizado:** há exacerbação da dor de modo abrupto em histórico de sintomas crônicos. O diagnóstico é feito por meio do exame radiológico, onde constatam-se a presença e a gravidade da doença, de acordo com o grau de escorregamento da epífise;
- **Pré-deslizamento:** RX de quadril de frente mostra alargamento da altura da fise e borramento da metáfise do colo;
- **Deslizamento leve:** diminuição da altura no domo central da fise quando comparada ao lado normal no RX em incidência de frente. Na incidência de perfil do quadril nota-se o escorregamento posterior da cabeça femoral menor que um terço do diâmetro do colo;

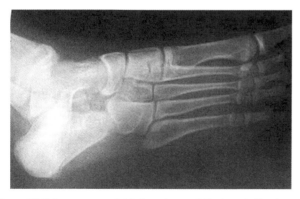

Figura 20.9. Imagem radiológica de coalisão tarsal. (Fonte: Revista Brasileira Ortopedia julho 2009.)

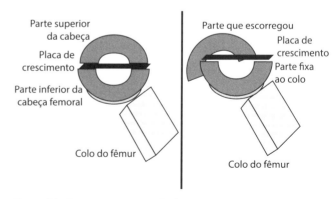

Figura 20.10. Esquema da epifisiólise. (Fonte: Central da Fisioterapia.)

- **Deslizamento moderado:** na incidência de perfil nota-se que o escorregamento da cabeça do fêmur é menor que a metade do diâmetro do colo;
- **Deslizamento grave:** em incidência de perfil o escorregamento é maior que a metade do colo femoral.

Tratamento

Pelo risco de progressão da doença o tratamento é considerado uma emergência ortopédica, sendo necessária intervenção precoce, preferencialmente cirúrgico e variando de acordo com o grau de deslizamento. Na maioria dos casos faz-se fixação percutânea com parafuso canulado, que promove a epifisiodese (fusão) da cabeça com o colo do fêmur. Nos casos graves procede-se a osteotomias.

- **Complicações:** necrose da cabeça do fêmur e condrólise, que podem ser espontâneas ou em decorrência do tratamento.

BIBLIOGRAFIA

1. Baxter-Jones J, Malffulli N, Helmes P. Low injuries rates in elite athletes. Arch Dis Child 1993;68: 130-32.
2. Bucley SL. Sports injuries in children. Cur Opin Pediatr 1994; 6: 80-84.
3. Medeiros, EHGR. Esporte e problemas ortopédicos. Guia de adolescência: uma abordagem ambulatorial. Barueri, SP: Manole, 2008. pp.431-40.
4. Milani C., Kitadai HK., Rodrigues LMR., Dobashi ET. Afecções ortopédicas mais comuns na adolescência. In: Crespin J. Hebiatria: Medicina da adolescência. São Paulo: Roca, 2007. pp. 266-76.
5. Santili C, Faria AP, Kessler C. Doenças ortopédicas. In Coates V. Medicina do adolescente. 2 ed. rev. e ampl. São Paulo: Sarvier, 2003. pp.599-605.
6. Santili,C. Epifisiólise. Rev Bras Ortop 2001; 36: 49-51.
7. Silva CAA. Problemas de saúde pela atividade física. In: Saito, MI. Adolescência: prevenção e risco. 3.ed. São Paulo: Atheneu, 2014. pp. 415-20.
8. Stephens Richards B. Atualização em conhecimentos ortopédicos: Pediatria. São Paulo:Atheneu, 2002.

Afecções Dermatológicas mais Comuns na Adolescência – Acne, Micoses Superficiais e Estrias

21

Eriléia Bagatin
Danielle Shitara

ACNE

Introdução

A acne é doença inflamatória, crônica, imunomediada e multifatorial que acomete a glândula sebácea, com quadro clínico polimorfo e gravidade variável. A glândula sebácea é holócrina e sua atividade é dependente de estímulo hormonal androgênico, que pode estar presente em qualquer faixa etária, pela produção ovariana, adrenal e periférica ou local. A secreção sebácea nos primeiros 6 meses de vida está elevada em decorrência dos hormônios maternos, mas subsequentemente é reduzida e assim se mantém na infância até a pré--menarca e pré-adrenarca.

É dermatose muito frequente, com prevalência global de 9,4%, sendo que na faixa etária de 12-25 anos sua prevalência pode chegar a 85-90%.

Apesar de não ser uma doença de gravidade variável, o impacto negativo psicossocioeconômico e na qualidade de vida costuma ser importante, sendo uma das principais causas de dismorfofobia, que pode levar, inclusive, ao isolamento social. Em alguns casos recomenda-se, além do tratamento específico, o acompanhamento psicológico.

Etiopatogenia

A patogênese é muito complexa. Para compreender o manejo terapêutico, de modo simplificado, classificam-se os fatores etiopatogênicos em:

- **Hiperqueratinização folicular ou comedogênese:** a hiperqueratinização é estimulada pelos andrógenos, causando obstrução folicular; formam-se microcomedões, correlacionados com a gravidade, que evoluem para comedões.
- **Hipersecreção e alterações qualitativas do sebo:** ocorrem hiperatividade e hiperplasia da glândula sebácea sob estímulo dos andrógenos, como testosterona (T), de origem ovariana ou testicular e sulfato de de-hidroepiandrosterona (SDHEA), de origem ovariana ou testicular e adrenal, que são

convertidos localmente por ação da enzima 5-alfa--redutase, em andrógeno mais potente, a di-hidro-testosterona - DHT. Além desse mecanismo, ocorre produção local de DHT, a partir do colesterol. As enzimas 5-alfa-redutase e 17-beta hidróxi-desidrogenase fazem a conversão local da T livre (não ligada à proteína ligadora de hormônios sexuais, ou SHBG, do inglês *sex hormone binding globulin*, produzida pelo fígado) em DHT. Altas taxas de secreção sebácea são proporcionais à gravidade da acne, mas pode existir seborreia sem acne. Homens não apresentam alterações na T sérica e na maioria das mulheres também não há hiperandrogenemia. Alterações na composição do sebo, tais como a oxidação do esqualeno e a redução proporcional do ácido linoleico, modificam a queratinização folicular e favorecem a proliferação bacteriana.

- **Colonização bacteriana do folículo:** no microbioma da pele, o *Propionibacterium acnes* e o *Staphylococcus epidermidis* aumentam na adolescência. A quantidade de *P. acnes* não tem relação com a gravidade, mas sim os diferentes filotipos e cepas. Essa bactéria produz lipases que hidrolisam os triglicerídeos do sebo, originando ácidos graxos livres, que são comedogênicos.
- **Imunidade inata e inflamação:** queratinócitos, sebócitos e monócitos expressam receptores *toll-like* (TLR) 2 e 4, que reconhecem padrões moleculares de patógenos como peptidioglicanos da membrana celular do *P. acnes*. Há ativação da via NF-κB, com a produção de citocinas pró-inflamatórias (TNF-α, IL1-β, IL1-α, IL-12, IL-6, IL-8) e da via AP-1 com liberação de metaloproteinases, levando a ampliação da resposta imune e a inflamação. O *P. acnes* produz fatores quimiotáticos para neutrófilos e linfócitos e estimula macrófagos. Os neutrófilos também produzem metaloproteinases que causam degradação da matriz dérmica, provocando cicatrizes. O *P. acnes* produz hidrolases, lipases, proteases, hialuronidases, causando injúria tecidual. A variabilidade clínica, a gravidade e a tendência para

cicatrizes são dependentes das respostas imunológica e inflamatória.

A sequência desses eventos é desconhecida e, muitos outros fatores têm sido descritos nos últimos anos, após a demonstração da presença de inúmeros receptores nas glândulas sebáceas, tais como: TLR-2 e 4 da imunidade inata (ativados por várias vias, principalmente pelo *P. acnes*, levando à produção de diversas citocinas pró-inflamatórias), PARs (ativação de proteases), IGF-1R (explica a possível relação do agravamento da acne por dieta hiperglicêmica), receptores para neuropeptídios (explicam a influência do estresse), GHR etc. Assim, atualmente, considera-se que a inflamação está presente em todos os estágios da doença, inclusive na fase inicial, mesmo antes da formação dos comedões, quando é subclínica.

- **Outros fatores:**
  - Estresse: existem nos sebócitos e queratinócitos receptores para neuropeptídeos (substância P, β-endorfina, α-MSH e hormônio liberador do ACTH), liberados no estresse, influindo na proliferação e diferenciação celulares, lipogênese, metabolismo androgênico e produção de citocinas;
- **Radiação ultravioleta:** exposição exagerada ao sol aumenta o tamanho e a atividade das glândulas sebáceas, acelera a queratinização e aumenta o número de comedões;
- **Dieta:** aparentemente não tem influência. Porém discute-se o papel da dieta hiperglicêmica e dos derivados lácteos como agravantes, via ação do IGF-1, que ativa a sinalização intracelular mTORC1 (do inglês *mammalian target of rapamycin complex 1*), estimulando crescimento e a diferenciação de sebócitos. Essa situação é mais frequente quando há tendência à resistência insulínica.

Quadro Clínico

Existem lesões não inflamatórias, inflamatórias, cicatrizes atróficas e hipertróficas, em número, gravidade e tipos variáveis. Localizam-se na face, tórax anterior, dorso e pescoço. Fronte e centro da face são os locais mais afetados, dada a maior concentração de glândulas sebáceas.

- **Lesões não inflamatórias:**
  - Microcomedões: quanto mais numerosos, maior a gravidade;
  - Comedões fechados ("cravos brancos") e abertos (pontos pretos e dilatação do óstio folicular).
- **• Lesões inflamatórias:**
  - Pápulas eritematosas;
  - Pústulas (com secreção amarelada);
  - Nódulos eritematosos;
  - Lesões nodulocísticas contendo queratina, pelos tipos velo e pus em seu interior.

> **ATENÇÃO!**
> Acne é doença com impacto psicossocial; sempre deve ser tratada, independentemente da idade e da gravidade. É preciso discutir controvérsias para não privar o paciente de tratamentos eficazes.

Classificação

O quadro polimorfo e a evolução das lesões dificultam sua graduação, não havendo um sistema de classificação universalmente aceito. Recentemente, foi apresentada pelo Grupo Ibero-Latinoamericano de Estudos da Acne a classificação:

- Acne não inflamatória ou comedoniana;
- Acne inflamatória: papulopustulosa e nodulocística.
  - Gravidade: leve (< 20 lesões); moderada (20 a 50); grave (> 50);
  - Formas especiais: conglobata, fulminante.

Diagnóstico

O diagnóstico é clínico e diferencial com erupções acneiformes.

Tratamento

O tratamento da acne deve ser iniciado o mais precocemente possível, independentemente da idade e é sempre prolongado, por meses ou anos. Portanto, para uma boa adesão, é necessário esclarecer e orientar o paciente sobre a doença, os objetivos e a duração do tratamento.

Como princípio geral, a decisão terapêutica deve ser dirigida ao controle dos fatores etiopatogênicos, desencadeantes e agravantes. A escolha do tratamento depende da extensão e gravidade da doença, aspectos psicológicos, história familiar, presença de cicatrizes, custo *versus* benefício e opção do paciente. A orientação para reduzir a ingestão de alimentos de alto índice glicêmico pode ser útil em alguns casos, particularmente pacientes obesos ou com tendência à obesidade.

A acne leve e moderada pode ser controlada apenas com tratamento tópico. Os medicamentos tópicos mais utilizados, de preferência combinados, são: peróxido de benzoíla (PB) em concentrações de 2,5%, 4%, 5%, 8% e 10%, retinoides (adapaleno e tretinoína), antibióticos (clindamicina em concentrações de 1 a 4%; eritromicina 2%) e ácido azelaico a 15%.

A acne grave necessita de tratamento sistêmico, associado ou não ao tópico.

Mais recentemente, terapias físicas, com laser, luzes, radiofrequência, terapia fotodinâmica, têm sido relatadas, para reduzir mais rapidamente a inflamação, embora ainda não existam evidências de eficácia a longo prazo.

Tratamentos Tópicos

- **Agentes de limpeza:** solventes dos lipídeos e surfactantes em barras, loções e géis; devem ser suaves e usados sem exagero para evitar danos à barreira cutânea que podem agravar a inflamação.

- **Retinoides:** São agentes tópicos de primeira linha, pois inibem a formação e reduzem o número de microcomedões; têm atividade anti-inflamatória, por modular a expressão dos TLR na membrana celular e normalizam a descamação folicular. São úteis como monoterapia nas fases iniciais da acne, com apenas comedões e no tratamento de manutenção, após o controle da doença. No entanto, são mais usados, na fase de atividade, associados ao peróxido de benzoíla ou a antibióticos (tópicos ou sistêmicos). Podem causar irritação com eritema, descamação e prurido. São mais utilizados: tretinoína (cremes 0,025%, 0,05%, 0,1%; géis 0,01%, 0,025%; adapaleno (gel e creme 0,1% e 0,3%).

- **Peróxido de benzoíla:** Possui ação bacteriostática, auxilia na redução de comedões e tem atividade anti-inflamatória. Existem combinações fixas com clindamicina e adapaleno, mais eficazes que o uso isolado. Disponível em géis, loções, cremes e sabões líquidos, em concentrações de 1 a 10%. Suas vantagens são baixo custo e utilidade na prevenção da resistência bacteriana, mas pode causar irritação, com eritema, descamação, prurido e clarear as roupas.

- **Antibióticos:** clindamicina 1 e 2%, gel; eritromicina 2% (muito relacionada a resistência bacteriana), durante 8 a 12 semanas. São menos eficazes que os antibióticos sistêmicos. Nunca usá-los em monoterapia, para manutenção ou concomitantemente ao antibiótico sistêmico, pelo aumento do risco de resistência bacteriana. Preferir combinações fixas com peróxido de benzoíla ou retinoides.

- **Ácido azelaico:** reduz população bacteriana; tem atividades comedolítica, anti-inflamatória e clareadora; é útil para hiperpigmentações e tratamento de manutenção, após o controle da acne. Disponível em gel 15% e creme 20%.

- **Ácido salicílico:** ação comedolítica leve; presente em agentes de limpeza e hidratantes.

Tratamento Sistêmico

- **Antibióticos orais:** tetraciclinas são preferíveis, pois diminuem a população de *P. acnes* e *S. epidermidis* e atuam como anti-inflamatórios. Tetraciclinas e derivados (minociclina, limeciclina, doxiciclina) constituem primeira opção, exceto na gestação, lactação e infância, quando se indica estearato de eritromicina. O tempo de tratamento é de 8 a 12 semanas, sempre associados a retinoides tópicos e/ou peróxido de benzoíla. Efeitos adversos mais comuns são os sintomas gastrointestinais. Minociclina pode causar fotossensibilidade, síndrome de hipersensibilidade à droga (DHS), síndrome de Stevens-Johnson. Limeciclina é comparável à minociclina e mais segura. Outras opções são macrolídeos e sulfametoxazol-trimetoprim.

- **Isotretinoína:** é o ácido 13-cis-retinoico, derivado do retinol; é uma pró-droga que atua na glândula sebácea, por meio de metabólitos e isômeros que se ligam aos receptores nucleares dos retinoides, reduzindo sua atividade e a produção de sebo. Interage com metabolismo dos retinoides endógenos e andrógenos; induz apoptose dos sebócitos, reduzindo o tamanho das glândulas sebáceas; normaliza a expressão dos TLR 2 e 4 e diminui a produção de citocinas pró-inflamatórias. A isotretinoína oral é indicada na acne nodulocística, na acne moderada, na acne resistente aos outros tratamentos, após 1 a 3 ciclos de antibiótico oral associado ao PB ou retinoides tópicos ou ácido azelaico, com tendência evidente para cicatrizes e repercussão psicossocial importante. As doses diárias podem variar entre 0,5 e 1 mg/kg, com média 120 mg/kg total, sendo o tempo de tratamento médio de 6 a 8 meses. O tratamento com isotretinoína pode apresentar recorrência de 20 a 30% no período de 1 ano, o que está relacionado a início precoce da acne, história familiar de acne grave e dose. As doses baixas têm sido associadas a maior taxa de recorrência apenas na acne grave. Casos refratários podem necessitar de mais de um ciclo. Os efeitos colaterais comuns, previsíveis e controláveis são os mucocutâneos: ressecamento das mucosas com queilite, sangramento nasal e olhos secos. Podem ocorrer aumento das enzimas hepáticas, triglicérides e colesterol, assim como leucopenia e até mais raramente pancitopenia. Assim, o monitoramento laboratorial é imprescindível, com hemograma, função hepática, colesterol e frações, triglicerídeos e, para mulheres, gonadotrofina coriônica mensal. A teratogenicidade é, sem dúvida, o maior problema com a medicação, pois existe um risco ao redor de 28% de malformações fetais graves. Gravidez deve ser excluída e é obrigatória a contracepção com dois métodos distintos, 1 mês antes, durante e 1 mês após o tratamento. Aguarda-se a menstruação para iniciar o tratamento. Não há risco para gestações futuras. Outro efeito colateral temido são as alterações ósseas como fraturas, hiperostoses, fechamento prematuro das epífises ósseas, porém só ocorrem quando qualquer retinoide oral é usado em dose muito alta e por tempo prolongado.

A associação da isotretinoína com alterações de humor, depressão, ideação suicida e suicídio não foi comprovada em vários estudos populacionais. Porém, como existem relatos de casos isolados, essas condições devem ser monitoradas e tratadas. No entanto, não há contraindicação psiquiátrica para o uso dessa droga, uma vez que existem muito mais relatos de melhora da depressão e da qualidade de vida após o tratamento e a cura da acne. A acne é sabidamente causa de depressão, baixa autoestima, ansiedade, prejuízo social e ideação suicida.

O desencadeamento de doença inflamatória intestinal associado à isotretinoína não foi comprovado. Sabe-se que a acne e o uso prévio dos antibióticos, particularmente as ciclinas, podem ser fatores confundidores para essa suposta associação.

Em casos graves pode ocorrer a exacerbação da acne no início do tratamento com isotretinoína, sendo essa piora controlada com a redução da dose, corticosteroides e antibióticos orais por período limitado. O uso concomitante de tetraciclinas e isotretinoína é contraindicado pelo risco de hipertensão intracraniana.

Tratamentos Coadjuvantes

A extração delicada de comedões, eletrofulguração de macrocomedões, *peelings* químicos superficiais, fototerapia com luzes ou LED (*light emitting diode),* luz pulsada, laser e terapia fotodinâmica são úteis na impossibilidade de tratamento medicamentoso ou para redução mais rápida da inflamação.

Cosméticos e Cosmecêuticos

Incluem o uso de fotoprotetores de amplo espectro próprios para pele acneica, hidratantes, cosméticos e maquiagem corretiva, contribuindo para melhora da autoestima e reduzindo a manipulação das lesões.

Tratamento das Cicatrizes

A abordagem das cicatrizes é difícil. Algumas técnicas utilizadas incluem *peelings* químicos, dermoabrasão, laser, excisões cirúrgicas, subcisão e preenchimento. Infiltração intralesional com corticosteroides pode ser uma opção terapêutica em cicatrizes hipertróficas. O método a ser escolhido dependerá da experiência do médico, do tipo de cicatriz, do local e do tipo de cicatrização esperada para a área a ser tratada.

Terapia Hormonal

Pode beneficiar mulheres com ou sem sinais de hiperandrogenismo. Os anticonceptivos orais (ACO) inibem a produção de andrógenos pelas adrenais e ovários. O uso de ACO leva ao aumento da síntese da proteína ligadora dos hormônios sexuais (SHBG) no fígado, resultando em aumento da ligação dos andrógenos e diminuição da fração de T livre. Em relação aos efeitos colaterais, o tromboembolismo pode ocorrer em 2-3 casos a cada 10.000. O uso de combinação oral de estrógeno e progestágeno bloqueia a produção de andrógeno pelos ovários, e os antiandrógenos como o acetato de ciproterona e a espironolactona bloqueiam o efeito androgênico na glândula sebácea. Nos pacientes com hiperplasia adrenal congênita, baixas doses de corticosteroides suprimem a produção dos andrógenos pelas adrenais.

Um dos pontos de discussão sobre o uso de estrógeno exógeno antes dos 18 anos é a formação da massa óssea, pois 50% da massa óssea é acumulada entre 12 a 18 anos e o custo-benefício deve ser pesado. Geralmente está contraindicado nos 2 primeiros anos após menarca e em menores de 14 anos.

Os ACO mais frequentemente utilizados incluem as combinações de etinilestradiol com acetato de ciproterona, norgestimato, noretindrona e drospirenona. A espironolactona bloqueia o receptor androgênico e inibe a enzima 5-alfa-redutase, podendo reduzir a produção de sebo e melhorar a acne.

MICOSES SUPERFICIAIS

As infecções fúngicas superficiais representam uma causa importante de morbidade no mundo, acometendo 20-25% da população mundial, principalmente em áreas tropicais, onde calor e umidade propiciam as condições ideais para o crescimento fúngico. Além disso, constam entre as 10 causas mais frequentes na população pediátrica de consulta dermatológica. Acometem pele, unhas e cabelos e o contato direto é suficiente para a transmissão da infecção de uma superfície ou um hospedeiro para outro.

Quadro Clínico

As micoses superficiais mais comumente encontradas em adolescentes são a pitiríase versicolor, dermatofitoses e candidíase.

Pitiríase Versicolor (PV)

É causada por fungos saprófitas lipofílicos do gênero *Malassezia,* comumente encontrados em áreas de maior atividade sebácea como couro cabeludo e tórax. Esses fungos são normalmente encontrados na pele humana, mas podem se tornar patogênicos quando leveduras passam à forma filamentosa. Produzem ácidos dicarboxílicos (p.ex.: ácido azelaico), que inibem a enzima tirosino-quinase, resultando em lesões hipocrômicas, embora possam ocorrer lesões eritematosas e hipercrômicas. Clinicamente, observam-se manchas ovaladas ou arredondadas em áreas seborreicas. Hábitos higiênicos pobres, imunossupressão, sudorese, desnutrição, gravidez, calor e umidade são fatores desencadeantes. O diagnóstico é clínico, mas pode ser confirmado observando-se hifas e esporos no exame micológico direto das escamas clareadas com hidróxido de potássio. Diagnóstico diferencial inclui: vitiligo, sífilis secundária, pitiríase rósea, papilomatose confluente e reticulada, pitiríase alba, hipopigmentação pós-inflamatória e mais raramente micose fungoide. O tratamento é realizado usualmente com agentes tópicos em formulações xampus, contendo sulfeto de selênio (2,5-5%), ácido salicílico, coaltar, cetoconazol (1-2%), 1 ou 2 vezes ao dia, deixando a espuma agir sobre a pele por 10 minutos antes do enxágue; loções ou cremes com derivados azólicos, por 3 dias, mantendo-se 2-3 vezes por semana. Como a recorrência é frequente, recomenda-se repetir o tratamento após 2 meses ou deixar uma manutenção com xampu de cetoconazol a 2% e/ou ácido salicílico ou coaltar, 1 vez por semana, em casos de PV de repetição. O uso de antifúngicos sistêmicos deve ser considerado em casos extensos, resistentes ao tratamento tópico, avaliando-se com cautela o risco-benefício, levando-se em consideração a característica de recorrência frequente da PV. Os agentes sistêmicos mais usados são cetoconazol (10 dias), fluconazol (1 vez/semana por 3 semanas) e itraconazol (7 dias). Terbinafina oral é eficaz em tratar dermatófitos, porém não PV. É importante orientar o paciente que o retorno da pele à coloração original pode demorar, principalmente no caso de lesões hipocrômicas.

Dermatofitoses ou Tinhas

São causadas por um grupo de fungos que parasitam a queratina encontrada na pele, cabelos e unhas. *Trichophyton rubrum* é o agente etiológico mais comum, embora os gêneros *Microsporum* e *Epidermophyton* também sejam relacionados às dermatofitoses. A transmissão pode ocorrer de pessoa a pessoa, por meio de fomites, animais a pessoas e menos comumente ser adquirida no solo. Fatores predisponentes incluem: dermatite atópica, deficiência de imunidade celular ao *T. rubrum*, uso prolongado de corticosteroides tópicos e imunossupressão. Existem diversas maneiras de classificar as dermatofitoses, porém a mais utilizada é a classificação pela topografia. As tinhas do corpo, crural, dos pés e ungueal (também chamada de onicomicose) são mais comuns em pacientes jovens, enquanto a tinha do couro cabeludo é mais comum em crianças e pré-adolescentes.

Quadro clínico

- **Tinha do corpo:** acomete o estrato córneo da pele glabra (sem pelos), exceto virilha, palmas e plantas. Observam-se placas ou pápulas eritematodescamativas, circinadas, de crescimento centrífugo, ou seja, tendência a cicatrização central e maior atividade na borda. Pode existir prurido ou ardor. Em pacientes que equivocadamente utilizaram corticosteroides tópicos, pode ocorrer mudança no aspecto da lesão (tinha incógnita). O diagnóstico diferencial inclui: psoríase, eczema numular, eritemas figurados, granuloma anular, entre outros.

- **Tinha crural ou inguinal:** Acomete mais comumente a virilha de homens, associada a tinha dos pés e/ou onicomicose, pelo risco de autoinfecção. Outros fatores de risco incluem diabetes, obesidade, sudorese excessiva e má higiene. Aparecem placas eritematosas, bem delimitadas, com descamação menos evidente do que na tinha do corpo; a pele torna-se macerada pelo acometimento da prega inguinal, podendo atingir as regiões pubiana, perineal e glútea. Tipicamente é muito pruriginosa, podendo ocorrer um espessamento cutâneo (liquenificação). Deve ser diferenciada de: eritrasma,

intertrigo candidiásico, psoríase invertida, dermatite seborreica, acrodermatite enteropática, doença de Hailey-Hailey, entre outras.

- **Tinha dos pés:** é a mais comum em países desenvolvidos, podendo acometer até 25% da população dos Estados Unidos. Ocorre mais comumente em adolescentes e adultos, do sexo masculino; são fatores de risco: calçados fechados, sudorese, calor, umidade, dermatite atópica, diabetes e frequentar áreas públicas sem calçados adequados. Apesar de ser causada mais frequentemente por fungos antropofílicos, pode ser causada por fungos zoofílicos, com quadro clínico mais inflamatório. O agente causador mais comum é *T. rubrum*, sendo também responsável por 90% das onicomicoses. Existem 4 subtipos: mocassim, interdigital, vesicular e ulcerativo agudo. O mais comum é o interdigital, com maceração e fissuras, principalmente no terceiro e quarto espaços interdigitais. O segundo mais comum é em mocassim, com descamação seca, hiperqueratose e fissuras nas plantas, não necessariamente simétricas, podendo ser acompanhada de tinha das mãos. O subtipo vesicular tem instalação abrupta com vesículas pruriginosas e dolorosas sobre base eritematosa na face interna das plantas, sendo geralmente causado por fungo zoofílico. O quadro ulcerativo agudo é geralmente causado por uma exacerbação de tinha interdigital, com úlceras e erosões dos espaços interdigitais, predispondo a infecção secundária. O "pé de atleta" pode ser causado por dermatófitos, *Candida* e/ou bactérias. O diagnóstico diferencial da tinha dos pés inclui: dermatose plantar juvenil do atópico, psoríase plantar, desidrose, dermatite de contato, hiperqueratose palmoplantar, entre outras.

- **Tinha das unhas:** o acometimento das unhas por dermatófitos é conhecido como tinha das unhas, enquanto onicomicose é um termo mais abrangente, que significa infecção ungueal por dermatófitos e não dermatófitos. Os dermatófitos mais comumente relacionados a infecção das unhas são: *T. rubrum, T. mentagrophytes* var. *interdigitale* e *E. floccosum*, embora leveduras como *Candida spp* também possam acometer as unhas. A evolução é crônica, iniciando-se na margem livre da unha como descolamento de coloração branco-amarelada e hiperqueratose subungueal. Pode acometer uma ou várias unhas das mãos e/ou dos pés. É importante diferenciar de: psoríase, líquen plano, *alopecia areata*, trauma, verruga subungueal, paquioníquia. Para tanto, é imprescindível a realização do exame micológico direto com ou sem cultura para fungos, pois o tratamento geralmente requer vários meses.

- **Mícide ou ide:** é uma resposta de hipersensibilidade secundária a anticorpos circulantes ou linfócitos T ativados dirigidos a agentes microbianos, sendo chamada de dermatofítide quando relacionada à dermatofitose. A apresentação clínica pode ser variável: pápulas infiltradas e/ou vesículas assépticas e pruriginosas localizadas ou disseminadas, podendo mimetizar desidrose, *rash* morbiliforme, escarlatiniforme, liquenoide ou urticariforme, eritema multiforme ou eritema nodoso. A duração é de semanas, embora o bom estado geral seja mantido. Pode iniciar-se após a introdução de terapia antifúngica sistêmica, sendo confundida com reações medicamentosas.

- **Diagnóstico:** pode ser confirmado por meio do exame micológico direto e cultura das escamas presentes nas lesões, material subungueal e cabelos. O exame mais importante é a observação das hifas no material queratinizado, na microscopia direta, após clarificação com hidróxido de potássio 5-20%. O hidróxido de potássio dissolve as ligações intercelulares, sem distorcer as células epiteliais ou os fungos. O aquecimento ou a adição de solução de DMSO 20-40% podem ser usados para facilitar a visualização das hifas. Exame micológico direto deve ser colhido das áreas de maior atividade das lesões, que geralmente são as bordas das lesões da tinha do corpo. Pode ser falso negativo em até 60% dos casos de acometimento ungueal e a cultura pode ser negativa, mesmo com exame micológico direto positivo, necessitando ser repetida várias vezes. Exame histopatológico de fragmento da unha com coloração pela prata ou PAS pode facilitar o diagnóstico.

Tratamento

- **Tópico:** veículos variados (cremes, loções, soluções, géis, *spray*, xampus, esmaltes) contendo 1% de agentes imidazólicos (cetoconazol, isoconazol, tioconazol etc.), ciclopiroxolamina ou terbinafina. A escolha do veículo depende da topografia. Devem ser aplicados 1 a 2 vezes por dia, na área afetada, até 1 a 2 cm além lesão e o tempo de aplicação é variável: tinha do corpo – 4 semanas; tinha crural e dos pés – 4-6 semanas. Recomendações gerais incluem: secar bem a região após lavagem, uso de meias e calçados que permitam transpiração, unhas curtas e evitar uso do mesmo cortador de unha para unhas saudáveis e unhas doentes. Nova opção tópica – luliconazol 1% já foi aprovada nos Estados Unidos.

- **Sistêmico:** antibióticos orais em caso de infecções secundárias; quadros extensos podem necessitar de antifúngicos sistêmicos. O tratamento da tinha das unhas é mais complexo, pela demora e dificuldade de resposta e altas taxas de recorrência associadas a: alto custo das medicações, tratamento prolongado, resistência a medicações e efeitos colaterais, como hepatotoxicidade, manifestações gastrointestinais e interações medicamentosas. Pode ser tópico, sistêmico ou combinado. O tópico é indicado quando não há envolvimento da matriz ungueal,

contraindicação para tratamento sistêmico e profilaxia de recidiva pós-tratamento. Aplicação de esmaltes contendo amorolfina 5% (1 vez/semana) ou ciclopiroxolamina 8% (3 vezes/semana) penetra a lâmina ungueal e atinge o leito ungueal, ultrapassando a concentração inibitória mínima para a maioria dos fungos. Novas drogas tópicas como eficonazol 10% solução tópica e tavaborole 5% solução tópica já foram aprovadas nos EUA.

Avulsão química, mecânica ou cirúrgica reduzem a massa fúngica crítica, permitindo maior concentração da medicação no leito ungueal. O tratamento sistêmico é recomendado quando há envolvimento da matriz ungueal. As medicações mais comumente utilizadas são: terbinafina, itraconazol, fluconazol e griseofulvina (esta constitui a primeira opção para o tratamento da tinha do couro cabeludo em crianças, que sempre necessita de tratamento sistêmico, na dose de 15 a 20 mg/kg/dia, durante 30 dias).

Candidoses

O agente etiológico mais comum é *Candida albicans*, levedura saprófita encontrada no trato gastrointestinal e nas mucosas oral e vaginal. Acomete qualquer idade, desde recém-nascidos a idosos, sendo alguns profissionais que manipulam água várias vezes ao longo do dia e mantêm as mãos úmidas, como babás, cozinheiros e enfermeiras, os mais predispostos. Outros fatores de risco incluem: imunossupressão, diabetes, gravidez, obesidade, síndrome de Cushing, entre outros. As manifestações mais encontradas em adolescentes e pacientes jovens são: candidíase intertriginosa, ungueal e periungueal, perlèche e candidíase vaginal ou balanoprepucial. A forma intertriginosa acomete dobras, com lesões eritematosas, maceradas, úmidas e erosivas, podendo apresentar pústulas satélites. A periungueal (paroníquia) apresenta edema, eritema e dor na prega periungueal, principalmente dos dedos das mãos. O perlèche ou queilite angular evolui com fissuras nos cantos da boca. A candidíase vaginal ou balanoprepucial cursa com lesões esbranquiçadas, úmidas, erodidas, pruriginosas, podendo apresentar corrimento (no caso da candidíase vaginal) e estar relacionada à transmissão sexual. Todas as formas de candidíase respondem bem à nistatina ou a imidazólicos tópicos. É importante que os fatores de risco sejam eliminados para não ocorrerem recidivas.

ESTRIAS

Estrias são lesões lineares atróficas, muito comuns, acometendo 6-86% dos adolescentes, sendo mais frequentes no gênero feminino que no masculino (70% *vs* 40%, respectivamente). Apesar de não envolverem risco para a saúde, podem apresentar prurido e impacto emocional importante, principalmente em mulheres jovens.

A causa não é conhecida, tendo sido relacionada a fatores hormonais, distensão tecidual física e alterações estruturais. Fatores de risco incluem: história familiar, idade mais jovem, índice de massa corpórea, obesidade na infância, estirões de crescimento na adolescência, grande ganho de peso ou de massa muscular, gravidez, síndrome de Cushing, prótese mamária, síndrome de Marfan, uso prolongada de corticosteroide tópico ou sistêmico, entre outros.

Quadro Clínico

As lesões iniciais têm pigmentação violácea ou rósea (estrias rubras), sem evidente atrofia de pele. Com o passar do tempo a pigmentação esmaece, adquirindo uma coloração esbranquiçada, com superfície deprimida e atrófica (estrias albas). Os locais mais frequentemente acometidos são região lombar e joelhos em adolescentes do gênero masculino e coxas e fossa poplítea no gênero feminino. Outras regiões frequentemente acometidas são mamas, região glútea, braços e abdome. Independentemente da etiologia, a epiderme é atrófica, há perda das cristas epidérmicas, redução e desorganização da rede de fibras elásticas de maneira semelhante a uma cicatriz.

Prevenção

Cremes hidratantes são utilizados em até 78% das mulheres grávidas. No entanto, Brennan et al., em revisão sistemática da Biblioteca Cochrane, publicada em 2012, não detectaram significância estatística para justificar o uso rotineiro de hidratantes na prevenção de estrias na gravidez.

Tratamento

Em revisão sistemática recente, Khansa et al. (2016) não encontraram evidência científica consistente de intervenções eficazes para prevenção e tratamento das estrias. Apenas 8 estudos clínicos randomizados controlados foram encontrados, de maneira que não foi possível uma conclusão sobre tratamento padrão-ouro para estrias. As opções terapêuticas descritas na literatura incluem tratamentos tópicos (ácido retinoico, ácido glicólico, *peelings*), dermoabrasão e laser.

Tópico

Em geral há evidência limitada da eficácia. A maioria dos produtos no mercado não possui nenhum grau de evidência científica. Das substâncias com evidência científica, nenhuma apresentou nível 1. A tretinoína parece ter resultado na abordagem das estrias por sua ação nos fibroblastos, induzindo a síntese de colágeno, sendo a eficácia máxima em estrias rubras e variável nas brancas. Em estudo duplo-cego randomizado, 26 participantes receberam tretinoína 0,1% ou veículo, 1 vez ao dia, por 24 semanas. Foram realizadas medidas clínicas (comprimento e espessura das estrias pelo observador e participante) e biópsia do local tratado. Após 6 meses, 80% dos pacientes tratados com tretinoína 0,1% apresentaram melhora significativa das estrias comparados a 8% dos tratados com placebo. Não houve diferença significativa no exame histopatológico.

Procedimentos

Abrasão química ou mecânica

O uso do *peeling* de ácido glicólico 70%, com aplicação mensal por 6 meses, induziu melhora na largura e na coloração de estrias rubras e albas. Acredita-se que o mecanismo de ação esteja relacionado à indução da síntese de colágeno.

A microdermoabrasão é uma técnica de abrasão mecânica utilizando óxido de alumínio, que estimula a produção de colágeno tipo I.

Outra técnica sugerida foi o microagulhamento, o qual, por meio da indução e cicatrização de microlesões, poderia melhorar a aparência de estrias.

Lasers e outras tecnologias

Uma grande variedade de laser e parâmetros foram estudados isolados ou em associação com outras modalidades de tratamento de estrias. Nas estrias albas, mais antigas, é mais difícil se obter sucesso no tratamento. Nesses casos, os lasers fracionados parecem ser mais eficazes, por sua distribuição mais homogênea de energia. Estrias rubras são muito mais responsivas aos tratamentos com luz e lasers, provavelmente pela presença do componente vascular. A melhora na estria rubra pode impedir a progressão para estria alba.

Alguns lasers como *pulse dye laser* ou *PDL*, érbio e CO_2 não fracionados podem causar mais danos que benefícios em pacientes de fototipo mais elevado.

Os lasers podem ser classificados em não fracionados e fracionados (ambos podem ser ablativos ou não ablativos).

Lasers não fracionados

- Não ablativos: a maioria das técnicas não ablativas tem como alvo a melanina ou a hemoglobina. A maioria dos estudos tem baixo nível de evidência, pela dificuldade de se fazer o tratamento cego e de se obter controles. Os lasers avaliados são 585-nm PDL, 1064-nm Neodymium-doped YAG (Nd-YAG), entre outros. O PDL tem como alvo a hemoglobina, de maneira que não produz efeito sobre a estria alba.
- Ablativos: referem-se ao laser de CO_2, que induz vaporização da epiderme e coagulação da derme subjacente, com posterior síntese de colágeno. Existem o risco de hiperpigmentação em pacientes de fototipos mais altos e o risco de cicatriz.

Lasers fracionados

Constituem uma variação técnica de *resurfacing* a laser, criando áreas de dano térmico (*micro-thermal zones*), permeadas por áreas sãs. Dessa maneira, o tratamento é mais homogêneo, a cicatrização é mais rápida e os riscos menores. Os lasers fracionados podem ser ablativos ou não ablativos. Os ablativos têm como alvo a água na epiderme e na derme, de modo que vaporizam as células. Alguns lasers disponíveis nessa categoria são os de CO_2 (10600 nm) e érbio (2940 nm). O laser de CO_2 é o que produz maior dano térmico, é o mais hemostático, porém também aumenta significativamente o risco de cicatriz. Os lasers fracionados não ablativos parecem promissores pelo melhor perfil de segurança e tempo de recuperação mais rápido. O laser Erbium:glass não ablativo e o laser ablativo CO_2 fracionado são os lasers mais utilizados para o tratamento de estrias. Em estudo comparativo, Yang et al. (2011) randomizaram 24 pacientes de fototipo IV, com estrias abdominais bilaterais, para receber Erbium:glass 1540 nm ou CO_2 fracionado em cada lado do abdome, a cada 4 semanas, por 3 meses. Ambos os lasers reduziram a largura das estrias e induziram síntese de colágeno e elastina. De maneira geral, o CO_2 foi mais doloroso e apresentou hiperpigmentação pós-inflamatória em 82% dos pacientes, comparado a 36% dos pacientes que receberam laser não ablativo.

Luz intensa pulsada (LIP) e radiofrequência

A LIP é uma tecnologia de luz, mais barata que os lasers. No entanto, por emitir luz em uma faixa ampla de 550-1200 nm, é menos específica que os lasers. Além disso, a necessidade de sessões repetidas para manutenção de resultados e altas taxas de hiperpigmentação pós-inflamatória foram reportadas em alguns estudos para tratamento de estrias. A radiofrequência é uma corrente elétrica, que acarreta um aquecimento da derme e indução subsequente da síntese de colágeno.

BIBLIOGRAFIA

1. Aldahan AS, Shah VV, Mlacker S, Samarkandy S, Alsaidan M, Nouri K. Laser and light treatments for striae distensae: a comprehensive review of the literature. Am J Clin Dermatol 2016; 17(3):239-56. doi: 10.1007/s40257-016-0182-8. Review.

2. Al-Himdani S, Ud-Din S, Gilmore S, Bayat A. Striae distensae: a comprehensive review and evidence-based evaluation of prophylaxis and treatment. Br J Dermatol 2014; 170(3):527-47. doi: 10.1111/bjd.12681. Review.

3. Brennan M, Young G, Devane D, et al. Topical preparations for preventing stretch marks in pregnancy. Cochrane Database Syst Rev 2012; (11):CD000066.

4. Costa CS, Bagatin E. Evidence on acne therapy. Evidências sobre o tratamento da acne. Sao Paulo Med J 2013; 131(3):193-7.

5. Dias MFRG, Quaresma-Santos MVP, Bernardes-Filho F, Amorim AGF, Schechtman RC, Azulay DR. Therapeutic update on superficial mycoses: review article part I. An Bras Dermatol 2013; 88(5):764-74.

6. El-Gohary M, van Zuuren EJ, Fedorowicz Z, Burgess H, Doney L, Stuart B, Moore M, Little P. Topical antifungal treatments for tinea cruris and tinea corporis. Cochrane Database Syst Rev 2014; (8):CD009992. doi: 10.1002/14651858.CD009992.pub2. Review.

7. Hawkins DM, Smidt AC. Superficial fungal infections in children. Pediatr Clin North Am 2014; 61(2):443-55. doi: 10.1016/j.pcl.2013.12.003.

8. Ilkit M, Durdu M, Karakaş M. Cutaneous id reactions: a comprehensive review of clinical manifestations, epidemiology, etiology, and management. Crit Rev

9. Kaminsky A, Florez-White M, Arias MI, Bagatin E. Clasificación del acné: Consenso Ibero-Latinoamericano, 2014. Classification of Acne: An Ibero-Latin American Consensus, 2014. Med Cutan Iber Lat Am 2015; 43(1):18-23.

10. Khansa I, Harrison B, Janis JE. Evidence-based scar management: how to improve results with technique and technology. Plast Reconstr Surg 2016; 138(3 Suppl):165S-78S. doi: 10.1097/PRS.0000000000002647.

11. Kurokawa I; Danby FW; Ju Q et al. New developments in our understanding of acne pathogenesis and treatment. Exp Dermatol 2009;18(10):821-32.

12. Liu L, Ma H, Li Y. Interventions for the treatment of stretch marks: a systematic review. Cutis 2014;94(2):66-72. Review.

13. Metiko B, Brooks K, Burkhart CG, Burkhart CN, Morrell D. Is the current model for acne pathogenesis backwards? J Am Acad Dermatol 2015; 72(6):e167.

14. Metin A, Dilek N, Demirseven DD. Fungal infections of the folds (intertriginous areas). Clin Dermatol 2015; 33(4):437-47. doi:10.1016/j.clindermatol.2015.04.005. Epub 2015 Apr 7. Review.

15. Microbiol 2012;38(3):191-202. doi:10.3109/1040841X.2011.645520. Epub 2012Feb 3. Review.

16. Nast A, Dreno B, Bettoli V, Degitz K, Erdmann R, Finlay AY, et al. European evidence-based (S3) guidelines for the treatment of acne. J Eur Acad Dermatol Venereol 2012; 26 Suppl 1:1-29.

17. Rocha MA, Costa CS, Bagatin E. Acne vulgaris: an inflammatory disease even before the onset of clinical lesions. Inflamm Allergy Drug Targets 2014, 13(3):162-7.

18. Ud-Din S, McGeorge D, Bayat A. Topical management of striae distensae (stretch marks): prevention and therapy of striae rubrae and albae. J Eur Acad Dermatol Venereol 2016; 30(2):211-22. doi: 10.1111/jdv.13223. Epub 2015 Oct 20. Review.

19. Yang YJ, Lee GY. Treatment of striae distensae with nonablative fractional laser versus ablative CO(2) fractional laser: a randomized controlled trial. Ann Dermatol 2011; 23(4):481–9.doi:10.5021/ad.2011.23.4.481.

20. Zaenglein AL, Pathy AL, Bethanee J, Schlosser BJ et al. Guidelines of care for the management of acne vulgaris. J Am Acad Dermatol http://dx.doi.org/10.1016/j.jaad.2015.12.037.

21. Zeichner JA. New topical therapeutic options in the management of superficial fungal infections. J Drugs Dermatol 2015; 14(10 Suppl):s35-41. Review.

Cefaleia

22

Alulin Tácio Quadros Santos Monteiro Fonseca
Ricardo Silva Pinho
Marcelo Masruha Rodrigues

A cefaleia corresponde a uma das queixas mais comuns na população geral e, nos adolescentes isso não é diferente. A recorrência de cefaleia nesse grupo de pacientes impõe importante prejuízo sobre a qualidade de vida. Atividades diárias, interação social e desempenho escolar podem sofrer impacto substancial quando não há o adequado controle das crises.

Na vasta maioria dos casos, a cefaleia é dita como primária, ou seja, não há nenhuma doença subjacente que possa ser implicada como causa da dor, a exemplo de um quadro de meningite ou de alguma neoplasia do sistema nervoso central. Pode-se dizer então que a dor é a própria doença.

A cefaleia primária mais comum é a cefaleia do tipo tensional episódica, contudo, por seu caráter de dor leve a moderada e da típica ausência de outros sintomas associados, esta não costuma ser uma causa frequente de ida ao pronto atendimento ou de consultas ambulatoriais. Nesses locais, o diagnóstico predominante acaba por ser o de enxaqueca.

Outro grupo mais raro de cefaleias primárias é o das cefaleias trigeminoautonômicas (CTA). Apesar de a descrição das CTA ser comumente feita nos adultos, elas podem estar presentes na adolescência ou mesmo ter seu início na infância. Estima-se que sua prevalência possa ser até mil vezes menor do que a da enxaqueca clássica.[1]

É importante ressaltar que os distúrbios visuais de refração e sinusite crônica não representam causas comuns de cefaleia na adolescência e nem em qualquer outra faixa etária e, portanto, não devem fazer parte da rotina de hipóteses diagnósticas iniciais.

A distribuição dos episódios de cefaleia durante a infância se apresenta de modo bastante homogêneo entre os dois gêneros. Porém, após a puberdade, as diferenças fisiológicas e de perfil hormonal entre homens e mulheres se acentuam, fatos esses que aumentam a suscetibilidade do sexo feminino para a recorrência de cefaleia.[2] No caso da enxaqueca, a proporção da prevalência no sexo feminino se eleva com o passar da idade, estabilizando-se na idade adulta em cerca de 3:1.[3]

FISIOPATOLOGIA

O encéfalo do paciente com enxaqueca apresenta um baixo limiar de excitabilidade, o que provavelmente está relacionado a uma herança poligênica de penetrância incompleta. Estímulos específicos e situações comuns são responsáveis por desencadear uma série de eventos que culminam com a crise de dor. A exemplo, podem-se citar:

- Privação de sono;
- Jejum prolongado;
- Estresse;
- Período menstrual;
- Bebida alcóolica;
- Alguns tipos de alimento;
- Odores fortes;
- Luz intensa;
- Mudanças no clima e na temperatura.

A hiperexcitabilidade cortical estimula as vias de aferência central da dor e pode ser consequência de alterações no equilíbrio iônico, aumento de aminoácidos excitatórios e alterações dos canais de cálcio voltagem-dependentes.[4]

Outro fenômeno que pode estar relacionado aos episódios de enxaqueca é a depressão alastrante cortical. Essa onda de supressão neuronal se inicia no polo occipital e progride para as regiões mais anteriores do hemisfério cerebral, sendo responsável pelos sintomas focais descritos na enxaqueca com aura.

No caso da cefaleia do tipo tensional, a etiologia exata não é conhecida. Acredita-se que mecanismos periféricos da dor desempenhem um papel importante na forma episódica, enquanto os mecanismos centrais são responsáveis pela forma crônica da doença.[5]

O aumento da pressão intracraniana por processos expansivos ou por alterações que levam a diminuição da drenagem liquórica, juntamente com as causas inflamatórias e infecciosas, corresponde às principais preocupações na suspeita de um quadro de cefaleia secundária. O resultado do tracionamento, deslocamento ou inflamação local é o estímulo de estruturas intracranianas sensíveis à dor, representadas principalmente pelo segmento da dura-máter na base do crânio e pelas artérias cerebrais e durais.[6]

QUADRO CLÍNICO E DIAGNÓSTICO

Como dito anteriormente, as cefaleias primárias perfazem a grande maioria dos casos atendidos no ambulatório e no pronto-socorro. Nesses quadros, usam-se como referência os critérios diagnósticos propostos pela International Headache Society (IHS), publicados no *The International Classification of Headache Disorders* (ICHD, atualmente na versão beta da sua terceira edição).

Anamnese

Os critérios diagnósticos presentes no ICHD são essencialmente clínicos, isso implica a necessidade de uma anamnese detalhada na avaliação de todos os casos de cefaleia. O conhecimento das diferentes síndromes de cefaleia ajuda a elaborar um roteiro de aspectos que precisam ser esclarecidos durante a consulta, que inclui:

- Idade do início dos sintomas;
- Localização da dor (holocraniana, hemicraniana, ponto específico);
- Característica da dor (pontada, aperto, pulsátil, choque);
- Presença de irradiação (região cervical, retro--orbitária);
- Sintomas que ocorrem antes ou durante a dor (escotomas, parestesias);
- Outros sintomas relacionados (náusea, fotofobia, fonofobia, osmofobia);
- Fatores desencadeantes (privação de sono, jejum, certos alimentos);
- Fatores de piora (atividade física, decúbito ou ortostase);
- Fatores de melhora (repouso em local de pouca luz);
- Frequência da dor (intermitente, contínua estável, contínua progressiva);
- Tempo de duração dos episódios de dor;
- Presença de sintomas sistêmicos (febre e outros sintomas infecciosos).

Enxaqueca

A enxaqueca comumente tem seu início na adolescência, porém, em muitos dos casos, é possível identificar na história clínica eventos que ocorrem durante a infância relacionados com o desenvolvimento de enxaqueca posteriormente. Esses equivalentes migranosos, também conhecidos como síndromes episódicas que podem estar associadas à enxaqueca, costumam ter seu início na idade pré-escolar ou escolar, e com o passar da idade são substituídos pelas crises típicas de enxaqueca. Os principais representantes dessa situação são a vertigem paroxística benigna da infância, cinetose, dor abdominal recorrente e a síndrome dos vômitos cíclicos (**Tabela 22.1**).[7]

Tabela 22.1. Critérios diagnósticos da enxaqueca

A. Pelo menos cinco episódios preenchendo os critérios de B a D*
B. Episódios de cefaleia com duração de 2 a 72 horas (Não tratada ou tratada sem sucesso)
C. A cefaleia tem, pelo menos, duas das quatro características: Localização unilateral   Pulsátil   Dor moderada ou grave   Piora por ou evitamento de atividades físicas de rotina (Por exemplo, caminhar ou subir escadas)
D. Durante a cefaleia, pelo menos um dos seguintes: Náuseas e/ou vômitos   Fotofobia e fonofobia
E. Não é melhor explicada por outro diagnóstico

* Na presença de aura, só são necessários dois episódios.

Os episódios de enxaqueca nos adolescentes se assemelham bastante ao dos adultos, contudo, nos indivíduos mais jovens, a dor geralmente é referida como bilateral. O padrão clássico de dor frontotemporal unilateral costuma aparecer mais tardiamente na adolescência ou no início da vida adulta.[5]

A dor também pode ser precedida, acompanhada ou raramente seguida por sintomas e sinais neurológicos focais, denominados aura de enxaqueca. Esses fenômenos duram geralmente entre 5 a 20 minutos, habitualmente não persistindo por mais de 1 hora. A manifestação da aura pode ser visual, sensitiva, motora ou de linguagem. A aura visual da enxaqueca é geralmente monocromática (escotomas, cintilações, espectro de fortificação, defeitos dos campos visuais, amaurose). A presença de aura visual colorida ou de fenômenos visuais complexos obriga o médico a descartar fenômenos epilépticos.

Cefaleia do tipo tensional

Nesse grupo, atenção especial deve ser dada à cefaleia do tipo tensional crônica, dado o seu alto impacto na qualidade de vida do jovem e de seus familiares. Assim como observado na enxaqueca crônica, esses pacientes apresentam maior prevalência de comorbidades psiquiátricas, notadamente expressas por depressão, ansiedade ou TDAH.[8]

A dor na cefaleia do tipo tensional crônica precisa ser referida no mínimo por 15 dias no mês, por mais de 3 meses. Porém, comumente, a frequência da cefaleia progride para uma forma quase contínua, sem dias livres de dor. A dor costuma ser bilateral, de fraca a moderada intensidade, muitas vezes descrita como "uma faixa em aperto" e o local da dor mais intensa pode mudar com o decorrer do dia. Náusea, fotofobia e fonofobia não costumam estar presentes, ou se apresentam de maneira isolada e infrequente. Ao contrário da enxaqueca, atividades físicas rotineiras não exacerbam a dor da cefaleia tensional (**Tabela 22.2**).[6]

Tabela 22.2. Critérios diagnósticos da cefaleia tipo tensional crônica

A. Cefaleia que ocorre em média ≥ 15 dias por mês, por ≥ 3 meses (≥ 180 dias por ano), preenchendo os critérios de B a D
B. A cefaleia dura horas a dias, ou pode ser contínua
C. A cefaleia tem, pelo menos, duas das quatro características: Localização bilateral Em pressão ou aperto (não pulsátil) Intensidade leve ou moderada Não é agravada por atividades físicas de rotina como caminhar ou subir escadas
D. Acompanha-se dos seguintes aspectos: Não apresenta mais do que um dos seguintes sintomas: fotofobia, fonofobia ou náusea leve Ausência de vômitos e de náusea moderada ou grave
E. Não é melhor explicado por outro diagnóstico

Nos pacientes sem o devido acompanhamento, o uso abusivo de analgésicos é quase a regra. Nesses casos, pode haver progressão da cefaleia de base em termos de intensidade e duração, situação conhecida como cefaleia por uso excessivo de medicamentos (CEM). A CEM deve ser considerada quando há uso regular de medicação sintomática para cefaleia em 15 ou mais dias do mês (ou 10 dias, no caso de triptanos e ergotamínicos), por no mínimo 3 meses.[9]

Cefaleias trigeminoautonômicas

As cefaleias trigeminoautonômicas (CTA) compartilham em sua apresentação achados de ativação autonômica parassimpática proeminentes que são lateralizadas e ipsilaterais à dor de cabeça.

O protótipo das CTA é a cefaleia em salvas, a qual é significativamente mais comum na população masculina. A dor é de forte intensidade, localizada na região orbitária, periorbitária ou temporal. Esses episódios duram de 15 a 180 minutos, podendo ocorrer várias vezes ao dia em um período de semanas a meses (período de salva), com remissão por anos ou meses. A dor costuma ser sempre do mesmo lado em um determinado período de salva e acompanhada ipsilateralmente por sinais como hiperemia conjuntival, lacrimejamento, congestão nasal, rinorreia e edema palpebral.

É comum que esse grupo de pacientes se apresente erroneamente com o diagnóstico prévio de enxaqueca, seja por desconhecimento do quadro clínico das CTA ou por certas semelhanças entre as duas entidades. A exemplo, fotofobia e fonofobia podem ser descritas na CTA, enquanto sintomas autonômicos cranianos bilaterais discretos podem estar presentes na enxaqueca. Por outro lado, o paciente com CTA geralmente se apresenta inquieto durante as crises, sem conseguir permanecer deitado, ao contrário do paciente com enxaqueca, que nos episódios de dor busca repousar em um local calmo e sem muita luz.[1]

Cefaleias secundárias

Durante a avaliação de um adolescente com cefaleia, deve-se inicialmente pensar nas causas primárias como etiologia para a dor, mas sem nunca se descuidar para os sinais que possam apontar para os quadros secundários. Esses sinais de alarme (ou "*red flags*") devem sempre alertar o médico sobre a possível necessidade de avançar a investigação com exames complementares (neuroimagem e/ou LCR) (**Tabela 22.3**).

Exame Físico

A principal função do exame físico na avaliação das cefaleias é a de identificar possíveis sinais relacionados às cefaleias secundárias. O exame neurológico nesses casos deve seguir o roteiro básico, mas com ênfase na pesquisa de sinais de irritação meníngea e na avaliação do fundo de olho.

A técnica para realização do fundo do olho por meio da oftalmoscopia direita deve ser de conhecimento de todo clínico. Na hipertensão intracraniana, comumente pode-se observar papiledema, que é caracterizado pelo edema e pela perda da delimitação dos discos ópticos, com amputação dos vasos na região central. Com a prática, também é possível a observação do pulso venoso: sua ausência pode significar um sinal precoce do aumento da pressão intracraniana, mesmo antes da instalação do papiledema.

Tabela 22.3. Sinais de alarme em cefaleia

Cefaleia de instalação súbita (caráter explosivo)
Alteração na frequência, gravidade ou características clínicas de uma cefaleia preexistente
Exame neurológico anormal e/ou presença de outros sinais ou sintomas neurológicos, críticos ou intercríticos, como ataxia, diplopia, papiledema, afasia, parestesias, exceto aura visual
Cefaleia progressiva ou cefaleia muito frequente de início recente
Hemicrania fixa, isto é, cefaleia que sempre recorre no mesmo lado do crânio
Dificuldade escolar recente, distúrbios agudos do comportamento
Despertar noturno por cefaleia ou sua ocorrência pela manhã ao despertar
Cefaleia associada a crises epilépticas
Cefaleia após trauma de crânio
Ausência de resposta à terapêutica adequada
Cefaleia em pacientes com doenças sistêmicas que façam suspeitar de complicações intracranianas, a exemplo de imunossupressão, neoplasias e colagenoses

Já o exame físico nas cefaleias primárias, na maioria das vezes, é completamente normal. Porém, é possível flagrar sinais neurológicos focais como afasia ou hemianopsia na fase crítica da enxaqueca com aura, fraqueza muscular dimidiada na enxaqueca hemiplégica, alterações da motricidade ocular na enxaqueca oftalmoplégica, ou mesmo disartria e ataxia na enxaqueca com aura do tronco cerebral. Na cefaleia do tipo tensional, presença de locais de tensão muscular e pontos dolorosos pericranianos também são achados comuns.

Exames Complementares

O exame de neuroimagem a ser escolhido depende basicamente da suspeita etiológica. Na maioria dos casos, sobretudo no contexto do atendimento de urgência, a tomografia é o exame de escolha, que deverá ser realizada com contraste sempre que houver suspeita de etiologia inflamatória ou neoplásica.

Nos quadros sugestivos de meningite ou de outros processos inflamatórios do SNC, o exame do LCR passa a ser imprescindível. Não há necessidade de realização de exame de neuroimagem antes da coleta, a não ser na presença de sinais neurológicos focais, papiledema, imunossupressão ou diminuição do nível de consciência.

Não há indicação para realização de eletroencefalograma em pacientes com queixa de cefaleia, assim como não há necessidade de investigação sistemática por meio de radiografias ou tomografias de seios da face, ou mesmo de avaliações oftalmológicas.

Nos casos suspeitos de CTA, a neuroimagem deve ser considerada para diagnóstico diferencial de lesões intracranianas, com ênfase na avaliação da região da sela túrcica e do seio cavernoso.[1]

TRATAMENTO

A primeira preocupação no tratamento das cefaleias deve ser a de abordar os fatores comportamentais que possam estar desencadeando ou perpetuando a dor. Nas cefaleias primárias, o simples fato de orientar o paciente e os familiares sobre a ausência de doença intracraniana grave ajuda a diminuir os níveis de ansiedade, podendo ter impacto positivo no controle da dor.

As medidas gerais relacionadas a mudança no estilo de vida devem ser sempre encorajadas. Adequação do horário de sono, evitar períodos prolongados de jejum e início de atividade física regular com controle do peso ajudam a diminuir a intensidade da dor e a controlar a frequência de crises.

Comumente, nas formas crônicas da enxaqueca e da cefaleia do tipo tensional, podem ser observados problemas importantes no contexto social do jovem que se relacionam com a manutenção da dor. É dever do médico tentar identificar elementos na história clínica que possam apontar para situações de estresse emocional como: divórcio parental, brigas conjugais, *bullying*, baixo desempenho escolar ou cobrança exagerada por desempenho. Quando necessário, deve-se solicitar acompanhamento conjunto com psiquiatra e psicólogo.

Não há indicação para restrição dietética sistemática; entretanto, sempre que for observada relação de certo alimento com o início das crises, este deve ser evitado. Nos adolescentes, particular atenção deve ser dada ao uso de tabaco ou álcool como possíveis fatores desencadeantes de cefaleia recorrente.

Nas adolescentes com enxaqueca, o uso de anticoncepcionais orais pode levar a um pequeno mas significativo aumento do risco de eventos vasculares cerebrais, principalmente na enxaqueca com aura. Nesse contexto, anticoncepcionais à base somente de progestágenos apresentam um perfil de segurança melhor que o dos anticoncepcionais combinados.[10]

Tratamento Medicamentoso da Fase Aguda

O manejo medicamentoso das cefaleias primárias é dividido em duas categorias: o tratamento agudo (abortivo) e o profilático. Na enxaqueca, o tratamento agudo tem como objetivo o alívio completo da dor, propiciando que o jovem retorne rapidamente para suas atividades normais. Para alcançar o efeito ótimo, as medicações devem ser tomadas no começo da crise de enxaqueca, preferencialmente nos primeiros 20 minutos. Anti-inflamatórios e analgésicos simples como dipirona, paracetamol e ibuprofeno são opções eficazes e seguras. No caso dos triptanos, somente o sumatriptano e o zolmitriptano, utilizados sob a forma de spray nasal, e o almotriptano e o rizatriptano, sob a forma de comprimidos, mostraram-se seguros e eficazes no tratamento de crises em adolescentes. Não existem informações confiáveis para se recomendar ou refutar o uso de outros triptanos e derivados do ergot.[11]

O uso exagerado de analgésicos (3 ou mais vezes na semana) deve ser desencorajado pela possibilidade do desenvolvimento de cefaleia por uso excessivo de analgésicos e pelos outros efeitos colaterais relacionados à classe. Na necessidade de medicação sintomática aguda tão frequente, provavelmente o tratamento profilático estará indicado (**Tabela 22.4**).

Após o uso da medicação, recomenda-se que o paciente repouse em um local escuro e sem muito barulho. Compressa fria no local da dor e massagem na região da musculatura temporal também podem ser indicadas.

Tratamento Profilático

O tratamento profilático da enxaqueca tem como objetivos a redução da frequência, duração e intensidade das crises e a melhora da resposta às medicações sintomáticas e da qualidade de vida do paciente.

A maioria dos estudos clínicos incluiu pacientes com uma frequência mínima de 3 dias de dor por mês (avaliada pelo diário da dor). O médico deverá ter em mente a perspectiva de impacto funcional da doença. Assim, um jovem que

Tabela 22.4. Medicações para o tratamento agudo da crise de enxaqueca

Medicação	Dose
Dimenidrinato (VO ou EV)	100 mg/dose até 400 mg/dia
Paracetamol (VO)	1.000 mg/dose até 3 g/dia
Dipirona (VO ou EV)	500 mg/dose
Dipirona e isomepteno (VO)	300 mg + 30 mg/dose
Ibuprofeno (VO)	600 a 1.200 mg/dose até 1.600 mg/dia
Naproxeno (VO)	250 a 550mg/dose até 1.650 mg/dia
Tenoxicam (EV)	20 a 40 mg/dose
Cetoprofeno (EV)	50 a 100 mg/dose
Sumatriptano (Inalatório)	10 a 20 mg/dose
Sumatriptano (SC)	3 a 6 mg/dose
Rizatriptano (VO)	10 mg/dose até 30 mg/dia
Clorpromazina (EV)	0,1 a 0,5 mg/kg/dose, diluído em SF 0,9% (concentração máxima de 1 mg/mL) e administrar no máximo 0,5 mg/min

apresenta quatro crises mensais, porém não perde dias de aula e não tem seu rendimento escolar afetado, talvez não necessite de profilaxia. De maneira análoga, um paciente com uma média de duas crises mensais com muitos vômitos e abstenção escolar talvez precise. A decisão deverá sempre ser compartilhada com a família.

O uso da medicação profilática pelo período mínimo de 8 a 12 semanas é necessário para estabelecer o sucesso ou o fracasso da terapêutica. Caso haja sucesso, a medicação deverá ser mantida por um período de 6 a 12 meses. Costumase retirá-la gradualmente, idealmente durante o período de férias (**Tabela 22.5**).

Além do diagnóstico específico do tipo de cefaleia, a escolha da medicação a ser usada deve levar em conta a facilidade do uso por meio de sua posologia e do seu perfil de efeitos colaterais. Ações adicionais do fármaco também podem ter peso nessa decisão. Desse modo, antidepressivos tricíclicos são uma boa escolha em jovens com dificuldade de sono, ansiedade ou depressão, topiramato pode auxiliar na perda de peso em adolescentes com obesidade e assim por diante.

TÓPICOS IMPORTANTES

- A cefaleia é uma das queixas mais comuns entre os adolescentes;
- Por ocasião de uma avaliação médica, a causa mais frequente de cefaleia em adolescentes é a enxaqueca;
- Deve-se atentar para os sinais de alarme que indicam uma possível cefaleia secundária e, por isso, justificam a investigação complementar;
- O tratamento da enxaqueca envolve medidas gerais, medicamentos de resgate para o tratamento das crises e, quando necessário, o tratamento profilático.

Tabela 22.5. Medicações para profilaxia da enxaqueca nos adolescentes[12]

Medicação	Posologia	Contraindicações	Efeitos adversos
Amitriptilina*	10 a 150 mg, dose única antes de dormir	Mania, retenção urinária, arritmia cardíaca	Ganho ponderal, xerostomia, sonolência, hipotensão ortostática
Nortriptilina*	10 a 75 mg, dose única antes de dormir	Mania, retenção urinária, arritmia cardíaca	Ganho ponderal, sonolência
Propranolol	20 mg de 12/12h	Asma, depressão, insuficiência cardíaca, diabetes, hipotensão ortostática	Sonolência, letargia, fadiga, depressão, hipotensão ortostática
Divalproato de sódio ER – liberação prolongada	500 mg/dia, dose única após o jantar	Hepatopatia, diátese hemorrágica	Alopecia, tremores, dispepsia, ganho ponderal, pancreatite, hepatite
Topiramato	100 mg/dia, introdução lenta e gradual, fracionada de 12/12 h	Litíase renal, glaucoma, depressão	Náusea, diminuição do apetite, parestesia, glaucoma agudo, litíase renal, depressão, disfunção da memória

*Também pode ser utilizado no tratamento da cefaleia do tipo tensional crônica.

REFERÊNCIAS BIBLIOGRÁFICAS

1. Mack KJ, Goadsby P. Trigeminal autonomic cephalalgias in children and adolescents: cluster headache and related conditions. Semin Pediatr Neurol. 2016 Feb;23(1):23-6.

2. Dyb G, Stensland S, Zwart JA. Psychiatric comorbidity in childhood and adolescence headache. Curr Pain Headache Rep. 2015 Mar; 19(3):5.

3. Abu-Arafeh I, Razak S, Sivaraman B, Graham C. Prevalence of headache and migraine in children and adolescents: a systematic review of population-based studies. Dev Med Child Neurol. 2010 Dec;52(12):1088-97.

4. Bolay H. The first phase of a migraine attack resides in the cortex. J Neural Transm (Vienna). 2012 May;119(5):569-74.

5. Headache Classification Committee of the International Headache S. The International Classification of Headache Disorders, 3rd edition (beta version). Cephalalgia. 2013 Jul;33(9):629-808.

6. J.E. P-G. Fenichel´s Clinical Pediatric Neurology. 7th ed. Philadelphia, PA: Saunders/Elsevier; 2013. ix, 415p.

7. Gelfand AA. Episodic syndromes that may be associated with migraine: A.K.A. "the Childhood Periodic Syndromes". Headache. 2015 Nov-Dec;55(10):1358-64.

8. Bellini B, Arruda M, Cescut A, Saulle C, Persico A, Carotenuto M, et al. Headache and comorbidity in children and adolescents. J Headache Pain. 2013;14:79.

9. Chiappedi M, Balottin U. Medication overuse headache in children and adolescents. Curr Pain Headache Rep. 2014 Apr;18(4):404.

10. Nappi RE, Merki-Feld GS, Terreno E, Pellegrinelli A, Viana M. Hormonal contraception in women with migraine: is progestagen-only contraception a better choice? J Headache Pain. 2013;14:66.

11. Wober-Bingol C. Pharmacological treatment of acute migraine in adolescents and children. Paediatr Drugs. 2013 Jun;15(3):235-46.

12. Tajti J, Szok D, Csati A, Vecsei L. Prophylactic drug treatment of migraine in children and adolescents: an update. Curr Pain Headache Rep. 2016 Jan;20(1):1.

Síncope e Vertigem

23

Marcelo de Melo Aragão
Ricardo Silva Pinho
Marcelo Masruha Rodrigues
Silvana Vertematti

23.1 Visão do Neurologista

Marcelo de Melo Aragão
Ricardo Silva Pinho
Marcelo Masruha Rodrigues

SÍNCOPE

Introdução

Síncope está entre as condições médicas mais comuns e estima-se que cerca de 15% das crianças experimentem algum episódio sincopal antes do final da adolescência. O pico de incidência ocorre entre 15 e 19 anos e é maior no sexo feminino. Nos Estados Unidos, responde por cerca de 0,125% dos atendimentos de urgência na população pediátrica.[1]

Deve-se ter em mente que síncope pode decorrer de um processo benigno ou pode ser o único sinal de alerta antes de uma morte súbita. Mesmo quando a causa é benigna, síncopes recorrentes podem causar traumatismos e gerar ansiedade importante nos pacientes e em seus familiares, produzindo um grau de prejuízo funcional semelhante ao de doenças crônicas.

Conceito

O termo síncope (do grego, *synkope*) literalmente significa "cessação" ou "pausa". Refere-se a situações em que há perda súbita da consciência e do tônus postural como consequência de redução do fluxo sanguíneo cerebral global. É importante que se entenda bem esse conceito, uma vez que o termo coloquial desmaio, referente à perda súbita da consciência e do tônus postural de qualquer etiologia, é utilizado erroneamente como sinônimo de síncope. Nem todo desmaio decorre de diminuição do fluxo sanguíneo cerebral, como os secundários a crise epiléptica ou aumento súbito da pressão intracraniana. Assim, todo indivíduo que teve uma síncope teve um desmaio, mas nem todo indivíduo que teve um desmaio teve uma síncope.

Etiologia e Fisiopatologia

A redução transitória do fluxo sanguíneo cerebral pode ser decorrente de alterações do volume sanguíneo, do tônus vascular e do coração. Ao contrário da crença comum, a síncope raramente é provocada por doença cerebrovascular. Podemos dividir as causas em três grandes grupos:

1. **Síncope neurocardiogênica (neuromediada ou reflexa):** ocorre a partir de uma inibição central do tônus simpático, levando a uma redução súbita do tônus vascular (efeito vasodepressor), frequentemente associada a aumento da atividade parassimpática vagal, com consequente bradicardia (efeito cardioinibitório). Os exemplos mais comuns deste grupo são a síncope vasovagal, a hipersensibilidade do seio carotídeo e a síncope situacional;

2. **Síncope associada a hipotensão ortostática:** decorre de uma falha das respostas simpáticas compensatórias (taquicardia reflexa e vasoconstrição) ao assumir-se a posição ortostática. Isso leva à retenção de sangue nos leitos venosos das regiões mais baixas do organismo e à redução do retorno venoso, com consequente redução do débito cardíaco. Neste grupo se encontram a falência autonômica (primária ou secundária), a hipotensão ortostática induzida por drogas e a depleção de volume;

3. **Síncope cardiogênica:** secundária a redução do débito cardíaco por arritmia ou doença estrutural.

A **Tabela 23.1** resume as principais etiologias de síncope.

Manifestações Clínicas

Diante de um evento paroxístico, é importante que se atente para as circunstâncias em que aconteceu e os sinais e sintomas que ocorreram antes, durante e após o episódio. Estas informações devem ser coletadas com o paciente e com um acompanhante que tenha presenciado o evento. A seguir descrevemos um episódio sincopal clássico. A **Tabela 23.2** descreve estratégias para se obter, pela anamnese, os principais dados e como interpretá-los à luz do diagnóstico etiológico.

Tabela 23.1. Classificação etiológica da síncope

I. Síncope neurocardiogênica
1. Síncope vasovagal
2. Hipersensibilidade do seio carotídeo
3. Síncopes situacionais
3.1 Micção
3.2 Tosse
3.3 Defecação
3.4 Deglutição
II. Síncopes secundárias a hipotensão postural
A. Hipotensão postural idiopática
B. Uso de medicações (sobretudo anti-hipertensivos)
C. Neuropatias periféricas e autonômicas
D. Doenças neurodegenerativas com hipotensão ortostática
III. Síncopes secundárias a diminuição do débito cardíaco
A. Arritmias
B. Distúrbios cardíacos obstrutivos ou restritivos
C. Falência da bomba cardíaca
D. Volume intravascular inadequado
IV. Síncopes secundárias a outras causas
A. Anemia
B. Desordens psiquiátricas
C. Enxaqueca
D. Ataque isquêmico transitório
E. Baixo teor de oxigênio no meio ambiente
V. Síncopes secundárias a causa desconhecida

Descrição de um episódio sincopal clássico

O indivíduo que apresenta um ataque sincopal geralmente está em ortostase ou sentado, quando certos sintomas subjetivos (pródromo) marcam o início do quadro. A pessoa sente-se levemente nauseada e apreensiva, podendo oscilar sobre sua base de sustentação e algumas vezes apresentando uma sensação descrita como de "cabeça leve". Entretanto, o que é mais característico do início do evento é a palidez cutânea facial, e frequentemente tanto a face como as demais partes do corpo ficam cobertas por sudorese fria. Salivação, desconforto epigástrico e algumas vezes vômitos acompanham esses sintomas. Geralmente a pessoa tenta suprimir tais sintomas por meio de suspiros e bocejos. Ocorre turvação visual progressiva ou fechamento concêntrico dos campos visuais, podendo-se ouvir zumbidos e tornando-se cada vez mais difícil pensar de maneira clara.

A duração dos sintomas prodrômicos é variável, de poucos segundos a poucos minutos. Se durante o pródromo a pessoa se deita, o episódio sincopal é abortado antes que se dê a perda da consciência. Nestes casos, dizemos que o indivíduo apresentou uma pré-síncope.

A profundidade e a duração da perda de consciência variam. Algumas vezes a pessoa não está completamente inconsciente, podendo ouvir vozes ou ver contornos das pessoas a sua volta. Entretanto, mais frequentemente há perda completa da consciência. O paciente encontra-se caído sem movimentos e com a musculatura completamente relaxada. O controle esfincteriano é mantido na quase totalidade dos casos. As pupilas encontram-se dilatadas e o pulso é fino e lento. A pressão arterial sistólica encontra-se reduzida e a respiração

Tabela 23.2. Características do evento de acordo com a causa

Em que posição o paciente se encontrava no início do episódio sincopal?	Crises epilépticas ou arritmias cardíacas podem ocorrer com o indivíduo em qualquer posição, mas a síncope vasovagal raramente se dá em uma pessoa deitada. A síncope secundária a hipotensão postural também não ocorre em pacientes deitados. Em pacientes com síncopes recorrentes, um único episódio na posição deitada virtualmente exclui a síncope vasovagal ou secundária a hipotensão ortostática.
Quais eventos prodrômicos ocorreram antes da perda de consciência?	Perda de consciência tão rápida que o pródromo é ausente pode ocorrer em crises epilépticas e em arritmias cardíacas. Palpitações durante o pródromo sugerem arritmia cardíaca, porém também podem ocorrer na síncope vasovagal.
Qual era a atividade do paciente imediatamente antes do início dos sintomas?	Constatação da realização de atividade física (cardíaca), estímulos emocionais ou dolorosos (vasovagal), mudança rápida da postura (hipotensão ortostática) e atividades como, por exemplo, micção e tosse (situacional) podem ajudar a identificar a causa.
Quais eventos a testemunha descreve que ocorreram concomitantemente à perda de consciência?	Embora fenômenos motores durante um episódio de perda de consciência favoreçam o diagnóstico de crise epiléptica, movimentos similares podem ocorrer durante episódios sincopais. Outro elemento que também favorece o diagnóstico de crise epiléptica é a incontinência urinária ou fecal. Entretanto, uma síncope que ocorra em um indivíduo com a bexiga cheia pode resultar em perda urinária, ao passo que uma crise epiléptica que ocorra em um indivíduo com a bexiga vazia não o fará. Mordedura de língua favorece o diagnóstico de crise epiléptica.
Quanto tempo demorou para que o indivíduo recobrasse a consciência e de que maneira isso ocorreu?	Este é o aspecto da história que mais ajuda na diferenciação entre um episódio sincopal e uma crise epiléptica. A recuperação da orientação e da consciência após um episódio de síncope vasovagal ocorre simultaneamente, ao passo que a recuperação da consciência após um episódio epiléptico se dá frequentemente associada a um período de confusão mental, geralmente com agitação concomitante, que dura de 2 a 20 minutos.

é quase imperceptível. Esse conjunto de funções vitais deprimidas, palidez facial e inconsciência pode simular a morte. Se a hipóxia cerebral se prolongar, persistindo o indivíduo inconsciente por mais de 15 a 20 segundos, movimentos que simulam uma crise epiléptica podem ocorrer (síncope convulsiva). Estes usualmente tomam a forma de clonias breves de membros ou de uma extensão tônica do tronco com cerramento da mandíbula. Entretanto, raramente há incontinência urinária ou mordedura de língua.

Uma vez na posição horizontal, o fluxo sanguíneo cerebral é restabelecido. A amplitude do pulso melhora progressivamente, assim como a coloração da tez. A respiração torna-se rápida e de maior amplitude. As pálpebras apresentam um tremor discreto (*flutter*) e a consciência é recobrada rapidamente. No momento em que o indivíduo recobra a consciência, há a correta percepção do ambiente. Confusão mental, cefaleia e sonolência (características frequentemente presentes após uma crise epiléptica) não se seguem ao ataque sincopal. Contudo, o paciente frequentemente sente-se fraco e com tontura, podendo apresentar outra síncope ao tentar levantar-se rapidamente.

Exame Físico

As mucosas devem ser examinadas na pesquisa de sinais de anemia, desidratação ou mordedura. Os pulsos deverão ser avaliados quanto a simetria, amplitude e regularidade. A ausculta cardíaca poderá identificar sopros, alterações da sonoridade das bulhas fisiológicas e a presença de bulhas patológicas. A pressão arterial e a frequência cardíaca deverão ser aferidas com o paciente em posição supina e com 3 minutos de ortostatismo. Considera-se hipotensão ortostática a queda de 20 mmHg na PA sistólica ou de 10 mmHg na PA diastólica, sendo a ausência de taquicardia compensatória sugestiva de disautonomia.[2] Na síndrome de taquicardia postural ortostática há aumento na frequência cardíaca (≥ 35-40 bpm ou valor absoluto ≥ 120 bpm) na ausência de hipotensão significativa.[3] O exame neurológico deverá ser realizado de maneira minuciosa, buscando-se sinais neurológicos focais, hipertensão intracraniana e neuropatia periférica.

Investigação Complementar

O eletrocardiograma (ECG) é recomendado em todos os pacientes com síncope. Juntamente com a história clínica e o exame físico, é possível identificar com sensibilidade elevada os casos de síncope cardiogênica, os quais vão requerer investigação adicional de acordo com a suspeita principal.[4] O ecocardiograma avalia as alterações cardíacas estruturais; a monitorização eletrocardiográfica contínua e o estudo eletrofisiológico são importantes na suspeita de arritmia cardíaca. O teste da mesa inclinada (*tilt test*) é o método diagnóstico de síncope neurocardiogênica, indicado nos casos de síncope recorrente não explicada pela avaliação inicial. É importante lembrar que esse exame tem índice de falso positivo de cerca de 10%.[5]

Exames laboratoriais, eletroencefalograma e imagem do encéfalo podem ajudar no diagnóstico diferencial com outras causas de desmaio, como crises epilépticas. Seu uso deve ser guiado pela avaliação clínica.

A **Figura 23.1** resume a investigação complementar de síncope.

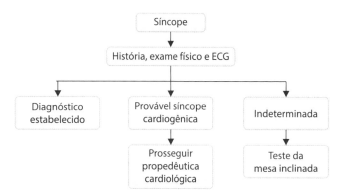

Figura 23.1. Investigação complementar na síncope.

Tratamento

A terapia depende da condição específica diagnosticada. Pacientes com síncope neurocardiogênica deverão ser orientados a prevenir os episódios evitando as situações que os provoquem e a aumentar a ingesta hídrica e salina (pelo menos 2 litros de líquidos, seguindo-se por uma quantidade de líquido suficiente para manter a diurese bem clara). Também deverão ser orientados a deitar-se assim que se iniciarem os sintomas prodrômicos. Se um dos desencadeantes é a ortostase prolongada, contrair a musculatura dos membros inferiores pode ajudar no aumento do retorno venoso.

Se os episódios de síncope neurocardiogênica ocorrerem a despeito dessas orientações e naqueles pacientes cujas atividades os coloquem em risco de grave lesão se sofrerem uma síncope, o tratamento profilático é indicado. Fludrocortisona (0,1-0,2 mg/dia) pode ser usada para expandir o volume intravascular. Estudos randomizados têm demonstrado que os ß-bloqueadores (atenolol, 25 a 200 mg/dia; metoprolol, 50 a 200 mg/dia; propranolol, 40 a 160 mg/dia) são melhores que placebo, exceto em indivíduos altamente sintomáticos. Paroxetina (10-40 mg/dia), um inibidor seletivo da recaptação de serotonina, pode ser útil em casos refratários. O implante de marca-passo é uma alternativa quando há falha no tratamento farmacológico e evidencia-se uma resposta cardioinibitória importante no teste da mesa inclinada.[5]

VERTIGEM

Introdução

Aproximadamente 15% das crianças e adolescentes apresentam um episódio de vertigem ao longo do ano, com pico de incidência na adolescência.[6] Como é uma queixa de

Parte II • Principais Afecções na Adolescência

difícil caracterização e inúmeras causas, frequentemente torna-se um desafio para o médico. A anamnese e o exame otoneurológico são as principais ferramentas para o diagnóstico correto.

Conceito

Tontura se refere a várias sensações anormais da percepção do corpo em relação ao ambiente. Sua caracterização é fundamental para que se obtenha um diagnóstico diferencial plausível. Drachman propôs uma classificação que nos ajuda nesse sentido, dividindo-a em quatro subtipos: vertigem, pré-síncope, desequilíbrio e outras tonturas.

Vertigem é a sensação de que o corpo ou o ambiente está se movendo, e sugere disfunção do sistema vestibular. Pré-síncope é a sensação de desmaio causada por redução transitória do fluxo sanguíneo cerebral. Desequilíbrio é a sensação de instabilidade postural quando se assume o ortostatismo, que geralmente afeta membros inferiores e tronco, sem alteração da percepção cefálica. Está relacionado à disfunção proprioceptiva ou cerebelar. No grupo de outras tonturas estão as queixas mal definidas de tontura, que frequentemente correspondem a sintomas psicossomáticos. O objetivo do capítulo é a abordagem da vertigem.

Princípios Neuroanatômicos e Neurofisiológicos

Os receptores do labirinto registram constantemente a posição e aceleração da cabeça. Por meio dos nervos vestíbulococleares (VIII par craniano), os impulsos provenientes do labirinto atingem o sistema nervoso central (SNC), sobretudo os núcleos vestibulares localizados no tronco encefálico, e o cerebelo, sendo responsáveis por ajustes posturais e por movimentos oculares reflexos. Assim, são três as funções básicas do sistema vestibular:

1. **Orientação espacial:** juntamente com outros sentidos (por exemplo, a visão), permite que nós saibamos como nos movimentamos no espaço, se estamos ou não em movimento e qual a nossa posição em relação à gravidade. Ajuda ainda a discriminar entre o movimento do ambiente que nos cerca e nosso próprio movimento.
2. **Controle do equilíbrio:** o que o labirinto faz para manter o equilíbrio é regular o tônus muscular dos extensores do tronco (músculos posturais) e fixar as articulações do tornozelo, joelho e pelve, criando uma certa rigidez que nos permite sentar ou ficar eretos. Ao perder a função de um labirinto, perderemos o tônus da musculatura postural ipsilateral à lesão e poderemos simplesmente "desmoronar", com queda preferencial para o lado ipsilateral ao labirinto lesado.
3. **Estabilização da visão:** esta função garante que possamos acompanhar objetos com a nossa visão

mesmo se movimentarmos concomitantemente a cabeça. Além disso, permite que objetos que se movem rapidamente possam ter sua imagem estabilizada na retina. Assim, a perda da função labiríntica trará ao paciente uma perda da capacidade em acompanhar objetos que se movem rapidamente.

Diagnóstico

O primeiro passo no diagnóstico é definir a topografia em periférica , por acometimento do ouvido interno ou do nervo vestibulococlear, ou central, por lesão do tronco encefálico ou do cerebelo. A partir dela determinam-se a provável etiologia e a necessidade ou não de investigação complementar.

As principais causas de vertigem em crianças e adolescentes são a enxaqueca vestibular e a vertigem paroxística benigna da infância (VPB). A **Tabela 23.3** resume as características dos principais diagnósticos diferenciais.

Anamnese

Os principais dados da anamnese são a evolução temporal (**Tabela 23.4**), os fatores desencadeantes e os sintomas associados.

Na enxaqueca vestibular, os mesmos gatilhos da cefaleia podem precipitar os episódios de vertigem. Na vertigem posicional paroxística benigna (VPPB), os ataques ocorrem após mudança de posição da cabeça, como se virar na cama ou se abaixar. Na vertigem pós-traumática há clara associação com traumatismo cranioencefálico ou cervical.

Cefaleia que preenche os critérios de enxaqueca, acompanhada ou não de aura, deve estar presente na maioria dos episódios de vertigem na enxaqueca vestibular. Hipoacusia e zumbido sugerem fortemente uma causa periférica, como na doença de Menière, na otite média, na neurite vestibular (quando há também acometimento da porção coclear do nervo) ou na paroxismia vestibular. Alterações de fala, deglutição, visão, coordenação, sensibilidade e força, assim como cefaleia aguda ou progressiva, indicam acometimento central.

Exame Físico

O exame específico de um paciente com queixa de vertigem inclui a avaliação do equilíbrio (estático e dinâmico), da coordenação e da motricidade ocular e a verificação de diferentes formas de nistagmo.

Equilíbrio

No equilíbrio estático, pede-se ao paciente para ficar em pé com os pés juntos e os membros superiores estendidos ao longo do corpo. Pode-se sensibilizar o teste pedindo para o paciente esticar os braços para a frente e se manter apoiado em apenas um membro inferior. Durante o exame deve-se estar atento para oscilações excessivas. Lesões unilaterais

Tabela 23.3. Características das principais causas de vertigem em adolescentes

Vertigem fisiológica	Estão englobadas condições comuns que ocorrem em indivíduos normais, tais como a cinetose e vertigem das alturas. Nessas condições, a vertigem é mínima, ao passo que os sintomas autonômicos predominam. Na vertigem das alturas os indivíduos podem experimentar ansiedade e reação de pânico. Na cinetose os pacientes tipicamente desenvolvem transpiração, náuseas, vômitos e mal-estar generalizado.
Enxaqueca vestibular	Episódios recorrentes de sintomas vestibulares, com duração de minutos a dias, frequentemente acompanhados por cefaleia que preenche critérios para enxaqueca.
Vertigem paroxística benigna da infância	Episódios recorrentes de vertigem intensa, com duração de minutos a horas, associados a náuseas e sintomas autonômicos. Em geral ocorre na primeira década. Com o tempo os ataques vão reduzindo em frequência até o desaparecimento. Aproximadamente 21% dos pacientes vão apresentar enxaqueca no futuro.
Neurite vestibular	Início agudo de vertigem, náuseas e vômitos que duram vários dias, podendo ou não haver sintomas cocleares. A maioria dos indivíduos afetados melhora ao longo de 1 a 2 semanas, entretanto sintomas residuais podem persistir por meses.
Vertigem pós-traumática	Vertigem iniciada após traumatismo cranioencefálico ou cervical. Pode ocorrer por vários mecanismos, como deslocamento de otólitos, lesão do labirinto ou do nervo vestibulococlear, fístula perilinfática e síndrome de Menière. Lesão vascular levando a vertigem central também é uma causa.
Paroxismia vestibular	Episódios recorrentes de vertigem, com duração de segundos a minutos, podendo ocorrer zumbido ou hipoacusia associados.
Vertigem psicogênica (funcional)	Tontura ou instabilidade crônicas, piora com eventos sociais ou ansiedade, melhora com atividade física ou distração, medo de quedas, dissociação entre sintoma e avaliação objetiva e presença de sintomas não vestibulares.

Tabela 23.4. Evolução temporal das diferentes causas de vertigem

Vertigem monofásica	Neurite vestibular
Vertigem recorrente	Enxaqueca vestibular
	VPB*
	VPPB#
	Paroxismia vestibular
	Fístula perilinfática
	Doença de Menière
Vertigem persistente	Vertigem central
	Vertigem psicogênica

* VPB: vertigem paroxística benigna da infância. # VPPB: vertigem posicional paroxística benigna.

periféricas causam uma tendência a queda ipsilateral e pacientes com distúrbios psicogênicos diminuem as oscilações ao serem distraídos. O sinal de Romberg consiste na instabilidade ou queda quando é solicitado ao paciente que feche os olhos durante a avaliação do equilíbrio estático e indica alteração da propriocepção.

No exame da marcha, avaliam-se a tendência de queda para um dos lados, como nas lesões periféricas unilaterais, e ataxia. Para sensibilizar o exame pode-se pedir ao paciente que caminhe com um pé na frente do outro (marcha tandem) ou para a frente e para trás com os olhos fechados.

Coordenação

Pede-se ao paciente para realizar as manobras índex-nariz, calcanhar-joelho e as provas de movimentos alternados.

Exame da motricidade ocular, verificação da presença de nistagmo e teste de impulso cefálico

Permite avaliar o alinhamento ocular, a capacidade de fixação, a presença de nistagmo e a amplitude do movimento. O exame pode ser realizado com um objeto ou preferencialmente com o auxílio de uma lanterna.

Nistagmo horizontal ou horizonto-rotatório está presente nas lesões periféricas. A fase lenta indica o lado lesado. Tem como características a redução durante a fixação visual e o aumento quando o paciente olha na direção da fase rápida. Nistagmo vertical, puramente rotatório ou multidirecional caracteriza comprometimento central.

Para a realização do teste de impulso cefálico solicita-se ao paciente que fixe o olhar no nariz do examinador, que estará à sua frente. A seguir, a cabeça do paciente é girada rapidamente 30 graus para um dos lados e verifica-se a manutenção ou não da fixação visual. O paciente com função vestibular normal consegue mantê-la, enquanto o paciente com disfunção vestibular perde a fixação e faz uma sacada corretiva de volta ao ponto de origem. O lado para o qual o exame é alterado topografa a lesão e, geralmente, coincide com a direção da fase lenta do nistagmo. Está presente na vertigem de origem periférica.[7]

Exames complementares

Os testes de função vestibular, como a vectoeletronistagmografia, auxiliam na caracterização do nistagmo, na diferenciação entre lesão central ou periférica, na identificação do lado acometido e no acompanhamento da evolução. A audiometria permite a avaliação da função coclear.

O exame de imagem do crânio é fundamental nos casos em que se suspeita de vertigem de origem central. A ressonância magnética é preferível à tomografia computadorizada, pois avalia melhor as estruturas da fossa posterior.

Tratamento

O tratamento da vertigem pode ser dividido em três categorias: específico, sintomático e de reabilitação.

O tratamento da enxaqueca vestibular é realizado de maneira semelhante ao da enxaqueca com ou sem aura (ver capítulo específico). A paroxismia vestibular tem boa resposta à carbamazepina. O tratamento da VPPB envolve manobras para o reposicionamento dos cristais.

O tratamento sintomático com medicações supressoras do sistema vestibular (bloqueadores dos canais de cálcio, anti-histamínicos e benzodiazepínicos) deve ser realizado na vertigem aguda. O uso crônico traz uma série de efeitos colaterais.

A reabilitação vestibular consiste em exercícios que promovem a melhora do controle postural. É uma terapia importante no tratamento das doenças vestibulares, independentemente da causa, e deve ser iniciada precocemente.[8]

REFERÊNCIAS BIBLIOGRÁFICAS

1. Willis J. Syncope. Pediatr Rev. 2000 Jun;21(6):201-3; quiz 4. PubMed PMID: 10854315.

2. Freeman R. Clinical practice. Neurogenic orthostatic hypotension. N Engl J Med. 2008 Feb 7;358(6):615-24. PubMed PMID: 18256396.

3. Jarjour IT. Postural tachycardia syndrome in children and adolescents. Semin Pediatr Neurol. 2013 Mar;20(1):18-26. PubMed PMID: 23465770.

4. Zhang Q, Du J, Wang C, Du Z, Wang L, Tang C. The diagnostic protocol in children and adolescents with syncope: a multi-centre prospective study. Acta Paediatr. 2009 May;98(5):879-84. PubMed PMID: 19183119.

5. Grubb BP. Clinical practice. Neurocardiogenic syncope. N Engl J Med. 2005 Mar 10;352(10):1004-10. PubMed PMID: 15758011.

6. Riina N, Ilmari P, Kentala E. Vertigo and imbalance in children: a retrospective study in a Helsinki University otorhinolaryngology clinic. Arch Otolaryngol Head Neck Surg. 2005 Nov;131(11):996-1000. PubMed PMID: 16301372.

7. Maranhao ET, Maranhao-Filho P. Vestibulo-ocular reflex and the head impulse test. Arq Neuropsiquiatr. 2012 Dec;70(12):942-4. PubMed PMID: 23295423.

8. Medeiros IR, Bittar RS, Pedalini ME, Lorenzi MC, Formigoni LG, Bento RF. Vestibular rehabilitation therapy in children. Otol Neurotol. 2005 Jul;26(4):699-703. PubMed PMID: 16015172.

23.2 Visão do Cardiologista

Silvana Vertematti

SÍNCOPE

Introdução

Síncope é definida como a perda repentina e transitória da consciência e do tônus postural com recuperação espontânea, resultante de uma disfunção cerebral difusa, devido a má perfusão encefálica, com recuperação espontânea. Estima-se que cerca de 3% da população seja acometida de ao menos uma síncope durante a vida.[1,2] Em indivíduos com coração estruturalmente normal, está associada a um prognóstico favorável na maioria dos casos, mas a determinação de sua causa nem sempre é fácil.[3]

Após um episódio sincopal a chance de recorrência estimada é de 30%.[4]

Pode ser classificada, segundo seu mecanismo fisiopatológico, em neurocadiogênica, cardiogênica e não cardiogênica.

Neurocardiogênica – Vasovagal

É a causa mais comum de desmaios nas crianças e adolescentes, respondendo por mais de 50% das síncopes na infância. Caracteriza-se por alterações repentinas e benignas no tônus vasomotor, com consequente hipotensão arterial sistêmica.[5]

A maioria dos eventos ocorre com o paciente em pé, durante longo período nesta posição, ou quando há mudança rápida da postura supina para a posição em pé. Pode ser desencadeada também por um componente emocional (por exemplo, ansiedade) ou situações que aumentam o tônus vagal como tosse, micção, evacuação e, nas crianças abaixo de 6 anos, agitação e choro.

O mecanismo fisiopatológico é uma resposta exagerada do reflexo normal de Bezold-Jarisch, responsável pela manutenção da pressão arterial durante a posição ortostática.[5,6]

O tônus vagal excessivo pode ocorrer nos atletas bem treinados, com diminuição do débito cardíaco provocada pela bradicardia no exercício intenso.[6]

A crise de choro do lactente e pré-escolar seguida ou não de cianose assim como a tosse intensa ou a hiperextensão do pescoço podem ser seguidas de síncope por aumento do tônus vagal.[7]

Cardiogênica

Apresenta grande importância, pois pode ser marcador de morte súbita e ocorre quando há queda abrupta do débito cardíaco.

Pode ocorrer nas cardiopatias com lesões obstrutivas como a estenose aórtica ou mitral, nas cardiomiopatias, nas arritmias (Wolf-Parkinson-White, síndrome do QT longo, entre outras), nas cardiopatias congênitas cianogênicas, como a tetralogia de Fallot, que pode levar a síncope pela hipoxemia cerebral.

A história e o exame clínico são imprescindíveis, porém em alguns casos, como na síndrome do QT longo e na síndrome de Brugada, o eletrocardiograma é extremamente necessário, colaborando inclusive no diagnóstico de outras anormalidades elétricas como bloqueio atrioventricular (BAVT), displasia arritmogênica do ventrículo direito (DAVD), Wolff-Parkinson-White (WPW). Devido ao seu baixo custo e facilidade de realização, deve ser feito em todos os pacientes com síncope. O ecocardiograma é necessário no sentido de se avaliar a função e morfologia cardíacas, que podem estar alteradas em casos de síncope secundária a insuficiência cardíaca, suspeita de doenças valvares, mixoma atrial (tumor no átrio que leva a alterações hemodinâmica com prejuízo do débito cardíaco), possibilidades de miocardites e miocardiopatias como a cardiomiopatia hipertrófica. O teste ergométrico se demonstra útil na estratificação de risco dos pacientes com cardiomiopatia hipertrófica e na avaliação de taquicardia ventricular catecolaminérgica em jovens (**Quadro 23.1**).

Não Cardiogênica

Síncope desencadeada na epilepsia, na enxaqueca, na hiperventilação secundária a distúrbios psiquiátricos.

Quadro 23.1. Anormalidades eletrocardiográficas que sugerem síncope[12]

Bloqueio bifascicular – definido tanto pelo bloqueio de ramo esquerdo (BRE) ou bloqueio do ramo direito (BRD) combinado com bloqueio fascicular anterior esquerdo ou bloqueio fascicular posterior esquerdo
Anormalidades na condução intraventricular (QRS com duração maior que 0,12 segundo)
Bloqueio atrioventricuclar do 2º grau Mobitz 1
Bradicardia sinusal assintomática (FC < 50 BPM) ou bloqueio sinoatrial
Síndrome de pré-excitação (Wolff-Parkinson-White)
Intervalo QT prolongado
Síndrome de Brugada (traçado de BRD com supradesnivelamento de ST nas derivações de V1 a V3)
Displasia arritmogênica do ventrículo direito (ondas T negativas em precordiais direitas, onda épsilon)

Inclui-se ainda a síncope secundária a distúrbio metabólico como a hipoglicemia, mais comum no paciente insulinodependente.

Diagnóstico Clínico e Complementar

História clínica detalhada para elucidar diagnóstico, orientar a escolha dos exames subsidiários. Valorizar os sintomas, a duração, os pródromos, a circunstância ambiental e os antecedentes familiares.

Exame físico completo, especialmente cardiológico e neurológico.

Exames laboratoriais são pouco relevantes, exceto a glicemia e o ECG (este em todos os casos).

Diagnóstico Diferencial

Epilepsia, arritmias, tumores cerebrais.

Tratamento

Não se aplica se o paciente já se encontra assintomático quando da consulta no pronto-socorro.

Se a síncope ocorrer no pronto-socorro, colocar o paciente deitado em posição supina.

Nas crianças e adolescentes, orientar a aumentar o aporte de água em aproximadamente 30 a 50 mL/kg por dia; se necessário, também evitar bebidas cafeinadas e prevenir o represamento sanguíneo nos membros inferiores quando for necessário manter por longo tempo em posição em pé.[10,11]

Ambulatorialmente, o uso de meias elásticas de média compressão também pode ser recomendado. Para os adolescentes, em casos em que a qualidade de vida fica muito comprometida, como tratamento medicamentoso, recomenda-se o uso da fludocortisona na dose de 0,1 a 1 mg/dia, que proporciona retenção de sódio com expansão volumétrica e vasoconstrição periférica.[10,11]

Tilt training

A síncope neucardiogênica recorrente muitas vezes apresenta resultados terapêuticos clínicos insatisfatórios. Apesar de não estar associada a aumento da taxa de mortalidade, a qualidade de vida desses pacientes se deteriora à medida que os episódios se tornam mais frequentes.

O tilt training, uma nova modalidade de tratamento baseado em séries de exercícios com postura ereta (pode ser em uma tilt-table utilizada no tilt test ou com os pés na parede), se demonstrou efetivo na prevenção da recorrência da síncope neurocardiogenica.[11]

Segundo o Task Force Report on Syncope de 2001 da European Society of Cardiology, essa modalidade de tratamento para a síncope vasovagal possui um grau de recomendação Classe II (existem evidências contraditórias e/ou divergência de opiniões sobre a utilidade/eficácia de determinado tratamento ou procedimento).[12]

Monitoramento e Acompanhamento

Seguimento clínico ambulatorial com neurologista ou cardiologista nos seguintes casos:

- Síncope desencadeada por exercícios;
- Síncope associada a dor no peito ou palpitações;
- Qualquer anormalidade cardíaca detectada no exame clínico ou no ECG;
- História familiar de morte súbita;
- História familiar de epilepsia;
- Qualquer anormalidade neurológica aguda ou residual;
- Episódios de síncope inexplicáveis ou atípicos;
- Síncopes recorrentes.

REFERÊNCIAS BIBLIOGRÁFICAS

1. Hannon DK, Knilans TK. Syncope in children and adolescents. Curr Probl Pediatr. 1993; 23:358-84.

2. Savage DD, Corwin L, McGee DL, et al. Epidemiologic features of isolated syncope: the Framingham Study. Stroke. 1985; 16: 626-29.

3. Benditt DG, Remole S, Milstein S, et al. Syncope: causes, clinical evaluation, and current therapy. Annu Rev Med. 1992 Feb; 43: 283-300.

4. Kapoor WN, Karpf M, Wieand S, et al. A prospective evaluation and follow-up of patients with syncope. N Engl J Med. 1983;309(4): 197-204.

5. Kapoor WN. Diagnostic evaluation of syncope. Am J Med. 1991;90:91-106.

6. Van Dijk N, Sprangers MA, Boer KR, et al. Quality of life within one year following presentation after transient loss of consciousness. Am J Cardiol. 2007; 100(4): 672–76.

7. Feit LR Jr. Breath-holding spells in childhood. Am J Dis Child. 1992; 146:125-31.

8. Garcia-Civera R, Ruiz-Granell R, Morell Cabedo S, et al. Selective use of diagnostic tests in patients with syncope of unknown cause. J Am Coll Cardiol. 2003; 41(5): 787–90.

9. Goldschlager N, Epstein AE, Grubb BP, et al. For the Practice Guidelines Subcommittee, North American Society of Pacing and Electrophysiology. Etiologic considerations in the patient with syncope and an apparently normal heart. Arch Intern Med. 2003; 163(2):151– 62.

10. John CL. Current approach to pediatric syncope. Pediatric Cardiol. 2000; 21:522-31.

11. Kapoor WN. Syncope. N Engl J Med. 2000; 343:1856.

12. Kinay O, Yazici M, Nazli C, Acar G, Gedikli O, Altinbas A, Kahraman H, Dogan A, Ozaydin M, Tuzun N,Ergene O. JPN Heart J. 2004:45(5): 833-43.

13. Task Force on Syncope. Guidelines on management (diagnosis and treatement) of syncope. Eur Heart J 2001;22:1256-306.

O Sono na Adolescência: da Higiene aos Distúrbios

24

Elizete Prescinotti Andrade
Lília D'Souza Li

"Enquanto existir celular com internet, haverá insônia."
Frase de um meme

INTRODUÇÃO

O padrão do sono sofre alterações da infância à adolescência. Crianças de 9 a 10 anos de idade dormem aproximadamente 10 horas por noite durante a semana e esse padrão não se altera nos finais de semana. Em contraste, os adolescentes costumam dormir tarde nos dias em que têm aulas, e nos finais de semana alteram esse padrão. Retardam ainda mais o horário de dormir e consequentemente retardam o despertar.[1]

Estudos realizados em laboratório, onde os participantes podiam dormir até 10 horas caso quisessem, o tempo total de sono foi tanto menor quanto mais velho fosse o adolescente. Avaliando o sono dos participantes observaram-se alterações que incluíam diminuição em cerca de 40% do tempo de sono em ondas lentas, aumento na quantidade de sono no estádio 2 e diminuição na latência para o primeiro episódio de sono com movimento rápido dos olhos (REM). Outro dado importante foi a duração do sono REM, que foi constante quando o tempo de horas dormindo permaneceu o mesmo durante a semana.[2,3] Também foram relatadas diferenças no tempo para despertar espontaneamente, entre crianças e adolescentes, isto é, diferenças nos estádios Tanner 1 e 2 *vs* 3-5.[1]

PROCESSOS REGULADORES DO SONO/VIGÍLIA

Os sistemas homeostáticos circadiano e do sono coordenam a maioria dos sistemas fisiológicos e comportamentais do corpo e do cérebro e em condições naturais oscilam ao longo de um período de 24 horas. Esses dois sistemas, que trabalham juntos ou em oposição, influenciam as atividades dos sistemas endócrino, termorregulador, neurocomportamental, renal, cardiovascular e digestivo e o sono/vigília. No que diz respeito ao sono/vigília, nos seres humanos, o marca-passo circadiano central, ou relógio biológico, está localizado nos núcleos supraquiasmáticos do hipotálamo anterior.[1]

Alternância de período claro e escuro, horário escolar, horas de trabalho, lazer e atividades familiares e principalmente o uso de mídias eletrônicas são alguns fatores exógenos que interferem na sincronização desse ciclo.[4]

Fatores metabólicos também atuam como iniciadores do sono: adenosina; aminoácidos neuroinibitórios, ácido gama-aminobutírico (GABA) e glicina; prostaglandina D2, citoquinas; e o fator de necrose tumoral alfa (TNF-α).[5] Durante o sono são identificados dois estados comportamentais: o sono sincronizado ou *no-rapid eye movement* (NREM) e o sono dessincronizado ou *rapid eye movement* (REM). Os estágios do sono ocorrem de maneira cíclica durante a noite, iniciando-se com a sucessão de estágios NREM de I a IV. Cerca de 80 minutos depois ocorre o primeiro período de sono REM, normalmente de curta duração. Ao longo da noite, os períodos de sono REM vão se tornando mais prolongados, sendo que o sono delta (estágios III e IV NREM) quase não ocorre no final do período de sono. Períodos de sono NREM e REM se alternam a cada 70 a 110 minutos, com quatro a seis ciclos por noite.[5]

RELAÇÃO SONO E PRODUÇÃO HORMONAL

Embora não seja responsável pela produção de hormônios, o sono atua como facilitador da produção de vários hormônios, tais como o hormônio do crescimento (GH), que tem sua concentração aumentada durante os estágios mais profundos do sono e é secretado de maneira rítmica pela hipófise a cada 2 horas; a melatonina, sincronizadora do ritmo sono-vigília e de vários ritmos biológicos, como a temperatura corporal; o hormônio liberador de corticotropina (CRH) e o hormônio adrenocorticotrópico (ACTH); além do cortisol. Todos apresentam alterações cíclicas durante as 24 horas. Menos sono leva a menores níveis circulantes de leptina, inibição da produção de insulina e aumento do cortisol e da grelina.[6]

Portanto, quando se desorganizam os hábitos de sono, pode haver modificações na produção desses hormônios, com as respectivas manifestações clínicas a eles associadas.[7]

FATORES QUE INTERFEREM NO SONO EM ADOLESCENTES

Influência dos Processos Fisiológicos Ligados à Puberdade Que Podem Afetar o Sono

Em 1993, surgiu uma teoria que atribuía mudanças no sono dos adolescentes a alterações no sistema circadiano de estimulação, que acompanhavam o desenvolvimento do adolescente nas diferentes fases da puberdade.[8] Esse processo, chamado de homeostase sono-vigília, pode ser pensado como o sistema que induz o sono e que também é responsável por permitir que a vigília se prolongue durante a noite.[1]

Em resumo, a combinação de processos biologicamente orientados com estilos de vida modernos e obrigações sociais dificulta que os adolescentes tenham uma quantidade e qualidade adequadas de sono.[4]

Mídias Eletrônicas e Sono

Diversos mecanismos têm sido postulados acerca da ação das mídias eletrônicas sobre o sono, porém dois são muito importantes. Um é o potencial para retardar o sono, pois a luz produzida por dispositivos eletrônicos pode interromper ritmos circadianos pela supressão da melatonina, resultando na incapacidade de adormecer em um tempo razoável.[10] Outro é a possibilidade de maior interação entre amigos, que parece ter uma ação mais significativa nos finais de semana.[4]

TV e Sono

Uma revisão sistemática avaliou 32 artigos que investigaram a associação entre assistir televisão à noite e atraso na hora de dormir ou diminuição do tempo total de sono. Em 25 estudos (78%) essas associações foram positivas.[11]

Uso do Computador e Sono

Vários estudos mostram associação entre uso de computador, atraso na hora de dormir e tempo total de sono diminuído. Outros estudos observaram maior cansaço durante o dia. Fica difícil avaliar a qualidade do sono, pois a maioria usou parâmetros diferentes. Alguns avaliaram horas no videogame, outros nas redes sociais etc. A tendência porém é o uso do computador à noite para acessar as mídias sociais.[11]

Videogame

Com o videogame ocorre a mesma coisa: a maioria dos estudos encontrou uma associação entre o uso e os padrões de sono, sendo relevantes o atraso no horário de dormir e tempo total de sono diminuído. Alguns estudos estimaram a magnitude desse atraso, que foi de até 28 minutos.[12]

Avaliação subjetiva de cansaço e da sonolência diurna apresentou associação positiva entre os que jogavam videogame antes de dormir.[11]

Celulares

A associação entre uso de celulares e efeitos deletérios sobre o sono foi verificada em diversos estudos realizados em vários países. O uso de celular antes de dormir atrasou o início de sono em 21 minutos.[11] Em um estudo iraniano, adolescentes que utilizaram celular à noite acordaram às 8h17min e os que não utilizaram acordaram às 8h03min. A maior parte (52%) dos usuários de celular à noite apresentou má qualidade de sono. E se os usuários de celular à noite não praticassem nenhum tipo de atividade física apresentaram maior latência do sono quando comparados aos que praticavam.[13] É muito difícil comparar os estudos existentes, pois com o avanço da tecnologia móvel os celulares atuais são mais completos e podem manter adolescentes muito mais facilmente conectados do que o próprio computador.[11]

No Brasil, a Pesquisa Nacional por Amostra de Domicílios (PNAD) realizada em 2014 mostrou pela primeira vez que em metade dos domicílios o acesso à internet deixou de ser feito por computador e passou a ser, em sua maioria, por meio do telefone celular. Esse dado é muito relevante, pois devemos concentrar esforços em instruir os adolescentes a diminuir o uso do dispositivo por tempo muito prolongado à noite.[14]

Horário de Início das Aulas

Como já foi descrito em outras partes deste capítulo, uma série de mudanças ocorre ao longo da adolescência, mudanças essas que podem afetar a qualidade e a quantidade de sono em adolescentes e adultos jovens. Um dos mais importantes é o horário de início das aulas.[4]

A Academia Americana de Pediatria, em uma publicação de 2014, reconheceu o sono insuficiente em adolescentes como um importante problema de saúde pública, por afetar a saúde, a segurança física e o sucesso acadêmico. E, com base em diversos estudos, recomenda que se atrase o início das aulas dos alunos do ensino médio, considerando essa medida eficaz para a perda crônica do sono e com uma ampla série de benefícios potenciais para os estudantes em relação a saúde mental, segurança e realização acadêmica. Isso permitiria aos alunos um período de sono (8,5-9,5 horas) ideal para melhorar a saúde física (por exemplo, redução do risco de obesidade) e mental (taxas mais baixas de depressão), a segurança (diminuição de acidentes por estar sonolento) e o desempenho acadêmico.[15]

Cafeína

O uso da cafeína tem sido pouco estudado em adolescentes; no entanto, existem questões importantes sobre a complexa inter-relação entre o uso de cafeína e os padrões de sono. Adolescentes consomem cafeína de maneira excessiva, na tentativa de diminuir a sonolência diurna e permanecer acordado mais facilmente à noite para usarem as mídias eletrônicas. Entretanto, esse excesso compromete ainda mais a qualidade e a quantidade de sono. Ocorre correlação positiva entre o excesso de consumo de cafeína e o uso e/ou abuso de outras substâncias, inclusive de nicotina, bem como outros comportamentos de risco.[16] O consumo de cafeína e a sonolência diurna é, por sua vez, inversamente correlacionado com a realização acadêmica.[4]

Sono, Trabalho e Estudo

Adolescentes trabalhadores têm diminuição de horas de sono por noite, independentemente do turno em que o trabalho ocorre.[17]

Influência dos Pais no Padrão do Sono dos Adolescentes

Na adolescência, os pais têm dificuldade de exercer influência nos padrões de sono dos filhos, particularmente nos dias em que há aulas. Essa dificuldade de estabelecer os limites a ser obedecidos atua também como fator para o menor número de horas dormidas.[1]

Drogas e Sono

A diminuição das horas de sono pode ser um preditor para o uso de substâncias psicoativas em adolescentes.[18] Alunos com idade média de 12,6 anos foram acompanhados por 4 anos. Os que no primeiro ano de seguimento dormiam menos horas por noite e tinham maior sonolência durante o dia tiveram maior chance de fazer uso abusivo de álcool e maconha no quarto ano de avaliação, mas não apresentaram chance maior para o uso de cigarros.[18]

OUTROS FATORES QUE AFETAM O SONO EM ADOLESCENTES

Uma série de outros fatores tem sido relacionados à duração do sono reduzida em todas as faixas etárias da adolescência, tais como doenças crônicas, problemas de saúde mental (ansiedade/estresse) e medicamentos psicotrópicos prescritos. Doenças respiratórias, tais como asma, condições de dor, tais como enxaquecas e a apneia obstrutiva do sono podem contribuir para o fracionamento do sono e resultar em sono de má qualidade, com sonolência durante o dia.[4]

Consequências da Diminuição das Horas de Sono

Existe uma interligação complexa entre causas e consequências da perda crônica do sono em adolescentes, que agravam ainda mais a situação. Por exemplo, o consumo de álcool pode levar a menor número de horas dormidas e a sonolência diurna.[4] Por sua vez, a perda crônica do sono tem sido associada a um aumento do risco do uso de álcool e drogas.[12]

Dormir pouco durante a semana leva a ciclos de sono-vigília interrompidos e estado de alerta comprometido durante o dia. Afeta a motivação, leva a desatenção e a alterações afetivas, em particular as "funções executivas" e cognitivas de nível superior, que estão passando por um período crítico na adolescência em decorrência das mudanças no cérebro e são seletivamente afetadas pela perda do sono.[19]

PERDA DO SONO E DEPRESSÃO, DISTÚRBIOS DO HUMOR E IDEAÇÃO SUICIDA

Há muito tempo se reconhece que os transtornos do humor (especialmente o transtorno depressivo maior) em adultos têm uma relação bidirecional com distúrbios do sono.[4]

Do mesmo modo, nos estudantes do ensino médio, o tempo de sono mais curto foi associado a sonolência diurna e a sintomas depressivos, enquanto o aumento dos comportamentos de risco foi associado a padrões de sono irregulares.[4] Esses resultados são semelhantes aos achados de um grande estudo longitudinal sobre a saúde do adolescente, segundo o qual os sintomas de possível insônia (ou seja, problemas para dormir, cansaço matinal) predizem comportamentos de risco (por exemplo, beber e dirigir, fumar e delinquência),[20] Dormir menos de 8 horas à noite parece estar associado a um risco quase triplo de tentativas de suicídio, após o controle de uma série de variáveis de confusão. Não só os adolescentes com sono insuficiente têm um risco aumentado de ideação suicida, mas o risco pode ser similarmente aumentado em adolescentes cujos pais também têm sono insuficiente, levantando algumas questões interessantes sobre fatores ambientais e/ou genéticos multigeracionais.[20]

RISCO INSUFICIENTE DO SONO E OBESIDADE

Um número considerável de evidências relaciona a duração curta do sono ao risco aumentado de obesidade, uma associação que obviamente tem implicações de longo alcance para a saúde. Diminuição das horas de sono leva a alterações na insulina, na grelina, na leptina e no cortisol, resultando em resistência à insulina, aumento da atividade do sistema nervoso simpático, aumento da fome e diminuição da saciedade.[21] Para cada hora de sono perdido as probabilidades de ser obeso nos adolescentes aumentavam em 80%. Além disso, há uma relação inversa "dose-resposta" entre sono e peso, com *odds ratio* (razão de risco) de sobrepeso aumentando com a diminuição da duração do sono (< 5 horas, 5-6 horas, 6-7 horas e 7-8 horas em comparação com os estudantes que dormem > 8 horas). O aumento do risco de obesidade associado ao sono insuficiente parece ser equivalente ou maior que o risco associado a outros fatores fortemente correlacionados com o peso, como a obesidade dos pais e longos períodos diante da televisão.[4]

SONO E DIREÇÃO

O impacto sobre a taxa de acidentes com veículos motorizados em adolescentes que dormem pouco quase não é conhecido. Estudo realizado na Itália avaliou a qualidade do sono, os hábitos de condução e o autorrelato de acidente de carro em adolescentes do ensino médio. Os resultados confirmaram a alta prevalência de queixas relacionadas ao sono e destacaram seu papel independente no risco de acidente autorrrelatado.[22]

SONO E MEMÓRIA

A eficácia da consolidação da memória é determinada por vários fatores, incluindo o sono após o aprendizado, a valência emocional e o despertar. De acordo com uma metanálise recente, as crianças e adolescentes na fase inicial da puberdade parecem depender menos do sono para a consolidação da informação do que que foi relatado para os adultos, independentemente da valência emocional, do despertar e da novidade dos pares de palavras.[23]

SONOLÊNCIA DIURNA EXCESSIVA

É descrita como uma sensação subjetiva de necessidade de dormir durante o dia, podendo ocorrer em qualquer idade. Tem em sua gênese fatores biológicos, comportamentais e ambientais. Está associada a diminuição do rendimento no trabalho e na escola e afeta negativamente a aprendizagem, a interação social e a qualidade de vida. É especialmente observada na adolescência e decorre do atraso na expressão do ciclo sono-vigília marcado por horários de dormir mais tardios e pela ação de fatores biológicos: maior lentidão na inibição da secreção de melatonina no início da fase clara do dia e acúmulo mais lento da propensão para o sono durante a noite.[24]

SUGESTÃO DE ORIENTAÇÃO AOS ADOLESCENTES ACERCA DO SONO

- Dormir o mesmo número de horas diárias (8,5 a 9 horas de sono), inclusive nos finais de semana.
- Praticar exercícios físicos regulares, mas não próximo à hora de dormir.
- Diminuir a ingesta de cafeína (café, chás, refrigerantes e energéticos).
- Desligar a televisão e apagar as luzes quando for dormir, já que a luminosidade, atrasa a produção de melatonina.
- Não fazer uso de álcool e de outras drogas; a sensação de relaxamento não se traduz em sono de boa qualidade.

- Repensar o turno escolar e se possível alterá-lo, principalmente em adolescentes com problemas de rendimento escolar.

CONSIDERAÇÕES FINAIS

A perda do sono do adolescente representa um sério risco para a saúde física e emocional, o sucesso acadêmico e a segurança dos adolescentes e jovens, além de ampliar os riscos durante a adolescência. Os profissionais que trabalham com adolescentes devem encarar a perda do sono como um problema de saúde pública e não devem perder a oportunidade de alertá-los sobre os efeitos deletérios da diminuição do sono.

REFERÊNCIAS BIBLIOGRÁFICAS

1. American Academy of Pediatrics. National Heart, Lung, and Blood Institute National Center on Sleep Disorders Research Richard P. Millman, MD; Working Group on Sleepiness in Adolescents/Young Adults; and AAP Committee on Adolescence Excessive Sleepiness in Adolescents and Young Adults: Causes, Consequences, and Treatment Strategies. Pediatrics June 2005;115:6. Downloaded from by guest on March 8, 2017.

2. Carskadon MA. The second decade. In: Guilleminault C, ed. Sleeping and Waking Disorders: Indications and Techniques. Menlo Park, CA: Addison-Wesley, 1982. pp.99–125.

3. Carskadon MA, Orav EJ, Dement WC. Evolution of sleep and daytime sleepiness in adolescents. In: Guilleminault C, Lugaresi E, eds. Sleep/Wake Disorders: Natural History, Epidemiology, and Long-Term Evolution. New York, NY: Raven Press, 1983. pp.201–16.

4. Technical Report. Insufficient Sleep in Adolescents and Young Adults: An Update on Causes and Consequences. Pediatrics September 2014;134:3. From the American Academy of Pediatrics by guest on June 24, 2016. Downloaded from by guest on June 24, 2016.

5. Campbell IG, Higgins LM, Trinidad JM, Richardson P, Feinberg I. The increase in longitudinally measured sleepiness across adolescence is related to the maturational decline in low-frequency EEG power. Sleep. 2007;30(12):1677-87.

6. Basner M. Is time for sleep declining among Americans? Sleep.2010;33(1):37-45.

7. Del Ciampo LA. O sono na adolescência. Adolesc. Saúde, Rio de Janeiro abr/jun 2012; 9 (2): 60-66.

8. Carskadon MA, Vieira C, Acebo C. Association between puberty and delayed phase preference. Sleep. 1993;16:258–62.

9. American Academy of Pediatrics, Adolescent Sleep Working Group, Committee on Adolescence, and Council on School Health. School start times for adolescents. Pediatrics. 2014;134:3.

10. Cain N, Gradisar M. Electronic media use and sleep in school-aged children and adolescents: a review. Sleep Med. 2010;11 (8):735–42.

11. Hale L, PhD and Stanford G, MP. Screen Time and Sleep among School-Aged Children and Adolescents: A Systematic Literature Review. Sleep Med Rev. 2015 June; 21: 50–58. Lauren

12. Mednick SC, Christakis NA, Fowler JH. The spread of sleep loss influences drug use in adolescent social networks. PLoS One. 2010;5(3):e9775.

13. Amra B, Shahsavari A, Moghadam RS, Mirheli O, Moradi-Khaniabadi B, Bazukar M, Farsani AY, Kelishadi R. J Pediatr (Rio J). 2017 Feb 28.

14. Pesquisa Nacional por Amostra de Domicílio - Acesso à internet à televisão e posse de telefone móvel celular para uso pessoal. 2015. Disponível em: www.biblioteca.ibge.gov/br/visualizacao/livros/liv99054.pdf.

15. American Academy of Pediatrics, Adolescent Sleep Working Group, Committee on Adolescence, and Council on School Health. School start times for adolescents. Pediatrics. 2014;134:3.

16. Aepli A, Kurth S, Tesler N, Jenni O G, Huber R. Caffeine consuming children and adolescents show altered sleep behavior and deep sleep. Brain Sci. 2015; 5:441-55.

17. Pereira ÉF, Bernardo MPSL D'Almeida V, Louzada FM. Sono, trabalho e estudo: duração do sono em estudantes trabalhadores e não trabalhadores. Cad. Saúde Pública, Rio de Janeiro mai. 2011; 27(5):975-84,.

18. Miller MB, Janssen T, Jackson KM. The prospective association between sleep and initiation of substance use in young adolescents. Jornal of Adolescent Health 2017;60: 154-60.

19. Beebe DW. Cognitive, behavioral, and functional consequences of inadequate sleep in children and adolescents. Pediatr Clin North Am. 2011;58(3):649–65.

20. Coulombe JA, Reid GJ, Boyle MH, Racine Y. Concurrent associations among sleep problems, indicators of inadequate sleep, psychopathology, and shared risk factors in a population-based sample of healthy Ontario children. J Pediatr Psychol. 2010; 35(7):790–99.

21. Leproult R, Van Cauter E. Role of sleep and sleep loss in hormonal release and metabolism. Endocr Dev. 2010;17:11–21.

22. Pizza F, MD, Contardi S, MD1; Antognini AB, PhD; Zagoraiou M, PhD; Borrotti M; Mostacci B, MD; Mondini S, MD; Cirignotta F, MD. Sleep quality and motor vehicle crashes in adolescents. J Clin Sleep Med. 2010;6(1):41-45.

23. Vermeulen MC, Van der Heijden KB, Benjamins JS, Swaab H, van Someren EJ. Memory effects of sleep, emotional valence, arousal and novelty in children. J Sleep Res. 2017 Mar 2.

24. Pereira ÉF, Teixeira CS, Louzada FM. Sonolência diurna excessiva em adolescentes: prevalência e fatores associados. Rev Paul Pediatr 2010;28(1):98-103.

Enurese

25

José Carlos Cezar Ibanhez Truzzi

CONCEITO E CLASSIFICAÇÃO

A enurese apresenta definições distintas de acordo com as várias especialidades que assistem as crianças com essa disfunção miccional. Para algumas Sociedades médicas o conceito de enurese confunde-se com o de outras situações nas quais a incontinência, manifestação obrigatória, não é restrita ao período noturno. É o caso da Associação Americana de Psiquiatria. De acordo com esta entidade, enurese é a perda de urina **diurna** ou **noturna**, na roupa ou na cama, voluntária ou involuntária, duas ou mais vezes por semana, por pelo menos 3 meses, ou que provoque comprometimento clínico significativo, deterioração social, acadêmica ou profissional, ou de outras áreas de interesse para o indivíduo. Ainda, a idade mínima deve ser 5 anos, ou equivalente idade mental e devem ser excluídos: diabetes, epilepsia, transtornos neurológicos ou anatômicos do trato urinário inferior. A própria Organização Mundial da Saúde (OMS), com definição bastante semelhante, inclui as perdas urinárias diurnas na sua definição. Para a OMS, enurese é a perda involuntária de urina, **diurna** ou **noturna**, por pelo menos 3 meses, em idade em que já há controle miccional e excluídas disfunções neurológicas, epilépticas ou estruturais do trato urinário. Independentemente da eventual associação com a incontinência que ocorre em outros momentos, o fato é que o termo enurese nos remete a pensar inexoravelmente nas perdas urinárias noturnas. Em razão desse fato, entre as definições, a mais simples e pragmática talvez seja a da Sociedade Internacional de Continência (ICS), segundo a qual enurese é a perda involuntária de urina que ocorre durante o sono.[1] Em uma abordagem mais contemplativa a Sociedade Internacional de Continência da Criança (ICCS) e a Academia Americana de Pediatria entendem que enurese é toda incontinência urinária que ocorre de modo episódico no período noturno, independentemente da manifestação, ou não, de sintomas diurnos, após o período de aquisição do controle urinário social. Essa definição sem dúvida abrange o que é observado com maior frequência na população de enuréticos na prática clínica diária. Essa população é representada na sua imensa maioria por crianças e adolescentes, cuja disfunção miccional acarreta transtornos psicossociais, isolamento e impacta de modo negativo na autoestima.[2]

O controle miccional é um processo lento, complexo e não compreendido na sua totalidade. Depende de estágios de desenvolvimento e amadurecimento neurológico, até que a continência seja alcançada pela maioria das crianças entre os 3 e os 4 anos de idade. Esse é padrão que deve ser mantido ao longo da vida.

Embora não acarrete riscos de agravo à saúde e apresente elevado índice de remissão espontânea com o avançar da idade, o impacto psicológico, social e familiar desse tipo de incontinência urinária é marcante. A despeito de uma prevalência focada na faixa etária dos 5 aos 15 anos, há evidências de que adultos com disfunções miccionais diversas apresentam antecedentes pessoais e familiares de enurese na infância e adolescência, o que agrega relevância ao tema. É possível que uma predisposição genética de desenvolver distúrbios urinários ao longo da vida possa ter manifestações já nas primeiras duas décadas de vida.[3]

A enurese pode ser classificada de acordo com a coexistência de outros sintomas urinários e segundo o momento do seu aparecimento:

1. **Enurese monossintomática** quando a perda urinária noturna é a única manifestação, ou **não monossintomática** se outro sintoma do trato urinário inferior estiver presente, como é o caso do aumento da frequência miccional diurna, urgência miccional e incontinência urinária diurna. A enurese não monossintomática é a manifestada com maior frequência em pacientes que permanecem enuréticos na idade adulta.

2. **Enurese primária** ou **secundária**. A enurese primária é a que transcorre após um período de continência urinária inferior a 6 meses e a secundária, quando há uma interrupção nas perdas noturnas (ou seja, retomada da continência) por um período mínimo de 6 meses. A enurese secundária pode estar associada a questões de ordem psicológica, neurológica ou estrutural e requer uma investigação cautelosa.

FISIOPATOLOGIA

Ainda que não plenamente estabelecida, a fisiopatologia da enurese está pautada em um tripé: aumento do débito urinário noturno, redução da capacidade funcional vesical e dificuldade para despertar do sono.

Aumento do Débito Urinário Noturno

Em condições fisiológicas, a produção de urina sofre redução no período de sono. Já na década de 1950, o aumento do débito urinário noturno passou a ter relevância na fisiopatologia da enurese. Mas foi somente a partir da identificação da molécula do hormônio antidiurético/argenina-vasopressina (ADH) que a base bioquímica desse processo foi estabelecida. A vasopressina estimula a síntese de Aquoporina 2 (AQP2) nas células do ducto coletor principal dos rins, aumentando a retenção hídrica. Em condições fisiológicas, o ritmo circadiano faz com que a secreção noturna de vasopressina seja maior; em consequência, a produção de urina durante o sono é 50% menor que no período diurno.[4,5] A inexistência desse ritmo de secreção nictimeral da vasopressina favorece a excreção de água livre e é considerada a base da poliúria noturna na enurese. Um grupo de crianças teve o sono privado por no mínimo 5 horas e amostras de urina e sangue coletadas de modo fracionado ao longo dos períodos diurno e noturno. Houve um aumento superior a 50% da diurese no grupo que permaneceu acordado em comparação com o grupo que manteve o sono habitual (291 *vs* 477 mL). A secreção de hormônio antidiurético, renina e aldosterona apresentou queda, enquanto a excreção urinária de sódio aumentou.[4] Estima-se que dois terços das crianças com enurese monossintomática apresentam diminuição da secreção noturna de hormônio antidiurético (argenina-vasopressina), com maior excreção de água livre, subsequente aumento na produção de urina, a qual ultrapassa a capacidade vesical funcional e leva à noctúria, ou, em crianças com dificuldade em despertar, à incontinência urinária noturna. A produção de urina por enuréticos durante noites sem perdas é substancialmente menor que nas noites com incontinência. Em um estudo, amostras de sangue foram coletadas com intervalos de 1 hora, durante 24 horas, em crianças enuréticas e não enuréticas. O nível plasmático de vasopressina foi menor no período das 23 horas às 4 horas no grupo de crianças com enurese. Entretanto, o mesmo grupo de pesquisadores, em um segundo braço do estudo, demonstrou que a diminuição na síntese hipotalâmica de vasopressina no período noturno não justifica isoladamente a fisiopatologia da enurese.[6] Essa conclusão vem ao encontro da observação de que algumas pessoas produzem grandes quantidades de urina em decorrência da ingesta aumentada de líquido antes de deitar, sem, no entanto, cursar com incontinência. Recentemente, outros potenciais fatores têm sido atribuídos à fisiopatologia da poliúria noturna e enurese. O aumento da excreção urinária de sódio, potássio e ureia assim como hipercalciúria têm sido demonstrados em enuréticos. Entre os hormônios envolvidos no balanço hídrico, a aldosterona e a angiotensina II também possuem um papel na sua gênese. Em portadores de enurese refratária à administração de DDAVP (desmopressina – análogo da vasopressina), grandes quantidades de prostaglandina E2 são encontradas na urina. A prostaglandina é o principal autacoide renal e se contrapõe ao efeito antidiurético da vasopressina na absorção tubular de água e influencia no transporte de sódio, exercendo uma potente propriedade natriurética.[7]

Diminuição da Capacidade Vesical Funcional

Em muitos enuréticos a perda urinária noturna está atribuída à hiperatividade vesical. Um estudo realizado com 33 crianças chinesas com enurese primária monossintomática, cuja avaliação urodinâmica foi realizada tanto no período diurno como durante o sono noturno, revelou a existência de padrões distintos no comportamento urodinâmico. A hiperatividade vesical foi um achado frequente durante o dia, durante a noite, ou em ambos os períodos, associada ou não a outras anormalidades como a obstrução infravesical e diminuição da capacidade funcional da bexiga. Um dado importante desse estudo foi a resposta à desmopressina em metade dos casos, mesmo na vigência de disfunção vesical.[8] Outros estudos reiteraram o papel da hiperatividade detrusora na fisiopatologia da enurese, ao revelar que cerca de um terço das crianças com enurese apresenta hiperatividade detrusora durante o sono.[9] Embora tenha sido sugerido que enuréticos com sintomas de bexiga hiperativa devam ser categorizados como não monossintomáticos, um estudo de Watanabe et al. determinou que crianças com enurese e sem sintomas diurnos podem apresentar hiperatividade detrusora.[10] Medel et al. identificaram contrações vesicais involuntárias, ou déficit de complacência, em 49% das crianças com enurese monossintomática, tendo esse número chegado a 79% entre as não monossintomáticas.[11] Assim, pacientes com enurese monossintomática ou não monossintomática podem apresentar a atividade vesical alterada. A hiperatividade vesical nesse grupo parece causada por um retardo na maturação do sistema nervoso responsável pelo controle vesicoesfincteriano. Por essa razão, outras disfunções neurológicas, como o retardo mental e déficit no desenvolvimento psíquico, estão associadas com maior frequência a casos de enurese. Essa prevalência maior de casos de enurese tem sido encontrada mesmo em situações de danos neurológicos menores, como após toxemia gravídica, baixo peso e mais recentemente, em casos de transtorno do déficit de atenção e hiperatividade (TDAH). A associação de enurese e transtorno de déficit de atenção/hiperatividade atinge um *odds ratio* de 2,9, o que reforça a necessidade de avaliação de enurese entre portadores dessa afecção neurológica e vice-versa.[12] Há ainda evidências de que comportamentos psicopatológicos se encontram mais relacionados como consequência do que como causa da enurese, sendo mais frequentemente observados nos casos de enurese secundária.[13] Nesse contexto, a enurese pode ser causa de uma desordem comportamental importante. Por sua vez, casos de enurese secundária estão, com frequência, associados a estados de instabilidade no relacionamento e separação dos pais e até mesmo ao nascimento de irmãos.

Dificuldade para Despertar do Sono

Dentre as várias condições correlacionadas à enurese, os distúrbios do sono e despertar foram os mais extensamente atribuídos à sua etiopatogenia. A dificuldade no despertar foi evidenciada em estudos com sinais auditivos, eletroencefalograma (EEG) e questionários. A dificuldade em despertar e mesmo o despertar confuso após períodos de sono profundo têm sido reiteradamente demonstrados em enuréticos. O elevado limiar do sono impossibilita que a sensação de plenitude vesical venha a acordar o portador da enurese. No entanto, estudos com polissonografia evidenciaram que a perda urinária pode ocorrer em todas as fases do sono. Além disso, a arquitetura do sono de crianças com enurese não é diferente de crianças sem incontinência urinária noturna. Esses achados não fazem com que as teorias que relacionam a enurese com transtornos do sono sejam infundamentadas. Estímulos sonoros aplicados em várias fases do ciclo de sono demonstraram que o limiar de despertar de enuréticos é maior do que o observado em controles. Essa característica corrobora o fato de o limite de despertar auditivo apresentar uma redução com o passar da idade, sendo, portanto, atribuído um caráter neuroevolutivo a esse mecanismo da enurese. A polissonografia também evidenciou que o sono de crianças com enurese é mais fragmentado quando comparado ao de não enuréticas, o que acarreta maior sonolência diurna no primeiro grupo. Essa fragmentação do sono pode ser ainda a responsável pelo maior limiar de despertar desse grupo.[14]

Outros fatores secundários podem estar associados à enurese, conforme evidenciado por estudos isolados. Obstrução de vias aéreas, apneia do sono, obstipação intestinal e até diabetes tipo I podem atuar como coadjuvantes, ou indutores de enurese noturna. Uma vez corrigidas tais situações, a incontinência noturna pode deixar de ocorrer. Outras condições também atribuídas à origem da enurese, como abuso sexual, aspectos econômicos e culturais familiares, sequência de nascimento dos irmãos, podem ter sua resolução mais limitada.

Existe um forte componente genético para enurese noturna. A história familiar de enurese está presente em muitas das crianças portadoras dessa disfunção urinária. Quando ambos os progenitores cursaram com enurese, a probabilidade de que venha a se manifestar nos seus descendentes atinge a ordem de 80%, caindo para pouco mais de 40% quando o antecedente ocorreu em apenas um dos pais e para menos de 15% naquelas crianças em que não houve casos familiares.[15] Os antecedentes familiares representam um risco relativo de até 16 vezes quando pai e mãe cursaram com enurese na infância. Esse risco reduz-se pela metade se apenas um dos progenitores teve enurese.[16] A transmissão de caráter familiar está baseada em um perfil autossômico dominante em cerca de 40% dos casos, contra 9% de recessivos. A proporção de três homens para cada mulher com enurese em um estudo com 392 famílias indicou a existência de fatores ligados ao gênero, ou influenciados pelo gênero.[16] De qualquer modo, é clara a existência de uma heterogeneidade genética, confirmada pela diferente resposta a tratamentos medicamentosos, tal como o melhor resultado obtido com o uso de desmopressina em casos de enurese hereditária contra a resposta menos satisfatória na enurese secundária. Dentro de um conceito de potencial herança poligênica da enurese, estudos têm sugerido possíveis localizações dos lóci desse polimorfismo nos cromossomos 8, 12, 13 e 22.[16]

A enurese monossintomática em adultos está vinculada a uma produção exagerada de urina no período noturno. Há um defeito seletivo no controle da diurese noturna que se distingue da poliúria noturna das crianças enuréticas, uma vez nos adultos não há deficiência na síntese noturna da vasopressina. Isso resulta em dosagens de vasopressina com valores similares entre enuréticos e controles a qualquer hora do dia. Uma hipótese é a de redução na sensibilidade renal aos efeitos antidiuréticos da vasopressina no período noturno. Não há uma explicação causal para tal hipossensibilidade, porém há um padrão circadiano, uma vez que não há resposta diurética similar em avaliações realizadas ao longo do período diurno.[17] A falta de dados nesse ínterim para os adolescentes faz com que ainda restem dúvidas quanto a qual desses grupos, adultos ou crianças, a enurese na adolescência está mais relacionada.

ASPECTOS EPIDEMIOLÓGICOS DA ENURESE NOTURNA

A heterogeneidade de dados relativos à prevalência da enurese noturna observada na literatura internacional se deve predominantemente a dois fatores: ter como característica a melhora espontânea progressiva ao longo dos anos e as diferenças nos critérios de inclusão e abordagem do tema, sendo que muitos estudos incluem em um mesmo âmbito portadores de enurese monossintomática e não monossintomática, ou então, enurese primária e secundária. Estudos longitudinais são os que melhor permitem avaliar a real prevalência. No entanto, a maioria dos estudos disponíveis é transversal, o que potencializa a discrepância nos valores epidemiológicos. Os levantamentos estatísticos da enurese utilizam-se usualmente da aplicação de questionários específicos. Tais questionários, com perguntas direcionadas, dissertativas ou no formato de múltipla escolha, de um modo geral, foram aplicados em comunidades fechadas, colégios e ambientes hospitalares. Outras modalidades de investigação também muito utilizadas foram as pesquisas telefônicas e a revisão de prontuários médicos.[18] Uma metanálise envolvendo mais de 14 mil crianças obteve uma prevalência de 10% para a faixa etária de 7 anos. Esse valor caiu para 3% no grupo de crianças de 11 a 12 anos.[19] Números que melhor representam a enurese apontam como entre 15% e 20% a prevalência em crianças aos 5 anos de idade, com quedas anuais na ordem de 14%, o que leva a aproximadamente 1% a 2 % de jovens enuréticos aos 17 anos.[20] Aparentemente não há diferença de prevalência entre as várias faixas etárias da população adulta, cujo valor global para enurese é de 0,5%.[21]

Em um amplo estudo americano com crianças entre 8 e 11 anos de idade, a prevalência de enurese noturna foi de 6,21% em meninos e de 2,51% em meninas.[12] Sabe-se ainda que as perdas noturnas são mais acentuadas entre crianças do sexo masculino. Essa diferença tende a diminuir com o passar da idade.

Ao serem comparadas crianças com e sem enurese, os antecedentes de enurese na família ocorreram em 48,5% e 19,4%, respectivamente.[22]

Ainda que não represente, por si, uma situação de risco e, conforme apresentado previamente, curse com elevada taxa de remissão com o passar da idade, tem-se observado que adultos com antecedentes pessoais de enurese noturna na infância cursam mais frequentemente com disfunções miccionais.[23,24] Metade dos homens nesse grupo etário relata ter apresentado enurese noturna primária.[21] O antecedente de enurese noturna também foi reportado por mulheres adultas com hiperatividade detrusora e associado ao desenvolvimento subsequente de sintomas de urgência miccional, noctúria e incontinência por urgência.[3] Entre mulheres com queixas de incontinência urinária na idade adulta, o antecedente de enurese em idades mais jovens ocorreu em mais de um terço dos casos.[25] Das mulheres com hiperatividade detrusora idiopática, 38% sofreram de enurese na infância. Esse número chega a 63% dos homens com hiperatividade vesical, denotando elevada correlação entre enurese e bexiga hiperativa.[26] Em um estudo envolvendo mais de 2.660 homens e mulheres entre 30 e 59 anos, dos 17% que se apresentaram com incontinência urinária de várias etiologias, 6,5% reportaram enurese persistente após os 5 anos de idade, sendo que metade destes havia mantido incontinência noturna após os 10 anos.[27] Em uma população de 2109 mulheres, com idade entre 40 e 69 anos, aquelas que cursaram com enurese noturna na infância apresentaram um risco 2,7 vezes maior de desenvolver incontinência urinária por urgência na idade adulta, mas não de incontinência de esforço.[28] Apesar desse último resultado e da falta de um conceito genético que dê maior suporte à associação positiva entre esses dois tipos de incontinência, verificou-se, em um estudo realizado na Turquia com 1021 pacientes com incontinência urinária na idade adulta, que 12% das mulheres com perdas urinárias noturnas durante a infância evoluíram com incontinência urinária de esforço, contra apenas 6% das mulheres sem esse antecedente.[25]

AVALIAÇÃO DIAGNÓSTICA

Na enurese, tal qual para todas as demais disfunções miccionais, o diagnóstico se inicia com uma anamnese detalhada. Embora, na sua maioria, os casos de enurese noturna não coexistam com alterações orgânicas, de 1% a 4% dos portadores podem apresentar situações como infecção urinária, obstrução infravesical, entre outras disfunções miccionais. A história clínica deve abordar todos os aspectos da micção: Padrão do jato urinário, sensação de esvaziamento

vesical completo, intermitência ao final da micção, intervalo diurno e noturno de micções voluntárias, existência de episódios de urgência miccional. Com a finalidade de categorizar a gravidade da enurese, é fundamental que se saiba o número de noites por semana em que há incontinência. Além dessas características, devem ser obtidas informações sobre a ingesta hídrica e alimentar. A frequência miccional pode não ser elevada se, apesar de uma capacidade vesical reduzida, a quantidade de líquido ingerida também for limitada. Nesses casos, o intervalo entre as micções pode ser normal, havendo aumento apenas mediante um maior aporte de líquidos. A ocorrência de urgência miccional, frequentemente associada à síndrome da bexiga hiperativa (SBH), pode conduzir o diagnóstico para a enurese não monossintomática.

Uma ferramenta de grande utilidade na avaliação da enurese é o diário miccional. Sabe-se que quanto maior o número de informações a ser registrado no diário, maior a chance de que a adesão seja apenas parcial. Ainda assim, um diário com informações sobre o horário da ingesta de líquidos, com a estimativa da quantidade ingerida, a frequência miccional, as eventuais perdas e, sempre que possível, anotações referentes à recorrência dos episódios de incontinência noturna ao longo do período de sono, pode por si definir quais os potenciais fatores etiopatogênicos envolvidos na enurese. O tratamento em muitas situações pode ser direcionado a partir desses dados.

Não apenas o padrão urinário, mas o hábito intestinal assume papel importante no comportamento miccional. Poucas vezes os pais relatam de modo espontâneo o padrão funcional intestinal da criança. Assim, deve-se inquirir sobre o número de evacuações por semana, se há incontinência fecal, existência de dor abdominal recorrente e aspecto das fezes.

Características do desenvolvimento físico e neuropsicomotor, antecedentes patológicos pessoais e familiares, com ênfase a antepassados com enurese e outras afecções urológicas devem ser reportados.

O exame físico voltado para avaliação de enurese deve estar focado na identificação de situações anatômicas que possam interferir com o comportamento miccional, tais como presença de fimose ou aderência labial, estigmas de comprometimento neurológico central (desvio de prega glútea, assimetria glútea, hiperpigmentação e hipertricose ou abaulamento na região lombossacra, alterações dos reflexos perineais e anal) e periférico (assimetria de membros inferiores, alterações na sensibilidade e motricidade das pernas).

A análise de urina é considerada obrigatória de acordo com as Diretrizes da Associação Médica Brasileira (AMB). O objetivo dessa avaliação é determinar a densidade urinária, detectar eventuais quadros de infecção urinária e até mesmo triar situações de diabetes (glicosúria) e hematúria microscópica.

A ultrassonografia do trato urinário, por se tratar de um exame não invasivo e de relativo baixo custo, tem sido recomendada por diversos autores na avaliação inicial de crianças com enurese. Possibilita a identificação de alterações renais e vesicais, tais como hidronefrose, dilatação ureteral, ureterocele e espessamento da parede vesical. Ainda que a maior espessura da parede vesical tenha sido verificada em crianças com disfunção vesicoesfincteriana não neurogênica, existe divergência nas opiniões quanto ao seu papel na avaliação da enurese primária.[29-35] A ultrassonografia do trato urinário tem papel mais definido na avaliação de crianças enuréticas com sintomas urinários diurnos (não monossintomáticas) e deve ser parte da rotina de investigação do especialista.

O estudo urodinâmico usualmente é solicitado nos casos de enurese não monossintomática e nos casos monossintomáticos diante da refratariedade ao tratamento conservador e medicamentoso. Possibilita diagnosticar a hiperatividade detrusora, déficit de complacência, diminuição da capacidade cistométrica, obstrução do colo vesical e dissinergia detrusora esfincteriana, de modo usual quando a enurese encontra-se associada a outras manifestações clínicas do trato urinário.[36-38] Um limitante na avaliação urodinâmica de portadores de enurese é a execução do teste durante o período diurno na maioria dos centros de diagnóstico. A não avaliação urodinâmica durante o período em que a disfunção urinária, enurese, se manifesta pode impossibilitar a detecção de alterações específicas.

A uretrocistografia retrógrada e miccional deve ser reservada à investigação de portadores de enurese associada incontinência diurna (não monossintomática), na presença de sintomas obstrutivos, e se houver história de infecções urinárias de repetição. Estima-se que 2% a 10% das crianças com enurese são portadoras de refluxo vesicoureteral. Apesar de a existência de causas orgânicas estar mais associada à enurese secundária, um estudo com 111 crianças normais do ponto de vista neurológico evidenciou a presença de refluxo vesicoureteral apenas em casos de enurese primária.[29,39]

TRATAMENTO NÃO FARMACOLÓGICO

Terapia Comportamental

A abordagem inicial da enurese primária monossintomática envolve a adoção de medidas comportamentais. Fornecer educação e orientação aos pais referentes à enurese, explicar os potenciais fatores envolvidos na sua gênese, informá-los da sua potencial melhora progressiva e principalmente convencê-los da inimputabilidade da criança diante da disfunção miccional é etapa obrigatória. Devem ser oferecidas opções de padrões miccionais e de ingesta hídrica. Entre estes, limitar a ingesta de líquidos no período noturno, melhorar a hidratação durante o dia, evitar ingesta de cafeinados e bebidas ricas em sódio e proteínas, desenvolver o hábito de urinar imediatamente antes de dormir, despertar ao longo do período de sono para urinar, associados a estímulos motivacionais, e à realização de exercícios voltados a aumento da capacidade vesical.[2,40] Embora a restrição hídrica noturna e a limitação de bebidas com potencial efeito diurético sejam aconselhadas como rotina para todos os pacientes com enurese, há carência de estudos comprobatórios de sua real eficácia.[41,42] A constipação intestinal é fator de risco para enurese noturna e para refratariedade à terapia de primeira linha. Deste modo, deve-se ajustar a hidratação, aumentar a ingesta de fibras, incentivar a evacuação programada e prescrever laxativos sempre que necessário.[43,44]

Alarmes de Despertar

O uso de alarme para enurese é baseado na educação e condicionamento da criança a despertar antes do início da incontinência urinária. Tem grau de recomendação A pela International Consultation on Incontinence – 2013 e está indicado principalmente para crianças com idade inferior a 8 anos, sem poliúria noturna e estrutura familiar de suporte. Existem vários tipos de alarme, com sinalização sonora ou vibratória. O alarme, cujo sensor é posicionado sob lençóis, dispara quando há umidade, ativando um alarme que desperta o paciente e faz com que ele acorde, pare de urinar e levante para ir ao banheiro. Sua maior efetividade está associada a crianças com dificuldade de despertar, embora seja considerado também um treinamento para ganho da capacidade vesical noturna.[45,46]

O alarme deve ser utilizado diariamente por ao menos 6 a 8 semanas e mantido por, pelo menos, 14 noites consecutivas sem perdas urinárias. Deve haver um comprometimento dos pacientes e também dos pais, uma vez que estes devem colaborar com o despertar da criança ou adolescente para que este vá ao banheiro e simplesmente não desligue o alarme e volte a dormir. Deste modo, o tratamento talvez não seja efetivo para muitas famílias.[47] A taxa de sucesso com o uso de alarme é de 65% a 75%, embora até um terço das famílias relate ter descontinuado o uso por decisão própria.[20]

Em estudo comparativo entre desmopressina e alarmes para enurese monossintomática, as taxas de sucesso foram altas para ambas as terapias (cerca de 80% de resposta completa). No entanto, após a retirada da terapia, somente 12% dos pacientes submetidos ao alarme tiveram recorrência do quadro, contra 50% dos pacientes submetidos à desmopressina, sugerindo uma melhor resposta em longo prazo para a terapia não medicamentosa.[48] Ainda que haja carência de estudos comparativos, aparentemente a eficácia do alarme é superior à observada por outras medidas como despertar noturno, sistemas de premiação e exercícios de contenção urinária.[40]

TRATAMENTO FARMACOLÓGICO

Desmopressina (DDAVP)

A primeira linha de tratamento medicamentoso é constituída pelo o uso da desmopressina (DDAVP). A DDAVP é um análogo sintético da arginina vasopressina, aprovado pelo FDA (Food and Drug Administration) desde 1990. Atua nos túbulos distais renais na concentração urinária, com retenção de água e na diminuição da produção urinária.[49] O racional de uso advém da constatação de que grande parte dos portadores de enurese monossintomática apresenta poliúria noturna devido à alteração na liberação circadiana de vasopressina.

A vasopressina regula osmolaridade sérica devido ao seu efeito antidiurético mediado pelos receptores- V2 renais. Além disso, a vasopressina tem um forte efeito vasoconstritor mediado por receptores-V1. A DDAVP possui seletividade para receptores-V2, não possuindo ação nos receptores-V1 renais.[50] A DDAVP tem um início rápido de ação e funciona apenas enquanto o paciente está em uso do medicamento, ou seja, é um excelente medicamento para o tratamento dos sintomas, porém não tem boa resposta em longo prazo após a sua retirada. Para reduzir as chances de reincidência da enurese, sugere-se uma retirada progressiva do medicamento, diminuindo o número de doses por semana até a sua suspensão completa.[51]

As taxas de sucesso com a utilização da DDAVP são bastante satisfatórias, em média de 60% a 70%. Entretanto, após a interrupção do tratamento, o risco de recidiva atinge 50% a 90%, de acordo com alguns estudos.[52-54]

A DDAVP possui apresentação oral em comprimidos e liofilizada, de uso sublingual. A dose pode ser titulada de acordo com os sintomas, com a administração de 200 a 400 μg (comprimido) e 120 a 240 μg (liofilizada). Estudo comparativo entre as apresentações demonstrou que a forma liofilizada apresenta farmacocinética superior, apresentando diurese 25% menor que os pacientes em uso da formulação em comprimidos. Há influência da alimentação na biodisponibilidade da desmopressina, e com isso a formulação liofilizada apresenta absorção mais rápida e efetiva.[47] O medicamento deve ser administrado 1 hora antes de dormir. Recomenda-se que haja restrição hídrica noturna principalmente nas 2 horas que antecedem o sono e até 8 horas após a sua administração no intuito de aumentar a capacidade de concentração medicamentosa, melhorar a resposta terapêutica e diminuir os riscos de hiponatremia e intoxicação hídrica.[44] Após administrada, a DDAVP tem ação por 12 horas. O tratamento deve ser instituído por um período de 3 a 6 meses e pode ser repetido com segurança.[49,51]

Seus efeitos colaterais mais frequentes são congestão nasal, epistaxe, cólicas abdominais, reação alérgica, sensação de boca amarga, alterações visuais, anorexia, sendo o mais relevante a hiponatremia. Os sintomas da hiponatremia incluem dores de cabeça, náuseas, vômitos, alteração dos níveis de consciência e convulsões. Fatores de risco associados à hiponatremia incluem idade inferior a 6 anos, alta ingesta hídrica durante o uso do medicamento, consumo de altas doses do medicamento e utilização de outros medicamentos concomitantemente à desmopressina.[50] Em uma revisão na qual foram incluídos 21 estudos publicados entre 1972 e 2006 sobre o uso de DDAVP em crianças e adolescentes, houve relato de 152 casos de hiponatremia e 141 deles utilizavam a apresentação nasal, sugerindo maior segurança com a administração oral.[50] A análise desses dados culminou com a não recomendação de uso da DDAVP por via intranasal como forma de administração do medicamento para enurese.[55,56]

FALHA NO TRATAMENTO DE PRIMEIRA LINHA

Anticolinérgicos

O objetivo do uso de anticolinérgicos orais é inibir contrações vesicais involuntárias (hiperatividade detrusora) usualmente presentes em portadores de enurese não monossintomática. Para o tratamento da enurese, os anticolinérgicos podem ser utilizados especialmente quando há presença de sintomas diurnos. Na ausência destes, não há consenso a respeito dos benefícios do uso de terapia anticolinérgica mesmo que em combinação com DDAVP.[57] A eficácia no controle da enurese com anticolinérgicos fica entre 47% e 71%. Em geral, os anticolinérgicos são bem tolerados em baixas doses, sendo o mais referenciado na literatura a oxibutinina. Outros anticolinérgicos, como a tolterodina e a solifenacina, estão associados a menor taxa de eventos adversos. Os principais efeitos colaterais com o uso de anticolinérgicos são: sensação de boca seca, náuseas, dores de cabeça, constipação intestinal e visão borrada.[20]

Antidepressivos Tricíclicos

Os antidepressivos tricíclicos são medicamentos com ação no sistema nervoso central por inibição da recaptação de serotonina e noradrenalina por receptores sinápticos alfa. Apresentam efeito sobre o centro cerebral do sono, além de atividade anticolinérgica, antiespasmódica e anestésica local.

Devem ser administrados em doses diárias, cerca de 1 a 3 horas antes de deitar. A terapia deve ter no mínimo 3 meses de duração e a retirada deve ser lenta e progressiva. Dentre os antidepressivos tricíclicos, a droga mais estudada e utilizada para o tratamento da enurese é a imipramina. Ela possui efeito positivo em cerca de 50% dos casos de enurese, com elevado índice de recidiva após a interrupção do uso.[20]

A maioria dos pacientes tolera bem a medicação. Os principais efeitos colaterais são boca seca, sintomas gastrointestinais e distúrbios de comportamento. Doses altas têm potencial cardiotóxico e podem ser fatais. Deste modo, esse medicamento deve ser utilizado somente por profissionais que tenham experiência na sua utilização. A dose preconizada para crianças de até 6 anos de idade é 25 mg/dia, podendo atingir a dose de até 50-75 mg após os 11 anos.

Segundo as recomendações do National Clinical Guideline Centre (Grã-Bretanha), os antidepressivos tricíclicos podem ser utilizados para o tratamento da enurese somente quando todas as outras terapias medicamentosas falharam, sendo a imipramina a droga de primeira escolha.[58]

Estudo comparativo entre oxibutinina, desmopressina e imipramina revelou índices de sucesso de 71%, 63% e 61%, com recidiva após interrupção de 32%, 58% e 63%, respectivamente.[59]

OUTRAS OPÇÕES TERAPÊUTICAS

Eletroterapia tem sido empregada como alternativa no tratamento de crianças com enurese e sintomas de bexiga hiperativa. A *estimulação transcutânea do nervo tibial* (ETNT) foi descrita por Raheem et al. como terapia alternativa na falha ao tratamento clínico inicial para casos de enurese noturna. Em estudo randomizado, controlado por placebo, 28 pacientes com enurese foram avaliados e submetidos à terapia de ETNT, ou placebo. Houve melhora substancial nos pacientes submetidos à ETNT, com 79% de respostas parciais, ou completas. No entanto, após 3 meses, somente 43% mantiveram os mesmos índices de resposta. Alguns pontos de crítica a esse artigo foram o tamanho reduzido da amostra e o pequeno intervalo de acompanhamento (3 meses).[60] Outra modalidade de estimulação elétrica, a transdérmica parassacral (ENETP), promove redução dos sintomas na ordem de 63%, com resposta completa superior a 40%.[61,62]

Inibidores de ciclo-oxigenase possuem propriedades antidiuréticas e, sabendo-se que crianças com enurese noturna apresentam níveis elevados de prostaglandinas durante a noite, o uso desses medicamentos pode ser uma alternativa em casos de enurese refratária ao tratamento clínico com terapias convencionais. Kamperis et al. estudaram o efeito da indometacina (na dose de 50 mg ao deitar) em 23 crianças entre 7 e 14 anos com enurese noturna monossintomática e poliúria noturna resistente à DDAVP. O volume urinário diminuiu significativamente nos pacientes-controle e nos pacientes com enurese. No entanto, pacientes com enurese ainda apresentaram maior diurese noturna que os pacientes-controle. Apesar da resposta parcial, os autores concluíram que o medicamento pode ser usado nesses casos específicos, servindo como uma possível terapia alternativa quando há falha terapêutica com a DDAVP.[63]

Terapia Combinada

A terapia combinada está indicada para pacientes com enurese refratária à monoterapia. Mostra-se mais efetiva em crianças enuréticas com distúrbios comportamentais e perdas urinárias noturnas frequentes.

Lee et al. demonstraram em estudo prospectivo randomizado em que a utilização da terapia combinada de DDAVP e oxibutinina para o tratamento da enurese foi melhor e mais rápida do que o uso de imipramina e DDAVP como monoterapias, principalmente em pacientes com sintomas diurnos.[64] A associação da DDAVP com a oxibutinina para controle da enurese noturna monossintomática foi avaliada em outro estudo, duplo-cego, randomizado, controlado por placebo. Os resultados mostraram controle da enurese em 45% *versus* 17% (grupo placebo). Além disso, menor capacidade vesical e maior espessura do detrusor foram considerados fatores de bom prognóstico terapêutico a essa associação medicamentosa.[64]

Foi observado que a adaptação ao uso do alarme foi superior quando associada DDAVP ao dispositivo sonoro.[66]

CONSIDERAÇÕES FINAIS

Apesar da natureza benigna e do caráter de melhora progressiva com o passar da idade, a enurese acarreta um grande impacto psicológico negativo tanto para a criança quanto para sua família. É fundamental o reconhecimento e diferenciação da enurese monossintomática e enurese não monossintomática. A avaliação diagnóstica com poucos recursos subsidiários permite que seja instituído o tratamento precoce, minimizando sequelas emocionais na criança. A fisiopatologia não está plenamente elucidada e o uso de alarmes e a administração oral da desmopressina correspondem hoje às melhores opções terapêuticas, ainda que com razoável taxa de recorrência após a interrupção do tratamento.

REFERÊNCIAS BIBLIOGRÁFICAS

1. Haylen BT, de Ridder D, Freeman RM, Swift SE, Berghmans B, Lee J, Monga A, Petri E, Rizk DE, Sand PK et al. An International Urogynecological Association (IUGA)/International Continence. Neurourol Urodyn. 2010;29: 4-20.

2. Austin PF, Bauer SB, Bower W, Chase J, Franco I, Hoebeke P, et al. The standardization of terminology of lower urinary tract function in children and adolescents: Update report from the standardization Committee of the International Children's Continence Society. J Urol. 2014;191(6):1863–65.

3. Salvatore S, Serati M, Origoni M and Candiani M. Is overactive bladder in children and adults the same condition? ICI-RS 2011. Neurourol Urodyn. 2012;31: 349-51.

4. Mahler B, Kamperis K, Schroeder M, Frokiaer J, Djurhuus JC and Rittig S. Sleep deprivation induces excess diuresis and natriuresis in healthy children. Am J Physiol Renal Physiol. 2012;302: F236-43.

5. Tas T, Cakiroglu B, Hazar AI, Balci MB, Sinanoglu O, Nas Y, et al. Monosymptomatic nocturnal enuresis caused by seasonal temperature changes. Int J Clin Exp Med. 2014;7(4):1035–39.

6. Aikawa T, Kasahara T and Uchiyama M. Circadian variation of plasma arginine vasopressin concentration, or arginine. Scand J Urol Nephrol Suppl. 1999;202: 47-9.

7. Kamperis K, Rittig S, Jorgensen KA and Djurhuus JC. Nocturnal polyuria in monosymptomatic nocturnal enuresis refractory to. Am J Physiol Renal Physiol. 2006;291: F1232-40.

8. Yeung CK, Chiu HN and Sit FK. Bladder dysfunction in children with refractory monosymptomatic primary nocturnal. J Urol. 1999;162: 1049-54; discussion 1054-55.

9. Neveus T, Hetta J, Cnattingius S, Tuvemo T, Lackgren G, Olsson U and Stenberg A. Depth of sleep and sleep habits among enuretic and incontinent children. Acta Paediatr. 1999;88: 748-52.

10. Watanabe H, Imada N, Kawauchi A, Koyama Y and Shirakawa S. Physiological background of enuresis type I. A preliminary report. Scand J Urol Nephrol Suppl. 1997;183: 7-9; discussion 9-10.

11. Medel R, Ruarte AC, Castera R and Podesta ML: Primary enuresis: a urodynamic evaluation. Br J Urol. 1998;81 Suppl 3: 50-2.

12. Shreeram S, He JP, Kalaydjian A, Brothers S and Merikangas KR. Prevalence of enuresis and its association with attention-deficit/hyperactivity disorder among U.S. children: results from a nationally representative study. J Am Acad Child Adolesc Psychiatry. 2009;48: 35-41.

13. Feehan M, McGee R, Stanton W and Silva PA: A 6 year follow-up of childhood enuresis: prevalence in adolescence and. J Paediatr Child Health. 1990;26: 75-9.

14. Cohen-Zrubavel V, Kushnir B, Kushnir J and Sadeh A: Sleep and sleepiness in children with nocturnal enuresis. Sleep. 2011;34: 191-94.

15. von Gontard A, Heron J and Joinson C: Family history of nocturnal enuresis and urinary incontinence: results from a. J Urol. 2011;185: 2303-6.

16. Arnell H, Hjalmas K, Jagervall M, Lackgren G, Stenberg A, Bengtsson B, Wassen C, Emahazion T, Anneren G, Pettersson U et al. The genetics of primary nocturnal enuresis: inheritance and suggestion of a. J Med Genet. 1997;34: 360-65.

17. Robertson G, Rittig S, Kovacs L, Gaskill MB, Zee P and Nanninga J. Pathophysiology and treatment of enuresis in adults. Scand J Urol Nephrol 1999;Suppl. 202: 36-8; discussion 38-9.

18. Ramirez-Backhaus M, Arlandis Guzman S, Garcia Fadrique G, Agullo M, Martinez Garcia R and Jimenez-Cruz JF. [Nocturnal enuresis. A frequent problem with a difficult estimation of its]. Actas Urol Esp. 2010;34: 460-66.

19. Milson I, Altman D, Lapitan M, Nelson R, Sillén U and Thom D. Epidemiology of urinary (UI) and faecal (FI) incontinence and pelvic organ prolapse (POP). In Abrams P, Cardozo L, Khoury S and Wein A. Incontinence Health Publication LTD, 2009, pp. 38-42.

20. Arda E, Cakiroglu B, Thomas DT. Primary nocturnal enuresis: a review. Nephrourol Mon. 2016; 8(4):e35809.

21. Hirasing RA, van Leerdam FJ, Bolk-Bennink L and Janknegt RA. Enuresis nocturna in adults. Scand J Urol Nephrol. 1997;31: 533-36.

22. Safarinejad MR. Prevalence of nocturnal enuresis, risk factors, associated familial factors and urinary pathology among school children in Iran. J Pediatr Urol. 2007;3(6):443–52.

23. Yarnell JW, Voyle GJ, Sweetnam PM, Milbank J, Richards CJ and Stephenson TP: Factors associated with urinary incontinence in women. J Epidemiol Community Health. 1982;36: 58-63.

24. D'Ancona CA, Lopes MH, Faleiros-Martins AC, Lucio AC, Campos RM and Costa JV. Childhood enuresis is a risk factor for bladder dysfunction in adult life? Neurourol Urodyn. 2012;31: 634-36.

25. Gurbuz A, Karateke A and Kabaca C. Enuresis in childhood, and urinary and fecal incontinence in adult life: do they. BJU Int. 2005;95: 1058-62.

26. Moore KH, Richmond DH and Parys BT. Sex distribution of adult idiopathic detrusor instability in relation to. Br J Urol. 1991;68: 479-82.

27. Foldspang A and Mommsen S. Adult female urinary incontinence and childhood bedwetting. J Urol. 1994;152: 85-8.

28. Fitzgerald MP, Thom DH, Wassel-Fyr C, Subak L, Brubaker L, Van Den Eeden SK and Brown JS. Childhood urinary symptoms predict adult overactive bladder symptoms. J Urol. 2006;175: 989-93.

29. Naseri M and Hiradfar M: Monosymptomatic and non-monosymptomatic nocturnal enuresis: a clinical. Arch Iran Med. 2012;15: 702-6.

30. Tafuro L, Montaldo P, Iervolino LR, Cioce F and del Gado R. Ultrasonographic bladder measurements can replace urodynamic study for the. BJU Int. 2010;105: 108-11.

31. Sreedhar B, Yeung CK, Leung VY and Chu CW: Ultrasound bladder measurements in children with severe primary nocturnal. J Urol. 2008;179: 1568-72; discussion 1572.

32. Khullar V, Cardozo LD, Salvatore S, Hill S. Ultrasound: a noninvasive screening test for detrusor instability. Br J Obstet Gynaecol. 1996;103(9):904–8.

33. Cvitkovic-Kuzmic A, Brkljacic B, Ivankovic D, Grga A. Ultrasound assessment of detrusor muscle thickness in children with nonneuropathic bladder/sphincter dysfunction. Eur Urol. 2002;41(2):214–18.

34. Cayan S, Doruk E, Bozlu M, Akbay E, Apaydin D, Ulusoy E, et al. Is routine urinary tract investigation necessary for children with monosymptomatic primary nocturnal enuresis?. Urology 2001;58(4):598–602.

35. Charalampous S, Printza N, Hashim H, Bantouraki M, Rompis V,Ioannidis E, et al. Bladder wall thickness and urodynamic correlation in children with primary nocturnal enuresis. J Pediatr Urol. 2013;9(3):334–8.

36. Yeung CK, Sihoe JD, Sit FK, Diao M, Yew SY. Urodynamic findings in adults with primary nocturnal enuresis. J Urol. 2004;171(6 Pt 2):2595– 8.

37. Sehgal R, Paul P, Mohanty NK. Urodynamic evaluation in primary enuresis: an investigative and treatment outcome correlation. J Trop Pediatr. 2007;53(4):259–63.

38. Elmissiry M, Abdelkarim A, Badawy H, Elsalmy S, Ali GA. Refractory enuresis in children and adolescents: how can urodynamics affect management and what is the optimum test?. J Pediatr Urol. 2013;9(3):348–52.

39. Hjalmas K, Arnold T, Bower W, Caione P, Chiozza LM, von Gontard A, Han SW, Husman DA, Kawauchi A, G LA et al. Nocturnal enuresis: an international evidence based management strategy. J Urol. 171: 2545-61, 2004.

40. Deshpande AV, Caldwell PH. Medical management of nocturnal enuresis. Paediatr Drugs. 2012;14(2):71–7.

41. Vogel W, Young M, Primack W. A survey of physician use of treatment methods for functional enuresis. J Dev Behav Pediatr. 1996;17(2):90–3.

42. Blum NJ. Nocturnal enuresis: behavioral treatments. Urol Clin North Am. 2004;31(3):499–507.

43. O'Regan S, Yazbeck S, Schick E. Constipation, bladder instability, urinary tract infection syndrome. Clin Nephrol. 1985;23(3):152–54.

44. Vande Walle J, Rittig S, Bauer S, Eggert P, Marschall-Kehrel D and Tekgul S. Practical consensus guidelines for the management of enuresis. Eur J Pediatr. 2012;171: 971-83.

45. Glazener CM, Evans JH, Peto RE. Alarm interventions for nocturnal enuresis in children. Cochrane Database Syst Rev. 2005(2):CD002911.

46. Rappaport L. Prognostic factors for alarm treatment. Scand J Urol Nephrol Suppl. 1997;183:55–7.

47. De Guchtenaere A, Van Herzeele C, Raes A, Dehoorne J, Hoebeke P, Van Laecke E and Vande Walle J. Oral lyophylizate formulation of desmopressin: superior pharmacodynamics compared. J Urol. 2011;185: 2308-13.

48. Kwak KW, Lee YS, Park KH and Baek M. Efficacy of desmopressin and enuresis alarm as first and second line treatment for primary monosymptomatic nocturnal enuresis: prospective randomized crossover study. J Urol. 2010;184: 2521-26.

49. Mammen AA and Ferrer FA. Nocturnal enuresis: medical management. Urol Clin North Am. 2004;31: 491-8, ix.

50. Robson WL, Leung AK and Norgaard JP. The comparative safety of oral versus intranasal desmopressin for the treatment of children with nocturnal enuresis. J Urol. 2007;178: 24-30.

51. O'Flynn N. Nocturnal enuresis in children and young people: NICE Clinical Guideline. Br J Gen Pract. 2011;61: 360-62.

52. Hjalmas K, Arnold T, Bower W, Caione P, Chiozza LM, von Gontard A, et al. Nocturnal enuresis: an international evidence based management strategy. J Urol. 2004;171(6 Pt 2):2545–61.

53. Gokce MI, Hajiyev P, Suer E, Kibar Y, Silay MS, Gurocak S, et al. Does structured withdrawal of desmopressin improve relapse rates in patients with monosymptomatic enuresis?. J Urol. 2014;192(2):530–34.

54. Kahan E, Morel D, Amir J, Zelcer C. A controlled trial of desmopressin and behavioral therapy for nocturnal enuresis. Medicine (Baltimore). 1998;77(6):384–8.

55. FDA. Information for Healthcare Professionals: Desmopressin Acetate (marketed as DDAVP Nasal Spray, DDAVP Rhinal Tube, DDAVP, DDVP, Minirin, and Stimate Nasal Spray). FDA Alert [12/4/2007], 2007.

56. Hoffmann F, Glaeske G and Steuber C. Did the removal of the indication of nocturnal enuresis for intranasal. Pharmacoepidemiol Drug Saf. 2011;20: 105-9.

57. Dictor M and Warenholt J: Single-tube multiplex PCR using type-specific E6/E7 primers and capillary electrophoresis genotypes 21 human papillomaviruses in neoplasia. Infect Agent Cancer. 2011;6: 1.

58. National Clinical Guideline C: National Institute for Health and Clinical Excellence: Guidance: Nocturnal Enuresis: The Management of Bedwetting in Children and Young People. London, Royal College of Physicians (UK) National Clinical Guideline Centre, 2010.

59. Seyfhashemi M, Ghorbani R, Zolfaghari A. Desmopressin, imipramine, and oxybutynin in the treatment of primary nocturnal enuresis: a randomized clinical trial. Iran Red Crescent Med J. 2015;17(7):16174.

60. Raheem AA, Farahat Y, El-Gamal O, Ragab M, Radwan M, El-Bahnasy AH, El-Gamasy AN and Rasheed M. Role of posterior tibial nerve stimulation in the treatment of refractory. J Urol, 2012.

61. Lordelo P, Soares PV, Maciel I, Macedo AJ, Barroso UJ. Prospective study of transcutaneous parasacral electrical stimulation for overactive bladder in children: long-term results. J Urol. 2009;182(6):2900–4.

62. Lordelo P, Benevides I, Kerner EG, Teles A, Lordelo M, Barroso UJ. Treatment of non-monosymptomatic nocturnal enuresis by transcutaneous parasacral electrical nerve stimulation. J Pediatr Urol. 2010;6(5):486–89.

63. Kamperis K, Rittig S, Bower WF and Djurhuus JC. Effect of indomethacin on desmopressin resistant nocturnal polyuria and nocturnal. J Urol. 2012;188: 1915-22.

64. Lee T, Suh HJ, Lee HJ and Lee JE. Comparison of effects of treatment of primary nocturnal enuresis with oxybutynin plus desmopressin, desmopressin alone or imipramine alone: a randomized controlled clinical trial. J Urol. 2005;174: 1084-87.

65. Montaldo P, Tafuro L, Rea M, Narciso V, Iossa AC and Del Gado R. Desmopressin and oxybutynin in monosymptomatic nocturnal enuresis: a randomized. BJU Int. 2012;110: E381-6.

66. Leebeek-Groenewegen A, Blom J, Sukhai R, Van Der Heijden B. Efficacy of desmopressin combined with alarm therapy for monosymptomatic nocturnal enuresis. J Urol. 2001;166(6):2456–58.

Varicocele

Danilo Galante Moreno
João Pádua Manzano

INTRODUÇÃO

A varicocele é a dilatação das veias do plexo pampiniforme na região do escroto. Identificada em 15 a 20% dos homens, ela é a causa mais comum de infertilidade masculina,[1] devendo ser sempre suspeitada quando esta última é a queixa principal. Ocorre em até 41% dos homens que procuram serviços de infertilidade.[2] Um estudo americano mostrou incidência em adolescentes variando entre 9,5% e 22%, acometendo o lado esquerdo em praticamente todos os casos, sendo 90% unilateral.[3]

A teoria mais aceita para a infertilidade é a de que as veias varicosas aumentam a temperatura escrotal, mudando o metabolismo testicular.[4] Há estudos que afirmam também que hipóxia, estresse oxidativo e alterações hormonais intratesticulares também podem estar relacionados com a presença das veias patológicas.[5]

FISIOPATOLOGIA

A varicocele é mais comum à esquerda por motivos anatômicos. O testículo é drenado por pequenas veias que formam o plexo pampiniforme. Tais veias, juntamente com a artéria testicular e o ducto deferente, formam o cordão espermático que penetra no abdome pelo canal inguinal. Já no abdome, a união dessas veias forma a veia espermática interna (gonadal). Diferentemente do lado direito, a veia gonadal esquerda drena para a veia renal esquerda em ângulo reto (**Figura 26.1**), além de ser 8 a 10 cm mais longa. Isso dificulta o retorno venoso, facilitando a ocorrência de estase venosa e consequentemente varicocele desse lado.

DIAGNÓSTICO E AVALIAÇÃO

O diagnóstico da varicocele é clínico. É baseado na história do paciente e no exame físico, que deve ser realizado em posição ortostática. O urologista deve atentar a sinais secundários de desenvolvimento dos caracteres sexuais como pilificação, tamanho de pênis e testículos. Os testículos devem ser identificados no escroto, para excluir criptorquidia e avaliados quanto à simetria de tamanho. Quando há varicocele, ela é palpada como veias ingurgitadas ao lado do ducto deferente em todo o seu trajeto (**Figura 26.2**). Em adolescentes, o diagnóstico por vezes é incidental, feito por pediatra ao examinar o paciente ou realizado em consulta de rotina por queixa de dor testicular leve.

A classificação da varicocele (**Tabela 26.1**) é sempre feita e útil para definir conduta. A varicocele pode ser classificada em três graus,[6] definidos em exame físico. O exame ultrassonográfico pode ser usado para confirmação ou diagnóstico no caso de varicocele de difícil palpação.

Interessante notar que a maioria dos homens com varicocele não apresenta infertilidade, o que faz pensar que há outros fatores, como insuficiência testicular subclínica, nos homens com infertilidade decorrente das varizes escrotais.

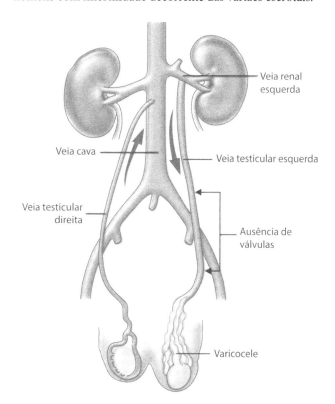

Figura 26.1. Anatomia.

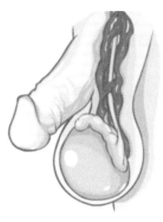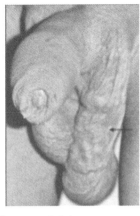

Figuras 26.2. Varicocele (esquemática e em foto).

Tabela 26.1. Os três graus de classificação da varicocele

Classificação de Varicocele	
Grau I	Varicocele palpável apenas a manobras de Valsalva
Grau II	Varicocele palpável ao repouso (sem manobras)
Grau III	Varicocele palpável e visível (**Figura 26.2**)

Além disso, não há correlação identificada entre a severidade da varicocele e a chance de infertilidade do paciente. No entanto, um terço dos adolescentes com varicocele grau II e mais de 50% daqueles com grau III têm diminuição do volume testicular ipsilateral. Essa lesão, na verdade, é mais bem descrita como retardo de crescimento testicular, uma vez que 80% dos adolescentes mostram expressivo aumento do volume testicular após correção cirúrgica da varicocele.[6]

INVESTIGAÇÃO

Ultrassonografia

Exame não obrigatório, utilizado como complementação do exame físico. É eventualmente pedido para busca de varicocele subclínica contralateral não detectada. Esse exame também é usado para acompanhamento objetivo do crescimento do tamanho testicular em adolescentes e é uma das opções além do uso do orquidômetro (**Figura 26.3**).

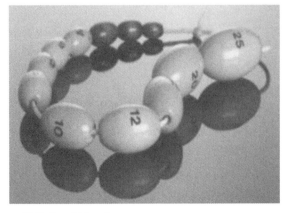

Figura 26.3. Orquidômetro.

Espermograma

É exame obrigatório nos adultos para avaliação de potencial reprodutivo. Já em adolescentes não deve ser realizado de rotina. Nessa faixa etária pode haver dificuldades na coleta do esperma. Além disso, na puberdade os valores seminais podem ser diferentes (mais baixos) em relação aos dos adultos, o que levaria a um resultado falso positivo de infertilidade. Portanto, espermograma seria útil apenas em pacientes maiores de 16-17 anos. Quando indicado, o espermograma deve ser considerado sempre na média de duas amostras colhidas com intervalo adequado.

TRATAMENTO

Segundo as últimas diretrizes da Associação Americana de Urologia (AUA) e da Associação Europeia de Urologia (EAU),[7,8] o tratamento tem baixo risco de complicações e, portanto, deve ser indicado com intenção de melhora da qualidade dos parâmetros seminais e possível melhora da fertilidade.[9]

A Quem Oferecer o Tratamento para Varicocele?

- Todos os itens devem estar presentes:
    - Varicocele palpável (G II ou III);
    - Casal com infertilidade documentada;
    - Mulher com fertilidade avaliada e confirmada;
    - Mais de um espermograma alterado.
- Homens adultos com varicocele palpável + Espermograma alterado + sem programação de concepção;
- Adolescentes com alteração de tamanho testicular ipsilateral.

Quem Deve Ser Acompanhado (sem Intervenção)?

- Adultos jovens com varicocele + Espermograma normal;
- Adolescentes sem alterações de tamanho ou desenvolvimento testicular normal.

Existem duas modalidade para tratamento da varicocele: a correção cirúrgica, chamada varicocelectomia e a embolização percutânea.

A embolização percutânea oclui a veia espermática interna.[10,11] Apesar de teoricamente ser menos mórbida, não há superioridade de resultados em relação à varicocelectomia. Além disso, há poucos radiologistas intervencionistas aptos à realização do procedimento, além da desvantagem do custo elevado.

A varicocelectomia pode ser realizada por via retroperitoneal, inguinal ou subinguinal (**Figura 26.4**),[12] além da

Cap. 26 • Varicocele

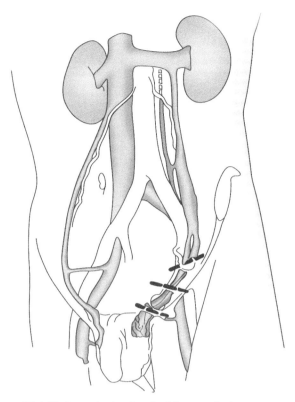

Figura 26.4. Varicocelectomia – Incisões possíveis.

laparoscópica. A abordagem mais comum é a subinguinal (**Figuras 26.5** e **26.6**), realizada de modo mais eficiente com lupa ou microscópio cirúrgico (**Figura 26.7**), o que proporciona melhor identificação de artérias e vasos linfáticos. A varicocelectomia nada mais é do que a ligadura das veias dilatadas do plexo pampiniforme, poupando-se artéria testicular e vasos linfáticos.

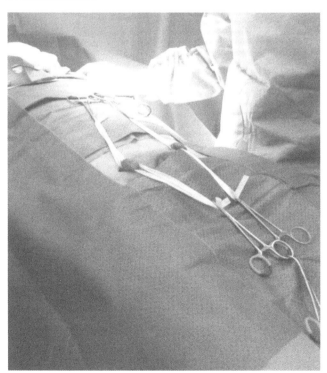

Figura 26.5. Abordagem subinguinal.

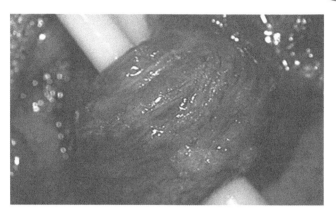

Figura 26.6. Visão ao microscópio das veias dilatadas.

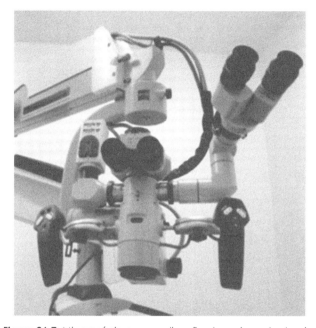

Figura 26.7. Microscópio para realização de varicocelectomia.

TÓPICOS IMPORTANTES

- São veias do plexo pampiniforme do escroto, sendo a causa mais comum de infertilidade masculina, com incidência em adolescentes variando entre 9,5% e 22%.
- É mais comum à esquerda por motivos anatômicos, já que a veia gonadal esquerda drena para a veia renal esquerda em ângulo reto.
- O diagnóstico é clínico e sua classificação determina o tratamento.
- O espermograma é útil apenas em pacientes maiores de 16 anos.
- Deve-se tratar adolescentes com alteração de tamanho testicular ipsilateral.

REFERÊNCIAS BIBLIOGRÁFICAS

1. Noske HD, Weider W. Varicocele – a historical perspective. World J Urol 1999 Jun;17(3):151-57.

2. Pryor JL, Howards SS. Varicocele. Urol Clin North Am. 1987 Aug;14(3):499-513.

3. Thomason A, Fariss B. The prevalence of varicoceles in a group of healthy young men. Mil Med.1979;144:181–82.

4. Schatte EC, Hirsshberg SJ, Fallick ML, Lipschultz LI, Kim ED. Varicocelectomy improves sperm strict morphology and motility. J Urol. 1998 Oct; 160(4):1338-40.

5. Vazquez-Levin MH, Friedman P, Goldberg SI, Medley NE, Nagher HM. Response of routine semen analysis and critical assessment of sperm morphology by Kruger classification to therapeutic varicocelectomy. J Urol. 1997 Nov;158(5):1804-7.

6. Nagler HM, Luntz RK, Martinis FG. Varicocele. In: Lipsshultz LI, Howards SS. Infertility in the male. 3 ed. St Louis: Mosby Year Book Inc.;1997. pp. 336-59.

7. Linthicum, MD: American Urological Association Education and Research, Inc; 2010. American Urological Association Education and Research, Inc. The optimal evaluation of the infertile male: AUA best practice statement.

8. Jungwirth A, Giwercman A, Tournaye H, Diemer T, Kopa Z, et al. European Association of Urology Guidelines on Male Infertility: the 2012 update. Eur Urol. 2012;62:324–32.

9. Trost L, Nehra A. Guideline-based management of male infertility: why do we need it? Indian J Urol.2011;27:49–57.

10. Gat Y, Bachar GN, Everaert K, Levinger U, Gornish M. Induction of spermatogenesis in azoospermic men after internal spermatic vein embolization for the treatment of varicocele. Hum Reprod. 2005;20:1013-17.

11. Kroese A, de Lange N, Collins J, Evers J. Surgery or embolization for varicoceles in subfertile men. Cochrane Database Syst Rev. 2012;10:CD000479.

12. Anand Shridharani, Ryan C Owen, Osama O Elkelany, Edward D Kim. The significance of clinical practice guidelines on adult varicocele detection and management. Asian J Androl. 2016 Mar-Apr; 18(2): 269–275. Published online 2016 Jan 22. doi: 10.4103/1008-682X.172641.

Infecção do Trato Urinário

27

Maria Luiza Dautro Moreira do Val

CARACTERÍSTICAS GERAIS

A infecção do trato urinário (ITU) é uma condição patológica que afeta de recém-nascidos a idosos, caracterizada pela invasão e multiplicação de qualquer microrganismo patogênico, bactéria ou vírus, em qualquer segmento do trato urinário, com exceção da uretra distal, podendo ser restrita à bexiga (cistite) e/ou atingir o trato urinário superior (pielonefrite).[1]

EPIDEMIOLOGIA

ITU é a infecção bacteriana mais comum na infância, com maior incidência entre 3-4 anos de idade. Na adolescência, apresenta novo pico de incidência, devido às alterações hormonais e à colonização vaginal por bactérias nefritogênicas,[2] podendo deixar cicatriz renal permanente em 10 a 15% dos casos, com diminuição da função renal, hipertensão, pré-eclâmpsia e doença renal terminal, cuja incidência não é definida.[3]

- **Gênero:** As meninas têm prevalência 2-4% maior que os meninos, e aproximadamente 50% das mulheres apresentam ou irão apresentar ITU no decorrer da vida, o que pode ser atribuído ao fato de a uretra feminina ser mais curta. A recorrência é vista em 25-30% das mulheres. A diferença da prevalência entre homens e mulheres se deve à maior distância entre a fonte usual de uropatógenos, o ânus, e o meato uretral, o ambiente mais seco ao redor do orifício uretral, maior comprimento da uretra e atividade antibacteriana da próstata. As infecções, quando presentes, podem estar associadas a fatores de risco como vulvovaginites, homossexualidade, relações sexuais com parceira feminina infectada e não circuncisão.[4]
- **Raça:** Por motivos desconhecidos, as crianças brancas têm prevalência de ITU 2-4 vezes maior que crianças negras.[5]
- **Circuncisão:** Embora seja mais importante em crianças, a falta de circuncisão é um fator de risco no sexo masculino. Meninos não circuncidados com febre têm 4-20 vezes mais chance de infecção que os circuncidados.[6]

- **Atividade sexual:** A relação sexual é um fator de risco em mulheres sexualmente ativas. O sexo anal insertivo não protegido também pode aumentar o risco de cistite aguda nos homens.[4]
- **Genética:** Existe influência genética na ITU, aumentando a probabilidade em parentes de primeiro grau de pacientes com ITU (expressão dos antígenos dos grupos sanguíneos Lewis/Lewis não secretor nas células uroepiteliais). Alguns genes, tais como HSPA1B, CXCR1, CXCR2, TLR2, TLR4 e TGF-p1, já foram identificados associados a essa patologia.[7]
- **Associação com outras alterações de trato urinário:** Crianças e adolescentes com litíase renal, anormalidade urológicas (válvula de uretra posterior, estenose da junção ureteropélvica, refluxo vesicoureteral), neurológicas (bexiga neurogênica) ou funcionais, associadas ou não a disfunção de eliminações (incontinência urinária e/ou fecal, constipação, polaciúria), e cateterização vesical têm risco aumentado para episódios recorrentes de ITU.[8]

CLASSIFICAÇÃO

De acordo com a localização, a infecção do trato urinário pode se apresentar como:

- **Pielonefrite aguda (PNA):** infecção do trato urinário superior acompanhada por febre e dor lombar correspondendo a atividade inflamatória sistêmica. De acordo com a Academia Americana de Pediatria (AAP), a presença de febre (temperatura $\geq$ 39 °C) com diagnóstico clínico de ITU é um indicador importante de pielonefrite, comparado com a ausência de febre (temperatura $\leq$ 38 °C) nos pacientes com cistite.[6]
- **Cistite:** infecção do trato urinário inferior, localizada na bexiga. Pode se apresentar com alteração da micção e dor suprapúbica na presença de bacteriúria significativa.[9] A cistite pode ser classificada em:
  - **Complicada:** é definida pela coexistência de infecção do trato urinário superior, uropatógenos

multirresistentes ou hospedeiros com considerações especiais (anormalidades fisiológicas ou anatômicas do trato urinário, sondas vesicais, malignidade, *diabetes mellitus*, pacientes imunodeprimidos e anemia falciforme);

– **Não complicada:** é limitada ao trato urinário inferior em pacientes sem patologias subjacentes ou anormalidades anatômicas ou fisiológicas.

- **ITU recorrente:** é usualmente definida como 2 ou mais episódios em 6 meses ou 3 ou mais episódios em 1 ano, em mulheres jovens com ITU não complicada.[10]

- **ITU atípica:** é definida pela presença de alguns dos critérios: sepse ou criança gravemente doente, diminuição do fluxo urinário, palpação de massa abdominal ou bexiga urinária, aumento da creatinina ou falha em responder ao tratamento ao antibiótico apropriado em 48 horas ou infecção por organismos que não a *E. coli*.

- **Bacteriúria assintomática:** é definida pela presença de bacteriúria significativa (> 100 000 unidades formadoras de colônia (UFC)/mL) na ausência de sintomas. As bactérias tendem a ser de baixa virulência, com resolução espontânea, sem dano renal, não sendo, portanto, preconizado o tratamento.[9]

ETIOLOGIA

Nas adolescentes, as alterações hormonais favorecem a colonização vaginal por bactérias nefrogênicas, que, migrando para a área periuretral, podem ascender no trato urinário, causando ITU.[11]

No hospedeiro normal ou com anormalidade genitourinária as bactérias uropatogênicas, oriundas do trato gastrointestinal e da região periuretral, ascendem à bexiga e estimulam a resposta imune. Adesinas bacterianas (pili) e outros fatores de virulência como hemolisinas, flagelos e antígenos conferem uma vantagem seletiva, principalmente em pacientes com disfunções urodinâmicas, volume urinário residual, criando um ambiente favorável para recorrência das infecções urinárias. A *Escherichia coli* e outros organismos gram-negativos respondem por 90% dos casos, sendo mais frequentes em meninas, podendo alojar-se na genitália externa e região periureteral, ou ascender pelas vias urinárias ligadas a receptores específicos para as fímbrias da *E. coli* (receptor GAL-GAL), presentes na superfície das células uroepiteliais.[11]

Além das bactérias, qualquer patógeno pode colonizar a região periuretral e trato urinário, incluindo bactérias não intestinais, fungos, vírus e outros parasitas (**Tabela 27.1**).

Pacientes com cistite associada à cateterização vesical são comumente colonizados por *Pseudomonas aeruginosa* e *Candida albicans* em pacientes em tratamento com antibiótico de amplo espectro prolongado e imunossupressão.[12]

Devemos lembrar também as infecções sexualmente transmissíveis, como as bactérias dos gêneros *Gardnerella* e *Chlamydia*, que necessitam de meios de cultura especiais para o seu isolamento. Salienta-se a ITU por *Chlamydia* como causa de hematúria microscópica isolada no adolescente.[13]

No sexo masculino, pode ocorrer disúria com secreção uretral purulenta, sugestivas de gonorreia, necessitando de tratamento específico do paciente e do parceiro.[11]

Outros patógenos frequentemente isolados são: *Klebsiella spp, Enterococcus spp, Enterobacter* e *Proteus mirabillis*, agentes colonizadores de glande mais comuns e que podem ter potencial litogênico.

O adenovírus é um agente causador de cistite aguda usualmente hemorrágica em crianças. Sorotipos de adenovírus têm sido isolados de pacientes infectados pelo HIV, sendo os mais comuns os do subgrupo B tipos 11, 34 e 35.[14]

Cistite causada por espécies de *Staphylococcus* coagulase-negativos em adolescentes sexualmente ativas assim como *S. epidermidis* também ocorrem em pacientes sob cateterismo.[11]

QUADRO CLÍNICO

A sintomatologia pode variar de acordo com o segmento acometido pela infecção e com a intensidade da resposta inflamatória, sendo importante a diferenciação clínica do sítio da ITU.

A ausência de outras causas de febre, associada a sintomas direcionados ao trato urinário inferior, como disúria, polaciúria, urgência-incontinência miccional, retenção urinária ou enurese secundária, desconforto abdominal e dor lombar ou suprapúbica, em pacientes com controle esfincteriano, associados a hematúria macroscópica, alteração no aspecto ou odor da urina, compõem a combinação de sinais e sintomas mais frequentes para identificação dos episódios de ITU. Podem ocorrer, ainda, sintomas gastrointestinais, com vômito e diarreia, e inapetência.

Febre persistente (em geral > 38,5 °C), dor lombar (com sinal da punhopercussão dolorosa ou Giordano +) e disúria, em geral associadas a prostração e toxemia, constituem os sinais mais característicos da pielonefrite aguda. Esses pacientes estão sob risco de cicatriz renal.[9] Em meninas sexualmente ativas, a contracepção com métodos de barreira e agentes espermicidas predispõe a infecção por alteração da flora vaginal normal.[4]

Devemos considerar ainda a presença de bacteriúria assintomática (BA), em crianças ou adolescentes sem sintomas clínicos e sem piúria. A bactéria frequentemente isolada é uma cepa de *E. coli* de baixa virulência e que não tem capacidade de dano ao rim. Esse conceito tem que ser analisado com cuidado, devido à multiplicidade de sintomas inespecíficos da ITU. Nesses casos não deve ser instituído tratamento, visto que os antibióticos podem promover resistência bacteriana e favorecer o crescimento de bactérias mais virulentas. A BA também ocorre naqueles com bexiga neurogênica que realizam cateterismo intermitente limpo sem aumento do risco de cicatriz ou necessidade de profilaxia com antibiótico. Além disso, esse grupo de pacientes cateterizados pode apresentar aumento dos leucócitos na urina, o que dificulta o diagnóstico de ITU.

A anamnese deve incluir dados que caracterizam o quadro agudo, como o registro dos sintomas relatados aqui anteriormente e o histórico de doenças anteriores, episódios pregressos de ITU e/ou RVU, administração prévia de antibióticos e atividade sexual em adolescentes. O histórico contendo os hábitos miccional e intestinal também é útil.

Em pacientes imunocomprometidos, o risco de disseminação e evolução para septicemia é maior, além de estar associado a aumento da mortalidade.

DIAGNÓSTICO

Para o diagnóstico é fundamental a obtenção de amostra de urina livre de contaminação para análise (Urina tipo I) e urocultura. A técnica utilizada em adolescentes é o jato médio ou sondagem vesical.

A presença de esterase leucocitária e/ou nitrito verificada por meio de fitas reagentes pode orientar o tratamento inicial.[15] Piúria é definida por > 10 leucócitos/mm³ e bacteriúria, como a presença de qualquer bactéria na coloração Gram, no exame microscópico de urina não centrifugada (**Tabela 27.1**).[9]

A procalcitonina é um preditor para pielonefrite e cicatriz renal em crianças, sendo considerada mais forte preditor quando comparada a PCR ou leucocitose.[16]

O paciente pode apresentar alteração em exames séricos que denotam evidência de infecção como elevação da PCR e leucocitose. O uso da cintilografia com DMSA pode diferenciar o sítio de infecção, caracterizando pielonefrite.[9]

A urocultura é o padrão-ouro para o diagnóstico, necessitando de um período mínimo de 18 horas para o resultado. Considera-se positivo o crescimento maior que 50.000 col/mL e de um único agente, em amostra obtida por jato médio e qualquer crescimento bacteriano quando por sondagem vesical.

O antibiótico deve ser introduzido logo após a coleta de urina, independentemente do resultado da urocultura, sempre que houver suspeita clínica de ITU. O emprego de laminocultivo pode ser uma opção para se obter o resultado em 18-24 horas.[11]

Na evolução, o principal objetivo da investigação por imagem em adolescentes é detectar as possíveis consequências dos surtos pregressos de ITU sobre o parênquima renal, além de definir aspectos anatômicos, por meio da ultrassonografia dos rins e vias urinárias. Deverá ser complementada com cintilografia renal com DMSA, que é o padrão-ouro para confirmação do diagnóstico de PNA na fase de doença aguda, e após 4-6 meses para detecção de eventuais cicatrizes e avaliação da função relativa de cada rim.[17,18]

TRATAMENTO

A escolha do antibiótico para o tratamento depende de características clínicas e padrões de resistência antimicrobiana na comunidade e é orientada também pela idade e coloração com Gram de urina, se disponível, assim como pelos resultados da cultura de urina e antibiograma. Deve ser considerada a possibilidade de resistência bacteriana em pacientes imunodeprimidos, com doença renal pré-existente ou em uso de profilaxia com antibiótico.[19]

Por ser a *E. coli* a bactéria mais comumente encontrada em todas as faixas etárias, tanto em meninos quanto em meninas, seu estado em relação ao comportamento ou resistência deve ser bem conhecido.

A cobertura para *Staphylococcus saprophyticus* (além da *E. coli*) se faz necessária para as meninas, sendo o uso de nitrofurantoína a escolha mais apropriada.[11]

A fosfomicina é um agente antimicrobiano efetivo e seguro para o tratamento de ITU com baixo perfil de resistência, oferecendo a alternativa de administração em dose única, com um custo similar ao de outros antibióticos como sulfonamidas, fluoroquinolonas e nitrofurantoína (**Tabelas 27.2 e 27.3**).[20]

Tabela 27.2. Alguns agentes antimicrobianos para tratamento empírico parenteral da ITU

Agente antimicrobiano	Dosagem
Ceftriaxona	75 mg/kg a cada 24 horas
Cefotaxima	150 mg/kg/dia a cada 6 ou 8 horas
Ceftazidima	100-150 mg/kg/dia a cada 8 horas
Gentamicina	7,5 mg/kg/dia a cada 8 horas
Tobramicina	5 mg/kg/dia a cada 8 horas
Piperacilina	300 mg/kg/dia a cada 6 ou 8 horas
Ciprofloxacino	500 mg a cada 12 horas

Tabela 27.1. Sensibilidade e especificidade dos componentes da urinálise, isolados e em combinações

Teste	Sensibilidade (variação) %	Especificidade (variação) %
Teste leucócito esterase	83 (67-94)	78 (64-92)
Teste de nitrito	53 (15-82)	98 (90-100)
Teste leucócito esterase ou nitrito	93 (90-100)	72 (58-91)
Microscopia (leucocitúria)	73 (32-100)	81 (45-98)
Microscopia (bactérias)	81 (16-99)	83 (11-100)
Teste leucócito esterase, teste nitrito ou microscopia positiva	99,8 (99-100)	70 (60-92)

Fonte: Academia Americana de Pediatria (Pediatrics 2011).

Tabela 27.3. Alguns agentes antimicrobianos para tratamento empírico oral da ITU

Agente antimicrobiano	Dosagem
Amoxicilina-clavulanato	875 mg 2 vezes ao dia
Ciprofloxacino*	250-500 mg 2 vezes ao dia
Norfloxacino	400 mg 2 vezes ao dia
Nitrofurantoína	100 mg 4 vezes ao dia
Trimetoprim-sulfametoxazol	80-160 mg/400-800 mg 2 vezes ao dia
Fosfomicina trometamol	3 g dose única
Cefixima	400 mg 1 vez ao dia
Cefpodoxima	100 mg 2 vezes ao dia
Cefprozila	500 mg 1 vez ao dia
Acetil cefuroxima	250 mg 2 vezes ao dia
Cefalexina	500 mg 4 vezes ao dia

*Em pacientes maiores de 16 anos.

Optamos pelo tratamento parenteral quando existem resistência bacteriana, sinais e sintomas sugestivos de septicemia ou de intolerância à terapêutica oral.

Em revisão realizada pela Biblioteca Cochrane sobre o uso de antibióticos na pielonefrite em crianças maiores que 1 mês, não houve diferença significativa nos resultados bacteriológicos entre os grupos em terapia com antibiótico oral, comparados ao grupo em uso de antibioticoterapia IV seguida pela antibioticoterapia oral. Também não houve diferença significativa entre os grupos em relação ao número de pacientes com alteração posterior na cintilografia renal com DMSA. Da mesma maneira, não houve diferença entre os pacientes que fizeram tratamento endovenoso por 3 ou 4 dias seguido pela terapia endovenosa e aqueles que fizeram tratamento de 7 a 14 dias endovenoso também em relação à evolução e às alterações do DMSA, excluindo crianças menores que 1 mês.[21]

Sintomas de instabilidade vesical (manobras para iniciar a micção, incontinência, urgência, tenesmo, retenção, enurese), caso não apresentem melhora com a antibioticoterapia, necessitam de orientações específicas ou medicamentos (oxibutinina) para abordar os distúrbios miccionais associados.

PREVENÇÃO DE ITU RECORRENTE

A abordagem da ITU de repetição pode incluir antibioticoprofilaxia, considerando o antibiograma, custo, tolerabilidade e risco de resistência bacteriana. Outras terapias profiláticas alternativas como *cranberry*, probióticos, inibidores de aderência e colonização bacteriana e extrato de *E. coli* imunorreativas têm sido indicadas para evitar resistência bacteriana aos antibióticos.[22]

Profilaxia

Pode ser indicada em pacientes cujas ITUs recorrentes estão associadas a atividade sexual, com dose única pós-coito de:

- **Nitrofurantoína:** 50-100 mg/dia;

- **Sulfametoxazol-trimetoprim:** 200/40 mg/dia;
- **Cefalexina:** 250 mg/dia.

A terapia local com estrógeno intravaginal tem apresentado resultados controversos.[23]

Cranberry

O mecanismo de ação dos compostos de *cranberry*, antocianidina e proantocianidina tipo A sugere a inibição de aproximadamente 80% da aderência das fimbrias tipo I e P da *E. coli* no urotélio[10,24] e pode também estar associado a redução da formação do biofilme bacteriano.[25] Esses compostos podem ser encontrados em grande variedade de formulações, com dose e forma de administração ainda não determinadas.

Probióticos

Os probióticos são microrganismos que podem exercer benefícios ao nosso organismo, sendo *Lactobacillus* e *Bifidobacterium* os mais utilizados.[26]

Têm seu papel no tratamento e na prevenção de doenças, pois mantêm o pH ácido, previnem a colonização do patógeno, promovem atividade antimicrobiana, degradam toxinas, estimulam a imunidade e impedem o crescimento de *E.coli*, além de atenuar o processo inflamatório.[26]

O uso de substâncias contendo lactobacilos administrados por vias oral e vaginal pode restaurar a flora local, diminuindo a adesão bacteriana, embora a estabilidade de tais produtos, bem como sua real eficácia, ainda seja limitada e inconclusiva.[27]

Imunoestimulantes

A imunoestimulação com extratos de bactérias, por meio do uso de lisado bacteriano de *E. coli*, demonstra *in vitro* a indução de interleucinas, fator de necrose tumoral alfa (TNF-alfa) e gama-interferon dos monócitos do sangue periférico. A administração do extrato de *E. coli* mostrou diminuição de índices de hemorragia, do edema e de infiltrado de leucócitos no urotélio, e alguns estudos em mulheres adultas demonstraram redução significativa de recorrências dos episódios de ITU.[28,29]

Dieta

A dieta tem seu papel para melhora do hábito intestinal e inclui aumento de consumo de água, fibras, legumes e verduras.

Hábito Intestinal

A constipação intestinal deve ser prevenida ou tratada, uma vez que o acúmulo de fezes no reto pode comprometer o adequado esvaziamento vesical.

COMPLICAÇÕES

A ITU pode estar associada a sequelas em longo prazo como cicatriz renal, o que pode causar hipertensão, proteinúria, complicações relacionadas à gestação ou até mesmo lesão renal progressiva.

Predizer a evolução da ITU febril permanece uma questão a discutir, e as complicações em longo prazo associam-se à existência de alterações renais, como refluxo vesicoureteral.

As consequências clínicas das UTI febris em longo prazo são difíceis de se verificar e são necessários estudos prospectivos para avaliar o risco de cicatrizes renais, especialmente entre adolescentes. A maioria dos estudos disponíveis refere-se à faixa etária de 0-18 anos.

Em estudo envolvendo crianças de 0 a 15 anos, acompanhadas após o primeiro episódio de ITU febril, verificaram-se valores de taxa de filtração glomerular preservada após duas décadas.[30]

Em outra meta-análise, incluindo dados de 1280 participantes de 0 a 18 anos, 15,5% tinham cicatriz renal e a temperatura de pelo menos 39 °C, um organismo etiológico diferente de *Escherichia coli*, um ultrassom/ ano, contagem de células polimorfonucleares maior que 60%, nível de proteína C reativa > 40 mg/L e a presença de refluxo vesicoureteral estavam associados ao desenvolvimento de cicatrizes renais.[3]

Em estudo de revisão nesse grupo de pacientes de 0 a 18 anos, que incluiu estudos apontando a relação entre UTIs e pressão arterial, função renal, crescimento e complicações na gravidez, concluiu-se que não existem dados claros para estabelecer as consequências em longo prazo sobre a função renal após ITUs durante a infância. A maioria dos dados parece mostrar que apenas 0,4% das crianças com função renal normal no início apresentaram diminuição da função durante o seguimento. Em relação à hipertensão, existe um baixo risco associado a danos renais. Embora escassos, os dados disponíveis parecem excluir uma grande influência das ITU no tocante ao crescimento e a complicações na gravidez.[31]

CONSIDERAÇÕES FINAIS

A ITU, pela sua alta frequência e recorrência, deve ser diagnosticada por meio da Urina tipo I e urocultura com antibiograma e prontamente tratada.

A ITU não tem um curso único e a análise individual do paciente se faz necessária, incluindo a prevenção dos episódios recorrentes.

Predizer qual a evolução da ITU febril permanece uma questão a discutir, e as complicações em longo prazo associam-se à existência de alterações renais, como refluxo vesicoureteral.

REFERÊNCIAS BIBLIOGRÁFICAS

1. Hoberman A, Charron M, Hickey RW, Baskin M, Kearney DH, Wald ER. Imaging studies after a first febrile urinary tract infection in young children. N Engl J Med. 2003;348(3):195-202.

2. Winberg J, Andersen HJ, Bergström T, Jacobsson B, Larson H, Lincoln K. Epidemiology of symptomatic urinary tract infection in childhood. Acta Paediatr Scand Suppl. 1974(252):1-20.

3. Shaikh N, Craig JC, Rovers MM, Da Dalt L, Gardikis S, Hoberman A, et al. Identification of children and adolescents at risk for renal scarring after a first urinary tract infection: a meta-analysis with individual patient data. JAMA Pediatr. 2014;168(10):893-900.

4. Hooton TM, Stamm WE. Diagnosis and treatment of uncomplicated urinary tract infection. Infect Dis Clin North Am. 1997;11(3):551-81.

5. Shaikh N, Ewing AL, Bhatnagar S, Hoberman A. Risk of renal scarring in children with a first urinary tract infection: a systematic review. Pediatrics. 2010;126(6):1084-91.

6. Roberts KB, Subcommittee on Urinary Tract Infection SeCoQIaM. Urinary tract infection: clinical practice guideline for the diagnosis and management of the initial UTI in febrile infants and children 2 to 24 months. Pediatrics. 2011;128(3):595-610.

7. Ambite I, Rydstrom G, Schwaderer AL, Hains DS. The genetics of urinary tract infections and the innate defense of the kidney and urinary tract. J Pediatr Genet. 2016;5(1):25-32.

8. Baumer JH, Jones RW. Urinary tract infection in children, National Institute for Health and Clinical Excellence. Arch Dis Child Educ Pract Ed. 2007;92(6):189-92.

9. Saadeh SA, Mattoo TK. Managing urinary tract infections. Pediatr Nephrol. 2011;26(11):1967-76.

10. Guay DR. Cranberry and urinary tract infections. Drugs. 2009;69(7):775-807.

11. Guidoni EB, Toporovski J. [Urinary infection in adolescents]. J Pediatr (Rio J). 2001;77 Suppl 2:S165-9.

12. Bell LE, Mattoo TK. Update on childhood urinary tract infection and vesicoureteral reflux. Semin Nephrol. 2009;29(4):349-59.

13. Meglic A, Cavić M, Hren-Vencelj H, Trsinar B, Ravnik M, Kenda R. Chlamydial infection of the urinary tract in children and adolescents with hematuria. Pediatr Nephrol. 2000;15(1-2):132-33.

14. Hierholzer JC, Wigand R, Anderson LJ, Adrian T, Gold JW. Adenoviruses from patients with AIDS: a plethora of serotypes and a description of five new serotypes of subgenus D (types 43-47). J Infect Dis. 1988;158(4):804-13.

15. Williams GJ, Macaskill P, Chan SF, Turner RM, Hodson E, Craig JC. Absolute and relative accuracy of rapid urine tests for urinary tract infection in children: a meta-analysis. Lancet Infect Dis. 2010;10(4):240-50.

16. Leroy S, Fernandez-Lopez A, Nikfar R, Romanello C, Bouissou F, Gervaix A, et al. Association of procalcitonin with acute pyelonephritis and renal scars in pediatric UTI. Pediatrics. 2013;131(5):870-9.

17. Rushton HG, Majd M. Dimercaptosuccinic acid renal scintigraphy for the evaluation of pyelonephritis and scarring: a review of experimental and clinical studies. J Urol. 1992;148(5 Pt 2):1726-32.

18. Ditchfield MR, Summerville D, Grimwood K, Cook DJ, Powell HR, Sloane R, et al. Time course of transient cortical scintigraphic defects associated with acute pyelonephritis. Pediatr Radiol. 2002;32(12):849-52.

19. Edlin RS, Shapiro DJ, Hersh AL, Copp HL. Antibiotic resistance patterns of outpatient pediatric urinary tract infections. J Urol. 2013;190(1):222-27.

20. Perrault L, Dahan S, Iliza AC, LeLorier J, Zhanel GG. Cost-effectiveness analysis of fosfomycin for treatment of uncomplicated urinary tract infections in Ontario. Can J Infect Dis Med Microbiol. 2017;2017:6362804.

21. Strohmeier Y, Hodson EM, Willis NS, Webster AC, Craig JC. Antibiotics for acute pyelonephritis in children. Cochrane Database Syst Rev. 2014(7):CD003772.

22. Rahn DD. Urinary tract infections: contemporary management. Urol Nurs. 2008;28(5):333-41; quiz 42.

23. Albert X, Huertas I, Pereiró II, Sanfélix J, Gosalbes V, Perrota C. Antibiotics for preventing recurrent urinary tract infection in non-pregnant women. Cochrane Database Syst Rev. 2004(3):CD001209.

24. Schwenger EM, Tejani AM, Loewen PS. Probiotics for preventing urinary tract infections in adults and children. Cochrane Database Syst Rev. 2015(12):CD008772.

25. Reid G, Hsiehl J, Potter P, Mighton J, Lam D, Warren D, et al. Cranberry juice consumption may reduce biofilms on uroepithelial cells: pilot study in spinal cord injured patients. Spinal Cord. 2001;39(1):26-30.

26. Amdekar S, Singh V, Singh DD. Probiotic therapy: immunomodulating approach toward urinary tract infection. Current Microbiology. 2011;63(5):484-90.

27. Falagas ME, Betsi GI, Tokas T, Athanasiou S. Probiotics for prevention of recurrent urinary tract infections in women: a review of the evidence from microbiological and clinical studies. Drugs. 2006;66(9):1253-61.

28. Naber KG, Cho YH, Matsumoto T, Schaeffer AJ. Immunoactive prophylaxis of recurrent urinary tract infections: a meta-analysis. Int J Antimicrob Agents. 2009;33(2):111-9.

29. Bauer HW, Alloussi S, Egger G, Blumlein HM, Cozma G, Schulman CC, et al. A long-term, multicenter, double-blind study of an Escherichia coli extract (OM-89) in female patients with recurrent urinary tract infections. Eur Urol. 2005;47(4):542-8; discussion 8.

30. Wennerström M, Hansson S, Jodal U, Sixt R, Stokland E. Renal function 16 to 26 years after the first urinary tract infection in childhood. Arch Pediatr Adolesc Med. 2000;154(4):339-45.

31. Toffolo A, Ammenti A, Montini G. Long-term clinical consequences of urinary tract infections during childhood: a review. Acta Paediatr. 2012;101(10):1018-31.

Obesidade e Suas Comorbidades

28

Gláucia Carneiro

INTRODUÇÃO

A obesidade é um grave problema de saúde pública, não só no Brasil como no mundo inteiro. Segundo dados da OMS, 60% da população nos Estados Unidos está acima do peso ideal e, desse percentual, 35% dos americanos são considerados obesos. No Brasil, já existem evidências de que a prevalência de obesidade superou a desnutrição.[1] Esta epidemia não está restrita a determinada raça, etnia ou grupo socioeconômico, mas sabe-se que os fatores culturais, ambientais e genéticos influenciam na sua gênese. Apesar de os indivíduos com excesso de peso serem considerados rotineiramente pessoas com distúrbio de comportamento ou de personalidade, já existem vários estudos que mostram que os fatores genéticos são predominantes no surgimento da obesidade. Alguns dados sugerem que a hereditariedade pode estar presente em 50-90% dos casos.[2] Porém, a incidência mundial de obesidade dobrou nos últimos 30 anos, um aumento extremamente rápido que não é atribuível a mudanças na carga genética humana; logo, um gene ou anormalidade bioquímica não pode explicar a proporção desse fenômeno. Alterações dos fatores ambientais, como aumento da ingestão alimentar e estilo de vida sedentário, justificam essa epidemia. Devido às profissões modernas, os indivíduos estão cada vez mais sedentários e realizam mais refeições fora de casa. Houve aumento do consumo de alimentos ricos em gordura, pois a indústria alimentícia tornou-os mais baratos e abundantes no mercado. A densidade energética desses alimentos é elevada (9 kcal/g comparados a apenas 4 kcal/g das proteínas e carboidratos). Além disso, os alimentos gordurosos são mais palatáveis e provocam menos saciedade.

CLASSIFICAÇÃO DA OBESIDADE E RISCO DE COMORBIDADE

A obesidade está diretamente associada a outras doenças, como diabetes, hipertensão, dislipidemia, doenças coronarianas, afecções pulmonares e osteoartrose, que promovem o aumento da mortalidade. A classificação do grau de obesidade é importante para definir o risco de complicações.

O índice de massa corporal (IMC), obtido a partir da divisão do peso (em kg) pela altura (em metros) ao quadrado, é a maneira mais fácil e difundida para avaliação da adiposidade corporal. A relação entre o IMC e o risco de morbimortalidade associado com a obesidade é curvilínea e permite que vários níveis de risco sejam identificados, conforme ilustrado na **Tabela 28.1**. Vale ressaltar que o IMC não é capaz de quantificar a gordura corporal, assim, em alguns grupos étnicos, o percentual de gordura corporal não corresponde precisamente ao peso.

Tabela 28.1. Classificação internacional da obesidade de acordo com o IMC e risco de doença (Organização Mundial da Saúde)

IMC (kg/m²)	Risco de morbimortalidade
Eutrófico: 18,5 a 24,9 kg/m²	Normal
Sobrepeso: 25 a 29,9 kg/m²	Moderado
Obesidade grau I: 30 a 34,9 kg/m²	Aumentado
Obesidade grau II: 35 a 39,9 kg/m²	Grave
Obesidade grau III: ≥ 40 kg/m²	Muito grave

Embora nenhuma relação de causa e efeito tenha sido claramente demonstrada para a associação da obesidade e comorbidades, a melhora dessas condições após perda de peso substancial sugere que a obesidade provavelmente desempenha um papel importante no seu desenvolvimento.[3]

COMORBIDADES ASSOCIADAS A OBESIDADE

A seguir são descritas as principais complicações associadas à obesidade:

- **Sistema respiratório:** apneia obstrutiva do sono, infecções respiratórias, asma brônquica e síndrome de Pickwick (síndrome de hipoventilação da obesidade).[4] A apneia obstrutiva do sono é comum entre homens com circunferência do pescoço maior que 43 cm e mulheres com circunferência do pescoço maior que 41 cm. Em alguns casos, a apneia é acompanhada por disfunção neurocognitiva na criança.

- **Câncer:** câncer de endométrio (pré-menopausa), próstata, cólon (nos homens), reto (nos homens), mama (pós-menopausa), vesícula biliar, gástrico, sistemas biliar, pancreático e ovariano, adenocarcinoma esofágico e mieloma múltiplo.[5-7]

- **Distúrbios psicológicos:** isolamento social, baixa autoestima, depressão e transtornos alimentares são frequentemente observados nos indivíduos obesos.

- **Sistema cardiovascular:** doença arterial coronariana,[8] hipertensão arterial sistêmica, hipertrofia do ventrículo esquerdo, cardiomiopatia associada à obesidade, aterosclerose e hipertensão pulmonar.

- **Sistema nervoso central (SNC):** pseudotumor cerebral, acidente vascular cerebral, hipertensão intracraniana idiopática e parestesias.

- **Obstetrícia e perinatal:** hipertensão relacionada à gravidez, macrossomia fetal e distocia pélvica, risco de morte fetal.[9,10]

- **Cirúrgico:** aumento do risco cirúrgico e complicações pós-operatórias, incluindo infecção da ferida operatória, pneumonia pós-operatória, trombose venosa profunda e embolia pulmonar.

- **Sistema gastrointestinal (GI):** doenças da vesícula biliar (colecistite, colelitíase), esteato-hepatite não alcoólica (NASH), esofagite de refluxo. Disfunção hepática, com elevadas concentrações plasmáticas de transaminases, é observada em 20% das crianças com obesidade. A disfunção hepática mais comum é a esteatose hepática, mas a cirrose pode se desenvolver em raros casos. A colelitíase é mais comum em adultos com obesidade do que em adultos com peso normal. Embora os cálculos biliares sejam incomuns na infância, quase metade dos casos de colecistite em adolescentes está associada a obesidade. A colecistite é ainda mais comum durante a rápida perda de peso, particularmente em dietas com muita restrição calórica.

- **Sistema ortopédico:** osteoartrite, epifisiólise, doença de Blount (supercrescimento da metáfise tibial proximal), doença de Legg-Calvé-Perthes e lombalgia crônica. Genu valgo e tíbia vara são mais comumente observados em crianças obesas.

- **Alterações metabólicas:** diabetes *mellitus* tipo 2, pré-diabetes, síndrome metabólica e dislipidemia. A obesidade está associada a numerosos fatores de risco cardiovascular, incluindo hiperinsulinismo e resistência à insulina, hipercolesterolemia, hipertrigliceridemia, níveis reduzidos de lipoproteína de alta densidade (HDL) e hipertensão arterial. Uma característica clínica da resistência à insulina é a acantose

nigricans, cuja presença indica um risco aumentado de diabetes tipo 2. Um estudo de Abdullah et al. indicou que não só a gravidade da obesidade de um paciente, mas também a sua duração está associada ao risco do indivíduo de desenvolver diabetes mellitus tipo 2. O acompanhamento de mais de quatro décadas de 5132 participantes no Framingham Offspring Study demonstrou um aumento significativo no risco de diabetes tipo 2 à medida que aumentavam os anos de obesidade.[11]

- **Sistema genitourinário:** incontinência urinária. Alguns relatos, incluindo o estudo de Adelman et al.[12] e o de Kasiske et al.,[13] sugerem uma associação entre obesidade grave e glomeruloesclerose focal. Essa complicação, em particular, melhora substancialmente ou se resolve logo após a cirurgia bariátrica, bem antes da perda de peso clinicamente significativa.

- **Sistema reprodutivo (em mulheres):** anovulação, puberdade precoce, infertilidade, hiperandrogenismo e ovários policísticos. Adolescentes com obesidade também demonstram um perfil hiperandrogênico, com concentrações séricas elevadas de androstenediona, sulfato de de-hidroepiandrosterona (DHEA-S) e testosterona, bem como níveis reduzidos de globulina ligadora de hormônio sexual.

- **Sistema reprodutivo (em homens):** hipogonadismo hipogonadotrópico.

- **Sistema cutâneo:** intertrigo (bacteriano e/ou fúngico), acantose *nigricans*, hirsutismo e aumento do risco de celulite.

- **Extremidades:** varicosidades venosas, edema venoso e/ou linfático das extremidades inferiores.

- **Duração do sono:** um estudo de jovens afro-americanos e hispânicos americanos demonstrou que a duração do sono de menos de 5 horas ou de mais de 8 horas está associada a aumento da gordura corporal visceral e subcutânea.[14] Essa associação relaciona-se principalmente com a diminuição do hormônio leptina e níveis aumentados do hormônio grelina.[15]

- **Outras complicações:** mobilidade reduzida e dificuldade em manter a higiene pessoal.

FATORES QUE MODULAM AS COMORBIDADES ASSOCIADAS A OBESIDADE

Além do índice de massa corporal, outros parâmetros da obesidade estão associados a maior risco de comorbidades:

- Distribuição de gordura;
- Circunferência da cintura;
- Idade do início da obesidade;
- Pressão intra-abdominal.

Distribuição de Gordura

Há estreita relação entre gordura abdominal, resistência à insulina e risco cardiovascular. Mesmo na ausência de grau significativo de obesidade, pode-se observar elevada frequência da síndrome metabólica em indivíduos com acúmulo central de gordura. Assim, na avaliação do paciente obeso torna-se evidente a importância da identificação de acúmulo abdominal de gordura. A distribuição da gordura corporal pode ser realizada por meio de medidas antropométricas, de fácil obtenção, como a circunferência da cintura e a razão cintura-quadril. Esses são os métodos mais comumente usados na literatura para avaliar a adiposidade abdominal, havendo sugestões de pontos de corte associados a maior risco cardiovascular. A circunferência da cintura deve ser medida na altura da cicatriz umbilical ou no ponto médio entre o último arco costal e a crista ilíaca superior e, a circunferência do quadril é medida na altura do trocanter maior. Vale ressaltar que a relação entre a adiposidade abdominal e o risco cardiovascular varia entre diferentes populações, portanto o risco atribuído à circunferência da cintura ou à razão cintura-quadril deve levar em consideração o grupo étnico a que é aplicado.

Circunferência da Cintura

Os parâmetros utilizados no National Cholesterol Education Program Adult Treatment Panel (NCEP- ATP)[16] indicam que existe um risco cardiovascular significativamente maior em homens com circunferência da cintura maior que 94 cm e em mulheres com circunferência da cintura maior que 80 cm, bem como relações cintura-quadril superiores a 0,95 nos homens e superiores a 0,8 nas mulheres. A circunferência da cintura maior que 102 cm nos homens e maior que 88 cm nas mulheres indica um risco acentuadamente aumentado, e requer uma intervenção terapêutica urgente.

Esses limites são muito mais baixos nas populações asiáticas. Tan et al. concluíram que uma circunferência da cintura maior que 90 cm nos homens e maior que 80 cm nas mulheres eram critérios mais apropriados para definir obesidade abdominal nesses grupos étnicos.[17]

Idade de Início da Obesidade

Um IMC elevado durante a adolescência está fortemente associado ao risco de desenvolver comorbidades relacionadas à obesidade na idade adulta, independentemente do IMC adulto.[18] O ganho de peso durante o início da idade adulta (idade 25-40 anos) está associado a um pior prognóstico do que o IMC que aumenta durante a idade adulta.[19]

Pressão Intra-Abdominal

Os achados da cirurgia bariátrica e em modelos animais sugerem que a elevação da pressão intra-abdominal encontrada principalmente nos grandes obesos pode desempenhar um papel na patogênese das comorbidades da obesidade, como as seguintes:[20]

- Pseudotumor cerebral;
- Estase e úlceras circulatórias do membro inferior;
- Dermatite;
- Tromboflebite;
- Esofagite de refluxo;
- Hérnias abdominais;
- Possivelmente, hipertensão e síndrome nefrótica.

OBESIDADE E MORTALIDADE

As consequências adversas da obesidade podem ser atribuídas em parte às comorbidades, mas os resultados de diversos estudos observacionais demonstraram que a obesidade isoladamente está associada a aumento da morbidade e mortalidade cardiovascular e a maior mortalidade por todas as causas.[21-23]

Em geral, estima-se que a obesidade aumenta em 4 vezes a taxa de mortalidade cardiovascular e em 2 vezes a taxa de mortalidade relacionada ao câncer.[5-7] A obesidade é sem dúvida a maior causa evitável de mortalidade relacionada à saúde após o tabagismo.[21]

Para as pessoas com obesidade grave (IMC ≥ 40), a expectativa de vida é reduzida em até 20 anos para os homens e em cerca de 5 anos para as mulheres. A maior redução na expectativa de vida para os homens é relacionada à maior prevalência de obesidade abdominal e à porcentagem de gordura corporal, que é biologicamente mais alta no sexo feminino. O risco de mortalidade prematura é ainda maior nas pessoas obesas que fumam.

Os dados de mortalidade apresentam uma conformação em U ou em J em relação à distribuição de peso.[24] O baixo peso foi associado a um risco elevado de morte em um estudo de populações asiáticas e o IMC elevado também está associado a um risco aumentado de morte, exceto em índios e bengalis.[25]

CONSIDERAÇÕES FINAIS

A obesidade abdominal (circunferência de cintura elevada) está associada ao maior risco de complicações. Além disso, a maioria dos indivíduos com IMC maior que 25 e todas as pessoas com IMC acima de 30 apresentam maior risco de morbidade e mortalidade.

Os fatores que modulam a morbidade e a mortalidade associadas à obesidade incluem os seguintes:

- Idade de início e duração da obesidade;
- Gravidade da obesidade;
- Quantidade de adiposidade abdominal;
- Comorbidades;

- Sexo;
- Pressão intra-abdominal.

REFERÊNCIAS BIBLIOGRÁFICAS

1. Flegal KM, Carroll MD, Kit BK, Ogden CL. Prevalence of obesity and trends in the distribution of body mass index among US adults, 1999-2010. JAMA. 2012 Feb 1. 307(5):491-7.

2. Barsh GS, Farooqi IS, O'Rahilly S. Genetics of body-weight regulation. Nature 2000, 404:644–51.

3. Inge TH, King WC, Jenkins TM, et al. The effect of obesity in adolescence on adult health status. Pediatrics. 2013 Dec. 132(6):1098-104.

4. Li C, Ford ES, Zhao G, Croft JB, Balluz LS, Mokdad AH. Prevalence of self-reported clinically diagnosed sleep apnea according to obesity status in men and women: National Health and Nutrition Examination Survey, 2005-2006. Prev Med. 2010 Jul. 51(1):18-23.

5. Jiao L, Berrington de Gonzalez A, Hartge P, Pfeiffer RM, Park Y, Freedman DM, et al. Body mass index, effect modifiers, and risk of pancreatic cancer: a pooled study of seven prospective cohorts. Cancer Causes Control. 2010 Aug. 21(8):1305-14.

6. Kyrgiou M, Kalliala I, Markozannes G, et al. Adiposity and cancer at major anatomical sites: umbrella review of the literature. BMJ. 2017 Feb 28. 356:j477.

7. Mulcahy N. 'Strong evidence': obesity tied to 11 cancers. Medscape Medical News. 2017 Feb 28.

8. Oreopoulos A, Padwal R, McAlister FA, Ezekowitz J, Sharma AM, Kalantar-Zadeh K, et al. Association between obesity and health-related quality of life in patients with coronary artery disease. Int J Obes (Lond). 2010 Sep. 34(9):1434-41.

9. Galtier-Dereure F, Boegner C, Bringer J. Obesity and pregnancy: complications and cost. Am J Clin Nutr. 2000 May. 71(5 Suppl):1242S-8S.

10. Hackethal V. Obese women may have 25% increased risk for stillbirth. Medscape Medical News. 2014 March 27.

11. Abdullah A, Amin FA, Hanum F, et al. Estimating the risk of type-2 diabetes using obese-years in a contemporary population of the Framingham Study. Glob Health Action. 2016. 9:30421.

12. Adelman RD, Restaino IG, Alon US, Blowey DL. Proteinuria and focal segmental glomerulosclerosis in severely obese adolescents. J Pediatr. 2001 Apr. 138(4):481-5.

13. Kasiske BL, Napier J. Glomerular sclerosis in patients with massive obesity. Am J Nephrol. 1985. 5(1):45-50.

14. Hairston KG, Bryer-Ash M, Norris JM, Haffner S, Bowden DW, Wagenknecht LE. Sleep duration and five-year abdominal fat accumulation in a minority cohort: the IRAS family study. Sleep. 2010 Mar. 33(3):289-95.

15. Spiegel K, Tasali E, Penev P, Van Cauter E. Brief communication: Sleep curtailment in healthy young men is associated with decreased leptin levels, elevated ghrelin levels, and increased hunger and appetite. Ann Intern Med. 2004 Dec 7. 141(11):846-50.

16. Grundy SM, Brewer HB Jr, Cleeman JI, Smith SC Jr, Lenfant C. Definition of metabolic syndrome: Report of the National Heart, Lung, and Blood Institute/American Heart Association conference on scientific issues related to definition. Circulation. 2004 Jan 27. 109(3):433-8.

17. Tan CE, Ma S, Wai D, Chew SK, Tai ES. Can we apply the National Cholesterol Education Program Adult Treatment Panel definition of the metabolic syndrome to Asians? Diabetes Care. 2004 May. 27(5):1182-6.

18. Tirosh A, Shai I, Afek A, Dubnov-Raz G, Ayalon N, Gordon B, et al. Adolescent BMI trajectory and risk of diabetes versus coronary disease. N Engl J Med. 2011 Apr 7. 364(14):1315-25.

19. Montonen J, Boeing H, Schleicher E, Fritsche A, Pischon T. Association of changes in body mass index during earlier adulthood and later adulthood with circulating obesity biomarker concentrations in middle-aged men and women. Diabetologia. 2011 Jul. 54(7):1676-83.

20. Sugerman HJ. Effects of increased intra-abdominal pressure in severe obesity. Surg Clin North Am. 2001 Oct. 81(5):1063-75.

21. Allison DB, Fontaine KR, Manson JE, Stevens J, VanItallie TB. Annual deaths attributable to obesity in the United States. JAMA. 1999 Oct 27. 282(16):1530-8.

22. [Guideline] Expert Panel on the Identification, Evaluation, and Treatment of Overweight Adults. Clinical guidelines on the identification, evaluation, and treatment of overweight and obesity in adults: executive summary. Expert Panel on the Identification, Evaluation, and Treatment of Overweight in Adults. Am J Clin Nutr. 1998 Oct. 68(4):899-917.

23. Bray GA. Health hazards of obesity. Endocrinol Metab Clin North Am. 1996 Dec. 25(4):907-19.

24. Flegal KM, Graubard BI, Williamson DF, Gail MH. Excess deaths associated with underweight, overweight, and obesity. JAMA. 2005 Apr 20. 293(15):1861-7.

25. Zheng W, McLerran DF, Rolland B, Zhang X, Inoue M, Matsuo K, et al. Association between body-mass index and risk of death in more than 1 million Asians. N Engl J Med. 2011 Feb 24. 364(8):719-29.

Irregularidades Menstruais

29

Márcia Gaspar Nunes
Eline Maria Stafuzza Gonçalves

Irregularidade menstrual é uma das queixas mais prevalentes no atendimento ginecológico das adolescentes.

É sempre importante verificar o que a adolescente quer dizer quando se queixa de irregularidade menstrual. Ela pode estar dizendo que seus ciclos não são sempre de 28 dias, ou que sua menstruação não vem sempre na mesma data, ou que o número de dias da duração do sangramento varia de mês para mês, ou que sua menstruação 'saltou' um mês, quando sua menstruação começa no final de um mês e a próxima não se inicia até o início do mês subsequente, ou ainda, de apresentar 'duas menstruações por mês' quando o ciclo menstrual começa no inicio do mês e o próximo ciclo se inicia no fim do mesmo mês. A avaliação da queixa de irregularidade menstrual é facilitada por uma representação gráfica, e as adolescentes devem ser incentivadas a registrar seu calendário menstrual (**Figura 29.1**).

Nas mulheres adultas consideramos os ciclos menstruais como ovulatórios normais aqueles que apresentam intervalos de 21 a 35 dias, duração de até 7 dias e com uma perda de sangue média de 25 a 69 mL.[1] As adolescentes, contudo, podem apresentar ciclos menstruais com ampla variabilidade.

No primeiro ano após a menarca, 50% dos ciclos são anovulatórios. Ainda assim, grande parte das adolescentes apresenta ciclos com intervalos entre 21 a 45 dias (média de 32,2 dias), sendo que apenas 10% apresentam intervalos superiores a 60 dias e 7% têm intervalos inferiores a 20 dias. Por volta do terceiro ano após a menarca, cerca de 60 a 80% dos ciclos menstruais apresentam duração de 21 a 34 dias, tal como é típico nas mulheres adultas.[2]

O percentil 95 para intervalo de ciclo no primeiro ano pós-menarca é de 90 dias, sendo que 4 anos após a menarca o percentil 95 para intervalo de ciclo é de 50 dias. Assim, durante a adolescência observam-se ciclos menstruais com intervalos longos mais frequentemente durante os 3 primeiros anos após a menarca, e a tendência geral é de ciclos mais curtos e regulares com o aumento da idade.

Adolescentes com ciclos menstruais claramente fora do intervalo de 20 a 45 dias devem ser avaliadas para condições patológicas.

	1	2	3	4	5	6	7	8	9	10	11	12	13	14	15	16	17	18	19	20	21	22	23	24	25	26	27	28	29	30	31
Janeiro																													■	■	■
Fevereiro																												■			
Março																															
Abril																															■
Maio																															
Junho																															■
Julho																															
Agosto																															
Setembro																															■
Outubro																															
Novembro																															■
Dezembro																															

Anotar Sangramento Menstrual: ☒
Favor trazer na próxima consulta

Figura 29.1. Calendário menstrual.

CICLOS MENSTRUAIS ANORMAIS

Intervalo prolongado

Apesar de a irregularidade menstrual ser uma queixa frequente, é incomum as adolescentes ficarem sem menstruar por períodos superiores a 90 dias. Gravidez, desordens endócrinas e outras condições médicas podem causar atraso menstrual em adolescentes. A **Tabela 29.1** lista as principais causas de irregularidade menstrual.

Gravidez deverá ser sempre excluída, mesmo se a história sugerir que a paciente não tem vida sexual ativa.

Amenorreia hipotalâmica é a causa mais comum de amenorreia nas adolescentes, seguida pela síndrome dos ovários policísticos (SOP).[3]

A secreção hipotalâmica de GnRH (hormônio liberador de gonadotropina) é em parte mediada pela leptina. Assim, quadros associados a déficit de energia, como os observados nos distúrbios alimentares (como anorexia nervosa) e certas doenças crônicas (como doença celíaca), podem alterar a pulsatilidade da secreção pulsátil de GnRH, com consequente amenorreia hipotalâmica.

A etiologia da síndrome dos ovários policísticos ainda não está esclarecida. A SOP se caracteriza por quadro de anovulação crônica. Evidências apontam para falhas intrínsecas na foliculogênese ovariana, iniciadas em período muito precoce do desenvolvimento folicular. Há um aumento global do número de folículos nos ovários das portadoras de SOP, que podem ser visualizados à ultrassonografia pela presença de microcistos ovarianos. A SOP ainda é responsável por 90% dos casos de hiperandrogenismo nas mulheres. Antes da confirmação diagnóstica, hiperprolactinemia, hiperplasia adrenal congênita e tumores funcionantes devem ser descartados.[4] Obesidade é frequentemente associada a SOP, uma vez que resistência à insulina tem papel na fisiopatologia da doença, levando a alterações no desenvolvimento folicular. A presença de síndrome metabólica é comum nas adolescentes com SOP, promovendo risco aumentado para diabetes e doenças cardiovasculares.[5]

Distúrbios menstruais também podem ser decorrentes de doenças crônicas, como o diabetes mal controlado, e de condições genéticas como a síndrome de Turner e outras formas de disgenesia gonadal.

Fluxo Menstrual Excessivo

Os ciclos menstruais normais geralmente apresentam perda de sangue de 30 mL em média, e a perda crônica superior a 80 mL está associada a anemia. Infelizmente, a queixa de sangramento abundante é das mais difíceis de avaliar objetivamente, uma vez que a maioria das mulheres é incapaz de medir sua perda de sangue.[6] Tentativas de mensurar a perda de sangue menstrual com base no número de absorventes ou tampões utilizados por dia estão sujeitas ao conforto individual, a restrições externas, como limitações durante o período escolar, e até mesmo a variação entre os tipos e marcas dos produtos higiênicos. A maioria dos trabalhos considera normal a troca de 3 a 6 absorventes ao dia. Fluxo menstrual que requer troca de absorventes a cada 1 a 2 horas é considerado excessivo, particularmente quando associado a ciclos com duração superior a 7 dias.[2,6] Deve-se ainda questionar sobre a presença de coágulos durante a menstruação. Quando presentes, indicam que não houve tempo adequado para ação das fibrinolisinas endometriais e, portanto, o sangramento é excessivo.

A possibilidade de sangramento relacionado a complicações da gravidez, como abortamento, gestação ectópica ou gestação molar, deve sempre ser considerada.

Quadros de anovulação crônica pode apresentar-se com ciclos menstruais com intervalos longos seguidos por períodos de sangramento prolongado.

Apesar de a irregularidade menstrual ser muito frequentemente associada a ciclos anovulatórios, devemos nos lembrar de que também pode ser decorrente de problemas hematológicos. Doença de von Willebrand (DvW), deficiências de fatores de coagulação e anormalidades plaquetárias são as causas mais comuns de sangramento na população adolescente. DvW apresenta prevalência de 1% na população geral, e é o distúrbio hematológico mais comum associado ao sangramento menstrual excessivo em adolescentes.[7] A coleta de sangue para avaliação dos distúrbios de coagulação deve ser realizada antes da administração de produtos derivados de sangue ou estrogênio, uma vez que estrogênios podem elevar fator de von Willebrand (VWF) para a faixa de normalidade.

Tabela 29.1. Causas de irregularidade menstrual

Gravidez
Anovulação
• Síndrome dos ovários policísticos
• Disfunção hipotalâmica relacionada ao estresse
• Desordens alimentares (anorexia nervosa e bulimia)
• Amenorreia induzida pelo exercício
• Disfunções tireoidianas
• Hiperplasia adrenal congênita – forma não clássica
• Doença de Cushing
Insuficiência ovariana prematura
Disgenesia gonadal
Doenças crônicas
• Diabetes mellitus descompensado
• Doença inflamatória intestinal (doença de Crohn, retocolite ulcerativa)
• Insuficiência renal
Tumores
• Tumores ovarianos
• Tumores adrenais
• Prolactinomas

Os exames de *screening* para doença de von Willebrand incluem: tempo de sangramento, contagem de plaquetas, tempo de tromboplastina parcial ativado e métodos de filtragem sob alta pressão. Exames específicos para DvW incluem dosagem de VWF, atividade coagulante do FVIII e atividade cofatora da ristocetina. Consulta com hematologista é recomendada.

O uso de medicamentos deve ser sempre investigado, visto que a utilização de hormônios exógenos (contraceptivos combinados ou progestogênio isolado), anticoagulantes e ácido acetilsalicílico pode ser a causa do problema.

Sangramento anormal pode ainda estar associado a processos infecciosos, traumas, pólipos endocervicais ou endometriais e malformações arteriovenosas uterinas. Contudo, menos de 10% da população adolescente apresenta causas estruturais de sangramento.[8]

O manejo do sangramento anormal é determinado pela etiologia e pela severidade do quadro. Hospitalização é necessária para meninas hemodinamicamente instáveis, com baixa concentração de hemoglobina (Hb < 7 mg/dL), ou com anemia sintomática. A necessidade de transfusão de sangue deve ser individualizada com base no hemograma de entrada, na quantidade de sangramento e em outras comorbidades. Depois de descartar outros diagnósticos, o manejo do sangramento uterino anormal não estrutural por disfunção ovulatória é ambulatorial na maioria dos casos, podendo ser realizados terapia hormonal, anti-inflamatórios não hormonais (AINH) e agentes antifibrinolíticos.[9]

Para os sangramentos de intensidade moderada a intensa, a terapia hormonal é geralmente utilizada. A base para a terapia baseia-se no fato de o estrogênio promover rápido crescimento do endométrio e estabilizar as membranas lipossomais. Há uma escassez de ensaios clínicos randomizados para o tratamento do sangramento uterino anormal em adolescentes. No entanto, há uma variedade de regimes hormonais que parecem ser igualmente eficazes. O uso de contraceptivos orais combinados parece ter melhor resposta do que esquemas com progestogênio isolados. Assim, uma opção é o uso de contraceptivos combinados monofásicos na forma tradicional de 1 comprimido por dia. Outro esquema é o uso de contraceptivos combinados (com 30 mcg de etinilestradiol) na dose de 1 pílula, 3 vezes ao dia, até que o sangramento cesse (geralmente dentro de 48 horas), em seguida, redução da dose para 2 vezes por dia, por 5 dias, com nova redução da dose para 1 vez ao dia, até completar 21 dias de terapia hormonal. Uma vez que o ciclo de 21 dias for concluído, as pacientes devem iniciar uma nova cartela e tomar 1 comprimido por dia, no esquema usual. A terapia com altas doses de estrogênio pode causar náuseas e terapia antiemética (ondasetrona) pode ser necessária. Terapia com progestogênio isolado é uma alternativa para as meninas que não tolerem ou que apresentem contraindicação à terapia com estrogênios. Acetato de medroxiprogesterona 10 a 20 mg, 2 vezes ao dia, ou noretindrona, 5 mg, 1 a 2 vezes ao dia e desogestrel, 75 mg ao dia, são opções a serem consideradas. A liberação intrauterina contínua de levonorgestrel por meio de um DIU medicado tem se mostrado eficaz no tratamento dos sangramentos uterinos, mesmo em adolescentes.[9]

Os AINH reduzem a síntese de prostaglandinas (PGE2 e PGF2-alfa) no endométrio, levando a vasoconstrição. O ácido mefenâmico, 500 mg 3 vezes ao dia durante os 3 a 5 primeiros dias da menstruação, reduz o fluxo menstrual em torno de 20%.[10] É comumente prescrito em associação com o ácido tranexâmico. Outros AIHN, como ibuprofeno (400 mg 3 vezes ao dia), piroxicam (20 mg 2 vezes ao dia) e nimesulida (100 mg 2 vezes ao dia), podem ser utilizados.

Os agentes que previnem a degradação da fibrina podem ser utilizados no controle do sangramento. Agem dentro de 2 a 3 horas após a administração. O ácido tranexâmico é utilizado na dose de 1,0 a 1,5 g (divididos em 3 tomadas ao dia), reduzindo o fluxo menstrual em torno de 50%.[9]

REFERÊNCIAS BIBLIOGRÁFICAS

1. Fraser IS, Crichley HO, Munro MG, Broder M. Can we achieve international agreement on terminologies and definitions used to describe abnormalities of menstrual bleeding? Hum Reprod.2007; 22:635-43.

2. ACOG Committee Opinion No. 651. Menstruation in girls and adolescents: using the menstrual cycle as a vital sign. Obstet Gynecol. 2015; 126(6):e143–46.

3. Golden NH, Carlson JL. The pathophysiology of amenorrhea in the adolescent. Ann N Y Acad Sci. 2008;1135:163-78.

4. Witchel SF, Oberfield S, Rosenfeld RL, Codner E, Bonny A, Ibanez L, et al. The diagnosis of polycystic ovary syndrome during adolescence. Horm Res Paediatr. 2015; 83:376-89.

5. Coviello AD, Legro RS, Dunaif A. Adolescent girls with polycystic ovary syndrome have an increased risk of metabolic syndrome associated with increasing androgen levels independent of obesity and insulin resistance. J Clin Endocrinol Metab. 2006; 91(2): 492-97.

6. Warner PE, Critchley HO, Lumsden MA, Campbell-Brown M, Douglas A, Murray GD. Menorrhagia I: measured blood loss, clinical features, and outcome in women with heavy periods: a survey with follow-up data. Am J Obstet Gynecol. 2004; 190:1216-23.

7. Kulp JL, Mwangi CN, Loveless M. Screening for coagulation disorders in adolescents with abnormal uterine bleeding. J Pediatr Adolesc Gynecol. 2008; 21(1):27-30.

8. Slap GB. Menstrual disorders in adolescence. Best Pract Res Clin Obstet Gynecol. 2003; 17(1): 75-92.

9. Mullins TL, Miller RJ, Mullins ES. Evaluation and management of adolescents with abnormal uterine bleeding. Pediatr Ann. 2015; 44(9):218-22.

10. Bonnar j, Sheppard BL. Treatment of menorrhagia during menstruation: randomized controlled trial of ethamsylate, mefenamic acid and tranexamic acid. BMJ 1996; 313:579-82.

Amenorreias Primária e Secundária

30

Márcia Gaspar Nunes
Carla Delascio Lopes

A amenorreia é definida como a falta de menstruação durante o período reprodutivo. Pode-se classificá-la em fisiológica e patológica. A fisiológica é aquela que ocorre em determinados períodos da vida, como a gravidez e a lactação. Já a amenorreia patológica é um sintoma associado a inúmeras condições (temporárias ou permanentes) ligadas aos órgãos que participam do eixo hipotálamo-hipófise-ovário-endométrio e sistema canalicular. De acordo com as características clínicas, podem ser consideradas primárias ou secundárias.

Define-se como amenorreia primária quando não ocorre nenhuma menstruação até a idade de 14 anos, na ausência do desenvolvimento dos caracteres sexuais secundários; ou nenhuma menstruação até a idade de 16 anos, na presença de crescimento e desenvolvimento normais com aparecimento das características sexuais secundárias. Contudo, meninas com quadro de puberdade retardada, ou seja, ausência de desenvolvimento de caracteres sexuais secundários aos 13 anos de idade ou ainda meninas sem nenhuma menstruação aos 15 anos de idade, 2 anos após desenvolvimento mamário (telarca), devem ser investigadas.[1]

Define-se amenorreia secundária a interrupção das menstruações por 3 ciclos em mulheres que já tenham menstruado, ou por 180 dias.[2]

Finalmente, é preciso reconhecer a chamada falsa amenorreia, também conhecida como criptomenorreia ou menstruação oculta. Nessa situação não se comprova o fluxo menstrual, pois processos obstrutivos da genitália impedem sua exteriorização.

A prevalência da amenorreia primária é baixa, variando de 0,3 a 0,5%, enquanto a da amenorreia secundária é de aproximadamente 5%. Mundialmente, não há evidências que indiquem maior incidência em determinado grupo étnico. Contudo, fatores ambientais, nutricionais e comportamentais podem estar relacionados ao seu aparecimento.

Como a amenorreia é apenas um sintoma que pode ser resultado de uma variedade de alterações, temporárias ou permanentes, é obrigatória a investigação clínica para descobrir suas causas. A **Tabela 30.1** lista as principais causas de amenorreia.

CAUSAS HIPOTALÂMICAS

Amenorreia hipotalâmica é a causa mais prevalente de amenorreia na adolescência.[3] O hipotálamo regula a secreção dos hormônios da adeno-hipófise por meio da produção e liberação de hormônios liberadores e inibidores. O hormônio hipotalâmico liberador de gonadotropinas (GnRH) é um decapeptídeo que estimula a síntese e a liberação de LH e FSH pela adeno-hipófise. Anormalidades da função do GnRH podem ser decorrentes de migrações neuronais anormais, defeitos de síntese e liberação desse hormônio ou mutação de seu receptor. Nos últimos anos, a kisspeptina bem como seu receptor foram considerados os principais reguladores do eixo reprodutivo. Estudos fisiológicos e farmacológicos conduzidos em animais e humanos demonstram que a kisspeptina é o mais potente estimulador da secreção de LH dependente de GnRH identificado até o momento.[4] A neurocinina B, peptídeo pertencente à família das taquicinas, foi recentemente reconhecida como principal estimulador da produção de kisspeptina.

Hipogonadismo hipogonadotrófico isolado, anorexia nervosa, alterações psicogênicas, tumores do sistema nervoso central e amenorreia das atletas são causas de amenorreia hipotalâmica.

Hipogonadismo Hipogonadotrófico Isolado

O hipogonadismo hipogonadotrófico isolado (HHI) é definido pela ausência parcial ou completa de desenvolvimento puberal, secundário a um defeito na produção ou na secreção hipotalâmica de GnRH ou pela resistência hipofisária à ação do GnRH. Caracteriza-se por baixas concentrações de estradiol e das gonadotrofinas (LH e FSH). As meninas podem apresentar resposta ausente, parcial ou normal ao estímulo agudo com GnRH, e a dosagem seriada de LH pode revelar ausência de pulsos ou a presença de pulsos de baixa amplitude e frequência. Clinicamente, apresenta-se como amenorreia primária e ausência de desenvolvimento dos caracteres sexuais secundários. O HHI é uma condição rara e geneticamente heterogênea, podendo apresentar transmissão ligada ao X, autossômica dominante e autossômica recessiva.

Tabela 30.1. Causas de amenorreia

Causas fisiológicas		Causas ovarianas
Gravidez Lactação		Agenesia ovariana
		Disgenesia gonadal
		Insuficiência ovariana prematura (genética, autoimune, iatrogênica)
		Síndrome dos ovários policísticos
		Síndrome dos ovários resistentes
		Tumores (epitelial, germinativo)
Causas hipotalâmicas		**Causas caniculares**
Psicogênicas Nutricionais Hipogonadismo hipogonadotrófico isolado Neoplasias (craniofaringiomas, teratomas, germinomas, carcinomas metastáticos) Traumatismos Infecções (tuberculose, sífilis) Doenças infiltrativas (histiocitose, sarcoidose)		Agenesia mülleriana Septos vaginais Hímen imperfurado Sinéquias uterinas Estenoses cervicais e vaginais
Causas hipofisárias		**Outras causas**
Tumores (prolactinomas, craniofaringiomas, adenomas cromófagos e basófilos, tumores metastáticos) Síndrome de Sheehan Síndrome da sela vazia Doenças infiltrativas (histiocitose, hemocromatose, sarcoidose) Defeitos de receptor (FSH, LH, GnRH)		Síndrome de Cushing Hiperplasia adrenal congênita Hipotireoidismo Hipertireoidismo Anomalias do desenvolvimento sexual 46, XY

Em 50-60% dos casos, o HHI encontra-se associado a alterações olfatórias (anosmia ou hiposmia), caracterizando a síndrome de Kallman. A síndrome de Kallman está relacionada à migração neuronal anormal dos neurônios liberadores de GnRH originários da placa olfatória durante o desenvolvimento do hipotálamo fetal.[4] Outros estigmas fenotípicos não reprodutivos podem estar associados a essa síndrome, com frequência variável. Esses estigmas incluem: malformações renais (hipoplasia ou agenesia renal unilateral), malformações craniofaciais (fenda labial e/ou palatina, palato ogival, hipertelorismo ocular), surdez neurossensorial, agenesia dental, anomalias digitais (clinodactilia, sindactilia, campilodactilia) e defeitos neurológicos (ataxia cerebelar, anomalias oculomotoras, sincinesia bimanual). A ressonância magnética pode sugerir a ausência do sulco olfatório no rinencéfalo.

Recentemente foram identificadas várias mutações também associadas ao HHI sem alterações olfatórias (HHI normósmico), porém em menor frequência. Essas mutações associam-se a alterações de síntese e secreção do GnRH, dentre elas mutações no receptor do GnRH, mutações inativadoras da kisspeptina e seu receptor e mutações inativadoras da neurocinina.[4] O fenótipo reprodutivo desses indivíduos varia de hipogonadismo parcial a completo.

Anorexia Nervosa

Transtorno alimentar que ocorre, geralmente, em mulheres jovens, entre 10 e 25 anos, e apresenta relevante distúrbio neuroendócrino no eixo hipotálamo-hipófise-ovariano. Caracteriza-se por redução na ingesta energética, perda de peso, distorção da imagem corporal e resistência ao tratamento para ganho de peso. Existe uma relação direta entre o percentual do tecido adiposo e liberação pulsátil de GnRH, por meio da interação entre a leptina e o neurônio secretor de kisspeptina.[5]

Alterações Psicogênicas

Deficiência na secreção pulsátil de GnRH é a base fisiopatológica da amenorreia hipotalâmica psicogênica. Caracteriza-se por hipoestrogenismo, níveis normais ou baixos de gonadotropinas. Está relacionada a dificuldades de lidar com eventos muito estressantes ou a maior vulnerabilidade pessoal a estresse. A vontade obsessiva de engravidar (pseudociese) é um exemplo desse quadro.[3]

Tumores do Sistema Nervoso Central

Os craniofaringiomas são raros, mas são a causa mais comum de tumor no SNC afetando o funcionamento endócrino. As pacientes podem apresentar cefaleia e diabetes insipidus.[3]

Amenorreia das Atletas

O aumento da atividade física provoca elevação do hormônio liberador de corticotrofinas (CRF), hormônio adrenocorticotrófico (ACTH), cortisol, prolactina (PRL) e endorfinas. Aumento de CRF, PRL e endorfinas leva a alteração da secreção pulsátil do GnRH. Além disso, essas pacientes possuem menor síntese de leptina.

CAUSAS HIPOFISÁRIAS

Tumores de Hipófise

Os tumores representam a principal causa de amenorreia hipofisária. Dentre esses o prolactinoma é o mais frequente, respondendo por 40-70%. A hiperprolactinemia é acentuada, mesmo nos microadenomas (tumores < 10 mm). Os tumores volumosos (macroadenomas) podem provocar cefaleia, perturbações visuais (decorrentes da expansão tumoral em direção ao quiasma óptico) e sinais de hipertensão intracraniana.[3]

Síndrome de Sheehan

É caracterizada por amenorreia, ausência de lactação, perda dos pelos pubianos e axilares. Instala-se após parto ou abortamento, seguido de hemorragia intensa e choque hipovolêmico. Acredita-se que o vasoespasmo das artérias, do sistema porta-hipofisário, comprometa a perfusão da glândula. A sintomatologia depende da extensão da área de isquemia. Os primeiros setores a serem comprometidos são o gonadotrópico e o lactotrópico, responsáveis, respectivamente, pela amenorreia e pela ausência da lactação. Lesões maiores podem comprometer os setores tireotrófico e adrenocorticotrófico, causando hipotireoidismo e insuficiência adrenal.[3]

Hipofisite Linfocitária

Condição rara, caracterizada por extensa infiltração linfocitária da hipófise no período gravídico puerperal.[6] É uma patologia autoimune, que cursa com graus variados de hipopituitarismo.

Defeitos no Receptor LH/FSH

Mutações na subunidade beta do FSH e LH, bem como de seus receptores, têm sido descritas. Quando relacionadas ao FSH, as mulheres portadoras da mutação apresentam-se com puberdade retardada, ausência de telarca e amenorreia primária. Laboratorialmente, tem FSH indetectável e LH elevado. As mulheres com mutação do receptor de LH apresentam amenorreia ou ciclos menstruais com intervalos longos com desenvolvimento puberal normal.

CAUSAS OVARIANAS

O processo de diferenciação sexual se inicia no momento da fertilização, com o estabelecimento do sexo cromossômico e é determinado pela interação de genes, fatores transcricionais, hormônios e receptores hormonais.

Anomalia do Desenvolvimento Sexual 45,X (Síndrome de Turner e Suas Variações)

É definida pela presença de um cromossomo X e deleção total ou parcial do segundo cromossomo sexual em paciente fenoticamente feminino, com uma ou mais características clínicas atribuídas à síndrome.[6] Mais da metade das meninas com síndrome de Turner apresenta mosaicismo cromossômico. Em crianças em idade escolar, os principais achados que levam à suspeita da síndrome são baixa estatura e velocidade de crescimento reduzida, assim como pelo achado de "estigmas turnerianos" (ptose palpebral, implantação baixa de cabelos e orelhas, pescoço alado, tórax em escudo, cúbito e genu valgo, metatarpo curto, linfedema em mãos e pés. Na adolescência o retardo puberal leva ao diagnóstico. Nos casos de mosaicismo podemos ter como queixas principais amenorreia secundária, anovulação e infertilidade.

Anomalias do Desenvolvimento Gonadal (Testicular) 46,XY – Disgenesia Gonadal Completa (Síndrome de Swyer)

A forma completa de disgenesia gonadal (síndrome de Swyer) resulta em desenvolvimento de fenótipo feminino normal, desenvolvimento das estruturas do ducto de Müller (tubas uterinas, útero e terço superior da vagina) devido à falta de produção de hormônio antimülleriano (HAM) e gônadas em fita, que devem ser removidas em função da sua associação com gonadoblastoma. Em geral os pacientes com disgenesia gonadal completa procuram atendimento médico por causa da puberdade retardada.[7]

Anomalias do Desenvolvimento Gonadal (Ovariano) 46,XX – Disgenesia Gonadal Completa

Nos indivíduos 46,XX, o desenvolvimento ovariano pode ser interrompido desde a sua formação, resultando na falta de desenvolvimento de caracteres sexuais secundários e amenorreia primária ou numa redução do número de folículos após o nascimento (podendo se apresentar como amenorreia secundária e insuficiência ovariana prematura). Diversas mutações já foram descritas.

Síndrome dos Ovários Resistentes

Esta síndrome se caracteriza por hipogonadismo hipergonadotrófico, imaturidade sexual e amenorreia primária, sendo resultado da incapacidade de resposta dos ovários à ação das gonadotrofinas, por ausência ou defeito dos receptores de gonadotrofinas ovarianas ou por alterações pós-receptor. Para o diagnóstico de certeza é necessário biópsia de ovário com presença de folículos primordiais.

Síndrome dos Ovários Policísticos

A síndrome dos ovários policísticos (SOP) é caracterizada por anovulação crônica e hiperandrogenismo, traduzidos clinicamente por ciclos irregulares, acne, hisurtismo e infertilidade. Sua etiologia ainda não está esclarecida. Mulheres com SOP apresentam aumento da amplitude e da frequência dos pulsos de LH e concentração de FSH baixa ou normal na fase folicular, promovendo hiperplasia das células tecais ovarianas, com consequente hiperandrogenismo e falhas na foliculogênese ovariana. Os critérios de Rotterdam são utilizados para o diagnóstico da síndrome. Após exclusão de outras causas de anovulação e hiperandrogenismo, a paciente precisa apresentar 2 de 3 critérios: irregularidade menstrual (ciclos intervalos > 35 dias), hiperandrogenismo clínico e/ou laboratorial e alteração ultrassonográfica (ovários com volume > 10 mL e/ou presença de 12 folículos antrais medindo entre 2-9 mm). Devemos ter em mente que esses critérios foram estabelecidos para a mulher adulta.

O diagnóstico da SOP na adolescência é desafiador, uma vez que tanto a irregularidade menstrual quanto a acne são achados comuns. Além disso, o ovário da adolescente apresenta um volume maior do que o da mulher mais velha, e a contagem de folículos antrais fica comprometida na ultrassonografia pélvica. Recentemente, a Associação Americana de Endocrinologia Pediátrica recomendou considerar para o diagnóstico da SOP na adolescência a presença de ciclos menstruais superiores a 45 dias, e considerar ovários com volume > 12 mL para o diagnóstico. O achado de hirsutismo na adolescente é incomum e deve ser considerado um critério maior.[9]

Insuficiência Ovariana Prematura

Manifesta-se clinicamente por amenorreia secundária e níveis elevados de FSH. As causas mais prevalentes são alterações genéticas, doenças autoimunes e iatrogênicas.

Causas Genéticas

Múltiplas alterações no cromossomo X estão associadas à fertilidade e à duração do período reprodutivo. Dois segmentos no braço longo do cromossomo X (Xq) são definidos como contendo lóci para insuficiência ovariana: IOP1 e IOP2. Mutações em IOP2 causam disfunção ovariana em idade precoce, entre os 16 e os 21 anos.[8]

Ooforite Autoimune

É responsável por 20-30% dos casos de insuficiência ovariana prematura. Associação com outras doenças autoimunes ocorre em 30-50% dos casos, sendo a mais comum a tireoidite de Hashimoto (85%). Pode ocorrer também associação com doença de Graves, doença de Addison (10 a 20%), síndrome poliglandular autoimune 1 e 2, hipoparatireoidismo, diabetes melitus, miastenia grave, lúpus e artrite reumatoide.

Causas Iatrogênicas

Os agentes químicos como o clorambucil, usado para artrite reumatoide, os quimioterápicos, principalmente os usados em linfomas de Hodgkin e não Hodgkin, leucemias e osteossarcoma, especialmente a fosfamida, o metotrexate, a adriamicina e a cisplatina, são os responsáveis quando as causas são iatrogênicas.

CAUSAS CANALICULARES

A diferenciação sexual envolve uma cascata de genes que atuam desde o desenvolvimento da gônada até a diferenciação dos genitais internos e externos nas primeiras semanas de vida intrauterina. No feto feminino os ductos de Müller se diferenciam nas tubas uterinas, no útero e na porção superior da vagina.

Agenesia Mülleriana

Agenesia do útero e parte superior da vagina. Como a patologia é restrita aos ductos de Müller, também conhecidos como ductos paramesonéfricos, os ovários são normais e funcionam normalmente, promovendo o desenvolvimento dos caracteres sexuais secundários (mamas com desenvolvimento normal e presença de pelos pubianos). Deve-se estar atento para anomalias do trato urinário (rim pélvico, rim em ferradura, agenesia renal unilateral e anomalias ureterais), que podem estar presentes em 25% dos casos.[10]

Outras Anormalidades Müllerianas

Hímen imperfurado, septos vaginais transversos e agenesia do colo do útero são outras anomalias müllerianas. Esses casos se apresentam como criptomenorreia ou falsa amenorreia. O quadro clínico cursa com dor pélvica causada pelo acúmulo de sangue na vagina (hematocolpo), no útero (hematometra), nas tubas (hematossalpinge) e na cavidade pélvica (hematoperitônio).

Anomalia do Desenvolvimento Sexual 46,XY – Anomalias na Ação dos Androgênios

O gene do receptor androgênico está localizado no cromossomo X, na região Xq11-q12. A presença de mutações nesse gene determina a síndrome de insensibilidade aos androgênios.

As pacientes portadoras da forma completa se apresentam com genitália externa feminina normal, com ausência ou rarefação de pelos pubianos, vagina em fundo cego e ausência de útero. Na puberdade ocorre desenvolvimento das mamas devido à aromatização periférica da testosterona.[11] O risco de tumores da células germinativas nessas pacientes é de 5%.

OUTRAS CAUSAS

Hiperplasia Adrenal Congênita

Hiperplasia adrenal congênita (HAC) é o termo utilizado para um grupo de defeitos genéticos, com herança autossômica recessiva, causados por defeitos em qualquer uma das cinco vias enzimáticas que levam à síntese de cortisol, a partir do colesterol (17-alfa-hidroxilase, 20,22-desmolase, 3-beta-ol-hidroxiesteroidedesidrogenase, 21-hidroxilase e 11 beta-hidroxilase). O defeito mais comum é a deficiência de 21-hidroxilase. Na sua forma clássica a criança nasce com ambiguidade sexual. Na sua forma tardia, ou não clássica, as manifestações são menos acentuadas e muitas vezes é indistinguível da SOP.[12]

Hipotireoidismo

No hipotireoidismo primário há aumento do hormônio liberador da tireotrofina (TSH), que é um dos fatores na liberação da prolactina. Com a elevação da prolactina há consequente elevação dos níveis de dopamina e, como consequência, alteração da pulsatilidade do GnRH, o que pode causar amenorreia.

DIAGNÓSTICO

A história clínica detalhada é fundamental para elucidação diagnóstica. Deve-se investigar: o início e a duração da amenorreia; o desenvolvimento puberal e o crescimento; a presença de sintomas e doenças associadas; afastar a possibilidade de gravidez; avaliar queixas de acne, hirsutismo e outros sinais de hiperandrogenismo; avaliar a presença de distúrbios alimentares; avaliar atividade física intensa; histórico de ganho ou perda de peso; existência de anomalias físicas ou genéticas semelhantes na família; avaliar o perfil emocional da paciente; presença de sintomas neurológicos (cefaleia, distúrbios visuais); uso de medicamentos; quimioterapia, radioterapia e cirurgias prévias.

No exame físico é importante verificar peso, altura, envergadura e exame clínico geral. No exame ginecológico, observar o desenvolvimento mamário e o desenvolvimento e a distribuição dos pelos pubianos; presença de galactorreia; sinais de hiperandrogenismo; avaliar presença de ambiguidade sexual; e observar a profundidade do canal vaginal, a presença de colo e corpo uterinos.

Exames Subsidiários

O primeiro passo consiste em dosar FSH, TSH e prolactina.

Hiperprolactinemia responde por um terço dos casos de amenorreia. Nos casos de hiperprolactinemia é necessário afastar neoplasias hipofisárias por meio de ressonância magnética.

Após afastar hiperprolactinemia e os distúrbios da tireoide, a amenorreia pode ser dividida em hipogonadotrófica (FSH baixo ou normal) e hipergonadotrófica (FSH elevado). Na presença de FSH < 5 indica-se ressonância nuclear magnética para afastar anormalidades estruturais do SNC. Quando FSH > 20 indica-se cariótipo.

Outras dosagens hormonais podem ser solicitadas com base no quadro clínico. Quando a amenorreia é acompanhada de manifestações clínicas de hiperandrogenismo, as determinações de testosterona total, globulina ligadora de hormônios sexuais (SHBG) para estimativa de testosterona livre, sulfato de de-hidroepiandrosterona (SDHEA) e 17-alfa-hidroxiprogesterona devem ser verificadas. Teste de estímulo com hormônio corticotrófico (ACTH) pode ser realizado para confirmar diagnóstico de hiperplasia adrenal congênita.

Histerossalpingografia e vídeo-histeroscopia são indicadas quando se suspeita de sinéquias uterinas.

TRATAMENTO

Quando a causa da amenorreia é anatômica, o tratamento geralmente é cirúrgico. Assim, nos casos de defeitos do sistema de drenagem do fluxo menstrual (criptomenorreia), o tratamento deve ser a correção cirúrgica do trajeto: himenotomia, ressecção de septo vaginal transverso, lise de aderências vaginais ou desobstrução do canal cervical.

Nos casos de agenesia mülleriana pode-se realizar a neovagina, por técnicas tanto cruentas como não cruentas.

Na síndrome de insensibilidade aos androgênios a conduta consiste na retirada das gônadas após o desenvolvimento dos caracteres sexuais secundários. Após a cirurgia procede-se à reposição hormonal. Como a vagina dessas pacientes é curta, recomenda-se dilatação vaginal com moldes.

Nas sinéquias uterinas o tratamento é a dilatação cervical com lise das sinéquias por vídeo-histeroscopia e colocação de DIU.

Na anovulação crônica, caso a paciente deseje gravidez, recomenda-se indução da ovulação. Caso contrário, pode-se empregar hormonoterapia.

Nos casos de hipogonadismo hipergonadotrófico (disgenesia gonadal) e hipogonadotrófico (HHI) a terapia hormonal visa garantir o desenvolvimento completo da puberdade, promover o crescimento, manter um padrão menstrual e garantir aquisição de massa óssea. Após o diagnóstico o estrogênio deve ser iniciado entre os 12-13 anos. Pode ser realizado por via oral ou transdérmica. Inicia-se com baixas doses de estradiol (0,3 mg ou 5 µg/kg peso por via oral), um oitavo de um sistema transdérmico de 25 µg. As doses de estrogênio são aumentadas gradualmente, 0,3 mg ou 1/8 de patch a cada 6 meses durante 2-3 anos, até atingir uma dose de 2 mg de estradiol (ou 10 µg/kg) ao dia. A adição de progestogênios deve ser feita 2 anos após o início do tratamento com estrogênios ou logo após o primeiro sangramento de privação.[13] Os níveis de lipídios, glicemia e enzimas hepáticas devem ser avaliados antes de se iniciar o tratamento. Monitorização da evolução do estadiamento puberal, do crescimento, da idade óssea deve ser realizada a cada 6 meses.

Nas disgenesias gonadais com presença de cromossomo Y impõe-se a exérese das gônadas.

Quando o hipogonadismo for hipergonadotrófico com alguma atividade ovariana, como em mosaicos da síndrome de Turner, é fundamental avaliar a reserva ovariana por meio da dosagem do hormônio antimülleriano (AMH). Valores AMH abaixo de 1 ng/mL apresentam mau prognóstico para indução de ovulação e deve-se recomendar doação de óvulos. Jovens com algum grau de reserva ovariana hoje podem optar por criopreservar seus oócitos ou tecido ovariano, para futura maturação *in vitro* ou *in vivo* e fecundação ou futuro reimplante, respectivamente.

No hipogonadismo hipogonadotrófico isolado ovulação e gravidez podem ser obtidas com injeções de gonadotrofinas em bomba de infusão.

Nos casos de amenorreia relacionada aos exercícios, a readequação da atividade física e do peso corporal pode levar à normalização dos fluxos menstruais.

Na hiperprolactinemia empregam-se drogas dopaminérgicas como a cabergolina.

Nos casos de amenorreia de origem tireoidiana e de suprarrenal recomenda-se o tratamento específico para a correção da disfunção.

Finalmente, apoio psicológico é fundamental para o êxito do tratamento.

REFERÊNCIAS BIBLIOGRÁFICAS

1. ACOG Committee Opinion No. 651. Menstruation in girls and adolescents: using the menstrual cycle as a vital sign. Obstet Gynecol. 2015; 126(6):e143–6.

2. Speroff L, Fritz MA. Amenorrhea. In: Speroff L, Fritz MA, editors. Clinical Gynecology Endocrinology and Infertility. 7th ed. Philadelphia: Lippincott, 2005. pp.401-63.

3. Golden NH, Carlson JL. The pathophysiology of amenorrhea in the adolescent. Ann N Y Acad Sci.2008;1135:163-78.

4. Boehm U, Bouloux PM, Dattani MT, de Roux N, Dodé C, Dunkel I, et al. Expert consensus document: European consensus statement on congenital hypogonadotropic hypogonadism – pathogenesis, diagnosis and treatment. Nat Rev Endocrinol. 2015; 11(9): 547-64.

5. Fasseto SS, Bitencourt GO. Aspectos da leptina na anorexia nervosa: possíveis efeitos benéficos no tratamento da hiperatividade. Rev Nutr.2009; 22(5): 739-45.

6. Guimarães MM, Guerra CTG, Alves STF, et al. Intercorrências clínicas na síndrome de Turner. Arq. Bras. Endocrinol Metab. 2001; 45(4): 331-38.

7. Lipay MVN, Bianca B, Verreschi ITN. Disgenesias gonadais e tumores: aspectos genéticos e clínicos. Arq Bras Endocrinol Metab. 2005; 49(1):60-70.

8. Filho PA, Silva ID, Verreschi IT. O espectro da falência ovariana ligada ao cromossomo X. Arq Bras Endocrinol Metab. 2001; 45(4): 339-42.

9. Witchel SF, Oberfield S, Rosenfeld RL, Codner E, Bonny A, Ibanez L, et al. The diagnosis of polycystic ovary syndrome during adolescence. Horm Res Paediatr. 2015; 83:376-89.

10. Bagnoli VR, Fonseca AM, Halbe HW, Guerra DM, Arie MH, Miranda SD, et al. Estudo retrospectivo de 227 pacientes com amenorreia primária. Rev Bras Ginecol Obstet. 1992; 3(3): 111-16.

11. Melo KFS, Mendonça BB, Billerbeck AE, Costa EMf, Latronico AC, Arnhold IJP. Síndrome de insensibilidade aos androgênios: análise clínica, hormonal e molecular de 33 casos. Arq Bras Endocrinol Metab. 2005; 49(1):87-97.

12. White PC, Speiser PW. Congenital adrenal hyperplasia due to 21-hidroxylase deficiency. Endocr Rev. 1987; 21(3):245-91.

13. MacGillivray MH. Induction of puberty in hipogonadal children. J Pediatr Endocrinol Metab. 2004; 17(4):1277-87.

Dismenorreia

31

Bianca Rodrigues de Godoy Lundberg
Marina Giorgi Manin

INTRODUÇÃO

A dismenorreia, termo de origem grega para "menstruação difícil, alterada", é a queixa ginecológica mais frequente nos serviços de saúde, entre as mulheres de idade fértil. Tem como principal sintoma a dor pélvica durante ou na proximidade da menstruação, mas o termo abrange dores em outras localidades e também sintomas sistêmicos. Por ser tão comum, no entanto, a dismenorreia pode ser entendida pela adolescente e seus familiares como algo inerente ao período menstrual; como consequência, nem todos os casos são causa de procura ao profissional de saúde (em geral somente os mais graves), levando a paciente a recorrer a métodos caseiros e automedicação, o que pode atrasar diagnósticos de causas orgânicas. Uma grande parte das adolescentes dismenorreicas desconhece a existência de tratamentos efetivos para a dismenorreia.

Esta desordem é grande causa de faltas escolares e ao trabalho, dificuldades no sono e em atividades físicas e sociais. Pode ser classificada em primária, quando não existe patologia pélvica e secundária, quando a patologia é presente. Na prática clínica, a dismenorreia primária é a mais comum entre as adolescentes.

ETIOLOGIA E FISIOPATOLOGIA

A maturação do eixo hipotalâmico-hipofisário-gonadal pode acontecer em período variável para cada adolescente após a menarca, sendo em média 1 a 3 anos depois da primeira menstruação, podendo se estender a até 5 anos em algumas jovens. A dismenorreia primária não se apresenta enquanto não existam ciclos ovulatórios na vida da paciente. A partir do estabelecimento desses ciclos, a prevalência da desordem pode chegar a porcentagens variáveis entre 40 a 70%, chegando até a 90% em alguns estudos. Quando isso ocorre, 88% das queixas são relatadas nos primeiros 2 anos após a menarca. Alguns fatores de risco são relacionados com o problema, incluindo tabagismo, menarca abaixo de 12 anos de idade, ciclos mais longos, fluxos mais intensos, entre outros.

Após a queda da progesterona que antecede a ovulação, são liberados no organismo ácidos graxos – em especial o ácido araquidônico. O ácido araquidônico livre pode ser metabolizado pela via ácido graxo ciclo-oxigenase, da qual existem duas formas, COX- 1 e COX-2, que iniciam a biossíntese das prostaglandinas e tromboxanos; pode também ser metabolizado por meio de lipoxigenases, que iniciam a síntese dos leucotrienos, entre outros compostos. A resposta inflamatória gerada por tais substâncias é responsável pelos sintomas locais e sistêmicos da dismenorreia.

Dentre as prostaglandinas, a PGF2α é conhecida atualmente como a mais importante nessa questão, seguida da PGE2 (proeminente em todas as respostas inflamatórias). A PGF2α induz as contrações do miométrio, com vasoconstrição e isquemia, diretamente ligadas aos sintomas locais. Na circulação sistêmica, as prostaglandinas são responsáveis por queixas como diarreia, náuseas e vômitos, cefaleia, tontura e fadiga. Estudos já comprovaram que a administração exógena de prostaglandina causa os mesmos sintomas da dismenorreia; pacientes dismenorreicas possuem mais prostaglandinas no tecido uterino, que são liberadas em momento coincidente com a queixa. Além disso, a inibição dos sintomas pode ser conseguida por meio de inibidores das prostaglandinas.

Em relação aos leucotrienos, seus receptores estão presentes no tecido uterino, com correlação comprovada entre leucotrienos C4 e D4 e a gravidade da desordem. Além disso, a substância vasopressina também aumenta a contratilidade uterina e a vasoconstrição, participando do mecanismo da dor.

MANIFESTAÇÕES CLÍNICAS

A característica típica da dismenorreia primária é a dor (cólica, espasmo, "aperto") nos quadrantes inferiores do abdome; podem estar associados náusea, vômito, diarreia, cefaleia, tontura, fadiga, dores em região lombar, região glútea e face anteromedial das coxas. As queixas podem começar alguns dias antes da menstruação e durar em média 1 a 3 dias durante a menstruação.

Não existem alterações no exame físico que possam colaborar com o diagnóstico de dismenorreia primária; exames laboratoriais e de imagem também se encontram normais. Deve-se dar atenção ao impacto na vida diária da paciente (habilidade para frequentar escola e/ou trabalho), que, juntamente com o relato de queixas locais e/ou sistêmicas e do uso de medidas para analgesia, nos auxilia a determinar a gravidade da doença. Muitas adolescentes apresentam sofrimento psíquico decorrente da dismenorreia e da alteração de seus hábitos rotineiros; é dever do profissional de saúde não desmerecer e acolher as queixas psicológicas das pacientes.

DIAGNÓSTICO

Fundamentalmente clínico, baseando-se em uma anamnese, exame físico geral e ginecológico. Na anamnese deve-se questionar a idade da menarca, duração dos ciclos, intervalo, calendário menstrual, duração das cólicas, presença de náusea, vômito, diarreia, duração da menstruação, dor nas costas, cefaleia, tontura, sintomas incapacitantes, histórico sobre o uso de medicações, atividade sexual atual, tipo de método contraceptivo, doença inflamatória pélvica e histórico de doenças sexualmente transmissíveis (algumas adolescentes que tiveram doença inflamatória pélvica desenvolvem aderências, que podem resultar em dor durante o período menstrual). Se a hipótese principal for de dismenorreia primária, enfatiza-se a dor do tipo cólica em hipogástrio, que surge e desaparece durante o período menstrual e inicia-se nos primeiros meses ou anos após a menarca, em concomitância com ciclos ovulatórios.

O exame físico deve ser completo em todas as adolescentes, acrescido do exame ginecológico nas pacientes não virgens. Nas jovens que não tiveram sexarca com história típica de dismenorreia primaria fica descartada a sua obrigatoriedade; caso haja indícios de origem secundária, o exame deve ser realizado.

As causas de dismenorreia secundária devem ser afastadas por exames complementares quando houver indícios ou após falha de tratamento: hemograma completo e prova inflamatória para descartar doenças inflamatórias; urina tipo 1 e urocultura na existência de queixas urinárias; sorologias para doenças sexualmente transmissíveis, teste de gravidez, cultura de secreção vaginal, ultrassonografia pélvica/transvaginal e ressonância nuclear magnética. A laparoscopia é necessária para diagnóstico de certeza em endometriose e é indicada em caso de dores crônicas.

DIAGNÓSTICO DIFERENCIAL

Em pacientes com dor refratária ao tratamento ou com período prolongado, devem ser consideradas as causas secundárias de dismenorreia. Assim, as principais hipóteses são:

- Causas ginecológicas:
  - Endometriose;
  - Doença inflamatória pélvica;
  - Cistos e neoplasia do trato genital;
  - Dispositivo intrauterino (DIU);
  - Malformações anatômicas;
  - Aderências pélvicas;
  - Complicações da gestação;
  - Infecções do trato genital.
- Causas não ginecológicas:
  - **Acometimentos gastrointestinais:** doença inflamatória intestinal; síndrome do cólon irritável, constipação e intolerância à lactose;
  - **Dores musculoesqueléticas;**
  - **Problemas geniturinários** (cistite, obstrução uretral, calculose renal);
  - **Distúrbios psicogênicos** (histórico de abuso, trauma, depressão).

Endometriose

A endometriose é uma doença crônica, inflamatória, estrogenodependente, que ocorre durante o período reprodutivo da vida da mulher, caracterizando-se pela presença de tecido endometrial, glândula e/ou estroma, fora da cavidade uterina. Esta condição não é incomum em adolescentes e se caracteriza como a principal hipótese diagnóstica nas jovens com dor pélvica crônica. Um estudo demonstrou que a endometriose foi encontrada em 19% a 73% das adolescentes submetidas à laparoscopia diagnóstica após queixa de dor crônica e em 50% a 70% das jovens não responsivas ao tratamento convencional de dismenorreia. Os sintomas incluem: dor pélvica crônica cíclica e acíclica, dispareunia, ciclos irregulares, dor retal, náusea, constipação, diarreia, disúria e urgência miccional. O diagnóstico precoce e o tratamento retardam a progressão da doença e diminuem os efeitos adversos em longo prazo, como: dor crônica, endometriomas e infertilidade.

TRATAMENTO

O tratamento da dismenorreia é baseado na intensidade e nas limitações que a dor pode ocasionar. Muitas vezes, apenas com orientações e medidas de suporte a paciente já apresenta melhora dos sintomas. Os medicamentos mais utilizados são os anti-inflamatórios não hormonais (AINH) e os contraceptivos orais.

AINH

Os anti-inflamatórios são recomendados por inibirem a produção de prostaglandinas no endométrio; 80% dos quadros de dismenorreia podem ser resolvidos apenas com a utilização dessa classe de medicamentos. Os AINH devem ser iniciados no primeiro dia da menstruação e até 2 dias após.

Em alguns casos com sintomas mais graves a medicação deve ser iniciada 2 dias antes do início do ciclo menstrual. Também é recomendado o uso de inibidores seletivos da ciclo-oxigenase 2 (COX-2), que têm menor efeito colateral e reduzem o fluxo menstrual em 30 a 50%. Os mais utilizados são: meloxicam, celecoxibe, rofecoxibe e outros. Dentre os AINH não seletivos para a COX-2, preferem-se os que têm maior ação analgésica e menos efeitos colaterais, como ácido mefenâmico, piroxicam, ibuprofeno, naproxeno e outros. Vale ressaltar que o ácido mefenâmico (da classe fenamato) apresenta uma particularidade ao inibir a síntese de prostaglandinas e competir pelo sítio de ligação dos receptores de prostaglandinas. Após uma revisão sistemática realizada pela Cochrane 2015, os AINH pareceram ser muito eficazes para o tratamento da dismenorreia, porém as mulheres devem estar cientes de que existe um risco substancial de efeitos adversos. Não há evidências suficientes para apontar qual é o AINH mais seguro e mais eficaz para o tratamento da dismenorreia, ficando a critério clínico a melhor escolha para o paciente (**Tabela 31.1**).

Terapia Hormonal

Os anticoncepcionais orais combinados (ACO) estão indicados para adolescentes que não apresentaram melhora após o uso do AINH ou que possuem alguma contraindicação aos mesmos; são considerados tratamento de primeira escolha para jovens com vida sexualmente ativa. O mecanismo se baseia na supressão da ovulação e na redução da proliferação endometrial, diminuindo com isso os níveis de produção de prostaglandinas. Alguns estudos demonstram uma melhora da dor após o uso de ACO em baixas doses (35 mcg de etinilestradiol ou menos) e vale ressaltar que até o momento não foi realizado nenhum ensaio clínico comparando o uso de anticoncepcional hormonal com AINH.

Métodos contraceptivos hormonais contínuos com supressão dos ciclos menstruais podem ser uma alternativa, assim como contraceptivos de longa duração: dispositivo intrauterino de levonorgestrel, implante intradérmico e acetato de medroxiprogesterona injetável.

Outras

Outras possibilidades terapêuticas têm sido empregadas, como a utilização de medicamentos antiespasmódicos, prescrição de magnésio, vitaminas B6, B1 e E. No entanto, nenhuma dessas modalidades está respaldada por estudos clínicos que comprovem sua eficácia. O exercício físico é considerado um alívio para o desconforto menstrual pelo aumento da vasodilatação; se realizado de maneira regular e moderada, alivia a dor. Medidas gerais como bolsa de água quente, banho morno e massagens relaxantes também podem amenizar a dor.

TÓPICOS IMPORTANTES

- A dismenorreia é a principal queixa ginecológica de pacientes em vida fértil.
- A forma primária não apresenta patologia pélvica.
- Realizar anamnese abrangente sobre história clínica, menstrual e sexual.
- O exame físico deve ser completo, incluindo exame pélvico.
- O diagnóstico é fundamentalmente clínico, mas o profissional deve ficar atento para sinais de alarme para dismenorreia secundária.
- Os anti-inflamatórios são a primeira linha de tratamento para dismenorreia.

Tabela 31.1. Tratamento medicamentoso da dismenorreia (AINH)

Grupo	Medicamento	Posologia
Ácidos propiônicos	Naproxeno sódico (Flanax®)	550 mg, depois 275 mg a cada 6/8h
	Ibuprofeno (Advil®, Motrin®, Alivium®)	400 mg a cada 4/6h
Oxicans	Piroxicam (Feldene®, Inframene®)	20 mg/dia
Fenamatos	Ácido mefenâmico (Ponstan®)	500 mg, depois 250 mg a cada 6/8h
Inibidores seletivos da COX-2	Celecoxibe (Celebra®)	400 mg, depois 200 mg 12/12h

BIBLIOGRAFIA

1. Acqua RD, Bendlin T. Dismenorréia. Femina, 2015 dez; 43(6): 273-6.

2. Andersch B, Milsom I. An epidemiologic study of young women and dysmenorrhea. Am J Obstet Gynecol 1982; 144 (6): 655-60.

3. Borges PC, Ramos JFD, Depes DB, Yatabe S, Damião RS, Reginaldo, Lopes RG, Umberto Gazi Lippi UG. Dismenorreia e endométrio. Femina 2007 dez; 35(12): 789-95.

4. Braverman PK. Dysmenorhea and premenstrual disorders. In: Neinstein LS, Gordon CN, Katzman DK, et al. Adolescent Health Care - A Practical Guide. 6th ed. Philadelphia: Lippincott Williams & Wilkins, 2016. pp.405-11.

5. Budoff PW. Use of mefenamic acid in the treatment of primary dysmenorrhea. JAMA 1979; 241:2713.

6. Chapron C, Lafay-Pillet MC, Monceau E, et al. Questioning patients about their adolescent history can identify markers associated with deep infiltrating endometriosis. Fertil Steril 2011; 95(3):877-81.

7. Federação Brasileira das Associações de Ginecologia e Obstetrícia. Projeto Diretrizes da Associação Médica Brasileira, São Paulo, SP, Brasil. Dismenorreia primária: tratamento. Rev Assoc Med Bras [Internet]. 2013 Oct [citado 2017 Mar 19]; 59(5): 413-419. Disponível em: http://www.scielo.br/scielo.php?script=sci_arttext&pid=S0104-42302013000500004&lng=en. http://dx.doi.org/10.1016/j.ramb.2012.05.001.

8. Harel Z. Dysmenorrhea in adolescents and young adults: etiology and management. J Pediatr Adolesc Gynecol 2006; 19(6): 363-71.

9. Johnson J. Level of knowledge among adolescent girls regarding effective treatment for dysmenorrhea. J Adolesc Health 1988; 9: 398-402.

10. Marjoribanks J, Ayeleke RO, Farquhar C, Proctor M. Nonsteroidal anti-inflammatory drugs for dysmenorrhea. Cochrane Database of Systematic Reviews 2015,Issue 7. Art. No.: CD001751. DOI: 10.1002/14651858.CD001751.pub3.

11. Smith RP. Primary dysmenorrhea and the adolescent patient. Adolesc Pediatr Gynecol 1988; 1:23.

Tensão Pré-Menstrual

32

José Maria Soares Júnior
Isabel Cristina Esposito Sopreso
Edmund Chada Baracat

INTRODUÇÃO

Durante o período reprodutivo, muitas mulheres se queixam de sintomas frequentes antes do período menstrual, denominado tensão pré-menstrual (TPM), que desaparecem, em geral, após o catamênio.[1-4] Essas manifestações estão relacionadas com a fase secretora do ciclo menstrual, quando há níveis elevados de progesterona. Contudo, os mecanismos envolvidos ainda não são totalmente conhecidos. Por essa razão e também por envolver vários sintomas, desde físicos até emocionais, alguns investigadores preferem o nome de síndrome pré-menstrual.[1-4]

A TPM é constituída por um conjunto de sintomas físicos, comportamentais ou psíquicos, de intensidades variáveis, que surgem alguns dias antes do período menstrual (7 a 10 dias antes), repercutindo na qualidade de vida das mulheres durante o período reprodutivo, e que desaparece após a menopausa.[3] A forma mais intensa e grave da TPM é a síndrome disfórica, que é considerada um transtorno psiquiátrico.[4-6]

EPIDEMIOLOGIA

Sua prevalência exata não é totalmente conhecida na população mundial, visto que os sintomas podem ser múltiplos e sua intensidade varia individualmente, dependendo muito do estado psíquico. Se considerarmos o período reprodutivo, aproximadamente 90% das mulheres já foram afetadas pelos sintomas da TPM em algum momento de suas vidas.[5-9] Acredita-se que a prevalência na população feminina seja entre 20% e 40%. Contudo, os graus extremos são raros, acometendo menos de 10% das mulheres e menos de 50% destas podem preencher os critérios para síndrome disfórica.[5-8]

A incidência da TPM durante a adolescência é alta, pois estudos mostram que as manifestações moderadas a graves podem ocorrer entre 14% e 88% nessa faixa etária.[10-12] Além disso, mulheres na transição menopáusica também podem ter maior frequência e sintomas mais intensos do que as mulheres mais jovens.[13]

Salienta-se que a obesidade e o tabagismo são os maiores fatores relacionados com a TPM. As mulheres com índice de massa corpórea acima de 30 têm quase três vezes maior probabilidade de manifestar de TPM do que as mulheres não obesas. As tabagistas são duas vezes mais propensas a ter sintomas mais graves de PMS do que o resto da população.[9-12]

FISIOPATOLOGIA

A etiologia da TPM ainda é desconhecida,[14] mas é considerada afecção relacionada aos hormônios ligados ao eixo hipotálamo-hipófise-ovário, pois surgem e desaparecem, respectivamente, após a ovulação e a ooforectomia ou menopausa. Ademais, são infrequentes em mulheres com anovulação crônica.[15-17] Acredita-se que flutuações anormais dos esteroides ovarianos podem influenciar neurotransmissores e outros hormônios, determinando a sintomatologia da TPM. Assim, os principais hormônios que poderiam ter suas anomalias em sua ação seriam o estrogênio e a progesterona.

A progesterona e seus metabólitos atuariam na TPM por interferência no sistema GABAérgico, maior efeito inibitório do sistema nervoso central. Há dados sugerindo que decréscimo na concentração sérica de progesterona seria suficiente para interferir com o sistema GABA para manifestar os sintomas da TPM. Em geral, esse sistema está muito relacionado a crises de agitação, ansiedade e nervosismo, bem como casos mais intensos de TPM.[18]

A progesterona ainda agiria na concentração de prostaglandinas, que podem produzir alguns sintomas álgicos e de retenção hídrica na TPM.[19] Em conjunto com o estrogênio, a progesterona também interfere com os neutrotransmissores catecolaminérgicos, o que pode levar a alterações do sono e outras afecções emocionais.[20]

Em muitos estudos, os níveis de estrogênio e progesterona das mulheres com TPM não diferem muito dos de outras mulheres. Por isso, muitos investigadores acreditam que essa síndrome seria uma resposta exacerbada aos hormônios ovarianos.[21-23] Outros sugerem que as respostas anormais ou as alterações na sequência gênica dos receptores de estrogênio poderiam estar relacionadas com a sintomatologia da TPM.[24]

Há investigadores que advogam que os esteroides sexuais junto com a prolactina, poderiam estimular o sistema renina-angiotensina-aldosterona, o que pode aumentar a retenção hídrica, o que justificaria os sintomas físicos, bem como da mastalgia.[25,26] Acreditam também que um desequilíbrio nas prostaglandinas, principalmente da E1, poderia ainda ser responsável pelo acúmulo de radicais livres e processo inflamatório local, o que pode justificar a mastalgia nessas mulheres. A ministração de ácidos graxos essenciais, por dieta equilibrada ou suplementação, pode amenizar a dor.

As endorfinas têm efeito marcante sobre o humor e o comportamento e as oscilações de seus níveis dependem dos estados de fadiga, depressão, bem-estar, euforia, irritabilidade, ansiedade, atitudes agressivas, modificações de apetite, distúrbios do sono, sudorese e inquietação. Atuam ainda como inibidores periféricos das prostaglandinas, reduzindo a atividade da musculatura lisa, o que poderia explicar a constipação intestinal e a distensão abdominal.[27]

Há outra hipótese para TPM como distúrbio no sistema serotoninérgico. Nesse caso, as mulheres com sintomas pré-menstruais teriam níveis menores de serotonina. Além disso, muitos sintomas melhoram muito com os inibidores seletivos da recaptação de serotonina (ISRS).[28] Além dessa indolamina, o incremento da concentração sérica de melatonina pode levar a sintomas depressivos e à redução da libido, por interferência no sistema doparminérgico.[29] Assim, a redução da atividade da serotonina e a elevação da melatonina ocupam também lugar relevante no determinismo da ansiedade, do nervosismo e da depressão, bem como nos distúrbios do sono.[29] Esses hormônios também participam de manifestações mais intensas, como a síndrome disfórica, bem como na cefaleia pré-menstrual.[30,31]

A participação de baixos teores de vitaminas A, E e B6 (piridoxina), bem como o envolvimento de zinco, cobre, magnésio e cálcio, já foi investigada.[32] Essas substâncias regulam a produção dos neurotransmissores e a regulação sanguínea para o tecido nervoso. Em geral, a suplementação vitamínica, por si, não é superior ao tratamento farmacológico dessa síndrome. Contudo, a administração de cálcio, magnésio e vitamina B6 em mulheres com TPM tem tido bons resultados.[32,33]

Aceita-se, então, que a SPM seja afecção psiconeuroendócrina complexa em que os fatores psicológicos têm grande influência. Os dados de grande estudo longitudinal por Bertone-Johnson et al.[8] mostram que o abuso (emocional, sexual ou físico) durante a infância e a adolescência pode determinar maior sintomatologia da TPM na idade adulta durante o período reprodutivo.

DIAGNÓSTICO

A manifestação clínica da TPM é bastante diversificada, podendo, geralmente, surgir até 10 dias antes da menstruação. Desaparece quase sempre repentinamente, ao se instalar o fluxo catamenial. A intensidade pode variar muito individualmente, bem como de ciclo para ciclo, ou seja, desde exuberante em um até inexistente em outro.[34] Não há um sintoma que seja patognomônico da TPM.

O diagnóstico da TPM é eminentemente clínico, baseado no período de aparecimento dos sintomas e em sua intensidade, bem como na sua interferência sobre a qualidade de vida, a convivência familiar e a atividade profissional. Os exames clínicos geral e ginecológico, mesmo quando feitos no período dos sintomas, são muito pouco expressivos.[1,34] Não há exame subsidiário que comprove a TPM. Na **Figura 32.1**, estão resumidos os principais sintomas da TPM.

Deve-se ainda citar que o estado emocional influencia a TPM, tanto na sua instalação como a sua persistência e intensidade.[34] O prognóstico, em geral, é bom, mas a síndrome disfórica pode ser de mais difícil tratamento.[35]

Segundo a Associação Americana de Psiquiatria, para que a mulher apresente esse quadro, deve ter pelo menos cinco dos seguintes 11 sintomas na maioria dos ciclos menstruais do último ano:[35-39]

a. Humor deprimido, falta de perspectivas ou pensamentos autodepreciativos;

b. Ansiedade ou tensão exacerbada;

c. Labilidade emocional (p. ex.: tristeza acentuada ou maior sensibilidade à rejeição);

d. Irritabilidade acentuada e persistente, ou problemas de relacionamento pessoal;

e. Perda do interesse em atividades habituais (trabalho, escola, amigos e lazer);

f. Dificuldade de concentração;

g. Letargia, fadiga ou perda de energia;

h. Alterações do apetite, com alimentação excessiva ou fissura por certos alimentos;

Emocionais	Cognitivos	Comportamentais	Outros neuropsíquicos	Decorrentes da retenção hídrica
Astenia Ansiedade Irritabilidade Depressão Melancolia	Dificuldade de concentração intelectual Indecisão	Alteração do apetite Transtornos do sono Modificação dos hábitos sexuais Isolamento social Agressividade Tentativa de suicídio	Cefaleia Fogachos Crises epileptiformes Fadiga	Ganho de peso Aumento do volume mamário Oligúria Dor pélvica Mastalgia Obstipação Dor em membros inferiores

Figura 32.1. Sintomas da TPM. (Adaptado de Nunes et al.[1])

i. Hipersonia ou insônia;
j. Sensação de perda do autocontrole;
k. Outros sintomas físicos, como hipersensibilidade ou aumento de volume das mamas, cefaleia, dores musculares ou articulares, sensação de "empachamento" ou ganho de peso.

Os distúrbios psicológicos e psiquiátricos, como depressão e ansiedade, são diagnósticos diferenciais que podem acompanhar a TPM. Alguns investigadores sugerem também excluir efeitos adversos de fármacos, distúrbios endócrinos, doenças da mama, doenças ginecológicas, distúrbios gastrointestinais, fadiga crônica e disestresse (estresse excessivo e contínuo), bem como distúrbios neurológicos que possam ter sintomas semelhantes aos da TPM. Por essa razão, o consenso ISPMD[35] considera quatro "variantes" da TPM que fogem do conceito clássico:

1. Exacerbação pré-menstrual de um distúrbio preexistente, como diabetes, depressão, epilepsia, asma e enxaqueca;
2. Distúrbio pré-menstrual sem ovulação. Esta variante é pouco conhecida e questionada. Alguns investigadores consideram a atividade folicular responsável pelos sintomas;
3. Distúrbio pré-menstrual induzido por progestagênio pelo uso de terapia estroprogestagênica ou apenas progestagênica;
4. Distúrbio pré-menstrual na ausência de menstruação, que inclui mulheres submetidas a histerectomia e ablação endometrial, bem como o uso de dispositivo intrauterino liberador de levonorgestrel, levando a amenorreia.[40]

TRATAMENTO

Não Farmacológico

Não há tratamento específico para TPM, pois ainda não conhecemos a causa exata. Em geral, a conduta deve ser individualizada. A última diretriz do Real Colégio de Obstetrícia e Ginecologia sugere usar o algoritmo mostrado na **Figura 32.2**. Entretanto, por essa diretriz, os sintomas relacionados com retenção hídrica não são amenizados com diuréticos, o que difere do que outros investigadores recomendam para o tratamento.[14] Além disso, há pacientes que têm a síndrome disfórica e não melhoram com os tratamentos convencionais. A diretriz sugere como última escolha o tratamento cirúrgico. Todavia, este deve ser o último caso e é necessária avaliação multidisciplinar para avaliar outros distúrbios que possam similar a tensão pré-menstrual ou piora com a essa síndrome.

O primeiro passo é a conduta não medicamentosa, recomendando atividade física, principalmente para as mulheres sedentárias e mudanças de hábitos de vida: etilismo, tabagismo, excesso de cafeína e controle do estresse.[14] Salienta-se que mulheres submetidas a exercícios físicos acentuados e extenuantes podem referir piora dos sintomas da TPM.[41] Recomenda-se ainda a psicoterapia de apoio nas mulheres com tensão pré-menstrual e acompanhamento com psiquiatra nos casos disfóricos ou refratários ao tratamento convencional.

A prática de exercícios físicos aeróbicos e regulares, que liberam as tensões emocionais e ativam o sistema de endorfinas, deve ser estimulada. A partir da observação de que a atividade da melatonina pode ser modulada por estímulos luminosos, há quem proponha, como medida terapêutica

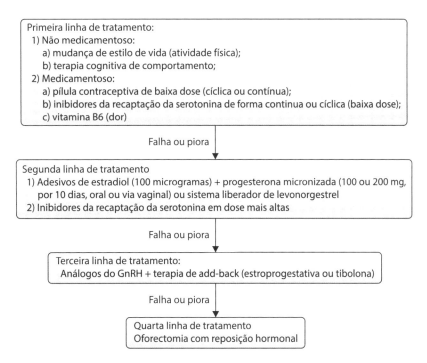

Figura 32.2. Algoritmo de tratamento sugerido pelo diretriz do Royal College of Obstetricians and Gynaecologists. (Adaptado de Green et al.[14])

auxiliar, o encurtamento do sono na fase lútea, pois a permanência de mais tempo na claridade desativaria a enzima conversora 5-hidroxi-indolmetiltransferase, determinando, com isso, maior quantidade de serotonina e menor de melatonina e melhorando os quadros depressivos.[41]

A acupuntura, a fisioterapia e a Yoga podem auxiliar no tratamento das pacientes com sintomas álgicos da TPM, porém a qualidade das evidências mostra que isoladamente esses métodos têm poucos efeitos na TPM.[42-44]

Farmacológico

Como se trata de um distúrbio do ciclo ovulatório, a inibição da ovulação pode ser a primeira escolha de tratamento medicamentoso. Para isso, podem ser usados os anticoncepcionais hormonais combinados, principalmente nos esquemas de 24 comprimidos com 4 dias de pausa ou nos esquemas estendidos ou contínuos.[45,46] Em geral, esses contraceptivos orais são de dose baixa. Outra opção é o emprego de progestagênio, como desogestrel, continuamente.[47] Alternativamente, pode-se empregar por via não oral contraceptivos combinados: injetável, anel vaginal, adesivo transdérmico. Além disso, há o implante subcutâneo com etonorgestrel, que também pode ser usado.[48]

O acetato de medroxiprogesterona injetável não é recomendado, pois seus possíveis efeitos colaterais, como retenção hídrica, aumento de peso e sintomas depressivos, podem inviabilizar o seu emprego em longo prazo.[49] O DIU com liberação do levonorgestrel pode, no início, melhorar os sintomas (primeiros meses, pois 30% das mulheres têm anovulação no primeiro ano), mas, posteriormente, com a atrofia endometrial e a redução dos níveis circulatórios desse progestogênio, muitas mulheres podem referir o retorno dos sintomas da TPM.[50]

Os inibidores seletivos da recaptação de serotonina (ISRS) são medicamentos que podem também ser empregados como primeira linha de tratamento. Esses fármacos aumentam a disponibilidade da serotonina pelo neurônio pós-sináptico, possibilitando a redução dos sintomas psíquicos, emocionais e psíquicos da mulher. Vários estudos clínicos randomizados mostram a eficácia desses fármacos na TPM.[51-54] Foram avaliadas as mulheres durante a fase lútea do ciclo menstrual, levando-se em conta os seguintes sintomas:

- Tensão;
- Irritabilidade;
- Labilidade emocional;
- Inchaço;
- Sensibilidade mamária;
- Cefaleia.

As mulheres que receberam fluoxetina 20 mg ou fluoxetina 60 mg tiveram melhora significativa na redução dos sintomas desde o primeiro ciclo de tratamento.[54]

Outros ISRS são paroxetina (20 a 60 mg ao dia), citalopram (20 a 40 mg ao dia) e sertralina (50 mg ao dia),

substâncias que, em metanálise,[55] mostraram ser muito efetivas nos sintomas da TPM, tanto que alguns investigadores sugerem que deveriam ser a primeira linha de tratamento na TPM, incluindo a síndrome disfórica, continuamente ou durante a fase lútea.[55] Contudo, recomenda-se iniciar com as doses mais baixas, pois as maiores têm mais efeitos colaterais.[55] Caso não ocorra melhora, pode-se aumentar a dose. Deve-se ter cuidado com associação com outros fármacos. Não devem ser associados com os inibidores da MAO, como fenelzina, iproniazida, isocarboxazida, harmalina, nialamida, pargilina, moclobemida, selegilina, toloxatona, tranilcipromina e outros. A associação pode resultar em efeitos colaterais que comprometem o sistema cardiovascular.

Quando os sintomas predominantes forem de ansiedade e sem melhora com os ISRS, pode-se empregar o alprazolam (0,25 a 0,50 mg, 3 vezes ao dia) durante a fase lútea.[56] Esse fármaco é análogo triazólico 1,4-benzodiazepínico que se liga com alta afinidade ao complexo receptor GABA-benzodiazepina.[57] É preciso ter cuidado com a interrupção do medicamento, devido ao efeito rebote, e não se deve usá-lo quando a paciente deseja engravidar, pois há relatos de malformações congênitas a partir de seu emprego.[58] Outros fármacos desse grupo são lorazepam, midazolam, diazepam, clomazepam, bromazepam etc. Recomenda-se o acompanhamento das pacientes sob uso desses medicamentos também com o psiquiatra.

A piridoxina (vitamina B_6), na dose de 100 a 600 mg ao dia, pode auxiliar no tratamento da TPM. Esta substância é cofator na biossíntese de dopamina e de serotonina a partir do triptofano. Atua ainda na regulação da produção da MAO. Há trabalhos mostrando que essa vitamina pode auxiliar no tratamento de distúrbios psíquicos, como álgicos decorrentes da TPM.[32,59] Outras vitaminas, como a vitamina E (200 mg ao dia), podem ser auxiliares no controle da mastalgia. A suplementação de carbonato de cálcio (200 a 600 mg ao dia) associado ao magnésio (100 mg ao dia), na segunda fase do ciclo, também auxilia na redução dos sintomas. Outra substância que pode ser empregada é o ácido gamalinolênico, que pode ter bons resultados na mastalgia.[32,60]

A enxaqueca menstrual isoladamente pode ser tratada com anti-inflamatórios não hormonais: derivados do ácido arilpropiônico (cetoprofeno, ibuprofeno, naproxeno e nimesulida) e do ácido enólico (meloxicam e piroxicam). Deve-se iniciar a medicação 1 semana antes do dia em que habitualmente surge a dor até o 2º ou o 3º dia do fluxo menstrual. Recomenda-se à paciente utilizar método de anticoncepção durante esse esquema de tratamento com anti-inflamatórios. Contudo, o seu uso a longo prazo torna-se inviável devido aos efeitos colaterais, como dano renal e disfunção endotelial.[61]

Os sintomas físicos relacionados com a retenção hídrica podem ser tratados com diuréticos.[62] Salienta-se que a espirolactona (50 a 100 mg ao dia) apresenta os melhores resultados. Contudo, algumas mulheres podem referir mastalgia com o uso da espirolactona, o que pode restringir o tratamento com esse fármaco. O emprego da drosperinona em forma de pílula teria bons efeitos na retenção hídrica e melhora da TPM. Contudo, alguns investigadores não a colocam como opção no tratamento da TPM.[63]

Nos casos mais graves e refratários ao tratamento convencional, pode-se bloquear o efeito hipotalâmico-hipofisário-ovariano com análogos de GnRH e instituir terapia de *add-back* para reduzir perda de massa óssea.[64] Isso pode produzir melhora. Contudo, os sintomas podem reaparecer após o término do tratamento. Há investigadores que sugerem, nos casos disfóricos e mais difíceis de tratamento, a castração cirúrgica como última alternativa. Contudo, isso compromete a vida reprodutiva da mulher e há também consequências devido ao estado de hipoestrogenismo que se instala posteriormente.[65] Essa é uma conduta muito restrita e não deve ser empregada de rotina.

CONSIDERAÇÕES FINAIS

Não há tratamento específico para TPM, mas anticoncepcionais hormonais de baixa dose e os inibidores seletivos da recaptação de serotonina podem amenizar os sintomas e melhorar a qualidade de vida das mulheres. Salienta-se que psicoterapia e o tratamento não medicamento são importantes para o tratamento a longo prazo da TPM.

REFERÊNCIAS BIBLIOGRÁFICAS

1. Nunes MG; Soares-Junior J M; Baracat EC. Síndrome pré-menstrual. In: Prado, Ramos e Valle. (Orgs.). Atualização terapêutica Diagnóstico e tratamento. 25ª ed.São Paulo: Artes Médicas, 2014, v. 1 pp. 476-9.
2. Dean BB, Borenstein JE, Knight K, Yonkers K. Evaluating the criteria used for identification of PMS. J Womens Health (Larchmt) 2006;15(5):546-55.
3. Douglas S. Premenstrual syndrome. Evidence-based treatment in family practice. Can Fam Physician 2002;48:1789-97.
4. Halbreich U, O'Brien PM, Eriksson E, Bäckström T, Yonkers KA, Freeman EW. Are there differential symptom profiles that improve in response to different pharmacological treatments of premenstrual syndrome/premenstrual dysphoric disorder? CNS Drugs 2006;20(7):523-47.
5. Emans SJ, Laufer MR, Goldstein DP. Premenstrual syndrome. Pediatric and Adolescent Gynecology. 5th ed. Philadelphia, PA: Lippincott-Raven, 2005. pp. 461-7.
6. Gehlert S, Chang CH, Hartlage S. Symptom patterns of premenstrual dysphoric disorder as defined in the Diagnostic and Statistical Manual of Mental Disorders-IV. J Womens Health 1999; 8(1):75-85.
7. Rossignol AM, Bonnlander H. Prevalence and severity of the premenstrual syndrome. Effects of foods and beverages that are sweet or high in sugar content. J Reprod Med 1991; 36(2):131-6.
8. Bertone-Johnson ER, Whitcomb BW, Missmer SA, Manson JE, Hankinson SE, Rich-Edwards JW. Early life emotional, physical, and sexual abuse and the development of premenstrual syndrome: a longitudinal study. J Womens Health (Larchmt) 2014; 23(9):729-39.
9. Bertone-Johnson ER, Hankinson SE, Johnson SR, Manson JE. Cigarette smoking and the development of premenstrual syndrome. Am J Epidemiol 2008; 168(8):938-45.
10. Braverman PK. Premenstrual syndrome and premenstrual dysphoric disorder. J Pediatr Adolesc Gynecol 2007; 20(1):3-12.
11. Deuster PA, Adera T, South-Paul J. Biological, social, and behavioral factors associated with premenstrual syndrome. Arch Fam Med 1999; 8(2):122-8.

12. Masho SW, Adera T, South-Paul J. Obesity as a risk factor for premenstrual syndrome. J Psychosom Obstet Gynaecol 2005; 26(1):33-9.
13. Cleckner-Smith CS, Doughty AS, Grossman JA. Premenstrual symptoms. Prevalence and severity in an adolescent sample. J Adolesc Health 1998; 22(5):403-8.
14. Green LJ, O´Brien PMS, Panay N, Craig M. Management of Premenstrual Syndrome: Green-top Guideline No. 48. BJOG 2017 Feb;124(3):e73-e105.
15. Imai A, Ichigo S, Matsunami K, Takagi H. Premenstrual syndrome: management and pathophysiology. Clin Exp Obstet Gynecol 2015;42(2):123-8.
16. Hall E, Steiner M. Psychiatric symptoms and disorders associated with reproductive cyclicity in women: advances in screening tools. Women's Health (Lond) 2015;11(3):397-415.
17. Almeida OP, Marsh K, Flicker L, Hickey M, Sim M, Ford A. Depressive symptoms in midlife: the role of reproductive stage. Menopause 2016;23(6):669-75.
18. Yonkers KA, O'Brien PM, Eriksson E. Premenstrual syndrome. Lancet 2008;371(9619):1200-10.
19. Lovick TA, Guapo VG, Anselmo-Franci JA, Loureiro CM, Faleiros MC, Del Ben CM, Brandão ML. A specific profile of luteal phase progesterone is associated with the development of premenstrual symptoms. Psychoneuroendocrinology 2017;75:83-90.
20. Shechter A, Lespérance P, Ng Ying Kin NM, Boivin DB. Nocturnal polysomnographic sleep across the menstrual cycle in premenstrual dysphoric disorder. Sleep Med 2012;13(8):1071-8.
21. De Bondt T, Smeets D, Pullens P, Van Hecke W, Jacquemyn Y, Parizel PM. Stability of resting state networks in the female brain during hormonal changes and their relation to premenstrual symptoms. Brain Res 2015;1624:275-85.
22. De Bondt T, Smeets D, Pullens P, Van Hecke W, Jacquemyn Y, Parizel PM. Stability of resting state networks in the female brain during hormonal changes and their relation to premenstrual symptoms. Brain Res 2015 Oct 22;1624:275-85.
23. Bakhshani NM, Hosseinbor M, Shahraki Z, Sakhavar N. Premenstrual syndrome symptomatology among married women of fertile age based on methods of contraception (hormonal versus non-hormonal methods of contraception). Glob J Health Sci 2013;6(2):105-11.
24. Pakharenko L. Effect of estrogen receptor gene ESR1 polymorphism on development of premenstrual syndrome. Georgian Med News 2014;(235):37-41.
25. Marinov B, Andreeva A, Pandurska A. Mastodynia. Premenstrual syndrome. Akush Ginekol (Sofiia) 2014;53(6):36-40.
26. Aydin Y, Atis A, Kaleli S, Uludağ S, Goker N. Cabergoline versus bromocriptine for symptomatic treatment of premenstrual mastalgia: a randomised, open-label study. Eur J Obstet Gynecol Reprod Biol 2010;150(2):203-6.
27. Meczekalski B, Warenik-Szymankiewicz A. Beta-endorphin--physiologic role and menstrual cycle disorders. Ginekol Pol 1995;66(10):586-95.
28. Maharaj S, Trevino K. A comprehensive review of treatment options for premenstrual syndrome and premenstrual dysphoric disorder. J Psychiatr Pract 2015;21(5):334-50.
29. Kim DR, Czarkowski KA, Epperson CN. The relationship between bipolar disorder, seasonality, and premenstrual symptoms. Curr Psychiatry Rep 2011;13(6):500-3.
30. Allais G, Chiarle G, Bergandi F, Benedetto C. Migraine in perimenopausal women. Neurol Sci 2015;36 Suppl 1:79-83.
31. Epperson CN, Hantsoo LV. Making strides to simplify diagnosis of premenstrual dysphoric disorder. Am J Psychiatry 2017;174(1):6-7.
32. Whelan AM, Jurgens TM, Naylor H. Herbs, vitamins and minerals in the treatment of premenstrual syndrome: a systematic review. Can J Clin Pharmacol 2009;16(3):e407-29.
33. Kwan I, Onwude JL. Premenstrual syndrome. BMJ Clin Evid 2007;2007. pii: 0806.

34. Reid RL. Premenstrual Syndrome. In: De Groot LJ, Chrousos G, Dungan K, Feingold KR, Grossman A, Hershman JM, Koch C, Korbonits M, McLachlan R, New M, Purnell J, Rebar R, Singer F, Vinik A, editors. Endotext [Internet]. South Dartmouth (MA): MDText.com, Inc.; 2000-2014 June 30.

35. Ismaili E, Walsh S, O'Brien PM, Bäckström T, Brown C, Dennerstein L, Eriksson E, Freeman EW, Ismail KM, Panay N, Pearlstein T, Rapkin A, Steiner M, Studd J, Sundström-Paromma I, Endicott J, Epperson CN, Halbreich U, Reid R, Rubinow D, Schmidt P, Yonkers K; Consensus Group of the International Society for Premenstrual Disorders. Fourth consensus of the International Society for Premenstrual Disorders (ISPMD): auditable standards for diagnosis and management of premenstrual disorder. Arch Women's Ment Health 2016;19(6):953-8.

36. Yamada K. Premenstrual Dysphoric Disorder (PMDD). Seishin Shinkeigaku Zasshi 2015;117(4):292-8.

37. Weibel S, Bertschy G. Mixed depression and DSM-5: A critical review. Encephale 2016;42(1):90-8.

38. Bosman RC, Jung SE, Miloserdov K, Schoevers RA, aan het Rot M. Daily symptom ratings for studying premenstrual dysphoric disorder: A review. J Affect Disord 2016;189:43-53.

39. Padhy SK, Sarkar S, Beherre PB, Rathi R, Panigrahi M, Patil PS. Relationship of premenstrual syndrome and premenstrual dysphoric disorder with major depression: relevance to clinical practice. Indian J Psychol Med 2015;37(2):159-64.

40. O'Brien PM, Bäckström T, Brown C, Dennerstein L, Endicott J, Epperson CN, Eriksson E, Freeman E, Halbreich U, Ismail KM, Panay N, Pearlstein T, Rapkin A, Reid R, Schmidt P, Steiner M, Studd J, Yonkers K. Towards a consensus on diagnostic criteria, measurement and trial design of the premenstrual disorders: the ISPMD Montreal consensus. Arch Womens Ment Health 2011;14(1):13-21.

41. Orio F, Muscogiuri G, Ascione A, Marciano F, Volpe A, La Sala G, Savastano S, Colao A, Palomba S. Effects of physical exercise on the female reproductive system. Minerva Endocrinol 2013;38(3):305-19.

42. Habek D, Habek JC, Barbir A. Using acupuncture to treat premenstrual syndrome. Arch Gynecol Obstet 2002;267(1):23-6.

43. Gao HM, Gao X, Ma BX, Li LM. Electroacupuncture treats premenstrual syndrome based on neuroscience principles. Taiwan J Obstet Gynecol 2016;55(1):147.

44. Wu WL, Lin TY, Chu IH, Liang JM. The acute effects of yoga on cognitive measures for women with premenstrual syndrome. J Altern Complement Med 2015;21(6):364-9.

45. Coffee AL, Sulak PJ, Kuehl TJ. Long-term assessment of symptomatology and satisfaction of an extended oral contraceptive regimen. Contraception 2007;75(6):444-9.

46. Svojanovská K. The efficiency of oral contraception containing drospirenone in treating symptoms of premenstrual syndrome or premenstrual dysphoric disorder in gyneacology practice. Ceska Gynekol 2010;75(5):474-80.

47. Georgantopoulou C, Field S. Treatment of premenstrual syndrome with the desogestrel-only pill (Cerazette) in an adolescent girl. J Pediatr Adolesc Gynecol 2009;22(3):e1-3.

48. Tassorelli C, Greco R, Allena M, Terreno E, Nappi RE. Transdermal hormonal therapy in perimenstrual migraine: why, when and how? Curr Pain Headache Rep 2012;16(5):467-73.

49. Paul C, Skegg DC, Williams S. Depot medroxyprogesterone acetate. Patterns of use and reasons for discontinuation. Contraception 1997 Oct;56(4):209-14.

50. Appiani FJ, Carroll BT. Levonorgestrel intrauterine device (IUD) exacerbation of PMS symptoms. Ann Clin Psychiatry 2014;26(2):146-7.

51. Yonkers KA, Kornstein SG, Gueorguieva R, Merry B, Van Steenburgh K, Altemus M. Symptom-onset dosing of sertraline for the treatment of premenstrual dysphoric disorder: a randomized clinical trial. JAMA Psychiatry 2015;72(10):1037-44.

52. Steiner M, Ravindran AV, LeMelledo JM, Carter D, Huang JO, Anonychuk AM, Simpson SD. Luteal phase administration of paroxetine for the treatment of premenstrual dysphoric disorder: a randomized, double-blind, placebo-controlled trial in Canadian women. J Clin Psychiatry 2008;69(6):991-8.

53. Wu KY, Liu CY, Hsiao MC. Six-month paroxetine treatment of premenstrual dysphoric disorder: continuous versus intermittent treatment protocols. Psychiatry Clin Neurosci 2008;62(1):109-14.

54. Steiner M Romano SJ, Babcock S, Dillon J, Shuler C, Berger C, Carter D, Reid R, Stewart D, Steinberg S, Judge R. The efficacy of fluoxetine in improving physical symptoms associated with premenstrual dysphoric disorder. BJOG 2001;108(5):462-8.

55. Marjoribanks J, Brown J, O'Brien PM, Wyatt K. Selective serotonin reuptake inhibitors for premenstrual syndrome. Cochrane Database Syst Rev 2013 7;(6):CD001396.

56. Maharaj S, Trevino K. A comprehensive review of treatment options for premenstrual syndrome and premenstrual dysphoric disorder. J Psychiatr Pract 2015;21(5):334-50.

57. Costa E. From GABA A receptor diversity emerges a unified vision of GABAergic inhibition. Annu Rev Pharmacol Toxicol 1998;38:321-50.

58. Iqbal MM, Sobhan T, Ryals T. Effects of commonly used benzodiazepines on the fetus, the neonate, and the nursing infant. Psychiatr Serv 2002; 53(1):39-49.

59. Macdougall M. Poor-quality studies suggest that vitamin B6 use is beneficial in premenstrual syndrome. West J Med 2000;172(4):245.

60. Cerin A, Collins A, Landgren BM, Eneroth P. Hormonal and biochemical profiles of premenstrual syndrome. Treatment with essential fatty acids. Acta Obstet Gynecol Scand 1993;72(5):337-43.

61. Markowitz GS, Bomback AS, Perazella MA. Drug-induced glomerular disease: direct cellular injury. Clin J Am Soc Nephrol 2015;10(7):1291-9.

62. Douglas S. Premenstrual syndrome. Evidence-based treatment in family practice. Can Fam Physician 2002;48:1789-97.

63. Breech LL, Braverman PK. Safety, efficacy, actions, and patient acceptability of drospirenone/ethinyl estradiol contraceptive pills in the treatment of premenstrual dysphoric disorder. Int J Womens Health 2010;1:85-95.

64. Wyatt KM, Dimmock PW, Ismail KM, Jones PW, O'Brien PM. The effectiveness of GnRHa with and without 'add-back' therapy in treating premenstrual syndrome: a meta analysis. BJOG 2004;111(6):585-93.

65. Nevatte T, O'Brien PM, Bäckström T, Brown C, Dennerstein L, Endicott J, Epperson CN, Eriksson E, Freeman EW, Halbreich U, Ismail K, Panay N, Pearlstein T, Rapkin A, Reid R, Rubinow D, Schmidt P, Steiner M, Studd J, Sundström-Poromaa I, Yonkers K; Consensus Group of the International Society for Premenstrual Disorders. ISPMD consensus on the management of premenstrual disorders. Arch Womens Ment Health 2013;16(4):279-91.

Leucorreias

33

Márcia Gaspar Nunes
Eline Maria Stafuzza Gonçalves

INTRODUÇÃO

Corrimento vaginal é uma das queixas mais frequentes entre as mulheres, porém não é uma expressão exclusiva de processo infeccioso vaginal. Pode também indicar alteração inflamatória, variação hormonal, trauma e variações de microbiota. O conteúdo vaginal considerado normal é produzido diariamente com propósito de lubrificação e proteção. É translúcido ou branco e sem odor. É composto de transudatos da mucosa vaginal, secreções advindas do canal endocervical, além de uma microbiota variável, que diverge segundo a fase do desenvolvimento biológico feminino, fases do ciclo menstrual, hábitos de higiene e atividade sexual. Neste capítulo ficaremos restritos aos corrimentos da adolescente e não citaremos as peculiaridades da paciente pré-pubere e da pós-menopausa.

A avaliação da secreção vaginal na adolescente deve incluir a obtenção da história dos sintomas (prurido, odor, quantidade), outras doenças como diabetes ou infecção pelo vírus da imunodeficiência humana (HIV), utilização recente de medicações como antibióticos de largo espectro ou pílulas anticoncepcionais, episódios similares prévios de sintomas vulvovaginais e tratamentos. A paciente deve ser questionada sobre relações sexuais recentes, pois a falha no tratamento pode ocorrer em razão de um contato não tratado. Deve-se atentar que podem coexistir várias infecções.

A adolescente pode apresentar sintomas por semanas ou meses antes de buscar ajuda em virtude de ansiedade e medo do exame físico, culpa ou trauma por abuso sexual anterior ou de um exame físico mal dirigido. É sempre importante explicar a ela o exame físico em detalhes antes de realizá-lo, incluindo raspados vaginais e exame especular (se indicado).

A avaliação da adolescente geralmente inclui inspeção vulvar, preparações úmidas de secreção vaginal, pH e exames para doenças sexualmente transmissíveis (DST), se indicados. O exame especular na maioria das vezes é omitido nas adolescentes mais jovens, virgens e com secreção mucoide e/ou esbranquiçada. Amostras para preparações úmidas podem ser obtidas por *swab* ou alça para raspagem inseridos cuidadosamente através da abertura himenal. Nas pacientes sexualmente ativas são recomendadas outras estratégias para o diagnóstico. Exame especular com observação da quantidade, coloração e textura da secreção e obtenção de amostra de secreção vaginal, pH e exames endocervicais para *N. gonorrhoeae* e *C. trachomatis*. Sintomas não são suficientes para diferenciar entre as várias etiologias, apesar de ausência de prurido tornar a candidíase menos provável e a falta de percepção de odor tornar a vaginose bacteriana menos provável. Os sintomas de dor abdominal e dispareunia devem levar à realização de um exame pélvico mais detalhado para avaliação quanto a doença inflamatória pélvica (DIP).

A inspeção da vulva geralmente é útil para o diagnóstico de vulvovaginite. Hiperemia, edema e pápulas vermelhas satélites são características de vulvovaginite por *Candida sp*. Fissuras e escoriações são observadas em infecções subagudas ou crônicas. Placas cutâneas escamosas e vermelhas sugerem psoríase. Vesículas ou pequenas úlceras são características de vulvite herpética. Cervicite gonocócica sintomática e doença inflamatória pélvica podem ser acompanhadas por secreção cinzenta ou amarelo-esverdeada proveniente da vagina e da uretra.

A aparência da secreção fornece indício ao diagnóstico. Secreção grossa e grumosa é típica da *Candida sp*; secreção amarelo-esverdeada, espumante ou bolhosa, por vezes de odor fétido, sugere *Trichomonas vaginalis*.

A presença de ectopia cervical é comum nas adolescentes. Caracteriza-se pela presença de epitélio colunar na ectocérvice. Assim, a coleta de material cervical associada a sangramento não indica infecção. Grandes ectrópios podem ser responsáveis por secreções vaginais abundantes ou persistentes mesmo na ausência de infecção. A ectopia cervical está associada a idade (adolescentes e adultos jovens), uso de anticoncepcional oral, tabagismo e infecção por *Chlamydia trachomatis*.

O tratamento enfoca a causa específica. Orientações quanto a higiene e vestuário devem ser fornecidas em todos os casos. Em nosso serviço fornecemos por escrito as orientações da **Tabela 33.1**. Quando for detectada uma DST, o médico deve avaliar a paciente para outras infecções, incluindo pesquisa sorológica. Deve ser frisado aconselhamento com relação a prevenção, sexo seguro e uso de métodos de barreira.

Parte II • Principais Afecções na Adolescência

Tabela 33.1. Orientações de vestuário e higiene

Orientações para Evitar Corrimentos
Não compartilhe roupas e toalhas com outras pessoas.
Utilize absorventes externos somente no período menstrual. Troque-os com regularidade (mais ou menos a cada 4 horas).
Não utilize protetores diários.
Utilize roupa íntima com o fundo de algodão. Evite sempre que puder os tecidos sintéticos.
Troque a roupa íntima com regularidade, no mínimo duas vezes ao dia.
As roupas íntimas devem ser lavadas com sabão neutro. Evite o uso de amaciantes, água sanitária ou outros produtos que podem causar alergias.
As peças íntimas devem ser colocadas para secar em local ventilado e preferencialmente expostas ao sol. Evite deixá-las secando no banheiro, onde a umidade é maior e favorece contaminação por fungos. Passe a roupa íntima antes de guardá-la na gaveta.
Evite ficar durante todo o dia com roupas justas e apertadas, principalmente aquelas de tecidos sintéticos, que provocam atrito excessivo e aumento do calor e umidades locais. Caso isso seja inevitável (uniforme), ao chegar em casa troque a roupa por uma mais folgada e arejada.
Prefira dormir sem roupa íntima. Caso não consiga, troque a roupa íntima antes de ir dormir.
Durante o banho, faça uma perfeita higienização da área genital e seque bem todo o corpo.
A higiene pessoal sempre deve ser feita da vulva para o ânus, jamais ao contrário. Após evacuar prefira lavar a usar o papel higiênico. Se não puder lavar, prefira usar lenços umedecidos a usar o papel higiênico.
A área genital externa deve ser lavada durante o banho com água corrente e sabonete. O compartimento interno, ou seja, a vagina, não deverá ser lavado. Nunca faça duchas vaginais.
A higiene diária deve ser realizada no mínimo duas vezes ao dia.
Evite tomar banho em banheiras diariamente.
A higienização também deve ser feita após relações sexuais e após atividade física, evitando que o suor e outras secreções irritem a pele.
Não há necessidade de utilizar sabonetes específicos para a região genital. Sempre enxague adequadamente.
O tipo de depilação dependerá do gosto de cada mulher. Recomenda-se utilizar uma tesoura para aparar os pelos mais compridos.
Tome cuidado como uso de cera e lâmina, pois podem abrir microfissuras na pele e propiciar infecções. Procure utilizar lâminas/aparelhos e cera descartáveis.
A área a ser depilada depende do gosto de cada mulher, porém é fundamental respeitar a sensibilidade da região a ser depilada.
O intervalo entre as depilações deverá ser o maior possível.
Utilize lubrificantes vaginais somente quando necessário. Se for fazer uso, prefira lubrificantes em gel à base de água, próprios para a área genital. Evite o uso de vaselina ou mesmo produtos improvisados, pois podem provocar irritação local.
Não faça banho de assento sem indicação médica.
Não utilize pomadas ou cremes ginecológicos sem indicação médica. Eles são específicos e podem dificultar o diagnóstico certo.
Nem todo corrimento é infecção. Na presença de corrimento branco ou amarelo claro sem odor e sem prurido, reveja as orientações acima.

FLORA NORMAL – CORRIMENTO VAGINAL FISIOLÓGICO

Multiplos microrganismos já foram descritos em conteúdos vaginais como componentes da flora vaginal habitual ou bacilar: *Lactobacillus acidophilus* (bacilos de Döderlein), cocos gram-positivos e/ou bacilos gram-negativos. Outros elementos são cocobacilos, *Gardnerella vaginalis*, hifas e blastosporos de *Candida sp*. Alguns autores consideram como flora normal a presença de células epiteliais em quantidade variável e maior que o número de leucócitos, a predominância de absoluta de lactobacilos em relação a ouros microrganismos e a ausência de célula-alvo (*clue cells*), *Trichomonas vaginalis* e fungos.

A secreção fisiológica é mucoide, transparente ou esbranquiçada e inodora. Geralmente se inicia antes da menarca por ação estrogênica e pode persistir por vários anos. Com o estabelecimento dos ciclos regulares, a adolescente pode observar variação cíclica, sendo mucoide abundante ou aquosa na metade do ciclo e branca e mais espessa graças ao estrogênio, e em menor quantidade na segunda metade do ciclo, devido ao aumento da progesterona. O fluxo vaginal diário pode variar com a idade, estado emocional (estresse), temperatura ambiente e gestação.

A preparação úmida revela células epiteliais sem evidência de inflamação. Há predominância de lactobacilos e raros leucócitos. pH vaginal normal.

As orientações de vestuário e higiene bastam para diminuir uma secreção fisiológica quando abundante. É extremamente importante que a paciente não seja tratada em demasia com cremes vaginais e fique com a impressão de que a secreção fisiológica representa uma infecção.

VULVOVAGINITES NÃO INFECCIOSAS

Ocorre quando há um processo inflamatório, porém não infeccioso. Vaginite atrófica ou citolítica, de origem irritativa e/ou alérgica. O ecossistema vaginal pode sofrer alterações por fatores endógenos, exógenos e iatrogênicos. Qualquer alteração da flora vaginal normal, ou por microrganismos patogênicos, atrofia, reações alérgicas, e mesmo a cervicite, podem causar os processos inflamatórios caracterizados clinicamente por corrimento, prurido, ardência e irritação local.

Após a puberdade, pode ocorrer processo inflamatório inespecífico decorrente do aumento da quantidade de lactobacilos no conteúdo vaginal, acidificando o meio (pH entre 3,5 e 4,5). O conteúdo vaginal torna-se espesso, esbranquiçado, semelhante ao encontrado na infecção fúngica, porém o exame revela grande quantidade de lactobacilos, células epiteliais fragmentadas e ausência de microrganismos patogênicos. Esse quadro é conhecido como **vaginose citolítica**. O tratamento objetiva corrigir a acidez vaginal. Bicarbonato de sódio 30 a 60 g diluídos em um litro de água morna, aplicados com ducha vaginal, uma vez ao dia, por 10 dias. Cremes vaginais à base de tetraciclina, metronidazol, clindamicina ou sulfa têm ação deletéria sobre os lactobacilos e podem ser usados por 7 a 10 dias.

Outro processo não infeccioso é a **vaginite alérgica**. Há relatos ocasionados por ingestão de alimentos ou substâncias alergênicas em pacientes suscetíveis, ou até ingeridas pelo parceiro e eliminadas no sêmen. O mecanismo se dá pela liberação de histaminas e outros mediadores inflamatórios provenientes da degranulação de mastócitos após o contato com o alérgeno. Também pode ser causada por medicamentos, esperma e espermicida. O exame da secreção vaginal pode revelar grande quantidade de eosinófilos. O tratamento baseia-se nas orientações de vestuário e higiene e utilização de sabões neutros, com melhora de quase 60% dos casos. Também pode ser realizada aplicação de acidificantes, como ácido metacresolsulfônico, resolvendo mais 20% dos casos.

É importante lembrar outras causas de corrimentos, como a **vaginite por corpo estranho**. A paciente apresenta corrimento de odor pútrido e, às vezes, com sangue. Pode ocorrer pelo simples esquecimento de um absorvente interno ou método de barreira (*condom*, ou preservativo) mal utilizado. Após a remoção do corpo estranho sugere-se irrigação cuidadosa da vagina com soro para melhor observação de suas paredes. Raramente corpos estranhos produzem infecção sistêmica, exceto em pacientes com imunossupressão ou quando ocorre rompimento da parede vaginal.

VULVOVAGINITES INFECCIOSAS

São as causas mais comuns de corrimento vaginal patológico. As principais são: vaginose bacteriana, candidíase vulvovaginal e tricomoníase vaginal.

A **vaginose bacteriana** é caracterizada por um descontrole da flora vaginal normal com aumento exagerado das bactérias, principalmente as anaeróbicas (*Gardnerella*, *Bacterioides*, *Mobiluncus*, *Micoplasma*, *Peptostreptococcus* etc.). Ocorre em 4 a 15 % das adolescentes, 10 a 25% das grávidas e 30 a 37% concomitantemente a uma DST. Está associada a endometrite pós-parto, parto prematuro, ruptura prematura de membranas ovulares, parto pré-termo, sangramento menstrual irregular e doença inflamatória pélvica (especialmente após procedimentos invasivos). O diagnóstico clínico baseia-se na presença de três dos quatro critérios de Amsel: corrimento branco, homogêneo e fluido; *clue cells* no exame a fresco; pH vaginal maior que 4,5; e, odor vaginal semelhante a peixe devido à produção de aminas (putrescina e cadaverina) antes ou após adição de KOH a 10%. A bacterioscopia com coloração de Gram é o padrão-ouro para efetuar o diagnóstico.

O tratamento recomendado para pacientes não grávidas:

- Metronidazol 500 mg, VO 12/12h, 7 dias;
- Metronidazol gel vaginal a 0,75%, uma aplicação, uma vez ao dia, durante 5 dias;
- Clindamicina em creme vaginal a 2%, uma aplicação, uma vez ao dia, durante 7 dias (pode diminuir a resistência de *condons* até 5 dias após o uso).

Como opções alternativas:

- Tinidazol 2 g, VO, uma vez ao dia, durante 2 dias;
- Tinidazol 1 g, VO, uma vez ao dia, durante 5 dias;
- Clindamicina 300 mg, VO, 12/12h, durante 7 dias;
- Clindamicina em óvulos 100 mg, via vaginal, à noite, durante 3 dias.

Em casos de recidivas múltiplas, preconiza-se metronidazol gel vaginal, uma aplicação, duas vezes por semana, por 4 ou 6 meses.

O tratamento recomendado para pacientes grávidas:

- Metronidazol 500 mg, VO, 12/12h, durante 7 dias;
- Metronidazol 250 mg, VO, 8/8h, durante 7 dias;
- Clindamicina 300 mg, VO, 12/12h, durante 7 dias.

Quando houver associação com *Mobiluncus* sugere-se o uso de tianfenicol 2,5 g, VO, em dose única. Alguns autores recomendam tratamento de vaginose bacteriana em grávidas assintomáticas de alto risco (parto prematuro anterior, por exemplo) já na primeira consulta de pré-natal. Deve-se evitar metronidazol no primeiro trimestre de gestação.

Não há necessidade de tratar o parceiro do sexo masculino. Realizar tratamento da parceira do sexo feminino somente se a mesma apresentar vaginose. Evitar duchas vaginais. Aconselhar uso de preservativo *(condom)*.

A **candidíase** é mais comumente encontrada em pacientes imunoincompetentes. A história de utilização de antibióticos de largo espectro ou diabetes mal controlado deve chamar a atenção. A *Candida albicans* é responsável por 60 a 80% das infecções vaginais por fungos, chegando em alguns estudos a 90%, 20% *Candida glabrata* e 6 a 23% *Candida tropicalis*, sendo as não *albicans* mais difíceis de erradicar. O corrimento é espesso, branco, grumoso, semelhante a queijo e acompanha prurido. Pode haver hiperemia e edema de vulva, com pequenas pápulas satélites ou fissuras. As pacientes podem apresentar dispareunia, com aumento dos sintomas após o intercurso sexual. Muitas pacientes apresentam irritação externa e disúria.

São fatores predisponentes para vaginite por *Candida sp*: diabetes melitus, gravidez, uso de antibiótico ou corticosteroide, obesidade e utilização de roupa íntima muito apertada. A frequência de cultura positiva eleva-se no final da gestação (de 2,2% para 16%). Isso parece ser explicado pela elevação do pH. *Candida* pode fazer parte da flora normal em 10 a 20% das mulheres. A vaginite reincidente por *Candida* pode ser o primeiro sinal de infecção por HIV. A transmissão sexual raramente é observada. E homens podem apresentar balanite sintomática ou dermatites penianas.

O diagnóstico é clínico e pode ser complementado com exame a fresco com soro fisiológico e KOH a 10%, ou coloração pelo Gram. A cultura deve ser específica para fungos (meio ágar Biggy ou ágar de Sabouraud).

É considerada candidíase não complicada o episódio esporádico, e complicada quando há quatro ou mais episódios (sintomáticos) em 1 ano. Candidíases complicadas devem ser tratadas com fluconazol 150 mg, VO, uma vez por semana, por 6 meses.

O tratamento recomendado para pacientes não grávidas, caso esporádico, deve ser realizado com dose única de fluconazol 150 mg, VO, associado a algum dos tratamentos tópicos vaginais listados a seguir (ordem puramente alfabética):

- Butoconazol creme a 2%, uma aplicação, uma vez ao dia, durante 3 dias;
- Clotrimazol creme a 1%, uma aplicação, uma vez ao dia, durante 7 a 14 dias;
- Miconazol creme a 2%, uma aplicação, uma vez ao dia, durante 7 dias;
- Miconazol 100 mg em óvulo vaginal, uma aplicação, uma vez ao dia, durante 7 dias;
- Nistatina 100.000 UI, uma aplicação, uma vez ao dia, durante 14 dias;
- Tioconazol pomada a 6,5%, uma aplicação única;
- Terconazol creme a 0,4%, uma aplicação, uma vez ao dia, durante 7 dias.

O tratamento recomendado para pacientes grávidas inclui apenas imidazólicos tópicos (clotrimazol), durante 7 dias.

Quando há determinação da presença de candidíase não *albicans* a recomendação é imidazólicos, exceto fluconazol, oral ou tópico. No caso de recorrência, prepara-se ácido bórico 600 mg em cápsula vaginal, duas vezes por semana, por 2 semanas.

As formulações com imidazólicos são mais eficazes do que as com nistatina. Como complementação terapêutica, sugere-se alcalinização do meio vaginal por banhos de assento com bicarbonato de sódio.

Os efeitos adversos relatados com o fluconazol incluem: cefaleia (13%), náuseas (7%) e dor abdominal (6%). Há raros relatos de angioedema, anafilaxia e hepatotoxicidade. Há interação com: terfenadina, rifampicina, astemizol, fenitoína, ciclosporina A, tacrolimus, coumadin, inibidores de proteases, agentes hipoglicemiantes orais, antagonistas dos canais de cálcio, teofilina, trimetrexato, entre outros. Em contraste, os efeitos colaterais primários dos agentes tópicos são ardor local e disúria.

Tricomoníase é a infecção pelo protozoário flagelado *Trichomonas vaginalis*, também encontrado em flora intestinal. Em geral é adquirido sexualmente. Os homens são frequentemente assintomáticos ou apresentam uretrites, porém podem reinfectar as mulheres após seu tratamento. O *Trichomonas* consegue sobreviver várias horas em toalhas úmidas e na urina, porém não há comprovação desse tipo de transmissão. O tempo de incubação é estimado entre 4 a 20 dias, com média de 7 dias.

Apresenta-se como uma secreção espumante, com odor desagradável, amarelo-esverdeada, que pode ser assintomática ou causar prurido, disúria, sangramento pós-coito, dispareunia ou qualquer associação desses sintomas. Pode infectar vagina, uretra e glândulas de Skene e de Bartholin.

O diagnóstico pode ser confirmado pelo exame a fresco com soro fisiológico. A cultura em meio específico tem ótima sensibilidade e especificidade.

O tratamento recomendado para pacientes não grávidas:

- Metronidazol 2 g, VO, em dose única;
- Tinidazol 2 g, VO, em dose única.

Como alternativa, pode ser indicado:

- Metronidazol 500 mg, VO, de 12 em 12 horas, durante 7 dias.

O tratamento recomendado para pacientes grávidas é metronidazol 2 g, VO, em dose única. Há que se evitar o uso de metronidazol no primeiro trimestre gestacional. A segurança do tinidazol na gravidez ainda não foi bem elucidada.

Por ser considerada doença sexualmente transmissível, sugere-se o tratamento do parceiro. Recomenda-se evitar o consumo de álcool durante o uso de imidazólicos. O metronidazol tópico tem menor eficácia que o uso oral, chegando a uma resposta até 50% inferior.

Além das alterações de flora vaginal pode haver alterações cervicais que acabam por gerar corrimentos nas adolescentes. As principais **cervicites** infecciosas são por *Chlamydia trachomatis* e *Neiseria gonorrhoeae*.

A infecção por **clamídia** pode levar a quadros clínicos agudos ou crônicos. Pode ser assintomática ou se manifestar como uretrite, cervicite, salpingite ou DIP. Tem maior prevalência na população jovem até 25 anos e tem relação com gravidez ectópica e infertilidade. O CDC 2010 recomenda rastreamento anual para clamídia em mulheres sexualmente ativas com 25 anos ou menos. A cervicite apresenta-se clinicamente como colo friável e/ou secreção endocervical mucopurulenta. O diagnóstico é confirmado pela coleta de urina ou *swab* endocervical/vaginal. O teste mais sensível é a reação da cadeia de polimerase (PCR-*polymerase chain reaction*). É importante lembrar que se trata de organismo intracelular e, portanto, o material purulento não é apropriado para cultura. É considerada doença sexualmente transmissível e, por isso, deve-se tratar o parceiro. Orienta-se abstinência sexual durante o tratamento e até por 7 dias no caso de tratamento com dose única.

O tratamento recomendado para pacientes não grávidas:

- Azitromicina 1 g, VO, em dose única;
- Doxiciclina 100 mg, VO, de 12 em 12h, por 7 dias.

Esquemas alternativos:

- Eritromicina 500 mg, VO, de 6 em 6h, durante 7 dias;
- Ofloxacino 300 mg, VO, de 12 em 12h, durante 7 dias;
- Levofloxacino 500 mg, uma vez ao dia, durante 7 dias.

O tratamento recomendado para pacientes grávidas:

- Azitromicina 1 g, VO, em dose única;
- Amoxicilina 500 mg, VO, de 8 em 8h, durante 7 dias.

Esquemas alternativos:

- Estearato de eritromicina 500 mg, VO, de 6 em 6h, durante 7 dias.

É necessário controle de cura para pacientes grávidas.

A **gonorreia** se manifesta como uretrite, cervicite ou salpingite. Também se relaciona com gravidez ectópica e infertilidade. A *Neisseria gonorrhoeae* é uma bactéria que tem predileção por células epiteliais colunares, com período de incubação de 3 a 14 dias. O diagnóstico é baseado em testes específicos de coleta endocervical e vaginal e de urina. Podem ser realizadas cultura e captura híbrida. Em 45% dos casos há associação com infecção por clamídia. Deve-se tratar o parceiro e manter abstinência sexual durante o tratamento.

O tratamento recomendado para pacientes não grávidas:

- Ceftriaxona 250 mg, IM, dose única;
- Cefixime 400 mg, VO, dose única;
- Ceftriaxona 250 mg, IM, dose única, associada a azitromicina 1 g, VO, dose única ou doxiciclina 100 mg, VO, de 12 em 12h, durante 7 dias.

Esquemas alternativos:

- Cefpodoxima 400 mg, VO, dose única;
- Cefuroxima 1 g, VO, dose única.

O tratamento recomendado para pacientes grávidas é com cefalosporinas. Deve-se realizar o controle de cura 1 semana pós-tratamento.

Neste capítulo foram reunidas doenças que causam corrimentos, porém não devem ser esquecidas outras doenças infecciosas do trato genital inferior, como HPV, sífilis e herpes, que serão abordadas em outros capítulos.

TÓPICOS IMPORTANTES

- Nem todo corrimento é infecção; existem o corrimento dito fisiológico e outros de origem inflamatória.
- A abordagem da adolescente deve ser feita de modo cuidadoso, sempre considerando suas peculiaridades.
- Para o diagnóstico correto deve-se levar em consideração a história, sinais, sintomas e exames complementares.
- Cuidado com o excesso de tratamentos em lugar de orientações.

REFERÊNCIAS BIBLIOGRÁFICAS

1. Centers for Disease Control and Prevention; Workowski KA, Berman SM. Sexually transmitted diseases treatment guidelines. MMWR Recomm Rep 2010; 1-110.

2. De Palo G, Chanen W, Dexeus S. Patologia e tratamento do trato genital inferior. Rio de Janeiro: Medsi, 2002. pp.24-7; 149-60.

3. De Palo G, Chanen W, Dexeus S. Patologia e tratamento do trato genital inferior. Rio de Janeiro: Medsi, 2002. pp.24-7; 149-60.

4. Emans, SJ, Laufer, MR, Goldstein, DP. Ginecologia na infância & adolescência. In: Queixas vulvovaginais em adolescentes. São Paulo: Roca, 2008. pp. 425-59.

5. Frenkl TL, Potts J. Sexually transmitted infections. Urol Clin N Am 2008; 35:33-46.

6. Giraldo PC, Gonçalves AKS, Linhares IM, et al. Corrimento genital. Diagnósticos clínico e laboratorial. In: Martins NV. Patologia do trato genital inferior. São Paulo: Roca, 2005. pp. 123-9.

7. Halbe HW, Ramos LO, Fonseca AM, et al. Corrimento genital. In: Tratado de Ginecologia – Condutas e rotinas da Disciplina de Ginecologia da Faculdade de Medicina da Universidade de São Paulo – USP. Rio de Janeiro: Revinter, 2005. pp. 589-95.

8. Manual de orientação em trato genital inferior e colposcopia. Disponível em www.febrasgo.org.br.

9. Marrazo J. Cervicitis. Disponível em: www.uptodate.com.

10. Ribalta JCL, et al. Condutas em patologia do trato genital inferior. In: Processos infecciosos do trato genital inferior. São Paulo: Atheneu, 2013. pp. 33-62.

11. Rosen T, Vandergriff T, Harting M. Antibiotic use in sexually transmissible diseases. Dermatol Clin 2009; 27: 49-61.

12. Simões JA, Discacciati MG, Silva MG. Flora vaginal normal e anormal. In: Peixoto S. Infecção genital na mulher. São Paulo: Roca, 2008. pp. 27-36.

13. Yokochi K, Awoki PM, Rossi P. Vulvovaginites. In: Rossi P, Ribeiro RM, Baracat EC. Manual de ginecologia de consultório. São Paulo: Atheneu, 2007. pp. 191-7.

Transtorno do Déficit de Atenção e Hiperatividade na Adolescência

34

Mauro Muszkat
Sueli Rizzutti

Adolescência é um período do desenvolvimento psicológico entre a infância e a fase adulta e, de acordo com a Organização Mundial da Saúde (OMS), o período da adolescência tem seu inicio aos 10 anos de idade e termina aos 19, enquanto o Estatuto da Criança e do Adolescente – ECA considera o período que vai dos 12 aos 18 anos de idade. É uma época de mudanças intensas que incluem mudanças fisiológicas, sociais, emocionais e cognitivas significativas. As transformações cognitivas e físicas agregadas à puberdade exigem do adolescente uma capacidade de ajustamento, que por si mesmas já se compõem acentuados estressores. Nos últimos anos, o desenvolvimento acelerado de técnicas avançadas de neuroimagem cerebral, neurofisiologia, neuromodulação e da neuropsicologia determinou uma grande mudança na visão geral do período da adolescência como fase neurobiológica complexa que marca e reflete a transição da infância para a vida adulta. No que se refere às mudanças cerebrais relacionadas ao amadurecimento de circuitos cerebrais corticais e subcorticais, sabe-se que não apenas a maturação mas também as mudanças ligadas às influências ambientais e socioculturais determinam uma visão mais complexa e heterogênea quando analisamos o padrão do desenvolvimento das diferentes áreas cerebrais durante a adolescência.

A vasta literatura sobre o desenvolvimento cognitivo e do comportamento da criança é notória, mas que no que diz respeito à fase da adolescência é contrastante a diferença. As pesquisas em geral têm, ainda, foco nos aspectos relacionados à modulação do humor e afeto, consciência e percepção de risco.

A adolescência é um período marcado pelo aumento da capacidade de raciocínio (abstrato e hipotético-dedutivo), da velocidade de processamento de informações (relacionado ao desenvolvimento das funções executivas) e desenvolvimento da linguagem compartilhada (relacionado às habilidades sociais). Isso confere ao adolescente uma maior capacidade de pensamento abstrato, multidimensional, planejado e dedutivo. No entanto, o que tem sido mais investigado recentemente é como diferentes aspectos do desenvolvimento de determinadas funções cognitivas desempenham um papel no comportamento do adolescente, ou seja, as funções de atenção, memória operacional e funções executivas.

A maturação dos processos de atenção seletiva e sustentada ocorre durante a adolescência, mas há uma escassez de estudos no período compreendido entre 12-20 anos de idade, sendo a maioria na infância e acima de 20 anos, levando a conclusões sobre a adolescência a partir de mudanças observáveis entre grupos etários menores (abaixo de 10 anos) e maiores (entre 11-12 anos).

Estudos de atenção mostram diferenças entre gêneros no período da adolescência, sendo as meninas mais eficientes nas tarefas de atenção seletiva e sustentada, o que para alguns autores é concomitante com as mudanças hormonais da puberdade. Em relação às funções executivas (FEs), trajetórias de desenvolvimento diferenciais têm sido observadas para os diferentes domínios das FEs. De maneira geral, a capacidade de resistência à interferência e a inibição de respostas, bem como a alternância, alcançam níveis do adulto apenas após os 15 anos.

Novas perspectivas dos estudos de desenvolvimento cognitivo e do comportamento do adolescente envolvem, ainda, o contexto social, na medida em que o pensamento do adolescente no mundo real é uma função dos processos sociais, emocionais e cognitivos. Adultos e adolescentes acima dos 16 anos compartilham a mesma competência de raciocínio lógico, mas fatores como suscetibilidade e influência dos pares e de controle inibitório levam a diferenças na tomada de decisão e resolução de conflitos. Do ponto de vista tanto da cognição quanto do comportamento, os adolescentes são caracterizados como mais propensos a respostas impulsivas e, portanto a decisões em bases emocionais. Assim, pesquisas sobre adiamento de recompensa têm sido realizadas a fim de analisar a influência desse processo na tomada de decisão, mais especificamente no comportamento de risco. Durante a adolescência, alguns indivíduos podem ser mais propensos a se envolver em comportamentos de risco, pela instabilidade neurobiológica do sistema de recompensa, o que pode ainda explicar a vulnerabilidade de alguns indivíduos a determinados comportamentos de risco, como o abuso de drogas.

No que se refere a problemas de comportamento internalizantes na adolescência, estes são mais comuns nas meninas, e incluem depressão, ansiedade social e transtornos alimentares, com taxas de prevalência entre 12% a 23%. Já os comportamentos disruptivos são mais comuns nos meninos, com prevalência de 5% a 10%. Isso é extremamente importante e relevante na prática clínica, já que a presença de um distúrbio de ansiedade ou depressão pode interferir significativamente no desenvolvimento emocional do adolescente.

MUDANÇAS NEUROBIOLÓGICAS ESTRUTURAIS

O cérebro do adolescente difere tanto do infantil quanto do adulto, no que se refere à morfologia e aos aspectos funcionais relacionados ao papel diferente de circuitos, regiões neocorticais e velocidade de maturação das substâncias branca e cinzenta, conectividade estrutural e neurotransmissão. Tais mudanças são observadas em áreas extremamente diversas do conhecimento, desde a delimitação de diferentes respostas do cérebro adolescente a intervenções farmacológicas, as mudanças nos ciclos circadianos de sono e vigília, aos padrões de receptividade e conectividade de áreas relacionadas a motivação, reatividade ao estresse, que colocam o período da adolescência como um dos mais dramáticos e importantes no que se refere às mudanças neurobiológicas, no domínio neuropsicológico e neurocognitivo e ainda nos aspectos que lidam com a atribuição jurídica a comportamentos de risco, bem como na seleção de estratégias clínicas e de reabilitação nos casos considerados disfuncionais ou desviantes.

Durante o período da adolescência, a maturação cerebral contínua principalmente nas áreas pré-frontais, que são as reconhecidamente essenciais para a tomada de decisão em bases racionais, para o planejamento executivo e para a modulação de comportamentos ligados à emoção. Há um declínio da substância cinzenta nas áreas pré-frontais e aumento da substância branca nessas regiões. Tais mudanças relacionam-se a um aumento da mielinização das podas sinápticas, que apresentam um pico em torno dos 11 anos de idade, mais precocemente nas meninas.

No entanto, hoje, reconhece-se que as mudanças morfológicas e funcionais do cérebro do adolescente envolvem outras áreas funcionais, como o córtex parietal, o córtex temporal, além do cerebelo. O período da adolescência é também um período de intensa plasticidade, com variações nos padrões de proliferação sináptica e podas neuronais, que são contexto-dependentes. Assim, em termos de suscetibilidade, a adolescência é um período extremamente importante no que se refere à intervenção, bem como à vulnerabilidade, a fatores ambientais que explicam, em parte, o aparecimento de transtornos psiquiátricos como depressão, ansiedade e transtornos psicóticos. Embora o tamanho total do cérebro da criança de 6 anos seja aproximadamente 90% do tamanho do cérebro do adulto, as substâncias cinzenta e branca continuam a sofrer mudanças contínuas durante a adolescência. Estudos com ressonância nuclear magnética e com estudos morfológicos como voximetria mostram mudanças e diminuição da substância cinzenta principalmente nas áreas sensório-motoras e apenas tardiamente nas áreas pré-frontais e temporal-lateral. Estudos atuais utilizando tratografia (*difusion tensor image*)

refletem as importantes mudanças na conectividade das fibras longas entre diferentes áreas cerebrais. Tais alterações da conectividade relacionam-se a maior velocidade no desenvolvimento motor, enquanto as áreas cerebrais relacionadas à estabilidade do controle e autorregulação emocional, relacionadas a regiões orbitofrontais, encontram-se ainda imaturas, comparadas ao desenvolvimento motor e executivo.

O aumento de comportamentos de risco na adolescência é associado aos sistemas subcorticais, cujo funcionamento é exagerado nos adolescentes, refletindo o fato de que trajetórias do sistema de recompensa envolvido em escolhas de risco desenvolvem-se mais que o sistema pré-frontal, em moldes mais lineares, determinando escolhas mais impulsivas do que as determinadas por sistemas mediados por regras e objetivos mais definidos, como os relacionados ao córtex pré-frontal dorsolateral, responsável pela mediação cognitiva e planejada das escolhas.

No que se refere às áreas subcorticais, atualmente, sabemos que há um aumento importante da atividade dopaminérgica nas áreas estriatais e pré-frontais, que refletem menor controle *top-down* (de cima para baixo) das regiões pré-frontais sobre as áreas subcorticais, maior procura por situações de risco, maior modelagem social, que do ponto de vista evolutivo não representa apenas um reflexo de incongruência entre a volição e a direcionalidade afetiva e emocional imatura, mas uma predisposição motora que se traduz em maior possibilidade de ações impulsivas e não planejadas. Tais achados ressaltam a necessidade de maior modulação de aspectos afetivos e cognitivos relacionados a autocontrole e decisões tomadas em bases emocionais durante a adolescência, como já discutido inicialmente.

Os anos intermediários, aproximadamente entre os 14 e 17 anos, parecem ser um período de alta vulnerabilidade ao comportamento de risco, uma vez que, nessa fase, o comportamento de busca por sensações é alto e a autorregulação é ainda imatura. Obviamente, tais fatores neurobiológicos podem predispor os adolescentes a maior risco de exposição a situações de risco social, sexo desprotegido, tentativas de suicídio e acidentes automobilísticos. Por outro lado, sabe-se que os adolescentes respondem ao sistema de recompensa e modelagem ambiental positiva, como mencionamos anteriormente. Dados de neurofisiologia utilizando potenciais evocados relacionados a eventos (*event related potencials)* mostram que quando os adolescentes realizam atividades compartilhadas e observadas por seus pares há maior ativação de áreas cerebrais relacionadas aos sistemas socioemocionais de recompensa, como o córtex pré-frontal medial, que não são ativadas quando indivíduos realizam a mesma tarefa isoladamente. Por outro lado, o comportamento mediado por seus pares também relaciona-se a preferência por atividades mais imediatas, no sentido de gratificação e exposição a maior risco no que se refere a regulação afetiva. Tais achados mostram que o sistema dopaminérgico na adolescência tem alta modulação social e que a modelagem sociocultural deve ser positivamente incentivada, bem como a maior vigilância no que se refere a influências negativas, dada a maior suscetibilidade nessa fase.

TRANSTORNO DO DÉFICIT ATENÇÃO/HIPERATIVIDADE (TDAH)

O transtorno de déficit de atenção/hiperatividade (TDAH) é um transtorno do neurodesenvolvimento de alta prevalência que se inicia na infância, podendo continuar até a vida adulta. É um quadro de início precoce e evolução crônica e que repercute em diversos contextos e um dos transtornos neurocomportamentais mais diagnosticados em crianças e adolescentes. Segundo o DSM-5 (*Diagnostic and Statistical Manual of Mental Disorders 5th Edition, Text Revision*), os sintomas do TDAH se revelam na tríade sintomatológica de desatenção, hiperatividade e impulsividade. Esse transtorno caracteriza-se por um padrão persistente de desatenção e/ou hiperatividade/impulsividade em intensidade ou frequência maior do que a esperada para o estágio do desenvolvimento do indivíduo, trazendo prejuízo significativo no seu funcionamento em dois ou mais contextos, que incluem dificuldade para prestar atenção a detalhes, para organizar tarefas e atividades e inquietação ou incapacidade de permanecer sentado em situações apropriadas.

Ao longo do desenvolvimento, o TDAH está associado a maior risco para o baixo desempenho acadêmico, retenção na série, suspensões e expulsões escolares, pobre relacionamento com os colegas e familiares, acidentes de trânsito, bem como dificuldades durante a vida adulta nos relacionamentos sociais, casamento e emprego. Muitos desses riscos de desenvolvimento são essencialmente comuns em adolescentes pela presença de comorbidades como ansiedade, depressão, problemas de conduta, uso e abuso de substâncias, transtornos opositor e de conduta. Estudos de comorbidade revelaram taxas elevadas de ocorrência em adolescentes com TDAH com outros transtornos psiquiátricos, em especial os transtornos do humor, os transtornos ansiosos e os transtornos disruptivos do comportamento.

Cerca de 75% dos adolescentes com TDAH preenchem critérios para pelo menos um transtorno, incluindo transtornos de ansiedade e de humor. Em meninas, a associação de transtornos de ansiedade e humor pode ser mais prevalente que em meninos. Em relação ao TDAH em adolescentes, um estudo recente mostrou que 13,7% dos adolescentes preencheram os critérios diagnósticos para TDAH, achado semelhante a estudos de adolescentes anteriores em que se encontraram taxas de prevalência de 8,5%. Estudos recentes mostram que as funções cognitivas na infância não são preditoras para a presença de TDAH na adolescência, mas o funcionamento neurocognitivo pode atuar como preditor de gravidade dos sintomas e funcionamento geral dos adolescentes com TDAH. O curso do TDAH é altamente variável e, embora os sintomas costumem persistir na adolescência e na vida adulta, a hiperatividade pode apresentar uma diminuição na puberdade, ou mesmo desaparecer, sendo frequente a persistência da desatenção, da impulsividade e das disfunções executivas. Assim, o sintoma a apresentar remissão é o da hiperatividade, sendo a desatenção o último. A remissão geralmente ocorre entre 12 e 20 anos de idade.

O TDAH na adolescência ocorre igualmente em meninas, mas no sexo feminino os sintomas de desatenção e ansiedade sobrepujam os de hiperatividade e nem sempre se associa a mau desempenho escolar. Muitos médicos desconhecem a existência do TDAH em adolescentes e adultos jovens e, quando são procurados por esses pacientes, tendem a tratá-los como se tivessem outros problemas (de personalidade, por exemplo). Quando existe realmente um outro problema associado (depressão, ansiedade ou drogas), o médico só diagnostica este último, e não o TDAH.

Atualmente, acredita-se que em torno de 60% das crianças com TDAH serão adolescentes e adultos com alguns dos sintomas cardinais (tanto de desatenção quanto de hiperatividade/impulsividade), porém em menor número e intensidade do que os apresentavam quando eram crianças ou adolescentes.

É sempre importante determinar se os sintomas de TDAH são os responsáveis pelos problemas que o indivíduo apresenta (ele pode ter vários problemas que não sejam relacionados ao TDAH). Adolescentes com TDAH têm dificuldade para lidar com o fracasso, a frustração, estão sempre ansiosos, sentem-se incompreendidos e irritam-se com facilidade.

Para se fazer o diagnóstico de TDAH em adolescentes, é obrigatório demonstrar que o transtorno esteve presente desde criança. Isso pode ser difícil em algumas situações, porque o indivíduo pode não se lembrar de sua infância ou os pais ressaltam as comorbidades no âmbito comportamental comuns ao período. Os sintomas listados no DSM-5 são os mesmos para crianças, adolescentes e adultos. Em geral, adolescentes têm menos sintomas de hiperatividade, mas a intensidade da desatenção e da disfunção executiva e impulsividade não apenas permanece como em muitos casos se acentua, dadas as características próprias do período.

Em síntese, adolescentes com TDAH geralmente foram crianças desatentas, mas o impacto comportamental das dificuldades com o controle dos impulsos sobressai em relação às dificuldades acadêmicas. Adolescentes com TDAH costumam ter dificuldade de organizar e planejar suas atividades do dia a dia. Por exemplo, pode ser difícil para um adolescente com TDAH determinar o que é mais importante entre muitas coisas que tem para fazer, escolher o que vai fazer primeiro e o que pode deixar para depois. Em consequência disso, adolescentes com TDAH ficam ansiosos, pois quando se veem sobrecarregados, assumindo vários compromissos diferentes, não sabem por onde começar e têm medo de não conseguir dar conta de tudo. Os indivíduos com TDAH acabam deixando trabalhos pela metade, interrompem pelo meio o que estão fazendo e começam outra coisa, só voltando ao trabalho anterior bem mais tarde do que o pretendido ou então se esquecendo dele.

Assim, os adolescentes com TDAH têm dificuldade para realizar de maneira autônoma suas tarefas, principalmente quando são muitas, e necessitam ser lembrados pelos outros sobre o que têm para fazer. As crianças com TDAH cujos sintomas persistem até a adolescência estão em alto risco para o desenvolvimento de transtornos de conduta, de personalidade antissocial na idade adulta e o uso de substâncias ilícitas. No entanto, uma abordagem diagnóstica e terapêutica apropriada pode prevenir o aparecimento de comorbidades graves com consequente impacto social negativo.

A gravidade do TDAH na infância, comorbidades com outros diagnósticos na infância e adolescência, aspectos de adversidade na infância, comorbidade com depressão e transtorno de conduta, história familiar de TDAH e comorbidades psiquiátricas, sintomas combinados (desatenção + hiperatividade/impulsividade) são preditores consistentes de persistência do transtorno. Destaca-se assim que a gravidade dos sintomas na infância e o tratamento do transtorno em fases tardias associam-se a persistência do quadro clínico até a idade adulta. Nesse sentido, a presença de comorbidades é uma situação extremamente comum em indivíduos com TDAH e deve ser sempre investigada durante a fase diagnóstica. Faremos uma abordagem das principais comorbidades no período da adolescência.

TRANSTORNOS DE ANSIEDADE

A prevalência estimada dessa comorbidade, em amostras clínicas, é de 30 a 40%. A observação clínica parece demonstrar que essa comorbidade diminui a impulsividade, caso esteja presente. Na avaliação neuropsicológica observa-se dificuldade na execução de tarefas complexas, com maior demanda de memória de trabalho do que em adolescentes só com TDAH. Parece haver uma lentificação generalizada do pensamento e da ação, fazendo com que o adolescente pareça ter alterações no nível de inteligência ou transtorno de aprendizado.

Dificuldades para dormir e queixas somáticas são comuns, além dos medos e preocupações excessivas, que dificultam ainda mais a adaptação escolar, social e familiar. Os inibidores da recaptação de serotonina, principalmente fluoxetina e sertralina, podem ser usados conjuntamente com o psicoestimulantes. Esse grupo de pacientes também responde bem a intervenções psicoterápicas.

TRANSTORNOS DE HUMOR

Depressão

Sintomas de depressão costumam ser frequentes em amostras clínicas de adolescentes com diagnóstico de TDAH e os níveis mais elevados ocorrem quando há agressividade comórbida, transtorno desafiante de oposição e/ou transtorno de conduta.

Dados de revisão de literatura encontraram entre 15 e 75% de comorbidade de transtorno depressivo ou transtorno distímico em casos de TDAH. A maioria dos trabalhos se situam na faixa de 9 a 32%.

A comorbidade da depressão com TDAH está associada a uma condição pior do que os dois transtornos isolados. Essa comorbidade, também, está associada a problemas de estresse familiar e pessoal, sintomas depressivos e outros transtornos de humor nos pais. O risco de suicídio deve sempre ser considerado e avaliado.

O tratamento deve ser eficaz para tratar toda a sintomatologia apresentada. A combinação de metilfenidato com inibidores seletivos da recaptação de serotonina (ISRS) é segura e adequada. A atomoxetina, que é um potente bloqueador da recaptação de noradrenalina, foi aprovada pelo Food and Drug Administration (FDA) para uso no TDAH em 2003 e pode ser uma alternativa. Esse fármaco não está disponível no Brasil, podendo apenas ser importado.

TRANSTORNO BIPOLAR

O transtorno bipolar (TB) é um transtorno psiquiátrico grave e a sua associação comórbida com TDAH é bastante controversa. Em parte isso se deve à definição e aos critérios diagnósticos do DSM-5 aplicados à criança e ao adolescente. Para estes não é exigida a presença da mania típica, que pode ser substituída por humor irritado, além da forma episódica, característica dos adultos, podendo apresentar-se de forma crônica em adolescentes. Quando aplicadas essas alterações de critério, há uma sobreposição de diagnósticos de TB e de transtorno desafiante de oposição (TDO) grave, quando coexistem com o TDAH, na qual a irritabilidade faz parte do complexo diagnóstico do TOD. A essa dificuldade diagnóstica acrescenta-se que muitos sintomas do TDAH também aparecem na lista dos quadros maníacos. Essa sobreposição de sintomas cria um grande dilema para os clínicos ao tentarem realizar um diagnóstico diferencial entre TB e TDAH. A irritabilidade marcada associada a significativo descontrole de impulsos é a alteração de humor mais comum em crianças e adolescentes com TB, já que os mesmos tendem a não apresentar apenas humor eufórico como nos quadros clássicos do adulto.

Crianças e adolescentes com TDAH podem apresentar irritabilidade e descontrole de impulsos, porém tendem a ser mais pontuais quando associados ao transtorno, ou seja, desaparecem diante de uma frustração ou contrariedade e após um tempo razoavelmente curto. Normalmente, nos indivíduos com TDAH não há alteração de humor permanente ou mesmo em períodos longos.

Sintomas que devem ser considerados no diagnóstico diferencial com o TDAH: exaltação de humor, pensamentos de grandiosidade, diminuição de necessidade de sono, hipersexualidade e momentos depressivos.

De modo similar aos adultos, crianças e adolescentes com TB parecem apresentar história familiar para o transtorno mais frequentemente positiva do que controles normais. Entretanto, vale lembrar que história familiar negativa por si só não descarta o diagnóstico. A importância clínica dessa diferenciação e do reconhecimento da comorbidade reside na diferente indicação terapêutica de acordo com a presença de um ou outro transtorno, ou ainda de ambos. No tratamento dessa comorbidade devemos primeiro tratar e estabilizar os sintomas do transtorno de humor com estabilizador de humor e/ou antipsicótico atípico. Somente após a estabilização do humor é que associamos metilfenidato ou bupropiona, se persistirem sintomas de desatenção, hiperatividade ou impulsividade residuais. Ao se utilizar antidepressivos, principalmente os tricíclicos, é importante observar piora no quadro ou virada maníaca.

Quanto ao uso de estimulantes e a piora dos sintomas maníacos, observam-se baixas taxas de ativação maníaca quando estimulantes foram dados para crianças com história de mania, em tratamento para o TB. Quando não ocorrer melhora com uso de estimulantes em crianças com diagnóstico de TDAH, deve-se fazer uma pesquisa de sintomas de bipolaridade.

TRANSTORNO DESAFIANTE DE OPOSIÇÃO (TDO) E TRANSTORNO DE CONDUTA (TC)

A presença de transtornos disruptivos é particularmente importante na amostra de portadores de TDAH. Crianças e adolescentes com hiperatividade tendem a ter comportamento mais agressivo e opositivo, têm mais frequentemente baixa autoestima e sintomas depressivos. Isso nos permite supor, a partir das observações de diferentes estudos, maiores dificuldades interpessoais nesse tipo.

Os problemas de conduta mais encontrados nesses adolescentes são mentira, furto e em grau menor a agressividade física. Os adolescentes com TDAH e TDO/TC comórbido apresentam maior nível de impulsividade do que os só com TDAH ou com transtorno de ansiedade (TA). Nesses casos o TO não diminui os sintomas de hiperatividade e impulsividade em adolescentes com TDAH. Estudos apontam diferenças neurobiológicas entre TDAH e TC envolvendo o sistema serotoninérgico na agressividade, mas não no TDAH, sendo que neste estão mais envolvidos os sistemas dopaminérgicos do que na agressividade. A associação entre TDAH e TOD/TC apresenta mais taxa de erros por impulsividade nos testes de desempenho contínuo.

As explicações para essa comorbidade envolvem múltiplas questões, envolvendo análise familiar, fenomenologias e genéticas. Estudo familiar apontou que o risco de aparecimento de TDO em familiares de pacientes com comorbidade é três vezes maior do que em pacientes só com TDAH e dez vezes maior do que em familiares de pacientes-controle, o que indica uma associação familiar. Estudos familiares com pacientes com TDAH e TC mostraram mais comportamentos antissociais.

Outra possibilidade é que a combinação de TDAH e TC represente um transtorno ou subtipo de TDAH mais grave do que cada transtorno sozinho. A combinação apresenta início mais precoce e sintomas mais graves do que cada transtorno individualmente, inclusive maior probabilidade de apresentar transtorno de personalidade e/ou atitudes antissociais do que indivíduos com cada transtorno puro.

Adolescentes com TDAH e TDO devem receber medicação para o TDAH, preferencialmente o metilfenidato, associada a terapia comportamental cognitiva (TCC) e orientação para pais. No caso da comorbidade com TC, o prognóstico é mais reservado, e deve incluir medicação (metilfenidato) mais TCC e em casos mais graves introduzir a risperidona, que teve a sua eficácia demonstrada no tratamento dos comportamentos disruptivos.

USO E ABUSO DE SUBSTÂNCIAS PSICOATIVAS

Os estudos sobre adolescentes com uso/abuso de substâncias psicoativas (TUSP) também apontam para uma maior taxa de TDAH, embora não seja claro se a associação pode ser atribuída ao TDAH isoladamente ou se poderia ser atribuída ao transtorno de conduta (TC) comórbido. Alguns estudos demonstraram que o tratamento com psicoestimulantes desde a infância proporciona efeito protetor para desenvolvimento de TUSP; é possível que crianças e adolescentes com TDAH, independentemente da presença do TC, apresentem um maior risco para TUSP. Os dados apontam para uma transição mais rápida da experimentação para uso problemático de substancias psicoativas (SPA) em adolescentes com TDAH. A presença de sintomas residuais de TDAH pode aumentar o risco para TUSP.

Especial atenção a sintomas do TDAH que podem "melhorar" mediante o uso de SPA, por exemplo a diminuição da impulsividade com o uso de *Cannabis* ou a melhora na atenção com nicotina. A presença de TDAH entre sujeitos com TUSP está associada a maior número de recaídas e menor adesão ao tratamento. O TDAH em adolescentes com TUSP deve ser tratado preferencialmente com estimulantes de liberação controlada, tendo em vista o menor risco de abuso.

ERA DIGITAL E TDAH

Uma das questões importantes em relação à era digital refere-se ao fato de a exposição digital poder aumentar a prevalência de transtornos do neurodesenvolvimento como o TDAH. Estudo recente realizado na Universidade de Vermont encontrou uma associação significativa entre o tempo jogando *vídeo game* superior a 1 hora por dia e os índices comportamentais de desatenção quando utilizadas escalas para TDAH, bem como uma maior relação com dificuldade de aprendizagem. Há também um grande aumento do número de adolescentes com comportamento compulsivo pela internet no sentido de que não trocam o contato por computadores por nenhuma atividade de interação física, social ou relacional. Tal fato tem levado alguns pesquisadores a sugerir a dependência de *vídeo game* como um novo transtorno neuropsiquiátrico da era digital.

Em países como a Coreia do Sul, onde a atividade com computadores é introduzida precocemente, tal compulsão tem atingido cifras epidêmicas. São ativadas áreas do córtex frontal, dorso lateral, orbitofrontal e giro para e hipocampal, circuitos esses semelhantes aos envolvidos com drogadição, álcool e jogo patológico. Algumas pesquisas têm sugerido que jogos de *video game* podem ter efeito disfuncionais e ilhar partes dos lobos pré-frontal e orbitofrontal, empobrecendo seu funcionamento.

Diminuir o impacto da exposição digital, intercalando atividades corporais e lúdicas, diminuindo a exposição noturna, orientando o relaxamento com atividades físicas e esportivas, dando ênfase a jogos mais interativos e corporais, pode ser uma abordagem adequada para evitar a sobrecarga digital no processamento cerebral.

Os efeitos do estresse digital não se limitam à sobrecarga sensorial, mas a um estado de processamento que leva alguns adolescentes a entrar em um processo obsessivo denominado por alguns pesquisadores de atenção parcial contínua: abrem e fecham janelas, não se fixam em nada, apresentando comportamentos de isolamento e apatia social, diminuição de habilidades sociais como: mediar uma interação pelo vínculo olho-olho, mímica e mudanças de tonalidade da voz. Isso pode confundir-se com os sintomas do TDAH.

A internet também, com a sua rápida difusão das informações, de difícil controle, tem levado muitos jovens a uma erotização precoce a acesso a conteúdos pornográficos. Tal exposição tem levado algumas crianças a disfunções emocionais e adaptativas bastante importantes, com sintomas de ansiedade generalizada e pânico. A exposição a imagens intrusivas em fases precoces do desenvolvimento pode acentuar também um desbalanço do sistema de recompensa cerebral, levando a impulsividade, intolerância a frustrações e tempestades emocionais, comuns em transtornos de humor e no próprio TDAH. A hiperfunção de sistemas de circuitos cerebrais, relacionados à inibição e ao autocontrole, pode levar a uma sobrecarga do sistema que recebe a informação sensorial (posterior), enquanto o sistema anterior que desliga e prepara para a ação das áreas pré-frontais está ainda imaturo na adolescência.

CONSIDERAÇÕES FINAIS

A adolescência é uma época de mudanças intensas que incluem mudanças fisiológicas, sociais, emocionais e cognitivas significativas. É também um período marcado pelo aumento da capacidade de raciocínio (abstrato e hipotético-dedutivo), da velocidade de processamento de informações (relacionado ao desenvolvimento das funções executivas) e desenvolvimento da linguagem compartilhada (relacionado às habilidades sociais). Isso confere ao adolescente uma maior capacidade de pensamento abstrato, multidimensional, planejado e dedutivo.

Ao longo do desenvolvimento, o TDAH, principalmente no período da adolescência, está associado a maior risco para baixo desempenho acadêmico, retenção na série, suspensões e expulsões escolares, pobre relacionamento com os colegas e familiares, acidentes de trânsito, bem como dificuldades durante a vida adulta nos relacionamentos sociais, casamento e emprego. Muitos desses riscos de desenvolvimento são essencialmente comuns em adolescentes, pela presença de comorbidades

como ansiedade, depressão, problemas de conduta, uso e abuso de substâncias, transtornos opositor e de conduta. No entanto, uma abordagem diagnóstica e terapêutica apropriada pode prevenir o aparecimento de comorbidades graves com consequente impacto social e familiar negativo.

REFERÊNCIAS BIBLIOGRÁFICAS

1. Baddeley A. Working memory: theories, models, and controversies. Annual Review of Psychology 2012; 63: 1–29.

2. Caci H, Asherson P, Donfrancesco R, Faraone S V, Hervas A., Fitzgerald M, et al. Daily life impairments associated with childhood/adolescent attention-deficit/hyperactivity disorder as recalled by adults: results from the European lifetime impairment survey. CNS Spectrums 2015; 20: 112–121.

3. Coghill DR, Hayward D, Rhodes SM, Grimmer C, & Matthews K. A longitudinal examination of neuropsychological and clinical functioning in boys with attention deficit hyperactivity disorder (ADHD): improvements in executive functioning do not explain clinical improvement. Psychological Medicine 2014;44:1087–99.

4. Dovis S, van der Oord S, Huizenga HM, Wiers RW, & Prins P J. Prevalence and diagnostic validity of motivational impairments and deficits in visuospatial short-term memory and working memory in ADHD subtypes. European Child and Adolescent Psychiatry 2015; 24: 575–90.

5. Geier CF. Adolescent cognitive control and reward processing: implications for risk taking and substance use. Hormones and Behavior 2013; 64: 333–42.

6. Herpertz-Dahlmann B, Buhren K, Remschmidt H. Growing up is hard: mental disorders in adolescence. Dtsch Arztebl Int 2013;110(25):432-9.

7. McAuley T, Crosbie J, Charach A & Schachar R. The persistence of cognitive deficits in remitted and unremitted ADHD: a case for the state-independence of response inhibition. Journal of Child Psychology and Psychiatry 2014; 55: 292–300.

8. Papalia D E & Feldman RD. Desenvolvimento humano. 12[ed. Tradução: Verci C. F M P, et al. Porto Alegre: AMGH, 2013.

9. Pfeifer JH & Blakemore S. Adolescent social cognitive and affective neuroscience: past, present, and future. Soc Cogn Affect Neurosci 2012; 7 (1): 1-10.

10. Rajendran K, Trampush J W, Rindskopf D, Marks D J, O'Neill S& Halperin JM. Association between variation in neuropsychological development and trajectory of ADHD severity in early childhood. American Journal of Psychiatry 2013; 170: 1205–11.

11. Romer D. Adolescent risk taking, impulsivity, and brain development: implications for prevention. Dev Psychobiol 2010; 52: 263–276. 10.1002/dev.20442.

12. Sjöwall D, Bohlin G, Rydell AM & Thorell L B. Neuropsychological deficits in preschool as predictors of ADHD symptoms and academic achievement in late adolescence.Child Neuropsychology 2015; 1–18.

13. Smith AB, Halari R, Giampetro V, Brammer M, Rubia K. Developmental effects of reward on sustained attention networks. Neuroimage 2011; 56 (3):1693-704.

14. Squeglia L M, Jacobus J, Sorg S F, Jernigan TL & Tapert SF. Early adolescent cortical thinning is related to better neuropsychological performance. Journal of the International Neuropsychological Society 2013; 19(09), 962-70.

15. Sturman,AD, Moghaddam D. The neurobiology of adolescence: Changes in brain architecture, functional dynamics, and behavioral tendencies. Neurosci Biobehav Rev 20111; 35(8):1704-12.

16. Van Lieshout M, Luman M, Buitelaar J, Rommelse NN & Oosterlaan J. Does neurocognitive functioning predict future or persistence of ADHD? A systematic review. Clinical Psychology Review 2013; 33: 539–560.

Principais Transtornos Psiquiátricos na Adolescência

35

Ana Carolina Coelho Milani
Maria Eugênia Mesquita
Samara Hipolito Nietzche

A adolescência é a idade dos anseios cósmicos e das paixões privadas, de preocupações e agonias pessoais. É a idade da inconsistência e da ambivalência.

Haim G. Ginott.

O final da adolescência é a fase prevalente para o início de grande parte dos transtornos mentais, sendo que dos adultos diagnosticados com transtornos mentais até a meia-idade cerca de 75% receberam o diagnóstico antes dos 18 anos e cerca de 50%, antes dos 15 anos.[1]

Os transtornos mentais com elevada prevalência na população geral (20 a 30%), denominados transtornos mentais comuns (TMC), são transtornos não psicóticos caracterizados por sintomas de ansiedade e depressão e por queixas inespecíficas e somáticas. Esses sintomas na infância e adolescência podem ser as primeiras manifestações inespecíficas de transtornos mentais mais graves.[2]

A idade média de início de transtornos mentais é mais precoce para os transtornos de ansiedade (13 anos) e os transtornos de controle de impulsos (14 anos), comparados aos transtornos de abuso de substâncias (24 anos) e aos transtornos do humor (36 anos), segundo dados do estudo de base populacional brasileiro, conduzido em São Paulo.[3]

São ainda poucos os estudos sobre transtornos mentais na adolescência. Um estudo transversal de base populacional com adolescentes de Pelotas, RS, com 15 a 18 anos, encontrou prevalência de 28,8% para TMC.[4]

Os transtornos mentais na infância e adolescência, apesar de categorizados nos principais manuais classificatórios, como na Classificação Internacional de Doenças 10ª. edição (CID 10),[5] são ainda pouco estabelecidos tendo em vista a baixa especificidade de sintomas nessa faixa etária, por exemplo irritabilidade e agressividade. Alguns transtornos mais comuns da infância podem também ter seu início na adolescência e, quando os sintomas são mais leves, apesar de seu início na infância, são diagnosticados apenas na adolescência.

Segundo a CID 10, a primeira ou a segunda infância são as fases para o início dos Transtornos do Desenvolvimento Psicológico, caracterizados pelo comprometimento ou retardo do desenvolvimento de funções estreitamente ligadas à maturação biológica do sistema nervoso central. Os Transtornos de Comportamentos e Emocionais se iniciam durante os primeiros 5 anos de vida e podem ser acompanhados de déficits cognitivos e de atrasos no desenvolvimento, na linguagem e na motricidade; incluem os transtornos hipercinéticos como distúrbios da atividade e da atenção e distúrbios de conduta.

É também muito comum na adolescência a ocorrência simultânea de mais de um transtorno mental como comorbidade. Os sintomas psíquicos decorrentes de quadros clínicos (por exemplo, diabetes) ou do uso de medicações são classificados como secundários a essas condições.

A avaliação de um transtorno mental na adolescência é muitas vezes difícil tanto pela pouca especificidade e apresentação muito inicial dos sintomas como pelas intensas flutuações do humor e de comportamento próprias dessa fase. Essa dificuldade pode ser ainda determinada pela dificuldade de os adolescentes para muitas vezes expressarem seus sintomas de maneira objetiva. Os sintomas podem se modificar ao longo do tempo, e sua avaliação deve sempre considerar o estágio de desenvolvimento, além da idade cronológica. A avaliação do estagio de maturidade depende tanto de características individuais como do entorno familiar e social do adolescente.

Portanto, o diagnóstico de transtornos mentais na infância e adolescência deve ser realizado de maneira criteriosa e cuidadosa. Sua identificação, no entanto, é fundamental para que se possa estabelecer uma terapêutica precoce visando um melhor prognóstico e menor impacto para a vida do adolescente. A pesquisa de fatores genéticos relacionados à história familiar de transtorno mental, biológicos referentes às alterações do sistema nervoso central, psicossociais e ambientais como violências urbana, física, psicológica e sexual, é importante na avaliação diagnóstica.

Os principais transtornos mentais e intervenções terapêuticas serão descritos em seguida conforme sua maior prevalência na adolescência segundo os critérios classificatórios da CID-10.

Este texto será dividido em três partes: a primeira parte é a descrição dos transtornos mentais com início na adolescência e fase adulta, na segunda parte são descritos os transtornos próprios da infância e, para finalizar, são apontadas as terapêuticas em geral e em especial para algumas patologias que foram expostas no decorrer do texto.

TRANSTORNOS COM INÍCIO NA VIDA ADULTA

Transtornos Fóbicos – Ansiosos

Os transtornos ansiosos são caracterizados por quadros clínicos em que o paciente demonstra medo, apreensão e ansiedade de modo patológico, desconforto que se origina de uma antecipação de perigo. Esses sentimentos exagerados são desproporcionais ao estímulo.

Segundo o DSM-V, os transtornos de ansiedade diferem do medo e da ansiedade adaptativas por serem mais exagerados e por persistirem por mais de 6 meses. Para diagnosticar, deve-se avaliar a sintomatologia, sua relação com o desenvolvimento, o contexto familiar, o funcionamento social e o desempenho escolar.[6] De acordo com a CID-10, a ansiedade acontece em certas situações ou com objetos externos ao indivíduo que não necessariamente são perigosos. A ansiedade fóbica é subjetiva, podendo variar de um desconforto até terror.

Agorafobia

De acordo com a CID-10, a agorafobia se refere a medo de espaços abertos, multidões e lugares em que haja dificuldade para um escape imediato até um local seguro. Na rotina, esses sintomas causam muitas limitações, pois os medos são estendidos para entrar em lojas, multidões, lugares públicos ou de viajar sozinho em aviões, trens ou ônibus. O comportamento de evitação pode variar, mas esse é o mais incapacitante dentre os transtornos fóbicos, inclusive o paciente pode não querer mais sair de casa por medo de ter um colapso e não ser socorrido. É mais prevalente no sexo feminino e seu início geralmente é no início da vida adulta.

Fobia Social

Medo persistente ou ansiedade exagerada de situações sociais em que o indivíduo se sente exposto a uma possível análise de outras pessoas sobre seu desempenho em tarefas que incluem qualquer interação social, por exemplo: ser observado comendo ou bebendo, conversar com pessoas desconhecidas, ter que pronunciar uma palestra ou um seminário. Normalmente o indivíduo tem medo de ser julgado negativamente e pode expressar alguns sintomas usuais como choro, paralisia e esquecimentos. Frequentemente se inicia na adolescência e sua prevalência é comum tanto em homens como em mulheres.

Fobia Específica

Refere-se a um medo irracional e excessivo de certos lugares, de alguns objetos, pessoas ou situações. Alguns exemplos são: medo de altura, de certos animais, insetos (por exemplo, baratas) e do escuro, entre outros. Para realizar o diagnóstico dessa doença é necessário que se considere a persistência, a intensidade e as limitações que se originam desse medo irracional.[6]

A característica principal dessa patologia é que o medo e a ansiedade são intensos e estão diretamente ligados à presença de uma situação, objetos ou pessoas particulares a que o indivíduo responde imediatamente com um sentimento alterado e inadequado de medo, ansiedade e esquiva a esses estímulos fóbicos. Usualmente surge na infância ou início da vida adulta e pode persistir por anos se não tratado.

Transtorno de Ansiedade Generalizada

Caracteriza-se por ansiedade e preocupações excessivas que se manifestam em vários âmbitos da vida de uma pessoa. Esses sentimentos de ansiedade e preocupação causam sofrimentos significativos, levando a um prejuízo no funcionamento social e profissional. Segundo o DSM-V, a ansiedade e a preocupação demasiadas devem vir acompanhadas por pelo menos três sintomas adicionais, que podem ser: irritabilidade, dificuldade para se concentrar, tensão muscular e perturbação no sono. Os sintomas são variáveis, mas queixas de sentimentos contínuos de nervosismo, tremores, sudorese, palpitações, tonturas e desconfortos epigástricos são comuns. Esse transtorno é mais comum entre mulheres.

Transtorno obsessivo-compulsivo (TOC)

O TOC é um transtorno neuropsiquiátrico que tem como característica a presença de obsessões e compulsões, que são comportamentos repetitivos que acontecem conjuntamente com pensamentos impulsivos que o indivíduo se sente obrigado a executar. Para este esse paciente, trata-se de regras que devem ser seguidas rigidamente.[7]

As compulsões se caracterizam por comportamentos ou atividades mentais para diminuir o desconforto e a ansiedade, sem relação com a realidade.[4] É importante destacar que essas obsessões são intrusivas e indesejadas, causando muito sofrimento e ansiedade na maioria das pessoas que desenvolvem essa doença. Isso compromete o desenvolvimento escolar, a rotina de casa, o lazer e as atividades sociais.

Na maioria das vezes em crianças e adolescentes o início dessa patologia é silencioso e muitas vezes os responsáveis não percebem. Nas crianças e adolescentes o transtorno se apresenta da mesma maneira, causando irritação, isolamento e ansiedade e limitando a vida e o desenvolvimento dos pacientes.[1]

Os pensamentos obsessivos são ideias, imagens que invadem a mente do indivíduo de maneira involuntária e que se repetem de modo estereotipado. Esses pensamentos são reconhecidos pelo próprio indivíduo como sendo dele, ainda que se apresentem involuntariamente (e mesmo sendo considerados repugnantes). Rituais compulsivos são comportamentos estereotipados que se repetem muitas vezes com o intuito de prevenir algum evento que possa vir a acontecer. É comum, porém que o paciente tenha crítica sobre esses comportamentos e saiba que eles são ineficazes e despropositados.

As comorbidades com esse transtorno são comuns em até 60% a 80% dos adolescentes e crianças. Os transtornos comórbidos mais comuns são transtorno do déficit de atenção e hiperatividade, transtornos ansiosos e transtornos alimentares.[8]

Transtorno de Estresse Pós-Traumático

O transtorno de estresse pós-traumático é um quadro psiquiátrico causado por um desencadeante ambiental. O indivíduo passa por um evento traumático que ameaçou sua segurança, sua integridade física ou até que colocou sua vida em risco. Os eventos traumáticos que podem levar ao TEPT incluem: guerra, acidentes, assalto, estupro, sequestro, abuso físico, entre outros. O indivíduo poderá desenvolver uma série de sintomas que se caracterizam por memórias revivescentes, evitação, hipervigilância e pesadelos. Os mecanismos da memória são fundamentais no desenvolvimento do TEPT, pois a memória traumática é reverberante e vem sempre acompanhada de muita angústia e, desse modo, o traumatizado vive o trauma como sendo sempre atual. Quando esses sintomas permanecem no período de 30 dias ou mais, o TEPT é diagnosticado. Os sintomas de evitação limitam a vida do paciente, fazendo-o evitar lugares, pensamentos ou sentimentos que lembrem o trauma. Normalmente acontece a perda de interesse em atividades, com o objetivo de evitar novas experiências traumáticas. A pessoa fica hipervigilante (em constante alerta), se assusta com facilidade, demonstra irritação, dificuldade de concentração, dificuldade para dormir e manter o sono. Normalmente tem pesadelos com o evento ou com situações assustadoras. A CID-10 detalha as diretrizes diagnósticas desse transtorno, que deve ser diagnosticado quando há evidência de um trauma com recordações, revivescências intrusivas e repetitivas do evento em memórias, imaginações diurnas ou sonhos.

Fatores de Risco

Não é possível prever quem irá desenvolver o TEPT, mas existem alguns fatores de risco, por exemplo pessoas que passaram por situações de violência durante a infância têm mais chance de desenvolver TEPT se passarem novamente por um evento estressor quando adultas. Outros fatores de risco são: história de abuso físico, sexual ou negligência e alto nível de estresse na vida cotidiana. Determinadas situações de violência como estupro, agressão e tortura tendem a ser mais traumáticas do que as catástrofes ou os acidentes.

Os sintomas de TEPT em adolescentes

Os sintomas de TEPT em adolescentes frequentemente são medo, sonhos angustiantes e recorrentes aos quais o evento traumático pode estar relacionado, perda de habilidades anteriormente adquiridas, ansiedade, lembranças intrusivas e com grande carga de sofrimento, falta de concentração,

irritabilidade. Podem ocorrer comprometimento acadêmico e prejuízo nos relacionamentos com seus pares, tão importantes nessa faixa etária, causando sensação de abandono e intensa angústia.

Segundo o mapa da violência no Brasil, houve um aumento de 372,9% de homicídios no Brasil entre os anos de 1980 e 2013. Em 2015 foram relatados 3.816 casos de homicídio no país, e esses números tendem a aumentar, segundo estimativas estatísticas.

A adolescência é a fase de maior prevalência de abuso sexual em mulheres. Muitas vezes, quando são intrafamiliares, essas violências podem levar a um medo intenso e a um afastamento do convívio familiar e social.

Transtornos de Humor

A depressão é a principal causa de doença e invalidez entre os adolescentes (http://www.who.int/mediacentre/factsheets/fs345/en/).

As características desses transtornos são presença de humor irritável, diminuição do interesse em atividades que anteriormente causavam prazer ao indivíduo, acompanhada de alterações somáticas e cognitivas que afetam a capacidade de funcionamento do indivíduo.

Distimia

Distimia é um tipo de depressão leve e crônica. Na maior parte do tempo o indivíduo apresenta humor deprimido, tristeza, dificuldade de concentração, baixa autoestima, pessimismo. Os sintomas são leves, contínuos e podem não ser incapacitantes. Isso quer dizer que o indivíduo continua fazendo o que sua rotina exige, porém com pouco prazer. Pode ser diagnosticada quando há alteração de humor contínua por pelo menos 2 anos em adultos e 1 ano em crianças e se inicia de maneira gradual, geralmente na adolescência.[9]

Depressão Maior

A depressão maior é uma das doenças mentais mais comuns entre adolescentes ao redor do mundo e pode apresentar um alto risco[10] para suicídio. Os sintomas mais comuns nos adolescentes são: irritabilidade e instabilidade, humor deprimido, perda de energia, alterações no apetite (diminuição ou aumento), alterações do sono, queda do desempenho acadêmico, isolamento, desmotivação e desinteresse significativos, falta de atenção e demonstra problemas no seu comportamento, sentimentos de desesperança ou culpa e baixa autoestima,[11] sintomas esses semelhantes aos apresentados por adultos.

Em crianças e adolescentes o humor pode ser irritável em vez de triste. O episódio depressivo dura de 2 semanas a vários anos (em média tem duração de 6 a 12 meses).[9] Durante esse período os pacientes podem apresentar humor deprimido persistente e anedonia, que se caracteriza pela incapacidade de sentir prazer. Além disso, o indivíduo deve apresentar sintomas adicionais, como mudanças de apetite (aumento ou diminuição), do sono e das atividades psicomotoras, diminuição da energia, dificuldade para pensar, tomar decisões e se concentrar. O paciente passa a se culpar pelo fracasso, pela falta de sentido que sua vida demonstra. Há uma autodesvalorização e uma diminuição da autoestima. Há um grande sofrimento e um estreitamento vivencial, o que acaba limitando a vida do paciente. Podem ainda ocorrer sintomas como fadiga e diminuição acentuada das atividades.

Transtorno Bipolar

O transtorno bipolar tem uma prevalência estimada de 1,8% em adolescentes. A ausência de tratamento precoce desse transtorno pode aumentar o risco para comportamentos disfuncionais. Podem também ocorrer comorbidades com outras patologias psiquiátricas.[12]

O transtorno bipolar tem como característica primordial oscilações de humor intercalando episódios depressivos e episódios maníacos. Nos episódios depressivos o paciente pode ficar com lentificação psicomotora, desanimado, perde o interesse de sair de casa, apresenta dificuldade de realizar os deveres que a rotina exige. Alguns indivíduos sentem dificuldade para dormir e outros dormem mais do que o necessário. Os episódios maníacos podem se diferenciar em: hipomania, caracterizada por humor eufórico ou irritadiço, em que o indivíduo se sente muito disposto e agitado, faz muitas coisas ao mesmo tempo de uma maneira desorganizada, não termina nada do que começa, apresenta diminuição da necessidade do sono e aumento da energia; mania. Todos esses sintomas descritos estão presentes mas de uma maneira acentuada, podendo ocorrer delírios de grandeza e/ou perseguição e alucinações.[9]

Transtornos Dissociativos

De acordo com o DSM-V, os transtornos dissociativos são divididos em quatro categorias: transtorno dissociativo de identidade, amnésia dissociativa, transtorno de despersonalização, transtorno dissociativo especificado e transtorno dissociativo não especificado.

Transtorno dissociativo de identidade envolve uma ruptura na identidade, trazendo uma descontinuidade acentuada de si mesmo, acompanhada por diferenças nos comportamentos relacionados ao afeto, na memória, entre outras. Esses sintomas provocam sofrimentos significativos na vida do paciente.

Amnésia dissociativa é uma incapacidade de recordar informações sobre eventos, na maioria das vezes estressantes. Normalmente a amnésia dissociativa acontece depois de um grande trauma.[13] O indivíduo com esse tipo de dissociação pode perder a capacidade de recordar informações sobre sua própria identidade.[14]

No transtorno de despersonalização, a característica principal é a presença de um sentimento irreal, ou distanciamento de si mesmo. O paciente passa a estranhar seus próprios pensamentos, sentimentos e condutas, dizendo que não os reconhece, como se não fossem dele. Esses sintomas trazem sofrimentos significativos e dificuldade nos relacionamentos sociais.

Transtornos Somatoformes

Sintomas físicos são extremamente comuns em crianças e adolescentes, que muitas vezes têm dificuldade para expressar verbalmente seus sentimentos e emoções por meio da linguagem. Os distúrbios psicológicos podem ser então expressos como sintomas físicos (somáticos).[8]

Correspondem a um grupo de distúrbios caracterizados por sintomas múltiplos que sugerem várias doenças, mas que não são explicadas clinicamente. O que define esse transtorno não são os sintomas somáticos em si e sim como estes se apresentam e como são interpretados pelo paciente.

Os principais sintomas são dores, dor localizada ou até fadiga, sensações de desconforto corporal que não indicam doenças orgânicas, porém o sofrimento do paciente é autêntico. É mais comum no sexo feminino e muitas vezes estão relacionados a estresse, ambiente familiar, problemas escolares e problemas psiquiátricos na família.[15] De acordo com a CID-10, o aspecto principal dos transtornos somatoformes é a apresentação repetitiva de sintomas físicos que ocorrem conjuntamente a solicitações persistentes de investigação médica. Se houver algum transtorno físico presente, ele não explica a natureza e a extensão dos sintomas e nem a angústia e a preocupação do paciente.

TRANSTORNOS COM INÍCIO NA INFÂNCIA

Deficiência Intelectual

O termo déficit intelectual ou cognitivo está sendo cada vez mais utilizado na literatura em lugar de retardo mental.[8] De acordo com a OMS,[16] é definido como uma condição de desenvolvimento incompleto ou interrompido da mente, o que é especialmente caracterizado pela insuficiência de competências manifestadas durante o período de desenvolvimento, que contribuem para o nível global de inteligência, isto é, cognitivas, de linguagem, motoras e habilidades sociais. Sua prevalência varia de 1 a 3%.

A etiologia é heterogênea, pode ocorrer por injúrias, intoxicações e infecções, desnutrição, além de causas genéticas e idiopáticas (até 40% dos casos).[8] Para seu diagnóstico podem-se utilizar provas padronizadas (testes neuropsicológicos) e devem-se considerar as questões culturais e sociais. Pelos testes é definido o nível de QI:[16] de 50-69 é considerado retardo mental leve, de 35 a 49 é considerado retardo mental moderado, de 20 a 34, grave e, abaixo de 20, profundo. Portanto, o retardo mental refere-se a um funcionamento mental abaixo da média e isso gera dificuldades nas relações e atividades normalmente esperadas, causando consequências

Transtorno Global do Desenvolvimento – Autismo

O transtorno do autismo era anteriormente conhecido como psicose infantil. Esse transtorno se inicia em meados da primeira infância e persiste pela vida adulta e abrange a síndrome de Asperger. Aproximadamente 2 crianças a cada mil têm um transtorno invasivo do desenvolvimento.

As características principais do transtorno do autismo englobam 3 áreas principais: prejuízo social (a qualidade da interação social é restrita e empobrecida), comunicação e comportamentos repetitivos. O contato emocional pode estar prejudicado e alguns pacientes podem evitar olhar para outras pessoas nos olhos.[9] O paciente manifesta padrões restritos e repetitivos de comportamento, de interesses c de atividades (DSM-V). Essas características afetam a rotina do paciente, limitando a sua vida, pois na maioria das vezes os indivíduos demonstram resistência a mudanças, insistências em rotinas e rituais, fazem movimentos estereotipados como bater as mãos, gritar, girar.[6]

Podem ocorrer autolesão, como bater a cabeça, morder o próprio punho e comportamentos desafiadores. Esses sintomas são mais comuns em crianças e adolescentes com transtorno do espectro autista do que em outros transtornos. Adolescentes com esse transtorno podem também apresentar ansiedade e depressão.

O autismo se manifesta na primeira infância e se caracteriza por desenvolvimento anormal em todas as áreas de interação social e comunicação. Há o predomínio de um comportamento restrito e repetitivo.

Transtorno de Conduta

O transtorno de conduta apresenta como característica principal um padrão repetitivo e persistente de conduta antissocial, comportamentos que violam os direitos dos outros, normas ou regras. Para ser diagnosticado transtorno de conduta são necessários no mínimo três dos seguintes critérios nos últimos 12 meses: agressão a pessoas e animais, destruição de propriedade, falsidade ou furto e violações graves de regras. O indivíduo pode estimular brigas, ser cruel com pessoas ou animais, frequentemente mente ou rouba, foge de casa e não respeita figuras de autoridade.

Essa perturbação do comportamento pode causar prejuízos significativos na vida social e acadêmica. Há um problema na regulação emocional e do comportamento, os comportamentos pouco controlados ultrapassam o limite dado por outros indivíduos, o paciente quebra regras sociais relevantes e não respeita figuras de autoridade como pais, professores, diretores, entre outros. Existe um déficit de empatia e de moral.[17] Em alguns casos os transtornos de conduta podem anteceder o transtorno de personalidade antissocial e são mais comumente observados em meninos.

TRATAMENTOS

Transtornos de Ansiedade

Diversos tipos de psicoterapia podem ser eficazes para o tratamento dos transtornos ansiosos. A terapia comportamental e a terapia interpessoal apresentam bons resultados nesses casos. Ambas abordam os sintomas da doença, esclarecendo-os para os pacientes e mantendo o foco no tratamento do transtorno. Essas psicoterapias verbais de apoio visam o esclarecimento dos sintomas da doença, fazendo um processo investigativo dos conflitos envolvidos para expô-los ao paciente durante todo o processo terapêutico. Uma orientação familiar pode ser necessária e complementa o tratamento. Algumas técnicas são eficazes e ajudam no tratamento, como relaxamento, treinamento para os pais e treinamentos para melhorar as habilidades sociais. Quanto a medicações, estudos indicam que as mais indicadas são os inibidores da recaptação de serotonina e outras drogas antidepressivas ou ansiolíticas.[18]

Transtorno Obsessivo-Compulsivo (TOC)

O tratamento para essa patologia deve envolver o paciente, a escola e sua família. A terapia mais indicada é a terapia cognitivo-comportamental. É fundamental a psicoeducação sobre os sintomas e as principais características da doença. As medicações indicadas são os inibidores da recaptação de serotonina (IRSS, por exemplo, fluoxetina, sertralina, fluvoxamina e paroxetina) e os antidepressivos tricíclicos (especialmente a clomipramina, que é um fármaco que tem atividade serotoninérgica).[8,15]

Transtorno de Estresse Pós-Traumático

O tratamento é realizado com medicações antidepressivas, ansiolíticos e estabilizadores do humor. Associado à medicação é muito importante um tratamento psicológico. O tratamento medicamentoso pode ser muito importante, para TEPT com sintomas moderados e graves. O acompanhamento psicológico simultâneo é fundamental para haver o acolhimento e dar suporte emocional ao paciente, além de esclarecer os sintomas que são consequências do trauma. Os atendimentos em grupo são indicados, pois possibilitam compartilhar experiências com outros adolescentes que passaram por situações semelhantes. O objetivo desses tratamentos é que o indivíduo consiga redirecionar sua vida, retomando sua rotina e possibilitando o retorno ao desenvolvimento saudável.[19,20]

Transtornos de Humor

Psicoterapias como a terapia comportamental e a terapia interpessoal são eficazes para esses transtornos. Ambas abordam os sintomas da doença elucidando para os pacientes e conscientizando-os sobre a patologia, mantendo o foco no tratamento. Quando há risco de suicídio e mesmo quando há prejuízo significativo (cognitivo, social), é indicado o tratamento com fármacos (por exemplo, medicação antidepressiva), que devem ser utilizados em conjunto com a psicoterapia.[8]

Transtorno Bipolar

Estudos mostram que o tratamento medicamentoso e psicoterápico combinado é mais eficaz no tratamento do transtorno bipolar. Os estabilizadores de humor e antipsicóticos atípicos são utilizados, tomando-se especial cuidado com o uso de drogas antidepressivas, pois elas podem causar a "virada maníaca" (ciclagem do estado depressivo para o maníaco ou hipomaníaco). As psicoterapias recomendadas são: psicoeducação e/ou familiar (em que o terapeuta esclarece para os responsáveis desses adolescentes e para o próprio paciente os sintomas da doença e a forma de tratamento), além da terapia cognitivo-comportamental.[21]

Transtornos de Conduta

O tratamento recomendado deve ser multidisciplinar, levando em consideração vários âmbitos da vida do indivíduo. É importante uma abordagem para os pais de adolescentes que manifestem essa patologia por meio da psicoeducação e diversas modalidades de psicoterapia. É possível instrumentalizar os pais e o adolescente para adotar novas formas de relacionamentos e reforçar comportamentos pró-sociais. Tratamento farmacológico também é indicado, como estabilizadores de humor. Muitas vezes a medicação é necessária para conter a impulsividade e a agressividade.[6,8]

Transtornos Somatoformes

O tratamento indicado é psicoterapia verbal de apoio ou psicodinâmica que visa o esclarecimento dos sintomas da doença, fazendo tanto um processo investigativo dos conflitos envolvidos para expô-los ao paciente durante todo o processo quanto uma orientação familiar.

Retardo Metal

Para o tratamento dessa doença é interessante definir as necessidades individuais desses pacientes. O modelo terapêutico comportamental é possível de ser utilizado.[6] A terapia ocupacional é uma opção, pois melhora a coordenação motora, ampliando as habilidades desses indivíduos assim como as atividades da vida diária. A abordagem psicoeducativa para os responsáveis é importante para o desenvolvimento do paciente. Em alguns casos o tratamento psicofarmacológico se faz necessário.[6,8] Nessa patologia é primordial um tratamento multidisciplinar, para possibilitar um melhor desenvolvimento do paciente em diferentes âmbitos da vida tanto dele quanto de seus familiares, considerando-se as limitações impostas pela própria doença.

Autismo

Terapia convencional e terapia ocupacional ajudam para a melhora do paciente. A terapia ocupacional propõe trabalhar com as mães e os pacientes, podendo inclusive melhorar ou aprimorar o desenvolvimento motor nas atividades de vida diária. Quanto a medicações, não existem psicofármacos específicos para o tratamento do espectro autista, sendo o preconizado o tratamento dos sintomas-alvo (que podem incluir medicações antipsicóticas, antidepressivas e estabilizadores de humor).[6,8]

CONSIDERAÇÕES FINAIS

O diagnóstico precoce e o tratamento dos transtornos mentais na adolescência têm como objetivo a redução do sofrimento e dos prejuízos cognitivos e sociais assim como a diminuição das possibilidades de recorrência, além do estabelecimento de formas de prevenção. Quanto antes houver uma intervenção aumenta-se consideravelmente a possibilidade de que esse adolescente venha a se desenvolver de maneira mais autônoma, não se tornando um adulto com limitações advindas de doenças psíquicas.

O tratamento nessa faixa etária aumenta a possibilidade de esse adolescente se tornar um adulto produtivo, visando um futuro melhor para esses indivíduos. O tratamento das crianças e adolescentes com medicações psiquiátricas começou na década de 1960. A pesquisa em psiquiatria da infância e adolescência é ainda considerada limitada apesar dos vários avanços já conquistados, tanto em relação às medicações quanto no desenvolvimento de diretrizes para o diagnóstico e para o tratamento dos transtornos mentais.[1]

REFERÊNCIAS BIBLIOGRÁFICAS

1. Kim-Cohen J, Caspi A, Moffitt TE, Harrington H, Milne BJ, Poulton R. Prior juvenile diagnoses in adults with mental disorder: developmental follow-back of a prospective-longitudinal cohort. Archives of General Psychiatry 2003;60(7):709-17.

2. Goldberg DP, Huxley P. Common Mental Disorders: a bio-social model: Tavistock/Routledge, 1992.

3. Viana MC, Andrade LH. Lifetime prevalence, age and gender distribution and age-of-onset of psychiatric disorders in the São Paulo Metropolitan Area, Brazil: results from the São Paulo Megacity Mental Health Survey. Revista Brasileira de Psiquiatria 2012;34(3):249-60.

4. Paula CS, Bordin IA, Mari JJ, Velasque L, Rohde LA, Coutinho ES. The mental health care gap among children and adolescents: data from an epidemiological survey from four Brazilian regions. PloS One 2014;9(2):e88241.

5. Saúde OMd. CID-10: Classificação Estatística Internacional de Doenças com disquete Vol. 1. São Paulo: Edusp, 1994.

6. Goodman RS. Psiquiatria infantil. São Paulo: Roca, 2004.

Cap. 35 • Principais Transtornos Psiquiátricos na Adolescência

7. Association AP. DSM 5: American Psychiatric Association, 2013.

8. Rey JM. IACAPAP Textbook of Child and Adolescent Mental Health. The Lancet 2006.

9. D M. The Little Black Book Series:Psiquiatria. Novo Conceito, 2009.

10. Thapar A, Collishaw S, Pine DS, Thapar AK. Depression in adolescence. The Lancet 2012;379(9820):1056-67.

11. Roberts RE, Lewinsohn PM, Seeley JR. Symptoms of DSM-III-R major depression in adolescence: evidence from an epidemiological survey. Journal of the American Academy of Child & Adolescent Psychiatry 1995;34(12):1608-17.

12. Faedda GL, Serra G, Marangoni C, Salvatore P, Sani G, Vázquez GH, et al. Clinical risk factors for bipolar disorders: a systematic review of prospective studies. Journal of Affective Disorders 2014;168:314-21.

13. Spiegel D, Loewenstein RJ, Lewis-Fernández R, Sar V, Simeon D, Vermetten E, et al. Dissociative disorders in DSM-5. Depression and Anxiety 2011;28(12):E17-E45.

14. Chefetz RA. Ten things to consider on the road to recognizing dissociative processes in your psychotherapy practice. Psychiatry 2015;78(3):288-91.

15. Junior F CE. Psicologia Infantil: Guia Prático. 1 ed. 2004.

16. Organization WH. The World Health Report 2001: Mental Health: new understanding, new hope: World Health Organization, 2001.

17. Broulidakis MJ, Fairchild G, Sully K, Blumensath T, Darekar A, Sonuga-Barke EJ. Reduced default mode connectivity in adolescents with conduct disorder. Journal of the American Academy of Child & Adolescent Psychiatry 2016;55(9):800-8. e1.

18. Dear B, Staples L, Terides M, Karin E, Zou J, Johnston L, et al. Transdiagnostic versus disorder-specific and clinician-guided versus self-guided internet-delivered treatment for generalized anxiety disorder and comorbid disorders: A randomized controlled trial. Journal of Anxiety Disorders 2015;36:63-77.

19. Connor DF, Ford JD, Arnsten AF, Greene CA. An update on posttraumatic stress disorder in children and adolescents. Clinical Pediatrics 2015;54(6):517-28.

20. Gillies D, Taylor F, Gray C, O'Brien L, D'Abrew N. Psychological therapies for the treatment of post-traumatic stress disorder in children and adolescents (Review). Evidence-Based Child Health: A Cochrane Review Journal 2013;8(3):1004-116.

21. Dickstein DP, Cushman GK, Kim KL, Weissman AB, Wegbreit E. Cognitive remediation: potential novel brain-based treatment for bipolar disorder in children and adolescents. CNS Spectrums 2015;20(04):382-90.

Síndrome da Fadiga Crônica e Fibromialgia

Melissa Marati Fraga
Claudio A. Len

A queixa de dor musculoesquelética difusa, fadiga e/ou alteração do sono é frequente na consulta médica do adolescente. Em alguns casos essas queixas tornam-se persistentes e interferem nas atividades escolares e sociais, o que tem como consequência um impacto negativo na qualidade de vida tanto do paciente quanto de sua família.

É necessária uma investigação minuciosa sobre o início das queixas, sintomas clínicos, idade de início da apresentação e fatores associados. Devem ser afastadas as possíveis doenças orgânicas causadoras de dor.

A anamnese deve ser completa e o exame físico detalhado (geral, neurológico e o locomotor). A depender da suspeita diagnóstica é necessária a realização de exames complementares de laboratório e de imagem.

Deve-se avaliar a rotina do adolescente: horário de estudo, horário de sono, higiene de sono, prática de atividade física, tempo de tela (televisão, celular, tablet, *video game*), atividades extracurriculares (aulas extras, jornada de trabalho) e relações sociais e familiares.

A seguir descreveremos duas doenças que estão relacionadas a dor musculoesquelética e fadiga, a fibromialgia juvenil (FMJ) e a síndrome de fadiga crônica (SFC). A FMJ e a SFC têm alguns pontos em comum. Ambas fazem parte do mesmo espectro de desordens funcionais caracterizadas pela sensibilização central: síndromes de amplificação dolorosa. Optamos, neste capítulo, por descrever separadamente cada entidade para melhor entendimento.

FIBROMIALGIA JUVENIL

Conceito

A FMJ faz parte do grupo de síndromes de amplificação dolorosa assim como a síndrome de fadiga crônica, a dor de crescimento, a síndrome de dor complexa regional e as síndromes miofasciais regionais. O termo síndrome de amplificação dolorosa pode soar estranho, mas apenas traduz que o SNC foi sensibilizado, o limiar tornou-se mais baixo e um pequeno estímulo pode funcionar como desencadeante de grande intensidade e duração de sensação dolorosa.

A característica principal na FMJ é a presença de dor musculoesquelética crônica e difusa. Não se observa um dano tecidual bem estabelecido, mas o indivíduo apresenta dor real. Não há processo inflamatório ou curso clínico para deformidades ósseas ou articulares. É comum a incapacidade funcional do mesmo modo ou até de modo mais importante que em outras doenças reumáticas como a artrite idiopática juvenil.

Etiopatogenia

A fibromialgia (FM) ocorre em todas as faixas etárias e é mais prevalente no sexo feminino (4:1 na população pediátrica e 15:1 na população adulta). Na população geral apresenta uma prevalência de 2-4%, a depender do local estudado. No Brasil, encontrou-se uma prevalência de 2,5% sendo que 25% destes relataram que os sintomas se iniciaram durante a infância.

Os estudos realizados na faixa etária pediátrica mostraram uma prevalência que varia entre 1,2 a 6,2%. Essa variação encontrada pode ser decorrente de diferenças culturais, sociais, raciais e étnicas. A idade média de início dos sintomas variou entre 10,4 e 13 anos.

Fatores genéticos, ambientais e infecções prévias já foram relacionados à etiologia do quadro álgico, assim como o antecedente pessoal de dor e exposição prévia a situações dolorosas. Já foi comprovado que pacientes que foram expostos precocemente a procedimentos dolorosos (período neonatal) ou expostos por tempo prolongado a dor podem evoluir com modificação do SNC (cérebro e medula), ou seja, apresentam a sensibilização central.

A sensibilização central é o mecanismo em que o corpo se torna mais sensível aos diferentes estímulos e passa a interpretar como dor mesmo os estímulos não dolorosos. Para compreender melhor a doença é importante entender o significado de sensibilização central. Quando a sensibilização central está presente, o paciente pode apresentar dor mesmo em situações que não deveriam ser dolorosas, como pentear o cabelo, usar uma roupa mais justa ou receber um abraço leve. Em casos extremos, o paciente relata dor intensa até em situações sem o contato físico: dor causada pelo vapor que sai da água quente do chuveiro, por exemplo.

É importante o pediatra conhecer alguns termos relacionados a sensibilização central.

- Alodinia é a sensação dolorosa intensa após um estímulo não doloroso.
- Hiperalgesia é a sensação dolorosa intensa após um estímulo doloroso leve.

Em ambos os casos, a sensação dolorosa é desproporcional ao estímulo.

Outra consequência que observamos na sensibilização central é que os pacientes passam a evitar qualquer tipo de atividade com medo de que possa gerar dor. A curto prazo, a inatividade gera a falsa impressão de alívio, mas a médio e longo prazos o paciente torna-se mais restrito e sensível a dor, ou seja, apresenta maior intensidade e duração da dor.

Quadro Clínico

A FMJ se caracteriza primariamente pela presença de dor musculoesquelética difusa e crônica (duração maior que 3 meses), acompanhada de fadiga em 62% dos casos. Outros sintomas também estão presentes: sensação de peso/edema nas extremidades (24%), parestesias, rigidez muscular (29%), distúrbio do sono (69%), absenteísmo escolar, procura frequente por auxílio médico, depressão, ansiedade e baixa autoestima. Pode apresentar outras manifestações clínicas como cefaleia (76%), síndrome do cólon irritável e dor abdominal (17%).

O clínico deve ficar atento à qualidade do sono dos pacientes, principalmente nos adolescentes. A polissonografia pode mostrar alterações características, como redução da quantidade do sono de ondas lentas, interposição de ondas alfa em ondas delta e aumento do número de despertares e movimentos periódicos de membros. A polissonografia só deve ser solicitada nos casos de sono inadequado sem melhora com orientações médicas.

Diagnóstico

O diagnóstico da FMJ é clínico e de exclusão.

Devem ser excluídas doenças relacionadas à dor musculoesquelética, como as leucemias, as hemoglobinopatias, as doenças da tireoide, as alterações mecânico-posturais e as doenças reumatológicas.

Não há até o momento critérios classificatórios ou diagnósticos validados para a população pediátrica. Utilizam-se critérios desenvolvidos para o diagnóstico em adultos.

Em 1985, Yunus & Masi publicaram um artigo descrevendo as características clínicas encontradas em 33 pacientes estudados com FMJ. Até momento, muitos ainda utilizam as características descritas (**Tabela 36.1**) no estudo para o diagnóstico de FMJ, mas essas características também não foram validadas.

Outro critério utilizado, mas que também não foi validado para a população pediátrica, foi o descrito pelo Colégio

Tabela 36.1. Critérios de Yunus & Masi para fibromialgia juvenil (1985)

Dor musculoesquelética em 3 ou mais regiões do corpo
Duração da dor superior a 3 meses
Presença de pelo menos 5 de 18 pontos dolorosos à palpação: • Suboccipital - na inserção do músculo suboccipital • Cervical baixo - atrás do terço inferior do esternocleidomastóideo, no ligamento intertransverso C5-C6 • Trapézio - ponto médio da borda superior, numa parte firme do músculo • Supraespinhoso - acima da escapula, próximo à borda medial, na origem do músculo supraespinhoso • Segunda junção costocondral - lateral à junção, na origem do músculo grande peitoral • Epicôndilo lateral - 2 a 5 cm de distância do epicôndilo lateral • Glúteo médio - na parte média do quadrante súpero-externo na porção anterior do músculo glúteo médio • Trocantérico - posterior à proeminência do grande trocanter • Joelho - no coxim gorduroso, pouco acima da linha média do joelho
Presença de pelo menos 3 dos 10 sintomas abaixo: • Ansiedade • Fadiga • Alteração do sono/ dificuldade para dormir • Cefaleia • Síndrome do cólon irritável • Formigamento • Edema subjetivo de partes moles • Dor modulada pela atividade física • Dor modulada pelo tempo/clima/temperatura • Dor modulada pela ansiedade ou estresse

Americano de Reumatologia (ACR) em 1990 (**Tabela 36.2**). O diagnóstico por meio da palpação de pontos dolorosos é muito criticado, pois além de exigir um treinamento prévio para se conseguir realizar a palpação dos 18 pontos descritos com força de 4 kg, não se sabe ao certo de quanto deveria ser a pressão nas diferentes faixas etárias.

Em 2010, o ACR publicou uma preliminar de critérios clínicos para o diagnóstico da fibromialgia (**Tabela 36.3**). A palpação de pontos dolorosos foi retirada.

Em 2016, Ting et al. publicaram um estudo utilizando os critérios do ACR 2010 para o diagnóstico em adolescentes do sexo feminino. Utilizaram como padrão-ouro de comparação os critérios utilizados por Yunus & Masi de 1985 e encontraram uma sensibilidade de 89,4% e especificidade de 87,5%. Em nosso serviço, utilizávamos tanto os critérios de Yunus & Masi como os do ACR. Em nossa experiência clínica, os novos critérios propostos em 2010 são mais fáceis de aplicar e mais fidedignos com a clínica da fibromialgia.

Na FMJ não se observam alterações em exames laboratoriais, radiológicos, histopatológicos ou eletromiográficos. Exames complementares são realizados, em casos específicos, para afastar outras doenças que possam estar causando a dor.

Devem ser avaliados os aspectos emocionais, sociais, escolares, além dos hábitos diários e do padrão do sono (não restaurador), pois estes podem estar comprometidos.

Prognóstico

Estudos prévios mostraram que a dor pode ser persistente em mais de 90% dos casos, quando não houve tratamento. Pacientes com FMJ apresentam uma melhor evolução do quadro quando comparados aos pacientes adultos após receber o tratamento não medicamentoso e orientações de hábitos de vida.

Muitos especialistas em dor propõem a mudança do nome FMJ para apenas síndrome de amplificação dolorosa, pois o comportamento e a evolução da FMJ não se assemelham aos da FM do adulto e a comparação acaba sendo inevitável.

As recidivas são comuns e é importante orientar o paciente quanto a essa possibilidade.

Tratamento

Deve-se promover a retomada das atividades diárias e do convívio social o mais precocemente possível. Os melhores resultados são alcançados com o tratamento não farmacológico na população pediátrica: reabilitação física, reeducação sobre a dor, prática de atividades físicas regulares e psicoterapia.

Cada vez mais é utilizada uma abordagem de tratamento multidisciplinar. Com esse tratamento consegue-se alcançar o retorno funcional, a remissão ou uma importante redução nos níveis de dor, com melhora da qualidade de vida dos pacientes e de suas famílias, de uma maneira mais eficiente e duradoura.

Estudos publicados nos últimos anos demonstraram que um programa com intensa atividade física e tratamento psicológico alcança excelentes resultados para o prognóstico desses pacientes a curto e longo prazos. Algumas clínicas de referência propõem aos pacientes a realização de fisioterapia e terapia ocupacional intensa e individual por 5 a 6 horas/dia, 5 vezes por semana, por pelo menos 4 semanas. São realizadas também a psicoterapia individual (terapia cognitivo-comportamental) por pelo menos 5 horas/semana e terapia em grupo na forma de arteterapia ou musicoterapia. A orientação da família assim como a participação e o envolvimento do paciente foram fundamentais para o sucesso do tratamento.

Tabela 36.2. Critérios classificatórios para fibromialgia pelo Colégio Americano de Reumatologia (ACR) de 1990

• **História de dor difusa**
Para ser considerada difusa devem existir os seguintes parâmetros: dor do lado esquerdo do corpo, dor do lado direito do corpo, dor acima da linha de cintura e dor abaixo da linha de cintura. É necessária a presença concomitante de dor em esqueleto axial (coluna cervical, ou torácica anterior, ou dorsal ou lombar)
• **A dor deve estar presente por pelo menos 3 meses**
• **Presença de dor em pelo menos 11 dos 18** *tender points*, **à palpação digital aplicando-se uma força de aproximadamente 4 kg**
Pontos dolorosos ou *tender points*
Suboccipital: na inserção do músculo suboccipital
Cervical baixo: atrás do terço inferior do esternocleidomastóideo, no ligamento intertransverso C5-C6
Trapézio: ponto médio da borda superior, numa parte firme do músculo
Supraespinhoso: acima da escapula, próximo à borda medial, na origem do músculo supraespinhoso
Segunda junção costocondral: lateral à junção, na origem do músculo grande peitoral
Epicôndilo lateral: 2 a 5 cm de distância do epicôndilo lateral
Glúteo médio: na parte média do quadrante súpero-externo na porção anterior do músculo glúteo médio
Trocantérico: posterior à proeminência do grande trocanter
Joelho: no coxim gorduroso, pouco acima da linha média do joelho

Tabela 36.3. Critérios diagnósticos preliminares para fibromialgia de acordo com o Colégio Americano de Reumatologia (ACR) de 2010

Critérios: para o diagnóstico são necessárias as 3 condições abaixo:
Índice de dor difusa (IDD) $\geq$ 7 e valor da escala de gravidade dos sintomas (SS) $\geq$ 5 ou IDD entre 3-6 e SS $\geq$ 9
Sintomas presentes com a mesma intensidade por pelo menos 3 meses
Ausência de outra condição que poderia explicar o quadro doloroso
Averiguação
IDD: em quais regiões o paciente apresentou dor na última semana? O valor será entre 0 e 19
Mandíbula direita
Mandíbula esquerda
Pescoço
Tórax
Dorso superior
Dorso inferior
Abdome
Cintura escapular direita
Cintura escapular esquerda
Braço direito
Braço esquerdo
Antebraço direito
Antebraço esquerdo
Quadril (nádega) direito
Quadril (nádega) esquerdo
Coxa direita
Coxa esquerda
Perna direita
Perna esquerda
Valor de SS
Fadiga
Sono não restaurador
Sintomas cognitivos
Para cada 1 dos 3 sintomas acima, indique o grau de gravidade de acordo com a Escala:
0 = sem alteração
1 = alterações leves, geralmente brandas ou intermitentes
2 = moderado, alterações consideráveis frequentemente presentes e/ou em intensidade moderada
3 = severo: difuso, contínuo, que atrapalham as atividades diárias
Considerando os sintomas somáticos em geral, indique se o paciente tem:
0 = nenhum sintoma
1 = poucos sintomas
2 = um número moderado de sintomas
3 = uma grande quantidade de sintomas
O valor da Escala SS é a soma da gravidade dos 3 sintomas (fadiga, sono não restaurador e sintomas cognitivos) mais a gravidade dos sintomas somáticos em geral. O valor final será entre 0 e 12
Sintomas somáticos: fadiga ou cansaço, dor muscular, fraqueza muscular, dor no abdome superior, dor ou cólicas abdominais, constipação, diarreia, náusea, vômito, dor torácica, síndrome do cólon irritado, cefaleia, alteração do pensamento ou memória, dormência/formigamento, nervosismo, febre, prurido, sibilância, boca seca, urticária, zumbido, convulsões, alopecia, visão borrada, disúria, polaciúria, espasmos vesicais, olhos secos, perda ou alteração do paladar, úlceras orais, fotossensibilidade, fenômeno de Raynaud, problemas de audição

- **Atividade física (aeróbica) regular:** modula a dor na FMJ, diminui a intensidade de dor, assim como a quantidade de pontos dolorosos. Diminui também os sintomas de ansiedade e depressão, além de melhorar a qualidade do sono.
- **Terapia cognitivo-comportamental:** é uma forma de tratamento psicoterápico que tem como objetivo auxiliar nas emoções disfuncionais e problemáticas, no comportamento e na cognição, por meio de um programa sistemático. Estudos com pacientes com FMJ mostram que após a intervenção os pacientes apresentaram melhora quanto a redução da dor, sintomas somáticos, ansiedade, fadiga e qualidade do sono. Apresentaram também melhora na função física e diminuição das faltas escolares.

São poucos os estudos relacionados ao uso de medicamentos na FMJ. Alguns autores relatam sucesso parcial com o uso de relaxantes musculares, antidepressivos tricíclicos e medicamentos serotoninérgicos, mas o uso deve ser criterioso e restrito para os casos de má resposta às orientações. O uso de analgésicos comuns ou anti-inflamatórios não hormonais não alivia os sintomas, e em muitos casos o uso continuado desses medicamentos está associado a efeitos adversos indesejados, como esofagite e gastrite medicamentosas.

O tratamento atual FMJ está centrado em um tripé: educação ao paciente e à sua família, terapia cognitivo-comportamental e atividade física aeróbica regular.

Para a aderência e o sucesso do tratamento, deve-se envolver e motivar a família e o paciente em todas as etapas. É importante deixar claro para ambos que a dor é intensa e real, que não há lesões articulares ou ósseas e que não ocorrerão deformidades físicas. **A dor existe e não é uma invenção da criança ou do adolescente.**

SÍNDROME DE FADIGA CRÔNICA

Conceito

A queixa de fadiga é relativamente comum em adolescentes e não é sinônimo da SFC ou encefalomielite miálgica (EM) que encontramos em um número menor de pacientes.

A SFC é definida pela presença de intensa fadiga com duração superior a 6 meses, acompanhada de sintomas como: declínio cognitivo, prejuízo da memória e da concentração, dor muscular, poliartralgia, cansaço físico por mais de 24 horas após a realização de atividade física, cefaleia, dor de garganta, problemas no sono e aumento da sensibilidade nos linfonodos. A SFC costuma piorar após a realização de atividade física ou mental e não melhora com o descanso ou o sono.

É necessário o diagnóstico precoce da SFC, pois ela é uma das maiores responsáveis pelo absenteísmo escolar. Estudos demonstram que metade dos pacientes pediátricos com SFC apresenta em algum momento a perda de pelo menos 1 ano letivo.

Etiopatogenia

A incidência da SFC ocorre em 2 picos: 10 a 19 anos e 30 a 39 anos. É mais frequente no sexo feminino em todas as faixas etárias: crianças (57%), adolescentes (74,1%) e adultos (77,9%). A prevalência varia de 0,06 a 2,4% na população adulta. Na população pediátrica a prevalência é de 0,2 a 2%.

A etiologia da SFC é ainda desconhecida. É mais provável que seja uma combinação de fatores em pessoas predispostas. Alguns fatores já foram estudados, mas não foi comprovada associação como causa de SFC. São eles: infecções virais e bacterianas (vírus Epstein-Barr, retrovírus, herpesvírus 6, enterovírus, vírus das hepatites B e C, doença de Lyme, sífilis, *Candida albicans*), alteração no sistema imune e desbalanço hormonal (hipotireoidismo, obesidade mórbida).

Deve-se descartar a presença de apneia do sono, narcolepsia e uso excessivo de medicações, além de uso abusivo de álcool ou de outras drogas.

Quadro Clínico

Pacientes com SFC apresentam fadiga intensa e debilitante que não melhora com descanso, além de apresentarem de dor musculoesquelética, alteração do sono, cefaleia, dor de garganta recorrente, perda da memória, alteração cognitiva e tontura.

Um ponto central na apresentação de SFC na população pediátrica é o comprometimento funcional.

O isolamento social é um ponto importante de ser avaliado nos adolescentes. A apresentação clínica da SFC difere da apresentação dos adultos. Em crianças mais jovens, a apresentação clínica é caracterizada por dores de garganta recorrentes. Apresentam menos problemas relacionados ao sono ou a alteração da memória. Nos adolescentes, é mais característica a cefaleia persistente. Apresentam também alteração do sono e sintomas cognitivos. É infrequente apresentarem tontura ou dor nos linfonodos.

Crianças e adolescentes apresentam menos fadiga e melhor função física quando comparados aos adultos. Também têm menor frequência de diagnósticos de comorbidades, incluindo ansiedade e depressão. No entanto, a presença de depressão deve ser pesquisada nos adolescentes. Diversos estudos demonstraram que é mais frequente a presença de depressão em adolescentes com SFC do que em adolescentes saudáveis. Outros estudos ainda encontraram que a depressão é mais prevalente em pacientes com SFC do que em pacientes com outras doenças crônicas, como enxaqueca e artrite idiopática juvenil.

Diagnóstico

O diagnóstico é clínico e de exclusão. Não há exame específico ou alteração patognomônicos. Não é necessária a realização de exames complementares para o diagnóstico da SFC. Algumas situações podem levar a um quadro de fadiga, como: hipotireoidismo, diabetes, anemia, infecção crônica, alterações psicológicas, síndrome das pernas inquietas. Nesses casos a realização de exames complementares seria para afastar uma doença de base.

Durante a avaliação de um paciente com SFC deve-se descartar a presença de síndrome de Ehlers-Danlos. Como alguns sintomas podem ser semelhantes, encontramos pacientes que ainda não receberam o diagnóstico e o correto acompanhamento.

Prognóstico

O prognóstico da SFC é muito melhor na população pediátrica do que nos adultos. Estudos demonstraram melhora de 54% a 94% e até mesmo a completa recuperação em comparação aos adultos, que apresentam uma taxa máxima de melhora em torno de 22%.

Tratamento

Não há cura definitiva para a SFC. O tratamento visa a melhora dos sintomas e inclui condicionamento físico contínuo (iniciar com atividades leves e ir aumentando gradativamente), orientação nutricional, avaliação fisioterápica, manutenção das atividades sociais e escolares, acompanhamento psicológico (terapia cognitivo-comportamental).

Não existe um tratamento farmacológico específico.

Algumas medicações podem ser utilizadas para um sintoma específico (dismenorreia, cefaleia, mialgia) ou condições que gerem fadiga (distúrbios do sono, intolerância ortostática).

Mudança de Conceito

O Instituto de Medicina dos Estados Unidos, em 2015, renomeou a SFC para doença sistêmica de intolerância ao esforço (DSIE). A ideia seria a de facilitar o diagnóstico e evitar a confusão dos termos utilizados: nem toda fadiga é sinônimo de SFC. Outro ponto abordado, na população adulta, é que a dor musculoesquelética não faz parte dos sintomas principais e poderia estar relacionada a uma sobreposição com a fibromialgia.

Para o diagnóstico de DSIE devem ser observadas 4 características:

- Redução importante do rendimento para as atividades de trabalho/estudo/sociais/pessoais com duração superior a 6 meses;
- Fadiga intensa além de piora ou mal-estar após esforço;
- Sono não restaurador;
- Pelo menos 1 dos 2 itens:
  - Intolerância ortostática;
  - Perda cognitiva.

TÓPICOS IMPORTANTES

- O diagnóstico de fibromialgia juvenil é de exclusão. Mesmo com a presença de critérios ou de sintomas associados não se pode excluir a presença de outras doenças que também levam ao aparecimento de dor musculoesquelética.
- Um dos fatores básicos no acompanhamento de paciente com FMJ é explicar o que é a doença (educação): embora a dor seja intensa e real, não há lesões articulares ou ósseas e não haverá deformidades físicas.
- O diagnóstico de síndrome de fadiga crônica também é de exclusão. O diagnóstico precoce é necessário para evitar prejuízo escolar e social.
- Psicoterapia cognitivo-comportamental é indicada na população pediátrica com FMJ e SFC por reduzir a dor, os sintomas somáticos, a ansiedade e a fadiga e melhorar a qualidade do sono.
- Atividade física regular é fundamental. Contribui para o retorno funcional do paciente. Deve-se estimular a sua realização a cada consulta médica.
- Não há medicações específicas para o tratamento da FMJ ou da SFC.

REFERÊNCIAS BIBLIOGRÁFICAS

1. Buskila D, Ablin J. Pediatric fibromyalgia. Reumatism 2012; 64(4):230-7.
2. Buskila D, Press J, Gedalia A, Klein M, Neumann L, Boehm R, et al. Assessment of nonarticular tenderness and prevalence of fibromyalgia in children. J Rheumatology 1993; 20:368-70.
3. Collin SM, Nuevo R, Putte EMP, Nijhof SL, Crawley E. Chronic fatigue syndrome (CFS) or myalgic encephalomyelitis (ME) is different in children compared to in adults: a study of UK and Dutch clinical cohorts. BMJ Open 2015;5:e008830.
4. Crawley EM, Emond AM, Sterne JAC. Unidentified chronic fatigue syndrome/myalgic encephalomyelitis (CFS/ME) is a major cause of school absence: surveillance outcomes from school-based clinics. BMJ Open 2011;1:e000252.
5. IOM (Institute Of Medicine). Beyond myalgic encephalomyelitis/chronic fatigue syndrome: Redefining an illness. Washington, DC: The National Academies, 2015.
6. Kashikar-Zuck S, Tran ST, Barnett K, Bromberg MH, Strotman D, Sil S, et al. A qualitative examination of a new combined cognitive-behavioral and neuromuscular training intervention for juvenile fibromyalgia. Clin J Pain 2016;32(1):70-81.
7. Kashikar-Zuck S, Cunningham N, Sil S, Bromberg MH, Lynch-Jordan AM, Strotman D, et al. Long-term outcome of adolescents with juvenile-onset fibromyalgia in early adulthood. Pediatrics 2014;133:592-600.
8. Palermo TM, Eccleston C, Lewandowski AS, Williams ACC, Morley S. Randomized controlled trials of psychological therapies for management of chronic pain in children and adolescents: na updated meta-analytic review. Pain 2010; 148:387-97.
9. Sherry DD. An overview of amplified musculoskeletal pain syndromes. J Rheumatolol Suppl 2000;58:44-8.
10. Sherry DD, Brake L, Tress JL, Sherker J, Fash K, Ferry K, Weiss PF. The treatment of juvenile fibromyalgia with an intensive physical and psychosocial program. J Pediatr 2015; 167(3):731-7.
11. Ting TV, Barnett K, Lynch-Jordan A, Whitacre C, Henrickson M, Kashikar-Zuck S. 2010 American College of Rheumatology adult

fibromyalgia criteria for use in an adolescent female population with juvenile fibromyalgia. J Pediatr 2016; 169:181-7.

12. Yunus MB, Mais AT. Juvenile primary fibromyalgia syndrome. A clinical study of 33 patients and matched normal controls. Arthritis Rheum 1985;28:138-45.

13. Yunus MB. Central sensitivity syndromes: a new paradigma and group nosology for fibromyalgia and overlapping conditions, and the related issue of disease versus illness. Semin Arthritis Rheum 2008; 37:339-52.

14. White PD, Goldsmith KA, Johnson AL, Potts L, Walwyn R, DeCesare JC, et al. PACE Trial Management Group. Comparison of adaptive pacing therapy, cognitive behaviour therapy, graded exercise therapy, and specialist medical care for chronic fatigue syndrome (PACE): a randomised trial. Lancet 2011; 377:823-36.

15. Wolfe F, Smythe HA, Yunus MB, Bennett RM, Bombardier C, Goldenberg DL, el al. The American College of Rheumatology 1990 Criteria for the Classifications of Fibromyalgia. Report of the Multicenter Criteria Committee. Arthritis & Rheumatism 1990; 33: 160-72.

16. Wolfe F, Clauw DJ, Fitzcharles MA, Goldenberg DL, Katz RS, Mease P, el al. The American College of Rheumatology Preliminary diagnostic criteria for fibromyalgia and measurement of symptom severity. Arthritis Care & Research 2010; 62(5): 600-10.

Doenças Sexualmente Transmissíveis na Adolescência

37

Mauricio Mendonça

INTRODUÇÃO

O início precoce da atividade sexual vem tornando a adolescência faixa etária de atenção redobrada. Nos EUA, estima-se que metade dos 5 milhões de casos novos de DST por ano ocorra em pessoas entre os 15 e os 14 anos.

O tratamento das doenças sexualmente transmissíveis (DST) nos adolescentes não difere em nada das outras faixas etárias quanto a diagnóstico e terapêutica. As principais DST são descritas e sua abordagem detalhada neste capítulo. As recomendações são baseadas nas diretrizes do Ministério da Saúde e por vezes também agrupam informações do MMWR de 2015 do CDC de Atlanta.

No atendimento a um adolescente devemos ter em mente que algumas doenças contraídas verticalmente podem estar presentes. Desta maneira, diante de uma doença sexualmente transmissível nessa faixa etária, devemos tanto considerar a possibilidade de infecção por contágio sexual como lembrar de transmissão intrauterina, como o contágio no canal de parto.

ASPECTOS PECULIARES

Alguns aspectos peculiares à faixa etária dos adolescentes são discutidos no contexto de que é nessa idade que geralmente ocorre a introdução à prática sexual; o diálogo com os adultos que poderiam orientar melhores práticas nem sempre é fluido; e há uma tendência dos adolescentes a se basearem em informações que muitas vezes podem causar mais dano que benefício.

Assim, a abordagem médica do adolescente com DST deve seguir as considerações das bases do acompanhamento do paciente adolescente descritas neste compêndio em sua parte I.

INFECÇÃO PELO HPV

Existem mais de 100 genótipos de HPV descritos e sua principal característica é a de incorporar-se ao genoma da célula epitelial, regulando uma multiplicação acelerada da célula infectada. Estima-se que 40% a 60% da população dos EUA seja portadora do HPV.

O manejo da infecção pelo HPV tem por objetivos diminuir ou erradicar as verrugas visíveis e administrar o risco de malignização que alguns genótipos do HPV podem desencadear (tipos 16, 18, 31, 33, 35, 45, 51, 52, 56, 58).

Diagnóstico

O quadro pode ser de infecção ativa, com verrugas aparentes ou exame colposcópico positivo; ou de infecção latente, em que o DNA viral está incorporado aos queratinócitos sem manifestação clínica, detectáveis apenas sob técnicas moleculares.

Clinicamente, são observadas pápulas verrucosas de poucos milímetros a muitos centímetros, de superfície áspera e cores variando do vermelho vivo ao castanho e marrom. Podem também ser visualizados após o uso de solução de ácido acético a 10% no colo uterino e face interna do prepúcio e na glande.

Diagnóstico Laboratorial

Visualização sob ácido acético: útil nas áreas de mucosa e semimucosa. É visto um branqueamento da lesões aparentes a olho nu e mesmo das inaparentes.

Exame anatomopatológico: útil em casos duvidosos, ou após exaustivos tratamentos ou ainda a fim de afastar malignidades associadas.

Colposcopia e peniscopia: exame revelado com ácido acético, sob aumento de 20 ou 40 vezes, útil no seguimento de pacientes com tipos virais oncogênicos e após a eliminação de verrugas macroscopicamente visíveis, para dar alta ao paciente. Alguns autores advogam que a alta deva ser dada após desaparecimento das lesões visíveis a olho nu com a acetoscopia.

Hibridização *in situ* e PCR: técnicas realizadas em blocos parafinados de biópsias prévias e em tecido fresco, respectivamente. Têm por objetivo classificar o HPV do paciente nas categorias alto ou baixo risco de oncogenicidade, de acordo com o genótipo encontrado. Útil em seguimento de pacientes infectados, a fim de qualificar o risco envolvido. Entretanto, o diagnóstico de um tipo de alto risco deve ser devidamente informado ao paciente, ressaltando que o exame colposcópico anual, a realização de biópsias em caso de evolução e a citologia oncótica previnem perfeitamente o risco de evolução maligna invasiva.

Tratamento

O principal objetivo do tratamento da infecção pelo HPV é o da remoção das verrugas sintomáticas. Não há evidência de que essa remoção afete o curso clínico natural da infecção nem tampouco erradique a infecção. O tratamento das verrugas também não altera o risco de malignização.

As opções terapêuticas são explicadas a seguir:

- **Podofilina a 10 a 25%, em solução alcoólica, creme ou tintura de benjoim:** tintura obtida a partir de plantas, com propriedades antimitóticas. São aplicadas sobre as lesões, permanecendo por um período de 4 horas, após o qual deve-se lavar a lesão. Apenas para os genitais externos. Não usar na vagina ou colo. Repetidas a cada 7 a 14 dias. Contraindicada em gestantes.
- **Podofilotoxina:** creme comercial com o purificado ativo da podofilina. Tem a vantagem de ser aplicado pelo paciente, minimizando visitas ao médico e diminuindo custos de perdas de dias de trabalho. Deve ser aplicado apenas nas verrugas visíveis, 2 vezes ao dia por 3 dias seguidos, descansando a seguir nos outros 4 dias da semana. O ciclo semanal pode ser repetido até quatro vezes. A ausência de resolução em 4 semanas obriga a nova visita ao médico. Não pode ser usado na vagina e colo e em gestantes.
- **Crioterapia com nitrogênio líquido:** visa à destruição física das verrugas pelos ciclos de congelamento e descongelamento. São feitas aplicações em jato aberto de 20 a 30 segundos, semanalmente. O pós-operatório pode ter edema, ulceração e alguma dor. Edema do prepúcio pode levar a parafimose.
- **Eletrocoagulação:** destruição física pela cauterização das células infectadas, sob anestesia infiltrativa. Feita quinzenalmente, seu pós-operatório é doloroso e cursa com ulceração.
- **Ácido tricloroacético:** utilizado em solução aquosa a 70% ou 90%, visando à cauterização química. Também de aplicação seminal.
- **Imiquimod:** imunomodulador tópico de ação por meio da liberação de citocinas e ativação da imunidade contra vírus antes mesmo da apresentação do antígeno do HPV ao sistema imune pelas células de Langerhans. Deve ser aplicado três vezes por semana, em dias alternados, por até 12 semanas.

- **Seguimento:** é importante esclarecer o paciente e o(a) parceiro(a) de que a infecção aparente foi debelada, e que recidivas podem ser tão tardias quanto 10 ou 20 anos, sem que isso represente nova infecção. Para os pacientes com tipos virais com potencial oncogênico, devem ser feitos os exames colposcópico e citologia oncótica anuais nas mulheres.
- **Exame dos parceiros:** não há obrigatoriedade de exames dos parceiros do sexo masculino quando as parceiras forem diagnosticadas apenas por lesões citológicas ou subclínicas. O CDC afirma que a busca de lesões nos parceiros(as) diagnosticados com HPV não é necessária porque não há dados que sustentem que a reinfecção tenha importância na recorrência. Além disso, o valor do tratamento apenas visando à prevenção da recorrência é também desconhecido. Entretanto, examinar o(a) parceiro(a) de um(a) paciente tem seu valor na orientação do risco de infectividade com outros(as) parceiros(as) e na prevenção e detecção de outras DST.

VACINAÇÃO E HPV

A última década foi marcada pela introdução da vacina de HPV para uso clínico corriqueiro e já há evidência de seus benefícios nessa faixa etária.

A imunização contra o HPV de tipos oncogênicos começou na Inglaterra na década passada. Discussões quanto a aspectos negativos como o de propriedade de se abordar o assunto tão cedo foram superadas rapidamente pelos dados epidemiológicos favoráveis da estratégia vacinal. Na Austrália a vacina quadrivalente foi introduzida em 2007 para mulheres de 12 a 26 anos, já alcançando cobertura vacinal de 70%. Observou-se naquele país queda de incidência de 73% de HPV nas mulheres jovens. Observou-se também queda da incidência de HPV em homens heterossexuais não vacinados, sugerindo o efeito de proteção coletiva dessa estratégia.

O HPV de tipos 16 e 18 causa maioria dos casos de câncer de colo do útero em todo o mundo (cerca de 70%). O câncer de colo do útero é uma doença grave que pode levar ao óbito. No Brasil, é a quarta maior causa de morte entre as mulheres.

No Brasil todas as meninas devem ser vacinadas contra o HPV dos 9 aos 15 anos, tomando duas doses dos 9 aos 13, sendo a segunda dose ministrada 6 meses após a primeira. Após os 13 anos é adotado o esquema de três doses.

A vacina HPV quadrivalente confere proteção contra HPV 6, 11, 16 e 18, ou seja, abrange os dois principais tipos responsáveis pelo câncer de colo do útero. Com isso, a fim reforçar as atuais ações de prevenção do câncer de colo do útero, o Ministério da Saúde, com as Secretarias Estaduais e Municipais de Saúde, dá continuidade à estratégia de vacinação contra o HPV.

Essa vacina foi incluída no Calendário Nacional de Vacinação do SUS em março de 2014, tendo como população-alvo as meninas de 11 a 13 anos de idade. Em 2015, a oferta da vacina foi ampliada para as meninas na faixa etária de 9 a 13 anos de idade.

O Ministério da Saúde adotava o esquema vacinal estendido, composto por três doses (0, 6 e 60 meses); entretanto, para meninas de 9 a 13 anos, o esquema vacinal mudou para duas doses (0 e 6 meses). A mudança se deu com base em estudos que comprovaram a efetividade da imunização em duas doses em meninas nessa faixa etária. Para as demais faixas etárias devem ser aplicadas as três doses. A vacinação poderá ocorrer nas Unidades de Saúde do SUS e em parceria com as Secretarias da Saúde e da Educação.

Foram relatadas reações psicogênicas coletivas seguindo-se à aplicação da vacina em ambientes escolares em todo o mundo (reação psicogênica pós- vacinação). Ocorrem sinais e sintomas de aparente adoecimento coletivo sem que se consiga estabelecer com clareza uma causa aparente. Há relatos de tontura, síncope com fraqueza. Um evento em Bertioga em 2014 suscitou especial atenção e o desfecho foi de não ter sido encontrada nenhuma condição clínica associada a essa ou a outras imunizações, sendo a vacina considerada segura pelos presentes dados pós-comercialização.

Na Austrália em 2007 houve 26 ocorrências em uma escola seguindo-se à imunização coletiva de 720 meninas. Na Colômbia, em 2014, 276 meninas também apresentaram sintomas coletivos pós-vacinais com desfecho favorável. Em ambos os episódios não foi encontrada justificativa clínica para tais sintomas.

VACINA DE HPV PARA HOMENS

Em 2011 a Anvisa liberou o uso da vacina para homens, com evidência de diminuição de verrugas genitais na população de 16 a 26 anos em publicações internacionais. Seu uso ainda não é preconizado no calendário vacinal público brasileiro.

SÍFILIS

Diagnóstico

A infecção pela sífilis se divide em recente e tardia. Tal divisão tem finalidade de escolha da dose e duração do tratamento. Define-se como recente a sífilis de menos de 1 ano de duração e como tardia a sífilis de mais de 1 ano de duração. Em caso de dúvida, considera-se a sífilis como tardia.

Quanto às manifestações clínicas, a sífilis se divide em primária, secundária recente, secundária tardia e terciária.

A sífilis primária se caracteriza pelo cancro duro, uma exulceração não dolorosa, geralmente única, com borda regular e bem delimitada, de fundo limpo, que ocorre de 10 a 90 dias após o contato infectante. Adenomegalia inguinal acompanha o quadro. Se não tratada, involui espontaneamente.

A sífilis secundária geralmente ocorre de 6 a 8 semanas após o surgimento da lesão primária. Seus achados clínicos são:

- **Micropoliadenopatia generalizada:** com destaque para linfonodos epitrocleares.
- **Roséola sifilítica:** lesões eritematosas de um rosado dito "triste", disseminadas pelo tegumento, em geral não pruriginosas e levemente descamativas. As lesões são numerosas e tênues no secundarismo recente e evoluem para mais consistentes e elevadas no secundarismo duradouro. O acometimento palmoplantar de lesões de roséola é típico da sífilis.
- **Lesões mucosas brancas:** são encontradas placas brancas de superfície lisa nas mucosas.
- **Alopecia em "caminho de rato":** com perda linear de fios, conferindo um aspecto rarefeito aos cabelos.
- **Condiloma plano:** placas de 1 ou 2 cm, brancas e úmidas (maceradas), nas áreas de dobras, principalmente perianais e vulvares.
- **Sífilis latente secundária:** fase em que ocorre o desaparecimento das lesões já citadas. Apenas os exames laboratoriais comprovam a infecção. Os casos triados do banco de sangue com sorologia positiva para sífilis frequentemente se enquadram nessa fase.
- **Sífilis terciária:** 3 a 12 anos após a fase de latência, podem ocorrer sintomas neurológicos (*tabes dorsalis* e demência), cardiovasculares (aneurisma de aorta) e cutâneos (gomas).

Diagnóstico Laboratorial

- **Pesquisa em campo escuro:** busca a visualização direta das espiroquetas no material colhido diretamente da secreção da lesão do cancro duro ou nas placas e lesões cutâneas da fase secundária. O material é visto ao microscópio com luz polarizada (campo escuro).
- **Exames não treponêmicos:** são as provas sorológicas mais fáceis e disponíveis. Úteis para a triagem de banco de sangue e no seguimento sorológico de pessoas tratadas para sífilis em qualquer fase, para acompanhamento pré-natal e para a triagem de todos os pacientes com DST.
- O VDRL (*Venereal Diseases Research Laboratories*) é uma prova de aglutinação de látex de um anticorpo anticardiolipina produzido na fase ativa. Seu significado clínico na sífilis é o de dizer se a infecção treponêmica está ativa e o quanto está ativa. Positiva-se a partir da segunda semana após o cancro e via de regra está mais elevado na segunda fase da doença. Seus resultados são expressos em titulações (1/1, 1/2, 1/4, 1/8, 1/16, 1/32, 1/64, 1/128, 1/256 e assim por diante). Quanto maior o denominador, maior a concentração de Acs antitreponêmicos.

- Após o tratamento seu título diminui duas diluições a cada 3 meses e pode permanecer baixo indefinidamente, ao que chamamos cicatriz sorológica.
- Três títulos abaixo de 1/8 no seguimento são indício de cicatriz sorológica.
- Subidas repentinas e para títulos altos, tais como 1/256 ou 1/512, podem indicar reinfecção de quem já tinha memória imunológica.
- Títulos baixos sem tratamento ou com história incerta podem indicar doença antiga não tratada ou tratamento inadequado.
- **Exames treponêmicos:** são as provas sorológicas mais específicas. Seu significado clínico na sífilis é o de dizer se o paciente teve contato algum dia com o treponema. Tornam-se positivos 15 dias após a infecção. Não se prestam ao seguimento de tratamento e não se negativam com a cura, permanecendo sempre positivos. Os principais testes são FTA-abs (Fluorescent Treponemal Antigen-absorbed) e mais recentemente ELISA. Seus resultados são expressos em positivo ou negativo.

Tratamento
(Ministério da Saúde – Brasil)

- **Sífilis primária (cancro duro):** penicilina benzatina 2.400.000 UI, em dose única (1.200.000 UI em cada nádega). Total 2.400.000 UI.
- **Sífilis recente secundária e latente (menos de 1 ano):** penicilina benzatina 2.400.000 UI por semana por 2 semanas. Total 4.800.000 UI.
- **Sífilis tardia (mais de 1 ano):** penicilina benzatina 2.400.000 UI por semana por 3 semanas. Total 7.200.000 UI.
- **Sífilis de duração indeterminada:** considerar tardia.
- **Sífilis terciária:** os pacientes devem ser internados para receber penicilinoterapia (penicilina cristalina): 4.000.000 UI endovenosamente, a cada 4 horas, por 10 a 14 dias.
- **Dose total por dia:** 24.000.000 UI.
- **Gestantes:** deve-se usar a penicilina benzatina nos mesmos esquemas, com seguimento sorológico (VDRL) mensal. Deve ser feito o retratamento caso o título não caia de duas diluições.
- **Alergia à penicilina:** é um evento raro (1:100.000 pessoas). O Ministério da Saúde emitiu a Portaria nº 156, de 20 de janeiro de 2006, estimulando as Unidades Básicas de Saúde a aplicarem a penicilina benzatina na sífilis, e orientando em caso de reação. Deve-se tentar a dessensibilização à penicilina e só em último caso substituir a penicilina por eritromicina ou tetraciclina, 500 mg 6/6 horas VO, por 15 dias para sífilis recente e por 30 dias para sífilis tardia. Gestantes alérgicas à penicilina devem ser dessensibilizadas.

- **Seguimento:** deve ser feito com os métodos quantitativos (VDRL) a cada 3 meses no primeiro ano e a cada 6 meses no segundo ano.

A ausência de queda dos títulos, a permanência de títulos baixos (1/8 ou menos) e os pacientes HIV-positivos devem requerer a avaliação liquórica a fim de afastar depósitos de treponemas viáveis além da barreira hematoencefálica. O tratamento com a penicilina benzatina não passa a barreira hematoencefálica, sendo necessário o uso de penicilina cristalina endovenosa.

Tratamento (CDC- Atlanta, EUA)

Apenas muda a dose de penicilina G benzatina para a sífilis recente secundária e latente, sendo recomendados apenas 2.400.000 UI em dose única.

SÍFILIS CONGÊNITA

Embora o contágio possa ter sido sexual na adolescência, devemos ter em perspectiva de diagnose diferencial a sífilis de transmissão vertical.

A sífilis congênita tornou-se uma doença de notificação compulsória desde dezembro de 1986 (Portaria nº 542). Os critérios para definição de caso de sífilis congênita são:

- Toda criança aborto ou natimorta de mãe com evidência clínica ou sorológica de sífilis durante a gestação.
- Todo indivíduo com menos de 13 anos de idade e títulos de VDRL ascendentes, não descendentes após 6 meses de idade ou títulos de VDRL maiores que os da mãe.
- Todo indivíduo com menos de 13 anos de idade, VDRL reagente e sinais clínicos, neurológicos ou radiológicos de sífilis congênita.

HERPES GENITAL

Manifestações clínicas da infecção pelo herpesvírus simples (HSV) tipo 2, mais frequentemente, ou tipo 1. Os vírus da família Herpeviridae têm em comum o neurotropismo, reativando-se a partir dos nervos relativos ao gânglio nervoso afetado.

Diagnóstico

Primoinfecção

Ocorre em indivíduos não expostos previamente ao herpesvírus. As vesículas são em grande número, por vezes acometendo toda a áreas dos genitais, com febre, mialgia, prostração e linfonodos palpáveis e dolorosos. As lesões rompem-se, deixando áreas desnudas, ou podem se infectar secundariamente com bactérias (impetiginização). Pode durar até 20 ou 30 dias até a resolução.

O episódio de recorrência ocorre com a migração do vírus, em um indivíduo portador, pelo nervo sensitivo do dermátomo correspondente (fase prodrômica), com sensação de formigamento ou ardência, durante 2 dias, seguidos de surgimento de vesículas de 1 a 2 mm, mais frequentemente agrupadas num arranjo dito "em cacho". Em 2 dias as vesículas se rompem, dando origem a erosões de fundo limpo, de 1 a 2 mm, agrupadas "em cacho" ou dispersas pela área com pele sã de permeio. Em 2 dias o quadro evolui com ressecamento e formação de crostas secas ou úmidas se em áreas cobertas, que cicatrizam em 7 a 10 dias. O tempo total desde o pródromo à resolução é, portanto, de aproximadamente 15 dias.

Os diagnósticos diferenciais são feitos com o cancro mole, a sífilis e a aftose genital da doença de Behçet. Quadro de herpes-zóster podem ter o mesmo aspecto, entretanto também acomete a área perianal devido à distribuição do dermátomo sacral.

Diagnóstico Laboratorial

- **Citodiagnóstico de Tzanck:** observação direta do material da vesícula ou do fundo da erosão gentilmente colhido por leve pressão de uma lâmina contra a lesão. O material pode ser corado com corante.
- **Provas sorológicas:** atualmente há testes disponíveis com anticorpos monoclonais de HSV 1 e HSV 2. Os anticorpos IgG subindo podem ser critérios de fase ativa, como nas demais viroses.
- **Exame anatomopatológico:** raramente utilizado na rotina, se presta a casos de ulcerações extensas e crônicas em pacientes imunocomprometidos com dúvida diagnóstica.

Tratamento

Primoinfecção

- Aciclovir 200 mg, VO de 4/4 horas, excetuando-se a dose da madrugada (5 vezes ao dia), por 10 dias.
- Valaciclovir 1 g, VO de 12/12 horas, por 10 dias.
- Fanciclovir 250 mg, VO de 8/8 horas, por 10 dias.

Nas recorrências

- Aciclovir 200 mg, VO de 4/4 horas, excetuando-se a dose da madrugada (5 vezes ao dia), por 5 dias.
- Valaciclovir 500 mg, VO de 12/12 horas, por 5 dias.
- Fanciclovir 125 mg, VO de 8/8 horas, por 5 dias.
- Na recorrência, deve-se tratar de preferência na fase prodrômica.

Casos de primoinfecção em pacientes recém-nascidos ou imunocomprometidos devem ser tratados endovenosamente, pelo risco de evolução para encefalite devida ao neurotropismo do herpesvírus.

Dose endovenosa

- Aciclovir 5 mg/kg de 8/8 horas, por 5 dias.

Em pacientes com frequência de recorrências maior do que seis episódios por ano, vale a pena fazer terapia de supressão de recorrência por tempo prolongado. Foi observada uma diminuição da frequência de recorrências com essa abordagem.

Terapia de supressão:

- Aciclovir 200 mg, VO 2 a 3 vezes por dia, por 6 a 12 meses;
- Aciclovir 400 mg, VO 2 vezes por dia, por 6 a 12 meses;
- Aciclovir 800 mg, VO 1 vez ao dia, por 6 a 12 meses.
- **Seguimento:** o paciente é infectante a cada episódio de recorrência, desde o surgimento das vesículas até a reepitelização completa.

CANCRO MOLE

Também chamado de cancroide, termo mais usado em literatura de língua inglesa. Doença causada pelo *Haemophilus ducreyi*, bacilo gram-negativo intracelular. A infecção pode ser oligossintomática nas mulheres.

Diagnóstico

- **Quadro clínico:** após um período de incubação de 3 a 5 dias, ocorrem uma ou mais úlceras dolorosas, de fundo sujo (purulento), com bordas irregulares, variando de 0,5 a 2 centímetros, com borda edematosa e eritematosa e odor fétido. A localização mais frequente nos homens é no sulco balanoprepucial e frênulo, e na mulher, na fúrcula e face interna dos pequenos e grandes lábios. A infecção não se resolve sozinha e em 2/3 dos casos ocorre linfadenomegalia regional associada. A chance de contágio em um coito é de 80%.

O diagnóstico diferencial mais importante é com o cancro duro da sífilis primária. Devemos também afastar herpes, linfogranuloma venéreo, donovanose e erosões genitais traumáticas infectadas.

Diagnóstico laboratorial

- **Exame direto:** do fundo da úlcera, revela bacilos gram-negativos intracelulares aos pares ou em cadeias.

Pode também ser realizada a coloração pelo Gram do aspirado do bubão.

Tratamento

- Azitromicina 1 g VO, em dose única;
- Ciprofloxacino 500 mg 12/12 horas VO, por 3 dias (contraindicado para gestantes);

- Eritromicina 500 mg VO 6/6 horas por 7 dias;
- Ceftriaxona 250 mg IM, em dose única;
- Tianfenicol 5 g VO, em dose única;
- Doxiciclina 100 mg 12/12/horas VO, por 10 dias ou até a cura clínica;
- Tetraciclina 500 mg 6/6 horas VO, por 15 dias;
- Sulfametoxazol + Trimetoprim (160 mg/800 mg) 12/12 horas VO, por 10 dias ou até a cura clínica;
- **Gestantes:** usar ceftriaxona IM ou eritromicina (estearato) VO.

URETRITES

As infecções uretrais são a causa mais frequente de uretrites. As uretrites infecciosas dividem-se em gonocócicas (UG) e não gonocócicas (UNG). As UG são causadas pela *Neisseria gonorrhoeae*, enquanto as UNG podem ser causadas por *Chlamydia trachomatis* (30% a 50%), *Ureaplasma urealyticum* (20% a 50%) e outros agentes menos comuns, como *Mycoplasma hominis*, *Trichomonas vaginalis*, *Candida albicans*, *Herpes simplex* (representando 5% das uretrites). As infecções por clamídia são as doenças de transmissão sexual mais frequentes nos EUA atualmente. O NAAT (Nucleic acid amplification test) está em fase de pré-teste para aprovação pelo FDA e tem sensibilidade superior e especificidade adequada para detecção simples de infecção por clamídia. Nos próximos anos o diagnóstico simplificado poderá contribuir para o corte na cadeia de transmissão dessa infecção.

Diagnóstico

Quadro clínico

A uretrite gonocócica se inicia com um quadro de ardor e descarga uretral purulenta e dolorosa, 3 dias após a infecção, com procura de atendimento devido aos sintomas. Ocorre inflamação do meato uretral, e pode haver urgência miccional e polaciúria. Nas mulheres e mais raramente nos homens, a infecção pode ser assintomática. Em 0,5% pode haver disseminação hematogênica, com artrite, peri-hepatite e lesões pustulosas (síndrome de Fitz-Hugh Curtis).

O diagnóstico diferencial se faz com as uretrites não gonocócicas, como veremos a seguir.

A uretrite não gonocócica se inicia com um quadro de descarga uretral discreta e pouco ou nada dolorosa, 7 a 14 dias após a infecção, podendo passar despercebido pelo paciente. Há pouca inflamação do meato, sem urgência miccional. Atualmente a UNG tem sido tão ou mais frequente que a UG.

- **Diagnóstico laboratorial:** é feito com o material coletado da uretra diretamente com *swab* apropriado e com a análise do sedimento do jato inicial e final.

URETRITE GONOCÓCICA

Exame citobacterioscópico corado pelo Gram: são observados diplococos gram-negativos, intracelulares e extracelulares.

Sedimento urinário inicial e final: utilizado para caracterizar o processo da uretrite, pois a contagem de neutrófilos diminui no sedimento final devido à lavagem da uretra pela urina não contaminada. Presta-se a excluir processo infecciosos das vias urinárias altas (cistites e nefrites), pois nesses casos a contagem de neutrófilos não diminuiria no jato final de urina. Na UG, são encontrados mais de 15 neutrófilos por campo no jato inicial (400 vezes de aumento).

URETRITE NÃO GONOCÓCICA

- Exame citobacterioscópico corado pelo Gram: ausência de diplococos gram-negativos, intracelulares e extracelulares, excluindo o gonococo.
- Sedimento urinário inicial e final: são encontrados 15 ou mais leucócitos por campo no jato inicial (400 vezes de aumento).

Tratamento

- Uretrite gonocócica:
  - Ciprofloxacino VO 500 mg, dose única;
  - Azitromicina VO 1 g, dose única;
  - Rosoxacino VO 300 mg, dose única;
  - Ceftriaxona IM 250 mg, dose única;
  - Ofloxacino 400 mg VO dose única.
- Uretrite não gonocócica:
  - Doxiciclina VO 100 mg 12/12 horas, por 7-10 dias;
  - Azitromicina VO 1 g, dose única;
  - Tetraciclina VO 500 mg 6/6 horas, por 7 dias;
  - Ofloxacino VO 400 mg 12/12 horas, por 7 dias.
- Uretrite não gonocócica recorrente após o tratamento acima:
  - Metronidazol ou tinidazol VO 2 g, dose única; mais
  - Azitromicina VO 1 g, dose única, se já não foi usada.

VAGINOSE BACTERIANA

Embora não mais considerada uma verdadeira infecção de transmissão sexual, cabe aqui sua citação pelo frequente encontro quando da prospecção das outras doenças já citadas.

É uma infecção polimicrobiana anaeróbia com presença de *Gardnerella vaginalis*. Caracteriza-se por corrimento cinza-esbranquiçado, fétido, com odor peculiar de peixe cru pela liberação de aminas voláteis.

O tratamento é feito com metronidazol (Flagyl®) 400 mg VO 8/8 horas por 7 a 14 dias.

Outras opções são ampicilina (Ampicilina®, Binotal®) 500 mg VO 6/6 horas por 7 a 14 dias ou tianfenicol (Glitisol®) 2,5 g VO por 2 dias.

TRICOMONÍASE

Causada pelo protozoário *Trichomona vaginalis*, associa-se frequentemente ao gonococo e a outras infecções por bactérias anaeróbias. O corrimento é abundante e fétido, de cor amarelo-esverdeada.

O tratamento é feito com metronidazol (Flagyl®) 250 mg VO de 8/8 horas por 7 dias.

CONSIDERAÇÕES FINAIS: ABORDAGEM SINDRÔMICA

O Ministério da Saúde tem se esforçado em implantar a abordagem sindrômica da DST, dividindo-as em úlceras genitais, corrimentos vaginais, corrimentos uretrais e infecção pelo papilomavírus humano (HPV). Tratando todos os agentes possíveis em cada síndrome, atinge-se o tratamento correto mais rapidamente e quebra-se a cadeia de transmissão. Tal abordagem se presta a áreas sem recursos diagnósticos, e foi bem-sucedida no combate às DST em países africanos onde foi implantada. Também no Brasil essa estratégia é adotada em áreas sem recursos de pessoal médico, pelas premissas anteriormente expostas. Aqui tratamos da diagnose e do tratamento etiológicos das DST clássicas, a fim de dar as informações necessárias para a construção do raciocínio clínico e tratamento específico de cada DST. O método de abordagem sindrômica está pormenorizado no Manual de Controle das DST, do Ministério da Saúde, de acesso gratuito no sítio de internet desse ministério.

Vale lembrar que, segundo esse Manual, todo paciente portador ou suspeito de DST deve:

1. Ter o(a) parceiro(a) também examinado(a);
2. Ser avaliado e aconselhado quanto à adoção de práticas mais seguras para a redução do risco de contrair DST;
3. Ter oferecida a realização de teste para infecção pelo HIV, com aconselhamento pré e pós-teste e se possível também para hepatites B e C.

REFERÊNCIAS BIBLIOGRÁFICAS

1. http://portal.anvisa.gov.br/resultado-de-busca?reacaovacinalhpv.
2. http://portalarquivos.saude.gov.br/campanhas/hpv/o-que-e.html.
3. Brasil. Ministério da Saúde. Manual de Controle de Doenças Sexualmente Transmissíveis. 4.ed. Brasília, 2006. 137p. Disponível para acesso em http://www.aids.gov.br [procurar em documentos, letra M].
4. Belda Jr W. Doenças Sexualmente Transmissíveis 1.ed. São Paulo: Atheneu, 2000. 225p.
5. Mandell GL. Atlas of Infectious Diseases. Vol V – Sexually Transmitted Diseases. Current Medicine, 1996. 18.18p.
6. Rotta O. Doenças Sexualmente Transmissíveis. In: Borges & Rotschild, Hanna. Atualização Terapêutica 2005. Porto Alegre: Artes Médicas, 2006.
7. Centers for Disease Control and Prevention (CDC). Sexually Transmited Diseases. Treatment Guidelines, 2015. MMWR;64 (3); 2015, 138p. Disponível em www.cdc.org.
8. Zoon W, MD, Gale R. Burstein adolescent sexuality updates to the sexually transmitted infection guidelines. Pediatr Clin N Am 2017;64: 389–411 http://dx.doi.org/10.1016/j.pcl.2016.11.008.

A Mama Feminina

38

André Mattar

ANATOMIA E DESENVOLVIMENTO DA MAMA

Introdução

As mamas, também chamadas de glândulas mamárias, dos mamíferos são muito importantes para a sobrevivência do recém-nascido e, portanto, fundamentais para a perpetuação das espécies.

A amamentação do filhote no mundo entre os animais tem muitas vantagens fisiológicas para a mãe, como ajudar na involução uterina pela liberação de ocitocina e ajudar na transferência de imunidade, uma vez que o sistema imune do recém-nascido é imaturo. Nos humanos, gradativamente temos visto uma influência social modificando esse hábito, alterando substancialmente o papel fisiológico da amamentação.

Embriologia e Desenvolvimento Mamário

Mamas são glândulas sudoríparas apócrinas modificadas da pele cuja função é produzir leite, fonte de alimento para a prole, proporcionando a esta importante grau de imunidade durante os primeiros meses de vida. São consideradas órgãos acessórios do sistema reprodutor.[1-3]

O estudo morfofuncional dessa glândula permite a análise comparativa entre suas estruturas anatômicas (anatomia topográfica) e seus aspectos nos estudos de imagem (anatomia radiológica), associando esses achados às mudanças cíclicas normais que permeiam seu desenvolvimento (fisiologia). O conhecimento da sequência de eventos, que ocorre durante a formação do broto mamário na vida intrauterina (embriologia), permite o entendimento de eventuais alterações encontradas após o nascimento, como, por exemplo, a presença de tecido mamário acessório.

Durante a quinta semana do desenvolvimento fetal humano, a faixa de leite primitivo ectodérmico, ou "faixa láctea", se desenvolve da axila à virilha no tronco do embrião (**Figura 38.1**).[1,2,4]

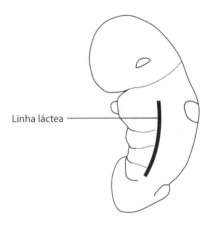

Figura 38.1. Linha láctea em embrião de 5 semanas.

Se o desenvolvimento acontecer normalmente, há involução dessa linha e, na oitava semana de gestação, somente a porção destinada a tornar-se mama persiste para formar o broto mamário (**Figura 38.2**).

No desenvolvimento embriológico há um espessamento do ectoderma, que se projeta para o interior do mesoderma subcutâneo e cada brotamento mamário primitivo originará vários brotamentos secundários, assim como os ductos

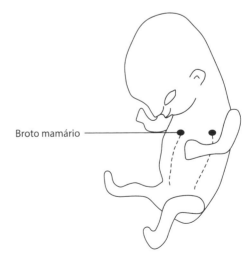

Figura 38.2. Broto mamário no feto de 12 semanas.

lactíferos e seus ramos. A **Figura 38.3** demonstra esquema de ramos dos ductos lactíferos no embrião de 6 semanas e no feto de 12 semanas.

Já nos fetos a termo (**Figura 38.4**) existe uma simples rede arborizada de ductos e, embora os lóbulos - que são os elementos glandulares - não apareçam até a adolescência, pode ocorrer uma descarga papilar devido ao estímulo hormonal materno (muito conhecido como "leite de bruxa).

Caso haja falha na involução das cristas mamárias, pode ocorrer o desenvolvimento de tecido mamário ectópico ou de tecido mamário acessório, em qualquer localização da linha láctea (**Figura 38.5**). A principal diferença entre tecido mamário acessório e ectópico é que o primeiro ocorre em contiguidade com a glândula primária; já no segundo há descontinuidade com o tecido glandular primário. O tecido mamário ectópico é menos frequentemente observado do que o acessório, pois há involução das cristas mamárias ainda na vida fetal. A axila, sem sombra de dúvida, é a região onde se observa mais comumente tecido mamário acessório. Este pode ainda estar acompanhado ou não da papila. É importante o conhecimento dessas variações, pois onde há epitélio ductal existe a possibilidade de desenvolvimento de câncer, como qualquer outro local. Como a localização mais comum de tecido acessório é na região axilar, os estudos de imagem devem incluir o máximo possível dessa região.

As mamas desenvolvem-se dentro de uma fáscia de camada superficial que se localiza logo abaixo da pele, não se sabendo, ao certo, quando a camada superficial se divide, originando também uma camada profunda. Assim, há a formação de um envelope incompleto que circunda a mama (**Figura 38.6**). É importante salientar que a maioria dos cânceres (aproximadamente 70%) se desenvolve no parênquima, em uma zona com 1 centímetro de largura, localizada imediatamente abaixo da gordura subcutânea ou anterior à gordura retromamária, onde se encontra a maior parte do tecido glandular, denominada zona periférica. Ao nascimento, os ductos principais já estão formados, porém os

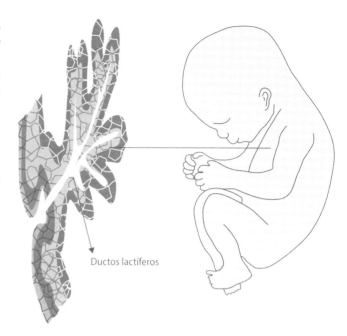

Figura 38.4. Ductos lactíferos no feto a termo.

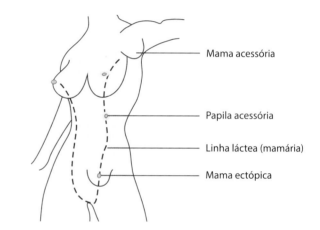

Figura 38.5. Linhas lácteas, tecido mamário acessório e tecido mamário ectópico.

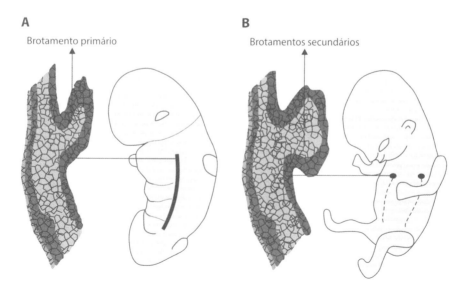

Figura 38.3. Ramos dos ductos lactíferos. A: embrião de 6 semanas; B: feto de 12 semanas.

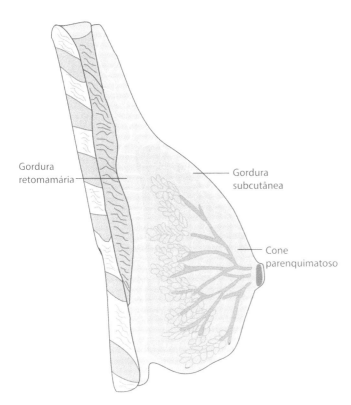

Figura 38.6. Camadas constituintes da mama.

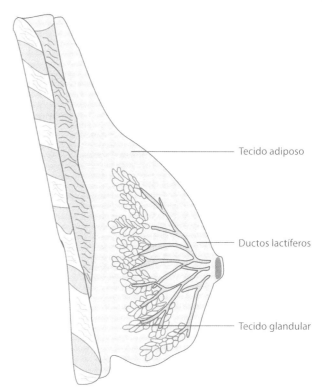

Figura 38.7. Anatomia mamária demonstrada em corte sagital.

lóbulos – que são elementos glandulares - aparecem apenas na mulher e no período puberal, como consequência de estímulos hormonais.

O desenvolvimento da mama leva a um aumento volumétrico gradativo do tecido adiposo subcutâneo e do tecido conjuntivo; leva ainda a proliferação e alongamento dos elementos ductais, que se estendem profundamente em direção ao tecido subcutâneo (**Figura 38.7**).

É importante lembrar que o tecido mamário permanece incompletamente desenvolvido em termos fisiológicos até a gestação. Durante a gravidez, os canais intralobulares desenvolvem-se rapidamente, originando os brotamentos, que constituirão os alvéolos. Os diferentes tamanhos das mamas ocorrem pelo desenvolvimento dos tecidos conjuntivo e adiposo e não pelos elementos glandulares. A quantidade destes é semelhante entre mulheres com diferentes tamanhos de glândulas mamárias.

O desenvolvimento completo das mamas pode levar muitos anos e não estar completo até a terceira década de vida. Para que haja lactação, deve haver um desenvolvimento completo das mamas. Assim, uma gravidez a termo é o principal fator responsável pela rápida diferenciação lobular. Quando a mama é preparada para a lactação, ocorre um desenvolvimento lobular adicional. Após seu término, há involução de muitos desses lóbulos. No sexo masculino, as mamas permanecem no estádio de desenvolvimento infantil, contendo ductos primitivos. Durante a adolescência, pode ocorrer ginecomastia secundária a flutuações hormonais. Geralmente a resolução é espontânea, sem necessidade de intervenção cirúrgica.

Anatomia Macroscópica da Mama

Na mulher adulta, a mama é caracterizada como uma proeminência arredondada ou cônica localizada na parede torácica anterior.

Estende-se do segundo ao 6º/7º arcos costais e da borda lateral do esterno até a linha axilar mediolateral (**Figuras 38.8 e 38.9**).[1,2,5]

A aréola (**Figura 38.9**) possui tecido pigmentado mais espesso que o resto da pele mamária. A presença de numerosas glândulas sebáceas promove elevações em sua superfície, conferindo-lhe aspereza. Essas glândulas secretam material lipoide que lubrifica e protege a papila durante a amamentação. A aréola também possui folículos pilosos e glândulas sudoríparas.

A papila mamária é uma saliência cilíndrica ou cônica. Está localizada aproximadamente na topografia do 4º espaço intercostal. Sua pele é enrugada, pigmentada, áspera e sua

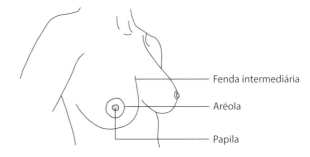

Figura 38.8. Anatomia superficial da mama.

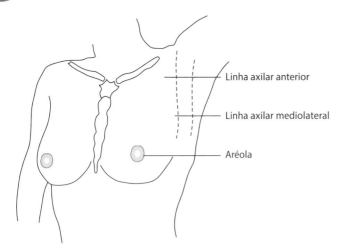

Figura 38.9. Aréola mamária e linhas axilares anterior e mediolateral.

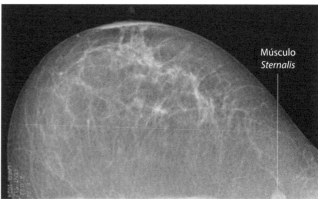

Figura 38.10. Exame de mamografia na incidência em craniocaudal demonstrando o aspecto do músculo esternal.

superfície é irregular, em que são observados numerosos orifícios (6 a 20) - as aberturas dos canais lactíferos. Possuem terminações sensoriais e faixas de musculatura lisa cuja função erétil facilita a amamentação. A gordura subcutânea mamária possui espessura variável e circunda o cone parenquimatoso, porém não o isola completamente.

Os ligamentos de Cooper são estruturas fibrosas que atravessam, sustentam e dividem a mama em compartimentos de maneira incompleta. Esses ligamentos classicamente se sobrepõem e projetam formas irregulares e espiculadas. Suas extensões superficiais são conhecidas como *retinacula cutis* (ligamentos da pele) e são responsáveis pela sustentação primária das mamas, conectando-as à pele. Já o espaço retromamário, também conhecido como bolsa adiposa de Schassagnac, é constituído por tecido adiposo e separa a glândula mamária do plano muscular localizado na parede anterior do tórax. Na mamografia, sua identificação demonstra que o tecido mamário foi mobilizado anteriormente, para longe da parede torácica, o que é considerado posicionamento adequado. O músculo peitoral maior é espesso e possui a forma de um leque. Está situado na porção superior da parede torácica anterior. Sua ação permite flexionar, aduzir e girar o braço medialmente. O parênquima mamário curva-se ao redor da margem lateral do músculo peitoral maior; logo, a orientação desse músculo é importante para um bom posicionamento radiográfico. O músculo peitoral menor é delgado e possui forma triangular. Está localizado na porção mais cranial do tórax, profundamente ao músculo peitoral maior. Estende-se do 3º ao 5º arcos costais e insere-se no processo coracoide da escápula. Sua ação permite tracionar a escápula ventral e caudalmente. Ocasionalmente pode ser visto na projeção em mediolateral oblíqua (MLO), como um segundo triângulo na porção superior da região axilar, acima do músculo peitoral maior, no canto do filme. O músculo esternal (**Figura 38.10**) pode ser visto como uma estrutura radiopaca, em forma de chama, quase completamente separada da parede torácica. Esse músculo é visto em 4% a 11% da população e corre paralelamente ao esterno. Pode ser uni ou bilateral e parece não possuir importância funcional. Quando presente, pode ser visto na incidência em craniocaudal (CC), na porção medial da mama. O conhecimento dessa variação anatômica é importante para que não seja confundida com uma lesão.

O suprimento arterial das mamas é realizado pelos seguintes vasos (**Figura 38.11**):

- Quadrante superolateral (QSL) – artéria torácica lateral, ramo da artéria axilar.
- Porções centrais e mediais da mama – ramos perfurantes da artéria torácica interna.
- Tecidos laterais – ramos das artérias intercostais.

A drenagem venosa mamária é realizada pelas veias axilares, torácicas internas e intercostais, proporcionando três grandes rotas para a metástase hematogênica (**Figura 38.12**).

A inervação da região superior das mamas é realizada pelo 3º e 4º ramos do plexo cervical. A região inferior mamária é inervada por ramos do plexo braquial (**Figura 38.13**).

A drenagem linfática mamária (**Figura 38.14**) é realizada por vasos linfáticos que se originam em um plexo nos espaços interlobulares, nas paredes dos ductos lactíferos e em um plexo subareolar. Um ou dois gânglios linfáticos da mama, localizados na região axilar, promovem sua drenagem primária, e o comprometimento ou não desses linfonodos, por células cancerígenas, é importante para uma decisão terapêutica. Esses linfonodos são conhecidos como linfonodos sentinelas.

Anatomia Segmentar (Mesoscópica) da Mama

Os ductos mamários principais são estruturas tubulares que possuem dilatações em suas porções próximas às papilas mamárias denominadas seios lactíferos. Os ductos principais ramificam-se em ductos segmentares e estes, em ductos terminais ou distais. Os ductos terminais acabam em um agrupamento de ductos com terminações cegas, formando uma coleção de ácinos, que é definida como um lóbulo (**Figura 38.15**).

O ducto extralobular terminal é o ramo final do ducto segmentar quando este entra no lóbulo. O ducto intralobular terminal é a porção do ducto terminal dentro do lóbulo. A unidade ductolobular terminal (UDLT) é a unidade glandular (**Figura 38.16**), estrutura mais importante da mama, formada

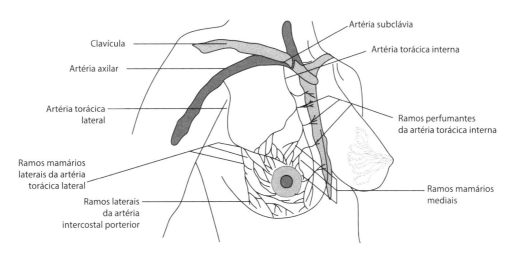

Figura 38.11. Suprimento arterial mamário.

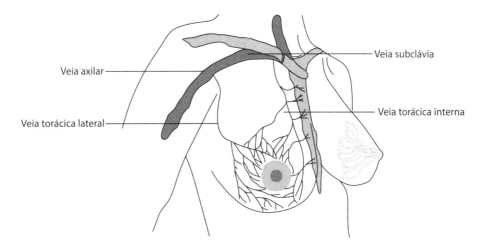

Figura 38.12. Drenagem venosa da mama.

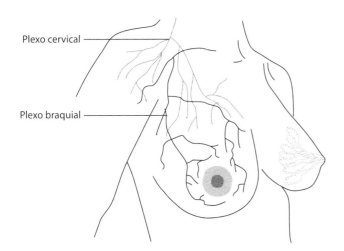

Figura 38.13. Inervação mamária.

pelo ducto extralobular terminal e pelo lóbulo (conjunto de ácinos). É na UDLT que o leite é produzido. O volume e a região drenada por cada rede de ductos são extremamente variáveis e podem ramificar-se em quadrantes diferentes. Postula-se que a maioria dos cânceres de mama, assim como a maioria das doenças benignas, origina-se na UDLT.

Estruturas e Hormônios Envolvidos no Desenvolvimento das Mamas e na Lactação

A mama é um órgão dinâmico suscetível a flutuações hormonais cíclicas. Durante a infância não há diferenças entre as mamas nos dois sexos. Estas são iniciadas durante a adolescência, devido ao estímulo hormonal.[2,7] A telarca precede a menarca. A partir de estimulação hormonal, os botões mamários aumentam, tornando-se discos palpáveis sob as papilas mamárias. Os ductos crescem para trás e começa o desenvolvimento lobular.

O início dos eventos ocorre no hipotálamo, estrutura pertencente ao sistema nervoso central, localizada no diencéfalo. No hipotálamo ocorre a liberação de um hormônio denominado hormônio liberador de gonadotropina (GnRH), que atua na região anterior da hipófise promovendo a síntese de hormônios hipofisários sexuais: o hormônio foliculestimulante (FSH) e o hormônio luteinizante (LH). Estes agem nos ovários, promovendo, como resposta, a secreção de estrogênio e progesterona.

A prolactina é o hormônio que promove a secreção do leite; sua síntese ocorre na região anterior da hipófise. A

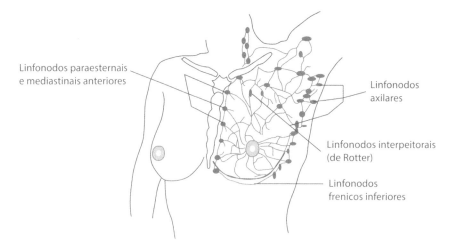

Figura 38.14. Drenagem linfática mamária.

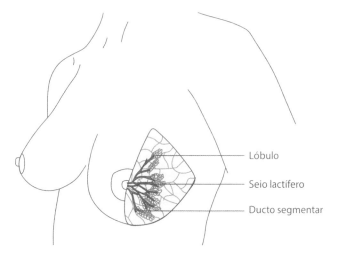

Figura 38.15. Estruturas mamárias: lóbulo, seios lactíferos e ductos segmentares da mama.

ocitocina é um hormônio produzido no hipotálamo (núcleos paraventriculares), sendo armazenada na região posterior da hipófise. Age nas células mioepiteliais que circundam as paredes externas dos alvéolos. Faz com que essas se contraiam, ejetando o leite dos alvéolos para os ductos. O estímulo primário para a ejeção do leite é a sucção do complexo papiloareolar pelo lactente. O estrogênio e a progesterona são secretados em taxas diferentes, caracterizando um ciclo denominado ciclo sexual mensal da mulher, mais conhecido como ciclo menstrual. Mensalmente, em cada ciclo sexual feminino (duração média de 28 dias), há um aumento e uma diminuição tanto do FSH como do LH, conferindo certa regularidade a esse ciclo.

Desenvolvimento Anormal da Mama

Anormalidades congênitas

A anormalidade congênita mais frequente em ambos os sexos é a presença de mamilo acessório (conhecido como politelia). Raramente se desenvolvem as glândulas mamárias verdadeiras acessórias. Elas são mais frequentemente encontradas na região axilar (polimastia). Durante a gravidez e principalmente durante a lactação, a mama acessória pode aumentar de tamanho e, caso um mamilo esteja presente pode inclusive lactar.

Hipoplasia é o subdesenvolvimento da mama, amastia é o termo utilizado para a ausência de mama, e quando não há tecido mamário, porém, há a presença de mamilo o termo utilizado é amasia. A maioria das anomalias é parcial e não costuma ser grave. A anomalia mais grave foi descrita por Poland em 1841 como amastia ou hipoplasia marcada da mama associada a hipoplasia do músculo peitoral.[6] Anormalidades congênitas do músculo peitoral são habitualmente manifestadas pela falta do terço inferior desse músculo e muitas vezes uma deformidade associada da parede torácica.

Anormalidades adquiridas

A causa mais comum é a amasia iatrogênica, principalmente relacionada pela biópsia em mama antes do desenvolvimento, resultando em extirpação da maior parte do botão mamário, com deformidade subsequente durante a puberdade. O uso de radioterapia para tratamento de hemangiomas ou doenças intratorácicas também pode resultar em amasia. Por outro lado, lesões traumáticas da mama em desenvolvimento, como as causadas por queimaduras subcutâneas graves, com posterior contratura, também podem resultar em deformidade.

Desenvolvimento normal da mama durante a puberdade

A puberdade nas meninas inicia-se entre os 10 e os 12 anos de idade e é o resultado da emissão do hormônio gonadotropina, secretado pelo hipotálamo. As células basofílicas da hipófise anterior emitem hormônios estimuladores de folículos e hormônios luteinizantes. Os hormônios estimulantes do folículo fazem com que os folículos ovarianos primitivos amadureçam em folículos de De Graaf, que secretam estrogênios. O efeito fisiológico dos estrogênios na maturação da mama em desenvolvimento é estimular o crescimento

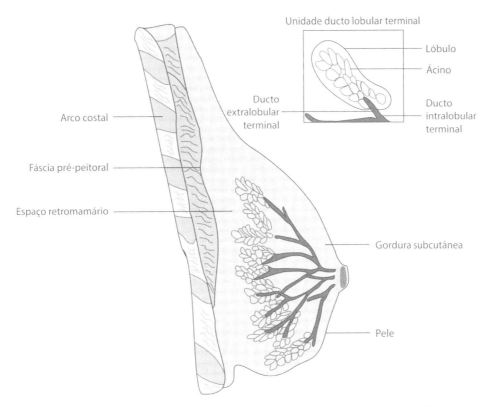

Figura 38.16. Desenho da mama em corte sagital, com destaque para a unidade ductolobular terminal.

do epitélio dos ductos longitudinalmente. Os ductos terminais também formam os botões, que precedem os lóbulos da mama. A evolução do desenvolvimento da mama até a maturidade foi dividida por Tanner em cinco fases,[7] como mostram o **Quadro 38.1** e a **Figura 38.17**.

EXAME FÍSICO DA MAMA

O primeiro passo para o exame físico é a obtenção de uma anamnese adequada. Os principais elementos necessários para tal encontram-se descritos no **Quadro 38.2**.

A presença de nódulo palpável é o problema mais comum que faz as mulheres procurarem tratamento e permanece, dependendo da idade, como a forma mais comum de apresentação de um carcinoma.

Técnicas de Exame da Mama

A paciente deve estar despida da cintura para cima a fim de que o exame seja completo. O exame deve ser feito tanto sentada quanto deitada. Na inspeção é importante identificar a simetria. Inicialmente deve-se examinar com a paciente sentada e os braços relaxados. Deve-se fazer comparação tanto do tamanho quanto do formato das mamas. Caso haja discrepância, a cronicidade deve ser investigada. Pequenas alterações na simetria são comuns e raramente estão relacionadas a patologias. As alterações no formato de mamas que não sofreram intervenção cirúrgica merecem maiores cuidados. Tumores localizados superficialmente podem causar saliências no contorno da mama ou retração da pele que a cobre. A pele da mama e do mamilo deve ser inspecionada cuidadosamente.

Após inspecionar a paciente com os braços relaxados, deve-se pedir a ela que os levante, para possibilitar uma inspeção mais completa do polo inferior da mama. Por fim, o término da inspeção consiste na contração dos músculos peitorais com a mão na cintura. Esta manobra permite que áreas sutis de retração sejam acentuadas.

O próximo passo consiste na palpação. O exame de nódulos axilares e supraclaviculares é feito em posição sentada. A axila esquerda é examinada com a mão esquerda do médico, enquanto o braço direito, flexionado, está apoiado. Caso linfonodos sejam palpáveis, seu tamanho e características (macios, fibroelásticos ou endurecidos) devem ser descritos,

Quadro 38.1. Fases de Tanner do desenvolvimento mamário

- M1 - mama infantil
- M2 (8-13 anos) - fase de broto mamário, com elevação da mama e aréola como pequeno montículo
- M3 (10-14 anos) - maior aumento da mama, sem separação dos contornos
- M4 (11-15 anos) - projeção da aréola e das papilas para formar montículo secundário por cima da mama
- M5 (13-18 anos) - fase adulta, com saliência somente nas papilas

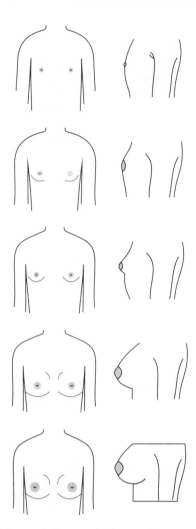

Figura 38.17. Fases de Tanner do desenvolvimento mamário.

assim como são únicos, múltiplos ou conglomerados. Deve-se avaliar ainda se são fixos ou móveis.

A palpação das mamas deverá ser feita com a paciente ereta. A mama deverá ser apoiada delicadamente com a mão enquanto o exame é feito com a porção digital dos dedos. É importante examinar a mama completamente.

DOR MAMÁRIA

Introdução

Mastalgia é o termo empregado para definir a dor localizada na mama e deve ser considerada um sintoma mais do que uma doença.[8] A dor nas mamas é um sintoma muito frequente, sendo a mastalgia a queixa frequente das pacientes que procuram o mastologista. A dor mamária causa uma enorme preocupação e ansiedade na paciente, principalmente pelo medo ser câncer de mama.

Classificação

Atualmente dividimos a mastalgia em mamária cíclica, não cíclica e extramamária.[9] Dois terços das dores mamárias são considerados cíclicos e um terço é considerado não cíclico. Dor cíclica é aquela que está associada às variações hormonais do ciclo menstrual, surgindo, habitualmente, 1 semana antes da menstruação. A dor não cíclica é aquela que não segue um padrão mais ou menos previsível, podendo ser constante, intermitente ou apenas pontual, como após traumas da mama ou do tórax. Alguns aspectos são importantes na história clínica: tipo de dor, relação com a menstruação, duração, localização e correlação com outros problemas de saúde. Após o exame cuidadoso, normalmente é possível identificar se a dor é mamária ou proveniente da musculatura ou ainda da inflamação dos nervos (neurite intercostal – síndrome de Tieze).

Principais Causas de Dor Mamária não Cíclica

Ao contrário das dores cíclicas, a dor mamária não cíclica não mantém relação com o ciclo menstrual e costuma acometer apenas uma das mamas. Entre as causas comuns de dores não cíclicas, podemos citar:

- **Mamas muito grandes:** o peso pode causar estiramento do ligamento de Cooper, que é a estrutura que dá sustentação às mamas;
- **Mastite:** inflamações da mama são muito comuns durante o aleitamento materno, mas podem ocorrer também em mulheres que não estão amamentando;
- **Traumas na mama:** após lesões ou traumas, a mama pode apresentar dor não cíclica por algum tempo;
- **Ectasia ductal:** essa alteração ocorre por dilatação e obstrução dos ductos mamários que transportam leite. A ectasia ductal pode provocar inflamação, levando a um quadro muito parecido com o da mastite;
- **Gravidez:** o desenvolvimento das mamas durante a gravidez pode levar a quadros de dor não cíclica;
- **Câncer da mama:** um tipo de tumor maligno da mama, conhecido como doença de Paget da mama, é uma forma incomum de câncer que pode provocar inflamações, ulcerações e dores;
- **Cirurgia prévia da mama:** após a cicatrização do tecido mamário devido a uma cirurgia ou biópsia, a mama intervencionada pode apresentar quadros de dor não cíclica;
- **Medicamentos:** algumas drogas podem causar dor não cíclica nos seios, por exemplo: antidepressivos (fluoxetina ou sertralina), pílulas anticoncepcionais, metronidazol, clomifeno, espironolactona e outros.

Principais causas de dor extramamária

Algumas mulheres com mastalgia podem ter, na verdade, problemas fora da mama, como dor muscular na região do tórax, lesões nas costelas, herpes-zóster, fibromialgia, problemas de coluna etc.

Nas dores extramamárias o tratamento é voltado para a causa.

A doença de Mondor é uma causa rara de dor mamária, que se apresenta como dor local associada a cordão fibroso subcutâneo causado habitualmente pela tromboflebite da veia torácica lateral ou colateral. A resolução costuma ser espontânea e o tratamento é voltado para o alívio dos sintomas (analgésicos e anti-inflamatórios).

Principais Causas de Dor Mamária Cíclica

Dores leves ou pequenos desconfortos difusos em ambas as mamas são normais durante o ciclo menstrual e ocorrem em praticamente todas as mulheres em idade fértil. Esse tipo de dor nos seios costuma surgir na segunda metade do ciclo menstrual, agrava-se dias antes da menstruação e desaparece assim que a mulher menstrua.

Quando essa dor cíclica relacionada ao ciclo menstrual é de intensidade moderada a forte, diz-se que a paciente tem mastalgia cíclica. As características são as mesmas de qualquer dor cíclica, mas o incômodo é tão importante que pode atrapalhar a vida sexual, a vida social e as atividades físicas nos dias que antecedem a menstruação.

Outra causa comum de dor cíclica nos seios é a chamada doença fibrocística da mama. Apesar de ter doença no nome, essa alteração da mama não é uma doença de fato. São apenas nódulos císticos benignos que podem surgir na mama ao longo da vida devido a estímulos hormonais. Em alguns casos, esses cistos podem ser dolorosos.

Etiologia

Nas mulheres na pré-menopausa, o aumento do volume mamário é uma característica frequente no final da fase lútea do ciclo, às vezes associada a desconforto ou dor. A mastalgia cíclica é a forma mais extrema dessa mudança e é, por definição, aquela que ocorre na menacma. A dor tem uma relação clara com o ciclo menstrual, geralmente ocorrendo na fase pré-menstrual e acabando com a menstruação.

Fisiologicamente, uma ligação direta entre suscetibilidade da mama ao estrogênio na ocorrência de mastalgia cíclica é sugerida por várias observações:

a. Sua bilateralidade e periodicidade de acordo com as diferentes fases do ciclo menstrual;

b. Ocorrência ou exacerbação após a exposição a estrogênios contidos tanto nos contraceptivos orais como na terapia de reposição hormonal;

c. Desaparecimento após a supressão ovariana cirúrgica, química ou terapia antiestrogênica.

A presença de estrogênio é condição fundamental para a mastalgia cíclica, mas não há correlação entre níveis elevados e presença de sintomas. Parece estar mais relacionada a níveis de gonadotrofinas. Observa-se ainda que as pacientes com mastalgia geralmente apresentam liberação de prolactina facilitada, com picos noturnos mais elevados e valores altos pela manhã na fase lútea.[9] Na fase lútea, existe uma intensificação da proliferação epitelial. O estradiol exerce ação vasodilatadora e a progesterona aumenta a permeabilidade vascular, facilitando a passagem de líquido para o espaço intersticial. Chegam a ser mobilizados 100 mm^3 de água para o estroma, aumentando o volume das mamas em cerca de 1530 mm^3. Dependendo da quantidade do acúmulo de líquido intersticial, pode surgir desconforto acompanhado de sensação de peso ou de distensão das mamas.[9] O estresse emocional leva ao surgimento e/ou agravamento dos sintomas, uma vez que ocasiona o aumento da liberação central de opioides (serotonina), reduzindo a liberação de dopamina, o que, consequentemente, leva ao aumento da liberação de prolactina. Em relação ao fator metabólico, o perfil lipídico de mulheres com mastalgia frequentemente é alterado, ocorrendo elevação dos níveis de ácidos graxos saturados e redução das gorduras poli-insaturadas. Os ácidos graxos essenciais (AGE), gorduras poli-insaturadas, estão presentes na membrana celular como ácidos graxos livres e triglicerídeos ou são esterificados a fosfolipídios e colesterol, competindo com os ácidos graxos saturados na incorporação para a membrana. Esses ácidos poli-insaturados, além de conferir às membranas propriedade de flexibilidade e fluidez, influenciam a atividade dos receptores ligados a elas.[10] Os receptores hormonais presentes na parte interna das membranas ricas em ácidos graxos saturados possuem maior afinidade por seus respectivos hormônios que aqueles nas membranas ricas em ácidos graxos poli-insaturados. Assim, quando o nível de ácidos graxos saturados é mais elevado que o de poli-insaturados, a afinidade do receptor está aumentada, bem como a potência hormonal, resultando em uma resposta exagerada do órgão final com nível normal de hormônio circulante.[11] Além disso, os AGEs são convertidos em ácido araquidônico no nosso organismo, precursor das prostaglandinas (PG). Provavelmente a dificuldade em sintetizar as prostaglandinas E1 (PGE1), conhecidas como segundos mensageiros de prolactina por aumentarem os níveis da forma livre desse hormônio, pode ter influência na gênese da mastalgia.[8]

Outro agente que metabolicamente pode gerar maior sensibilidade do tecido efetor mamário ao estímulo hormonal são as xantinas e metilxantinas, quando ingeridas em excesso. Elas são encontradas nos chocolates e achocolatados, refrigerantes (principalmente aqueles à base de cola), chás (preto e mate), ginseng, coco e café. As xantinas e metilxantinas inibem a enzima fosfodiesterase, aumentando a concentração de AMP cíclico nas células mamárias em resposta à maior liberação de catecolaminas; consequentemente, estimulam a proliferação epitelial que seria responsável pela sintomatologia dolorosa.

Fisiologia

Durante o ciclo menstrual, nos primeiros dias da fase estrogênica, inicia-se a proliferação de ductos e de alvéolos.

Não há formação de lumens intra-alveolares e o estroma conjuntivo se adensa. A proliferação epitelial se intensifica ao ser instalada a fase lútea, atingindo o pico no auge das produções de estradiol e de progesterona, em torno do 25º dia. O estradiol exerce ação vasodilatadora, semelhante à da histamina, sobre a microcirculação do parênquima. A progesterona aumenta a permeabilidade vascular, facilitando a passagem de líquido para o espaço intersticial. Dependendo da quantidade do acúmulo de líquido intersticial, pode surgir desconforto, acompanhado de sensação de peso ou de distensão das mamas. Sobrevindo a menstruação, há regressão da proliferação conjuntiva e epitelial, a apoptose é marcante, o fluido intersticial é reabsorvido, o volume volta ao normal e a sensação de desconforto difuso desaparece. Na renovação cíclica, surgem setores de condensação epitelial (com a formação de dilatações ductoalveolares), que resultam em pequenas unidades constituídas de dilatações envolvidas por uma túnica de fibroblastos, formando nodularidades milimétricas, que, algumas vezes, podem ser percebidas pela palpação. Terminações nervosas sensitivas comprimidas pelo tecido conjuntivo causam dor em agulhada, em pontada ou latejante, em pontos isolados ou esparsos em uma ou nas duas mamas.[8,9] Pode ocorrer ainda associação do desconforto com presença de nodularidades na mama. Durante ou logo após a menstruação, tais micronódulos se desfazem, os elementos epiteliais e conjuntivos desaparecem e são substituídos por novas células, à medida que se renova o ciclo mamário. Essas modificações estruturais são fisiológicas e explicam por que o exame clínico e a mamografia são prejudicados pela dor e pelo aumento de densidade da mama na semana que antecede a menstruação. O período ideal para o exame das mamas é a primeira fase do ciclo menstrual, quando só há proliferação celular e ausência dos mecanismos propostos para explicar a dor na segunda fase do ciclo. A mastalgia cíclica, enfim, resulta de processo fisiológico molecular, celular e bioquímico.[8]

Classificação e Propedêutica

As mastalgias cíclicas podem ser classificadas em:
- **Leve:** não interfere na qualidade de vida;
- **Moderada:** interfere na qualidade de vida, mas não nas atividades habituais;
- **Intensa:** interfere nas atividades diárias e na qualidade de vida.

Apenas 11 a 15% das pacientes enquadram-se nos critérios de mastalgia intensa. A avaliação clínica, com anamnese e exame físico bem conduzidos, preferencialmente na fase folicular, diagnostica e classifica o sintoma na maioria das vezes.

Além disso, o fato de a mulher apresentar mastalgia não a isenta de outras doenças da mama, inclusive o câncer. Assim, no caso de haver alguma lesão na mama, a mesma deve ser investigada e tratada de acordo com a doença encontrada, independentemente da dor. Depois de realizados exames pertinentes e afastadas quaisquer dúvidas com relação à presença de outras lesões, o quadro da mastalgia fica definido.

Tratamento

Não medicamentoso

A orientação verbal adequada indicando que a condição da mastalgia é benigna permite pelo menos que 85% das pacientes aceitem e tolerem sua dor mamária sem medicação.

Considera-se esse aspecto fundamental, pois coloca em evidência que o sucesso do tratamento não significa necessariamente a cura total da dor, mas sua melhora a níveis toleráveis.

Medidas comportamentais não apresentam eficácia comprovada, porém são relatadas como benéficas, como o uso de sutiã esportivo, compressas frias, dieta livre de gorduras e exercícios físicos.[8]

Além disso, algumas modificações, como a redução da dose de reposição hormonal e a mudança do uso de contraceptivos hormonais, devem ser consideradas. Nas pacientes com dor mamária moderada a intensa, que afeta sua qualidade de vida, ou naquelas refratárias à orientação verbal, a conduta medicamentosa deve ser considerada.

Tratamento medicamentoso

- **Óleo de prímula e ácido gamalinolênico:** os metabólitos do ácido gamalinolênico (GLA) são precursores de pequenas moléculas biologicamente ativas (eucanoides como PG, leucotrienos e outros derivados), que regulam características da atividade celular. Seu uso não apresenta benefício comprovado, sendo apenas comparado ao uso de placebo.
- **Tamoxifeno:** ensaios clínicos randomizados demonstraram benefício do tamoxifeno para a mastalgia cíclica, com eficácia de 72 a 90% e taxa de efeitos colaterais de 20%, principalmente alterações menstruais e ondas de calor. O alívio da dor pode ser alcançado, na maioria das pacientes, com dose de 10 mg ao dia durante 3 meses.
- **Bromoergocriptina:** eficaz nas mastalgias cíclicas, com um terço das pacientes apresentando efeitos colaterais como náuseas, cefaleia, hipotensão postural e obstipação. As respostas às mastalgias refratárias são pobres. Dose máxima de 5 mg ao dia. Devido aos efeitos colaterais, inicia-se com 1,25 mg ao dia ao deitar, aumentando gradativamente 1,25 mg por dia, a cada 2 semanas, até atingir a dose máxima — por períodos de 3 a 6 meses.[13-15]
- **Danazol:** mostra-se superior à bromoergocriptina nas mastalgias refratárias, com taxa de efeitos colaterais de 22 a 30%, sendo graves em 6 a 15%. Efeitos adversos mais comuns são irregularidade menstrual, ganho de peso, hirsutismo, oleosidade cutânea, acne, mudanças da voz, cefaleia e náusea. Tem potencial teratogênico e não pode ser ingerido com anticoncepcional. Administrado em dose de 100 a 200 mg ao dia15.

- **Análogos do hormônio liberador de gonadotrofina (GnRH):** apresentam-se como a medicação mais eficaz nas mastalgias intensas e refratárias. No entanto, os efeitos colaterais são intensos, com alterações menstruais, cefaleia, náusea, depressão, ressecamento vaginal, perda da libido e redução da massa óssea. Têm indicação restrita. Utiliza-se a goserelina na dose de 3,6 mg ao mês, por via subcutânea.
- Para progestágenos, diuréticos e polivitamínicos, não há comprovação de eficácia na literatura que fundamente seu uso no tratamento da mastalgia.

Mastalgia Pode ser Sintoma de Câncer de Mama?

A maioria das mulheres que procuram o ginecologista por causa de mastalgia o faz pelo medo do câncer de mama. Felizmente, esse medo é infundado na maior parte dos casos. A verdade é que a dor nas mamas é um sintoma muito mais relacionado a doenças benignas da mama do que ao câncer. Menos de 3% das mulheres que apresentam dor mamária como único sintoma acabam descobrindo que a origem da dor era um tumor maligno da mama. Nos casos de dor cíclica, ou quando a causa da dor mamária é óbvia, como traumas recentes ou uma mastite em curso, não é preciso realizar exames de imagem, como mamografia ou ultrassonografia da mama, para descartar doenças mais graves. A não ser que a dor seja de origem desconhecida e durante o exame da mama seja possível identificar um nódulo solitário suspeito, não há por que pensar em câncer da mama para pacientes com queixas de mastalgia.

NEOPLASIAS BENIGNAS

Introdução

A patologia benigna da mama envolve entidades clínicas heterogêneas, com ampla variedade de sinônimos e discordância entre definições histológicas, sendo definidas para alguns autores como aberrações do desenvolvimento e involução normais da mama.[12] Contudo, é importante não generalizar nessa área, visto que corresponde à grande maioria das queixas mamárias e seu conhecimento mais detalhado evitará procedimentos invasivos em excesso ou falha no diagnóstico de eventual lesão maligna. Deve-se ter sempre como meta principal, pelo emprego racional dos métodos disponíveis, o diagnóstico de benignidade absoluta de um tumor, devendo-se reduzir a percentual mínimo a biópsia excisional para diagnóstico e identificar com precisão os casos em que o procedimento cirúrgico é indicado.

Alterações Funcionais Benignas das Mamas

O termo alterações funcionais benignas da mama é definido como condição clínica caracterizada por dor e/ou modularidade mamária que aparece no começo da menacma, inicia-se ou intensifica-se no período pré-menstrual e tende a desaparecer com a menopausa. Foi proposto em 1994, em reunião de consenso da Sociedade Brasileira de Mastologia, mas não é aceito por todos, principalmente pela redundância das expressões funcionais e benignas. Contudo, foi uma proposta na tentativa de unificar várias expressões inapropriadas, como displasia mamária, displasia cíclica, mastopatia fibrocística, doença cística, alteração fibrocística, entre outras, que confundiam e ainda confundem muitos ginecologistas e pacientes.

O primeiro diagnóstico diferencial que deve ser feito em caso de nódulo palpável é justamente o pseudonódulo mamário, representado principalmente pelas alterações funcionais benignas da mama. Mulheres na menacma, na segunda fase do ciclo, frequentemente se queixam e, por vezes, apresentam, de fato, nódulos palpáveis. Com efeito, o estímulo sinérgico do estradiol e da progesterona na unidade ductal lobular terminal leva à proliferação do epitélio e do estroma, produzindo nodularidade e dor na fase pré-menstrual. No final da fase lútea, com a redução dos níveis do estradiol e de progesterona, há regressão do epitélio lobular por apoptose e também do estroma intralobular, com melhora da sintomatologia no início do fluxo menstrual.[9]

Por isso, uma pergunta importante para a paciente é a data da última menstruação e, em caso de dúvida clínica, repetir o exame na primeira fase do ciclo. Esses nódulos geralmente apresentam-se com limites indistintos, podem ser uni ou bilaterais e são mais frequentes nos quadrantes laterais, muitas vezes dolorosos. O ginecologista deve estar especialmente atento às nodularidades isoladas que persistem após dois a três fluxos menstruais, caracterizando os nódulos dominantes, os quais fazem parte do diagnóstico diferencial do câncer de mama, além do fibroadenoma.

Cistos Mamários

Diante de uma massa palpável em exame ginecológico de rotina, deve-se considerar como primeira opção, por sua fácil execução, desconforto mínimo e baixo custo, a punção aspirativa com agulha fina. Esse procedimento será diagnóstico e terapêutico, em caso de cistos mamários.

A faixa etária em que mais comumente os cistos ocorrem é de 35 a 50 anos, coincidindo, pois, com a fase involutiva dos lóbulos mamários, sendo raros na adolescência. Os cistos são originados no ducto terminal da unidade lobular, definidos como estruturas com diâmetro maior que 3 mm, com comportamento biológico lábil, podendo aumentar ou desaparecer, independentemente de medidas terapêuticas. Vale a pena ressaltar que, durante a lactação, os cistos podem ser formados por conteúdo lácteo, sendo denominados galactoceles, ou ainda apresentar conteúdo purulento nos casos de abscessos organizados. A biópsia excisional raramente é indicada e deve ser realizada quando o conteúdo do aspirado for sanguinolento (afastar sempre acidente de punção) ou quando persistir massa palpável ou densidade mamográfica após remoção de todo o líquido.

Fibroadenoma

O fibroadenoma é a segunda neoplasia mais frequente da glândula mamária, precedida pelo carcinoma. É a afecção mamária benigna mais comum em mulheres com menos de 35 anos, assintomática em 25% dos casos e com múltiplas lesões em 13 a 20%. Pode ocorrer desde a menarca até a senectude, mas é mais comum entre 20 e 30 anos de idade. Embora os esteroides sexuais sejam apontados como agentes promotores, fatores parácrinos entre o epitélio e o estroma parecem ser mais importantes no controle de seu crescimento, que é em geral autolimitado, não ultrapassando 3 a 4 cm de diâmetro.[13]

O diagnóstico é essencialmente clínico. Apresenta-se como tumor único ou múltiplo, móvel, bem delimitado, não fixo ao tecido adjacente, lobulado, de crescimento lento, com maior ocorrência no quadrante superolateral. Em geral é indolor, exceto durante a gravidez e a lactação, condições que podem estimular seu crescimento rápido e produzir dor por infarto. A consistência é fibroelástica mas, nas pacientes de maior faixa etária, pode haver deposição de calcificação distrófica no nódulo ("calcificação em pipoca"), e o nódulo passa a ter consistência endurecida. É mais frequente na terceira década e em mulheres negras, situação em que tendem à recorrência. O tamanho médio é de 2 a 3 cm, mas podem alcançar até 6 a 7 cm, caracterizando o fibroadenoma gigante. A bilateralidade é da ordem de 10 a 15% e focos múltiplos na mesma mama, de 5 a 10% dos casos. A frequência de transformação maligna é muito baixa (0,1 a 0,3% dos casos), ocorrendo em faixa etária dos 40 aos 45 anos, isto é, 15 a 20 anos após a média de idade de ocorrência do fibroadenoma, sendo que o tipo histológico mais comumente envolvido é o lobular (65% dos casos).[14] Quando o aspecto palpatório não é típico, recorre-se à ultrassonografia, que evidencia imagem nodular circunscrita, ovalada, hipoecoide, com margens bem definidas e com maior eixo paralelo à pele (diâmetro antirradial – largura, maior que o radial – altura).

Podem ocorrer reforço posterior e sombras laterais, características sugestivas de benignidade, classificadas como BI-RADS™ 3.

Por incidirem em mulheres na segunda e terceira décadas de vida, a mamografia não está indicada, pois o fibroadenoma apresenta a mesma textura radiológica do tecido mamário normal, que é exuberante nessa idade.

A punção aspirativa com agulha fina é método diagnóstico importante, pois trata-se de uma das poucas lesões benignas da mama que está associada a diagnóstico citológico específico. Observam-se nos esfregaços grupos celulares epiteliais em dedo de luva, formando agrupamentos arborescentes e numerosos núcleos desnudos, muitas células ductais coesas em monocamadas e fragmentos de células estromais.

A indicação cirúrgica é baseada na idade da paciente e nas dimensões do nódulo. O tratamento é cirúrgico em tumores com diâmetros maiores que 2 cm e consiste na exérese simples. O objetivo principal é evitar deformidade futura, pois, embora seja lento, o crescimento do fibroadenoma é progressivo. Nesse sentido, o nódulo é abordado por incisões estéticas segundo as linhas de força da mama, dando-se preferência às periareolares ou no sulco inframamário. Em tumores menores, nas pacientes com menos de 25 anos, pode ser feito o acompanhamento clínico, com controle clínico e/ou ecográfico semestral, sendo indicada exérese nos casos de crescimento progressivo e ansiedade da paciente. Nos fibroadenomas múltiplos e pequenos, optamos, da mesma maneira, pelo controle, evitando assim múltiplas incisões sobre o tegumento cutâneo.

Tumor Filoides

O tumor filoides ou cistossarcoma filodes apresenta-se como tumor móvel, lobulado e indolor. É muito raro, correspondendo a 2% dos tumores fibroepiteliais da mama e mais comum após os 40 anos. Na maioria das vezes (80% dos casos) é benigno. Entretanto, apresenta alta tendência de recidiva local e pode sofrer degeneração maligna sarcomatosa. A característica peculiar desse tumor é a grande celularidade do estroma, comparada à do fibroadenoma, e por isso também é denominado fibroadenoma hipercelular. O epitélio pode ser hiperplásico, com ou sem atipias. Para definição de benignidade ou malignidade, consideram-se no componente estromal a contagem mitótica, atipias celulares e comprometimento das margens. A principal diferença clínica entre o tumor filoides e o fibroadenoma é o seu crescimento rápido e a capacidade de atingir grandes volumes, por vezes ocupando toda a mama. A consistência é elástica e a adenopatia axilar não é incomum, mas é de natureza inflamatória. A associação com fibroadenoma ocorre em 30% dos casos. Ao contrário do fibroadenoma, a bilateralidade e a multicentricidade são excepcionais. Embora tumores mais volumosos, endurecidos e com ulcerações sugiram formas malignas, os parâmetros clínicos não são suficientes para diferenciar as variantes benignas das malignas do tumor filoides. O diagnóstico é clínico. A punção aspirativa com agulha fina e a biópsia percutânea com agulha grossa apresentam baixo valor preditivo, provavelmente pelo fato de o tumor ser bastante volumoso e apresentar com frequência, em seu interior, áreas de infarto hemorrágico, o que dificulta o diagnóstico. A biópsia com agulha grossa (*core biopsy* ou mamotomia) pode diferenciar o tumor filoides do carcinoma, mas, com frequência, não discrimina a variedade benigna da maligna, sendo necessária a avaliação anatomopatológica de todo o tumor O diagnóstico diferencial principal é com o fibroadenoma juvenil, que também atinge grandes dimensões, mas apresenta consistência fibroelástica e incide, em geral, na adolescência.[1]

O tratamento cirúrgico consiste na tumorectomia com retirada de 1 a 2 cm de tecido mamário peritumoral macroscopicamente normal, para garantir margens cirúrgicas livres e diminuir a taxa de recorrência. Obviamente, nos tumores muito volumosos, que comprometem toda a glândula mamária, pratica-se a mastectomia total ou a adenomastectomia, com reconstrução plástica imediata. A linfadenectomia axilar é desnecessária, uma vez que, quando a forma histológica for maligna, a disseminação faz-se por via hematogênica. Nessa condição, o prognóstico é sombrio, não havendo resposta com emprego da radio, quimio ou hormonoterapias.

Papiloma

O papiloma intraductal é neoplasia epitelial benigna que se desenvolve no lúmen de grandes e médios ductos subareolares, não formando massa palpável. O potencial de malignidade é baixo (risco relativo de 1,3). O seu principal sintoma é a descarga papilar hemorrágica, espontânea, uniductal e unilateral. O fluxo pode ser intermitente, com períodos de remissão, em função de necrose e eliminação de parte do papiloma junto com a secreção; entretanto, ao se regenerar a partir de sua porção basal, volta a produzir manifestação clínica. É mais frequente entre os 30 e os 50 anos. Em pacientes com mais de 50 anos com essa queixa, deve-se sempre afastar o diagnóstico de carcinoma papilífero e o ductal. O papiloma em geral é único e, no diagnóstico clínico, é importante a pesquisa do "ponto-gatilho", que consiste na pressão dos pontos cardinais do complexo areolopapilar com o dedo indicador, com o intuito de identificar qual ducto está comprometido. A neoplasia não é impalpável e, quando há tumor associado ao fluxo, decorre do ducto cisticamente dilatado pela obstrução que o papiloma provoca. A citologia do fluxo apresenta baixo valor preditivo de malignidade (30% de resultados falsos negativos) e eventualmente apresenta alguma utilidade se há dúvida quanto à natureza hemática da secreção, oportunidade em que se podem identificar hemácias no esfregaço. A mamografia fornece poucos subsídios, mas é realizada em função da faixa etária, pois o papiloma é mais prevalente na quarta e quinta décadas. A ductografia apresenta baixo valor preditivo, além do risco potencial de infecção e de disseminação de células neoplásicas, tendo caído em desuso. O tratamento consiste na exérese seletiva do ducto, também designada microductectomia, pela incisão transareolopapilar ou periareolar. A identificação do ducto comprometido é feita pela pesquisa do "ponto-gatilho", que é cateterizado e dissecado distalmente. Quando não se identifica o ponto-gatilho, a ultrassonografia pode ser útil. De fato, o conteúdo sólido no interior do ducto dilatado pode ser identificado quando se utilizam transdutores de alta frequência, além de ser possível precisar a distância da lesão em relação ao mamilo, o que auxilia na extensão da ressecção cirúrgica. É importante salientar que as lesões papilares são causa de falsos positivos no exame intraoperatório, o que deve ser evitado, sendo mais seguro aguardar o resultado por parafina.[30] Por outro lado, os papilomas múltiplos são raros e a secreção é sintoma menos comum nessa afecção, sendo o tumor a sua principal manifestação clínica. O potencial maligno é moderado, com risco relativo de 3,728.

Outros Tumores

Como a mama é normalmente constituída também por tecido adiposo, não é surpreendente que o lipoma seja relativamente frequente. O lipoma que contém estruturas ductais é chamado de adenolipoma, e quando possui componentes vasculares e cartilagem madura é denominado angiolipoma e condrolipoma, respectivamente. Já o hamartoma é lesão pouco observada, com perfil mamográfico peculiar de lesão circunscrita contendo gordura que por muitas vezes é de difícil caracterização à ultrassonografia. Apresenta-se como nódulo de dimensões variadas (1 a 20 cm), amolecido e móvel. Essa afecção tem margens bem definidas, mas não possui cápsula verdadeira. É achado tipicamente benigno (BI-RADS™ 2) e sua enucleação não é obrigatória.

Devem ainda ser destacados os adenomas mamários, classificados em adenoma tubular e da lactação. São clinicamente semelhantes aos fibroadenomas, porém, do ponto de vista microscópico, são tumores epiteliais benignos com estroma normal em relação a sua função de sustentação.

Considerações Finais

As doenças mamárias benignas compõem a grande maioria das queixas mamárias do dia a dia do ginecologista. É importante saber distingui-las com acurácia, evitando iatrogenias, ao indicar procedimentos cirúrgicos desnecessários e dispendiosos para pacientes com nódulos sólidos à ecografia. Por meio dos métodos diagnósticos atuais, seja por mamografia, ultrassonografia, citologia ou biópsia com agulha grossa, pode-se propor com segurança o acompanhamento clínico da grande maioria dessas afecções e indicar com precisão os casos que deverão ser excisados cirurgicamente.

Fluxos Papilares

A descarga papilar é definida como a saída de secreção pela papila, fora da gestação e do puerpério. A importância da investigação da descarga papilar é de descartar a associação com câncer de mama. A saída de líquido pelo mamilo preocupa bastante a maioria das pacientes, que chegam alarmadas no consultório, com temor grande de ter um câncer de mama. Felizmente, a descarga papilar é associada ao câncer em apenas 1% a 10% dos casos, dependendo da série estudada. Cabe ao médico a diferenciação entre os casos de descarga patológica (causada por doenças), a descarga fisiológica (normal) e a galactorreia (saída de leite pela papila).

Em aproximadamente metade das mulheres, pode ser observada secreção na papila após a compressão da mama. Isso ocorre porque, normalmente, as células dos ductos mamários esfoliam-se e formam o conteúdo da secreção. A secreção não se exterioriza pela presença de tampões de queratina na abertura dos ductos. A compressão força a secreção a se exteriorizar através da abertura do ducto, empurrando o tampão de queratina. Essa secreção, obtida com compressão da mama, em pequena quantidade, bilateral e multiductal (nas duas mamas e em diversas aberturas) é fisiológica, benigna.

Secreção Espontânea vs. Secreção Provocada

A secreção do mamilo que deve ser valorizada é a espontânea, que ocorre sem a compressão da mama. Pelo motivo já explicado, metade das mulheres apresenta secreção papilar provocada, sem que isso represente doença.

Bilateralidade vs. Unilateralidade

Como regra prática, a ocorrência de secreção papilar nas duas mamas fala em favor de doenças benignas. Secreções unilaterais podem estar associadas a câncer.

Multiductais vs. Uniductais

Também de acordo com o exposto, quando a secreção sai por múltiplos ductos de uma mesma papila, o processo tende a ser benigno. Processos uniductais (um ducto apenas) devem alertar para a possibilidade de doença.

Quantidade

Descargas papilares profusas, intensas, costumam ser provocadas por doenças da mama.

Cor

A cor do derrame papilar associa-se a câncer em ordem decrescente de importância: água de rocha, sanguínea, serossanguínea e serosa. As secreções verdes ou coloridas são causadas por alteração fibrocística das mamas ou ectasia ductal. As brancas, leitosas, são associadas a galactorreia (saída de leite pelo mamilo), enquanto as purulentas são associadas às inceções de mama. Nenhuma das últimas associa-se a câncer de mama.

Investigação da Secreção Papilar

A investigação da secreção papilar começa na obtenção de uma história clínica completa, com caracterização do derrame. O exame físico da mama, além de definir a presença de nódulos, obtém material de derrame papilar no momento da consulta, que serve tanto para exame histológico como para documentação adequada do sintoma.

A partir da história e do exame físico, o médico classifica a descarga como fisiológica ou patológica. Caso a descarga seja fisiológica, ainda pode ser classificada como leitosa (galactorreia). Os derrames fisiológicos bem caracterizados, em pacientes com mamografia e ultrassom normais, não necessitam de investigação adicional. Neles, a orientação da paciente em relação ao sintoma é o principal no tratamento.

Exames Complementares

- **Mamografia:** a mamografia avalia a presença de alterações como nódulos ou microcalcificações. Os achados da mamografia, quando anormais, fornecem bons dados para a investigação do derrame papilar, embora podendo ser achados associados, e não causais.
- **Ultrassonografia:** a ultrassonografia detecta nódulos de mama e os classifica como sólidos ou císticos. Ela também serve para guiar procedimentos invasivos na mama. O melhor desempenho da ultrassonografia é em pacientes mais jovens, com mamas densas. Transdutores de 13 mHz permitem a visualização dos ductos em detalhes.
- **Ductografia:** a ductografia consiste na canulação de um ducto mamário e na injeção de contraste no ducto, com posterior identificação do ducto contrastado em exame radiológico. Os defeitos de enchimentos únicos podem corresponder a papilomas, enquanto os carcinomas aparecem como irregularidades no ducto ou distorções de enchimento. A ductografia não substitui o estudo histológico da mama e, por isso, é um exame que tem caído em desuso.
- **Citologia:** a citologia esfoliativa é feita do produto da secreção papilar, fixada no álcool e colorida pelos métodos de Giemsa ou Papanicolaou. A citologia pode mostrar fragmentos de papiloma, células ductais benignas, células atípicas ou células malignas. Independentemente do resultado citológico, a biópsia é mandatória, já que a sensibilidade do método para detectar neoplasias é de 50%.

Manejo da Secreção Papilar

A secreção papilar fisiológica, que ocorre em condições normais, teve seu manejo esclarecido anteriormente. Nela, a tranquilização e o acompanhamento da paciente são as melhores condutas.

A secreção papilar patológica necessita de avaliação histológica. Na maior parte dos casos, a técnica de biópsia e de tratamento escolhida é a ressecção de ductos da mama. Quando pode ser identificado e isolado o ducto em que ocorre a secreção papilar, o ducto envolvido é canulado e ressecado, com uma margem de tecido circunjacente. Entretanto, a cirurgia mais popular para a descarga papilar é a ressecção de ductos principais da mama, ou Urban. Nela, o conjunto de ductos terminais é ressecado por uma incisão periareolar. A papila é fixada levemente evertida para não ocorrer retração no pós-operatório.

PROCESSOS INFECIOSOS

Introdução

Mastites são condições inflamatórias mamárias usualmente classificadas em lactacionais e não lactacionais. Dentre as não lactacionais encontram-se os abscessos mamários periféricos associados a outras condições mórbidas clínicas. Devem ser considerados no diagnóstico diferencial a necrose gordurosa, outras condições neoplásicas, infecções por agentes específicos e carcinomas com áreas de necrose. Os abscessos subareolares compreendem as mastites periareolares recidivantes e a mastite da ectasia ductal. Ocorrem em mulheres mais jovens e se associam a anormalidades do mamilo e a tabagismo. A prolactina parece estar envolvida no processo da ectasia e da mastite periductal. Na fase aguda desses processos inflamatórios se recomendam o emprego de anti-inflamatórios não hormonais e o emprego de antibióticos com espectro adequado para flora anaeróbia e gram-positiva. A abordagem cirúrgica deve excisar o trajeto fistuloso e o ducto comprometido até o mamilo. A gravidez e, principalmente, o período puerperal podem ser complicados pelo desenvolvimento de mastite lactacional, de origem infecciosa. Os fatores de risco comumente associados são obstrução ductal, estresse e técnica de amamentação inadequada. O agente mais comumente envolvido é o *Staphylococcus aureus* e a extensão do processo é avaliada pela contagem de leucócitos e bactérias no leite. Nos casos de abscesso, a drenagem cirúrgica se impõe. A prevenção se faz com medidas de higiene adequadas, orientação quanto às técnicas de amamentação e tratamento dos traumas mamilares. A ultrassonografia é importante em coleções mamárias infecciosas ou não, permitindo avaliar dimensão e até orientar punção com drenagem percutânea. A ressonância nuclear magnética (RNM) pode ser útil no diagnóstico diferencial com carcinoma inflamatório e no controle da resposta terapêutica.

Abscessos Mamários Periféricos

Abscessos mamários não puerperais periféricos são mais comuns na pré-menopausa em relação à pós-menopausa. Frequentemente não apresentam fator predisponente óbvio, no entanto podem estar associados a condições mórbidas como diabetes, artrite reumatoide, tratamento com corticosteroides, trauma e implantes de silicone ou de parafina. Deve-se salientar que o diabetes propicia o aparecimento de mastopatia que classicamente se apresenta como nódulo fibroso, móvel, indolor em mulheres na pré-menopausa, cuja histologia revela fibrose perivascular e infiltrado linfocitário periductal.[15,16] Essa situação não apresenta conotação inflamatória. Apresentam fisiopatologia pouco elucidada, mas podem estar associados à estase de secreções em ductos e dúctulos terminais. O exame bacteriológico frequentemente demonstra *Staphylococcus aureus*, bem como flora anaeróbia como *Bacterioides sp.* e *Peptostreptococcus sp.*, sugerindo ação sinergística em infecções mistas. O processo envolve o desenvolvimento de tumoração mamária endurecida associada a alterações inflamatórias na pele, eventualmente com edema, e evolução em 3 ou 4 dias, mas que pode se arrastar por semanas. Contrariamente às infecções puerperais, não existem sinais de comprometimento sistêmico do processo infeccioso. O exame clínico inicial deve ser cuidadoso e pode sugerir a presença ou não de coleção supurativa. O exame ultrassonográfico é de auxílio, tanto para confirmar a presença e a extensão de coleções como na orientação de punções para coleta de material a ser analisado quanto à flora microbiana anaeróbia e aeróbia. O emprego de antibióticos de amplo espectro, quando iniciado precocemente, permite o controle da infecção e o não desenvolvimento de abscessos.[17] No entanto, na presença de abscesso há necessidade de drenagem cirúrgica. A drenagem cirúrgica deve ser realizada preferencialmente sob anestesia e sedação com incisão adequada, seguindo as linhas de força da pele da mama, permitindo a exploração de toda a loja do abscesso, com resultado estético cicatricial adequado. O tecido necrótico e de granulação presente deve ser curetado ou excisado, realizando-se hemostasia adequada do tecido viável remanescente. O tecido retirado deve ser examinado quanto ao aspecto anatomopatológico para melhor esclarecimento etiológico, pois carcinomas podem sofrer necrose e mimetizar abscessos piogênicos. Além de permitir o estudo histológico, a retirada do tecido necrótico favorece a difusão e melhor concentração de antibióticos nos tecidos viáveis ao redor do abscesso. Entretanto, deve-se observar que mesmo quando se realiza a drenagem a recorrência desses abscessos costuma ser próxima a 15%.[18]

Casos extremos, nos quais todo o parênquima mamário está comprometido pelo processo infeccioso e a mama se apresenta endurecida com extenso eritema da pele e linfadenopatia inflamatória, podem necessitar de drenagens amplas para retirada de todas as coleções supuradas, por meio de múltiplas incisões cirúrgicas. Nesses casos é possível aguardar por cicatrização em segunda intenção, realizando curativos diários com a retirada de resíduos e tecido necrótico que se acumulam. Situações como essa podem demorar até 10 semanas para a completa cicatrização. A ultrassonografia tem merecido especial destaque na investigação das patologias mamárias e é de particular valia nos diagnósticos de coleções císticas mamárias, sejam infecciosas ou não. Por meio desse exame conseguimos avaliar a exata dimensão dessas coleções e sua associação com áreas tumorais e com outras estruturas anatômicas do tórax.

Atualmente, além do aspecto diagnóstico, casos selecionados de coleções localizadas podem ser tratados por meio de punção e drenagem percutânea guiadas por ultrassonografia, evitando-se as abordagens cirúrgicas mais cruentas.[19,20] Nesses casos, a cobertura antibiótica é fundamental.[21]

A necrose gordurosa, por exemplo, pode mimetizar abscesso mamário. Geralmente é precedida por trauma com formação de massa endurecida, edema de pele e eritema. Normalmente afeta a gordura superficial e subcutânea, que se liquefaz e determina infiltrado inflamatório de linfócitos e plasmócitos, principalmente. Outras condições neoplásicas, como linfoma e metástase, também podem ser consideradas. Especial atenção deve ser dada às mamas irradiadas, que também podem demonstrar aspectos inflamatórios não infecciosos.

Outras infecções por agentes específicos, como tuberculose, micobacteriose, além de outros processos granulomatosos, são raras e devem ter o diagnóstico diferencial realizado também com relação ao câncer. A realização de punções desses processos infecciosos pode permitir o diagnóstico, mas a interpretação deve ser cuidadosa, pois a ausência de identificação do agente específico não exclui a possibilidade diagnóstica.[22]

Abscessos Subareolares

Os abscessos subareolares compreendem as mastites periareolares recidivantes e a mastite da ectasia ductal, que também são consideradas de maneira distinta. Várias terminologias já foram empregadas na descrição do abscesso subareolar, como mastite periductal, mastite piogênica crônica, mastite plasmocitária, *mastitis obliterans*. Essa terminologia variada reflete diferentes perspectivas de processos inflamatórios subareolares e periductais cuja completa fisiopatologia ainda não foi de todo elucidada. Muito do que sabemos da fisiopatologia dos abscessos subareolares vem de estudos realizados na década de 1950. O abscesso subareolar seria consequência de estase de secreção ductal seguida de dilatação de ductos lactíferos e ulceração do epitélio desses ductos; dessa maneira se formaria um abscesso periductal subareolar que romperia a pele justa-areolar, formando um trajeto fistuloso a partir de seu seio de drenagem.[23] Costuma ocorrer em mulheres na faixa etária entre 30 e 40 anos e, principalmente, em países desenvolvidos. É interessante observar que cerca da metade delas apresenta alguma anormalidade do mamilo, como inversão parcial ou retração. Essas características anatômicas podem ser favorecedoras, mas também consequência do processo inflamatório. O tabagismo está associado à maioria dos casos de mastites periareolares recidivantes. Apesar de habitualmente demonstráveis em mulheres, alguns casos podem ocorrer em homens. Nas mastites periareolares recidivantes se considera seu desenvolvimento a partir da metaplasia do epitélio que reveste o ducto lactífero. Essa hipótese parte da observação de que o ducto lactífero normal apresenta transição entre os epitélios escamoso e colunar de modo abrupto a cerca de 2 mm da superfície do mamilo. Algumas pacientes com abscesso subareolar apresentam extensão do epitélio escamoso por porções mais extensas do ducto lactífero, favorecendo a presença de tampões de queratina, obstruindo o lúmen ductal. A presença desses tampões permite a dilatação secundária dos ductos pelo acúmulo de material secretório e resíduos celulares. Esses ductos poderiam romper-se com ou sem infecção bacteriana secundária. A flora bacteriana observada é principalmente anaeróbia, representada por *Peptostreptococcus* e *Bacteroides*, além de *Staphylococcus aureus*.

Na mastite da ectasia ductal, segundo Haagensen (1951), observa-se ectasia ductal subareolar com processo inflamatório ao redor desses ductos dilatados cujo interior apresenta resíduos celulares e material rico em lipídeos. Essa inflamação ocasiona fibrose eventual dos ductos terminais, determinando encurtamento ou retração do mamilo. Essa ectasia é observada em cerca de 60% das mulheres na pós-menopausa, mas nem todas elas desenvolverão esse tipo de mastite.[24] Sugere-se que essas condições inflamatórias locais possam favorecer o desenvolvimento bacteriano e a progressão do processo supurativo. Não são todas as inflamações subareolares que apresentam origem bacteriana, podendo apresentar origem química, por exemplo. No entanto, deve-se salientar que a participação de agentes anaeróbios deve ser cogitada, sendo esses agentes de difícil isolamento pelos métodos tradicionais de cultura microbiana. No processo de ectasia e mastite periductal parece haver envolvimento da prolactina, favorecendo o aumento da secreção alveolar. Esse fato é observado a partir da demonstração de níveis séricos elevados de prolactina nessas pacientes.

Na fase aguda desses processos inflamatórios se recomendam o emprego de anti-inflamatórios não hormonais e o emprego de antibióticos com espectro adequado para flora anaeróbia e gram-positiva. Frequentemente, emprega-se metronidazol 400 mg por via oral (VO) a cada 8 horas, por intervalo de 7 a 10 dias. Abordagem mais interessante é o emprego de clindamicina 300 mg VO a cada 6 horas pelo mesmo período ou, ainda, amoxicilina 500 mg associada a ácido clavulânico 125 mg VO a cada 8 horas. Quadros infecciosos mais extensos podem ser abordados por via parenteral com oxacilina 1 g, a cada 4 horas, ou cefazolina 1 g, a cada 8 horas, ambas associadas a metronidazol 500 mg, a cada 8 horas.

O tratamento cirúrgico dos abscessos subareolares também reflete a diversidade de opinião sobre sua etiologia. Alguns autores consideram que a abordagem cirúrgica deva ser realizada em tempo único, com incisão e drenagem do pus, seguida da excisão da cavidade do abscesso e o seio lactífero associado, incluindo a porção distal do mamilo; outros preferem a realização da drenagem inicial, seguida da excisão do trajeto fistuloso em segundo tempo.

Existe a possibilidade de tratamentos conservadores em episódios primários com punção do abscesso associados a antibioticoterapia sistêmica. As recorrências tendem a se dar no primeiro ano de seguimento e naquelas pacientes com anormalidade dos mamilos. No caso de abscesso subareolar agudo se pode proceder à drenagem por meio de incisão periareolar e o material é coletado para análise microbiológica. Após debridamento do tecido necrótico, procede-se à exploração da cavidade para a possível identificação de conexão fistulosa com algum ducto lactífero. Havendo essa identificação, pode-se realizar a excisão em bloco da cavidade do abscesso e do ducto principal até sua exteriorização no mamilo. Nas pacientes com recorrência da infecção em diferentes porções da aréola, o tratamento consiste na excisão cirúrgica do sistema de ductos obliterados, como pela técnica descrita por Hadfield (1960). Nos casos de ectasia ductal se procede à excisão dos ductos principais retroareolares pela técnica de Urban (1963). O tratamento adequado dos abscessos mamários não lactacionais depende da compreensão das condições anatômicas e microbiológicas relacionadas. O emprego de antibióticos adequados, considerando a importância de infecções mistas, com agentes anaeróbios e aeróbios, pode resolver grande parte dos casos. Nos casos persistentes, o reconhecimento do agente específico e o emprego de técnicas cirúrgicas adequadas permitem o tratamento adequado.

Mastite Lactacional

A gravidez e, principalmente, o período puerperal podem ser complicados pelo desenvolvimento de mastite lactacional, de origem infecciosa. Compromete principalmente primíparas de maneira unilateral.

Na mastite puerperal ocorre, inicialmente, área de inflamação localizada e endurecida com leve aumento de temperatura. Na evolução desse nódulo/tumoração mamária há piora da dor e desenvolvimento de edema e eritema local, em geral na segunda ou terceira semana de lactação. Sintomas sistêmicos, como calafrios, febre elevada e fadiga/mal-estar são frequentes. A menos que seja instalada terapêutica antimicrobiana adequada, o desenvolvimento de abscesso ocorrerá em período de 7 a 10 dias.

A incidência é variável entre 3 a 20%,[25] principalmente nos 6 meses após o parto, sendo que 75% dos casos acontecem nas primeiras 7 semanas e 10% das pacientes chegam a apresentar mais de um episódio nesse período.[26] Os fatores de risco comumente associados são obstrução ductal, estresse, uso de vestimentas justas e apertadas e técnica de amamentação inadequada. Os agentes mais comumente envolvidos são *Staphylococcus aureus* e *Streptococcus* dos grupos A e B, além de *Haemophilus*. Raramente é causada por cepas de *Staphylococcus* resistentes à meticilina e nos casos de evolução grave e rápida podem estar associadas bactérias gram-negativas.

A perda da integridade do revestimento mamilar parece facilitar o acesso bacteriano ao tecido mamário. A presença de mamilos fissurados e/ou rachados expressa elevada colonização por *S. aureus*, favorecendo o desenvolvimento de mastites. Além da colonização bacteriana, mamilos escoriados e fissurados associados a dor aguda, na ausência de sinais inflamatórios locais ou sistêmicos, podem significar infecção por *Candida albicans*, casos estes que devem ser tratados com medicamentos antifúngicos tópicos como miconazol ou nistatina.

Com a inoculação bacteriana na região dos mamilos, esses agentes se disseminam pelo sistema linfático local, desenvolvendo uma linfangite pericanalicular que pode se generalizar pelo corpo mamário e localizar-se na forma de abscesso. O agente microbiano também pode disseminar-se através do ducto lactífero, propagando-se pelo sistema canalicular. A penicilina e seus derivados devem ser a escolha antibiótica inicial. Se não houver resposta terapêutica, com manutenção da febre e do ingurgitamento mamário, deve-se suspeitar de abscesso. A anatomia mamária favorece o desenvolvimento de infecções severas com pouca repercussão ao exame clínico superficial do órgão. Nesses casos a ultrassonografia é de extrema importância na avaliação da presença de coleções supurativas.

Nas mastites sem abscesso, pode-se optar pelo emprego de cefalexina 500 mg VO a cada 6 horas, clindamicina 300 mg VO a cada 6 horas, cefuroxima 250 a 500 mg VO a cada 12 horas ou, ainda, cefazolina 1 g a cada 8 horas por via parenteral. Nos casos de abscessos a preferência é pela via parenteral com oxacilina 1 a 2 g a cada 4 horas, cefazolina 1 g a cada 8 horas ou cefoxitina 1 g a cada 6 horas; havendo suspeita de infecção por *S. aureus* resistente à metilmicina, empregar vancomicina 1 g a cada 12 horas. Os esquemas parenterais podem ser associados a metronidazol 500 mg a cada 8 horas. A duração do tratamento depende da evolução do quadro clínico, mas deve ser prolongada em torno de 10 dias.

Medidas genéricas de controle da dor e febre com associação de anti-inflamatórios e antitérmicos devem ser sempre associadas.

Como a estase láctea é fator perpetuador e facilitador do processo infeccioso, é imperativo o esvaziamento mamário na vigência desses quadros. A amamentação deve ser mantida na mama contralateral ao abscesso e a mama acometida deve ser esvaziada por meio de ordenha ou bombas de sucção. As mamas devem ser adequadamente suspensas com sutiã apropriado.

Nos casos de abscesso, a drenagem cirúrgica se impõe. A incisão deve ser periareolar ou seguir as linhas de força sempre que possível. Utiliza-se dreno de Penrose na cavidade, devendo ser mantido por período de até 3 dias. A ressecção de tecidos necróticos é fundamental para melhorar a difusão dos antibióticos pelos tecidos viáveis. Casos selecionados podem ser submetidos à drenagem percutânea dirigida por ultrassonografia.

A prevenção se faz com medidas de higiene adequadas, orientação quanto às técnicas de amamentação e tratamento dos traumas mamilares. Deve-se observar o diagnóstico diferencial dos abscessos mamários com as galactoceles, que são coleções de leite acumuladas em ductos mamários que ocorrem após a interrupção abrupta da lactação. Apresentam-se como nódulos de consistência cística ou mesmo endurecida. Podem ser simplesmente acompanhados clinicamente ou puncionados por agulha fina, raramente recidivando após punção. Não há indicação de excisão cirúrgica.

CÂNCER DE MAMA

O câncer de mama é extremamente raro na adolescência. Meninas a partir de sua primeira menstruação devem consultar um ginecologista para *check-up*. O câncer ataca mulheres mais velhas, por isso que é recomendável que a partir dos 40 anos a mulher faça mamografia.

A incidência de câncer de mama se relaciona diretamente com a idade da mulher, ou seja, quanto mais velha a mulher maior o seu risco de ter câncer de mama, sendo o pico por volta dos 80 anos de idade. No geral, o risco aumenta muito após os 50 anos de idade e cerca de 80% dos casos são diagnosticados nessa faixa. No entanto, mulheres jovens (< 40 anos) também podem ser acometidas por câncer de mama, mas com uma incidência muito menor. Apenas 7% dos cânceres de mama ocorrem abaixo dos 40 anos e o câncer de mama em mulheres jovens pode ser agressivo e menos propenso a responder ao tratamento. As mulheres jovens que são diagnosticadas com a doença têm maior probabilidade de ser portadoras de um gene mutado (alterado) denominado *BRCA1* ou *BRCA2*.

REFERÊNCIAS BIBLIOGRÁFICAS

1. Goss CM. Gray Anatomia. 2007.

2. D.B., K., Breast Imaging: 3rd (third) Edition. 2007.

3. Cotran RSK, V; Robbins SL. Patologia: Bases Patológicas das Doenças. 7 ed. 2005.

4. Moore KLP, T.V.N., Embriologia Básica. Vol. 7. 2008.

5. Heywang-Kobrunner SHS, I; DershawDD; Frasson A., Mama – diagnóstico por imagem - correlação entre mamografia, ultrassonografia, ressonância magnética e procedimentos intervencionistas. 1999.

6. Pers M. Aplasias of the anterior thoracic wall, the pectoral muscles, and the breast. Scand J Plast Reconstr Surg, 1968. 2(2): 125-35.

7. Tanner JMW, K. H. Wachstum und Reifung des Menschen. 1962.

8. A., N.A.R.C.D.M.S.J. Mastalgia cíclica: abordagem clínica. Revista Brasileira de Mastologia, 2011. 3: 135-9.

9. Steinbrunn BS, Zera RT, and. Rodriguez JL. Mastalgia. Tailoring treatment to type of breast pain. Postgrad Med, 1997. 102(5): 183-4, 187-9, 193-4 passim.

10. Anders CJ. Benign disorders and diseases of the breast. concepts and clinical management. Annals of The Royal College of Surgeons of England, 1990. 72(5): 286-286.

11. Millet AV and Dirbas FM. Clinical management of breast pain: a review. Obstet Gynecol Surv, 2002. 57(7): 451-61.

12. Dixon JM and Mansel RE. ABC of breast diseases. Congenital problems and aberrations of normal breast development and involution. BMJ, 1994. 309(6957): 797-800.

13. Hindle WH and Alonzo LJ. Conservative management of breast fibroadenomas. Am J Obstet Gynecol, 1991. 164(6 Pt 1): 1647-50; discussion 1650-1.

14. Greenberg R, Skornick Y, and Kaplan O. Management of breast fibroadenomas. Journal of General Internal Medicine, 1998. 13(9): 640-5.

15. Boullu S, et al., Diabetic mastopathy, complication of type 1 diabetes mellitus: report of two cases and a review of the literature. Diabetes Metab, 1998. 24(5): 448-54.

16. Tomaszewski JE, et al. Diabetic mastopathy: a distinctive clinicopathologic entity. Hum Pathol, 1992. 23(7): 780-6.

17. Rosenthal LJ, Greenfield DS, and Lesnick GJ. Breast abscess: management in subareolar and peripheral disease. NY State J Med, 1981. 81(2): 182-3.

18. Ekland DA and Zeigler MG. Abscess in the nonlactating breast. Archives of Surgery, 1973. 107(3): 398-401.

19. Garg P, Rathee SK, and Lal A. Ultrasonically guided percutaneous drainage of breast abscess. J Indian Med Assoc, 1997. 95(11): 584-5.

20. Tan SM and Low SC. Non-operative treatment of breast abscesses. Aust N Z J Surg, 1998. 68(6): 423-4.

21. O'Hara RJ, Dexter SP, and Fox JN. Conservative management of infective mastitis and breast abscesses after ultrasonographic assessment. Br J Surg, 1996. 83(10): 1413-4.

22. Gupta D, et al. Fine needle aspiration cytology in the diagnosis of tuberculous mastitis. Acta Cytol, 1999. 43(2): 191-4.

23. Zuska JJ, Crile G, and Ayres WW. Fistulas of lactiferous ducts. The American Journal of Surgery, 1951. 81(3): 312-17.

24. Tedeschi LG, Ahari S, and Byrne JJ. Involutional mammary duct ectasia and periductal mastitis. Am J Surg 1963. 106: 517-21.

25. Kaufmann R and Foxman B. Mastitis among lactating women: occurrence and risk factors. Soc Sci Med, 1991. 33(6): 701-5.

26. Kinlay JR, O'Connell DL, and Kinlay S. Incidence of mastitis in breastfeeding women during the six months after delivery: a prospective cohort study. Med J Aust, 1998. 169(6): 310-2.

Deficiência de Ferro

Josefina Aparecida Pellegrini Braga
Tulio Konstantyner

INTRODUÇÃO

A deficiência de ferro permanece o distúrbio nutricional mais comum no mundo, constituindo a principal causa de anemia em crianças e adolescentes. A anemia ferropriva é definida pelos baixos níveis de células vermelhas ou hemoglobina circulante de acordo com a idade e o sexo, que se estabelece no estágio mais avançado da deficiência de ferro, quando as reservas foram utilizadas.

Especificamente, a adolescência (10 a 19 anos de idade) se caracteriza por período de maturação hormonal e intensa multiplicação celular com rápida velocidade de crescimento físico. Nessa fase, são necessárias altas quantidades de nutrientes para garantir o estirão da puberdade e o adequado funcionamento de órgãos e sistemas. Dentre eles, destaca-se o ferro, que está presente em todas as células do corpo e é fundamental para a produção de hemoglobina e a manutenção da função enzimática.

Paralelamente, o adolescente, que passa por intensas mudanças fisiológicas e psicológicas e sofre interferências socioculturais (imagem corporal, opinião de pares e influência da mídia), geralmente, adota hábitos alimentares inadequados que comprometem o estado de ferro corporal. Além disso, nesse grupo etário, frequentemente, ocorrem doenças infecciosas e parasitárias e, em algumas culturas, há expressivas taxas de gravidez na adolescência. Esses fenômenos acarretam maior consumo de ferro pelo organismo e, consequentemente, maior probabilidade de desenvolvimento dessa deficiência mineral específica.

PREVALÊNCIA

Estima-se que aproximadamente dois bilhões de pessoas (mais de 30% da população mundial) estejam anêmicas. Mesmo que esses números caracterizem a gravidade do problema em saúde pública em nível mundial, as taxas diferem de acordo com a idade e o sexo entre países desenvolvidos (4,3% a 20%) e em desenvolvimento (30% a 48%).

As estimativas de taxas de prevalência de anemia ou deficiência de ferro em adolescentes são geralmente escassas em todo o mundo. Os valores identificados nos últimos anos apresentam grande variabilidade de acordo com sexo, área de residência (urbana ou rural), escolaridade e nível socioeconômico.

Nos países da América Latina e Caribe com amostras nacionalmente representativas, a prevalência de anemia no sexo feminino (15 a 19 anos) variou de 7% em El Salvador a 47% no Haiti. Na Índia essa prevalência foi de 45% e nos Estados Unidos variou entre 9% (12 a 15 anos) e 16% (16 a 19 anos).

Quando estudadas em ambos os sexos, na Suíça as prevalências foram de 14,5% no sexo feminino e de 7,9% no sexo masculino, enquanto na Indonésia estiveram em 26% no sexo feminino e em 11% no sexo masculino. Na Jamaica, a taxa esteve em torno de 25% e nos países europeus a prevalência média foi de 4%.

Espera-se que indivíduos residentes em zona rural, com menor escolaridade e pertencentes a famílias com baixo nível socioeconômico apresentem maiores taxas de deficiência de ferro e anemia, pois, normalmente, possuem menos recursos para compor uma alimentação saudável, menos acesso a serviços de saúde e nutrição e apresentam maiores riscos de adquirirem doenças infecciosas e parasitárias. Entretanto, os resultados de estimativas nacionais têm sido controversos, possivelmente explicados pelas mudanças no estilo de vida de jovens, que estão relacionadas ao consumo inapropriado de alimentos com baixo valor nutricional e às exigências culturais do padrão de beleza física.

CAUSAS E FATORES DE RISCO

A menor quantidade de ferro corporal disponível está associada a depleção dos depósitos ao nascimento, baixa ingestão e menor biodisponibilidade do ferro alimentar, redução da absorção do ferro ingerido, aumento de perdas e maior demanda relacionada ao crescimento físico rápido.

A principal condição causadora de anemia por deficiência de ferro na adolescência é o conjunto de dois componentes do seu processo de determinação: a quantidade de ferro alimentar ingerido e absorvido não atinge a necessidade mínima para atender a demanda fisiológica corporal (expansão do volume sanguíneo e aumento de massa muscular). Consequentemente, há depleção dos depósitos, deficiência de ferro e, posteriormente, queda do nível de hemoglobina circulante, caracterizando a anemia.

Tal cenário se agrava nas adolescentes com perdas significativas de sangue pela menstruação, sobretudo nos primeiros anos após a menarca, que se caracterizam por períodos de irregularidade menstrual. Essa condição torna o sexo feminino um importante fator de risco para o desenvolvimento de anemia.

Desse modo, a alimentação tem papel fundamental na manutenção do adequado estado de ferro no organismo do adolescente. A situação financeira familiar associada ao contexto sociocultural em que o adolescente está inserido e os modismos e hábitos alimentares inadequados (alimentos consumidos fora de casa e preferência por aqueles com excesso de açúcares e gorduras) facilitam o desenvolvimento da deficiência de ferro.

Adicionalmente, outros fatores de risco para anemia ferropriva na adolescência têm sido identificados: presença de doenças crônicas com perda sanguínea (doenças inflamatórias intestinais, alergia à proteína do leite de vaca, doença celíaca, úlcera péptica, câncer intestinal e doenças parasitárias), desnutrição, excesso de peso e excesso de atividade física (anemia do esporte).

DIAGNÓSTICO E REPERCUSSÕES CLÍNICAS

A anemia ferropriva ocorre quando o organismo já se encontra em um estado avançado da deficiência de ferro e representa sua forma mais grave. A instalação da deficiência de ferro ocorre de maneira gradual e, em geral, quando as primeiras manifestações surgem a anemia já é moderada.

A avaliação do adolescente com anemia deve começar com a coleta da história clínica completa e a realização de exame físico cuidadoso, pois é o conjunto de ambos que auxiliará na formulação da hipótese diagnóstica. O diagnóstico não deve estar focado apenas na deficiência de ferro.

A anamnese deve ser completa e as diversas etiologias de anemia devem ser sempre consideradas. Interrogar qual era a idade do paciente quando foi observado ou diagnosticado o quadro anêmico, se o quadro anêmico é agudo ou crônico e se o adolescente já fez anteriormente tratamento para anemia. Nas meninas, é importante conhecer a idade da menarca, detalhando as perdas menstruais (duração, intervalo, quantidade de sangramento e regularidade).

Nos antecedentes mórbidos, deve-se investigar a existência de tratamento ou sintomas de outras doenças como hipotireoidismo, doença hepática, insuficiência renal, neoplasias e infecções, que podem ser responsáveis pela anemia secundária. Perguntar sobre exposição a medicamentos, uma vez que pode ocorrer aplasia de medula óssea ou hemólise secundária ao uso dessas substâncias. Além disso, o uso de anti-inflamatórios não hormonais ou de ácido acetilsalicílico pode favorecer perdas sanguíneas. Verificar o rendimento e histórico escolar.

Nos antecedentes familiares, investigar a presença ou história de anemia nos pais e irmãos, que pode sugerir anemia de etiologia hereditária (hemoglobinopatia, talassemia menor, anemia microesferocítica).

Quanto à alimentação, utilizar ferramentas de avaliação de consumo alimentar (questionários de frequência, recordatórios ou dieta habitual) para quantificar a ingestão de carnes, aves ou peixes e o consumo de fatores facilitadores da absorção do ferro, como o ácido ascórbico e o de inibidores, como leites e derivados, chás, café e pães junto ou perto das refeições.

O quadro clínico e as repercussões da anemia ferropriva na adolescência são resultado da menor capacidade de transporte de oxigênio pelo sangue para os tecidos, caracterizada pela diminuição da concentração de hemoglobina circulante.

Os sinais e sintomas, que ocorrem principalmente na primeira fase da adolescência (10 a 14 anos), têm caráter geral e inespecífico, porém são sensíveis à velocidade de instalação e ao grau da anemia: palidez cutânea e de mucosa, fraqueza muscular, perversão alimentar, claudicação intermitente, tonturas, zumbido, retardo no crescimento físico, anorexia, alterações do humor e sinais de insuficiência cardíaca (fadiga, dispneia aos esforços, taquicardia e palpitação).

Alguns sinais e sintomas clínicos podem contribuir para o diagnóstico da deficiência de ferro, uma vez que esse mineral, além de fazer parte da molécula da hemoglobina, está envolvido em diversas reações metabólicas e oxidativas no organismo. As principais alterações orgânicas decorrentes da deficiência de ferro estão descritas no **Quadro 39.1**.

Por outro lado, não considerar apenas como hipótese diagnóstica a anemia ferropriva durante o exame físico, mas também a possibilidade de outros diagnósticos diferenciais. Há características clínicas que podem estar presentes no exame físico resultantes de anemias de outras etiologias (**Quadro 39.2**).

Uma particularidade do exame físico do adolescente é a avaliação do desenvolvimento puberal, uma vez que as necessidades de ferro são maiores no estirão pubertário e nas moças ocorre a menarca, que em geral é seguida de sangramentos irregulares nos 2 ou 3 primeiros anos.

Além dessas características clínicas, a deficiência de ferro prejudica a resposta adequada do sistema imune, aumentando a suscetibilidade às doenças infecciosas e parasitárias, e pode levar a efeitos negativos no desempenho cognitivo. Alterações da função cognitiva e distúrbios de aprendizado e de memória têm sido identificados em adolescentes com deficiência de ferro. Tal resultado compromete o desempenho na escola e no trabalho e, consequentemente, impacta o rendimento escolar e a produtividade econômica do indivíduo acometido.

Quadro 39.1. Alterações orgânicas decorrentes da deficiência de ferro na adolescência

Sistema ou órgão	Alterações orgânicas
Sentidos	Paladar - anorexia e perversão alimentar (pica)
Gastrointestinal	Redução da acidez gástrica - gastrite atrófica, sangramento da mucosa intestinal sem relação com a dieta
Nervoso central	Irritabilidade e desinteresse, distúrbios de conduta e alterações nas funções cognitivas
Muscular	Diminuição da capacidade de trabalho e da tolerância aos exercícios
Pele e anexos	Atrofia papilar lingual, coiloníquia (unhas côncavas), queilites, estomatite angular e glossite

Fonte: Braga, Barbosa, Campoy, 2014.

Quadro 39.2. Características clínicas para o diagnóstico diferencial de anemias de outras etiologias

- Baixa estatura e pigmentações na pele podem cursar na anemia de Fanconi;
- Hipertensão arterial pode sugerir anemia secundária a doença renal;
- Icterícia pode ser decorrente de anemia hemolítica;
- Petéquias e sufusões hemorrágicas presentes sugerem aplasia medular ou leucemia;
- Baço aumentado pode estar presente na doença falciforme ou no hiperesplenismo;
- Dor à palpação das extremidades pode estar associada a leucemia, tumores, doenças inflamatórias ou infecciosas.

Especificamente, a presença de anemia na adolescente gestante está associada não apenas a maior morbimortalidade materna, mas também a maior incidência de desfechos negativos para o recém-nascido, como prematuridade e baixo peso ao nascer. Estima-se que aproximadamente 25% das mulheres de países em desenvolvimento terão seu primeiro filho antes dos 19 anos de idade, tornando importante a elaboração e execução de estratégias de saúde custo-efetivas de combate e controle da deficiência de ferro, que sejam direcionadas a este grupo populacional de risco.

Diagnóstico Laboratorial

A anemia é uma condição patológica decorrente da diminuição do número de hemácias ou da concentração da hemoglobina (Hb) circulante. A Organização Mundial de Saúde (OMS) define anemia quando o nível de hemoglobina circulante na corrente sanguínea e o hematócrito estão abaixo dos valores de referência.

Os testes laboratoriais auxiliam no diagnóstico e devem ser interpretados em conjunto com as características clínicas, uma vez que o diagnóstico laboratorial da anemia ferropriva não é patognomônico. A OMS recomenda que o diagnóstico da deficiência de ferro seja confirmado pela presença de dois ou mais parâmetros laboratoriais alterados.

Deve ser observado que na adolescência os níveis de hemoglobina aumentam para ambos os sexos, em decorrência do aumento da produção hormonal e da maturação sexual. A partir dos 15 anos de idade, as diferenças entre os valores de hemoglobina se acentuam devido às diferenças na maturação sexual e ao aumento da produção de testosterona. Assim, os valores de normalidade de hemoglobina e hematócrito devem sempre ser consultados, para a confirmação do diagnóstico de anemia (**Quadros 39.3** e **39.4**).

Quadro 39.3. Valores de referência para hemoglobina e hematócrito para adolescentes, segundo a OMS (2001)

Idade/sexo	Hemoglobina (g/dL)	Hematócrito (%)
10 - 11 anos	11,5	34
12 - 14 anos	12,0	36
> 15 anos ♀ (não gestante)	12,0	36
♀ gestante	11,0	33
> 15 anos ♂	13,0	39

Fonte: OMS, 2001.

Quadro 39.4. Valores de referência para hemoglobina e hematócrito para adolescentes, segundo Gallagher (1976)

Idade (anos)	♂		♀	
	Hb (g/dL)	Htc (%)	Hb (g/dL)	Htc (g/dL)
10 - 12	< 11,5	35	< 11,5	< 35
13 - 15	< 13*	39*	< 11,5	< 35
16	< 13	39	< 11,5	< 35
> 17	< 14	42	< 11,5	< 35

*para rapazes sem sinais de produção de testosterona, valores de hemoglobina (Hb) abaixo de 12 g/dL e hematócrito (Htc) abaixo de 36% indicam anemia. Fonte: Coates et al, 2003 & Silva, 2007.

Durante o desenvolvimento da deficiência de ferro são reconhecidos três estágios. O primeiro estágio (depleção dos depósitos) caracteriza-se pelo consumo dos estoques de ferro no fígado, baço e medula óssea, levando a diminuição da ferritina sérica (< 30 ng/mL). No segundo estágio (deficiência), ocorre diminuição da eritropoese pela menor disponibilidade do ferro, sendo caracterizado pelo declínio da concentração do ferro sérico e aumento na capacidade total de ligação de ferro (CTLF). No terceiro estágio (anemia), os valores de hemoglobina diminuem e a anemia caracteriza-se pela diminuição do volume corpuscular médio (VCM) (microcitose) e da hemoglobina corpuscular média (HCM) (hipocromia), aumento do índice de variabilidade do tamanho dos eritrócitos (*red cell distribution width* - RDW) (anisocitose) e diminuição da contagem de reticulócitos (reticulopenia) (**Quadro 39.5**).

Diagnóstico Diferencial

Os principais diagnósticos diferenciais da anemia ferropriva são o traço talassêmico (alfa ou beta) e da anemia secundária são as doenças crônicas (anemia da inflamação) (**Quadro 39.6**). Nas hemoglobinopatias E, C, Lepore, intoxicação por chumbo e na deficiência de cobre, a anemia é microcítica, e na deficiência de vitamina A e de vitamina B6 a anemia é do tipo hipocrômico. A eletroforese de hemoglobina auxilia no diagnóstico diferencial do traço beta talassêmico, mas deverá sempre ser interpretada com a bioquímica do ferro, uma vez que a medida da hemoglobina A_2 (HbA_2) é afetada se os níveis de ferro forem baixos.

Quadro 39.5. Estágios bioquímicos da instalação da deficiência de ferro e anemia ferropriva

Exame laboratorial	Depleção dos depósitos de ferro	Deficiência de ferro	Anemia ferropriva
Hb	Normal	Normal	Diminuída
VCM	Normal	Normal	Diminuído
HCM	Normal	Normal	Diminuída
RDW	Normal	Normal	Aumentado
Reticulócitos	Normal	Normal	Diminuídos
Ferro sérico	Normal	Diminuído	Diminuído
CTLF	Normal	Aumentada	Aumentada
Ferritina sérica	Diminuída	Diminuída	Diminuída

Hb: hemoglobina; VCM: volume corpuscular médio; HCM: hemoglobina corpuscular média, RDW: *red cell distribution width*, CTLF: capacidade total de ligação do ferro. Fonte: OMS, 2001, Grotto, 2010, Braga et al., 2014.

Quadro 39.6. Exames laboratoriais para o diagnóstico diferencial das anemias microcíticas

Exame laboratorial	Anemia ferropriva	Talassemia beta menor	Anemia da doença crônica
N.º de eritrócitos	Diminuído	Nl ou Aumentado	Diminuído
VCM	Diminuído	Nl ou Diminuído	Diminuído
RDW	Aumentado	Nl	Nl
Ferritina	Diminuída	Nl ou Aumentada	Aumentada
HbA2*	Nl	Aumentada	Nl

Nl: normal; VCM: volume corpuscular médio; RDW: *red cell distribution width*; HbA_2: hemoglobina A_2. *Eletroforese de hemoglobina. Fonte: Adaptado de Grotto, 2010.

PREVENÇÃO E TRATAMENTO DA DEFICIÊNCIA DE FERRO

A deficiência de ferro pode ser prevenida pela educação alimentar, controle das infestações parasitárias, suplementação medicamentosa e fortificação de alimentos com ferro. Essas quatro estratégias devem ser, preferencialmente, executadas de maneira combinada e associadas a outras medidas de saúde pública, conforme recomendação da OMS.

As ações de educação alimentar visam a promoção do consumo de dieta balanceada, com alimentos de diversos grupos alimentares, que associem fontes de ferro hemínico e não hemínico. O ferro hemínico origina-se, fundamentalmente, da hemoglobina e da mioglobina das carnes, aves e pescados e o ferro não hemínico consiste, basicamente, nos sais de ferro que se encontram nos vegetais e nos produtos lácteos, representando a maior parte do ferro da dieta. Apesar disso, esse grupo caracteriza-se pela baixa biodisponibilidade e, consequentemente, é dependente de fatores facilitadores de absorção. O **Quadro 39.7** apresenta exemplos dos principais fatores que potencializam ou inibem a absorção de ferro não hemínico.

TRATAMENTO DA ANEMIA FERROPRIVA

O tratamento da anemia ferropriva visa não apenas corrigir a anemia (restabelecer o nível de hemoglobina circulante), mas também repor os estoques de ferro. A abordagem baseia-se em três pilares de ação:

- **Orientação nutricional:** garantia de alimentação quantitativa e qualitativamente adequada;
- Administração oral de compostos com ferro, na dose correta e por tempo suficiente para renovação das reservas corporais de ferro;
- Identificação e afastamento, quando possível, da causa e/ou do fator de risco que levou à anemia.

A terapia com sais orais de ferro é a preferida por ser a via mais fisiológica e de menor risco à saúde. A dose terapêutica de ferro deve ser calculada em termos

Quadro 39.7. Fatores inibidores e facilitadores da absorção de ferro

Inibidores da Absorção
Fitatos*; Fibras; Compostos fenólicos: chá-preto, mate, café, chocolate, refrigerantes; Oxalatos: folhas verdes; Proteínas como fosvitina do ovo e caseína; Cálcio (leite e derivados)

Facilitadores da Absorção
Carnes (vermelha, aves, peixes) e Vísceras, Frutas cítricas: laranja limão, mamão, goiaba; Outros ácidos orgânicos (cítrico, lático, málico); Aminoácidos (histidina, lisina, cisteína)

*Grãos como feijão e lentilha; Cereais como aveia, farelo de trigo e cevada; Oleaginosas como castanhas e nozes. Fonte: Braga, 2014.

de ferro elementar A dose recomendada para crianças é de 3 a 5 mg/kg/dia de ferro elementar e para adultos e adolescentes a dose é de 60 mg de ferro elementar, uma a duas vezes ao dia.

A adesão ao tratamento deve ser incentivada, informando ao adolescente seus benefícios, bem como os efeitos negativos da deficiência de ferro à saúde. A ingestão de ácido ascórbico, sob a forma de medicamento ou de frutas cítricas, em conjunto com o sal de ferro, auxilia na absorção deste último. O conteúdo de ferro elementar é variável nos diferentes sais disponíveis para uso terapêutico. Os mais utilizados são os sais ferrosos, os sais férricos e os quelatos.

Os sais ferrosos (sulfato, gluconato, fumarato etc.) são absorvidos rapidamente, porém produzem mais efeitos colaterais gastrointestinais (epigastralgia, náuseas, constipação e diarreia). Em geral, são menos dispendiosos quando comparados aos sais férricos ou quelatos e sua absorção é maior quando administrados 1 hora antes das refeições.

Os sais férricos (ferripolimaltose, ferro quelato glicinato e o ferro carbonila) são preferíveis, pois podem ser administrados em jejum, durante ou após a refeição, são bem tolerados e as reações adversas são pouco frequentes. No entanto, têm maior custo e, geralmente, não estão disponíveis em serviços de dispensação gratuita de medicamentos.

O tempo de duração do tratamento dependerá da intensidade da anemia e do fator determinante associado ao seu aparecimento. Normalmente, a resposta ao tratamento é rápida, com normalização dos níveis de hemoglobina nas primeiras semanas, mas o ferro oral deverá ser mantido até o restabelecimento das reservas (em geral de 8 a 12 semanas). O valor da hemoglobina aumenta de 1 a 2 g/dL por volta da 3ª ou 4ª semana de terapia. Portanto, caso essa resposta não ocorra, o paciente deverá ser reavaliado quanto à estratégia terapêutica escolhida e à possibilidade de um diagnóstico diferencial.

CONSIDERAÇÕES FINAIS

Embora a deficiência de ferro possa ser frequente como causa de anemia nos adolescentes, é fundamental que o profissional de saúde esteja atento à possibilidade de outras etiologias da queda da hemoglobina circulante. A identificação dos fatores determinantes de anemia ferropriva e a adequada interpretação dos exames laboratoriais contribuem para a realização do diagnóstico correto. Por fim, a correção desses fatores e o monitoramento durante a terapia medicamentosa contribuem para o sucesso no tratamento.

REFERÊNCIAS BIBLIOGRÁFICAS

1. Akramipour R, Rezaei M, Rahimi Z. Prevalence of iron deficiency anemia among adolescent schoolgirls from Kermanshah, Western Iran. Hematology. 2008;13(6):352-5.
2. Black RE, Allen LH, Bhutta ZA, et al. Maternal and child undernutrition: global and regional exposures and health consequences. Lancet. 2008;371(9608):243-60.
3. Braga JAP, Barbosa TN, Campoy FD. Anemia ferropriva. In: Loggetto SR, Braga JAP, Tone LG, eds. Hematologia e Hemoterapia para o pediatra – Série Atualizações Pediátricas. 1ª ed. São Paulo: Atheneu, 2014. pp. 83-96.
4. Braga JAP, Souza AR. Anemia ferropriva. In: Schor N, ed. Guias de Medicina Ambulatorial e Hospitalar. Unifesp/Escola Paulista de Medicina. São Paulo: Manole; 2005. pp.981-4.
5. Braga JAP, Barbosa TNN, Ferreira, AM. Guia de Nutrição Clínica na Infância e na Adolescência.
6. Palma D, Oliveira FLC, Escrivão MAMS Barueri, São Paulo:Manole, 2009. pp. 219-241.
7. Brotanek JM, Gosz J, Weitzman M, Flores G. Iron deficiency in early childhood in the United States: risk factors and racial/ethnic disparities. Pediatrics. 2007;120(3):568-75.
8. Bruner AB, Joffe A, Duggan AK, Casella JF, Brandt J. Randomised study of cognitive effects of iron-supplementation in non-anaemic iron-deficient adolescent girls. Lancet 1996;348:992-6.
9. Cançado RD, Lobo C, Friedrich JR. Tratamento da anemia ferropriva com ferro por via oral. Rev Bras Hematol Hemoter. 2010;32(Supl.2):121-8.
10. Cançado RD. Tratamento da anemia ferropênica: alternativas ao sulfato ferroso. Rev Bras Hematol Hemoter. 2009;31(3):1-2.
11. Carter RC, Jacobson JL, Burden MJ, Armony-Sivan R, Dodge NC, et al. Iron deficiency anemia and cognitive function in infancy. Pediatrics 2010; 126 (2): e427-34.
12. Centers for Disease Control and Prevention (CDC). Iron deficiency, United States, 1999-2000. MMWR Morb Mortal Wkly Rep. 2002; 51(40):897-9.
13. Chaparro CM. Setting the stage for child health and development: prevention of iron deficiency in early infancy. J Nutr. 2008;138(12): 2529-33.
14. Chaparro CM, Lutter CK. Nutrition of young women in Latin America and the Caribbean. Washington, D.C.: Pan American Health Organization, 2008.
15. Coates V, Beznops GW, Françoso LA. Medicina do Adolescente. 2 ed. São Paulo: Sarvier, 2003.
16. Cook JD. Diagnosis and management of iron-deficiency anaemia. Best Pract Res Clin Haematol. 2005;18:319-32.
17. De Mayer EM. Preventing and controlling IDA through primary health care: a guide for health admnistrators and programme managers. Geneva, Switzerland: WHO, 1989.
18. Ferrari M, Mistura I, Patterson E, Sjostrom M, Díaz LE, Stehle P, et al. Evaluation of iron status in European adolescents through biochemical in indicators: the HELENA study. European Journal of Clinical Nutrition 2011;65:340-9.
19. Figueiredo MS, Vicari P. Diagnóstico diferencial da deficiência de ferro. Rev Bras Hematol Hemoter. 2010;32(Supl.2):29-31.
20. Gallagher JR, Heald FP, Garrel DC. Medical Care of the Adolescent. 3rd ed. New York:Appleton, 1976.
21. Grotto HZW. Diagnóstico laboratorial da deficiência de ferro. Rev Bras Hematol Hemoter. 2010; 32(Supl.2):22-8.
22. Grotto HZW. Metabolismo do ferro. Rev Bras Hematol Hemoter. 2008;30(5):390-7.
23. Hallberg L; Ryttinger L; Solvell L. Side-effects of oral iron therapy. Acta Med Scand Suppl. 1996;459:3-10.
24. Halterman JS, Kaczorowski C, Aligne A, Auinger P, Szilagyi PG. Iron deficiency and cognitive achievement among school-aged children and adolescents in the United States. Pediatrics 2001;107:1381-6.
25. Jordão RE, Bernardi JLD, Barros Filho AA. Prevalence of iron deficiency anemia fin Brazil: a systematic review. Rev Paul Pediatr. 2009; 27 (1): 90-8.
26. Kanani SJ, Poojara RH. Supplementation with iron and folic acid enhance growth in adolescent Indian girls. J Nutr. 2000;130:452S-5S.

27. Khan KS, Wojdyla D, Say L, Gulmezoglu AM, Van Look PFA. WHO analysis of causes of maternal death: a systematic review. Lancet. 2006;367:1066-74.

28. Kilbride J, Baker TG, Parapia LA, Khoury SA, Shuqaidef SW, Jerwood D. Anaemia during pregnancy as a risk factor for iron-deficiency anemia in infancy: a case-control study in Jordan. Int J Epidemiol. 1999;28:461-8.

29. Lozoff B, Jimenez E, Smith JB. Double burden of iron deficiency in infancy and low socioeconomic status: a longitudinal analysis of cognitive test scores to age 19 years. Arch Pediatr Adolesc Med. 2006;160(11):1108-13.

30. Mesías M, Seiquer I, Navarro MP. Iron nutrition in adolescence. Crit Rev Food Sci Nutr. 2013; 53 (11): 1226-37.

31. Nunes SMT, Yuyamada LKO, Guedes DP, Oliveira MC. Anemia ferropriva em atletas adolescentes da Fundação Vila Olímpica de Manaus-AM. Acta Amazonica. 2008;38(2):263-6.

32. Olsson KS, Marsell R, Ritter B. Iron deficiency and iron overload in Swedish male adolescents. J Intern Med. 1995;237(2):187-94.

33. Pan American Health Organization. Unit on Child and Adolescent Health. Anemia among adolescent and young adult women in Latin America and the Caribbean: A cause for concern. pp.1-12.

34. Rah JE, Christian P, Shamin AA, Arju UT, Labrique AB, Rashid M. Pregnancy and lactation hinder growth and nutritional status of adolescent girls in rural Bangladesh. J Nutr. 2008;138:1505-11.

35. Scholl TO, Reilly T. Anemia, iron and pregnancy outcome. J Nutr. 2000;130:443S-7S.

36. Silva FC, Vitalle MSS, Quaglia EC, Braga JAP, Medeiros EHGR. Proporção de anemia de acordo com o estadiamento puberal, segundo dois critérios diagnósticos. Rev Nutr. Campinas. 2007;20(3):297-306.

37. Silva MC. Anemia por deficiência de ferro na adolescência. Adolescência & Saúde. 2007;4(1):19-22.

38. Soekarjo DD, de Pee S, Bloem MW, Tjiong R, Yip R, Schreurs WH, et al. Socio-economic status and puberty are the main factors determining anaemia in adolescent girls and boys in East Java, Indonesia. Eur J Clin Nutr. 2001;55(11):932-9.

39. Vitalle MSS, Medeiros EHGR. Deficiência de ferro na puberdade. In: Braga JAP, Amancio OMS, Vitalle MSS. O ferro e a saúde das populações. 1ª ed. São Paulo: Roca, 2006. pp.87-100.

40. Vitalle MSS, Fisberg M. Deficiência de ferro entre adolescentes. In: Taddei JAAC, coordenador. Jornadas científicas do NISAN: Núcleo Interdepartamental de Segurança Alimentar e Nutricional 2006/2007. 1ª ed. São Paulo: Manole, 2008. pp.187-199.

41. WHO/UNU/Unicef. Iron deficiency anaemia: assessment, prevention, and control. A guide for programme managers. Geneva: WHO, 2001.

42. World Health Organization (WHO). Worldwide prevalence of anaemia 1993-2005: WHO Global Database on Anaemia, 2008.

43. World Health Organization (WHO). Prevention of iron I deficiency anaemia: in adolescents. A guide for programme managers. Geneva: WHO, 2011.

Parte III

Drogas e Adolescência: dos Aspectos Preventivos à Redução de Danos

Coordenadora:
Denise de Micheli

Uso de Álcool e Drogas na Adolescência – da Neurobiologia à Prevenção

40

Denise de Micheli

ADOLESCÊNCIA

A adolescência é considerada, de modo geral, um período de transição entre a infância e a fase adulta. Não há uma definição clara e consensual para o seu início e término, uma vez que é influenciada por aspectos socioculturais e legislativos. Para a Organização Mundial de Saúde esse período compreende o intervalo de tempo entre os 10 e 20 anos; já o Estatuto da Criança e do Adolescente (ECA) a define na faixa etária que vai dos 12 aos 18 anos de idade. A primeira tentativa de descrever e delimitar sistematicamente a adolescência creditou-se ao psiquiatra americano Stanley Hall, em 1904, que a designou como um período turbulento, enfatizando principalmente os aspectos negativos, os quais até hoje respondem pela rotulação pejorativa e estigmatizada dada ao adolescente. Estudiosos da antropologia compreendem a adolescência como um período historicamente estabelecido pelo ser humano, enquanto um fato social e psicológico e enquanto representação.

São várias as concepções sobre a adolescência na contemporaneidade e, embora haja algumas divergências entre elas, todas concordam que se trata de uma fase permeada por importantes mudanças de natureza biológica, cognitiva, emocional e social.

Estudos destacam a adolescência como um dos mais ricos períodos do desenvolvimento humano, repleto de possibilidades de aprendizagem e experimentação. Por outro lado, também é bem estabelecido ser um período de maior vulnerabilidade e de exposição a comportamentos de riscos diversos, dentre os quais destaca-se o uso de álcool e/ou de outras drogas.

No Brasil e em diversos países do mundo, o uso abusivo e a dependência de álcool e/ou drogas configuram-se como um grave problema de saúde pública. De acordo com um levantamento sobre o uso de drogas por estudantes brasileiros de ensinos fundamental e médio, 60,5% haviam consumido álcool alguma vez na vida, 42,4% usaram no último ano e 21,1% usaram no mês anterior à entrevista. Entre universitários, 49% já experimentaram alguma substância ilícita e 80% consumiram álcool antes dos 18 anos. A precocidade do início do uso é evidenciada pelo fato de que dos 15% dos adolescentes que fizeram uso de drogas ilícitas 59% dos que usaram álcool e 9,7% dos que usaram tabaco tinham entre 10 e 15 anos por ocasião do primeiro uso. No mesmo sentido, em estudo realizado com 6417 estudantes de escolas públicas do município de Barueri-SP, observou-se que 8% dos estudantes entre 10 a 12 anos e 14,5% dos estudantes entre 13 e 15 anos já tinham experimentado outras drogas, exceto álcool e tabaco. Vale ressaltar que vários estudos demonstraram associação entre precocidade no consumo e o desenvolvimento de dependência. Pechansky et al. (2004) verificaram que estudantes que ingeriram uma dose de álcool apresentavam quatro vezes mais chance de pegar carona com motorista alcoolizado e aqueles que reportaram utilizar mais de cinco doses apresentavam uma chance cinco vezes maior de se envolverem em acidente automobilístico. No mesmo sentido, diversos autores ressaltam que o uso de substâncias, especialmente na adolescência, pode diminuir a percepção de comportamentos de risco, aumentando a chance de envolvimento em situações de violência e sexo sem preservativo, além da queda no desempenho acadêmico e abandono dos estudos.

Embora se saiba que o uso de substâncias é um fenômeno multifacetado, a influência do contexto exerce um peso de destaque, principalmente na adolescência. Vários autores ressaltam que as influências ambientais representam fatores importantes para o início do uso de drogas, especialmente quanto à influência e pressão dos amigos, devido à necessidade do adolescente em sentir-se aceito por seus pares. O grupo de amigos passa a ter prioridade na vida do adolescente e a representar uma importante fonte de referência social e comportamental, podendo influenciar positiva ou negativamente o comportamento do adolescente. Desse modo, na grande maioria das vezes, o comportamento do grupo torna-se regra, e a partir de então novos comportamentos, crenças e atitudes são construídos pela cultura que os cerca, a qual também passa a desempenhar um papel fundamental na construção dessa identidade.

Na adolescência esse processo de construção de ideias e crenças deve ser observado cuidadosamente, em especial no que se refere a determinados comportamentos, pois, considerando a influência do contexto e do grupo, somada ao fato de a área cerebral responsável pelo pensamento crítico ainda estar em maturação, muitos adolescentes podem envolver-se em diversos comportamentos inadequados, por desconsiderarem e/ou subestimarem os riscos, privilegiando o prazer obtido pelo comportamento.

Esses achados são particularmente importantes, uma vez que durante a adolescência o cérebro encontra-se em franco processo de maturação e o uso de substâncias nesse período interfere significativamente nesse processo, podendo acarretar prejuízos cognitivos muitas vezes irreversíveis.

Assim, o uso de substâncias durante a adolescência está associado a alterações na estrutura cerebral em vários níveis: moleculares, genéticos e epigenéticos, circuitos neuronais, estrutura celular e relação substância cinzenta/branca, assim como nas funções cerebrais como a neurocognição, as habilidades verbais e o controle do impulso.

Os prejuízos do uso de substancias na adolescência são especialmente significativos se considerarmos que a adolescência é equivalente a uma segunda "janela de oportunidades". Em especial, as funções cognitivas de alta complexidade como memória operacional e capacidade de resolução de problemas com grande flexibilidade mental são grandemente desenvolvidas durante a adolescência. É necessário que a substância cinzenta das áreas terciárias corticais tenha seu crescimento revertido, fortalecendo circuitos adequados e que a substância branca garanta a transmissão rápida e a alta conectividade entre as áreas terciárias.

NEUROBIOLOGIA DAS DROGAS DE ABUSO

Maturação Cerebral

O desenvolvimento do sistema nervoso central apresenta fases distintas de maturação que variam, dentre outros fatores, com a idade.

Ao longo da adolescência, as estruturas cerebrais vão se alterando mediante o refinamento sináptico e a mielinização. O refinamento sináptico ocorre pela eliminação de conexões não mais utilizadas (*pruning*) e pelo fortalecimento de conexões bem-sucedidas e otimizadas (sinaptogênese). Esses dois mecanismos favorecem a diminuição da substância cinzenta, principalmente nos córtex pré-frontal e temporal e em estruturas subcorticais como o tálamo, o estriado e o núcleo *accumbens*. O processo de mielinização aumenta a integração, a velocidade e a eficiência da condutividade neural, tornando a comunicação entre as regiões frontais e subcorticais mais veloz e eficiente, permitindo melhor controle sobre as funções cognitivas executivas e inibitórias.[1] Nesse processo de maturação, as regiões sensório-motoras inferiores amadurecem primeiro, seguidas então pelas áreas associativas superiores e por último pelos lobos frontais.

Nesse sentido, as inúmeras e diferentes influências às quais os adolescentes muitas vezes naturalmente se expõem são determinantes nesse processo de maturação.

Alterações no SNC observadas ao longo da adolescência também se estendem aos neurotransmissores, muitos dos quais são, direta ou indiretamente, alvos da ação das drogas.

Essa vulnerabilidade dos adolescentes ao uso de substâncias é mediada não somente por alterações estruturais no cérebro, mas em vários sistemas de neurotransmissão, destacando-se os sistemas dopaminérgico, serotoninérgico, noradrenérgico e glutamatérgico. Por exemplo, sinapses excitatórias, como as glutamatérgicas, são eliminadas na adolescência no córtex pré-frontal, enquanto aumentam as projeções dopaminérgicas nessa mesma região.

Sistema de Recompensa Cerebral

Para compreender os efeitos provocados pelas substâncias sobre o cérebro, é necessário entender o funcionamento do sistema de recompensa cerebral, comumente chamado de circuito do prazer. O sistema de recompensa envolve várias áreas e estruturas cerebrais, entre elas a área tegmental ventral (ATV), o núcleo *accumbens* (NAc), o córtex pré-frontal (CPF), a amígdala, o hipocampo e os gânglios da base. Suas peças-chave, entretanto, são as projeções dopaminérgicas que partem da ATV em direção ao NAc. O sistema de recompensa é facilmente ativado em situações que oferecem algum estímulo gratificante (por exemplo, comida, bebida, sexo, drogas etc.) e, ao ser ativado, a dopamina – neurotransmissor relacionado ao prazer (entre outros atributos) - é liberada, provocando sensação prazerosa e gratificante. Nesse contexto, credita-se às drogas que atuam especialmente nesse sistema um maior potencial de desenvolvimento de dependência.

Além disso, estudos indicam que, durante a adolescência, o sistema de recompensa se encontra alterado, quando comparado a outros períodos da vida. Em estudos realizados com ratos adolescentes, o NAc apresentou elevada produção de receptores dopaminérgicos e maior sensibilidade quando comparado ao de ratos adultos. Esses achados sugerem que a liberação de DA no NAc pode promover a hiperativação do sistema de recompensa, gerando um efeito reforçador muito maior em ratos adolescentes do que em ratos adultos.

Esse efeito reforçador é muito significativo, uma vez que o comportamento motivado está diretamente relacionado com a capacidade desse circuito de provocar a ativação das áreas associadas com a tomada de decisão.

Além disso, resultados obtidos em animais e em humanos revelam que os circuitos de medo sofrem alterações plásticas significativas durante a adolescência. As alterações encontradas estão muito relacionadas a uma maior resistência à extinção de aprendizados de contexto associados a respostas aversivas a respeito da plasticidade de circuitos de medo verificada na adolescência e indicam que esse efeito reforçador poderia ter um impacto ainda maior na expressão comportamental (Baker et., 2014). Foi verificado que algumas regiões do córtex pré-frontal e da amígdala relacionadas a circuitos de medo estão hipoativadas, o que prejudica a retenção de circuitos de medo. Outro componente fundamental que interfere na expressividade do sistema de recompensa cerebral está relacionado a diferenças expressas na aversão ao risco. Foi descrita uma hipoatividade da ínsula anterior, que está envolvida com emoções como medo e repulsa e também em áreas do cíngulo anterior que são importantes para a detecção do erro.

Alterações Cerebrais Provocadas pelas Drogas

Existem inúmeros estudos realizados com animais mostrando os efeitos provocados pelas drogas nas diferentes regiões cerebrais, evidenciando a relação entre uso de drogas e danos no desenvolvimento cognitivo e cerebral, especialmente quando o consumo acontece entre a infância e a adolescência. Aliás, a precocidade do consumo está relacionada aos maiores danos sobre a cognição quando comparado ao uso em idade adulta.

Conforme já mencionado, a adolescência é um período crucial de desenvolvimento do cérebro e o consumo de substâncias afeta de modo determinante esse processo. Estudos mostraram que os neurocircuitos envolvidos nos processos de recompensa se desenvolvem no início da adolescência, enquanto o desenvolvimento e o amadurecimento de áreas do córtex pré-frontal, que regulam a função executiva e comportamental, acontecem mais tardiamente.

Estudos conduzidos com adolescentes usuários regulares de maconha ou álcool ou inalantes observaram alterações cerebrais patológicas de ordem morfológica e estrutural. As alterações foram mais evidentes no córtex pré-frontal, cerebelo, hipocampo e corpo caloso.

Em adolescentes usuários regulares de álcool, encontraram-se alterações no hipocampo relacionadas a redução de volume e interrupção na neurogênese. Alterações no corpo caloso foram mais proeminentes em adolescentes usuários de inalantes e maconha e em adolescentes com consumo elevado de álcool. Além disso, as alterações morfológicas verificadas nos referidos estudos indicam possível relação com o padrão de consumo. Por exemplo, encontrou-se correlação negativa significativa entre o volume do córtex pré-frontal com o uso de maconha, dependência de álcool e o número de doses consumidas por sessão. No mesmo sentido, alterações no hipocampo foram mais prevalentes em adolescentes dependentes de maconha ou de álcool. Esses estudos demonstram que as alterações cerebrais provocadas pelas drogas dependem do tipo de substância consumida, corroborando pesquisas que indicam que o uso de drogas por adolescentes afeta seletivamente determinadas regiões cerebrais e que quanto maior a quantidade de substância consumida, maior a alteração morfológica observada.

A precocidade do uso de substâncias também responde pelas alterações estruturais observadas entre adolescentes usuários de drogas, uma vez que o volume do córtex pré-frontal e do hipocampo foi positivamente associado à idade de início de uso de álcool e maconha.

Estudos realizados em animais e em humanos indicam que o uso de substâncias por adolescentes interrompe os processos normais de neurodesenvolvimento, podendo provocar efeitos mais severos na plasticidade neural do que os observados em usuários adultos.

O abuso de drogas por adolescentes está associado a danos neurobiológicos severos de acordo com a droga abusada (maconha, álcool e inalantes). A natureza dos efeitos neurobiológicos adversos em adolescentes usuários de drogas tem sido atribuída aos efeitos neurotóxicos que as drogas, usadas sozinhas ou associadas, exercem na morfologia, na funcionalidade e na conectividade estrutural do cérebro. Assim, a natureza e a magnitude dos prejuízos neurobiológicos observados em adolescentes usuários de substâncias correlacionam-se aos efeitos neurotóxicos que as substâncias exercem na morfologia, na funcionalidade e na conectividade estrutural do cérebro. Se considerarmos as substâncias mais utilizadas pelos adolescentes: álcool, maconha e inalantes, veremos:

Maconha

Os principais efeitos neurobiológicos adversos associados ao consumo de maconha devem-se a sua principal substância psicoativa: o delta-9-tetra-hidrocanabinol (THC). Em animais, estudos mostraram danos significativos na substância branca e massa cinzenta provocados pelo THC, além de redução do corpo neuronal, sinapse e dendritos. Na substância branca o THC é incorporado pela mielina, ligando-se aos receptores CB-1 na micróglia e nas células precursoras de oligodendócitos, essenciais para o neurodesenvolvimento saudável.

Com o consumo regular, o THC promove a redução no número de receptores CB-1 (redução tanto em número quanto em funcionalidade), acarretando a diminuição da expressão dos genes relacionados à mielina e diminuição na funcionalidade dos oligodendrócitos.

Por essa razão, o início do uso de maconha na adolescência pode alterar a trajetória do processo cognitivo normal e do desenvolvimento da substância branca.

Álcool

Estudos mostram que o consumo de álcool provoca a diminuição da proliferação de células progenitoras no hipocampo e prosencéfalo de ratos adolescentes.

Em adolescentes humanos, o consumo regular de álcool pode interromper a neurogênese normal, cujo pico ocorre ao longo da adolescência e produzir alterações cognitivas e neurocomportamentais. Vale destacar que os efeitos neurobiológicos adversos provocados pelo consumo de álcool são exacerbados quando há o consumo concomitante de maconha, devido ao metabólito ativo gerado: o cocaetileno. Além disso, a combinação do uso de álcool e maconha exerce efeitos neurotóxicos severos pela ativação de processos apoptóticos.

VULNERABILIDADES, DROGAS E ADOLESCÊNCIA: PERSPECTIVAS E POSSIBILIDADES

A adolescência é uma fase de vida com características específicas e uma fenomenologia própria - duração, características comportamentais, espaços na família e sociedade – que se consolidou ao longo da história e foi, em grande medida, culturalmente determinada.

O século XX foi marcado pela consolidação da adolescência, identificada com as peculiaridades dessa fase do desenvolvimento humano, e de muitas adolescências, que diferem de acordo com sua inserção no contexto histórico e cultural do qual fazem parte.

As transformações ocorridas durante essa fase são reflexos de muitos outros fatores, difíceis de delimitar, pois variam do contexto sociocultural no qual o adolescente está inserido, nasce, cresce e se desenvolve. Na cultura ocidental contemporânea, os adolescentes se deparam com uma variedade de caminhos e escolhas que podem fazer, incluindo relações afetivas, religião, grupo de pares, tribos, códigos morais, crenças, enfim, um mundo de escolhas que geram práticas sociais múltiplas. Diante da disponibilidade de possibilidades e escolhas, o adolescente vai se constituindo como ser social à medida que enfrenta os conflitos físicos, familiares, afetivos, culturais, sociais e morais presentes na sociedade contemporânea, o que implica um processo de interação de aspectos sociais, econômicos e biológicos.

Poderíamos nos perguntar: os adolescentes são mais vulneráveis que outros grupos populacionais? A resposta seria afirmativa se levássemos em consideração os aspectos referentes à puberdade, imersos na consolidação cada vez maior de uma sociedade capitalista de consumo, na explosão de meios de comunicação e transmissão de informação e nas cobranças sociais de sucesso como fatores que têm influenciado o desenvolvimento dos adolescentes e das múltiplas adolescências, ou seja, as vulnerabilidades desse grupo serão diferentes, porém não maiores quando comparadas às de outras faixas etárias.

A perspectiva de pensar sobre vulnerabilidades deve agregar a relação dinâmica da vida e abarcar a totalidade onde ela acontece. Ayres (2003) traz como proposta os planos individual, social e programático/institucional, numa reflexão sobre prevenção e saúde. Esses planos propõem que a vulnerabilidade seja compreendida não como algo inerente a certo grupo ou a pessoas que possuem determinadas caraterísticas e/ou fatores de risco associados, mas que diz respeito a condições circunstanciais, ou seja, estamos sempre vulneráveis em diferentes graus sob diferentes aspectos ao longo do tempo. Para esse autor as pessoas não são vulneráveis, elas podem estar vulneráveis a algo, de alguma maneira, em certo grau, num determinado tempo e espaço.

Nessas relações está implicada uma série de elementos interligados que podem tornar uma pessoa mais ou menos vulnerável, como o grau de informação do sujeito e sua capacidade de elaborá-las e incorporá-las na prática: plano individual; o acesso aos meios de comunicação, a disponibilidade de recursos materiais, o poder de participação coletiva e política: plano social; e, por fim, a qualidade das instituições, dos recursos, a disponibilidade de programas e insumos, políticas públicas condizentes com as necessidades da população: plano programático.

Diante dessa concepção, reduzir a vulnerabilidade na adolescência significa trabalhar preventivamente, compreendendo programas em rede de cuidados e diálogos permanentes que contenham ações de diversas naturezas que possam abranger o entorno do indivíduo e fortalecer seu vínculo com as atividades que tangem sua vida, possibilitando a diminuição de possíveis vulnerabilidades. Esse modo de pensar privilegia o direito da população à cidadania e elege o diálogo como a sua ferramenta mais importante. Assim, é por meio do diálogo que se ouvirão as sugestões e necessidades daqueles para os quais a prevenção se destina, a fim de que sua participação e adesão tenham chances de ser efetivas. Os elementos a serem trabalhados são construídos de maneira subjetiva e particularizada, relacionados ao indivíduo ou grupo, que vive sob certas condições. A atuação sob a perspectiva da(s) vulnerabilidade(s) considera a suscetibilidade aos aspectos individuais, bem como condições sociais e coletivas, intervindo nas possibilidades de recursos para reflexão, conhecimento e superação da vulnerabilidade. Não há um modelo pronto, a ação/intervenção é construída em conjunto, no contexto no qual ela acontecerá.

Essa perspectiva parte do pressuposto de que o abuso de drogas deve ser encarado como uma questão advinda de uma multidimensionalidade de fatores e que as estratégias de prevenção devem considerar a diversidade de condições em que esse consumo ocorre. Além disso, compreende que a ideia de uma sociedade absolutamente isenta do uso de drogas se distancia da realidade e que ações preventivas voltadas para informações sobre drogas, seus efeitos e consequências não impedem o adolescente de usá-las, tampouco o fazem refletir a respeito. O foco nas drogas e nos fatores de risco reduz o dinamismo e a fluidez da vida cotidiana. É fundamental a promoção de espaços onde os jovens possam pensar em suas vidas e estabelecer projetos futuros. A prevenção se torna mais próxima quando aliada a projetos de vida, reflexão e diálogo.

PREVENÇÃO AO USO DE ÁLCOOL E OUTRAS DROGAS

De acordo com a Organização Mundial de Saúde (OMS), as principais causas de mortes, doenças e incapacitações poderiam ser reduzidas se houvesse maior investimento em campanhas preventivas a determinados comportamentos que têm início na adolescência, entre eles o uso de álcool e de outras drogas. Desse modo, idealmente, a proteção à saúde dessa população por meio da prevenção e redução do consumo de substâncias deveria ser prioridade em políticas públicas de saúde.

Ao falarmos em prevenção do uso de drogas se fazem necessárias, a princípio, a contextualização e a definição de alguns termos. O primeiro deles é definição da palavra droga, que de acordo com a OMS significa *"toda e qualquer substância que, ao ser ingerida, provoca alterações em suas funções biológicas e possivelmente a sua estrutura"*. No mesmo sentido, faz-se pertinente a definição de substâncias psicoativas e substâncias psicotrópicas, cuja definição é semelhante, exceto pelo fato de que as substâncias psicotrópicas são aquelas que causam dependência. Portanto, não são passíveis de serem aplicadas como sinônimos. Quanto à classificação das substâncias, ela é comumente feita a partir da sua natureza, por exemplo: substâncias naturais, semissintéticas e sintéticas, ou quanto a sua legalidade: lícitas e ilícitas. No entanto, na área da saúde, opta-se pela classificação de Chalout, na qual as substâncias são classificadas de acordo com seus efeitos, sendo, portanto: depressoras, estimulantes e perturbadoras do sistema nervoso central.

Outra definição a ser feita refere-se aos padrões de consumo de substâncias. Segundo os critérios propostos pelo DSM em sua 5ª revisão, o usuário pode ser classificado de acordo com os diferentes níveis de dependência: leve, moderada e grave. Embora não exista uma fronteira clara entre os níveis propostos, é certo que a dependência leve está relacionada a um padrão de consumo que oferece menores prejuízos ao usuário, ao passo que na dependência moderada o consumo passa a estar associado a algum prejuízo (biológico, psicológico ou social) e, por fim, na dependência grave observam-se evidências claras de um consumo que compromete de maneira significativa várias áreas da vida do usuário.

Vale ressaltar que a progressão de um nível de consumo para o outro não é linear. Algumas pessoas podem permanecer em um nível experimental de uso (por exemplo, uso esporádico e circunscrito), sem apresentar prejuízos significativos por esse comportamento, enquanto outras podem evoluir para um consumo problemático ou dependência. Tal progressão depende da interação de três fatores: o usuário e suas peculiaridades biológicas e psicológicas, o contexto social e a disponibilidade da substância e a droga considerando seus aspectos psicofarmacodinâmicos. Assim, qualquer explicação sobre o uso ou a dependência de substâncias que desconsidere a interação desses três níveis torna-se reducionista, precipitada e equivocada.

Vale mencionar que culturalmente no Brasil desde há muito existem a glamourização do uso de drogas lícitas e a demonização das substâncias ilícitas. O álcool, por exemplo, é uma droga cujo consumo é aceito e cuja intoxicação (ou embriaguez) é bem tolerada socialmente, sendo uma substância que circula facilmente em diferentes contextos, classes sociais e faixas etárias e está frequentemente associado a diversão, festas, comemorações e bem-estar. Essa circulação social quase irrestrita favorece seus altos índices de consumo.

Cabe ressaltar que, apesar dos inúmeros problemas que acarretam, as drogas muitas vezes são encaradas pelos usuários como a solução para seus problemas e não como causa deles. O uso de *crack* pela população em situação de rua é um exemplo explícito disso, pois, apesar dos problemas provocados pela droga, ela aumenta a temperatura corporal, atenuando o desconforto nas noites frias e reduzindo o sofrimento relacionado à fome, uma vez que reduz o apetite.

Essa reflexão é necessária, caso contrário corre-se o risco de atribuir ao usuário julgamentos morais, rótulos e estigmas, tornando assim o trabalho preventivo tendencioso, em que se luta contra a droga e não em favor do indivíduo.

Quando se pensa em prevenção do uso de álcool e outras drogas por adolescentes, há de se considerar que a escola é o ambiente ideal e privilegiado para implementação de programas preventivos, pois trata-se de um local no qual o adolescente passa grande parte de seu dia, sendo um espaço de afirmação, interação e socialização do adolescente.

Existem dois modelos que norteiam os programas preventivos, bem como os de intervenção: o de "Guerra às Drogas" e o de "Redução de Danos". O primeiro baseia-se no combate às drogas, tem por objetivo viver em um mundo onde elas não existam e promover a abstinência do indivíduo que faça algum tipo de uso. Já a política de Redução de Danos, de acordo com O´Hare (1994), é uma política social cujo objetivo prioritário é minorar os efeitos negativos decorrentes do uso de drogas.

A partir de uma contextualização histórica e social do uso de drogas, a luta para que elas sejam extintas é inviável. Além disso, evitar que todos os indivíduos se envolvam em algum momento da vida com drogas ou que os dependentes entrem em abstinência total parece uma proposta um tanto difícil e quiçá utópica. Desse modo, considera-se a política de Redução de Danos bastante adequada, já que parte de princípios racionais, cujos objetivos são mais facilmente alcançáveis.

A Organização Mundial de Saúde também compartilha desse princípio, que pode ser visto a partir do seguinte slogan: *"o melhor é não usar drogas, se usar, não usar injetável, se injetar, não compartilhar, se compartilhar, esterilizá-las [as seringas] adequadamente"*. Desse modo, ao falarmos em prevenção, a política de Redução de Danos é a que mais facilmente se encaixa em nosso contexto.

A prevenção ao uso de drogas pode ocorrer em três níveis diferentes:

- A prevenção universal refere-se ao trabalho que é feito com estudantes que ainda não experimentaram ou que estão na idade em que possivelmente experimentarão;
- A prevenção seletiva tem como objetivo atingir aqueles que já experimentaram ou que fazem uso ocasional de drogas, com o intuito de evitar que esse padrão de uso se torne abusivo;
- A prevenção indicada direciona-se a indivíduos que já apresentaram problemas (uso abusivo);
- E a intervenção preventiva é feita para que eles não cheguem à dependência.

Na adolescência, o trabalho preventivo deve ser realizado no sentido de oferecer ao estudante alternativas de prazer e bem-estar que possam substituir o prazer gerado pela droga. Além disso, é fundamental promover espaços, seja em aulas específicas ou em outros momentos, para que os adolescentes possam manifestar suas dúvidas e expor seus problemas. No mesmo sentido, é essencial que profissionais da educação e da saúde estejam preparados para orientar sobre o consumo de drogas sem adquirir uma postura fundamentalista e/ou preconceituosa, estando aptos a orientá-los a diminuir o uso de drogas e a fazerem uso de preservativo nas relações sexuais.

Vale destacar que estratégias contrárias a essa, ou simplesmente orientá-los a não usar drogas, são medidas que não surtem efeito e que podem fazê-los afastar-se.

Embora a escola seja o local ideal para a implementação de programas preventivos, de acordo com a OMS, as ações preventivas que ocorrem nas escolas brasileiras ainda são bastante imaturas, isoladas e com uma lacuna no desenvolvimento de ações que atinjam a população adolescente. Além disso, vale ressaltar que, apesar de existirem algumas ações realizadas no contexto escolar, são raras as que se baseiam em evidências científicas e, tampouco, avaliadas quanto a sua implementação e efetividade a curto e a longo prazo.

Resultados apresentados na avaliação de programas preventivos nesse ambiente mostram um predomínio de palestras e a focalização em disciplinas específicas entre as atividades de prevenção, e apontam a ausência de gestão e de institucionalização das ações.

Palestras realizadas em escolas, embora bastante recorrentes, não têm demonstrado resultados significativos pelo fato de serem encontros que geralmente ocorrem uma ou duas vezes ao longo do ano letivo, quando o ideal seria um programa contínuo e periódico. Além disso, esses encontros geralmente ocorrem com a presença de especialistas que passarão na escola algumas horas e que não têm vínculo nenhum com os estudantes. Tal distanciamento entre os alunos e os especialistas não oferece aos adolescentes a segurança necessária e disponibilidade para tratar do tema.

O vínculo é um dos fatores mais importantes no trabalho preventivo. Portanto, a prevenção ideal é a realizada pelos educadores, que, além de conhecerem o contexto em que estão inseridos, já possuem vínculo com os alunos. Sabe-se que o educador representa, muitas vezes, um modelo de identificação para o adolescente, exercendo grande influência sobre o comportamento destes. Consequentemente, podem oferecer informações seguras sobre o tema. Além disso, o afeto, a proximidade e a confiança são fatores que contribuem de maneira significativa no processo preventivo.

A par do investimento em programas realizados por especialistas, a maioria das ações é baseada em informações. Em estudo realizado com usuários e não usuários de drogas, ambos os grupos relataram que a informação trazida pela escola era considerada a menos importante para a decisão de não uso, além de ser citada como incompleta e, em grande parte dos casos, vaga. E quando solicitados a descrever o tipo de informação trazida pela escola, muitos não conseguiam nem sequer lembrar.

Diante da necessidade de que os programas preventivos sejam realizados por educadores, Souza e De Micheli (2013) conduziram um estudo com uma amostra de educadores de escolas públicas e particulares da cidade de São Paulo a fim de analisar suas crenças sobre prevenção do uso de drogas. Os referidos autores verificaram que para 72% dos educadores a modalidade preventiva que pode trazer resultados mais efetivos é a que é realizada a partir do treinamento de professores. Esse resultado indica que grande parte dos educadores

compreende o papel que exercem no ambiente educacional, muito embora essa compreensão nem sempre esteja associada à disposição para colocá-la em prática. Nesse quesito, um fator limitante para o estabelecimento de programas de prevenção no contexto escolar refere-se à formação deficitária e, muitas vezes, inadequada dos educadores para abordar tal temática junto aos alunos. Silva et al. (2005) descrevem o despreparo e a falta de suporte institucional dos educadores, denotando a explícita necessidade de projetos que visem desconstruir conceitos inadequados e preconceituosos sobre drogas.

Em estudo realizado por Nascimento, De Micheli e Vitalle (2012), 44% dos professores relataram ter conhecimento superficial sobre álcool e outras drogas. No mesmo sentido, Souza & De Micheli (2015) verificaram que 32% dos educadores de escolas públicas e 44% dos de escolas particulares não se sentem à vontade em abordar o tema junto a estudantes, pois julgam não possuir conhecimentos específicos e aprofundados no assunto. Nesse mesmo estudo, os autores verificaram a presença de crenças inadequadas e preconceituosas sobre o tema por parte dos educadores. Um exemplo disso é o fato de que, apesar de o álcool ser a droga mais consumida mundialmente e a mais associada a problemas de saúde, 72% dos educadores de escolas públicas e 66% de escolas particulares mencionaram acreditar que a maconha é a droga responsável pelos problemas entre os jovens, sendo considerada a "porta de entrada" para outras substâncias.

Esses dados evidenciam a fundamental importância da formação adequada dos professores, uma vez que eles, em decorrência de sua formação deficitária e incipiente, muitas vezes desenvolvem um trabalho acrítico, permeado por informações superficiais e até equivocadas, ou então utilizam um discurso baseado em repressão e medo.

A legislação brasileira sobre o uso de drogas, mesmo tendo sofrido modificações ao longo das décadas, sempre regulamentou a formação continuada de educadores na área de prevenção ao uso de drogas e a implantação de projetos pedagógicos nos ensinos público e privado. A Lei 6.368/1976 (revogada) já previa, em seu art. 5º, que *Nos programas dos cursos de formação de professores serão incluídos ensinamentos referentes a substâncias entorpecentes ou que determinem a dependência física ou psíquica, a fim de que possam ser transmitidos com observância dos seus princípios científicos*. Essa lei está em concordância com a Política Nacional sobre Drogas, que determina a inclusão de disciplinas sobre "Prevenção do uso indevido de drogas" no currículo de todos os cursos de formação de professores, com vistas à capacitação desses profissionais.

Diante do exposto, os cursos de licenciatura precisam investigar e compreender os principais problemas que afligem a humanidade e que de certa maneira são inerentes ao contexto escolar, como é o caso da prevenção ao uso indevido de drogas. Até porque, nessa fase, o aluno se expõe mais, porém responde bem às intervenções contextualizadas, especialmente nos seus contextos dominantes, como a escola e os seus pares, o que os leva a valorizar as possíveis intervenções que partam dos professores.

O trabalho pedagógico requer um razoável entendimento teórico, que este não se restrinja à sua área de formação e que compreenda as demais áreas da vida dos estudantes. Para tanto, os professores e demais profissionais da educação precisam de fundamentação teórica sobre o tema e, caso não a tenham tido em sua formação inicial, se faz necessário o investimento em educação continuada a fim de contribuir, de uma perspectiva pedagógica, crítica, científica e histórico-social, no processo de prevenção ao uso indevido de drogas.

Um outro aspecto que pode ser fortemente explorado e que é bastante promissor é a promoção de um maior conhecimento para os alunos a respeito do funcionamento cerebral. Esses estudos poderiam ser incluídos como projetos interdisciplinares, já que o estudo sobre o cérebro envolve conceitos muito interessantes da biologia, da química, da física, entre outros. Ao apresentar esses conteúdos, seriam favorecidos os estudos sobre os conteúdos relacionados dessas disciplinas e seria uma maneira muito tangível de promover conhecimentos sobre as potencialidades e vulnerabilidades do sistema nervoso. Ao vivenciarem esses conhecimentos, os adolescentes estariam sendo mais bem preparados para a tomada de decisão que não dependeria apenas de um balanço comportamental competitivo entre medo e recompensa.

ATIVIDADE FÍSICA: PROMOTORA DE SAÚDE OU DO USO DE DROGAS NA ADOLESCÊNCIA?

Conceitualmente, define-se atividade física como qualquer movimento corporal, produzido pela musculatura esquelética, que resulta em gasto energético, tendo componentes e determinantes de ordem biopsicossocial, cultural e comportamental, podendo ser exemplificada por jogos, lutas, danças, esportes, exercícios físicos, atividades laborais e deslocamentos.

Atualmente, a atividade física é considerada um importante coadjuvante para o aprimoramento e desenvolvimento do adolescente, podendo aperfeiçoar seu potencial físico e proporcionar um melhor aproveitamento de suas possibilidades. Paralelamente à boa nutrição, a adequada atividade física deve ser reconhecida como elemento de grande valia para o crescimento e o desenvolvimento durante a adolescência, bem como para a minimização do risco de desenvolvimento de futuras doenças.

Apesar do reconhecimento da importância da atividade física como fator de promoção da saúde e de prevenção de doenças, a prevalência de exposição a baixos níveis de atividade física é elevada e parece afetar pessoas de todas as idades. Os benefícios da prática de atividade física para a saúde e a qualidade de vida de pessoas de todas as idades estão bem documentados na literatura científica.

Durante a adolescência, especificamente, há evidências de que a atividade física traz benefícios associados à saúde esquelética (conteúdo mineral e densidade óssea) e ao controle da pressão sanguínea e da obesidade. Além dos benefícios diretos da atividade física à saúde e à disposição do indivíduo, estudos longitudinais sugerem que a inatividade física, quando presente na infância ou na adolescência, tende a perpetuar-se ao longo da vida adulta. Nesse sentido, estudos têm buscado avaliar a magnitude dessa associação, conhecida como efeito *tracking*, caracterizado por um comportamento que determina a permanência em determinado grupo, por exemplo: inativos físicos na adolescência tendem a permanecer inativos na fase adulta, sendo o contrário também válido. Estudos de revisão mostram a maior probabilidade de ser ativo na idade adulta a partir do nível de atividade física na adolescência. Em muitos países, a promoção da atividade física ao longo da vida tem sido uma meta importante, fazendo parte dos currículos de educação física e de políticas desportivas. As investigações relativas ao acompanhamento da atividade física na infância e na adolescência para a idade adulta têm produzido novos conhecimentos durante as últimas duas décadas, mas ainda se sabe muito pouco sobre como a atividade física na infância e na adolescência prediz um estilo de vida ativo na vida adulta.

No Brasil, os dados disponíveis sugerem que a população adulta apresenta baixos níveis de atividade física. Já os adolescentes praticam exercício físico por diversas razões, as quais se diferenciam de acordo com a idade, entre elas: para adquirir autoconfiança e satisfação pessoal; por lazer; para sair da rotina presente nas atividades cotidianas; para se sociabilizar; para simular objetivos de vida; e para promoção da saúde. A grande preocupação com a imagem corporal, relacionada à aquisição de autoconfiança e satisfação pessoal, geralmente é o estímulo que leva muitos adolescentes a buscar atividades desportivas em níveis elevados, sobretudo como atividades extracurriculares.

Diversas estratégias de prevenção ao abuso de drogas têm sido utilizadas junto a estudantes escolares, dentre elas a prática de atividades físicas. Durante muito tempo, atribuiu-se à prática de atividade física um aspecto preventivo ao uso de substâncias. Entretanto, estudos recentes têm indicado divergências quanto à atribuição da atividade física como fator de proteção contra o uso de substâncias.

Alguns estudos com adolescentes apontaram que a prática esportiva se configura como um fator associado à proteção ao uso de álcool e tabaco. Por outro lado, trabalhos apontaram que a intensidade de práticas esportivas pode representar fator de risco para o uso de substâncias.

A frequência da prática esportiva também é destacada na literatura como fator relevante na relação entre atividade física e uso de substâncias. Adolescentes envolvidos regularmente em práticas esportivas como corrida e natação, porém em níveis de intensidade medianos, apresentam na vida um menor uso de cigarros. Um estudo com estudantes, avaliando o nível de atividade física, observou que a relação entre atividade física e uso de drogas pode ser influenciada pela quantidade e intensidade das atividades físicas praticadas por adolescentes, haja vista que adolescentes com maiores índices de atividade física em níveis médio-alto apresentaram um maior consumo de substâncias.

A motivação para a prática do esporte é outra característica destacada na literatura como fator importante quando se avalia a relação desta com o consumo de substâncias. Um estudo observou que adolescentes que praticavam esportes em busca de prazer e satisfação também faziam maior consumo de bebidas alcoólicas e tabaco. Entretanto, aqueles cuja motivação para praticar atividade física era obter aceitação social apresentavam baixo ou nenhum consumo dessas substâncias. A prática recreacional de atividades físicas também foi previamente associada ao uso de álcool no mês, sugerindo que essa motivação para a prática desportiva não representa proteção significativa contra o consumo de bebidas alcoólicas.

Trabalhos de revisão observaram diferentes associações entre o tipo de prática esportiva e os padrões de consumo de várias substâncias, demonstrando que são muitos os fatores que interagem e se correlacionam positiva e/ou negativamente para a determinação do comportamento de consumo. Um estudo analisou as diferenças entre os tipos de esportes coletivos e individuais e a relação destes com o consumo de substâncias e observou que a prática de esportes coletivos estava associada ao aumento no número de intoxicações por álcool no padrão *binge* (5 ou mais doses em uma mesma ocasião) no último ano do ensino médio. Em relação ao uso de tabaco, outro estudo observou que a prática de esportes coletivos ao final do ensino fundamental foi associada ao uso no mês de tabaco ao final do ensino médio. Além disso, um elevado consumo de álcool no mês, durante o ensino médio, também apresentou maior associação à pratica de esportes coletivos.

Considerada pela sociedade um tema sempre associado a efeitos positivos, a prática de atividades físicas como método de prevenção ao uso de substâncias tornou-se uma afirmação pouco contestada, mesmo nos meios acadêmicos. Obviamente não se pretende restringir ou inibir a prática esportiva e sim alertar sobre alguns fatores relacionados, para que os benefícios da prática sejam maiores do que qualquer situação contrária. A insatisfação com a própria aparência pode induzir os adolescentes à busca por atividades físicas, não somente com fins competitivos, mas também para valorização do corpo e da imagem, a ser atingida, muitas das vezes, a qualquer custo. É considerável que o uso de substâncias também pode estar associado à prática de atividades físicas, mesmo que consideradas práticas saudáveis, comprometendo sua eficácia como fator protetivo quando a busca excessiva de resultados se torna um comportamento de risco para o uso de drogas. Em face de contextos como os mencionados anteriormente, cabe o alerta para o cuidado com a afirmação sobre atividades físicas/esportivas como fatores de risco ou de proteção para o consumo de drogas, e sobre pontuar a importância em se considerar os aspectos biopsicossociais e culturais para um possível entendimento da relação entre atividade física/esportiva e uso de drogas.

Desse modo, fazem-se urgentes políticas públicas concretas de intervenção, prevenção e comercialização de substâncias lícitas e ilícitas e a necessidade da disseminação de informações relativas ao consumo dessas substâncias e suas consequências à saúde para adolescentes. Acredita-se, além disso, que métodos qualitativos sejam capazes de explorar o universo subjetivo dos adolescentes e as influências que fazem com que a prática de atividades físicas e esportivas se configure como um fator de prevenção ou risco para o uso de drogas.

REFERÊNCIAS BIBLIOGRÁFICAS

1. Andrade ALM, DE Micheli D. Cognitive aspects of fetal alcohol syndrome in young adults: two case studies. Interação em Psicologia 2013; 17(2): 217-223.

2. Associação Americana de Psiquiatria (APA). Manual Diagnóstico e Estatístico de Transtornos Mentais. Tradução: Maria Inês Corrêa Nascimento et al. 5ª ed. Porto Alegre: Artmed, 2014.

3. Ayres JRCM, França Junior I, Calazans GJ, Saletti Filho HCS. O conceito de vulnerabilidade e as práticas de saúde: novas perspectivas e desafios. In. Czeresnia D (Org). Promoção da saúde: conceitos reflexões, tendências. Rio de Janeiro: Editora Fiocruz, 2003.

4. Baker KD, Den ML, Graham BM, Richardson R. A window of vulnerability: impaired fear extinction in adolescence. Neurobiology Learn Memory 2014; 113: 90-100.

5. Bordin S, Grandi CG, Figlie NB, Laranjeira R. Sistemas diagnósticos em dependência química – conceitos básicos e classificação geral. In: Figlie NB Bordin S, Laranjeira R. Aconselhamento em dependência química. 2 a edição. São Paulo: Editora Roca, 2010.

6. Brasil. Estatuto da Criança e do Adolescente (1990). Estatuto da Criança e do Adolescente: Lei n. 8.069, de 13 de julho de 1990, e legislação correlata [recurso eletrônico]. 9. ed. Brasília: Câmara dos Deputados, Edições Câmara, 2010.

7. Bretas JRS. Vulnerabilidade e adolescência. Revista da Sociedade Brasileira de Enfermeiros Pediatras 2010; 10(2):89-96.

8. Carlini EA, Noto AR, Sanchez SV, Carlini C, Locatelli DP, Abeid L, et al. VI Levantamento Nacional sobre o Consumo de Drogas Psicotrópicas entre Estudantes do Ensino Fundamental e Médio das Redes Pública e Privada de Ensino nas 27 Capitais Brasileiras. São Paulo: Centro Brasileiro de Informações Sobre Drogas Psicotrópicas - Cebrid, 2012.

9. Churchwell JC, Lopez-Larson M, Yurgelun-Todd DA. Altered frontal cortical volume and decision making in adolescent cannabis users. Frontiers in Psychology 2010; 1(225):1-8.

10. De Micheli D, Formigoni MLOS. Drug use by Brazilian students: associations with family, psychosocial, health, demographic and behavioral characteristics. Addiction 2004; 99:570–8.

11. Dunn MS, Wang MQ. Effects of physical activity on substance use among college students. American Journal of Health Studies 2003; 18(2-3):126-32.

12. Fuhrmann D, Knoll LJ, Blakemore SJ. Adolescent as a sensitive period of brain development 2015. Trends Cognitive Science 19(10);558-66.

13. Kirkcaldy BD, Shephard RJ, Siefen RG. The relationship between physical activity and self-image and problem behavior among adolescents. Social Psychiatry Psychiatr Epidemiology 2002; 37(11):544-50.

14. Lisha NE, Sussman S. Relationship of high school and college sports participation with alcohol, tobacco, and illicit drug use: a review. Addict Behavior 2010; 35(5):399-407.

15. Martens M.P, Dams-O'Connor K, Beck NC. A systematic review of college student-athlete drinking: Prevalence rates, sport-related factors, and interventions. Journal of Substance Abuse Treatment 2006; 31(3):305-16.

16. Medina KL, T McQueeny, Nagel BJ, Hanson KL, Yang TT, Tapert SF. Prefrontal cortex morphometry in abstinent adolescent marijuana users: subtle gender effects. Addict Biology 2009;14(4):457-68.

17. Medina KL, Nagel BJ, Tapert SF. Abnormal cerebellar morphometry in abstinent adolescent marijuana users. Psychiatry Research 2010;182(2):152-9.

18. Nascimento MO, De Micheli D, Vitalle MSS. A visão e temores dos educadores ante ao uso abusivo de substâncias psicoativas no ambiente escolar. Revista Magistro 2012; 2(1):5-21.

19. Nascimento MO, De Micheli D. Avaliação de diferentes modalidades de ações preventivas na redução do consumo de substâncias psicotrópicas em estudantes no ambiente escolar: um estudo randomizado. Revista Ciência e Saúde Coletiva (online) 2015; 20(8).

20. Nelson MC, Gordon-Larsen P. Physical activity and sedentary behavior patterns are associated with selected adolescent health risk behaviors. Pediatrics 2006; 117(4):1281-90.

21. O´Hare P. Redução de Danos: Alguns princípios e a ação prática. In: Mesquita F e Bastos FI (orgs.) Drogas e aids – Estratégias de Redução de Danos. São Paulo: Hucitec, 1994.

22. Oliveira LG, Alberghini DG, Santos B, Andrade AG. Polydrug use among college students in Brazil: a nationwide survey. Revista Brasileira de Psiquiatria 2013; 35(3):221-30.

23. Pechansky F, Szobot CM, Scivoletto S. Uso de álcool entre adolescentes: conceitos, características epidemiológicas e fatores etiopatogênicos. Revista Brasileira de Psiquiatria 2004; 26(suppl.1):14-17.

24. Peretti-Watel P. Sports and drugs: further interpretative hypotheses are necessary. Addiction 2009; 104(1):150-1.

25. Pinheiro BO, Andrade ALM, De Micheli D. Relação entre os níveis de atividade física e qualidade de vida no uso de drogas em adolescentes. SMAD. Revista Eletrônica Saúde Mental Álcool e Drogas (edição em português) 2016; 12(3): 178-87.

26. Rowland B, Allen F, Toumbourou JW. Association of risky alcohol consumption and accreditation in the 'Good Sports' alcohol management programme. J Epidemiology Community Health 2012; 66(8):684-90.

27. Ruiz-Risuen AJ, Ruiz-Juan F, Zamarripa RJI. Alcohol and tobacco consumption in Spanish and Mexican adolescents and its relation to physical and sports-related activity and to the family. Revista Panamericana de Salud Publica 2012; 31(3):211-20.

28. Seifert SM, Schaechter JL, Hershorin ER, Lipshultz SE. Health effects of energy drinks on children, adolescents, and young adults. Pediatrics 2011; 127(3):511-28.

29. Sodelli M. A abordagem de Redução de Danos Libertadora na Prevenção: ações redutoras de vulnerabilidade. In: Silva EA, De Micheli D, Orgs. Adolescência - uso e abuso de drogas: uma visão integrativa. São Paulo: Fap-Unifesp 2012. pp.11-787.

30. Souza FB. Concepções de educadores em relação ao uso e abuso de drogas na adolescência. Dissertação de mestrado. Universidade Federal de São Paulo, 2013.

31. Souza FB, Andrade ALM, Rodrigues TP, Nascimento MO, De Micheli D. Avaliação das concepções de educadores de escolas públicas e particulares sobre uso de drogas: um estudo exploratório. Estudos e Pesquisas em Psicologia 2015; 15(3):1081-95.

32. Wichstrom T, Wichstrom L. Does sports participation during adolescence prevent later alcohol, tobacco and cannabis use? Addiction 2009; 104(1): 138-49.

Crack

41

Solange Aparecida Nappo

As drogas sempre exerceram fascínio sobre os jovens pelas sensações de prazer intenso e pela possibilidade de vivenciarem experiências novas, contexto compatível com essa fase de vida. O surgimento do *crack* em São Paulo e o modo como os jovens aderiram à droga reforçam essa afirmação. Porém, a adesão ao consumo de *crack* pelos adolescentes tem proporções maiores de risco quando se leva em consideração as transformações a que o adolescente está exposto nessa fase do seu desenvolvimento e as características da droga.

O *CRACK* EM SÃO PAULO E A ADESÃO DO ADOLESCENTE

No início dos anos 1990 foi feita em São Paulo a primeira apreensão de *crack*. O Brasil vivia uma epidemia de HIV/aids e a entrada da droga não provocou a atenção dos profissionais de saúde, que tinham foco, naquele momento, nos problemas decorrentes da infecção com HIV. Pelo contrário, o *crack* era visto como solução para usuários de cocaína intravenosa (UIV), grupo considerado de risco diante da contaminação com HIV devido ao compartilhamento de seringas, fato bastante comum entre esse grupo de usuários.

A migração da via intravenosa para a pulmonar pelos UIV era vista como um fato "protetor", considerando que essa última via era segura em relação ao HIV. Desse modo, vários UIV passaram a utilizar *crack* na tentativa de protegerem-se do HIV/aids.

Porém, além dessa adesão "natural", o tráfico, para implantar rapidamente a droga na cidade de São Paulo, utilizou-se de algumas táticas de venda que contribuíram para a adesão de "clientes", principalmente jovens adolescentes.

Dentre as estratégias utilizadas destacam-se:

1. **Venda de *crack* em detrimento de outras drogas:** Nas bocadas (local de compra de drogas) não tinha outra droga para ser vendida que não o *crack*. O jovem dirigia-se ao local para a compra de maconha e a ele era oferecido o *crack*, com a alegação da falta da outra droga. Num primeiro momento o jovem recusava a troca, porém o traficante, de modo convincente, ofertava uma quantidade pequena de *crack* para que o jovem pudesse experimentar e caso gostasse retornaria para efetuar a compra. Fácil de consumir como a maconha, era só fumar, barato e ainda, com um efeito de prazer muito intenso que ocorria quase instantaneamente após fumar fizeram com que o adolescente abandonasse qualquer outra droga e passasse a utilizar o *crack*. A estratégia foi bastante exitosa e com ela foram "fidelizados" muitos adolescentes, ou seja, transformaram meninos que consumiam maconha em usuários de *crack*;

2. **Venda "casada" de crack e maconha:** Novamente o jovem dirigia-se à bocada para compra de maconha e o traficante fazia a imposição de que só a venderia se houvesse a compra concomitante de *crack*. Havia a recusa inicial do adolescente, principalmente pelo desconhecimento da droga, mas que era contornada pelo traficante com a oferta de uma quantidade de *crack* para que o jovem testasse. O resultado mencionado na estratégia anterior era facilmente alcançado e, com isso, novamente, um adolescente que usava maconha passava a ser consumidor de *crack*.

Nas duas estratégias empregadas, o resultado foi bastante cruel, pois de consumidor de uma droga mais leve e bem conhecida pelo adolescente, que é a maconha, o jovem passou a consumir *crack*, uma droga pesada, com desdobramentos graves para aquele que a consumia.

O traficante, quando empregava essas estratégias, forçava o consumo de *crack* por jovens e desse modo garantia "fregueses para toda a vida", pois tinha certeza de que retornariam em busca da droga devido ao efeito imediato e intenso do *crack* e ao seu preço baixo.

O desconhecimento, pelo jovem, das consequências do *crack*, quando de sua implantação em São Paulo, somado à grande disponibilidade da droga, seus efeitos intensos, forma fácil de consumo e, ainda, barata fizeram do *crack* a droga da vez.

CARATERÍSTICAS DO *CRACK*

O *crack* é a droga resultante da mistura de pasta de coca com o bicarbonato de sódio, a qual é fumada, geralmente, em cachimbos improvisados. De grande visibilidade, o *crack* tornou-se bastante popular, principalmente nas camadas sociais mais baixas devido ao seu preço relativamente baixo. Em resumo, *crack* é a cocaína, porém com características diferentes da cocaína na forma de pó. Estabelecendo uma comparação entre essas duas formas, identificamos as principais diferenças como:

- **Cocaína pó:** forma mais refinada da cocaína, é popularmente conhecida como *farinha*, *pó*, entre outras denominações. Está sob a forma de um sal solúvel (cloridrato de cocaína), o que permite o consumo pelas vias endovenosa e nasal;
- **Crack:** não está sob a forma de sal solúvel, mas sob a forma base, o que faz com que seja praticamente insolúvel, não podendo ser consumido pelas vias citadas anteriormente, daí ser fumado, portanto, consumido pela via pulmonar.

O *crack* é muito pouco refinado, apresentando-se em pedras irregulares, o que lhe valeu o nome popular de **pedra**. Quando aquecido, sofre sublimação, isto é, passa do estado sólido para o estado gasoso e desse modo pode ser fumado. Durante esse processo, há a emissão de um barulho condizente com a palavra *crack*, motivo da origem do nome dessa droga.

Essas diferenças entre as duas formas de cocaína, pó e pedra, explicam as causas da popularidade do *crack* e a sua rápida adesão na cidade de São Paulo, principalmente por jovens adolescentes. O *crack*, por ser menos refinado, é bem mais barato que o pó. Por ser fumado (modo fácil de utilizar) e, portanto, consumido pela via pulmonar, rapidamente alcança o sistema nervoso central (SNC) em grandes quantidades, produzindo um efeito estimulante extremamente prazeroso. E, ainda, a via pulmonar não expõe o usuário à possibilidade de contrair HIV, portanto é uma via segura quanto à aids. Essas propriedades influenciaram de maneira muito definitiva o início do seu consumo. Mas, apesar dessas aparentes "vantagens", rapidamente a droga mostrou seu potencial de dano.

O *crack* é fumado em cachimbos caseiros (lata de refrigerante, copo de plástico de água, garrafa de plástico etc.), o que muitas vezes pode provocar no adolescente problemas nos lábios, causando queimaduras e corte, podendo originar desdobramentos sérios, como será visto mais detalhadamente em outro item deste capítulo. O ato de fumar o *crack* é chamado popularmente pelo usuário de *pipar* (uma referência à palavra inglesa *pipe*, que significa cachimbo). O efeito prazeroso promovido pela droga se inicia muito rapidamente (em cerca de 8 a 10 segundos após o adolescente dar a primeira *pipada*) e também termina muito rapidamente (dura cerca de 5 minutos), obrigando à repetição do consumo da droga por muitas vezes, procedimento conhecido como *binge*. O usuário pode passar dias nesse processo de consumo. Embora o *crack* seja barato, o padrão *binge* de consumo faz com que o adolescente utilize muito mais droga do que usaria pelas outras vias, tornando o consumo de *crack* caro para esse consumidor.

Paralelamente a essas características do *crack*, é importante entender os seus efeitos, decorrentes do mecanismo de ação, o que também ajudará na compreensão do seu consumo por adolescentes.

MECANISMO DE AÇÃO E EFEITOS DO *CRACK* E SEUS DESDOBRAMENTOS

O *crack* é um potente anestésico local, com propriedades vasoconstritoras e também um estimulante do SNC, agindo de maneira intensa no sistema de recompensa do cérebro.

O que seria esse sistema? São estruturas cerebrais (sistemas mesolímbico e mesocortical) que têm como função principal promover e estimular comportamentos que beneficiem a manutenção da vida. Desse modo, comportamentos como sexo, alimentação, acolhimento, entre outros, agem nesse sistema de recompensa, ativando-o, e em resposta ele promove sensações de prazer e satisfação. O *crack*, quando consumido, é capaz de aumentar a atividade do sistema de recompensa em centenas de vezes, o que significa uma sensação de prazer extremamente forte.

O mecanismo pelo qual o *crack* age no SNC baseia-se na promoção e aumento, no cérebro, da disponibilidade dos neurotransmissores conhecidos como monoaminas, ou seja, dopamina, serotonina e noradrenalina. Esse aumento se dá porque ocorre o bloqueio da recaptação desses neurotransmissores, aumentando a sua concentração na fenda sináptica. Esse mecanismo faz com que esses neurotransmissores ajam de maneira mais intensa e prolongada sobre os receptores, potencializando seus efeitos.

A dopamina é o principal neurotransmissor do sistema de recompensa e, quando a sua recaptação é inibida pelo *crack*, ela se acumula na fenda sináptica em grande quantidade, exacerbando seus efeitos reforçadores como a euforia e a sensação de bem-estar, os quais aumentam a vulnerabilidade do adolescente à dependência da droga. Por outro lado, a dopamina está relacionada a sintomas como psicose, delírios e alucinações.

O aumento da noradrenalina é responsável, principalmente, pelos efeitos no coração, como: taquicardia e aumento da pressão arterial. Age também provocando midríase (dilatação das pupilas), sudorese e inquietação psicomotora devido à grande estimulação do sistema nervoso periférico. Os adolescentes ficam mais vulneráveis a atitudes impulsivas e a interpretações errôneas e precipitadas, muitas vezes hostis, podendo levar à agressividade.

O aumento da serotonina tem como consequência o aumento do fator reforçador do uso do *crack*, pois também produz efeitos estimulantes e euforizantes. O aparecimento de comportamentos impulsivos também está ligado à estimulação desse sistema.

Em consequência desse mecanismo, os principais efeitos produzidos pelo *crack* são os listados nas **Tabelas 41.1 e 41.2.**

Tabela 41.1. Sinais e sintomas sistêmicos produzidos pelo *crack*

Taquicardia
Arritmia ventricular
Hipertensão arterial
Hipertermia
Midríase (pupilas dilatadas)
Reflexos aumentados
Tremores
Convulsão
Anorexia
Hiperatividade motora
Sudorese
Espasmos musculares

Tabela 41.2. Sinais e sintomas psíquicos produzidos pelo *crack*

Dependência
Tolerância
Sensibilização
Sintomas paranoides transitórios
Compulsão/Fissura
Estimulação do SNC
Euforia
Disforia
Fadiga
Irritabilidade
Aumento da impulsividade
Aumento do estado de vigília
Sensação de bem-estar e autoconfiança
Aceleração do pensamento
Aumento do estado de alerta e da concentração
Aumento da libido e do prazer sexual

Quando fuma o *crack* pela primeira vez, o adolescente sente efeitos de intenso prazer, caracterizados por forte euforia e poder, ideias de grandiosidade, excitação, hiperatividade, insônia, perda de apetite e cansaço.

Ao longo do tempo esses efeitos prazerosos são modificados e substituídos por disforia, com o aparecimento dos sintomas paranoides transitórios, também denominados psicose cocaínica, a qual é caracterizada por paranoia, pânico, alucinações auditivas e táteis. Nesse período instalam-se medo e desconfiança, que podem levar o usuário a comportamentos de agressividade. Durante toda a fase de consumo o adolescente sente fissura/compulsão pela droga. Mesmo na vigência do consumo do *crack* esse efeito é presente, por esse motivo ele fuma ininterruptamente. Na falta da droga, a compulsão leva o adolescente utilizar todas as estratégias possíveis para conseguir a droga, muitas vezes estratégias perigosas, que colocam a sua segurança em risco.

Mas, ainda, é importante destacar dois efeitos muito marcantes no caso do consumo de *crack*: tolerância e sensibilização. A tolerância é caracterizada pela perda do efeito da droga com o uso continuado ou a necessidade de aumento da dose para sentir os mesmos efeitos prazerosos iniciais. Porém, a tolerância não se desenvolve de maneira igual para todos os efeitos do *crack*, mas ocorre de forma total para os efeitos prazerosos, ou seja, será necessário um aumento constante do consumo da droga para o alcance do prazer inicial. Paralelamente a esse efeito, porém, o adolescente também desenvolve a sensibilização, que consiste no aparecimento de sintomas de hipersensibilidade motora não observados no início do consumo, além de provocar o desenvolvimento de psicose e estados paranoides. Com o tempo, a sensibilização manifesta-se com o consumo de pequena quantidade de droga. Em resumo, o adolescente deverá aumentar a dose para sentir prazer, porém, em sentido oposto, pequenas doses desencadeiam os efeitos desagradáveis. Nesse contexto sabe-se que, após um tempo de consumo de *crack*, o efeito prazeroso acontece na primeira *pipada* do dia e nas demais a psicose já se instala, suplantando qualquer efeito de prazer. Nessa fase, o consumo trará bastante angústia a esse adolescente, que terá segundos de prazer e no decorrer do dia o efeito mais acentuado será a psicose.

Como descrito anteriormente, o coração é um órgão bastante afetado pelo uso de *crack*. O aumento da concentração da droga leva ao aumento da pressão arterial e ao aparecimento de taquicardia e arritmia, que podem levar o usuário de *crack* à morte devido a uma parada cardíaca.

Entretanto, as propriedades farmacocinéticas do *crack* são importantes na intensidade e rapidez com que os efeitos ocorrem. Por ser administrado por via pulmonar, a ação central é mais rápida e mais intensa do que a partir de outras vias (endovenosa ou oral).

DEPENDÊNCIA DE *CRACK*

Como comentado anteriormente, existe no cérebro uma área responsável pelo prazer chamada sistema de recompensa. Esse sistema é importante para a sobrevivência da espécie, pois várias atividades cotidianas, fundamentais para manter a vida, o ativam. Por exemplo, quando os animais sentem prazer na atividade sexual, a tendência é repeti-la. Situação semelhante se dá quando o animal sente frio e busca abrigar-se: isso não só dá prazer mas também protege a espécie. Desse modo, evolutivamente, essa área de recompensa foi criada e é nela que a ação do *crack* interfere para produzir dependência.

De alguma maneira o *crack* ludibria o sistema de recompensa, que passa a responder com prazer intensificado ao consumo da droga. O adolescente tem preferência total por esse prazer, tanto assim que deixa para trás qualquer outro tipo de prazer. Até alimentar-se não se constitui mais em necessidade. Esse prazer fácil, que não requer nenhum esforço do organismo, bastando consumir a droga, passa a ser a sua razão de vida.

Fica difícil entender por que um adolescente com a saúde deteriorada pelo *crack* continua a utilizá-lo. Esse comportamento reflete uma disfunção do cérebro. Toda a atenção do adolescente dependente fica focada no prazer imediato propiciado pelo consumo de *crack*, todas as outras fontes de prazer perdendo o significado. O cérebro parece perder a capacidade de sentir prazer com outras fontes que não a desse prazer proporcionado pelo *crack*.

Fica difícil imaginar que o *crack* aja só no centro do prazer sem atingir outros mecanismos do cérebro. O consumo repetitivo do *crack* induz o cérebro a buscar um novo equilíbrio para o seu funcionamento, o qual levará em conta a presença constante da droga. Tais alterações neuroadaptativas são perenes e não desaparecem após a interrupção do consumo de *crack*, sendo responsáveis pela probabilidade de recaídas, mesmo após um período prolongado de abstinência. Os estudos e a observação demonstram que o *crack* é uma das drogas que tem maior probabilidade de recaída.

De acordo com Ribeiro (2012), a dependência de *crack* é uma patologia crônica e recidivante, caracterizada por compulsão pela busca e pelo consumo da droga, perda do controle sobre os limites do consumo e surgimento de um estado emocional negativo, com disforia, ansiedade e irritabilidade quando o contato com a droga é interrompido. Nesse contexto, a dependência pode ser conceituada como um transtorno que evolui da impulsividade para a compulsão.

O estabelecimento da dependência de *crack* porém não se restringe somente ao sistema de recompensa. Sua natureza é multifatorial, indo além dos fenômenos causados pela droga. Incluem-se também a suscetibilidade individual e o contexto social no qual o jovem vive. Quanto a esse último fator, importante destacar as "pistas ambientais", ou seja, pistas que o adolescente associa ao consumo de *crack*. Por exemplo, o local onde costuma comprar a droga, ou mesmo o cachimbo que utiliza para fumá-la, e outras pistas que para ele remetem a esse consumo. Essas pistas perpetuam o consumo, já que elas despertam no adolescente a vontade de consumir a droga. Desse modo, cada indivíduo pode sentir os efeitos do *crack* de maneira diferente.

CARACTERÍSTICAS DA ADOLESCÊNCIA

As características dessa fase já foram amplamente descritas em outros capítulos, porém vale reforçar que quando se trata de consumo de *crack* essas alterações tornam o consumo dessa droga bem mais preocupante.

A adolescência é a fase da vida que mais tem sido estudada em relação ao consumo de drogas, fato que está ligado às transformações pelas quais passa o adolescente, as quais podem se constituir em vulnerabilidades que propiciam o consumo de drogas, em especial o *crack*.

Levando-se em conta o que vários pesquisadores definem como peculiar à adolescência, sobressai a afirmação de que esse período da vida se caracteriza por uma exposição do jovem a vários comportamentos agressivos, desafiadores e de risco. Atribuem-se esses comportamentos à constante busca do adolescente de sua identidade, independência e importância afetiva. Podem adotar uma atitude social reivindicatória, merecendo destaque a insatisfação e a não realização em suas atividades e a sensação de não pertencer a nada ou a ninguém, como bem denominado por Scivoletto (2006), a "invisibilidade". O *crack* pode ser uma saída para essa situação de não pertencimento, que maltrata o adolescente, criando dificuldades de afeto e, ainda, comprometendo negativamente a sua autoestima. Por outro lado, a adolescência é a fase de tendência grupal. É essencial para o adolescente estabelecer contatos com novos amigos e formar seu grupo de identificação, o qual influenciará suas ideias e opiniões. O grupo passa a ter uma grande dimensão na vida do adolescente, que vive muito intensamente as "regras" definidas pelos seus componentes, distanciando-se dos pais e do convívio da família. O afastamento gradual da família e a constituição de um grupo de amigos podem contribuir para uma vulnerabilidade capaz de propiciar o uso de drogas, em especial o *crack*. Vários são os depoimentos de jovens usuários que apontam os pares como a principal companhia para a experimentação do *crack*.

Além dessas transformações emocionais e comportamentais, pesquisas pioneiras têm produzido evidências de que o cérebro está ainda em desenvolvimento durante a adolescência. Demonstram que antes dos 11 ou 12 anos de idade as conexões entre as células cerebrais crescem excessivamente. Porém, após essa idade, o cérebro inicia um ajuste dessas conexões, fortalecendo aquelas que são utilizadas frequentemente e eliminando as demais. Esse processo de ajuste é saudável e imprescindível para tornar o processamento da informação mais eficiente e, ainda, para construir cadeias mais longas de células nervosas, as quais serão necessárias, na fase adulta, para a tomada de decisões complexas.

Por outro lado, esse processo de ajuste ocorre no cérebro iniciando-se na região límbica, a qual está associada às emoções e memórias. Portanto, essa região amadurece bem antes da região do córtex pré-frontal, que está ligada à razão e ao controle de impulsos. Como definido por alguns autores, o cérebro do adolescente pode ser comparado a um carro totalmente funcional em relação ao "acelerador", porém cujo "freio" ainda não foi instalado.

Esse padrão não uniforme de maturação do cérebro, no qual a região límbica (emoções) se desenvolve mais rapidamente que a região do córtex (razão), pode contribuir significativamente para um aumento do risco na tomada de decisão por adolescentes. Exemplo típico dessa afirmação é o uso de drogas. Essa situação apresenta-se para o adolescente revestida de intensa emoção, forte pressão dos seus pares e a percepção de prazer a curtíssimo prazo. O circuito cerebral de "freio", como explicado anteriormente, encontra-se comprometido, permitindo assim que a região do "acelerador" aja sem interrupções. Esse quadro bastante perigoso compromete a habilidade do adolescente em fazer decisões acertadas, como por exemplo evitar o consumo de drogas.

As características emocionais e físicas do adolescente aqui descritas colaboram para o entendimento do consumo de *crack* por adolescentes. A droga cumpre vários dos critérios necessários para o interesse do jovem. O imediatismo e a necessidade de sensações fortes, tão buscados pelos adolescentes, são facilmente encontrados no *crack*, tendo em vista o início rápido do efeito com grande intensidade, contribuindo ainda mais para o consumo da droga. Considerando essas transformações, que trazem uma grande vulnerabilidade ao adolescente, associadas às potencialidades do *crack*, fica claro que o consumo dessa droga traz riscos adicionais a esses jovens além daqueles que ocorrem com adultos. Os cuidados de autopreservação são comprometidos com a droga, porém estes já são bastante fragilizados entre os adolescentes.

ESTRATÉGIAS DESENVOLVIDAS PELOS ADOLESCENTES PARA CONSEGUIR A DROGA

Como explicado anteriormente, o usuário de *crack* necessita de grandes quantidades da droga, pois desenvolve o padrão *binge* de consumo, ou seja, fuma muita *pedra* num curto espaço de tempo. Outras características da droga contribuem para esse consumo alto de *crack*: o efeito rápido de prazer (duração de pouco mais de 5 minutos), exigindo que o adolescente repita o uso da droga constantemente para manter o prazer. Desse modo, a droga aparentemente barata, como o *crack* é conhecido, passa a ser cara. O adolescente tem de dispor de recurso considerável para manter o seu "vício". Nessa fase de idade, um adolescente raramente tem independência financeira, vivendo de recursos dos adultos, em geral os pais.

A necessidade de grandes quantidades de *crack* e consequentemente de dinheiro para comprá-lo leva o adolescente a utilizar-se de estratégias bastante perigosas para conseguir a droga. O início desse processo consiste no furto de pequenos objetos dentro de casa, que servem como moeda de troca para a compra de *crack*. Esses furtos tornam-se mais frequentes e os valores vão aumentando. Em geral são descobertos e impedidos de continuarem essa prática dentro de casa. A necessidade de dinheiro leva-os a situações mais ousadas, ou seja, a roubos e assaltos revestidos de maior risco. Nesse caso, envolvendo armas para alcançar o intento desejado. O adolescente que até pouco tempo atrás não tinha nenhum envolvimento com o crime passa a roubar e assaltar, sem ter nenhuma experiência nessas atividades. Soma-se a esse fato que a prática de roubar/assaltar é executada sob fissura, quando a percepção de perigo do adolescente está comprometida. Esse conjunto

de fragilidades transforma o adolescente numa presa fácil para a polícia, que o captura facilmente.

Porém, as meninas não conseguem desenvolver essas mesmas atividades para conseguir recursos para a compra do *crack*. A necessidade de força, o machismo entre os parceiros que impede uma divisão justa entre os participantes do roubo, sobrando menos para as mulheres, levam as meninas a optarem pela troca do corpo por droga ou por dinheiro para comprá-la. Essa prática é nefasta para essas meninas que fazem programas sexuais sob fissura, impedindo-as de negociar o valor do programa, o sexo que será praticado a necessidade de uso de preservativo e principalmente a escolha do parceiro. Sofrem violência em todos os âmbitos: necessitam de muitos parceiros sexuais para alcançarem a quantidade de dinheiro necessária; a falta de uso de preservativo as expõe à possibilidade de contrair HIV e o consequente desenvolvimento de aids e hepatite. Mas o pior desdobramento desses programas é a prole indesejada que pode surgir. Tentam de todas as maneiras interromper a gravidez quando se dão conta dela, em geral tarde demais para essas tentativas, colocando-as em risco de vida. Quando a gravidez tem prosseguimento, à revelia, essas crianças são rejeitadas e geralmente abandonadas por essas adolescentes, que as encaram como se fossem fruto de um estupro. Não desenvolvem nenhum laço de afeto com essas crianças, desconhecem o pai e, ainda, a impossibilidade, no estágio mais avançado da gravidez, de continuar com os programas sexuais para conseguir dinheiro para a droga contribui para o abandono.

Enfim, as mulheres trouxeram para o *crack* uma característica, até então não associada à droga, que é a possibilidade de contrair HIV. Isso se dá não pela via de administração, mas pelo comportamento desenvolvido.

Na literatura já se encontram dados a respeito da prostituição masculina com o mesmo objetivo da feminina, ou seja, conseguir recursos para obter a droga. Porém a extensão ainda não se dá na mesma proporção que a prostituição feminina.

ESTRATÉGIAS PARA DIMINUIR OS EFEITOS INDESEJÁVEIS DO *CRACK*

A associação com outras drogas tem sido uma estratégia bastante utilizada por adolescentes com o propósito de diminuir os efeitos desagradáveis da droga. Assim, é bastante comum associarem maconha ao consumo de *crack*. O objetivo é diminuir a estimulação e a fissura provocada pela *pedra*. O intuito é alcançado pela maioria, mas em contrapartida adicionam outra dependência, que é a da maconha. Essa associação, porém, é vista por muitos como uma redução de danos, já que melhora a qualidade de vida do usuário que, com a fissura diminuída, pode desenvolver atividades cotidianas mais facilmente, como trabalhar. Há, no entanto, grande polêmica em torno desse assunto e entre os profissionais da área de drogas ainda não existe um consenso sobre a possível vantagem dessa associação.

No mesmo sentido, o álcool é associado ao consumo de *crack*, associação preocupante, considerando os efeitos e as consequências do álcool. Além de também adicionar outra dependência ao adolescente, cria complicações maiores, por exemplo os efeitos danosos ao coração, que são mais intensos na presença do álcool, assim como há a possibilidade de ocorrer maior agressividade entre os usuários. Além desses efeitos, estabelece-se uma dependência cruzada, levando a um quadro inusitado, qual seja, quando usa álcool o adolescente imediatamente tem um desejo compulsivo pelo *crack*, e o contrário também é verdadeiro, ou seja, toda vez que ele consome *crack* tem forte desejo por álcool.

Enfim, as associações com outras drogas, principalmente com álcool, necessitam de uma maior avaliação para se entender suas vantagens e desvantagens.

EPIDEMIOLOGIA DO *CRACK*

O último Levantamento Nacional sobre o Consumo de Drogas Psicotrópicas entre Estudantes do Ensino Fundamental e Médio das Redes Pública e Privada de Ensino nas 27 Capitais Brasileiras, realizado pelo Cebrid (Centro Brasileiro de Informações sobre Drogas Psicotrópicas), mostra que entre as 12 primeiras drogas mais consumidas por adolescentes o *crack* ocupa a 11ª posição, não se configurando a droga mais problemática, em termos epidemiológicos, quando comparada ao álcool, solventes, anfetaminas e outras.

O Levantamento sobre Consumo de *Crack* no Brasil realizado pela Senad (Secretaria de Políticas sobre Drogas) demonstra que há no Brasil 350.000 usuários regulares de *crack*, descartando a "epidemia" de *crack* tão noticiada pela mídia.

Os dados demonstram que o *crack* não é a droga mais consumida no Brasil pelos adolescentes. É, sem dúvida, no entanto a droga que mais traz problemas a curto prazo quando comparada às demais. A marginalização precoce, os efeitos físicos e psíquicos que os usuários desenvolvem num curto prazo de tempo, a prole indesejada, assim como a grande visibilidade desses usuários, trazem atenção e preocupação com o consumo dessa droga.

CONSIDERAÇÕES FINAIS

O consumo de drogas na adolescência, por todas as características de um adolescente, é infinitamente mais problemático do que num adulto. Quando essa droga é o *crack*, a preocupação se redobra. As consequências físicas, sociais e psíquicas são destruidoras para o adolescente e para sua família.

A prevenção, no caso de jovens, é a melhor alternativa para ajudá-los a não começar a trilhar esse percurso. A escola é um dos locais mais adequados para isso, além da família. Mas, para nosso desapontamento, as escolas estão longe de ter inseridos formalmente programas de prevenção ao consumo de drogas e as famílias, que têm a mídia como a maior fonte de informação, tendem a aumentar ainda mais o estigma que a sociedade coloca nos adolescentes usuários de *crack*.

A pedagogia do terror é a linha mais aplicada para prevenção do consumo de *crack*, a qual utiliza o amedrontamento como aliado. Comprovadamente, é uma técnica totalmente ultrapassada e sem efetividade. É porém a mais acessível e que está em linha com a moral da sociedade. A situação torna-se ainda pior quando o usuário envolvido é uma adolescente. Mulher, usuária de droga pesada como é o *crack*, vende o corpo, grávida, todos esses "atributos" ajudam para que o estigma seja ainda maior, levando-as a retrair-se na busca de serviços.

O acolhimento de adolescentes usuários de *crack* pela sociedade é um início bastante favorável para ajudá-lo a sair da encrenca em que se meteram, ou seja, o consumo de *crack*.

REFERÊNCIAS BIBLIOGRÁFICAS

1. Carlini EA et al. Comportamento de Risco de Mulheres Usuárias de Crack em Relação às DST/aids – 2004. Cebrid (Centro Brasileiro de Informações sobre Drogas Psicotrópicas.

2. Micheli D, Silva EA (orgs). Adolescência; uso e abuso de drogas, uma visão integrativa. São Paulo: FAP-Unifesp, 2011.

3. VI Levantamento Nacional sobre o Consumo de Drogas Psicotrópicas entre Estudantes do Ensino Fundamental e Médio das Redes Pública e Privada de Ensino nas 27 Capitais Brasileiras – 2010. Cebrid (Centro Brasileiro de Informações sobre Drogas Psicotrópicas).

4. Ribeiro M, Laranjeira R (orgs). O tratamento do usuário de crack. Porto Alegre: Artmed, 2012.

5. Nappo SA et al.

Parte IV

Dificuldade Escolar

Coordenadora:
Teresa Helena Schoen

Aspectos Neurológicos

42

Eduardo Ferracioli Fusão
Ricardo Silva Pinho
Marcelo Masruha Rodrigues

Os transtornos do neurodesenvolvimento são um grupo heterogêneo de condições crônicas que têm por base alterações neurológicas ou sensoriais, e que se manifestam com atraso ou desvio nas aquisições do desenvolvimento neurológico e por distúrbios comportamentais.[1] Esses transtornos causam déficits no funcionamento pessoal, social e/ou acadêmico, sendo este último o enfoque do presente capítulo. Assim, discutiremos a deficiência intelectual e o transtorno específico de aprendizagem. O transtorno do déficit de atenção e hiperatividade é abordado no capítulo 34.

DEFICIÊNCIA INTELECTUAL

É uma condição que leva a limitações significativas, tanto no funcionamento intelectual quanto no comportamento adaptativo, social e de habilidades práticas. Essa deficiência deve estar presente antes dos 18 anos de idade.[2]

Desde 2010* o termo deficiência intelectual (DI) vem substituindo o antigo termo retardo mental. Uma mudança adequada, pois o termo retardo dá a falsa impressão de que há um atraso e que, portanto, poderia ser recuperado, o que não é possível, pois a DI é uma condição definitiva. Estima-se que a prevalência mundial de DI seja de 1 a 3%[3] e, segundo dados do IBGE,[4] em 2010 a prevalência de DI no Brasil era de 1,4%, número provavelmente muito subestimado.

Classificação

A DI é classificada em quatro graus de gravidade: leve, moderada, grave e profunda. Como em sua definição, a classificação pode ser de acordo com o funcionamento intelectual, quer na aprendizagem acadêmica ou pela experiência, quanto pelo comportamento adaptativo, o qual se resume pelo fracasso em atingir padrões de desenvolvimento e socioculturais em relação à independência pessoal e responsabilidade social.

---

* *Modificado em 5 de outubro de 2010 pelo presidente dos Estados Unidos da América, Barack Obama, sob a Lei de Rosa (Rosa's Law), em homenagem a Rosa Marcellino, uma menina com síndrome de Down que, na ocasião da sanção da lei, lutava contra a discriminação causada pelo termo retardo.*

A classificação da DI deve basear-se na avaliação global e não em uma única área ou comprometimento específico. Escores de quociente de inteligência (QI) são fornecidos como um guia, mas não devem serem aplicados de maneira rígida, porque eles são divisões de um processo de desenvolvimento complexo que não pode ser definido com precisão absoluta.[5]

Funcionamento Intelectual

A inteligência é entendida como "capacidade mental geral", incluindo raciocínio, pensamento abstrato, compreensão de ideias complexas, facilidade de aprendizagem, inclusive das experiências vividas, capacidade de planejar e solucionar problemas. O funcionamento intelectual reflete, portanto, a capacidade para compreender o ambiente e reagir a ele adequadamente. Existem diversos testes padronizados para quantificar a inteligência de um indivíduo, tais como a escala de maturidade mental de Columbia, figuras complexas de Rey e escala de inteligência de Wechsler para crianças – WISC. A realização do teste de QI por profissionais da área de psicologia tem como resultado a idade mental obtida nos testes (ou seja, a idade equivalente à qual a maioria das crianças realiza as tarefas propostas) dividida pela idade cronológica ao se realizar o teste. Esse cálculo irá gerar o QI, o qual irá revelar basicamente seis resultados: um QI maior ou igual a 85 (normal), entre 84-70 (limítrofe), entre 69-55 (DI leve), entre 54-40 (DI moderada), entre 39-25 (DI grave) e abaixo de 25 (DI profunda).

Elevados índices de QI estariam relacionados a maior sucesso acadêmico, mais anos de educação e um fator preditivo positivo no desenvolvimento do indivíduo como melhor saúde mental, maior expectativa de vida, menor índice de divórcio, baixa criminalidade e ocupação de cargos de prestígio.[6]

Comportamento Adaptativo

É o conjunto de habilidades conceituais, sociais e práticas adquiridas pela pessoa, a fim de viver com autonomia e independência na comunidade em que se insere. Historicamente, pessoas eram definidas ou identificadas como sendo portadoras de DI devido à incapacidade de se adaptarem no seu ambiente social.[1,2,9] Uma vez que o comportamento adaptativo dita o nível de apoio necessário ao indivíduo, este define melhor a gravidade da DI. Portanto, é possível diagnosticar uma DI em indivíduos com QI entre 70 e 84 que exibem déficits significativos no comportamento adaptativo. Inversamente, DI não deve ser diagnosticada em um indivíduo com um QI inferior a 70 se não existirem déficits ou prejuízos significativos no funcionamento adaptativo (**Tabela 42.1**).

Tabela 42.1. Características do comportamento adaptativo[5]

Domínio conceitual (acadêmico)	Memória, linguagem, leitura, escrita, raciocínio matemático, aquisição de conhecimentos práticos, solução de problemas e julgamento em situações novas.
Domínio social	Percepção de pensamentos, sentimentos e experiências dos outros, empatia, habilidades em comunicação interpessoal, habilidades em criar amizades, julgamento social.
Domínio prático	Aprendizagem e autogestão com: cuidados pessoais, responsabilidade profissional, controle de dinheiro, recreação, autocontrole comportamental e organização de tarefas escolares e profissionais.

Etiologia

Múltiplas são as causas de DI e refletem uma complexa interação envolvendo predisposição genética, insultos ambientais, hereditariedade e aspectos socioculturais. Predisposição genética refere-se a suscetibilidade individual à influência dos agentes ambientais. Hereditariedade leva em conta um "dano genético" como os que ocorrem durante a replicação do DNA ou expressão gênica, seja em um gene isolado como na fenilcetonúria ou em genes contíguos como na síndrome de Williams.[5]

Seria tarefa extenuante e de pouca utilidade ao leitor a enumeração de todas as causas de DI, uma vez que esta, na grande maioria dos casos, faz parte de uma constelação de sintomas dentro de uma mesma síndrome em que a DI raramente é o sintoma-chave. Em países subdesenvolvidos como o Brasil, as infecções congênitas e condições precárias à assistência perinatal ainda são responsáveis pela maioria dos casos de DI. Já em países desenvolvidos, a maioria desses casos tem origem genética (**Tabela 42.2**).[7]

Diagnóstico

O diagnóstico de DI é, muitas vezes, difícil, especialmente quando a DI se apresenta de maneira pura e sutil. Numerosos fatores podem estar associados à impossibilidade do correto funcionamento intelectual e/ou

do comportamento adaptativo como, mas não limitado a: transtornos específicos da leitura e escrita, psicose, transtornos do humor, baixo nível socioeconômico ou cultural. Esses fatores devem ser adequadamente afastados quando a criança com suspeita de DI é submetida à avaliação de sua capacidade intelectual.[5]

Uma vez realizado o diagnóstico sindrômico, estabelecer o diagnóstico etiológico é ainda mais desafiador, uma vez que o espectro de doenças possíveis é enorme e os métodos presentes para diagnóstico são dispendiosos, sendo, por si sós, um fardo para os vários serviços de saúde. Isso obriga o clínico a reconsiderar a utilidade de cada ferramenta diagnóstica.[8]

Investigação por Imagem

A IRM tem maior sensibilidade quando comparada à TC de crânio,[9,10] exceto na suspeita de infecções congênitas. Quando há alteração do exame neurológico ou história compatível, a IRM de crânio mostrou-se alterada em 41,2% dos casos, enquanto alguma anormalidade foi encontrada em apenas 13,9% quando utilizada como *screening*.[11] As principais alterações encontradas foram: displasia do corpo caloso (46%), persistência do cavo do septo pelúcido e/ou do ventrículo de Verga (33%), ventriculomegalia (33%), hipoplasia vermiana (33%), displasias corticais (23%) e alargamento do espaço subaracnoide (16,6%).[12]

Investigação Citogenética

A investigação genética é o ponto final em toda investigação das DI clinicamente não distinguíveis. O primeiro passo é a realização de um cariótipo de alta resolução (> 550 bandas), o qual consegue detectar a causa da DI entre 8% e 22% dos casos.[8,13,14] Crianças do sexo masculino devem realizar a pesquisa da mutação do gene *MFR1*, responsável pela síndrome do X frágil, que corresponde à principal causa hereditária de DI em homens.[15] Mulheres com história familiar positiva para a mutação também devem ser investigadas.[16]

Após a realização do cariótipo, se este não identificar a causa, poder-se-á seguir por dois caminhos: realização da hibridização *in situ* fluorescente (FISH), que irá buscar por alterações subteloméricas de cada cromossomo conhecido como causa de DI,[17] capaz de identificar uma causa de DI em até 7% dos casos com cariótipo normal.[18] O segundo caminho é a realização da hibridização genômica comparativa em microarranjos de DNA (CGH-*array*). Este cada vez mais vem se tornando o padrão-ouro na investigação das DI,[19] sendo capaz de identificar entre 15-20% dos casos de DI em que o cariótipo é normal.[19-21]

Investigação Metabólica

Erros inatos do metabolismo são causas raras de DI. A investigação dessas causas em todas as crianças com DI deve ser desencorajada. Em situações em que existam outros sinais e sintomas associados, história familiar positiva ou um curso progressivo, a identificação de um erro inato pode ocorrer em

Tabela 42.2. Condições associadas à DI

1. Causas pré-natais	2. Causas perinatais
A. Genéticas	A. Intrauterinas
I. Autossômicas recessivas ou dominantes	I. Insuficiência placentária
II. Ligadas ao X	II. Intercorrências do parto
III. Alterações do número de cromossomos	1. Prematuridade
1. Trissomias	2. Apresentação anormal
2. Aneuploidias	III. Gestações múltiplas
3. Dissomia uniparental	**B. Neonatais**
IV. Mutações	I. Encefalopatia hipóxico-isquêmica
B. Erros inatos do metabolismo	II. Hemorragia intracraniana
I. Aminoacidopatias	III. Hidrocefalia
II. Desordens dos carboidratos	IV. Leucomalacia periventricular
III. Mucopolissacaridoses	V. Crises neonatais
IV. Mucolipidoses	VI. Infecções
V. Doenças do ciclo da ureia	VII. Distúrbios metabólicos
VI. Doenças do metabolismo do cobre	VIII. Desnutrição
VII. Doenças mitocondriais	**3. Causas pós-natais**
VIII. Doenças peroxissomais	A. Traumatismos cranianos
C. Formação do SNC	B. Infecções
I. Defeitos do fechamento do tubo neural	C. Doenças desmielinizantes
II. Defeitos de formação cerebral	D. Doenças degenerativas
III. Defeitos de migração neuronal	E. Encefalopatias epilépticas
IV. Defeitos adquiridos	F. Tóxico-metabólicas
1. Porencefalia	G. Desnutrição
2. Hidrocefalia	H. Social
D. Influência ambiental	I. Desvantagem psicossocial
I. Desnutrição intrauterina	II. Criança vitimizada
II. Drogas, toxinas e teratógenos	III. Criança negligenciada
III. Doenças maternas	
IV. Irradiação	

até 14% dos casos.[22] No Brasil, duas grandes causas metabólicas responsáveis por DI estão presentes na triagem neonatal do teste do pezinho: fenilcetonúria e hipotireoidismo congênito.

Tratamento

Quanto maior a gravidade da DI, maior é a quantidade e, muitas vezes, arefratariedade, de transtornos neuropsiquiátricos, como epilepsia, déficit de atenção e hiperatividade, transtornos comportamentais, alterações do sono, distúrbios do movimento, autoagressão, ansiedade, depressão e psicose.[23]

O tratamento das crianças com DI divide-se em terapias de reabilitação e tratamento medicamentoso, para controle de sintomas e comorbidades. O processo de reabilitação ou de habilitação da criança ou do adolescente com deficiência intelectual compreende um conjunto de atividades terapêuticas, tais como fisioterapia, terapia fonoaudiológica, psicoterapia, terapia cognitivo-comportamental e suporte psicopedagógico, que têm por objetivo fornecer o apoio para o alcance de uma maior autonomia, respeitando-se os limites impostos pela deficiência e favorecendo sua integração social.

TRANSTORNO ESPECÍFICO DA APRENDIZAGEM

O transtorno específico da aprendizagem é um transtorno do neurodesenvolvimento que impede a aprendizagem e/ou o uso de habilidades acadêmicas específicas (como a leitura, a escrita ou a matemática), as quais servem de base fundamental para o aprendizado acadêmico.[24] Deve-se preferir esse rótulo ao termo mais abrangente de dificuldade escolar, que pode ser secundária a outras adversidades, como problemas pedagógicos, A nova classificação do DSM-V tornou o transtorno específico da aprendizagem um grande grupo unificado, pois é nítida a continuidade entre os transtornos da leitura, soletração, expressão escrita e funções relacionadas à matemática.

Apesar da dificuldade de conceituar precisamente o processo da aprendizagem, em todas as explicações propostas por diversos autores encontra-se implícita uma relação bilateral, tanto da pessoa que ensina como da que aprende, podendo assim definir "aprendizagem" como um processo evolutivo e constante, que implica uma sequência de modificações observáveis e reais no comportamento do indivíduo e do meio que o rodeia, em que esse processo se traduz pelo aparecimento de formas realmente novas, compromissadas com o comportamento.[25]

Epidemiologia

O número de indivíduos identificados como portadores de alguma dificuldade de aprendizado é extremamente variável e depende de fatores como: o conceito utilizado, a classificação adotada, o critério avaliativo e também das características do próprio indivíduo e do sistema de ensino no qual está inserido, podendo atingir até 20% da população em idade escolar em países desenvolvidos, nos quais apenas 7% teriam algum tipo de transtorno do aprendizado.[25] No Brasil a dificuldade escolar atinge cifras assustadoras, mesmo com as tentativas governamentais equivocadas de minimizar essa situação (como o sistema de aprovação automática), atingindo de 30 a 40% das crianças que frequentam o ensino fundamental.[26]

Caracterização Clínica

O transtorno específico da aprendizagem compreende transtornos que devem apresentar quatro critérios essenciais e que podem ser especificados de acordo com a dificuldade apresentada, isto é, com prejuízo na leitura, na expressão escrita e/ou na matemática.[1]

1. Dificuldade persistente para aprender habilidade(s) acadêmica(s) fundamental(is), conforme indicado pela presença de ao menos um dos sintomas a seguir, e que persista por pelo menos 6 meses, apesar da provisão de intervenções dirigidas a essas dificuldades:

    a. Leitura de palavras de maneira imprecisa ou lenta e com esforço;

    b. Dificuldade para compreender o sentido do que é lido;

    c. Dificuldade para ortografar;

    d. Dificuldade com a expressão escrita;

    e. Dificuldade para dominar o senso numérico, fatos numéricos ou cálculo;

    f. Dificuldade no raciocínio;

2. O desempenho do indivíduo nessas habilidades escolares afetadas está abaixo da média para a idade;

3. Devem estar presentes desde os primeiros anos escolares (em algumas crianças podem não se manifestar plenamente até anos escolares mais tardios, período em que as demandas de aprendizagem aumentam e excedem as capacidades individuais limitadas);

4. O transtorno de aprendizagem não pode estar associado a: DI, atraso global do desenvolvimento, deficiências auditivas ou visuais e não pode ser atribuído a outro transtorno neurológico, como sequela de acidente vascular cerebral ou adversidade psicossocial, falta de proficiência na língua de instrução, ensino inadequado.

A principal mudança que o DSM-5 apresenta, em relação à classificação anterior, é uma mudança de visão quanto ao diagnóstico dos transtornos de aprendizagem (TA): a ênfase deixa de ser a discrepância da habilidade de leitura, escrita ou matemática em relação ao QI e passa para o desempenho inadequado da habilidade de acordo com testes padronizados para sexo, idade, escolaridade ou grupos culturais ou linguísticos. O maior problema que tal mudança traz para países como o Brasil diz respeito à falta desses testes padronizados, que sirvam para as diferentes regiões do país, o que poderia tornar difícil um diagnóstico de TA de maneira correta.[27] Outra importante dificuldade à grande parte da população brasileira é o acesso limitado às terapias de intervenção dirigidas, tornando-se, especialmente na população de baixa renda, um grande viés.

O reconhecimento dos TA costuma ocorrer durante o ensino fundamental, quando as crianças precisam aprender as habilidades acadêmicas básicas. Entretanto, sinais precoces de um TA podem estar presentes ainda na pré-escola, quando a criança não for capaz de aprender o nome das letras, contar objetos ou fazer rimas.[28]

A expressão "insucesso acadêmico inesperado" é frequentemente citada como uma característica desses indivíduos afetados por algum TA. Podem, ainda, ocorrer em indivíduos identificados como intelectualmente "talentosos". Eles podem conseguir manter um funcionamento acadêmico aparentemente adequado mediante o uso de estratégias compensatórias, esforço maior ou apoio, até que as exigências de aprendizagem ou dos métodos de avaliação, como testes cronometrados, imponham barreiras à sua aprendizagem ou à realização de tarefas exigidas.[1]

Com Prejuízo na Leitura

Leitura, o processo pelo qual ocorre o reconhecimento das palavras (decodificação) e compreensão daquilo que se decodifica, é uma habilidade complexa e lentamente adquirida que requer a integração de várias funções superiores, tais como a visão, linguagem, cognição, memória e atenção. A primeira descrição de um TA com prejuízo na leitura foi realizada em 1896 por Pringle Morgan,[29] que descreveu um jovem de 14 anos que, apesar de inteligente, tinha uma incapacidade quase absoluta em relação à linguagem escrita, designando-a na ocasião como "cegueira verbal". Após sua descrição inicial, em 1968, a Federação Mundial de Neurologia utilizou pela primeira vez a expressão "dislexia do desenvolvimento", definindo-a como um transtorno que se manifesta por dificuldades na aprendizagem da leitura, apesar de as crianças serem ensinadas com métodos convencionais e oportunidades socioculturais adequadas.[30]

Indivíduos com TA com prejuízo no leitura apresentam uma dificuldade importante em adquirir habilidades de leitura básica, como precisão na leitura das palavras, velocidade e/ou fluência da leitura e compreensão da leitura realizada.[1] Dislexia é frequentemente utilizada como sinônimo de dificuldade em leitura por ser o protótipo desse transtorno. Entretanto, apresenta-se como uma dificuldade em decodificar o texto (reconhecimento preciso e fluente das palavras), com dificuldades concomitantes em decodificação fonológica (correlação fonema-som) e de ortografia (por exemplo estrefossimbolia, conhecida como escrita em espelho).

Epidemiologia

Os TA com prejuízo na leitura ocorrem em todas as classes sociais e sua prevalência é muito variável, com extremos entre 5 a 17,5%,[31] amplitude esta provavelmente resultante de conceitos diversos e critérios adotados, e não pelo comportamento biológico. As diferenças entre a prevalência devem-se, em parte, às diferentes ortografias. Em línguas mais "transparentes", isto é, em que a correspondência grafema-fonema é mais regular, como italiano e finlandês, são cometidos menos erros. Nas línguas "opacas", em que existem muitas irregularidades nessa correspondência, como a língua inglesa, o número de erros é maior. O português é uma língua "semitransparente".[32] No Brasil, em um estudo realizado no Rio Grande do Sul, encontrou-se uma prevalência de 12,3% entre escolares do ensino fundamental.[33] Os transtornos referentes à leitura são mais frequentes em meninos, com razão de 3:1, mas provavelmente seja uma falsa prevalência secundária à maior associação de outros transtornos como o TDAH[34] nessa população, fazendo com que estes procurem auxílio com maior frequência.

Etiologia

Há diversas teorias para tentar explicar o porquê de um dado indivíduo ser incapaz de ler. Dentre essas, a mais aceita é a teoria fonológica. Esse déficit fonológico dificulta a discriminação e o processamento dos sons da linguagem, a consciência de que a linguagem é formada por palavras, as palavras por sílabas, sílabas por fonemas, e o conhecimento de que os caracteres do alfabeto são a representação gráfica desses fonemas.[35] Como visto no início do capítulo, durante a leitura, o cérebro ativa três áreas-chave no hemisfério esquerdo:

- **O giro frontal inferior:** responsável pelo processamento da articulação e vocalização das palavras (início da análise dos fonemas). A subvocalização ajuda a leitura, fornecendo um modelo oral das palavras. Esta zona fica muito ativa nos indivíduos disléxicos;
- **Região temporoparietal:** local onde é realizada uma parte da análise das palavras. Ocorrem o processamento visual da forma das letras, a correspondência grafo-fonêmica, a segmentação e fusão silábica e fonêmica. Essa leitura analítica processa-se lentamente e é a via utilizada pelos leitores disléxicos;
- **Região occipitotemporal:** local do processamento visual das palavras, onde se realiza a leitura rápida e automática da palavra. É o local onde fica

armazenado o "modelo neurológico da palavra". Esse "modelo" contém a informação relevante sobre cada palavra, integrando a ortografia com a pronúncia e o significado. Quanto mais automática e veloz é a ativação dessa área, mais eficiente é o processo de leitura.

Os indivíduos com dificuldade em leitura apresentam um disrupção desse sistema, o que dificulta o processamento fonológico e o consequente acesso ao sistema de análise das palavras e ao sistema de leitura automática. Para compensar essa dificuldade, utilizam mais intensamente a área da linguagem oral (região frontal inferior) e as áreas temporoparietais, que ajudam a fornecer pistas visuais.

Assim como nos demais transtornos do neurodesenvolvimento, o TA com prejuízo na leitura tem etiologia multifatorial, envolvendo múltiplos genes e provavelmente fatores ambientais. Desde o início do século XX, estudos observacionais demonstravam o maior risco de recorrência dentro da mesma família[36] e estudos em gêmeos e crianças adotadas mostraram que o agrupamento familiar apresenta em comum mais fatores genéticos que ambientais.[37] Estima-se que a hereditariedade seja de 40 a 60%, com amplo espectro fenotípico,[38,39] e diretamente relacionada com o nível educacional dos pais.[40]

Há seis genes fortemente candidatos à dislexia: *DYX1C1* (15q21), *DCDC2* e *KIAA0319* (6p21), *C2Orf3* e *MRPL19* (2p16-p15) e *ROBO1* (3p12-q12). Todos, com exceção dos localizados no cromossomo 2, têm participação no processo de migração neuronal e orientação axonal de maneira corregulatória,[41] o que corrobora os achados de IRM funcional mostrando uma interrupção nas bases neurais envolvendo os processos fonológicos e ortográficos,[42] bem como os achados iniciais em estudos *post-mortem* revelando ectopias e displasias neuronais nesses indivíduos.[43]

Apresentação Clínica

A apresentação clínica depende da idade da criança, bem como de sua habilidade em compensar a dificuldade em leitura (que será tanto maior quanto maior for a inteligência do indivíduo). O diagnóstico precoce é importante para um melhor prognóstico; 75% das crianças com baixa habilidade em leitura na terceira série irão permanecer com o déficit até o ensino médio e além.[44]

Embora o reconhecimento e o diagnóstico das crianças com prejuízo na leitura costumem ocorrer durante o ensino fundamental, sinais precoces podem identificar a criança de risco ainda na idade pré-escolar, conforme a **Tabela 42.3**.

Com Prejuízo na Expressão Escrita

Juntamente com a leitura, expressar-se corretamente por meio da escrita é um marco essencial para uma maior facilidade e, consequentemente, recompensa na vida adulta e, por isso, a proficiência na expressão escrita pode ser considerada o sucesso educacional de uma criança. Prejuízos acadêmicos na expressão escrita frequentemente são acompanhados por

Tabela 42.3. Sinais presentes em crianças com transtornos específicos do aprendizado[1,35]

Pré-escolares
Falta de interesse em jogos com sons da língua (p. ex., repetições e rimas)
Dificuldades em aprender cantigas infantis com rimas como "atirei o pau no gato" e "ciranda cirandinha"
Persistir com a pronúncia de palavras erradas (falar como bebês)
Dificuldade em aprender e lembrar nomes de letras
Não saber reconhecer as letras do próprio nome

Jardim de infância e primeiros anos de alfabetização
Incapacidade em reconhecer e escrever as letras
Não reconhecer ou escrever o próprio nome
Dificuldade em quebrar a palavra em sílabas (p. ex., quarto separado em quarto)
Inabilidade de aprender a associação da letra com seu som equivalente
Dificuldade em reconhecer fonemas semelhantes (p. ex., qual, em um conjunto de palavras - carro, bolo, gato, inicia com o mesmo som de "casa")
Queixas de quão difícil é ler, ou esconde-se e inventa desculpas na hora de ler
História familiar positiva para dificuldade em ler

Ensino fundamental
Dificuldade em decodificar as palavras com fluência, ortografar ou compreender fatos matemáticos
Leitura em voz alta lenta, imprecisa e trabalhosa
Dificuldade em compreender a magnitude que um número falado ou escrito representa
Dificuldade em ler palavras monossilábicas (p. ex., cão e pó)
Dificuldade para colocar letras e números em sequência
Dificuldade para lembrar fatos numéricos ou operações matemáticas
Má pronúncia ou omissão de parte de palavras (p. ex., "convido" em vez de "convidado" e "aminal" em vez de "animal"), bem como confundir palavras com sons semelhantes (p. ex., "combustível" com "comestível")
Dificuldade em recordar datas, nomes e números de telefone
Deixar parte das avaliações em branco sob o pretexto de que "não deu tempo"
Letra ilegível
Não compreensão do que foi lido

déficits na leitura e, de fato, ainda permanece incerto se há esta desordem de maneira isolada.

A habilidade em saber escrever de acordo com a idade é necessária para todo o processo acadêmico. O primeiro passo em expressão escrita é o rabisco, que emerge no segundo ano de vida, quando a criança desenvolve a preensão em pinça fina. Com o avançar da idade, inicia com traços verticais (2 anos), traços horizontais (2,5 anos) e círculos rudimentares com 3 anos. Imitação e cópia tipicamente iniciam aos 4 anos, com a capacidade de copiar uma cruz, um quadrado aos 5 anos e um triângulo até o sexto ano completo.[45] Antes de a criança estar habilitada para a escrita convencional, elas tentam agregar significado por meio de rabiscos ou formas arranjadas linearmente. Essa "escrita" rudimentar serve como função simbólica, isto é, que sequências de símbolos representam uma unidade linguística.[46] No Brasil, o sistema educacional da escrita geralmente se inicia pela escrita em letra bastão e, posteriormente, em letra cursiva e torna-se automática entre 8 e 9 anos de idade, com velocidade máxima aproximadamente aos 15 anos.[47]

O transtorno da expressão escrita é associado ao comprometimento da escrita à mão, da codificação ortográfica

(memorizar palavras escritas e processar as letras nelas) e do sequenciamento digital. Esse tripé contribui para o *loop* ortográfico, isto é, a palavra previamente memorizada é "conectada" com o movimento sequencial dos dedos para a saída através da mão com concomitante *feedback* pelos olhos, sendo provável que esse mesmo *loop* esteja comprometido e interfira na composição da fluência.[48]

Devido à grande associação de TA com prejuízo na expressão escrita a outros transtornos do aprendizado, predizer com certeza a prevalência da disgrafia é difícil, mas estima-se que seja entre 5 e 27%, dependendo da idade, dos critérios de seleção e dos instrumentos de avaliação utilizados.[49]

Com Prejuízo na Matemática

A matemática é quase tão antiga quanto a humanidade e, ao contrário de ler e escrever, que precisam ser ensinadas, temos uma propensão inata em adquirir habilidades matemáticas (p. ex., contar, somar, comparar e compreender quantidades) mesmo sem instrução formal.[50] Seu conhecimento é de primordial importância para um funcionamento no dia a dia, permitindo a compreensão de conceitos numéricos e a realização de cálculos. Organizar nosso tempo, recursos monetários, ler um calendário, localizar um endereço e até mesmo seguir uma simples receita são exemplos do quanto dependentes somos da matemática e, mesmo assim, sua incapacidade de aprendizado não recebe a mesma atenção que os demais transtornos do aprendizado.[51] Uma falta de sucesso em aprender matemática está relacionada a maior chance de um indivíduo não conseguir um emprego em tempo integral e, frequentemente, deixa como opção trabalhos manuais e de baixa remuneração.[52]

Epidemiologia e etiologia

O transtorno do aprendizado com prejuízo em matemática é prevalente em 3 a 13,8% das crianças. Há discordância se existe diferença entre os sexos, talvez com leve predomínio no sexo masculino.[53,54] Assim como nos demais transtornos do aprendizado, o prejuízo em matemática tende a ocorrer até dez vezes mais em membros de uma mesma família.[55] Embora a maior parte dos indivíduos apresente dificuldades maiores em senso numérico e em relembrar fatos matemáticos, essas crianças podem apresentar uma grande combinação de sintomas relacionados:[56,57]

1. Senso numérico: refere-se à capacidade de realizar uma representação mental de quantidade, isto é, fazer a transcendência do concreto para o abstrato. É normalmente a primeira habilidade matemática que falha em se desenvolver nesses indivíduos e pode ser representada por:
   a. Dificuldade em estimar e julgar magnitude;
   b. Dificuldade em compreender os princípios da comutatividade (a ordem dos fatores não altera o produto) em problemas matemáticos, os quais são importantes para organizar os tipos de operações de grupos de acordo com a propriedade comutativa ou não (p. ex., adição e multiplicação são comutativas, enquanto subtração e divisão não são);
   c. Inabilidade em representar um número em mais de uma maneira;
   d. Inabilidade em reconhecer resultados insensatos em cálculos;
   e. Atraso em progredir do contar dedos para contar verbalmente, o que geralmente ocorre na transição do primeiro para o segundo ano de ensino;

2. Relembrar fatos matemáticos: estes referem-se às operações matemáticas básicas que tipicamente são utilizadas de maneira automática em problemas mais complexos e frequentemente está associada à dificuldade no senso numérico. Relembrar esses fatos pode ser um foco específico para intervenção e instrução.

3. Habilidade em compreender problemas apresentados em textos: as funções matemáticas dependem da linguagem e da habilidade da criança em compreender as palavras associadas com as funções matemáticas e as palavras contidas nos problemas.

Como os transtornos do aprendizado tendem a coexistir (17 a 43% apresentam dificuldade em matemática e leitura concomitantemente),[58] crianças com transtornos na leitura podem apresentar uma dificuldade ainda maior.

4. Habilidades visuoespacial e organizacional: crianças com transtornos na matemática podem apresentar dificuldade em organizar os problemas nas páginas. Elas podem copiar os números de maneira incorreta, ilegível, desalinhados, em espelho, trocar dígitos em números envolvendo multidígitos, "pular" linhas ou colunas durante cálculos, começar o cálculo em local inadequado ou não reconhecer símbolos das operações.

5. Apresentam grande dificuldade em planejar e organizar como resolver os problemas, bem como em verificar o resultado encontrado.

Estudos realizados em indivíduos com discalculia (termo até então utilizado para identificar indivíduos com um padrão de dificuldades caracterizado por problemas no processamento de informações numéricas, aprendizagem de fatos aritméticos e realização de cálculos precisos ou fluentes[1]) mostram uma organização atípica, bem como uma diminuição volumétrica da substância cinzenta no sulco intraparietal direito,[59,60] enquanto estudos de IRM funcional apontam o envolvimento dos giros parietais superiores bilateralmente, e giro fusiforme, para-hipocampal e córtex temporal anterior direito.[61] Crianças com transtorno no aprendizado da matemática apresentam uma ativação atípica do sulco intraparietal em tarefas que envolvam o uso simbólico dos números (algarismos arábicos) ou não simbólicos (grupo de objetos, isto é, a apresentação concreta do número), sugerindo que talvez a origem do déficit não esteja somente em recuperar a magnitude representada pelo algarismo arábico, mas que a representação numérica por si só possa estar comprometida.[62]

Diagnósticos Diferenciais e Comórbidos aos Transtornos do Aprendizado

Baixo rendimento escolar pode advir de uma gama de transtornos e inclui deficiência visual ou auditiva, DI, transtornos genéticos, neurológicos ou psiquiátricos, privação ou negligência psicossocial, absenteísmo escolar excessivo e instrução acadêmica insatisfatória.[1] A síndrome de Gerstmann, composta pela tétrade disgrafia, discalculia, agnosia digital e desorientação direita-esquerda, pode estar associada a crianças com transtorno do aprendizado (síndrome de Gerstmann do desenvolvimento)[63] ou, mais frequentemente, a lesões isquêmicas envolvendo a artéria cerebral posterior esquerda.[64]

Embora seja particularmente difícil determinar quando uma condição é de fato um sintoma de outra – casualidade *versus* correlação –, há diversas condições comórbidas aos transtornos do aprendizado, como a síndrome de Tourette,[65] esquizofrenia,[66] epilepsia[67] e, especialmente, o TDAH.[68]

Tratamento

A gravidade do transtorno do aprendizado é provavelmente o maior preditor do prognóstico no funcionamento adaptativo na vida adulta,[69] o qual frequentemente reflete na obtenção de subempregos e consequentemente em uma baixa renda.[70] Indivíduos com transtornos do aprendizado são capazes de aprender estratégias para compensar, em parte, suas dificuldades, e quanto mais cedo obtêm ajuda, maior a chance de obterem sucesso na escola e na vida adulta.

Após o diagnóstico do transtorno do aprendizado, cabe ao médico assistente basicamente instituir tratamento adequado para transtornos clínicos ou psiquiátricos que possam estar associados e orientar a importância das intervenções terapêuticas apropriadas e de acordo com as necessidades da criança. Devemos ainda instruir, apoiar e oferecer orientações (**Tabela 42.4**) que possam ajudar a criança e sua família, além de educação especializada.[71,72]

TÓPICOS IMPORTANTES

- A deficiência intelectual é uma condição que leva a limitações significativas, tanto no funcionamento intelectual quanto no comportamento adaptativo, social e de habilidades práticas. Essa deficiência deve estar presente antes dos 18 anos de idade.
- A DI é classificada em quatro graus de gravidade: leve, moderada, grave e profunda.
- Quanto maior a gravidade da DI, maior é a quantidade e, muitas vezes, a refratariedade, de transtornos neuropsiquiátricos, como epilepsia, déficit de atenção e hiperatividade, transtornos comportamentais, alterações do sono, distúrbios do movimento, autoagressão, ansiedade, depressão e psicose.
- O transtorno específico da aprendizagem é um transtorno do neurodesenvolvimento que impede a aprendizagem e/ou o uso de habilidades acadêmicas específicas (como a leitura, a escrita ou a matemática), as quais servem de base fundamental para o aprendizado acadêmico.
- A gravidade do transtorno do aprendizado é provavelmente o maior preditor do prognóstico no funcionamento adaptativo na vida adulta, o qual frequentemente reflete na obtenção de subempregos e consequentemente em uma baixa renda.
- Indivíduos com transtornos do aprendizado são capazes de aprender estratégias para compensar, em parte, suas dificuldades, e quanto mais cedo obtêm ajuda, maior a chance de obterem sucesso na escola e na vida adulta.

Tabela 42.4. Orientações à escola para crianças com transtorno do aprendizado.

Realizar as provas em sala separada, silenciosa e adequada;
Oferecer tempo adicional para a realização de provas e atividades, pois os indivíduos disléxicos processam as informações de modo mais lento;
Fazer a leitura da prova para o aluno, questão por questão, e esclarecer dúvidas;
Verificar se o aluno entendeu o que foi perguntado nas questões;
Solicitar ao aluno que explique oralmente aquilo que escreveu;
Realizar provas orais sempre que o aluno não for capaz de escrever as respostas e para se certificar de que assimilou o conteúdo pedagógico;
Fazer avaliações que contenham múltiplos formatos, tais como: questões objetivas, dissertativas, de múltipla escolha ou com espaços a completar. Podem ser realizadas individualmente ou em grupo, com ou sem consulta;
Permitir ao aluno o uso de tabuada impressa, calculadora, tabelas, fórmulas e dicionário, sempre que necessário;
Utilizar metodologia de ensino que priorize o exemplo, a atividade prática e a aplicação do conteúdo;
Não descontar pontos da nota final em função de erros relacionados à disfunção;
Não corrigir provas ou trabalhos com a cor vermelha;
Facilitar a inclusão do aluno em atividades e trabalhos em grupo;
Não expor o aluno a situações em que ele tenha que ler em público ou a qualquer constrangimento;
Não corrigir sistematicamente erros de fala, principalmente na presença de outras pessoas;
Trabalhar em conjunto com os profissionais que atendem o aluno;
Utilizar recursos multimídia;
Cobrar dos pais o cumprimento dos encaminhamentos mencionados no relatório.

REFERÊNCIAS BIBLIOGRÁFICAS

1. American Psychiatric A. Manual Diagnóstico e Estatístico de Transtornos Mentais: DSM-5. 5 ed. Porto Alegre: Artmed, 2014. pp.31-86.

2. Carulla LS, Reed GM, Vaez-Azizi LM, Cooper S-A, Leal R, Bertelli M, et al. Intellectual developmental disorders: towards a new name, definition and framework for "mental retardation/intellectual disability" in ICD-11. World Psychiatry. 2011;10(3):175-80.

3. Maulik PK, Mascarenhas MN, Mathers CD, Dua T, Saxena S. Prevalence of intellectual disability: A meta-analysis of population-based studies. Research in Developmental Disabilities. 2011;32(2):419-36.

4. Censo 2010. IBGE- Instituto Brasileiro de Geografia e Estatística, 2011.

5. American Association on I, Developmental D. Intellectual disability: definition, classification and systems of supports. 11 ed: American Association on Intellectual and Developmental Disabilities, 2010.

6. Menkes JH, Sarnat HB, Maria BL. Child Neurology. 7th ed. Lippincott Williams & Wilkins: 2006.

7. Ropers HH. Genetics of early onset cognitive impairment. Annual Review of Genomics and Human Genetics. 2010;11(1):161-87.

8. van Karnebeek CDM, Jansweijer MCE, Leenders AGE, Offringa M, Hennekam RCM. Diagnostic investigations in individuals with mental retardation: a systematic literature review of their usefulness. European Journal of Human Genetics. 2005;13(1):6-25.

9. Demaerel P, Kingsley DP, Kendall BE. Isolated neurodevelopmental delay in childhood: clinicoradiological correlation in 170 patients. Pediatric Radiology. 1993;23(1):29-33.

10. Kjos BO, Umansky R, Barkovich AJ. Brain MR imaging in children with developmental retardation of unknown cause: results in 76 cases. AJNR Am J Neuroradiol. 1990;11(5):1035-40.

11. Shevell MI, Majnemer A, Rosenbaum P, Abrahamowicz M. Etiologic yield of subspecialists' evaluation of young children with global developmental delay. The Journal of Pediatrics. 2000;136(5):593-8.

12. Soto-Ares G, Joyes B, Lemaître M-P, Vallée L, Pruvo J-P. MRI in children with mental retardation. Pediatric Radiology. 2003;33(5):334-45.

13. Schreppers-Tijdink GA, Curfs LM, Wiegers A, Kleczkowska A, Fryns JP. A systematic cytogenetic study of a population of 1170 mentally retarded and/or behaviourly disturbed patients including fragile X-screening. The Hondsberg experience. J Genet Hum. 1988;36(5):425-46.

14. Shevell MI, Ashwal S, Donley D, Flint J, Gingold M, Hirtz D, et al. Practice parameter: Evaluation of the child with global developmental delay Report of the Quality Standards Subcommittee of the American Academy of Neurology and The Practice Committee of the Child Neurology Society. Neurology. 2003;60(3):367-80.

15. Crawford DC, Acuña JM, Sherman SL. FMR1 and the fragile X syndrome: human genome epidemiology review. Genet Med. 2001;3(5):359-71.

16. Curry CJ, Stevenson RE, Aughton D, Byrne J, Carey JC, Cassidy S, et al. Evaluation of mental retardation: recommendations of a Consensus Conference: American College of Medical Genetics. Am J Med Genet. 1997;72(4):468-77.

17. Battaglia A, Carey JC. Diagnostic evaluation of developmental delay/mental retardation: An overview. Am J Med Genet C Semin Med Genet. 2003;117C(1):3-14.

18. Moeschler JB. Clinical Genetic Evaluation of the Child With Mental Retardation or Developmental Delays. Pediatrics. 2006;117(6):2304-16.

19. Miller DT, Adam MP, Aradhya S, Biesecker LG, Brothman AR, Carter NP, et al. Consensus statement: chromosomal microarray is a first-tier clinical diagnostic test for individuals with developmental disabilities or congenital anomalies. The American Journal of Human Genetics. 2010;86(5):749-64.

20. de Ligt J, Willemsen MH, van Bon BWM, Kleefstra T, Yntema HG, Kroes T, et al. Diagnostic exome sequencing in persons with severe intellectual disability. New England Journal of Medicine. 2012;367(20):1921-9.

21. de Vries BBA, Pfundt R, Leisink M, Koolen DA, Vissers LELM, Janssen IM, et al. Diagnostic genome profiling in mental retardation. The American Journal of Human Genetics. 2005;77(4):606-16.

22. Engbers HM, Berger R, van Hasselt P, de Koning T, de Sain-van der Velden MGM, Kroes HY, et al. Yield of additional metabolic studies in neurodevelopmental disorders. Annals of Neurology. 2008;64(2):212-7.

23. Bjelogrlic-Laakso N, Aaltonen S, Dorn T, Arvio M. Need for special units for the management of neuropsychiatric disorders in people with intellectual disabilities. Acta Psychiatrica Scandinavica. 2014;130(2):77-9.

24. Scanlon D. Specific learning disability and its newest definition: which is comprehensive? and which is insufficient? Journal of Learning Disabilities. 2013;46(1):26-33.

25. Ciasca SM, Grupo de Pesquisa Cnpq: neurodesenvolvimento eea. Distúrbios de aprendizagem: proposta de avaliação interdisciplinar. São Paulo: Casa do Psicólogo; 2003 2003.

26. Lima RF, Mello RJL, Massoni I, Ciasca SM. Dificuldades de aprendizagem: queixas escolares e diagnósticos em um serviço de neurologia infantil. Rev Neurociências. 2006;14(4):185-90.

27. Dorneles BV, Corso LV, Costa AC, Pisacco NMT, Sperafico YLS, Rohde LAP. Impacto do DSM-5 no diagnóstico de transtornos de aprendizagem em crianças e adolescentes com TDAH: um estudo de prevalência. Psicologia: Reflexão e Crítica. 2014;27(4):759-67.

28. Grizzle KL, Simms MD. Early language development and language learning disabilities. Pediatrics in Review. 2005;26(8):274-83.

29. Morgan WP. A case of congenital word blindness. British Medical Journal. 1896;2(1871):1378.

30. Nicolson RI, Fawcett AJ, Dean P. Developmental dyslexia: the cerebellar deficit hypothesis. Trends in Neurosciences. 2001;24(9):508-11.

31. Shaywitz SE, Morris R, Shaywitz BA. The education of dyslexic children from childhood to young adulthood. Annual Review of Psychology. 2008;59(1):451-75.

32. Goswami U. Phonology, reading development, and dyslexia: A cross-linguistic perspective. Annals of Dyslexia. 2002;52(1):139-63.

33. Gutierrez L, Tomasi E, editors. Prevalência de dislexia e fatores associados em escolares do 1º ao 4º anos. 2011: Servicio de Publicaciones.

34. Willcutt EG, Pennington BF. Psychiatric comorbidity in children and adolescents with reading disability. J Child Psychol Psychiatry. 2000;41(8):1039-48.

35. Shaywitz SE. Overcoming dyslexia: a new and complete science-based program for reading problems at any level. New York: A.A. Knopf: Distributed by Random House, 2003.

36. Peterson RL, Pennington BF. Developmental dyslexia. The Lancet. 2012;379(9830):1997-2007.

37. Gayán J, Olson RK. Genetic and environmental influences on orthographic and phonological skills in children with reading disabilities. Dev Neuropsychol. 2001;20(2):483-507.

38. Hsu L, Wijsman EM, Berninger VW, Thomson JB, Raskind WH. Familial aggregation of dyslexia phenotypes. II: paired correlated measures. Am J Med Genet. 2002;114(4):471-8.

39. Raskind WH, Hsu L, Berninger VW, Thomson JB, Wijsman EM. Familial aggregation of dyslexia phenotypes. Behav Genet. 2000;30(5):385-96.

40. Friend A, DeFries JC, Olson RK. Parental education moderates genetic influences on reading disability. Psychological Science. 2008;19(11):1124-30.

41. Kere J. Molecular genetics and molecular biology of dyslexia. Wiley Interdisciplinary Reviews: Cognitive Science. 2011;2(4):441-8.

42. Temple E, Poldrack RA, Salidis J, Deutsch GK, Tallal P, Merzenich MM, et al. Disrupted neural responses to phonological and orthographic processing in dyslexic children: an fMRI study. Neuroreport. 2001;12(2):299-307.

43. Galaburda AM, Kemper TL. Cytoarchitectonic abnormalities in developmental dyslexia: A case study. Annals of Neurology. 1979;6(2):94-100.

44. Francis DJ, Shaywitz SE, Stuebing KK, Shaywitz BA, Fletcher JM. Developmental lag versus deficit models of reading disability: A longitudinal, individual growth curves analysis. Journal of Educational Psychology. 1996;88(1):3-17.

45. Gesell A. A criança do 0 aos 5 anos. 6 ed. São Paulo: Martins Fontes, 2003. 498p.

46. Van Hoorn JF, Maathuis CGB, Hadders-Algra M. Neural correlates of paediatric dysgraphia. Developmental Medicine & Child Neurology. 2013;55:65-8.

47. Feder KP, Majnemer A. Handwriting development, competency, and intervention. Developmental Medicine & Child Neurology. 2007;49(4):312-7.

48. Berninger VW, O'Malley May M. Evidence-based diagnosis and treatment for specific learning disabilities involving impairments in written and/or oral language. Journal of Learning Disabilities. 2011;44(2):167-83.

49. Van Hartingsveldt MJ, De Groot IJM, Aarts PBM, Nijhuis-Van Der Sanden MWG. Standardized tests of handwriting readiness: a systematic review of the literature: Review. Developmental Medicine & Child Neurology. 2011;53(6):506-15.

50. Ginsburg HP. Mathematics learning disabilities: a view from developmental psychology. Journal of Learning Disabilities. 1997;30(1):20-33.

51. Shalev RS. Developmental dyscalculia. Journal of Child Neurology. 2004;19(10):765-71.

52. Dowker A. Individual differences in arithmetic implications for psychology, neuroscience and education. Hove [U.K.]; New York: Psychology Press, 2005.

53. Barbaresi WJ, Katusic SK, Colligan RC, Weaver AL, Jacobsen SJ. Math learning disorder: incidence in a population-based birth cohort, 1976-82, Rochester, Minn. Ambul Pediatr. 2005;5(5):281-9.

54. Shalev RS, Auerbach J, Manor O, Gross-Tsur V. Developmental dyscalculia: prevalence and prognosis. European Child & Adolescent Psychiatry. 2000;9 Suppl 2:II58-64.

55. Geary DC. Mathematics and learning disabilities. Journal of Learning Disabilities. 2004;37(1):4-15.

56. Geary DC. Consequences, characteristics, and causes of mathematical learning disabilities and persistent low achievement in mathematics. J Dev Behav Pediatr. 2011;32(3):250-63.

57. Kronenberger WG, Dunn DW. Learning disorders. Neurol Clin. 2003;21(4):941-52.

58. Gregoire J, Desoete A. Mathematical disabilities - an underestimated topic? Journal of Psychoeducational Assessment. 2009;27(3):171-4.

59. Molko N, Cachia A, Rivière D, Mangin JF, Bruandet M, Le Bihan D, et al. Functional and structural alterations of the intraparietal sulcus in a developmental dyscalculia of genetic origin. Neuron. 2003;40(4):847-58.

60. Rotzer S, Kucian K, Martin E, von Aster M, Klaver P, Loenneker T. Optimized voxel-based morphometry in children with developmental dyscalculia. NeuroImage. 2008;39(1):417-22.

61. Rykhlevskaia E, Uddin LQ, Kondos L, Menon V. Neuroanatomical correlates of developmental dyscalculia: combined evidence from morphometry and tractography. Front Hum Neurosci. 2009;3:51.

62. Pediatric Neurology. Edinburgh; New York: Elsevier, 2013. 3p.

63. Suresh PA, Sebastian S. Developmental Gerstmann's syndrome: a distinct clinical entity of learning disabilities. Pediatric Neurology. 2000;22(4):267-78.

64. Caplan LR. Caplan's Stroke: a clinical approach. 4th ed. Philadelphia: Elsevier/Saunders, 2009. 656p.

65. Burd L, Freeman RD, Klug MG, Kerbeshian J. Tourette syndrome and learning disabilities. BMC Pediatrics. 2005;5(1):34.

66. Pickard BS, Malloy MP, Porteous DJ, Blackwood DHR, Muir WJ. Disruption of a brain transcription factor, NPAS3, is associated with schizophrenia and learning disability. American Journal of Medical Genetics Part B: Neuropsychiatric Genetics. 2005;136B(1):26-32.

67. Epilepsy in learning disability. In:Oxford Textbook of Epilepsy and Epileptic Seizures. Oxford, United Kingdom: Oxford University Press, 2013. 384p.

68. Semrud-Clikeman M, Biederman J, Sprich-Buckminster S, Lehman BK, Faraone SV, Norman D. Comorbidity between ADDH and learning disability: a review and report in a clinically referred sample. Journal of the American Academy of Child & Adolescent Psychiatry. 1992;31(3):439-48.

69. O'Brien G. Adult outcome of childhood learning disability. Dev Med Child Neurol. 2001;43(9):634-8.

70. Yamaki K, Fujiura GT. Employment and income status of adults with developmental disabilities living in the community. Mental Retardation. 2002;40(2):132-41.

71. Barga NK. Students with learning disabilities in education: managing a disability. Journal of Learning Disabilities. 1996;29(4):413-21.

72. Wiener J, Tardif CY. Social and emotional functioning of children with learning disabilities: does special education placement make a difference? Learning Disabilities Research and Practice. 2004;19(1):20-32.

Aspectos Fonoaudiológicos

43

Jacy Perissinoto
Clara Regina Brandão de Ávila

Palavras-chave: linguagem; adolescente; desenvolvimento de linguagem; leitura; escrita manual.

INTRODUÇÃO

No início da escolarização, queixas de dificuldade escolar, geralmente, se relacionam ao processo de alfabetização. Nos anos posteriores, já se espera que a criança, tendo dominado o princípio alfabético, utilize a leitura com compreensão para a obtenção crescente de conhecimento. Nessa etapa do aprendizado, se há queixas, elas geralmente se relacionam a déficits da interpretação de texto, disseminada por todas as disciplinas, com razoável prejuízo do rendimento escolar que se continua, por vezes, até a idade adulta, caso o problema não seja resolvido.

Dificuldades escolares podem aparecer quando estão presentes déficits sensoriais, cognitivos, neuromotores quanto distúrbios de ordem psicoafetiva. São secundárias a qualquer uma dessas condições. Mas, também podem ser definidas por questões ligadas à inadequação do método de ensino ou da escola. Tomada como um termo mais geral, a dificuldade escolar pode abrigar, previamente ao diagnóstico, certos transtornos do desenvolvimento, quando há fatores intrínsecos ao indivíduo a serem considerados – por exemplo, déficits do processamento fonológico[1] ou do processamento auditivo[2] ou mesmo de subsistemas da linguagem oral e de seu funcionamento. Assim, a dificuldade escolar, que na época da adolescência pode levar ao fracasso acadêmico e, mais facilmente, e em consequência, ao abandono da escola, pode ser secundária a outras alterações ou déficits, alguns dos quais estão presentes desde o nascimento. Além disso, geralmente concorre com o transtorno de desenvolvimento que somente na adolescência se manifesta como baixo rendimento escolar. Mesmo na adolescência, o diagnóstico diferencial entre dificuldades e transtornos deve ser sempre empreendido.

O DESENVOLVIMENTO DA LINGUAGEM COMO BASE DO APRENDIZADO

Bases neurocognitivas e linguísticas podem explicar o aprendizado da leitura e da escrita e seus desenvolvimentos para uso como ferramentas mediadoras da comunicação e conhecimento humanos. Todo esforço do aprendiz é inicialmente direcionado ao aprendizado do código alfabético. Quando alfabetizado, trata de empreender esforços para compreender e aprender conteúdos diversos com os quais aumenta seu vocabulário, amplia seu conhecimento, aprimora sua linguagem.

A literatura científica tem indicado de modo consensual certas habilidades para ler e escrever que são estimuladas pelo meio sociocultural e educacional, reguladas por funções executivas, e orquestradas pela inteligência, que estão fundamentadas no desenvolvimento da fala e da linguagem oral.[3,4] Todo o desenvolvimento da comunicação oral concorre para o aprendizado da leitura e da escrita e para o desenvolvimento linguístico e, sobretudo, cognitivo, que passa a acontecer a partir do aprendizado e domínio do código alfabético, quando a leitura promove novos conhecimentos e a escrita os expressa. Assim, na adolescência, a linguagem está altamente relacionada às habilidades cognitivas e linguísticas, de ampliação da atenção às próprias ações, à seleção de palavras e do autoconhecimento.[5]

Os processos metacognitivos e metalinguísticos estão associados à evolução no domínio lexical e morfossintático, ao longo da infância e dependem de flexibilidade cognitiva para refletir sobre expressões, considerar os contextos e estabelecer comparações.[6]

Na expressão oral, a extensão frasal e sua complexidade sintática estão associadas ao conhecimento de palavras (substantivos concretos e abstratos, verbos e modificadores), à construção de orações mais complexas e à estrutura interna do discurso.[7]

Na recepção oral de expressões figurativas e metafóricas, estudos apontam para a necessidade de amplo domínio semântico e sintático para a compreensão e destacam a influência de conhecimento, experiência de vida, educação formal e tipo de escola, bem como de fatores de proteção do desenvolvimento, como a escolaridade dos pais.[8,9]

Nippold, Allen, Kirsch (2000)[10] propuseram um modelo para a compreensão de expressões figurativas, como provérbios. Os autores consideraram que as informações sobre as características e os significados das palavras envolvidas (eixo *bottom-up*) são associados dinamicamente ao contexto linguístico em que ocorrem o provérbio, a informação pragmática sobre sua situação e a intenção do falante ao utilizá-lo (eixo *top-down*).

As habilidades de compreensão e uso de expressões com ambiguidade lexical e sintática, linguagem figurada, metáforas, provérbios, uso jocoso de expressões em contextos distintos têm início nos anos pré-escolares e evoluem até a idade adulta, incluindo a habilidade de explicar o significado das expressões metafóricas.[11,12]

Os resultados de estudos sobre a linguagem oral na adolescência apontam para fatores de risco e para consequências. Estudos apontam que a maioria das crianças consideradas com atraso de linguagem no jardim da infância continuou a apresentar dificuldades na linguagem oral durante a adolescência, principalmente quando apresentaram um quadro de baixo desenvolvimento cognitivo.[7,13,14]

Por outro lado, Araújo, Perissinoto (2004)[8] alertam para o impacto na inclusão social do adolescente que apresenta inabilidades de linguagem à medida pode se tornar inábil em processar informações, falhar na escolarização formal, no processamento de informações e, posteriormente, no aprofundamento de conhecimentos necessários para a atividade laboral.

Leitura e Escrita

Diferentes demandas de leitura e escrita são impostas ao longo da escolarização. Ao final do Fundamental I espera-se que a fluência leitora e maior adensamento vocabular tenham sido alcançados, assim como a compreensão de textos simples, narrativos e expositivos. Da mesma maneira, a escrita ortográfica deve ser alcançada (palavras de escrita regular e alta familiaridade), bem como a produção de textos, também simples, porém coesos de diferentes gêneros. A partir do Fundamental II, com o crescimento e as modificações hormonais, observa-se o desenvolvimento rápido de funções executivas, com a possibilidade sempre crescente de realização de tarefas cognitivas e psicolinguísticas sempre a exigirem maior capacidade de abstração, de raciocínio dedutivo e de definição de estratégias para a solução de problemas (Moura, 2014) .

Na adolescência, observam-se, quanto ao aspecto biofisiológico do desenvolvimento, transformações e reorganizações cerebrais estruturais associadas a mudanças próprias da puberdade (marca da maturação neurobiológica): alterações hormonais acompanham modificações das densidades e proporção substância cinzenta/branca nas regiões temporoparietal e frontal (Alexander, Fox, 2011; Moura, 2014) . As demandas neurocognitivas e psicolinguísticas para o aprendizado baseiam-se na premissa de que essas capacidades se desenvolvam com a adolescência. Além disso, estratégias autoimpostas de organização e a autorregulação da compreensão leitora também são observadas nessa etapa do desenvolvimento e altamente importantes para a demanda dos textos a que são expostos os adolescentes (Carvalho, Kida, Avila, 2014) .

Do ponto de vista metacognitivo, observam-se mudanças no processamento mental: respostas de empatia e construção de elaboração mental mais elaborada; o adolescente torna-se mais reflexivo, não somente pela maturação mas, também, pelo número de experiências prévias; observa-se o aumento da capacidade de abstração – quando se alcançam condições utilizar o pensamento hipotético-dedutivo (Piaget, 1964/1967) – e do repertório de estratégias de resolução de problemas, usadas com maior flexibilidade; desenvolve-se a habilidade de completar analogias, de decifrar ambiguidades, de lidar com a linguagem figurativa, com gírias (Nippold, 2007); o aumento da expertise conversacional (aumento do número de tópicos: criação de argumentos; fala sob a perspectiva do outro) e o reconhecimento da necessidade de adaptações, advindo do uso de estratégias metacognitivas e da capacidade pragmática. Com esta, melhora o automonitoramento do que é compreendido enquanto se lê ou do que é produzido por meio da escrita.

Queixas e evidências mais frequentes de dificuldades escolares na adolescência estão ligadas a dificuldades de interpretar e compreender o que é lido (e, por isso, a recorrente queixa "não lê e não gosta de ler") e à dificuldade para expressar por meio da escrita o que pensa ou sabe (acompanhada de escrita sem coesão e coerência).

Além disso, dificuldades em encontrar palavras, incluindo prejuízos na nomeação automática, problemas de compreensão auditiva, discrepâncias entre a compreensão auditiva e a expressão oral (alterações sintáticas e semânticas podem ser observadas), déficits de habilidades discursivas narrativas e prejuízos da memória verbal, também podem ser encontradas na subjacência das alterações de leitura e escrita que se manifestam na adolescência.

É evidente a necessidade de avaliar a compreensão leitora e as capacidades de escrita. Entretanto, não se deve deixar de lado a investigação das habilidades de decodificação e reconhecimento automático de palavras. Não é incomum encontrar, entre as dificuldades de compreensão, outras mais básicas relacionadas à velocidade e precisão de leitura, sobretudo quando esta não é praticada.

Importante lembrar que muitas das dificuldades de leitura e escrita podem estar associadas a alterações da linguagem ou podem decorrer delas. Mas é importante ressaltar que se existem alterações mais básicas de linguagem oral, elas não apareceram subitamente. Ao contrário, estão presentes desde o início do desenvolvimento (Rescorla, 2009) . E algumas delas (transtornos específicos) **são subclínicas**, mas, da mesma maneira, influenciarão diferentes áreas do desenvolvimento, sobretudo as relacionadas ao aprendizado e ao rendimento escolar. Nessa etapa do desenvolvimento, onde se manifestam primeiramente? No rendimento escolar.

Apesar de todas as associações encontradas entre dificuldades de aprendizado e reais déficits de habilidades cognitivas e linguísticas essenciais para o aprendizado escolar, não se pode deixar de pensar que novas possibilidades e desafios de aspectos sociais da vida do adolescente podem interferir no rendimento escolar. Na adolescência, a dificuldade de aprendizagem pode se configurar como um sintoma que reflete como o adolescente busca ajuda para compreender dificuldades pelas quais possa estar passando.[15] Estudos brasileiros (Borges, 2008; Moura, 2014) referem que, comumente nessa idade, é possível observar queda do rendimento escolar por diferentes fatores:

a) a necessidade de impor sua identidade e de ampliar os relacionamentos sociais, incluindo o desenvolvimento de maior autonomia e orientação na direção dos pares;

b) mudanças no contexto escolar e de expectativa e demanda educacional.

Em 2000, Svetaz, Ireland e Blum[16] alertavam para o fato de ser comum encontrar, nessa população de adolescentes com dificuldades ou transtornos de aprendizagem, a associação entre situações de extrema ansiedade e estresse e o risco de apresentarem desfechos menos felizes (tentativa de suicídio, envolvimento com violência). Os autores alertaram que esses adolescentes devem ser avaliados em seus aspectos sociais e emocionais, tanto quanto físicos e funcionais. Mesmo porque, muitas das dificuldades e alterações vêm de longa data, quando foram determinadas por alterações do funcionamento cognitivo ou de linguagem.

CONSIDERAÇÕES FINAIS

A adolescência é, portanto, uma fase do desenvolvimento que dá lugar a grandes modificações físicas, cognitivas, emocionais, sociais e educacionais. Expressivas modificações também têm lugar na linguagem e afetam, por sua vez, outras áreas cognitivas e sociais e por elas é afetada (Reed, 2012) .

Assim, nessa etapa do desenvolvimento, por um lado deve-se considerar o ambiente que circunda o adolescente, como a família e a escola, num contexto mais próximo e a sua inserção social, mais abrangente, na comunidade em que vive. Por outro lado, se consideram a constituição do adolescente, inclusive o funcionamento do sistema nervoso central, e sua especificidade para diferentes habilidades do comportamento humano. Como produto dessa interação, entre ambiente e pessoa, acontecem o desenvolvimento e o aprendizado.

No dinamismo do crescimento, o que se pode fazer? A resposta clínica é avaliar e intervir quando indicado. Do ponto de vista fonoaudiológico essa intervenção pode ser estabelecida em forma de:

a. Identificar estudantes com possíveis dificuldades de alfabetização que podem afetar sua participação em atividades de sala de aula pela leitura jamais lenta ou mal compreendida, ou ainda pela escrita que não se faz ortográfica;

b. Identificar situações que justifiquem a indicação para avaliação ou reavaliação;

c. Sugerir estratégias de avaliação dinâmica para identificar se diferenças de linguagem, ou de processamento de linguagem ou, ainda, um distúrbio ou transtorno podem ser a raiz dos desafios de aprendizado;

d. Trabalhar com professores de modo a monitorar o progresso de estudantes que apresentam dificuldades de aprendizado mas não necessitam de avaliações formais ou de encaminhamentos para intervenções;

e. Com ênfase na leitura, para estudantes mais velhos seria importante focalizar, por exemplo, o conhecimento da morfologia derivacional e de padrões ortográficos da irregularidade de palavras soletradas (o que inclui prefixos e sufixos de etimologia latina ou grega);

f. Estimular o conhecimento de diferentes gêneros e estruturas textuais e o reconhecimento da forma de organização global do texto de modo que o adolescente com dificuldade possa antecipar categorias de conteúdos e, simultaneamente, elaborar um esquema textual facilitador para a assimilação das informações;[17]

g. Estimulá-lo a conhecer e a reconhecer os diferentes propósitos do texto e a identificar a intenção do autor;

h. Estimulá-lo a planejar o tipo de leitura que vai empreender: desde a leitura de esquemas, a leitura para uma visão geral sobre o assunto, a leitura analítica para compreensão profunda, à leitura crítica com fins de interpretação do texto;

i. Auxiliá-lo a empregar estratégias efetivas de facilitação, como identificar e marcar pontos importantes do texto e escrever observações ao longo do texto.

REFERÊNCIAS BIBLIOGRÁFICAS

1. Carrol JM, Snowling MJ. Language and phonological skills in children at high risk of reading difficulties. J Child Psychol Psychiatry. 2004;45(3):631-40.

2. Simões MB, Schochat E. (Central) auditory processing disorders in individuals with and without dyslexia. Pró-Fono R Atual Cient. 2010;22(4):521-4.

3. Tonietto L, Wagner GP, Trentini CM, Sperb TM, Parente MAMP. Funções executivas, linguagem e intencionalidade. Paidéia. 2011;21(49):247-55.

4. Hulme C, Snowling MJ. The interface between spoken and written language: developmental disorders. Philos Trans R Soc B. 2014;(369):20120395.

5. Guerra NG, Williamson AA, Lucas-Molina B. Normal development: Infancy, childhood, and adolescence. In: Rey JM, editor. IACAPAP e-Textbook of Child and Adolescent Mental Health. Geneva: International Association for Child and Adolescent Psychiatry and Allied Professions, 2012.

6. Van Kleeck A. Metalinguistic skills: cutting across spoken and written language and problem solving abilities. In: Wallach G, Butler K, editors. Language learning disabilities in school-age children. Baltimore: Williams & Wilkins, 1984. pp.128-53.

7. Nippold MA, Mansfield TC, Billow JL. Tomblin JB. Syntactic development in adolescents with a history of language impairments: a follow-up investigation. Am J Speech Lang-Pathol. 2009;18(3):241-51.

8. Araújo AA, Perissinoto J. Desenvolvimento da linguagem na adolescência: competências semânticas, sintáticas e pragmáticas. Pró-Fono R Atual Cient. 2004;16:251-60.

9. Martins AS. A linguagem de adolescentes nascidos prematuros e com baixo peso [Tese]. São Paulo: Universidade Federal de São Paulo, 2013.

10. Nippold MA, Allen MM, Kirsch DI. How adolescents comprehension unfamiliar proverbs: the role of top-down and bottom-up processes. J Speech Lang Hear R. 2000;(43):621-30.

11. Wiig EH, Secord W. Test of Language Competence (TLC): expanded edition. New York: Psychological Corporation, 1989.

12. Nippold MA, Frantz-Kaspar MW, Cramond PM, Kirk C, Hayward-Mayhew C, MacKinnon M. Conversational and narrative speaking in adolescents: examining the use of complex syntax. J Speech Lang Hear Res. 2014;(57):876-86.

13. Pessoa RR, Isotani SM, Perissinoto J, Puccini RF. School children with low birth weight inserted in system of Embu's education: construction of sentences. CoDAS. 2014; 26:315-21.

14. Pessoa RR, Araújo SCCS, Isotani SM, Puccini RF, Perissinoto J. Interpretação de ambiguidades de escolares de Embu das Artes (SP) nascidos com baixo peso. CoDAS. 2016;28(5):526-32.

15. Antunes MES, Falcke D. Contexto familiar e escolar de adolescentes com dificuldades de aprendizagem. Cad Psicopedag. 2010;8(14):53-69.

16. Svetaz MV, Ireland M, Blum R. Adolescents with learning disabilities: risk and protective factors associated with emotional well-being: findings from the National Longitudinal Study of Adolescent Health. J Adolesc Health. 2000;27(5):340-8.

17. Sanchez E. Compreensão e redação de textos: dificuldades e ajudas. Porto Alegre: Artmed, 2002.

18. Alexander PA, Fox E. Adolescents as readers. In: Kamil ML, Pearson PD, Moje EB, Afflerbach PP. Handbook of reading research. 4a ed. New York: Routledge; 2010. p.157-176.

19. Carvalho CAF, Kida ASB, Avila CRB. A compreensão leitora em uma perspectiva evolutiva. In: Mousinho R, Alves LM, Capellini SA, organizadores. Dislexia: novos temas, novas perspectivas. Rio de Janeiro: WAK Editora; 2015. p.181-192.

20. Cintra OP, Avila CRB, Komeno EM, Schoen TH. Velocidade de leitura e desempenho escolar na última série do ensino fundamental. Estud Psicol. (Campinas) 2015;32:437-447.

Aspectos Oftalmológicos

44

Elisabeth Nogueira Martins

A visão e o aprendizado estão intimamente relacionados. Estudos apontam que cerca de 80% do que uma criança aprende na escola é apresentado de maneira visual. Quando uma criança tem dificuldade escolar, muitos educadores e pais têm a suspeita de que ela tenha alguma alteração ocular.

A função visual envolve um complexo conjunto de processos que inclui não apenas os olhos, mas o cérebro. Problemas de aprendizado especificamente relacionados a alterações visuais podem ser reunidos em três grandes grupos: alterações refracionais (miopia, hipermetropia e astigmatismo) e baixa visão permanente (degenerações, coriorretinopatia etc.); alterações funcionais (movimentação ocular, acomodação); e alterações perceptivas (entendimento do que se vê, reconhecimento de palavras etc.). A grande maioria das avaliações oculares foca apenas os dois primeiros grupos. Assim, após a avaliação ocular inicial, se excluídos esses diagnósticos, é importante o encaminhamento para um especialista para investigação de dislexia ou de transtorno específico de aprendizagem.

ALTERAÇÕES REFRACIONAIS

Estudos apontam que 1 em cada 4 adolescentes apresenta alguma alteração refracional, sendo essa a principal causa oftalmológica de dificuldade escolar.

O globo ocular pode ser considerado um sistema óptico simples composto por duas lentes: a córnea (localizada na superfície do olho, por meio da qual se observam a íris e a pupila) e o cristalino (localizado imediatamente abaixo da pupila). Essas duas lentes devem apresentar total transparência para desempenharem sua função de produzir a convergência óptica necessária para que a imagem de um objeto seja focada sobre a retina.

Denominamos emétrope o globo ocular no qual a imagem de um objeto situado a distância "infinita" se forme sobre a retina.

Os olhos ditos amétropes são aqueles em que essa imagem não se forma sobre a retina. As ametropias podem ser divididas em dois grupos principais: as causadas por insuficiência de poder dióptrico (ou seja, a retina estará aquém do foco da imagem) - hipermetropia e as causadas por poder dióptrico excessivo (a retina estará além do foco da imagem) - miopia.

A origem dessa inadequação da formação da imagem pode ser a presença de poder dióptrico normal em um globo com comprimento axial (longitudinal) anormal (nesses casos, a ametropia é dita axial), ou a alteração do poder refratométrico diante de um comprimento axial normal (ametropia refringencial).

Os casos em que a refratometria em um dos meridianos oculares (por exemplo, vertical) é diferente do seu perpendicular são denominados astigmatismo.

As crianças devem ter o primeiro exame realizado já no primeiro ano de vida, com exames subsequentes aos 3, 5, 7 e 9 anos. Após esse período os exames devem ser realizados a cada 2 anos ou antecipadamente se orientado pelo pediatra ou por queixas dos pais ou do próprio paciente. Durante a adolescência a visão pode mudar, e a alteração mais comum é o desenvolvimento ou a progressão da miopia.

Sendo observada a ocorrência de miopia, hipermetropia e/ou astigmatismo, a correção óptica deve ser prescrita e discutida com o paciente e a família. O uso de óculos ou de lentes de contato deve ser avaliado e discutido caso a caso com a família: diferenças entre os cuidados e manutenção, custos, atividades desenvolvidas no cotidiano do adolescente (esportes, frequência em piscina etc.), contraindicações (alergia ocular, entre outros).

A cirurgia refrativa em crianças e adolescentes, seja corneana ou intraocular, ainda é motivo de controvérsia no meio oftalmológico. Os estudos realizados apresentam amostras limitadas e seguimento pequeno e não se conhecem o impacto da correção cirúrgica em relação ao desenvolvimento ocular ou mesmo os riscos a longo prazo de falência corneana, catarata e descolamento de retina nessa faixa etária. Além desses tópicos ainda controversos a ametropia precisa estar estabilizada para que seja feito o planejamento cirúrgico.

Ambliopia

Também chamada de "olho preguiçoso", esse termo tem origem grega (amblis - debilitado e ops - visão) e significa visão debilitada, sendo atualmente conceituado como baixa de acuidade visual central, ou seja, não se observam causas estruturais ou ópticas. Estima-se que essa condição afete até 4% da população. Entre suas causas temos os estrabismos, causas refracionais e a privação visual decorrente de obstáculos à passagem de luz (catarata congênita, ptose, traumatismos, entre outros).

A ambliopia é causada pela disparidade entre os dois olhos em sua habilidade de enxergar. Há um "bloqueio" neural das sensações originadas no olho com pior visão para que eles não prejudiquem a percepção gerada no olho contralateral. Com o passar do tempo, a persistência desse bloqueio faz com que a conexão entre o olho "fraco" e o cérebro comece a atrofiar, levando a dano permanente de visão, ou seja, o pior olho terá esse bloqueio vigente mesmo quando for o único olho acionado.

A ambliopia causada pela anisometropia (a diferença entre os erros refrativos dos dois olhos é maior do que 3 graus) não costuma apresentar manifestações ou queixas inicialmente que levem a sua detecção. Essa forma de ambliopia só pode ser prevenida ou rapidamente identificada, possibilitando assim seu tratamento por meio do exame oftalmológico refratrométrico em idades precoces.

ADOLESCÊNCIA E SAÚDE OCULAR

Além das ametropias algumas condições podem estar presentes durante a adolescência e ter um impacto sobre a função visual. Dentre elas destacamos: alergia ocular, traumas oculares decorrentes de atividades esportivas e recreacionais e doenças sistêmicas com potencial comprometimento ocular tais como diabetes e artrite reumatoide juvenil.

Alergia Ocular

A alergia ocular é reação de hipersensibilidade, aguda ou recorrente, de intensidade variável que pode acometer pálpebras, conjuntiva e/ou córnea, podendo levar a comprometimento visual importante.

- São descritos seis tipos de alergia ocular:
- Conjuntivite alérgica sazonal (febre do feno);
- Conjuntivite alérgica perene;
- Ceratoconjuntivite atópica;
- Ceratoconjuntivite primaveril;
- Conjuntivite papilar gigante;
- Dermatite de contato.

Os tipos conjuntivite alérgica sazonal e perene, ceratoconjuntivite primaveril e dermatite de contato podem ocorrer em crianças e adolescentes e a ceratoconjuntivite atópica tem um aparecimento mais tardio, no final da adolescência.

Em todos os tipos o quadro clínico cursa com hiperemia e quemose (edema) conjuntivais, lacrimejamento, fotofobia, presença de secreção variável, sensação de corpo estranho e principalmente prurido. O quadro é quase sempre bilateral, podendo ser assimétrico.

Quando diagnosticada a alergia, o paciente e a família devem ser orientados sobre a cronicidade do quadro, possibilidade de recorrência, medidas preventivas e principalmente necessidade de adesão ao tratamento para evitar complicações e sequelas.

É importante destacar que podem ocorrer comprometimento da córnea, infecção secundária e mesmo catarata. O tratamento pode envolver anti-histamínicos, estabilizadores de membrana de mastócito, drogas de ação combinada, corticosteroides e até modulação do sistema imune.

Trauma Ocular

Durante o lazer e a atividade esportiva podemos observar traumatismos de gravidade variada, sendo no Brasil o futebol a modalidade mais frequentemente envolvida. O exame ocular deve ser sempre realizado de maneira cuidadosa, pois caso exista uma lesão que comprometa a espessura total da parede ocular (trauma ocular aberto) pode ocorrer extrusão de tecidos intraoculares ou agravamento das lesões.

Se durante qualquer etapa do exame houver suspeita de trauma ocular aberto o exame deve ser interrompido e o paciente deve ser colocado em jejum, em repouso e internado para exame sob sedação em centro cirúrgico para a pronta identificação e reparo da lesão.

É importante ressaltar que um bom aspecto inicial ou aparente boa acuidade visual não afastam a possível gravidade do trauma. O paciente deve ser orientado a procurar atendimento especializado para exame completo e acompanhamento.

Diabetes

A retinopatia diabética é uma das principais causas de diminuição da acuidade visual na população geral e se instala geralmente após 5 anos de duração do diabetes, na dependência do controle clínico da doença. Apresenta as formas não proliferativa e proliferativa (presença de neovascularização).

A puberdade parece interferir com o aparecimento de sinais de retinopatia e a forma proliferativa é rara em crianças. Esta forma tende a aparecer perto ou logo após a puberdade, com 5% apresentando a doença antes dos 20 anos de idade.

O primeiro exame de fundo de olho da criança diabética classicamente deve ser realizado após 5 anos do diagnóstico, porém, especialmente entre os adolescentes, o exame anual a partir do diagnóstico clínico muitas vezes incentiva o paciente a aderir ao tratamento, bem como reforça a importância do tratamento clínico para a prevenção de complicações.

Quando Examinar?

A criança deve realizar o exame oftalmológico pelo menos a cada 2 anos ou com menor intervalo se detectados problemas específicos ou fatores de risco ou a critério do pediatra.

Infelizmente muitos pais e educadores assumem que se a criança passou em uma triagem escolar não há problema ocular. Contudo é importante destacar que o processo de triagem realizado em escolas muitas vezes leva em conta apenas a acuidade visual para longe. Uma criança que apresente acuidade visual 20/20 pode ainda ter um problema ocular. Na realidade a função visual necessária para a leitura e o aprendizado satisfatórios é muito mais complexa.

É importante destacar que a criança muitas vezes não conta que tem um problema de visão pois entende que o modo como enxerga é o modo como todos enxergam. Assim é necessário estar atento aos sinais de alteração de visão:

- Piscar ou esfregar os olhos frequentemente;
- Evitar atividades de leitura;
- Dores de cabeça frequentes;
- Cobrir um dos olhos;
- Inclinar a cabeça para um dos lados;
- Sentar-se muito próximo da televisão ou aproximar muito um livro para leitura;
- Perder-se no texto quando está lendo (pular linhas, palavras);
- Dificuldade de lembrar o que leu;
- Mudança na visão de cores;
- Dificuldade de enxergar coisas ao seu lado;
- Mudanças reais na graduação das lentes (óculos) frequentes;
- Visão de halos ao redor de lâmpadas;
- Dificuldade para enxergar à noite ou em ambientes escuros;
- Presença de mancha branca ou opaca na área pupilar (leucocoria);
- Desvio uni ou binocular;
- Presença de nistagmo (tremor dos olhos);
- Referir visão dupla.

CONSIDERAÇÕES FINAIS

Diversas patologias oculares não apresentam sinais de alarme e se não identificadas e tratadas podem causar comprometimento visual permanente. Os adolescentes devem ser alertados sobre dor ocular de início súbito, mudanças no padrão de visão, dificuldade para enxergar à noite, por exemplo e sobre o quanto é importante recorrer ao responsável para que seja realizado exame oftalmológico completo.

REFERÊNCIAS BIBLIOGRÁFICAS

1. Ali A, Packwood E, Lueder G, Tyehsen L. Unilateral lens extraction for high anisometropic myopia in children and adolescents. JAAPOS 2007;11(2):153-8.
2. Alibrahim E, Doneqhue KC, Roger S, Hing S, Jenkins AJ, Chan A, Wong TY. Retinal vascular caliber and risk of retinopathy in young patients with type 1 diabetes. Ophthalmology 2006;113:1499-503.
3. Castro EF, Kara-Jose N, Kara-Jose Jr N. Trauma ocular no esporte. In: Amatuzzi MM, Carazzato JG. Medicina do esporte. São Paulo: Roca, 2004.pp. 278-83.
4. Davidorf JM. Pediatric refractive surgery. J Cataract Refract Surg 2000;26:1567-8.
5. Holmes JM, Clarke MP. Amblyopia. Lancet 2006;367(9519):1343-51.
6. Jurkus JM. Contact lenses for children. Optom Clin 1996;5:91-104.
7. Robaei D, Rose K, Kifley A, Mitchell P. Patterns of spectacle use in young Australian school children: findings from a population-based study. JAAPOS 2005;9:579-83.

Aspectos Psicopedagógicos

45

Teresa Helena Schoen
Márcia Regina Fumagalli Marteleto

A vida escolar contribui para o desenvolvimento do ser humano, com impacto sobre as experiências presentes e futuras. Ter sucesso acadêmico favorece o desenvolvimento cognitivo, a maturidade social e o planejamento positivo do futuro. As dificuldades escolares que um adolescente pode apresentar variam, podendo consistir em dificuldades ocasionais, passageiras, a episódios persistentes ou recorrentes. Em todo caso deixam marcas na vida do adolescente.

O Programme for International Student Assessment – Pisa – é uma avaliação em diversos países aplicada a estudantes na faixa dos 15 anos, idade que pressupõe o término da escolaridade básica obrigatória em muitos países. O objetivo do Pisa é produzir indicadores que contribuam para a discussão da qualidade da educação nos países participantes. Indo além do conteúdo escolar, as questões do Pisa examinam a capacidade dos alunos de analisar, raciocinar e refletir ativamente sobre seus conhecimentos e experiências, enfocando competências que serão relevantes para suas vidas futuras, tanto para a área profissional quanto na solução de problemas do dia a dia. Os resultados brasileiros na edição do Pisa de 2012 (Brasil/Inep, 2013) mostram que, embora a média brasileira tenha aumentado ao longo dos anos, ainda situa-se no nível 1 (de 6 níveis). Alunos com 15 anos de idade estão com as habilidades em matemática, ciências e leitura muito abaixo do esperado. A taxa de repetência no Brasil é muito alta, assim como a defasagem idade-série escolar.[1] Esses dados denunciam a gravidade e a extensão das *dificuldades escolares*.

Os atrasos e problemas de aprendizagem foram durante muito tempo considerados uma deficiência em determinada habilidade. O foco era o aluno, ele seria o responsável primeiro pelo seu próprio fracasso acadêmico. Alguns profissionais, ao se depararem com a dificuldade escolar, estudavam o problema com foco nos processos de culpabilização, trazendo a visão do "aluno-problema", a seguir da "família-problema" e até mesmo do "professor-problema". Nenhuma dessas visões contribui para a transformação dessa realidade. Nesse sentido, a dificuldade escolar precisa ser considerada na interação de distintos fatores (aluno, família, professor, escola, política educacional, economia...) cuja confluência específica determina os resultados do aluno diante da aprendizagem.

Com foco no aluno, podemos dividir as dificuldades escolares apresentadas nessa fase em dois grandes grupos: as presentes desde a infância e as que surgiram na adolescência.

- Presentes desde a infância: as mais importantes desse grupo são as ocasionadas pelos transtornos do neurodesenvolvimento, como a deficiência intelectual ou outros transtornos (como os de aprendizagem ou de atenção) e pela presença de doenças crônicas ou de outras deficiências.

Algumas características da Deficiência Intelectual – DI - dificultam o aprendizado escolar, como os déficits em funções intelectuais (raciocínio, solução de problemas, planejamento, pensamento abstrato, aprendizagem pela experiência) e os déficits em funções adaptativas (dificuldades na regulação da emoção, linguagem pobre, imaturidade nas relações sociais e problemas na compreensão do mundo ao seu redor).[2] No domínio conceitual, durante a infância, pode não haver diferenças óbvias, especialmente nos casos leves. Provavelmente as dificuldades poderiam ser superadas com atividades diferenciadas e a presença de apoio e suporte. Entretanto, durante a adolescência ficam mais claras as dificuldades escolares desses alunos, tornando-se bastante difícil sua permanência no ambiente escolar, em geral por comportamentos inadequados (falar em hora imprópria, fazer comentários ou perguntas que os outros adolescentes consideram motivo para chacota, contar segredos) apresentados pelo aluno com DI e por preconceitos por parte dos pares ou mesmo dos funcionários. A escola deve ser diferenciada para todos, isto é, adequar-se às possibilidades e limitações de cada aluno, auxiliando-os no processo de construção do conhecimento. Mesmo apresentando dificuldades, o aluno com DI deveria encontrar na escola apoio para o seu desenvolvimento integral. Observa-se que na adolescência esse apoio parece ocorrer de maneira muito deficitária.

É bastante comum que o diagnóstico de DI ocorra na adolescência, após sucessivo fracasso escolar. Além de esse aluno não ter recebido o apoio e suporte de que necessitava para o seu desenvolvimento e ter sido culpabilizado pelas suas dificuldades (preguiçoso, não presta atenção, desleixado), nessa faixa etária é bastante difícil encontrar um lugar para encaminhar a pessoa com DI, um local onde possa conviver e desenvolver as mais diferentes habilidades, que não os marcados pela marginalidade e pela exclusão. A DI constitui-se uma dificuldade de ordem social, pois ainda há carência de políticas públicas para desenvolver o indivíduo de modo integral, incluindo sua participação na sociedade (Gomes-Machado, Santos, Schoen, Chiari, 2015).

Os profissionais da educação e da saúde precisam estar familiarizados com os diferentes transtornos do neurodesenvolvimento, pois há consequências negativas no processo educativo. Esses transtornos se constituem em um grupo de condições específicas com início na infância e prejuízos no funcionamento pessoal, social e acadêmico.[2] Por exemplo, o Transtorno do Déficit de Atenção e Hiperatividade (TDAH) inscreve-se no conjunto das problemáticas identificadas no ambiente escolar. Além de ser um promotor de sofrimento e conflitos em diferentes contextos, não é incomum que o adolescente com TDAH apresente problemas de aprendizagem que podem resultar em baixo rendimento acadêmico, repetência, evasão escolar e dificuldades de relacionamento, tanto com os adultos quanto com os pares. O padrão persistente de desatenção atrapalha a aquisição do conteúdo e a realização das diversas atividades acadêmicas. Se estiver presente também a hiperatividade, alguns problemas comportamentais podem surgir, dificultando ainda mais o processo ensino-aprendizagem e a socialização com os colegas.

O Transtorno Específico da Aprendizagem pode apresentar diferentes sintomas, entre eles leitura imprecisa ou lenta; dificuldade para compreender o que é lido, dificuldade com ortografia, dificuldade com o cálculo ou no raciocínio, causando interferência significativa no desempenho acadêmico ou nas atividades cotidianas.[2] Nesse caso as dificuldades não podem ser de origem econômica, cultural ou por DI, auditiva ou visual.

Há um alto índice de adolescentes portadores de doenças crônicas com defasagem escolar. As doenças crônicas podem acarretar prejuízos no desenvolvimento das crianças e adolescentes e, consequentemente, desencadear problemas emocionais, comportamentais, acadêmicos e limitações na sociabilidade (Silva, Schoen-Ferreira, Diógenes, Carvalho, 2012). As demandas da patologia crônica podem ser um fator limitante nas relações sociais com os pares e o sentimento de isolamento pode comprometer o desenvolvimento social. As limitações impostas pelas diferentes patologias (dores, mal-estar, internações, cirurgias), associadas às consultas e exames e a dificuldades da família em lidar com a doença, podem ter como consequência que o adolescente fique impossibilitado de frequentar a escola, correndo o risco de ter vários problemas, entre eles um pobre desempenho acadêmico e o fracasso escolar. Sua energia está dirigida à doença ou ao tratamento, e não às atividades escolares. Suas opções de amizade ficam restritas à família, em especial aos irmãos, dificultando que tenham apoio dos pares para superar a defasagem escolar.

Os problemas advindos da *dificuldade escolar* podem levar, além de notas baixas, a taxas mais altas de evasão escolar, menores taxas de educação superior, níveis altos de sofrimento psicológico e pior saúde mental geral. Também

há taxas mais elevadas de desemprego ou subemprego e salários mais baixos nas pessoas que apresentavam dificuldades escolares. Por isso, quanto antes se identificar e tratar melhor o prognóstico.

- Início na adolescência: O baixo rendimento escolar que começa na adolescência pode ter diferentes causas.

- Menosprezar o problema: A primeira delas é que não se leva a sério a dificuldade escolar na adolescência porque se considera que o comportamento ou sentimentos negativos em relação à aprendizagem e a escola façam parte de uma fase do desenvolvimento normal. Também é importante considerar que algumas características do indivíduo em desenvolvimento, como suas convicções, nível de atividade, temperamento, além de suas metas e motivações, na adolescência, aparecem com muito mais força, influenciando o processo de aprendizagem.

- Defasagem de conteúdo: A aprendizagem do conteúdo do ano escolar que o aluno cursa exige alguns pré-requisitos que ele não possui. Com isso, o aprendizado fica com "buracos". Não aprendeu algo no primeiro ano; no segundo ano são duas coisas; no terceiro ano, outro conteúdo ficou sem aprender, de tal modo que ao ingressar em séries mais avançadas pode ser que não apresente os pré-requisitos necessários e não consiga acompanhar o conteúdo da turma. Observa-se que atualmente muitos adolescentes, especialmente aqueles de classes menos favorecidas economicamente, apresentam maior escolaridade que seus pais e para estes é muito complicado identificar que seu filho apresenta alguma dificuldade escolar, principalmente defasagem de conteúdo, não conseguindo acompanhar o progresso dele ou orientá-lo nos deveres de casa.

Em geral, observa-se que o adolescente não desenvolveu as diversas habilidades necessárias ao estudo, tais como organização, planejamento, selecionar e aplicar estratégias simples de resolução de problemas, interpretar e utilizar representações baseadas em diferentes fontes de informação e raciocinar diretamente a partir delas, trabalhar sozinho ou buscar ajuda, entre tantas (Brasil/Inep, 2013). À medida que avança no ciclo escolar, cada vez mais essas habilidades são necessárias, apresentando então *dificuldade escolar* aquele que não as tem.

Tanto a defasagem de conteúdo quanto a de habilidades podem ter ocorrido por algum problema presente na infância e que agora, nos ciclos escolares de maior exigência abstrata, aparecem. Os estudantes de 15 anos que frequentaram a educação pré-escolar têm desempenho melhor no Pisa do que aqueles que não o fizeram, mesmo depois de se levar em conta seu ambiente socioeconômico, mostrando que, embora a dificuldade possa ter aparecido na adolescência, suas raízes são mais antigas (Brasil/Inep, 2013). Alguns adolescentes ainda continuam com o pensamento concreto, focando somente nos dados reais apresentados, quando já deveriam levar em conta outras situações e relações possíveis entre os elementos do problema. O conhecimento prévio facilita a aquisição de um pensamento abstrato, portanto o aluno que apresenta defasagem de conteúdo também apresenta dificuldades no seu desenvolvimento de habilidades cognitivas, desembocando em maiores problemas com relação à escola.

- Metacognição: O adolescente aos poucos vai conhecendo sobre os processos psicológicos que contribuem para uma aprendizagem eficaz. Esse conhecimento que se tem sobre os próprios processos e produtos cognitivos ou qualquer outro assunto relacionado a eles, bem como à habilidade de planejar, de prestar atenção e de avaliar o que foi aprendido, é chamado de metacognição (Marteleto, 2015) . Com a experiência educativa, o adolescente vai descobrindo sobre quando e como utilizar o conteúdo escolar e as diferentes habilidades cognitivas que foram sendo desenvolvidas ao longo da sua história escolar, sobre a sua utilidade, eficácia e oportunidade, envolvendo estratégias de autorregulação, autocontrole e para facilitar a generalização de conceitos. Caso não desenvolva a metacognição, terá dificuldades escolares, utilizando as habilidades cognitivas mais básicas e dirigidos ou orientados pelos professores.

- Desmotivação: É comum ouvir professores se queixarem de que seus alunos não apresentam interesse em aprender: não perguntam, não se mostram curiosos, nunca se lembram do que já estudaram, não fazem as tarefas, ou, se fazem, somente o mínimo necessário para conseguir a nota. Parece que muitos adolescentes não se esforçam, não estão comprometidos com o processo ensino-aprendizagem, não estão preocupados com seu próprio futuro. Esse descompromisso com a aprendizagem escolar pode atrapalhar a formação de indivíduos com diversas e distintas habilidades e competências para resolverem os problemas do cotidiano, exercerem uma profissão, exercitarem a cidadania e realizarem-se como pessoas, além de serem capazes de continuar aprendendo ao longo da vida.

Os alunos estabelecem metas diferentes para si, que influenciam seu comportamento e consequentemente sua aprendizagem. Alguns estabelecem metas relacionadas com a tarefa, ou seja, melhorar e consolidar suas destrezas prévias ou incrementar sua própria competência lhes trazem satisfação. Podem sentir-se absortos pela tarefa escolar, o que supera o aborrecimento das inúmeras repetições que são necessárias à aprendizagem. Esses seriam os alunos considerados ideais pelos professores. Entretanto, em razão do seu desenvolvimento físico, emocional, social e intelectual, os adolescentes tornam-se cada vez menos predispostos a aceitar passivamente o que os adultos lhes oferecem.[3] As atividades escolares requerem conformidade, atenção, passividade e disciplina, e não criatividade, inovação, desafio e liberdade para o pensamento. A escola não parece ser compensadora, ainda mais em um mundo em crise, quando o futuro lhes parece negro, algo como "desesperança aprendida": não interessa o que o aluno faça, não vai mudar a realidade da sua vida. Portanto, para

que estudar? Embora tenhamos a convicção de que a escola e todas as suas atividades e conteúdos desempenham um papel ímpar no desenvolvimento do adolescente, das habilidades e conhecimentos necessários a um viver crítico e construtivo em sociedade e na transmissão dos valores e conhecimentos que a espécie humana amealhou ao longo de sua história, também reconhecemos que a escola apresenta dificuldades em se adequar ao novo milênio, à nova maneira de pensar e viver que os adolescentes estão experienciando.

- Absenteísmo Escolar: Pode-se atribuir o comportamento de "não ir à escola" a preguiça, falta de vontade ou ao fato de os pais serem negligentes e não exigirem a presença dos filhos na escola.[4] Alguns adolescentes podem faltar às aulas por sofrerem de fobia escolar, outros cabulam aula por não gostarem da escola, não terem interesse nos estudos ou apresentarem comportamentos desviantes. Algumas questões ligadas à puberdade também podem levar os jovens a faltarem às aulas. O sono insuficiente é uma preocupação crescente entre os adolescentes e está associado a uma série de consequências adversas para a saúde.[5] O início das aulas de manhã bem cedo pode ser um contributo ambiental para esse problema, assim como o tempo de tela,[6] pois o padrão de sono do adolescente muda: uma tendência natural dos jovens de ficarem acordados até tarde da noite e demorar a levantar-se pela manhã. Andrade et al. (1998) observaram uma associação entre o estágio pubertal e o horário em que o adolescente vai para cama. Levantar cedo para ir à escola é um hábito indesejado e forçado para a maioria dos adolescentes, os quais relatam que acordam ainda sentindo muito sono e continuam cansados, tendo problemas para chegar no primeiro horário da escola. O estudo de Boerges et al. (2014)[5] demonstrou que começar as aulas um pouco mais tarde (25 minutos) esteve associado a melhorias significativas na duração do sono, na sonolência diurna e no humor.

Outro importante motivo de absenteísmo escolar ligado à puberdade é a menstruação. Embora seja um fenômeno natural, as experiências com a menstruação têm efeito na qualidade de vida da adolescente, especialmente nos países em desenvolvimento e na população de baixa renda. Numerosos estudos vêm analisando o impacto da dismenorreia na vida das adolescentes, mostrando as consequências da dor ou de outros sintomas (dor de cabeça, náuseas) e de questões socioeconômicas na frequência à escola.[7] O absenteísmo por causa da menstruação é muito alto (de 10 a 50%). Um estudo brasileiro observou que 31% das alunas faltavam quando estavam menstruadas.[8] Pode ser que faltem só no primeiro ou nos dois primeiros dias do ciclo. Os motivos alegados pelas meninas[9] foram dor abdominal e desconforto físico, mas também, em escolas com menos recursos, foram citados problemas com o banheiro, a falta de abastecimento de água e o medo de vazamento. Mesmo que não faltem às aulas, é comum deixarem de fazer atividades físicas. Adolescentes pós-menarca possuem um risco maior de apresentar anemia, o que interfere no aprendizado escolar.[10]

Pensando na ecologia do desenvolvimento humano, deve-se ampliar a visão para os diversos sistemas ecológicos de que esse aluno faz parte, pois como já afirmado, é a inter-relação de diversos fatores que culmina na dificuldade escolar.

- Família: Os pais e a família podem direcionar positivamente o aprendizado escolar, a motivação do adolescente para os estudos e o desenvolvimento de competências interpessoais que garantam um bom relacionamento na escola, tanto com colegas quanto com professores. Mas o contrário também é verdadeiro: relata-se desinteresse por parte dos adultos responsáveis nas atividades propostas pela escola com o avançar da idade dos filhos (mais interesse quando os filhos são pequenos, menos quando estão na adolescência), especialmente por parte dos pais de alunos com notas baixas.[11] Diversos aspectos da vida no lar podem influenciar o envolvimento familiar (despender tempo e recursos) com a vida escolar dos adolescentes, como os valores familiares, o emprego dos pais, a presença de recursos (econômico, emocionais, sociais, culturais), as distintas configurações familiares, a atmosfera e a organização do lar. Os adultos disporem de tempo para dar atenção a seus filhos e mostrarem que se importam com sua vida acadêmica (deveres escolares, atividades extracurriculares e também com as provas e notas) pode favorecer a aprendizagem, tornando os adolescentes mais disciplinados e empenhados com seu próprio desenvolvimento acadêmico. Colaborar com as lições de casa ou trabalhos escolares (muitas vezes os adolescentes precisam se reunir para fazer trabalho em grupo, a família precisa estar disposta a deixar o filho mais tempo na escola ou levá-lo até a casa de um colega; separar um local/tempo em casa para o estudo), valorizar a leitura, perguntar sobre a escola e monitorar as amizades e o que fazem no tempo livre são exemplos de como a família pode colaborar positivamente com a educação formal. Observa-se que no decorrer da adolescência há poucas atividades programadas fora da escola, assim como poucos passeios e pouca presença de jornais e revistas em casa, o que pode vir a prejudicar o desempenho acadêmico.[12]

Entretanto, é preciso considerar que a escola exige dos pais um envolvimento baseado no conceito de família nuclear ideal (pai trabalha, mãe dona de casa, filhos vão à escola), desconhecendo o perfil familiar dos seus alunos. Um estilo de vida diferente desse "ideal" pode dificultar a participação nas reuniões escolares e no apoio aos estudantes em casa, devido a condições de pobreza, à ausência de um dos pais, conflitos cotidianos, escolaridade parental baixa, parcos recursos sociais e materiais.[11,13]

Circunstâncias adversas, como discórdia conjugal e familiar, pobreza, disciplina física rigorosa (maus-tratos), presença de transtornos psiquiátricos e comportamento antissocial, afetam negativamente o rendimento acadêmico. Observa-se a necessidade de os adultos responsáveis fornecerem recursos emocionais essenciais para garantir um senso de competência ao adolescente e promover um clima emocional positivo. Entretanto, muitas famílias carecem da estabilidade emocional adequada para colaborar com o aprendizado escolar de seus membros mais jovens. Não se pode desconsiderar que as crenças e expectativas dos pais sobre as capacidades do adolescente, quando desfavoráveis, podem diminuir a motivação para aprender, tendo um efeito negativo sobre o desempenho escolar. Não é incomum, durante as consultas, o responsável só reclamar do filho, tendo dificuldade em identificar as suas qualidades e potencialidades.

Alunos com bom desempenho acadêmico parecem ter maior acesso a atividades extracurriculares e maiores oportunidades de interação com seus pais, além de, no lar, haver uma rotina pré-estabelecida para a realização das atividades diárias (horário para estudos, para alimentação, para o sono, para uso de computador e demais mídias eletrônicas). Pode-se falar de três tipos de suporte que a família proporciona aos membros: suporte específico para a realização escolar (tempo, espaço e recursos para a realização das tarefas acadêmicas), suporte ao desenvolvimento em geral (cultura e lazer, por exemplo, atividades extracurriculares formais ou familiares) e suporte emocional (o clima emocional e as relações afetivas da família, conversas, apoio, interesse pela escola, pelos amigos e pelos acontecimentos do dia a dia).[14]

Ao se deparar com a queixa *dificuldade escolar* faz-se necessário ampliar o leque de investigação para além do próprio adolescente.

- Sala de aula: Manter a disciplina e incentivar os alunos para o aprendizado acadêmico são as queixas mais representativas das dificuldades que um professor enfrenta, independentemente do nível escolar (Fundamental ou Médio) e do tipo de escola (particular ou pública). Os professores vêm sentindo necessidade, cada vez mais, de orientação sobre como lidar com questões de disciplina e comportamentos inadequados na sala de aula. A desordem cria um clima desfavorável para a aprendizagem e para o relacionamento social entre os próprios alunos. A disciplina (conjunto de procedimentos, normas e regras) em sala de aula apresenta um caráter funcional e instrumental que favorece um clima propício para que o processo de ensino-aprendizagem possa de fato ocorrer. Parece que os adolescentes não aprenderam, em séries anteriores, a autorregulação, a autodisciplina, o respeito pelo colega, o trabalho cooperativo, entre tantas questões além do conteúdo escolar, que afetam o estudo e o gosto pelo aprendizado. Parece não ter havido o desenvolvimento de habilidades sociais necessárias para manter um clima em sala de aula adequado para o aprendizado dos conteúdos. A bagunça e o desrespeito em sala de aula não são algo que surge com a adolescência, embora possam ser agravados nessa faixa etária. Somam-se a isso as salas de aula com muitos alunos e a constante troca de professores, que faz com que estes desconheçam seus alunos e, portanto, pouco saibam a respeito de suas características e necessidades e pouco se dediquem ao ensino de habilidades (cognitivas e sociais), focando mais nos conteúdos acadêmicos e na exigência de silêncio em sala de aula. Com isso, os professores não conseguem antecipar situações que possam atrapalhar o ensino e tenham estratégias para superar os obstáculos que aparecem no decorrer da aula.

O professor de classe não prepara suas aulas visando à prevenção e/ou à superação das dificuldades acadêmicas. O aluno com dificuldade escolar é encaminhado para aulas de reforço e/ou ambulatórios de saúde (neurologista, psiquiatra, fonoaudiologia, psicologia), com pouco olhar para onde o processo ensino-aprendizagem ocorre: a sala de aula.

A dificuldade escolar também envolve o manejo pelo professor de problemas que surgem durante a aula, como diferentes ritmos de aprendizagem, presença de alunos com distintas características socioculturais, apresentação de comportamentos que atrapalham o ensino ou outras atividades escolares e características de personalidade de cada aluno (falante, tímido...). Também é preciso considerar – como foi feito ao se falar da família - a expectativa em relação ao desempenho futuro que o professor tem de seus alunos. Esta pode gerar um clima positivo na sala de aula que venha a propiciar um bom desempenho escolar.

CONSIDERAÇÕES FINAIS

Embora este capítulo tenha se atentado às dificuldades escolares, vale ressaltar que estas quase sempre se apresentam associadas a outros comprometimentos, não só de ordem acadêmica (os conteúdos ou as habilidades cognitivas), mas também prejuízos de ordem emocional e comportamental. Não é incomum o adolescente que não faz as atividades acadêmicas também não realizar tarefas domésticas, como arrumar a cama, manter o quarto em ordem, colaborar na arrumação da casa. Também é bastante comum, associados à queixa de problemas na escola, outros problemas comportamentais, como andar com indivíduos que se metem em encrencas, brigar fisicamente, utilizar palavreado inadequado. Portanto, a dificuldade escolar pode estar preocupando a família e os professores, mas parece ser um problema muito maior, que perpassa outras áreas da vida do adolescente, não se restringindo a questões puramente acadêmicas.

O fracasso escolar tem sido definido como uma resposta insuficiente do aluno a uma exigência ou demanda da escola. No entanto, por sua complexidade, a dificuldade escolar deve ser estudada por diferentes perspectivas: a origem e manutenção do problema não estão no aluno ou na sua família, mas na interação entre características pessoais e fatores relacionados ao núcleo familiar, à escola, ao meio social e à sociedade como um todo. Observar as diferentes variáveis que estão associadas ao aprendizado permite:

a. encontrar melhores explicações para o que está acontecendo com o adolescente que resulte em dificuldade escolar;

b. identificar quais as consequências desse problema em diferentes áreas e em diferentes atores do processo ensino-aprendizagem (adolescente, pais/família, professor, colegas);

c. alterar os comportamentos ou ambientes, para que o adolescente venha a superar ou minimizar essa *dificuldade escolar*.

TÓPICOS IMPORTANTES

Dificuldades Escolares

- Início na infância
  - Deficiência Intelectual;
  - Transtornos do neurodesenvolvimento;
  - Doença crônica;
  - Outros problemas.
- Início na adolescência
  - Menosprezar o problema;
  - Defasagem de conteúdo;
  - Problemas com a metacognição;
  - Desmotivação;
  - Absenteísmo (fobia escolar, comportamento desviante, sono, menstruação).
- Influência do entorno
  - Família;
  - Professor;
  - Escola;
  - Meio social.

REFERÊNCIAS BIBLIOGRÁFICAS

1. Brasil. Ministério da Educação, Instituto Nacional de Estudos e Pesquisas Educacionais Anísio Teixeira. Indicadores educacionais. Disponível em http://portal.inep.gov.br/censo2015 [Acessado em 6 de setembro de 2016].

2. American Psychiatry Association. Diagnostic and Statistical Manual of Mental Disorders - DSM-5. 5th ed. Washington: American Psychiatric Association, 2013.

3. Sprinthall NA, Collins WA. Psicologia do adolescente: Uma abordagem desenvolvimentista. Lisboa: McGraw-Hill, 1999.

4. Sapienza G, Schoen TH. Existe medo de ir à escola? Publicatio UEPG, 2015; 22: 181-187.

5. Boergers J, Gable C, Owens J. Later School Start Time is associated with improved sleep and daytime functioning in adolescents. J Dev Behav Pediatr 2014; 35(1): 11–17.

6. Hale L, Guan S. Screen time and sleep among school-aged children and adolescents: A systematic literature review. Sleep Med Rev 2015; 21:50–8.

7. Knox B, Azurah AG, Grover SR. Quality of life and menstruation in adolescents. Curr Opin Obstet Gynecol, 2015; 27(5): 309-14.

8. Pitangui AC, Gomes MR, Lima AS, Schwingel PA, Albuquerque AP, Araújo RC. Menstruation disturbances: Prevalence, characteristics, and effects on the activities of daily living among adolescent girls from Brazil. J Pediatr Adolesc Gynecol 2013; 26(3): 148-52.

9. Sudeshna R, Aparajita D. Determinants of menstrual hygiene among adolescent girls: A multivariate analysis. Natl J Community Med, 2012; 3(2): 294-301.

10. Halterman JS, Kaczorowski JM, Aligne CA, Auinger P, Szilagyi, P. G. Iron deficiency and cognitive achievement among school-aged children and adolescents in the United States. Pediatrics, 2001; 107(6), 1381–6.

11. Acuña-Collado V. Familia y escuela: crisis de participación en contextos de vulnerabilidade. Rev Bras Estud Pedagog, 2016; 97(246), 255-72.

12. Ribeiro R, Ciasca SM, Capelatto IV. Relação entre recursos familiares e desempenho escolar de alunos do 5º ano do Ensino Fundamental de Escola Pública. Rev Psicopedag 2016; 33(101): 164-74.

13. Vieira MFA, Matijasevich A, Damiani MF, Madruga SW, Neutzling MB, Menezes AMB, et al. Prevalência de retenção escolar e fatores associados em adolescentes da coorte de nascimentos de 1993 em Pelotas, Brasil. Rev Panam Salud Pública. 2012; 31(4):303–9.

14. D'avila-Bacarji KMG, Marturano EM, Elias LCS. Recursos e adversidades no ambiente familiar de crianças com desempenho escolar pobre. Paidéia, 15 (30), 43-55.

Almeida S, Rabelo L, Cabral V, Moura E, Barreto M, Barbosa H. Concepções e práticas de psicólogos escolares acerca das dificuldades de aprendizagem Psicol Teor Pesqui, 1995; 11(2): 117-34.

Alves D, Aznar-Farias M, Silvares EFM. Influência do treino em habilidades sociais na relação professor-aluno: uma contribuição psicopedagógica para professores. Acolhendo a Alfabetização nos países de Língua Portuguesa. file:///C:/Users/Teresa/Downloads/11508-14382-1-PB.pdf.

Andrade MM, Benedito-Silva AA, Domenice S, Arnhold IJ, Menna-Barreto L. Sleep characteristics of adolescents: a longitudinal study. J Adolesc Health. 1993, 14(5): 401-406.

Brasil/Inep. Relatório Nacional Pisa 2012: Resultados brasileiros. São Paulo, Fundação Santillana. http://download.inep.gov.br/acoes_internacionais/pisa/resultados/2014/relatorio_nacional_pisa_2012_resultados_brasileiros.pdf.

Gomes-Machado ML, Santos FH, Schoen T, Chiari B. The effects of vocational training on a group of people with intellectual disabilities. JPPID, 2016; 13(1), 33–40.

Marteleto MRF. Habilidades cognitivas em narrativas infantis. In: Lélia Erbolato Melo. (Org.). Competência pragmática e linguística na leitura de imagens: reflexões interdisciplinares. 1ª ed. Editora CRV, 2016.

Peretta A, Silva S, Souza C, Oliveira J, Barbosa F, Sousa L, Rezende P. O caminho se faz ao caminhar: atuações em Psicologia Escolar. Psicol Esc Educ, 2014;18(2), 293-301.

Silva MM, Schoen-Ferreira TH, Diógenes MSB, Carvalho DA. Behaviour problems in adolescents with cardiac disease: an exploratory study in a paediatric cardiology outpatient clinic. Cardiol Young. 2013 Jun;23(3):368-76. doi: 10.1017/S1047951112001242.

Parte V

Odontologia e Adolescência

Coordenadora:
Rosa Maria Eid Weiler

Cárie, Erosão Dental, Doenças Gengivais e *Piercings* Orais

46

Rosa Maria Eid Weiler
Liliana Aparecida Mendonça Vespoli Takaoka
Lúcia Coutinho

CÁRIE DENTÁRIA

A cárie dentária é uma doença infecciosa, considerada uma pandemia com etiologia complexa e multifatorial, constituindo-se como eixo de cuidado na odontologia. A prevalência de cárie dentária pode ser até cinco vezes maior do que a da asma e sete vezes maior do que a da rinite alérgica, afetando 80% da população infantojuvenil, sendo considerada a quinta doença com tratamento mais oneroso no Reino Unido. No Brasil constitui-se o principal agravo com que se defronta a odontologia.

Maltz et al. (2016) consideram que a cárie dentária é uma doença complexa causada pelo desequilíbrio entre o mineral do dente e o fluido do biofilme. A produção do ácido por meio da metabolização de nutrientes pelas bactérias do biofilme e consequente queda do pH é o fator responsável pela desmineralização do tecido dentário que pode resultar na formação da lesão de cárie.

A cárie dentária pode vista como uma destruição localizada dos tecidos dentais, causada pela ação de bactérias. A desmineralização dos tecidos dentais (esmalte, dentina ou cemento) é causada por ácidos, especialmente o ácido lático, produzido pela fermentação bacteriana dos carboidratos da dieta, geralmente a sacarose. A queda do pH ocasiona dissolução do esmalte e transporte de cálcio e fósforo para o meio bucal.

Assim, a cárie pode ser conceituada como uma doença dependente de biofilme dental (*pool* bacteriano) e de exposições frequentes a açúcares que crônica e progressivamente dissolvem os minerais do esmalte dental causando sua cavitação. Isso quer dizer que condições que favoreçam o aumento de bactérias sobre o dente (biofilme dental), como o consumo excessivo de substratos fermentáveis, podem desencadear ao longo de um determinado período de tempo a cárie dentária.

Araujo et al. (2015) acreditam que a doença cárie decorre da interação de diversos fatores que levam ao desequilíbrio no processo de desremineralização, processo fisiológico que ocorre na cavidade bucal a partir do momento em que o indivíduo consome sacarose (açúcar), aceitando-se como "normal" esse episódio quando não exceder 6 ingestões por dia. Assim, a fermentação bacteriana dos carboidratos provenientes da dieta acarreta a formação de ácidos orgânicos que levam à queda do pH na placa bacteriana. Se nesse processo houver um desequilíbrio, ou seja, ocorrer um predomínio da "des" sobre a remineralização, haverá perda mineral nos tecidos dentários, que poderá ocorrer em uma escala contínua, iniciando-se em âmbito ultraestrutural. Se esse processo não tiver seu curso interrompido, evoluirá para a formação da mancha branca, cavidade até alcançar a destruição da estrutura dentária (Figuras 46.1 e 46.2).

A cárie é passível de prevenção e quando a lesão está instalada pode ser paralisada em diferentes estágios da sua

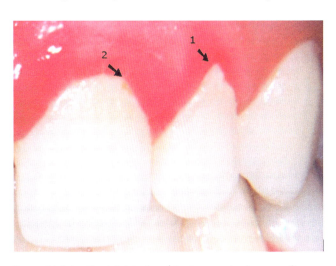

Figura 46.1. Lesões iniciais de cárie: 1: mancha branca; 2: cavitação.

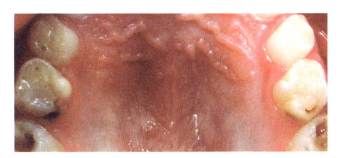

Figura 46.2. Lesões de cárie.

progressão. Até mesmo quando da presença de uma lesão cariosa cavitada, se o indivíduo não estiver com sensibilidade ou dor naquele sítio e, principalmente, se conseguir acessar o biofilme na cavidade, a lesão poderá ter o seu curso interrompido, ou ainda ter diminuída sua velocidade de progressão.

O sistema de tamponamento salivar é um dos mecanismos protetores dos dentes contra a cárie dentária. Vários estudos mostraram que indivíduos imunes à cárie possuem um alto poder de tamponamento e indivíduos com cárie ativa têm baixo poder tampão. O equilíbrio entre a desmineralização e a remineralização depende da concentração salivar do cálcio e do fósforo. Vários estudos mostraram que as concentrações médias de cálcio e fósforo foram maiores para o grupo livre de cárie do que para o grupo de cárie ativo, o que leva à associação entre dentes cariados e baixas concentrações de cálcio e fósforo na saliva.

Os tipos específicos de bactérias produtoras de ácido, especialmente S. mutans, são produtores de ácido forte e, consequentemente, causam um ambiente ácido, criando assim o risco de cavidades. Vários estudos observaram que as baixas contagens de S. mutans foram associadas a baixa prevalência de cárie e contagens mais elevadas foram associadas a altos índices de lesões de cárie.

A α-amilase é um dos componentes mais ricos de saliva humana. A ligação de α-amilase para as bactérias e os dentes tem implicações importantes para a formação da placa ou biofilme dental e da cárie dentária.

A saliva é um fator importante na determinação da prevalência de cárie dentária e pode prever a possibilidade de lesão futura. Muitos estudos sugerem que os testes salivares podem se tornar ferramentas de diagnóstico de rotina e podem ser usados como uma alternativa para o diagnóstico de investigação das condições orais, uma vez que são de baixo custo e não invasivos, principalmente em pacientes com alto risco à cárie. Existe uma relação definida entre pH, capacidade de tamponamento, cálcio, fósforo, amilase e S. mutans e a atividade de cárie.

Outro fator que deve ser levado em consideração é o abuso do açúcar e de carboidratos fermentáveis na dieta das crianças e adolescentes. A presença de sucos e refrigerantes entre as refeições, alimentos cariogênicos na dieta e lanches na hora de dormir constituem fatores de risco para cárie. A preocupação com a dieta da criança e do adolescente e a instalação de hábitos alimentares saudáveis para os dentes devem estar inseridas no contexto da promoção de saúde, juntamente com a prevenção de doenças como obesidade e diabetes.

No levantamento epidemiológico nacional de saúde bucal (SB Brasil 2010), constatou-se o declínio da cárie dentária em crianças aos 12 anos em todas as regiões brasileiras, exceto na Região Norte, onde houve um ligeiro aumento em relação ao levantamento do ano de 2003 (CPO-D 3,1-3,2). Os índices de cárie entre adolescentes foram duas vezes mais elevados do que na infância, sendo expressivo o aumento da doença num período crítico de transição para a fase adulta (CPO-D na faixa de 15 a 19 anos: 4,2/CPO-D aos 12 anos: 2,1). Numa análise do ciclo vital, percebe-se que o CPO-D aumenta com a idade, entretanto as tecnologias e políticas públicas existentes, se efetivas, poderiam impactar ou reduzir essa progressão.

EROSÃO DENTÁRIA

O esmalte dentário é o tecido mais duro no corpo. Ele protege os tecidos dentais contra fatores externos, mas ele pode ser danificado irreversivelmente.

O pH ácido é um dos fatores que pode destruir o esmalte. O ácido pode vir diretamente dos alimentos ou de bactérias que metabolizam esses alimentos. Segundo as estatísticas, embora a prevalência e a gravidade da cárie dentária tenham diminuído em crianças e adolescentes, particularmente nos países desenvolvidos a erosão dentária tem aumentado (Figuras 46.3 e 46.4).

A principal causa da erosão é a exposição dos dentes ao ácido, que pode ter origem extrínseca ou intrínseca.

As fontes de origem extrínseca mais comuns incluem bebidas, como sucos de frutas naturais e artificiais e outras bebidas não alcoólicas que contenham ácido cítrico; carbonatos; como os refrigerantes, bebidas dietéticas, lácteas e à base de soja, que são amplamente consumidos por crianças

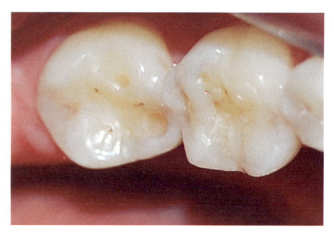

Figura 46.3. Erosão dental.

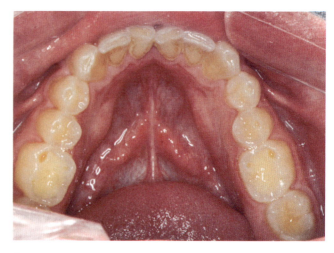

Figura 46.4. Desgaste oclusal por erosão dental.

e adolescentes e desempenham um papel importante nesse processo. Outra causa extrínseca é nadar em piscinas que contêm concentração muito alta de cloro.

Outros fatores que devem ser considerados são os estilos de vida não saudáveis, como consumo de drogas ilegais e alcoolismo.

As fontes origem intrínseca incluem: vômitos repetidos, refluxo gastroesofágico, esofagite e bulimia, que aumentam o risco de desenvolvimento de lesões de erosão.

A prevenção da erosão dentária passa pela redução da exposição ao ácido, por meio da diminuição da frequência e do tempo de contato do mesmo com a superfície dentária. Deste modo, os pacientes devem ser aconselhados a não consumir alimentos ou bebidas ácidas nos intervalos entre as refeições. Alguns métodos de ingestão de bebidas podem levar ao aumento do tempo de contato do ácido com a cavidade bucal. Assim, a retenção ou o bochecho do líquido anteriormente à sua deglutição e o ato de beber o suco ou refrigerante diretamente da garrafa devem ser evitados. Idealmente as bebidas devem ser tomadas com canudo localizado na região posterior da boca, de tal modo que não tenha contato direto com as superfícies dentárias.

A erosão dentária pode ocasionar muita dor. A melhor maneira de preveni-la é a melhora da qualidade da alimentação, mas mudança de hábito é uma conquista rara. Então, deve-se lançar mão do uso do fluoreto sobre a estrutura dentária, pois ele deixa o esmalte mais resistente. Além do flúor, podem ser utilizadas outras estratégias, tais como: estimulação do fluxo salivar; consumo diário de queijo após desafio erosivo; orientação quanto à escovação não imediata à ingestão do alimento; bochecho com água em seguida à ingestão de alimentos ácidos; utilização de pouca quantidade de dentifrício; e aplicação de sistema adesivo dental em consultório.

As condutas clínicas para o tratamento dessas lesões estão indicadas quando a estrutura dentária está comprometida; há sensibilidade dentinária; há comprometimento estético; ou ainda nos casos em que existe a possibilidade de exposição pulpar.

DOENÇAS GENGIVAIS

A doença periodontal pode ser definida como um quadro imunoinflamatório provocado pela ação do biofilme dental, também chamado de placa dental. Seu aparecimento e evolução dependem de condições individuais relacionadas a fatores intrínsecos do hospedeiro e ambientais. Dentre as doenças periodontais mais comuns destacam-se a gengivite e a periodontite. A gengivite é limitada aos tecidos marginais. É manifestada pelo sangramento à sondagem da margem gengival e, em casos mais graves, por eritema e edema, especialmente da papila interdental (Figuras 46.5 e 46.6). A periodontite pode se desenvolver de uma gengivite preexistente em indivíduos com a condição imune comprometida, na presença de fatores de risco e mediadores pró-inflamatórios, bem como na presença de uma microbiota predominantemente periodontopatogênica. Dentre os fatores de risco podemos destacar: a baixa condição socioeconômica, a raça (por exemplo, indivíduos de raça negra), a má higiene oral, determinados medicamentos (por exemplo, anticancerígenos, antidepressivos e fármacos que provoquem xerostomia), além de alterações sistêmicas (por exemplo, a síndrome de Down e o diabetes) (Figuras 46.7, 46.8 e 46.9).

A inflamação da gengiva pode se estender profundamente até os tecidos de suporte dos dentes. As consequências incluem destruição do colágeno e perda de osso alveolar. O epitélio juncional se degenera em epitélio da bolsa, que

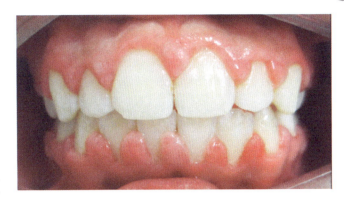

Figura 46.5. Edema e sangramento da margem gengival.

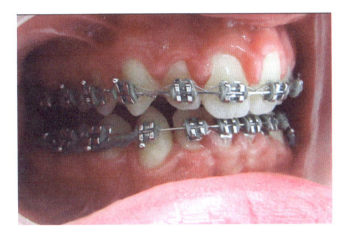

Figura 46.6. Edema da papila interdental.

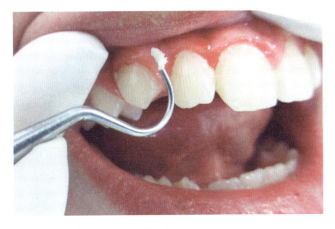

Figura 46.7. Placa dental visível e edema gengival.

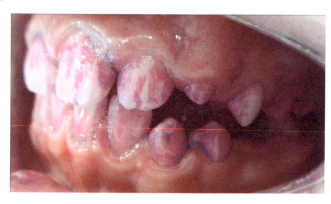

Figura 46.8. Placa dental evidenciada.

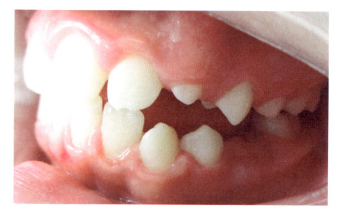

Figura 46.9. Após profilaxia e remoção da placa dental.

prolifera apical e lateralmente. Uma bolsa verdadeira se forma. Esta bolsa é um sítio de predileção e reservatório para bactérias patogênicas oportunistas que sustentam a periodontite e incrementam sua progressão.

A gengivite crônica é a infecção periodontal mais comum entre crianças e adolescentes, tendo caráter praticamente universal, conforme indicam os estudos epidemiológicos.

Um fator agravante das doenças periodontais refere-se à influência dos hormônios sexuais femininos diante da exacerbação de processos inflamatórios periodontais. A ação hormonal não favorece apenas o desenvolvimento de bactérias específicas para o início da doença periodontal, mas também modifica o metabolismo tecidual em relação à resposta inflamatória e imunológica. A influência dos hormônios sexuais femininos nos tecidos gengivais e a composição da placa têm relevância durante a puberdade para o aumento do risco de doença periodontal.

De acordo com levantamento da literatura apenas 4 estudos relacionaram risco de doença gengival e estágios puberais de Tanner. Mombelli et al. (1989) acompanharam 42 adolescentes de 11 a 15 anos em um estudo longitudinal de 4 anos e avaliaram a condição gengival, idade óssea e estágios de Tanner durante esse período. Encontraram nesse estudo que tanto os meninos como as meninas apresentavam um significativo aumento de sangramento gengival com o início do estirão puberal, e em 35% dos casos essa tendência de sangramento gengival alcançava um pico de 1 a 5 anos após o início

da puberdade. Delaney et al. (1986) encontraram significativas mudanças nos componentes da microbiota gengival associadas às idades óssea, sexual e cronológica de meninas antes, durante e depois do estirão, favorecendo a prevalência de doença periodontal com o aumento de todas as idades avaliadas.

O estudo de Spezzia (2016) encontrou que o sexo feminino após o estirão tem um risco 3,7 vezes maior de apresentar a doença gengival, mas em estudo anterior, com uma amostra menor, essa diferença não havia sido detectada.

Portanto, alicerçados na literatura, podemos sugerir que o risco maior de as meninas terem doença gengival após o estirão está relacionado à maior quantidade de hormônios sexuais circulantes. É importante lembrar que o aumento da quantidade de hormônios sexuais femininos ocorre conforme os estágios de Tanner avançam até a idade adulta e que isso acontece tanto nos meninos como nas meninas, embora obviamente em diferentes magnitudes. O estudo de Mombelli et al. (1989), conseguiu detectar um aumento de sangramento gengival tanto nas meninas como nos meninos conforme os estágios de Tanner aumentavam. Provavelmente isso foi possível devido ao fato de ser um estudo longitudinal e de ter sido usado um índice que permite detectar graus de inflamação. O índice CPITN, usado em muitos estudos epidemiológicos por possuir uniformidade internacional e ser mais simples, detecta apenas a presença ou não de inflamação e não o seu grau.

Levantamento epidemiológico realizado no município de São Paulo pela Prefeitura de São Paulo em 2008 mostrou que a prevalência de adolescentes examinados para detecção de condição periodontal (índice CPITN) que apresentaram todos os dentes examinados livres da doença, ou seja, hígidos foi de 40% aos 12 anos em uma amostra de 4249. Dos 15 aos 19 anos a prevalência de adolescentes com todos os dentes examinados hígidos foi de 36,5% em uma amostra de 2858 adolescentes. Ainda, o levantamento realizado em âmbito nacional utilizando o mesmo índice constatou que aproximadamente um terço dos adolescentes tinha evidências de sangramento gengival.

Portanto, a estratégia de prevenção da doença gengival deve incluir todos os adolescentes e não direcionar para grupos específicos, já que a prevalência de gengivite é alta nos adolescentes e nessa fase ainda contamos com um quadro reversível, que no entanto, se for deixado sem nenhuma intervenção, pode progredir para a periodontite, com comprometimento do tecido de sustentação, perda óssea e caráter irreversível.

PIERCINGS ORAIS

Piercing é definido como a inserção de uma agulha para criar uma abertura dentro da cartilagem e da pele para fins ornamentais ou estéticos (Figura 46.10).

Recentemente a prática do *piercing* do corpo ganhou popularidade entre adolescentes e adultos jovens no mundo ocidental por vários motivos: preencher demandas sociais, aumentar a atratividade sexual, salientar

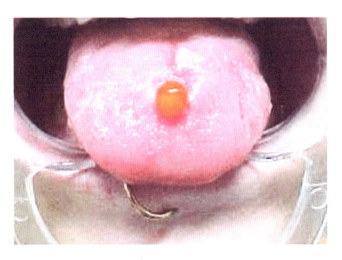

Figura 46.10. Piercing na língua.

a individualidade. Estudos que avaliaram a prevalência de *piercing* em adolescentes e adultos jovens encontraram valores que variaram de 10 a 51%. O estudo de Cegalon et al. (2010) ao avaliar adolescentes do estudo secundário na Itália encontrou que a tatuagem é mais prevalente no sexo masculino, o uso de *piercing* é mais prevalente no sexo feminino e estão associados a falta de satisfação com a aparência física, ter pai mais jovem e com menor grau de escolaridade.

Os *piercings* orais são de especial interesse para os dentistas e podem ser: de lábios, bochechas, língua, úvula ou a combinação destes, sendo o da língua o mais comum. Estes podem ser prejudiciais, oferecendo vários riscos aos usuários. Eles favorecem o acúmulo de restos alimentares e bactérias, dificultando a higienização, aumentando o risco de cáries e de doenças periodontais. Existe ainda o risco de infecção ou de reação alérgica ao metal.

Dentre as complicações locais dos *piercings* orais podemos destacar: hemorragia, infecção local, aumento de salivação e trauma ao osso alveolar e dentes adjacentes, podendo levar a reabsorções ósseas dentais.

Os riscos sistêmicos compreendem a contaminação por vírus tais como: HIV, hepatite (B, C, D e G), herpes simples, entre outros.

O *piercing* dental, que na verdade é uma tatuagem do dente, consiste em colocar, por meio de materiais adesivos, um cristal no dente. Esse é um procedimento que não prejudica de nenhuma maneira a estrutura do dente, pois ele não é desgastado, o procedimento é indolor e é semelhante à colagem de um braquete ortodôntico.

Existe uma preocupação com a falta de informação dos adolescentes em relação aos riscos no uso dos *piercings*. Sempre nos questionamos o quanto as palestras realizadas nas escolas poderiam ajudar a torná-los mais conscientes desses riscos. Com esse objetivo, o estudo de Lamelo (2015) com 219 adolescentes de 11 a 16 anos de uma escola pública de São Paulo mostrou os benefícios da palestra educativa para aumentar a informação e até mudar comportamentos. O estudo dividiu os estudantes em dois grupos: um que assistiu à palestra e outro que não assistiu. Ambos os grupos responderam a um questionário inicial, a um depois da palestra (feita apenas para um grupo) e a um depois de 90 dias. O conhecimento dos riscos envolvidos no uso de *piercing* aumentou de 68,9% (mostrando que havia algum conhecimento antes da palestra) para 80,3% (para o grupo que assistiu à palestra). A mudança de atitude ocorreu nas seguintes respostas: antes da palestra, 14% dos adolescentes usavam e esse percentual diminuiu para 6% após a palestra; além disso, 25% dos adolescentes tinham grande interesse em usar antes da palestra e esse número diminuiu para 15% após a palestra. Esses resultados não se alteraram praticamente em 90 dias. A autora coloca ainda que se essa palestra fosse associada a técnicas interativas, por exemplo, dramatizações, o resultado poderia ser mais expressivo. Isso reitera a importância da educação nas escolas como meio de prevenção de riscos.

REFERÊNCIAS BIBLIOGRÁFICAS

1. Araujo FB, Mariath AS, Pereira JT, Casagrande L, Franzon R, Werle SB, Rodrigues JA. A cárie e seu tratamento por meio da odontologia minimamente invasiva. In: Takaoka L, Coutinho L, Weiler RME. OdontoPediatria: A transdisciplinaridade na saúde integral da criança. Barueri: Manole, 2016. pp. 426-32.

2. Barros WRC, Nascimento LS, Rosely Barbosa da Cunha Fontes RBCF, Aguiar NL, Silva Júnior IF, Souza CNP. Prevalência de cárie dentária na adolescência em Belém do Pará: uma perspectiva amazônica. Rev. Adolescência e Saúde (NESA) 2015; 12(2):59-68.

3. Bönecker M, Rios D, Zardetto CG, Auad SM. Erosão dental: problema difícil de visualizar. In: Odontopediatria para o Pediatra. São Paulo: Editora Atheneu, 2013. pp. 233-42.

4. Brasil. Ministério da Saúde. SB Brasil. Pesquisa Nacional de Saúde Bucal 2010. Resultados principais. Brasília, DF: Ministério da Saúde 2011;11(1):34-6.

5. Cegolon L, Miatto E, Bortolotto M, Benetton M, Mazzoleni F, Mastrangelo G et al. Body piercing and tattoo: awareness of health related risks among 4,277 Italian secondary school adolescents. BMC Public Health 2010; 10:73.

6. Coutinho L, Takaoka LAMV, Weiler RME. Saúde bucal do adolescente In: Puericultura: conquista da saúde da criança e do adolescente. São Paulo: Editora Atheneu, 2013. pp. 378-95.

7. Delaney JE, Ratzan SK, Kornman KS. Subgingival microbiota associated with puberty: studies of pre -, circum -, and post-pubertal human females. Pediatr Dent 1986;8:268-75.

8. Frias AC, Marques RAA, Teixeira DSC, Soares MC. Levantamento Epidemiológico em Saúde Bucal. Resumo da primeira fase: crianças e adolescentes. Cidade de São Paulo 2008-2009. Disponível em: http://www.prefeitura.sp.gov.br/cidade/secretarias/upload/saude/arquivos/saudebucal/LESB_Resumo_PrimeiraFase.pdf [Acesso em 27 de julho de 2016].

9. Haghgou HR, Haghgoo R, Asdollah FM. Comparison of the microhardness of primary and permanent teeth after immersion in two types of carbonated beverages. J Int Soc Prev Community Dent 2016; 6(4):344-8.

10. Lamelo KMSM, Weiler RME, Spezzia S, Jahn MR. O uso de piercing oral na adolescência e suas complicações. 21 2015;(2):14-18.

11. Lamelo KMSM. Verificação da efetividade de palestras educativas para conscientização de adolescentes quanto aos riscos de uso de piercings. Monografia [Especialização em Adolescência para Equipe Multidisciplinar]. Universidade Federal de São Paulo, 2016.

12. Lindhe J, Lang NP, Karring T. Tratado de Periodontia Clínica e.Implantologia Oral. 5ª. ed. Rio de Janeiro: Ed. Guanabara Koogan, 2010. 1321p.

13. Malekipour M.R., Messripour M., Shirani F. Buffering capacity of saliva in patients with active dental caries. Asian J Biochem. 2008;3:280–3.

14. .Maltz M, Tenuta LMA, Groisman S, Cury JA. Cariologia: Conceitos básicos, diagnóstico, e tratamento não restaurador. Org. Kriger L, Moysés SJ, Moysés ST Coord. Morita MC. (Abeno: Odontologia Essencial: parte clínica). São Paulo: Artes Médicas, 2016.

15. Mombelli A, Gusberti FA, van Oosten MA, Lang NP. Gingival health and gingivitis development during puberty. A 4-year longitudinal study. J Clin Periodontol 1989;16:451-6.

16. Newman MG, Takei HH, Klokkevold PR, Carranza FA. Periodontia Clínica. 11ª ed. Rio de Janeiro: Elsevier, 2011.1328p.

17. Shahrabi M., Nikfarjam J., Alikhani A. A comparison of salivary calcium, phosphate, and alkaline phosphatase in children with severe, moderate caries and caries free in Tehran's kindergartens. J Ind Soc Pedo Prev Dent 2008;26:74–7.

18. Singh S, Sharma A, Sood PB, Sood A, Zaidi I, Sinha A. Saliva as a prediction tool for dental caries: An in vivo study. J Oral Biol Craniofac Res 2015; 5(2):59-64.

19. Soares D, Andrade C, Pinto AR, Seabra M, Macho V. Doenças da gengiva e periodonto em crianças e adolescentes. Acta Pediatr Port 2009;40(1):23-9.

20. Spezzia S, Weiler RME, Santos FM, Lima MPCS, Vitalle MSS. Gingival disease in adolescents related to puberal stages and nutritional status . 2016;15(2):11-16.

21. Spezzia S. Inter-relação entre hormônios sexuais e doenças periodontais nas mulheres. Braz J Periodontol 2016ª; 26(2):40-7.

22. Spezzia S. Prevalência de doença gengival em adolescentes nascidos prétermo e a termo. Tese [Mestrado em Ciências]. Universidade Federal de S. Paulo, 2016b.

23. Tatakis DN, Kumar PS. Etiology and pathogenesis of periodontal diseases. Dent Clin North Am 2005;49(3): 491-516.

Efeitos do Uso de Drogas na Saúde Oral

47

Rosa Maria Eid Weiler
Roberta Simi

INTRODUÇÃO

O desenvolvimento do cérebro no período da adolescência é muito intenso. Ocorre uma remodelação sináptica, que visa ao refinamento dos circuitos neurológicos, ocorrendo a perda de algumas conexões e o fortalecimento de outras com a finalidade de aperfeiçoar as redes neuronais. O córtex pré-frontal, responsável pelo controle dos impulsos, pela capacidade de planejamento e tomada de decisões, pela memória, pela concentração, pelo raciocínio abstrato, pela capacidade de inferir, começa sua maturação no início da adolescência e termina por volta dos 21 anos. Podemos, então, imaginar a repercussão que o uso de drogas nessa fase pode ter nesse amadurecimento. Estudos de ressonância magnética estrutural e funcional mostram que o uso de álcool e maconha durante a adolescência resulta em alterações no córtex pré-frontal com prejuízo das funções que mais se desenvolvem nessa fase.

O adolescente usuário de drogas se descuida dos hábitos de higiene e, dentre eles, o de higiene bucal. Somado a isso, muitas das drogas usadas causam xerostomia e diminuição da imunidade. Com isso, já podemos imaginar o impacto do seu uso em cáries e doenças periodontais.

Trataremos da repercussão bucal de algumas drogas de abuso. Para isso é importante entender algumas características de cada uma delas.

As drogas podem ser classificadas em: depressores, estimulantes e perturbadores do sistema nervoso central.

Dentre as depressoras temos: álcool, inalantes e solventes, ansiolíticos e barbitúricos e opiáceos. As drogas de efeito depressor diminuem a atividade do cérebro, diminuem seu funcionamento, fazendo com que a pessoa fique "desligada", "devagar" e "desinteressada" das coisas ao redor.

As drogas classificadas como estimulantes aumentam a atividade do cérebro. A pessoa fica "ligada", "elétrica", "insone" e tem falta de apetite. Esse grupo de substâncias é também chamado de psicoanalépticos, noanalépticos, timolépticos. As substâncias que compõem o grupo de estimulantes do SNC são: cafeína, nicotina, anfetamina e cocaína.

No terceiro grupo temos as perturbadoras do sistema nervoso central. Pertencem a esse grupo: anticolinérgicos (plantas, remédios), maconha, cogumelos (plantas alucinógenas), LSD 25 e *ecstasy*. As drogas classificadas nesse grupo modificam qualitativamente a atividade do cérebro, ou seja, distorcem o seu funcionamento (alucinógenos) e provocam alteração de percepção sensorial.

Neste capítulo descreveremos os efeitos de algumas drogas de cada grupo.

ÁLCOOL

O uso indevido de álcool, uma droga socialmente aceita, faz com que ele seja considerado um problema de saúde pública mundial. O uso abusivo do álcool provoca problemas tanto de saúde geral como de saúde bucal.

O álcool está relacionado à severidade da doença periodontal, independentemente da higiene oral, pois diminui a função do sistema imunológico. A ação no sistema imunológico vai desde diminuição da função de neutrófilos e macrófagos até o aumento da produção de citocinas inflamatórias como TNF-α. A produção excessiva destas citocinas pode levar a uma grande destruição dos tecidos periodontais. Além disso, o uso abusivo de álcool pode reduzir a massa óssea, provocando uma rápida progressão da doença periodontal.

O fato de o álcool prejudicar a função do sistema imune aumenta também o risco de infecções bucais e do desenvolvimento de carcinoma espinocelular. Isso é ainda mais acentuado pelo fato de o álcool, por mecanismos ainda desconhecidos, impedir que as células epiteliais da mucosa organizem a barreira de permeabilidade, que tem a função de impedir a desidratação e a penetração de agentes externos.

O metabolismo do álcool aumenta a produção de radicais livres e diminui os mecanismos antioxidantes, levando ao estresse oxidativo. O polimorfismo genético das enzimas de degradação do álcool pode ser responsável pelo acúmulo de metabólitos tóxicos como o acetadeído. Este pode causar dano ao DNA ou a outras estruturas celulares, podendo também justificar o maior risco de carcinomas nos usuários de abuso.

OPIÁCEOS

O ópio e a morfina são derivados da papoula. Temos os opiáceos naturais e os opioides (sintéticos). Séculos atrás o ópio era utilizado para tratar os "nervos" e contra tosse e diarreia. Em 1806 foi isolada a morfina, que é um analgésico muito forte, usado apenas em âmbito hospitalar. Em 1832 foi isolada a codeína (antitussígeno). Em1846 foi sintetizada a heroína (4 vezes mais potente que a morfina), obtida pela acetilação da morfina. Fabricada pela Bayer como remédio até 1913, em 1899 há relatos de tolerância à heroína e em 1902 há relatos de dependência. Em 1906 conseguia-se heroína só com prescrição e em 1919 foi proibida a prescrição médica.

Os opiáceos naturais são: ópio, morfina e codeína. Os sintéticos são: heroína, papaverina, meperidina e metadona. Podem ser injetados (via subcutânea ou endovenosa) ou utilizados por via oral ou nasal.

Os opiáceos suprimem o sistema imunológico, provavelmente uma das causas da maior prevalência de doença periodontal entre os usuários.

Além da maior prevalência de doença periodontal, observa-se que os pacientes dependentes apresentam maior prevalência de infecções fúngicas e virais, hiperpigmentação da língua e cáries dentais.

NICOTINA – TABAGISMO

Ao se pensar em tabagismo há logo uma associação com doenças pulmonares como enfisema, bronquite e mesmo câncer de pulmão.

No entanto, a saúde oral é bastante afetada pelo tabagismo.

A fumaça do cigarro, resultante da combustão incompleta do tabaco, é constituída de uma mistura da qual fazem parte a nicotina e o monóxido de carbono, que são os principais agentes dos efeitos deletérios no tecido periodontal.

A nicotina interfere no sistema imunológico, diminuindo a função defensiva dos monócitos e neutrófilos, aumentando o risco e a severidade da doença periodontal e potencializando a perda óssea. Além disso, interfere nos fibroblastos gengivais, alterando a produção de fibronectina e de colágeno tipo I, prejudicando a resposta cicatricial. Esse fato é ainda mais agravado pela diminuição de transporte de oxigênio aos tecidos gengivais em razão da ação do monóxido de carbono.

O tabagismo desempenha um papel significativo em muitos casos de câncer bucal e isso se acentua se associado ao álcool ou à maconha.

Pode também afetar o paladar, o olfato e atrasar a cicatrização após um procedimento cirúrgico.

O alcatrão do cigarro mancha os dentes e causa mau hálito.

Todos esses malefícios causados pelo fumo têm sido relatados como dose-dependentes.

ANFETAMINAS – METANFETAMINA

A metanfetamina (metilanfetamina) é uma amina simpaticomimética que atua no sistema nervoso central. Pertence ao grupo das anfetaminas estimulantes e pode ser preparada em laboratórios a partir do alcaloide L-efedrina.

Por ser uma droga estimulante, o efeito no cérebro é manter o indivíduo "ligado", sem cansaço, inapetente e insone.

O efeito físico é de taquicardia, aumento da pressão arterial, dilatação da pupila (midríase), e pode culminar com efeitos tóxicos como: agressividade, irritação, aumento de temperatura corporal (convulsões), delírio persecutório e psicose anfetamínica.

A metanfetamina ocasiona diversos efeitos orais e devido a isso a boca dos usuários é conhecida pelo termo "*methmouth*".

Dentre os efeitos orais destaca-se a xerostomia, devido ao efeito simpaticomimético. A saliva exerce efeito protetor contra cáries e infecções bucais. Além das proteínas com efeitos antibacterianos como lactoferrina, lactoperoxidase, imunoglobulinas e lisozima, o sistema bicarbonato da saliva exerce efeito tampão, impedindo que os ácidos produzidos pelas bactérias na superfície do dente causem sua desmineralização. Portanto, a diminuição da saliva aumenta o risco de cáries. Associado a isso, temos que na elaboração das metanfetaminas são utilizados ácidos corrosivos como: sulfúrico, fosfórico e muriático, que ajudam a desmineralizar os dentes ao entrar em contato com eles. Devemos lembrar que usuários de drogas normalmente negligenciam a escovação e, por sentirem a boca seca, abusam de líquidos açucarados. Com todos esses fatores reunidos, não é de estranhar que usuários de metanfetaminas apresentem cáries rampantes, semelhantes aos indivíduos submetidos a radioterapia na região de cabeça e pescoço.

A diminuição da saliva também aumenta o risco de halitose e de infecções orais tais como candidíase, glossite e queilite angular.

O excesso de estimulação provoca o bruxismo, que, associado ao aumento da progressão de cáries, ocasiona uma rápida destruição dos dentes.

A nutrição do periodonto também fica comprometida pela vasoconstrição provocada pela droga, o que além de diminuir ainda mais a proteção dos tecidos orais contra a infecção, agrava a gengivite e a periodontite.

Devido ao efeito vasoconstritor da droga associado ao aumento de pressão arterial provocado, não se pode administrar anestésicos com vasoconstritores caso o indivíduo refira uso com menos de 24 horas.

COCAÍNA

A cocaína é um alcaloide extraído da folha de *Erythroxylon coca*. Os principais locais de cultivo são Peru e Bolívia. É refinada principalmente na Colômbia. Das folhas podem ser obtidos: sulfato de cocaína (pasta-merla), cloridrato de cocaína (pó) e cocaína base (*crack*). A pasta de coca é um produto grosseiro, obtido das primeiras fases de preparação. A cocaína afeta o sistema adrenérgico, aumentando a demanda de oxigênio pelo coração e, ao mesmo tempo, diminui o suprimento pela contração provocada nas artérias coronárias, aumentando o risco de infarto do miocárdio. Isso pode ocorrer principalmente em procedimentos cirúrgicos, com o uso de anestésicos e fios retratores com vasoconstritor. Para a prevenção disso, é necessário que o paciente relate o uso e que os procedimentos sejam adiados pelo menos 24 horas. Há também o risco de convulsões com a utilização da lidocaína.

Os efeitos bucais do uso de cocaína são principalmente: lesões gengivais, desordens temporomandibulares, bruxismo, abrasão cervical dos dentes, hemorragias pós-extração (aumento da pressão arterial), infecções por *Candida*, necrose nasal, perfuração de palato, líquen plano erosivo, úlceras orais, xerostomia, maior prevalência de doença periodontal, halitose e cáries.

MACONHA

A maconha se origina da planta *Cannabis sativa* (originária de regiões equatoriais) ou *Cannabis indica* (originária do sul da Ásia e subcontinente indiano). Estas plantas contêm um grupo de substâncias químicas chamadas canabinoides, dentre os quais se destaca o *delta-9-tetrahidrocanabinol* (THC), que produz as alterações de sensações características do uso da maconha. A quantidade de THC na planta depende de fatores como: clima, estação do ano, época de colheita, tempo entre colheita e uso. Sua ação se dá especialmente no hipocampo (memória), cerebelo, substância negra (coordenação) e vias mesolímbicas. O THC se liga aos receptores nos neurônios e, de modo não esclarecido, transmite um sinal aos neurônios dopaminérgicos localizados no sistema de recompensa cerebral. Há uma maior liberação de dopamina na fenda sináptica, que é responsável pelo efeito de euforia e prazer provocado pela droga.

Dentre os efeitos agudos temos: percepção alterada do tempo, que "passa devagar", comprometimento da percepção temporoespacial, diminuição da coordenação motora, hilaridade, xerostomia, fome (larica), taquicardia, hiperemia das conjuntivas, sono e relaxamento. Dentre os efeitos crônicos temos: síndrome amotivacional, acentuação de quadros esquizofrênicos, diminuição da testosterona (oligospermia), redução de defesas imunológicas, memória recente afetada, dificuldade de aprendizagem, cansaço constante e dificuldade em executar tarefas complexas.

A droga causa dependência psíquica, mas, apesar de vários usuários apresentarem irritação, insônia e perda do apetite quando deixam de utilizá-la, a dependência física e a tolerância não estão ainda devidamente comprovadas.

A *ganja* ou *sensimilla* (sem sementes) é um subproduto de uma variedade conhecida como *Cannabis indica*. Resistente a temperaturas baixas e atingindo pouca altura, é cultivado no Afeganistão e Paquistão e obtida utilizando-se apenas as flores das plantas fêmeas, que são preparadas por meio de aparos, de modo que uma maior concentração de THC (7,5 a 24%) ocorra nas inflorescências. O haxixe é um composto obtido por grande pressão nas inflorescências. Obtém-se uma pasta semissólida, normalmente moldada sob a forma de bolotas, com alta concentração de canabinoides (cerca de 5 a 28%). É mascado ou fumado.

Entre os distúrbios intraorais encontrados nos usuários estão o aumento da prevalência de: carcinomas espinocelulares (o THC tem ação mutagênica, favorecendo a proliferação de tumores e diminuindo a imunidade), grave gengivite e xerostomia (insensíveis a terapias convencionais), cáries dentais, ulcerações traumáticas e lesões brancas.

Em usuários crônicos é necessário aumentar a dose de anestésico local com adrenalina para se conseguir o efeito desejado. É necessário que haja privação de uso pelo menos 1 semana antes do procedimento odontológico, pois a taquicardia e a vasodilatação periférica que ocorrem na vigência do uso podem se associar ao efeito vasoconstritor do anestésico, podendo ser letal.

ECSTASY (METILENODIOXIMETANFETAMINA – MDMA)

É um tipo de anfetamina (estimulante) do grupo de perturbadores do SNC, com efeito alucinógeno. É vendida geralmente em comprimidos, mas também em pó para ser inalado. Como acontece com outras drogas, os traficantes misturam outras substâncias à droga para render mais, tais como: cafeína, cocaína, cetamina (anestésico para animais) etc.

Ele pode ser ingerido como comprimidos, fumado, injetado e usado como colírio. A ação inicial é em 20 a 60 minutos e dura até 6 horas.

A atuação do MDMA no cérebro é sobre duas substâncias: a dopamina e a serotonina, que se ligam a sensações de prazer. Com essa combinação a pessoa fica mais confiante, sociável, empática, eufórica, com abertura emocional e *insights*.

Em relação ao tempo de uso, os efeitos no cérebro são diferentes:

- **Curto tempo:** modificação na química cerebral e no comportamento;
- **Longo tempo:** modificação na estrutura cerebral: degeneração e depleção dos terminais serotoninérgicos e depleção da produção de serotonina, levando ainda à morte de células cerebrais, perturbações mentais, falta de memória, perda de autocontrole, síndrome do pânico, depressão, distúrbios do sono e do humor.

Dentre os efeitos indesejados temos: tonturas, vertigens, calafrios, suores, tensão muscular, fraqueza, náuseas, visão borrada, ansiedade, paranoia, desidratação pelo suor excessivo, hipertermia, bruxismo e alucinações.

A hipertermia pode levar à ingestão de muita água, ocasionando intoxicação hídrica.

Os efeitos bucais estão relacionados à xerostomia e à diminuição da capacidade tampão da saliva, que acabam ocasionando um biofilme dental espesso, que acarreta extensas cáries rampantes. Além disso, o aumento da tensão muscular pode ocasionar o bruxismo, que leva a mais destruição da estrutura dental. Importante lembrar que 24 horas após o uso não se deve usar anestésico com vasoconstritor.

Uma droga que não se encaixa nessa classificação mas é usada indevidamente por adolescentes atletas do sexo masculino e até por aqueles que não são atletas mas usam com fins estéticos são os esteroides anabolizantes.

ESTEROIDES ANABOLIZANTES

Esteroides anabolizantes são drogas fabricadas para substituírem o hormônio masculino testosterona, fabricado pelos testículos. Eles ajudam no crescimento dos músculos (efeito anabólico) e no desenvolvimento das características sexuais masculinas.

São usados como medicamentos para tratamento de pacientes que não produzem quantidade suficiente de testosterona. Aqueles que utilizam essas drogas sem ser por problemas médicos o fazem para melhorar o desempenho nos esportes, aumentar a massa muscular e reduzir a gordura do corpo.

O uso indiscriminado e abusivo pode trazer sérias consequências à saúde geral e oral.

Sistemicamente leva a alteração do perfil lipídico, aumento de pressão arterial e pode causar danos hepáticos, renais e cardiovasculares graves e diminuição da resposta imune. Em adolescentes pode interferir no crescimento, devido ao fechamento prematuro das suturas ósseas.

Em relação à saúde oral o uso abusivo está relacionado à progressão da doença periodontal e ao aumento da sua severidade, estando principalmente relacionado a uma alteração desfavorável da microbiota periodontopatogênica, além da alteração no sistema imune.

Pode causar hipertrofia do masseter, anormalidades musculoesqueléticas com crescimento da mandíbula, levando a alterações oclusais importantes.

CONSIDERAÇÕES FINAIS

A exposição a drogas durante períodos críticos de desenvolvimento neurológico pode interromper o curso natural da maturação cerebral, interferindo, de modo persistente, em processos essenciais para o desenvolvimento cognitivo na fase adulta.

A alteração no circuito cerebral observada na adolescência também ocorre nos sistemas de neurotransmissores, muitos dos quais, direta ou indiretamente, são alvos da ação das drogas.

Estudos com exames de ressonância magnética estrutural e funcional sugerem que o uso de drogas em adolescentes interrompe o neurodesenvolvimento dessa fase em caráter irreversível, pois persiste na vida adulta.

A informação sobre o uso de drogas na anamnese é de fundamental importância, pois envolve sérios riscos em procedimentos odontológicos e o adolescente precisa estar ciente disso. Portanto, muitas vezes esse profissional tem a oportunidade de esclarecer o adolescente sobre os inúmeros riscos envolvidos na escolha do caminho das drogas nessa fase de sua vida.

REFERÊNCIAS BIBLIOGRÁFICAS

1. Amaral AS, Guimarães MI. Manifestações orais do uso de anfetaminas. Rev Port Estomatol Med Cir Maxilofac 2012;53(3):175-80.

2. Brand H S, Dun S N, Amerongen A, Nieuw V. Ecstasy (MDMA) and oral health. British Dental Journal 2008;204: 77 – 81.

3. Brusca MI, Verdugo F, Amighini C, Albaina O, Moragues MD. Anabolic steroids affect human periodontal health and microbiota. Clin Oral Invest 2014;18:1579–86.

4. Carrard VC, Pires AS, Paiva RL, Chaves ACM, Sant'Ana Filho M. Álcool e câncer bucal: considerações sobre os mecanismos relacionados [Alcohol and oral cancer: comments on related mechanisms.] Revista Brasileira de Cancerologia 2008;54(1): 49-56.

5. Carvalho AE, Santos IG, Cury VF. A influência do tabagismo na doença periodontal: revisão da literatura. SOTAU R Virtual Odontol 2008;2(5):7-12.

6. Ditmyer M, Demopoulos C, McClain M, Dounis G, Mobley C. The effect of tobacco and marijuana use on dental health status in Nevada adolescents: a trend analysis. J Adolesc Health 2013;52(5):641-8. doi: 10.1016/j.jadohealth.2012.11.002.

7. Kayal RA, Elias WY, Alharthi KJ, Demyati AK, Mandurah JM. Ilicit drug abuse affects periodontal health status. Saudi Med J 2014;35(7):724-8.

8. Maloney W. The significance of illicit drug use to dental practice. WebmedCentral. Dentistry Drug Abuse 1(7): WMC00455, 2010 doi: 10.9754/journal.wmc.2010.00455 disponível em: http://www.webmedcentral.com/article_view/455 [Acessado em 09/08/2015].

9. Micheli D, Andrade ALM, Silva EA, Formigoni MLOS. Neurociências do abuso de drogas - O que sabemos? São Paulo: Editora Atheneu, 2014. 204p. Valadas L A R, Neto E M R. Lotif M A L, Neto A P N, Mororó J M, Lobo PLD. Abuso de drogas e suas consequências na saúde bucal: uma revisão de literatura. Revista da Faculdade de Odontologia de Lins 2016;26(1): 29-35.

10. Van ZYL, AW. Substance abuse and oral health: an overview. S Afr Dent j. [online]. 2014; 69:8-14 [citado em 2015-08-07. Disponível em: http://www.scielo.org.za/scielo.php?script=sci_arttext&pid=S0375-15622014000100007&lng=en&nrm=iso>. ISSN 0375-1562[Acessado em 09/08/2015].

Odontologia do Esporte na Adolescência

48

Regina Lucia da Silva Queiroz
Alexandre Jun Zerbini Ueda
Fernando Neves Nogueira
Lucas Queiroz Caponi

INTRODUÇÃO

A Odontologia do Esporte é a especialidade da Odontologia voltada para o conhecimento, a prevenção e o tratamento das lesões e doenças do sistema estomatognático na prática esportiva. Baseia-se, portanto, no estudo da interferência do esporte nesse sistema e como a saúde bucal pode comprometer o desempenho físico e psicológico do esportista. Vem sendo considerada uma área em evidência da Odontologia, pois o comprometimento da saúde bucal pode limitar as habilidades dos atletas profissionais e amadores.

A adolescência é um período de rápido desenvolvimento físico, emocional, psicológico e social e é importante incentivar o jovem a adotar medidas saudáveis de vida como a prática regular de atividade esportiva. Esses jovens atletas necessitam de atendimento diferenciado, pois a alteração morfológica e fisiológica, as mudanças de hábitos alimentares, o descuido com a higiene oral e as alterações hormonais podem levar esses adolescentes a situações capazes de comprometer gravemente a saúde oral.

Programas preventivos direcionados ao adolescente devem ser incentivados tanto no âmbito odontológico quanto no campo esportivo, contribuindo desse modo para que alcancem a vida adulta de maneira serena e saudável.

A atividade esportiva vem sendo utilizada no Oriente desde o início do século passado e no Ocidente nos últimos anos como uma ferramenta de saúde pública muito útil, principalmente para a diminuição das necessidades de tratamento e a prevenção dos riscos de doenças crônicas degenerativas, como osteoporose, diabetes, dislipidemia e hipertensão.

O desenvolvimento dessa "cultura do esporte", focada para desportistas amadores e profissionais, tem como base o acompanhamento rotineiro que leva a um aumento de rendimento, mas com a prevenção de lesões físicas, como a síndrome de *overtraining* (sobretreinamento), ou psicológicas.

Esse treinamento esportivo consiste em repetições programadas e sistematizadas com o objetivo de gerar um processo adaptativo contínuo, relacionado diretamente com a captação de nutrientes, a respiração, frequência cardíaca e vascularização melhoradas, assim como a síntese de proteínas. Com os esforços físicos, a resposta para cargas variadas, sejam elas em forma de pesos (exercícios resistidos) ou exercícios de longa duração, o resultado é a alteração na homeostase. As diversas variáveis aplicadas à atividade física, como a intensidade, velocidade, carga, duração, frequência, amplitude de movimentos e combinações de exercícios, promovem o efeito na expressão gênica que resultam nas alterações fenotípicas dos músculos e de todo o sistema que auxiliam na adequação das capacidades motoras, cardiovascular e respiratória.

Os estímulos para esforços que visem a aumento do rendimento, seja aeróbio ou anaeróbio, exigem mais do corpo humano. Para que haja, portanto, um aumento do rendimento diversos fatores estão envolvidos, entre os quais a saúde geral. Nesse quesito, a boca merece especial atenção, pois o rendimento de um atleta pode ser reduzido se ele tiver algum distúrbio na sua saúde bucal. Deste modo, visando a uma melhoria no desempenho do atleta, faz-se necessário um exame odontológico minucioso, periódico, promovendo o tratamento de eventuais doenças, ou mesmo a atuação preventiva quanto a alterações locais que repercutam na condição sistêmica.

PREVENÇÃO DOS DANOS BUCAIS

A articulação temporomandibular (ATM) está localizada entre a região distal e superior terminal da mandíbula e a região inferior e lateral do osso temporal. Está delimitada posteriormente pela espinha pós-glenoide, a região escamosa do temporal, o conduto auditivo externo e a região posterior da fossa glenoide, anteriormente pelo tubérculo articular, medialmente pela espinha do esfenoide, lateralmente pela parede lateral externa da fossa glenoide e o músculo masseter e superiormente pelo osso temporal e arco zigomático. Esta breve descrição anatômica alerta para a importância de todo o sistema estomatognático além dos dentes, em que os protetores bucais devem agir protegendo as articulações nas quais mandíbula e maxila se relacionam.

A Sociedade Americana de Testes e Materiais (ASTM International) define o protetor bucal como "um dispositivo resiliente ou aparelho colocado dentro da boca (ou interior e exterior) para reduzir os ferimentos na boca, especialmente para dentes e estruturas adjacentes". Já o Standards Australia International (SAI) define o protetor bucal como "um dispositivo de proteção desgastado geralmente na parte superior - maxila para reduzir as lesões dos dentes, dos maxilares e dos tecidos moles".

Portanto, o protetor bucal é um dispositivo fundamental para impedir ou reduzir traumas dentários e lesões orofaciais. Geralmente adaptado na arcada superior, cobre dentes, gengiva e a estrutura óssea e tem a função de proteger lábios, dentes, língua e mucosa intraoral e, em caso de impacto, facilita a distribuição de forças, evitando, entre outras coisas, o deslocamento da ATM (articulação temporomandibular).

Segundo a ADA (American Dental Association), mais de 200.000 traumas, entre dentais e relacionados ao sistema estomatognático, são prevenidos nos Estados Unidos por ano, por uso preventivo dos protetores bucais. A US National Youth Sports Foundation estima que são perdidos mais de 5 milhões de dentes ao ano nos Estados Unidos em atividades esportivas, ou seja, algo em torno de 13.700 dentes ao dia. Essa mesma fundação calcula que um dente afetado durante a prática de esportes pode apresentar custos de até US$ 15.000 durante a vida desse atleta.

Traumas relacionados à boca e seus tecidos adjacentes mostraram no futebol americano, onde seu uso é obrigatório, que somente 0,07% de todos os traumas envolviam tecidos da boca e adjacências. Comparando com o basquete, em que seu uso não é obrigatório, 34% de todos os traumas envolveram os tecidos bucais e adjacentes.

A Academia Americana de Medicina identificou na atividade esportiva a principal causa de lesões craniofaciais e causa de 1/3 das lesões dentárias.

Os protetores bucais são concebidos para impedir que os tecidos moles dos lábios e bochechas entrem em contato direto com as bordas afiadas dos dentes, reduzindo a probabilidade de lesão dos tecidos moles. Em segundo lugar, os protetores bucais devem parar os contatos violentos dos dentes superiores e inferiores, segurando a mandíbula, agindo assim como um "amortecedor". Em terceiro lugar, tem sido postulado que os protetores bucais redistribuem as forças traumáticas aplicadas no ponto de contato para o aspecto frontal dos dentes de modo a dissipar essas cargas sobre uma superfície maior. Finalmente, o comportamento viscoelástico do protetor (mecânica de amortecimento) no ponto de contato permite dissipar parte da energia de impacto na esfera molecular e diminuir a quantidade de impulso de movimento transferido para o substrato complexo: tecido mole – dente – ligamento Periodontal – osso.

Apesar dessas evidências, o protetor bucal não é utilizado habitualmente ou, em alguns casos, é usado de modo inadequado por falta de conhecimento do atleta ou pela falta de orientação dos profissionais de saúde.

TIPOS DE PROTETORES BUCAIS

As principais características de um protetor bucal são a segurança e o conforto, portanto devem ser resistentes e não devem incomodar as funções básicas de respiração, deglutição e fonação do atleta.

Existem protetores bucais pré-fabricados, os quais são encontrados em tamanhos pequeno, médio e grande, que se referem ao tamanho do arco dental superior. O modelo *boil & bite*, ou aquecer e morder, é confeccionado em material que quando aquecido em água morna (47-52 °C) sofre deformação plástica, sendo "individualizados". Ambos são vendidos em lojas de artigos esportivos. Porém, quando comparamos protetores confeccionados sob medida pelo cirurgião-dentista, verificamos que estes são muito mais confortáveis, além de serem ajustados perfeitamente com a oclusão do atleta/paciente, não interferindo na fala e na respiração e podendo influir positivamente no equilíbrio postural.

A Australian Dental Association (ADA) recomenda aos pais, escolas e clubes desportivos para tornar o uso do protetor bucal individualizado (PROBI) obrigatório para todos aqueles que praticam esportes em que pode ocorrer o contato na cabeça e/ou no rosto.

Em um estudo com 24 atletas de alto rendimento verificou-se que houve melhora dos níveis de lactato após 30 minutos de corrida em esteira a 85% da frequência cardíaca máxima com o uso de protetores bucais individualizados quando comparados a atletas que não fizeram esse uso. Um retardo em até 30% no tempo para a fadiga e na concentração de lactato foi também observado em combatentes da polícia militar após o uso de protetores bucais individualizados. Esses estudos demonstram claramente uma melhora no desempenho de atletas com o uso de protetores bucais individualizados (**Figura 48.1**).

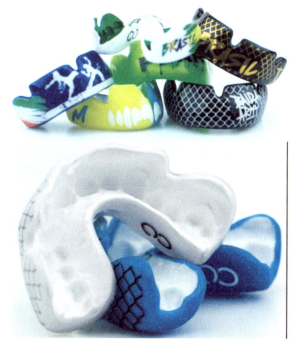

Figura 48.1. *Protetor bucal profissional.*

A melhora da capacidade respiratória parece ser devida a um reposicionamento da mandíbula em posição anterior, abrindo assim as vias aéreas (aumento do espaço aéreo morto) e promovendo uma melhor troca de gases respiratórios para os pulmões.

O material de escolha para a confecção dos protetores bucais é o etileno vinil acetato (EVA). Este material, quando fornecido em placas com concentração de 28% de acetato na molécula de vinil etileno, apresenta muitas vantagens, como temperatura de plastificação; pouca ou quase nula absorção de água; alta resistência a rasgamentos e perfurações. Essas vantagens diminuem muito os dois importantes obstáculos na confecção dos protetores bucais que são a estabilidade térmica e a mecânica de amortecimento (**Figura 48.2**).

Atualmente materiais como a fibra de carbono e a celulose estão sendo testados, em fase de pesquisa, nos protetores bucais, na esperança de se encontrar um material menos espesso e portanto mais confortável para o atleta.

A inserção de *chip* no interior dos protetores permite o controle do tempo de uso do dispositivo e a avaliação da desgaste do material (**Figura 48.3**).

POR QUE OS PROTETORES BUCAIS NÃO SÃO USADOS

Um estudo conduzido em 2008 analisou a adesão ao uso dos protetores bucais entre adolescentes norte-americanos. Em quase 80% dos casos os jovens atletas e responsáveis não sabiam da existência dos protetores bucais como instrumento de prevenção.

Em outros casos os dispositivos não eram usados por causarem desconforto e por não serem bem adaptados à cavidade oral. Em quase 50% dos casos não eram usados pela falta de orientação em relação aos riscos e à capacidade de prevenção do dispositivo, ou por puro esquecimento.

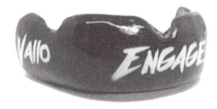

Figura 48.2. *Protetor bucal individual.*

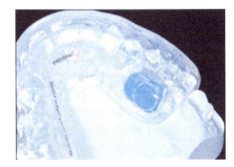

Figura 48.3. *Protetor bucal com* chip.

Pesquisa efetuada em um grupo de 1600 estudantes jogadores de basquete de *high school*, em Ohio, EUA, constatou que apenas 12,3% usavam protetores bucais com as seguintes justificativas: 65,35% disseram que não era obrigatório o uso do protetor bucal na prática da própria atividade esportiva; 61,5% não conseguiam respirar ou falar bem com o protetor bucal e 87,3% dos treinadores e 64,5% dos pais nunca aconselharam ao atleta o uso desse dispositivo de proteção.

Em estudo realizado em 60 adolescentes jogadores de basquete na Itália se avaliou a importância da motivação do atleta adolescente no uso do protetor bucal.

Os atletas foram divididos em dois grupos de 30 adolescentes cada e foi realizado um protetor bucal individual para cada jogador com a solicitação de que o dispositivo fosse usado por 12 meses em todos os treinos e competições.

Depois de 1 ano, no grupo de controle (sem motivação) 24 atletas não usaram o protetor e no grupo de estudo (com motivação) apenas 7 atletas não o usaram. Estes dados demonstram a importância da informação e da motivação do odontólogo, do médico esportivo e do treinador na conscientização do jovem atleta.

No Brasil foi efetuada em 2014 uma pesquisa sobre a influência do protetor bucal na *performance* aeróbica em jogadores de futebol e futsal sub-17 em três clubes de futebol brasileiros. O resultado foi que o uso do protetor não influiu no teste de distância máxima percorrida e no *uptake* máximo de oxigênio. A facilidade na respiração e na comunicação do atleta melhorou após 2 semanas de uso do dispositivo.

PROTOCOLO POSTURAL NA CONFECÇÃO DE PROTETORES INDIVIDUAIS

A confecção de um protetor bucal, ou de um *bite* otimizado para um atleta de alto rendimento, deve prever uma acurada anamnese médica e odontológica, alguns exames complementares e uma meticulosa análise postural, clínica e instrumental.

Os testes posturais podem ser feitos pelo fisioterapeuta, osteopata, quiroprático ou pelo próprio odontólogo capacitado.

Os protocolos internacionais incluem a avaliação postural nos planos frontal, sagital e transversal, assim como a avaliação dos receptores proprioceptivos olhos, boca e pés.

A análise neuropostural inclui alguns testes como Bassani, Romberg, Fukuda e Cyon, entre outros.

A análise instrumental é de grande importância em âmbitos clínico e científico e podem ser usados instrumentos como a eletromiografia de superfície, que revela a atividade dos músculos masseter, temporal anterior e em alguns casos esternocleidomastóideo e contribui de modo importante para a avaliação do equilíbrio e da força de alguns músculos mastigatórios (**Figura 48.4**).

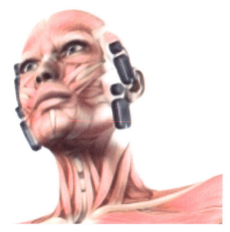

Figura 48.4. *Eletromiografia de superfície.*

A baropodometria identifica as alterações biomecânicas nos pés, na posição ortostática, estática e dinâmica (durante a marcha), por meio da análise da distribuição da pressão plantar e do deslocamento do centro de gravidade, e se revela um dos mais importantes exames posturais para o atleta (**Figuras 48.5** e **48.6**).

O uso do acelerômetro tem sido cada vez mais constante na avaliação da mobilidade articular da cabeça e do pescoço por meio da excursão articular conhecida como ROM (*Range Of Motion*), relativa aos movimentos de flexão-extensão, flexão lateral e rotação, para verificar o grau de liberdade articular, que não deve ser alterado negativamente com a inserção de dispositivos intraorais utilizados pelo atleta (**Figuras 48.7, 48.8** e **48.9**).

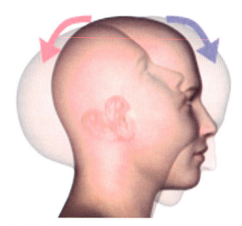

Figura 48.7. *Acelerômetro - teste de rotação.*

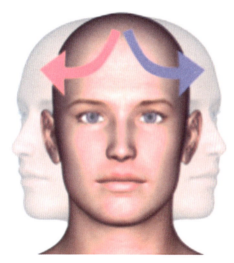

Figura 48.5. *Avaliação de baropodometria.*

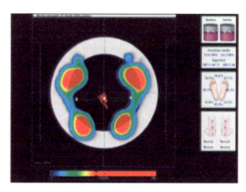

Figura 48.8. *Acelerômetro - teste de lateralidade.*

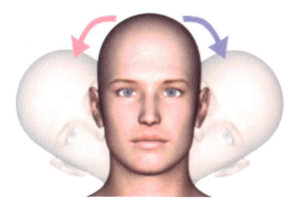

Figura 48.6. *Baropodometria – gráficos.*

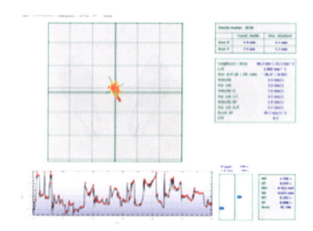

Figura 48.9. *Acelerômetro - teste de extensão e flexão.*

SALIVA COMO MARCADOR DE DESEMPENHO

De maneira geral, o termo saliva refere-se ao produto das glândulas salivares. Contudo, em odontologia este termo refere-se à mistura de fluidos encontrados na cavidade oral, provenientes das glândulas salivares maiores e menores e do sulco gengival, onde podemos encontrar bactérias, leucócitos, células descamadas, restos de alimentos e bebidas. Quando nos referimos a esta solução utilizamos o termo saliva total.

A saliva total é um fluido composto basicamente por água (99%) e somente 1% por componentes orgânicos e inorgânicos. É justamente nesse 1% que estão as principais funções da saliva. Com o avanço das técnicas de diagnóstico, várias proteínas encontradas no sangue também estão sendo encontradas na saliva, e com boa correlação, o que torna esse fluido uma excelente ferramenta de diagnóstico.

O exercício físico induz alterações bioquímicas nos sistemas corporais e a composição de componentes salivares pode ser alterada tanto em adultos como em adolescentes. A partir da saliva podemos avaliar o fluxo, a atividade da alfa-amilase, a concentração de proteínas totais, óxido nítrico, variações de pH e os hormônios GH, estrógenos, cortisol e testosterona.

Os hormônios são produzidos pelo organismo em resposta às necessidades fisiológicas basais, assim como em períodos de adaptações tão críticas como durante a adolescencia, e a alguns estímulos externos, sejam eles de ordem física ou psíquica. Na fisiologia do exercício estudos sobre a relação entre a liberação hormonal e desempenho envolvem principalmente o cortisol e a testosterona.

Os exercícios físicos agudos ou crônicos promovem alterações nos níveis séricos e salivares de cortisol e de testosterona. A testosterona desempenha um papel importante em muitos processos metabólicos, tal como o aumento da síntese de glicogênio muscular, alterações na qualidade e quantidade de massa muscular, gordura, humor e remodelações ósseas. O cortisol promove a gliconeogênese e a lipólise. Por essa razão a testosterona é em geral o hormônio representativo da atividade anabólica dos tecidos, enquanto o cortisol representa o catabolismo tecidual.

As respostas agudas no sistema endócrino durante sessões de treinamento estão relacionadas com a intensidade e a duração do estímulo de exercícios específicos. Valores de testosterona e de cortisol são muitas vezes utilizados para monitorar cargas e periodicidade de exercícios e ciclos de treinamento porque as mudanças nas concentrações dos hormônios, sendo conhecidas, afetam a taxa e a duração da recuperação após o exercício. A manutenção da correta relação entre esses dois hormônios pode orientar e prevenir danos à saúde, bem como aperfeiçoar a manutenção do rendimento esportivo.

As atividades físicas podem ter inúmeras alterações séricas de biomarcadores, e utilizando a saliva para execução de análises do rendimento esportivo conseguimos atingir os resultados com segurança, menor desconforto da coleta para o atleta e o descarte da amostra analisada em condições menos críticas do que quando realizadas utilizando-se sangue. O sistema de coleta salivar para fins de análise esportiva é não invasivo e pode ser realizado nas situações de treinos e competições com mais facilidade do que a coleta sanguínea, com treinamento muito simples, às vezes pelo próprio atleta, e armazenamento em caixa térmica com gelo.

Outra linha de pesquisa muito avançada na área da bioquímica salivar são os estudos de genomas. Atualmente podemos reconhecer perfis musculares, aproveitamento energético e mecanismos de emagrecimento por meio de estudos de genes contidos em células descamadas encontradas na saliva total. O assunto ainda é pouco explorado pela grande comunidade esportiva em razão dos altos valores gastos para a análise, mas dentro em breve essa tecnologia poderá ser de acesso ao grande público. Hoje somente os grandes centros de esportes de alto rendimento conseguem analisar seus atletas. Com conhecimento desse trinômio poderemos direcionar uma criança ou adolescente para a prática de modalidades específicas, pois se suas fibras musculares estão direcionadas para atividades de longa duração poderemos orientar para a prática de exercícios com essa característica e não para modalidades de explosão muscular, sem mencionar as lesões que se podem prevenir quando se orientam exercícios para tipos específicos de fibras musculares. O aproveitamento de nutrientes ingeridos nas refeições pode ter suas proporções alteradas, evitando assim ganhos de peso nos atletas que dependem do peso para ingressar nas categorias pretendidas. Toda essa informação deve ter uma compreensão não só do caráter esportivo, mas primeiramente respeitar a vontade do indivíduo praticante da modalidade . A ciência genética é para nós um delineador de conduta com relação aos desportistas das mais jovens idades e não um determinante castrador de vontades esportivas.

CONSIDERAÇÕES FINAIS

A prática esportiva tem um papel fundamental na vida do adolescente, propiciando a capacidade de enfrentar e superar as dificuldades ao longo da vida e alimentando o espírito de coletividade e coleguismo entre os jovens.

O papel do odontólogo que trabalha com jovens atletas deve ser voltado para a preservação da saúde oral do desportista, contribuindo desse modo para o seu bem estar fisico, psíquico e emocional.

São inegáveis, portanto, a importância e, sobretudo, a responsabilidade que têm todos os profissionais que atuam nessa área. Seu papel contribui decisivamente não apenas no campo esportivo, mas também na formação e consolidação da consciência de cidadania desses jovens atletas.

REFERÊNCIAS BIBLIOGRÁFICAS

1. American Dental Association. Council on Dental Materials. Mouth protectors and sports team dentists. JADA 1984; 109:84-7.

2. ASTM 697-00. Standard practice for care and use of athletic mouth protectors. ASTM International 2000 [Reapproved 2006].

3. Barbosa FP, Oliveira HB, Fernandes PR, Fernandes Filho J. Comparation of maximal oxygen consumption equations in young people. Acta Cir Bras 2005;20 Suppl 1:82-7. Epub 2007/09/05.

4. Collares K, Correa MB, Mohnsam da Silva IC, Hallal PC, Demarco FF. Effect of wearing mouthguards on the physical performance of soccer and futsal players: a randomized cross-over study. Dent Traumatol Feb 2014; 30(1):55-9.

5. Collins CL, McKenzie LB, Roberts KJ, Fields SK, Comstock RD. Mouthguard BITES (behavior, impulsivity, theory evaluation study): what drives mouthguard use among high school basketball and baseball/softball athletes. J Prim Prev Oct 2015; 36(5):323-34.

6. Coutts AJ, Wallace LK, Slattery KM. Monitoring changes in performance, physiology, biochemistry, and psychology during overreaching and recovery in triathletes. Int J Sports Med 2007;28(2):125-34. Epub 2006/07/13.

7. CROSP. Odontologia do esporte. 2006. Disponível em: http://www.crosp.org.br/FORUMTC/2006/ODONTOLOGIA_DO_ESPORTE.pdf. [cited 2015 05/18].

8. Dental Injury Fact Sheet, National Youth Sports Foundation for the Prevention of Athletic Injury, Inc. Needham, Massachusetts, 1992.

9. Fellmann N, Coudert J, Jarrige JF, Bedu M, Denis C, Boucher D, et al. Effects of endurance training on the androgenic response to exercise in man. Int J Sports Med 1985;6(4):215-9. Epub 1985/08/01.

10. Flanders RA, Bhat M. The incidence of orofacial injuries in sports: a pilot study in Illinois. JADA 1995; 126(4):491-6.

11. Futaki JE, Motta L. Protetores bucais: promoção da saúde na odontologia. Rev Odonto Univ Santo Amaro 2000;5(2):98-105.

12. Gastin PB. Energy system interaction and relative contribution during maximal exercise. Sports Med 2001;31(10):725-41. Epub 2001/09/08.

13. Gould TE, Piland SG, Hoyle CE, Nazarenko S. Mouth protection in sports. In: Gould TE, editor. Materials in Sports Equipment. Cambridge, England: Woodhead Publishing Limited, 2007.

14. Gould TE, Piland SG, Shin J, Hoyle CE, Nazarenko S. Characterization of mouthguard materials: physical and mechanical properties of commercialized products. Dent Mater 2009;25:771–80.

15. Groschl M, Kohler H, Topf HG, Rupprecht T, Rauh M. Evaluation of saliva collection devices for the analysis of steroids, peptides and therapeutic drugs. J Pharm Biomed Anal. 2008;47(3):478-86. Epub 2008/03/08.

16. Hall JE, Guyton AC. Guyton E Hall Tratado de Fisiologia Médica. Elsevier Health Sciences Brazil, 2011.

17. HB 209-2003. Guidelines for the fabrication, use and maintenance of sports mouthguards. In: Standards Australia International, 2003.

18. Hoogeveen AR, Zonderland ML. Relationships between testosterone, cortisol and performance in professional cyclists. Int J Sports Med 1 1996;7(6):423-8. Epub 1996/08/01.

19. Knapik JJ, Marshall SW, Lee RB, Darakjy SS, Jones SB, Mitchener TA, et al. Mouthguards in sport activities. Sport Med 2007;37:117–44.

20. Kuipers H, Keizer HA. Overtraining in elite athletes. Review and directions for the future. Sports Med 1988; 6(2):79-92. Epub 1988/08/01.

21. Matron V, Brin I, Moskovitz M, Ram D. Compliance of children and youngsters in the use of mouthguard. Dent Traumatol 2008;24(4):462-7.

22. Molina OF. Fisiopatologia craniomandibular: oclusão e ATM. São Paulo: Pancast, 1995. 677p.

23. Moura A. Respirador oral. 2004. Disponível em: http://www.respiradororal.blogger.com.br/. [Citado em 11/5/2015.] President of the ADA, Dr Neil Hewson. The cost of treatment and repair to a damaged tooth can be significant. www.ada.org.au/oralhealth/mouthguard.aspx. [Acesso em 30/8/2010].

24. Simoes A, Nicolau J, de Souza DN, Ferreira LS, de Paula Eduardo C, Apel C, et al. Effect of defocused infrared diode laser on salivary flow rate and some salivary parameters of rats. Clinic Oral Investig 2008;12(1):25-30. Epub 2007/07/13.

25. Sizo S, Silva, ES, Rocha MPC, Klautau EB. Avaliação do conhecimento em odontologia e educação física acerca dos protetores bucais. Rev Bras Med Esporte 2008;15(4).

26. Spinas E, Aresu M, Giannetti L. Use of mouth guard in basketball: observational study of a group of teenagers with and without motivational reinforcement. Eur J Paediatr Dent Dec 2014;15(4):392-6.

27. Steinacker JM, Lormes W, Kellmann M, Liu Y, Reissnecker S, Opitz-Gress A, et al. Training of junior rowers before world championships. Effects on performance, mood state and selected hormonal and metabolic responses. J Sports Med Phys Fitness 2000; 40(4):327-35. Epub 2001/04/12.

28. Thomas NE, Leyshon A, Hughes MG, Davies B, Graham M, Baker JS. The effect of anaerobic exercise on salivary cortisol, testosterone and immunoglobulin (A) in boys aged 15-16 years. Eur J Appl Physiol 2009;107(4):455-61. Epub 2009/08/12.

29. Toigo M, Boutellier U. New fundamental resistance exercise determinants of molecular and cellular muscle adaptations. Eur J Appl Physiol 2006;97(6):643-63. Epub 2006/07/18.

30. Trenouth MJ, Timms DJ. Relationship of the functional oropharynx to craniofaciai morphology. Angle Orthod 1999;69 (5):4l9-23.

Traumatismo Dental em Adolescente – Relato de Caso

49

Lúcia Coutinho
Liliana Aparecida Mendonça Vespoli Takaoka
Rosa Maria Eid Weiler

Com o declínio da cárie, o traumatismo dentário passou a receber mais atenção da comunidade científica como um potencial causador de perdas dentárias.

O trauma dental apresenta muitas gradações, podendo causar desde uma pequena fratura do esmalte até a perda do elemento dental.

No caso dos adolescentes há o predomínio de casos no sexo masculino, sendo as causas desde quedas de bicicletas a brigas, lutas, acidentes de trânsito, acidentes esportivos, especialmente em esportes de contato, sem o uso de protetor bucal.

No levantamento nacional realizado pelo SB Brasil 2010 avaliaram-se 7208 crianças de 12 anos e encontrou-se a prevalência de 20,5% de crianças com pelo menos um dente incisivo afetado por traumatismo. Destes, 16,5% eram de fraturas de esmalte, 3,7% de fraturas de esmalte e dentina, 0,2% de fraturas com exposição pulpar e 0,1 % de ausências dentais devido ao traumatismo.

TIPOS DE LESÕES TRAUMÁTICAS

Temos que lembrar que o exame clínico deve avaliar a extensão do dano, avaliando as estruturas faciais, dentais e de sustentação do dente. Entre os tipos de traumatismo dentário temos:

- **Concussão:** ocorre o rompimento de algumas fibras do ligamento periodontal, há pequenas áreas de hemorragia logo após o trauma, pode ser observado sangramento no sulco gengival, mas não há deslocamento do dente;
- **Subluxação:** há o rompimento de um número maior de fibras periodontais, sendo que a hemorragia local e o edema são maiores. O sangramento ocorre pelo sulco gengival. Embora não haja deslocamento do dente, pode haver uma leve mobilidade dental;
- **Luxação lateral:** rompimento de várias fibras periodontais, levando a mobilidade de graus variados, deslocamento com mobilidade ou deslocamento sem mobilidade (travamento do dente no alvéolo dental).

Dependendo da intensidade pode ocasionar fratura óssea e laceração da gengiva;

- **Luxação extrusiva:** deslocamento parcial do dente para fora do alvéolo dental. Normalmente apresenta mobilidade. Pode ter fratura do osso alveolar e laceração gengival;
- **Luxação intrusiva:** deslocamento do dente para dentro de seu alvéolo ósseo, ocorrendo a compressão das fibras do ligamento periodontal. Em alguns casos ocorre fratura óssea. A intrusão pode ser parcial ou total, havendo, neste caso, desaparecimento da coroa dental da cavidade bucal. Normalmente o dente intruído consegue reerupcionar, o que pode levar até 2 meses; caso não haja a reerupção, pode ser indicada a extração;
- **Avulsão:** deslocamento total do dente para fora do seu alvéolo, rompimento de todas as fibras periodontais. Podem ocorrer fratura do osso alveolar e laceração gengival.

No caso de dentes decíduos não é realizado o reimplante pelo risco de causar injúrias ao dente permanente.

No caso de dentes permanentes está indicado o reimplante, que deve ocorrer o mais rapidamente possível para o sucesso do tratamento. A situação ideal é que o reimplante seja feito pelo próprio paciente, que recoloca o dente no alvéolo e procura um dentista. Caso isso não ocorra, as chances de sucesso dependem do tempo decorrido até a intervenção do dentista e da condição de preservação do dente. O dente deve ser transportado em um pote com leite, soro fisiológico ou até saliva do próprio paciente. Após o reimplante, o dente permanente pode necessitar de tratamento de canal (endodôntico) e mesmo assim o reimplante pode não ter sucesso.

RELATO DE CASO

Criança de 10 anos e 3 meses de idade, sexo masculino, deu entrada à clínica odontológica no dia 16 de maio de 2016, por ter sofrido traumatismo dentário, decorrente de queda, após escorregar no piso da própria casa, que resultou na avulsão do dente incisivo central superior direito.

Ao acontecer o traumatismo, a mãe entrou em contato com o seu dentista, que a orientou colocar o dente em um copo com leite e indicou a referida clínica odontológica para o atendimento emergencial. Ao entrar em contato com a dentista da clínica, por telefone, 20 minutos após o trauma, foi orientada a reimplantar o elemento dentário, medicar a criança com ibuprofeno 100 mg e ir imediatamente para a clínica. Para fazer o reimplante, a mãe foi instruída a pegar o dente pela coroa evitando tocar na raiz, tirando-o do copo de leite, lavando-o em água filtrada e recolocando-o no alvéolo com uma pressão média, de preferência com a cabeça da criança apoiada (**Figura 49.1**).

Ao exame clínico, verificou-se que o paciente apresentava lesão no lábio e mucosa labial superior e o dente reimplantado estava extruído, ou seja, em posição aquém do final do alvéolo e com a incisal inclinada em direção labial (vestibularizado). Foi realizada radiografia inicial para verificação da condição do osso alveolar e das raízes dos dentes envolvidos no trauma (**Figuras 49.2** a **49.6**).

A segunda radiografia periapical foi feita, seguida de anestesia local, reposicionamento do dente no alvéolo, leve profilaxia nos dentes anteriores e contenção flexível dos

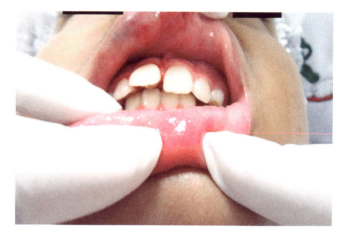
Figura 49.3. Lesão na mucosa labial.

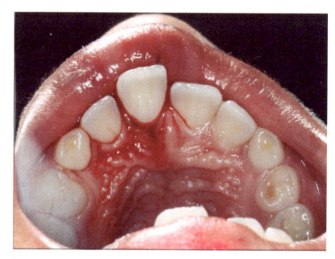
Figura 49.4. Dente extruído - visão palatina.

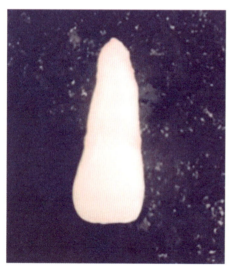
Figura 49.1. Incisivo central superior direito avulsionado.

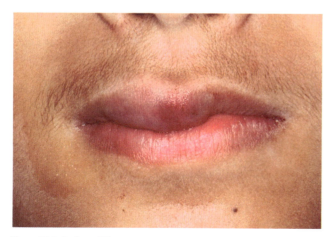
Figura 49.2. Lesão no lábio.

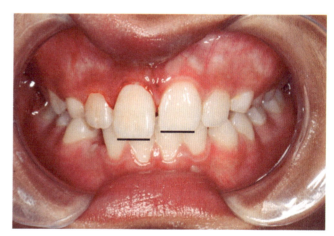
Figura 49.5. Dente extruído - visão frontal/vestibular.

quatro incisivos centrais superiores. A contenção foi feita com fio de náilon e resina fotopolimerizável, e avaliação da oclusão para verificar toque do dente reimplantado com o antagonista (**Figuras 49.7** a **49.13**).

Foi realizada a prescrição de antibiótico e de anti-inflamatório/analgésico. As orientações pós-traumatismos passadas para a criança e para os pais foram:

Cap. 49 • Traumatismo Dental em Adolescente – Relato de Caso   331

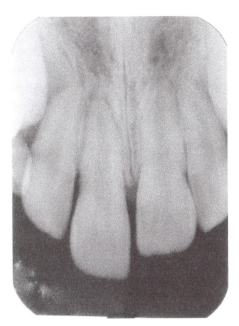

Figura 49.6. Radiografia inicial.

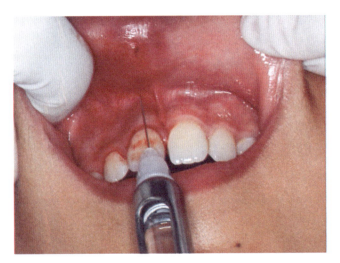

Figura 49.7. Anestesia.

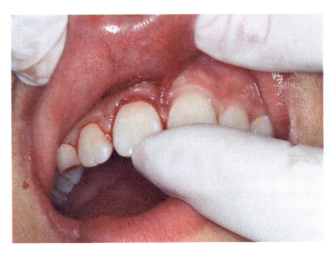

Figura 49.8. Reposicionamento do dente.

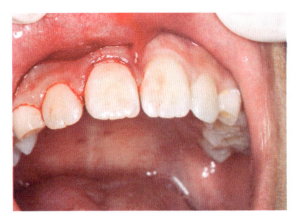

Figura 49.9. Dente reposicionado - visão frontal/vestibular.

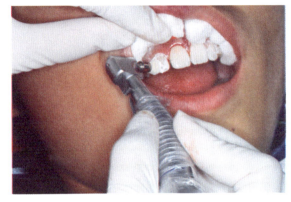

Figura 49.10. Profilaxia dental pós-fixação da contenção.

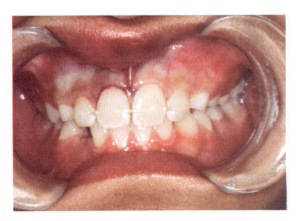

Figura 49.11. Contenção dental – esplintagem.

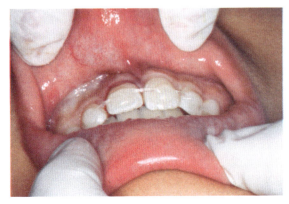

Figura 49.12. Contenção dental.

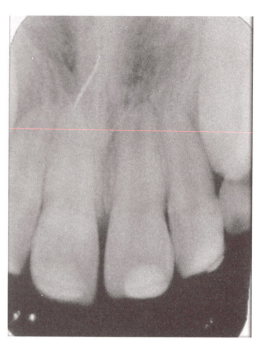

Figura 49.13. *Radiografia após reposicionamento e contenção dental.*

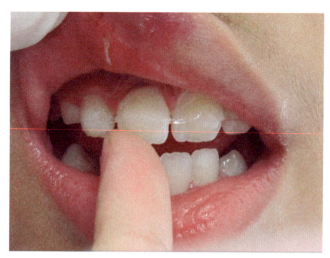

Figura 49.14. *Retorno de 8 dias - leve vestibularização - hábito de mexer no dente.*

- Oferecer dieta líquida e pastosa nos primeiros 7 a 10 dias e depois seguir com a alimentação da família;
- Não permitir morder objetos;
- Evitar novos traumas - ter cuidado com a prática de esportes e algumas brincadeiras;
- Higiene da área traumatizada: nos 2 primeiros dias, limpar a região dos dentes com gaze ou escova extra-macia. Após os 2 dias, retomar a escovação habitual e o uso do fio dental. Bochechos com solução de clorexidina 0,12% por 2 semanas.

Os retornos para acompanhamento foram agendados para 8, 16, 30 e 60 dias após o trauma.

Apenas 2 dias após o reimplante, a mãe retornou à clínica com a criança relatando que ela estava mantendo o hábito, que já existia anteriormente ao trauma, de colocar o dedo polegar no incisivo central superior direito, resultando em uma leve vestibularização desse dente e sangramento no sulco gengival. Foi explicada para a criança a necessidade de remover esse hábito, pois poderia prejudicar o sucesso do tratamento.

O próximo retorno foi realizado 8 dias após o reimplante, para avaliação da oclusão, mobilidade, alteração de cor ou relato de dor e para verificar se houve a remoção do hábito de mexer no dente em questão. A evolução do tratamento se apresentava normal, dentro do esperado, porém a mãe relatou que quando o filho se encontrava ansioso ele ainda apresentava o hábito de mexer no dente. A importância dos cuidados e do acompanhamento clínico e radiográfico periódicos foi reforçada, tanto para a mãe como para a criança. Devido à persistência do hábito de manipulação do dente, optou-se por manter a contenção (**Figuras 49.14** a **49.16**).

Após 16 dias, devido às condições favoráveis de ausência de infecção e pelo fato de o ápice da raiz do dente avulsionado já se encontrar fechado, o tratamento endodôntico

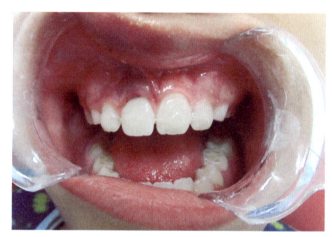

Figura 49.15. *Retorno 8 dias - coloração normal.*

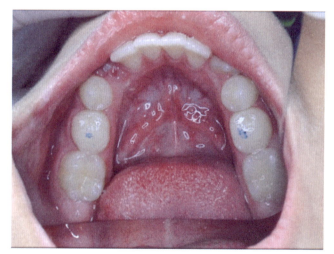

Figura 49.16. *Retorno 8 dias - avaliação da oclusão com o antagonista.*

foi realizado em uma única sessão. Não foi realizado sob isolamento absoluto pois além de os dentes ainda estarem com a contenção havia muita mobilidade fisiológica dos caninos decíduos superiores adjacentes, impossibilitando a realização desse tipo de isolamento (**Figuras 49.17** a **49.21**).

Cap. 49 • Traumatismo Dental em Adolescente – Relato de Caso 333

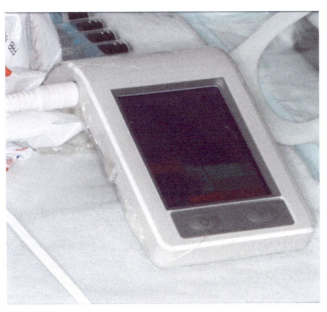

Figura 49.17. *Localizador apical para realização do tratamento endodôntico.*

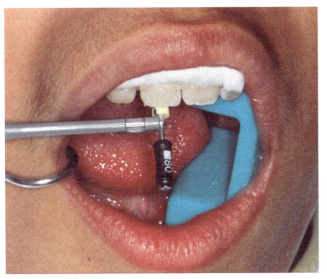

Figura 49.18. *Determinação do limite endodôntico para instumentação.*

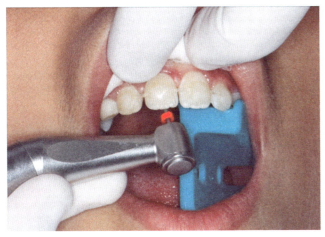

Figura 49.19. *Instrumentação endodôntica.*

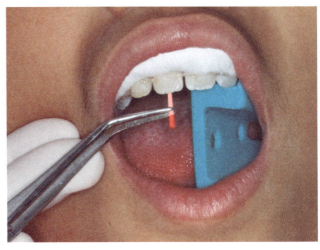

Figura 49.20. *Obturação do canal.*

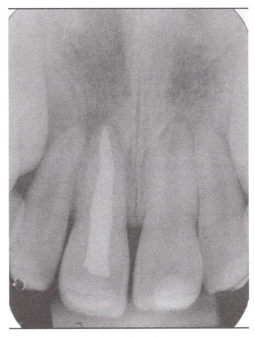

Figura 49.21. *Radiografia com a endodontia realizada.*

pós 30 dias da avulsão e reimplante dentário e 14 dias após a realização do tratamento endodôntico, foi feita a remoção da contenção. Normalmente, a contenção pode ser removida com 8 dias em caso de avulsão, sem comprometimento ósseo ou radicular, mas para prevenir a manipulação devido ao hábito que persistia e por haver leve mobilidade, optou-se por mantê-la por mais tempo. Retornos periódicos para avaliação clínica e radiográfica foram realizados e após 60 dias da avulsão e reimplante dentário, clinicamente, o dente encontrava-se sem alteração de cor, sem mobilidade, sem sintomatologia dolorosa e com a gengiva adjacente saudável. O dente reimplantado encontrou-se um pouco mais vestibularizado, pois o hábito de colocar o dedo nesse dente permanece quando a criança está ansiosa. Acompanhamentos clínicos e radiográficos continuarão sendo feitos a cada 30 dias até completar 6 meses e a cada 6 meses até completar 2 anos (**Figuras 49.22** a **49.25**).

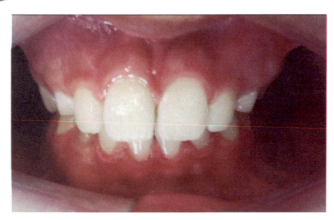

Figura 49.22. *Retirada da contenção após 30 dias.*

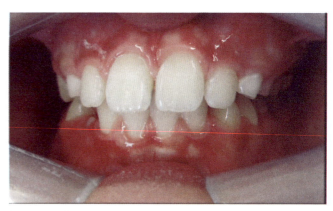

Figura 49.25. *Retorno 60 dias.*

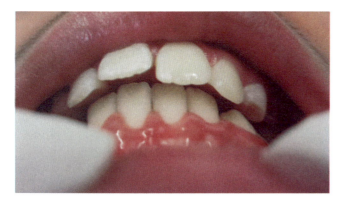

Figura 49.23. *Retorno de 30 dias - posição vestibularizada.*

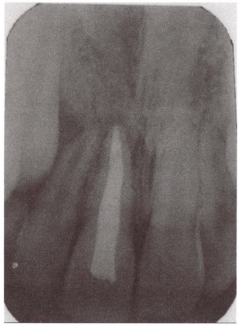

Figura 49.24. *Retorno 30 dias - radiografia sem a contenção.*

CONSIDERAÇÕES FINAIS

O comprometimento estético causado pelo traumatismo dentário pode acarretar grande impacto psicológico e social, principalmente em jovens e adolescentes, para quem aspectos relacionados com a autoimagem têm grande repercussão em seus comportamentos e relacionamentos sociais.

É importante que sejam disponibilizadas informações nas escolas sobre primeiros cuidados com o trauma. Muitas vezes é o professor o primeiro profissional a ter contato com a criança ou o adolescente acidentado. Se o socorrista não conseguir colocar o dente em sua posição, deve mantê-lo em uma solução de soro fisiológico ou em leite e procurar imediatamente um dentista. O resultado final de um reimplante depende muito do período que o dente ficar fora do alvéolo e da sua conservação nesse período.

REFERÊNCIAS BIBLIOGRÁFICAS

1. Faculdade de Odontologia da Universidade de São Paulo: Centro de Atendimento Dentística- Endodontia Traumatismo Dental. Protocolo de atendimento [de] dentes traumatizados [Internet]. São Paulo: CADE Trauma. Disponível em http://www.fo.usp.br/wp-content/uploads/Manualtrauma.pdf [Acesso em 20/9/2016].
2. Sanabe ME, Cavalcante LB, Coldebella CR, Abreu e Lima FCB. Urgências em traumatismo dentários: classificação, características e procedimentos. Rev Paul Pediatr 2009;27(4):447-5.
3. SB Brasil 2010: Pesquisa Nacional de Saúde Bucal: resultados principais/ Ministério da Saúde. Secretaria de Atenção à Saúde. Secretaria de Vigilância em Saúde. – Brasília: Ministério da Saúde, 2012. Disponível em http://dab.saude.gov.br/CNSB/sbbrasil/arquivos/projeto_sb2010_relatorio_final.pdf [Acesso em 8/8/2016].
4. Wanderley MT, Coutinho L, Marques JLL. Traumatismos dentários na criança e no adolescente. In: Coutinho L. Bönecker M. Odontopediatria para o Pediatra. São Paulo: Editora Atheneu, 2013. pp. 371-93.
5. Weiler RM, Santos FM, Kulic MA, de Souza Lima MP, Pardini SR, Mori M et al. Prevalence of signs and symptoms of temporomandibular dysfunction in female adolescent athletes and non-athletes. Int J Pediatr Otorhinolaryngol 2013;77(4):519-24.
6. Weiler RM, Vitalle MS, Mori M, Kulik MA, Ide L, Pardini SR et al. Prevalence of signs and symptoms of temporomandibular dysfunction in male adolescent athletes and non-athletes. Int J Pediatr Otorhinolaryngol 2010;74(8):896-900.

Parte VI

Prática Esportiva na Adolescência

Coordenadora:
Silvana Vertematti

Avaliação Médica Pré-Participativa Esportiva

Silvana Vertematti
Lisia de Melo Pires Kiehl
Patricia Helena Antoniazi Gião
Daniela Cristina Feliciano Ferreira Nacaratto

O sistema circulatório representa um papel importantíssimo nas respostas fisiológicas ao exercício. O aumento de fluxo sanguíneo não somente promove as necessidades de oxigênio e substratos energéticos como também remove escórias metabólicas e ácido lático acumulado. Em resposta ao treinamento físico há uma melhora na capacidade cardiovascular, fato que a longo prazo traz consequências salutares como a diminuição do risco de doença coronária na idade adulta. Uma função cardiovascular deprimida em decorrência de doenças cardíacas por outro lado diminui a *performance* ao exercício. Exercícios de alta intensidade causam sobrecarga ao sistema cardiovascular e criam risco de complicações, inclusive de morte súbita, em indivíduos com certas formas de doença cardíaca. Os profissionais que lidam com essa faixa etária devem diagnosticar, tratar quando for o caso e aconselhar seus jovens pacientes a um nível de exercício apropriado, promovendo a atividade física e reconhecendo a relação risco-benefício do exercício para a saúde, mas dentro de limites seguros para a doença.[1]

As crianças têm necessidade de permanecer ativas e seu meio de expressão são as atividades físicas, que incluem corridas, saltos e escaladas, portanto o exercício intermitente, o qual é o característico nessa faixa etária. O que possibilita isso é uma rápida recuperação aos exercícios intensos.[2]

Como estão em processo de crescimento e desenvolvimento, crianças e adolescentes apresentam algumas particularidades e, consequentemente, diferenças nas respostas cardiovasculares durante o exercício físico.[2,3]

Consideremos algumas variáveis:

- VO_2 máximo: ocorre aumento fisiológico e proporcional do consumo máximo de oxigênio e da capacidade de trabalho devido ao aumento da massa muscular. Nas crianças atletas pré-púberes, o VO_2 máx varia de 60 a 65 mL/kg/min.[3,4]

- Débito cardíaco: com o início do exercício aumenta 3 a 4 vezes o valor do repouso, sendo que a maior parte desse incremento, 75 a 80%, ocorre em virtude do aumento da frequência cardíaca e não do aumento do volume sistólico.[4-6]

- PA e resistência periférica: nas crianças são observadas diferenças quantitativas na pressão arterial dependendo da idade e do tamanho delas. Nos adultos a pressão arterial sistólica é maior no repouso e durante os exercícios máximo e submáximo, todavia não há diferença com relação à diastólica. Sobre a resistência periférica, ainda não há um consenso em relação a sua resposta.[5,6]

- Idade: relaciona-se às frequências cardíacas submáxima e máxima que declinam com o aumento da idade.[1]

- Gênero: relaciona-se a diferenças na frequência cardíaca (maior nas meninas) e sua diminuição após o exercício (retorna mais rápido aos níveis basais nos meninos), VO_2 máx (meninas apresentam valores mais baixos que os meninos e estes apresentam incrementos maiores após o treinamento). Estas diferenças são diretamente proporcionais ao estágio de desenvolvimento muscular provocado por hormônios como o hormônio do crescimento (GH) e a testosterona.[1,2]

- Composição corporal: a alta porcentagem de gordura nas crianças obesas faz com que elas apresentem uma capacidade aeróbica menor do que as crianças eutróficas, não atingindo o consumo de oxigênio considerado máximo para a idade. Além disso, apresentam pressão arterial média e resistência periférica maiores.[2,6]

- Temperatura: a temperatura corporal aumenta mais rapidamente em ambientes quentes devido a uma razão maior entre a área de superfície e as massas corporais, além de produzirem mais calor tanto em repouso quanto durante o exercício físico. Também apresentam um número menor de glândulas sudoríparas em relação ao adulto, portanto perdem menos calor com o suor.[6]

A prática de atividade esportiva competitiva aumenta em 2,5 vezes o risco de morte súbita em adolescentes e adultos jovens. Corrado et al., em estudo realizado em 1998 após um seguimento de 33.735 atletas com menos de 35 anos de idade, de 1979 a 1996, encontraram 38,3% arritmias e distúrbios de condução, 27% de casos com hipertensão, 21,4% doenças valvares e 3,6% de casos que englobavam miocardiopatia hipertrófica, miocardiopatia dilatada, doenças congênitas e pericardite. Esse mesmo estudo colaborou para que em 2005 fosse elaborado o Protocolo Europeu de Avaliação Pré-participação Esportiva em jovens atletas, considerando que as cardiopatias congênitas e doenças hereditárias são as causas mais comuns de eventos fatais, tais como cardiomiopatia hipertrófica, anomalia congênita da artéria coronária, cardiomiopatia ou displasia arritmogênica do ventrículo direito, distúrbios de condução e as alterações cardiológicas da síndrome de Marfan.[7]

CAUSAS DE MORTE SÚBITA NESSA FAIXA ETÁRIA

- Cardiomiopatia hipertrófica;
- Anomalia congênita de artéria coronária;
- Displasia arritmogênica de ventrículo direito;
- Alterações cardiológicas da síndrome de Marfan (ruptura de aorta);
- Síndrome de pré-excitação(WPW);
- Síndrome de Brugada;
- Síndrome do QT longo;
- Repercussões arrítmicas ou hemodinâmicas de cardiopatias congênitas.

Anamnese, exploração clínica, ortopédica e complementar

Em primeiro lugar, para realizar uma anamnese voltada à prática esportiva dois detalhes são de extrema importância: grau de competitividade, definição se estamos diante de um atleta ou um indivíduo recreativo e a história esportiva dessa criança.

O atleta competitivo é aquele que participa de um time organizado ou esporte individual que requer treinamento sistemático e competições regulares visando a um objetivo, seja ele prêmio ou excelência na modalidade. Caracteristicamente, um atleta tem a forte inclinação a exceder seus limites físicos às vezes por longos períodos. Paralelamente temos alguns indivíduos envolvidos em situações de esportes recreativos informalmente, mas que atingem níveis de moderada a alta intensidade, porém não realizam treinos sistemáticos, podendo, no entanto, ser caracterizados como competitivos, pois exercem quase a mesma pressão de um atleta sobre o indivíduo, justamente neste ponto que temos que tomar cuidado.[8]

Com relação à história esportiva, cabe perguntar idade de início da prática esportiva, modalidades praticadas, por quanto tempo, frequências de horário diárias e semanais. Isso é muito importante para avaliar carga de treinamento e possivelmente correlacionar a achados clínicos e complementares.[8,9]

Na literatura internacional, dispomos de questionários validados que nos proporcionam de uma maneira sistemática informações clinicas relevantes aos antecedentes pessoais e familiares como a American Heart Association Recomendations e a Lausanne Recomendations, que podem ser utilizadas com muita segurança no rastreamento clinico dos pacientes nessa faixa etária.[8,9]

Recomendações estabelecidas (AHA e Lausanne Recomendations) (Quadro 50.1)

Quadro 50.1. 12 elementos das Recomendações da AHA para *screening* pré-participativo em atletas competitivos

História Médica*
História Pessoal
1. Dores ou desconforto no peito durante o exercício
2. Síncope ou lipotimia inexplicadas £
3. Dispneia ou fadiga excessiva associada ao exercício
4. Pressão arterial sistêmica elevada
5. História Pessoal
6. Morte súbita antes dos 50 anos em decorrência de doença cardíaca em um ou mais parentes.
7. Problemas relacionados a doença cardíaca em parente próximo com menos de 50 anos de idade.
8. Conhecimento de condições cardíacas em membros da família: cardiomiopatia hipertrófica ou dilatada, síndrome do QT longo ou outras canaliculopatias iônicas, síndrome de Marfan, arritmias de importância clínica.
Exame Físico
9. Sopro cardíaco
10. Pulsos femorais para excluir coarctação de aorta
11. Estigmas físicos de síndrome de Marfan
12. Medida braquial da pressão arterial(sentado) β

* Deve ter verificação dos pais em estudantes dos níveis médio e colegial. Desde que não seja vasovagal. △ A ausculta deve ser feita deitado ou em pé ou manobra de Valsalva, especificamente para identificar sopros obstrutivos à ejeção de fluxo do lado esquerdo do coração. β Preferencialmente nos dois braços.

Continua

Continuação

Avaliação preventiva para todos os participantes com menos de 35 anos de idade no início das atividades competitivas pelas Recomendações de Lausanne
História Médica
História Pessoal:
Alguma vez desmaiou durante exercício físico?   Já apresentou dores no peito?   Correr lhe causa algum tipo de desconforto torácico?   Alguma vez apresentou desconforto torácico ou tosse que tornou difícil sua performance esportiva?   Já realizou tratamento ou foi hospitalizado para tal em virtude de asma?   Já apresentou tonturas?   Já teve convulsões?   Já foi advertido a abandonar os esportes por problemas de saúde?   Já foi advertido por ter pressão arterial alta?   Já foi advertido por ter colesterol alto?   Já apresentou dificuldade respiratória ou tosse durante ou depois da atividade física?   Já apresentou tonturas durante ou após o exercício?   Já apresentou dores no peito durante ou após o exercício?   Alguma vez já sentiu seu coração disparando ou com batimentos irregulares?   Você se sente cansado durante o exercício mais rapidamente que seus colegas?   Tem conhecimento se já foi identificado em você algum sopro cardíaco?   Tem conhecimento se você tem algum tipo de arritmia?   Você tem alguma história de problemas cardíacos?   Você teve algum tipo de doença viral grave no último mês?   Você tem conhecimento de ter tido febre reumática?   Você tem alguma alergia?   Está tomando algum medicamento no momento?   Você tomou alguma medicação contínua nos últimos 2 anos?
História Familiar:

Alguém na sua família com menos de 50 anos:
   • **morreu inesperadamente?**
   • **tem sido tratado por desmaios recorrentes?**
   • **tem problemas com tonturas inexplicáveis?**
   • **teve mal-estar inexplicável enquanto nadava?**
   • **teve um acidente de carro inexplicável?**
   • **foi submetido a um transplante cardíaco?**
   • **tem marca-passo ou cardiodesfibrilador implantável?**
   • **tem sido tratado por batimentos cardíacos irregulares?**
   • **foi submetido a cirurgia cardíaca?**
   • **tem conhecimento de casos de morte súbita em bebês?**
   • **tem conhecimento de algum caso de síndrome de Marfan?**

Exame físico

Geral
   • **Pulsos femoral e radial**
   • **Estigmas de Marfan**
 Ausculta cardíaca
   • **Frequência e ritmo**
   • **Sopros: sistólico e diastólico**
   • **Clique sistólico**
 Pressão arterial

Exame complementar

ECG de 12 derivações

Importância do ECG

O eletrocardiograma (ECG) e um exame sensível para a detecção de doenças cardíacas associadas a morte súbita em jovens atletas. Como exemplo temos que 95% dos indivíduos com cardiomiopatia hipertrófica e morte súbita apresentavam ECGs anteriores com hipertrofia de ventrículo esquerdo, anormalidades de ST e anormalidades de onda T ou onda Q anormais.[3,5]

Em estudo de Pelliccia et al. de 2008 concluiu-se que alterações eletrocardiográficas em jovens aparentemente saudáveis podem representar a expressão inicial de cardiomipatias ainda não aparentes e que podem assim se manter por muitos anos.[3,6]

Em trabalho realizado no setor de Cardiologia do Esporte do Instituto Dante Pazzanese de Cardiologia de São Paulo e apresentado como Tema Livre Oral no Congresso de Cardiologia da Sociedade Europeia de Cardiologia em 2008, 385 jovens esportistas com idades entre 5 e 18 anos foram submetidos a avaliação pré-participação esportiva segundo protocolo da seção, tendo sido divididos em três grupos: assintomáticos, sintomáticos e referidos de outros serviços para avaliação, todos submetidos a história clínica, exame físico, ECG de 12 derivações, ecocardiograma, teste ergométrico, exames laboratoriais (hemograma, eletrólitos, função renal, colesterol total e frações, sorologias para Chagas, HIV e sífilis).

Foram encontradas 92 doenças cardíacas, correspondendo a 24% dos pacientes, sendo 73 (19%) por meio do exame físico, 53 (14%) com eletrocardiograma, 28 com ecocardiograma (7%), 34 com teste ergométrico (9%) e 13 (3%) com testes de laboratório. Com esses dados, podemos elaborar a ideia de que o exame físico e o ECG de 12 derivações são métodos sensíveis de detecção de doenças cardíacas, sendo os outros métodos complementares contribuintes em casos mais específicos.[13]

A maioria das doenças relacionadas ao aumento do risco de morte súbita em jovens, excetuando a síndrome de Marfan, anormalidades da artéria coronária e as taquicardias catecolaminérgicas induzidas pelo esforço, pode ser identificada pelo ECG de 12 derivações, mesmo em indivíduos assintomáticos com história clínica negativa. Com isso temos uma grande porcentagem de atletas com risco para morte súbita cardíaca, que podem ser identificados ou suspeitados com um *screening* utilizando o ECG.[3,5-7,10]

Outro aspecto do ECG é que frequentemente ele ajuda na diferenciação entre um coração de atleta e uma cardiomiopatia hipertrófica.[5,7-9,11,14]

Nessa faixa etária já temos muitos evidências de que o eletrocardiograma é um exame útil para a triagem pré-participação em jovens esportistas pelo seu elevado valor preditivo negativo, porém devido aos resultados falsos positivos o ecocardiograma acaba se tornando uma técnica suplementar importante para detectar anormalidades cardíacas estruturais, revelando-se essencial para diferenciar adaptações cardíacas fisiológicas de patológicas.[11]

AVALIAÇÃO ESPECÍFICA: ESTÁGIOS DE TANNER

No processo de crescimento e desenvolvimento, a sequência de eventos puberais que culminam com o aparecimento de caracteres sexuais secundários resultantes da maturação hormonal foi sistematizada por Tanner, que a classificou em cinco etapas, levando em conta, no sexo feminino, o desenvolvimento mamário e a distribuição e a quantidade de pelos pubianos e no sexo masculino, os aspectos dos órgãos genitais e também a quantidade e a distribuição de pelos pubianos. A avaliação desses parâmetros é fundamental, pois o aumento da massa muscular, a estatura, o peso, além das especializações motoras, estão relacionados a ele. Apesar de haver uma constância na sequência das etapas de Tanner, o tempo de passagem de um estágio para outro é muito variável e, assim, a maturação sexual pode durar de 2 a 5 anos.[11,14]

O grande incremento do crescimento físico que ocorre na puberdade, o conhecido estirão do crescimento, é a fase da vida em que o indivíduo mais cresce. Geralmente a aceleração do crescimento no sexo feminino ocorre no início da puberdade, entre os estágios 2 e 3 e sempre precede a menarca, que geralmente coincide com a fase de desaceleração do crescimento e com o estágio 4. No masculino, usualmente a aceleração ocorre no estágio 3 e tem seu pico no estágio 4.[1,4]

Exames laboratoriais

Na faixa etária em questão os exames laboratoriais assumem importância, principalmente do ponto de vista clínico, para controle de situações frequentes nessa população como parasitoses, anemias, erros alimentares e até em alguns casos desnutrição.

- Hemograma: análise da hemoglobina, associada a anemias e leucopenia muito comum principalmente em jovens em treinamento, o que pode acarretar aumento no risco de IVAS.

- Ferro e ferritina: ajudam no diagnóstico de anemia ferropriva e também servem para detectar síndrome de excesso de treinamento, na qual encontramos baixos níveis de ferritina.

- Sódio, potássio e cloro: detecção de distúrbios hidroeletrolíticos.

- Perfil lipídico e glicemia: atualmente, devido a constantes erros alimentares das crianças e adolescentes, vem adquirindo importância principalmente na prevenção primária da hipercolesterolemia na idade adulta.

- Sorologia de Chagas: ainda é uma doença endêmica no Brasil e América do Sul, causa de miocardiopatia, e frequentemente subdiagnosticada, principalmente em indivíduos de nível socioeconômico mais baixo.

- Coprológico: identificação de parasitoses.

- Eletroforese de hemoglobina: avaliação de hemoglobinopatias como a anemia falciforme, importante na elegibilidade de indivíduos competitivos.[14]

EXPLORAÇÃO ORTOPÉDICA

Exame de pré-participação, vigilância médica e supervisão

De modo a salvaguardar o direito de todas as crianças e adolescentes a um crescimento saudável e equilibrado, o início de qualquer modalidade desportiva deve ser precedido de um exame médico, que deve ser repetido periodicamente. O exame médico prévio ou de pré-participação é utilizado para a identificação de problemas médicos que possam afetar o engajamento seguro e eficaz em atividades desportivas organizadas e a prevenção de futuras lesões. O American College of Sports Medicine (1993) considera que as estratégias de prevenção devem ser levadas em conta durante a realização do exame que precede o início da prática desportiva das crianças e adolescentes.[15]

Esse procedimento é fundamental, uma vez que o sobrecarga musculoesquelética das crianças e adolescentes se encontra ainda em desenvolvimento e, além do mais, permite adequar os níveis de atividade física às capacidades individuais de cada criança ou adolescente.

A American Academy of Pediatrics considera que deve caber aos pediatras determinar quando a criança está pronta para participar em desportos organizados (Committee on Sports Medicine Fitness and Committee on School Health, 2001).

Para além do exame médico de pré-participação, a vigilância médica regular dos jovens desportistas assume uma importância fundamental na verificação do seu estado geral de saúde e para assegurar o seu crescimento e desenvolvimento normais.

Por seu lado, a supervisão da prática desportiva pelos pais e pelos professores e treinadores com formação adequada, que leve em conta a opinião dos médicos, desempenha um papel essencial na prevenção das lesões desportivas (Cook & Leit, 1995) e na promoção da saúde das crianças e adolescentes. Em particular, a supervisão dos pais pode desempenhar um papel fundamental na prevenção de lesões por sobrecarga, ao adiar a especialização numa única modalidade desportiva para o final da fase de crescimento do SME dos seus filhos e ao evitar que ela ocorra antes da adolescência (American College of Sports Medicine, 1993; DiFiori, 2010).[15]

SEMIOLOGIA ORTOPÉDICA

Inspeção geral

Na inspeção geral, o paciente deve ser examinado de frente, de costas e de ambos os lados. Atenta-se para a postura, a simetria corpórea, as atitudes e a capacidade de movimentação. Deve-se tomar distância suficiente para se ter visão global do indivíduo.

Marcha

Marcha é a sequência dinâmica de eventos que permitem que o indivíduo se desloque, mantendo a posição bípede. É uma atividade complexa, resultante de ações reflexas e voluntárias. Há, associadamente, balanço do tronco e movimentos pendulares alternados dos membros superiores, também realizando aceleração e desaceleração. O membro superior de um lado acompanha o membro inferior do lado oposto.

- Teste de Galeazzi: serve para verificar se há diferença de comprimento nos membros inferiores. O indivíduo é colocado em decúbito dorsal, em posição simétrica, com os membros inferiores fletidos de modo a manter os pés juntos. Quando há discrepância de comprimento dos membros os topos dos joelhos ficam em alturas diferentes. Essa discrepância pode ser causada por encurtamento real do membro ou pode ser apenas funcional, como acontece na luxação congênita do quadril.

Semiologia segmentar

Coluna

- Cervical, torácica e lombar: alterações na inspeção podem denotar desvios posturais como cifose, escoliose e lordose.

Ombro

Quando se pesquisa a movimentação é muito importante observar a escápula, que só começa e deve começar a movimentar-se significativamente após esgotado o movimento na articulação glenoumeral. Se ela se mobiliza precocemente há inversão do processo normal, indicando uma movimentação espúria.

A articulação do ombro é a mais móvel do corpo humano e os movimentos pesquisados são:

- Flexão;
- Extensão;
- Abdução;
- Adução;
- Rotação interna e externa.

A abdução normal ativa inicia-se com a contração dos músculos do manguito rotador que abduzem os primeiros graus e, depois, fixam a cabeça umeral na glenoide por contração ativa. Em seguida, o deltoide começa a contrair-se, abduzindo até mais ou menos 100 graus. Depois disso a abdução é completada pela báscula da escápula, chegando a até 160-180 graus.

- Teste da apreensão: nos casos de luxação anterior recidivante do ombro, fazendo-se, passivamente, abdução e rotação externa, o paciente pressente que seu ombro luxará. Para evitar isso ele opõe resistência ao movimento e assume expressão facial apreensiva.

Cotovelo

O cotovelo é formado pela extremidade distal do úmero e proximal do rádio e ulna, que se juntam formando as articulações entre o capítulo e a cabeça do rádio, entre a tróclea e a incisura troclear da ulna e entre a articulação radioulnar proximal, fixadas por vários ligamentos.

Os movimentos pesquisados são:

- Flexão;
- Extensão;
- Pronação;
- Supinação.

Estes dois últimos movimentos originam-se no cotovelo, prolongam-se pelo antebraço e atuam na mão. As patologias mais frequentes de cotovelo são as traumáticas, principalmente na criança, que frequentemente podem levar a sequelas como modificação do ângulo de carga (varo ou valgo) ou a outras deformidades mais complexas, resultantes de lesão das várias cartilagens de crescimento que aí existem. Outra sequela relativamente frequente é a rigidez de movimentos que se instala, principalmente, após imobilizações prolongadas.

Joelho

Testes especiais

- Teste da integridade do ligamento colateral medial;
- Teste da integridade do ligamento colateral lateral;
- Teste da integridade dos ligamentos cruzados;
- Teste de Lachman.

Pé

O pé é o segmento mais distal do membro inferior, responsável pela conexão do indivíduo com o solo. É submetido a grandes esforços, tem flexibilidade para se acomodar às irregularidades da superfície de apoio e grande força de propulsão. O pé possui um arco plantar medial que faz com que haja uma elevação na região intermediária. Quando esse arco está diminuído tem-se o pé plano e quando aumentado, o pé cavo. O arco é importante, pois auxilia na distribuição de forças do pé, sendo que normalmente as maiores áreas de apoio são o calcanhar, a cabeça do quinto metatarsiano e a cabeça do primeiro metatarsiano. Quando há alteração do apoio existe tendência para se formarem calosidades, de modo que o exame da superfície plantar pode dar muitas informações sobre o estado funcional do pé.

Se olhado por trás, o calcanhar está em discreto valgo. Quando há acentuação desta inclinação tem- se o pé valgo e quando há inversão, o pé varo.

O pé pode ser sede de várias deformidades e as mais comuns são:

- Pé equino: o apoio é feito na ponta do pé e não em toda a superfície plantar.
- Pé calcâneo: o apoio é feito com o calcanhar e não com o restante da superfície plantar.

- Pé valgo: há inclinação medial excessiva do tornozelo.
- Pé varo: há inversão da inclinação medial do tornozelo e apoio na borda lateral.
- Pé cavo: acentuação do arco plantar.
- Pé plano: ausência do arco plantar.
- Pé adulto: o antepé encontra-se desviado medialmente.[16]

Sistema respiratório e a prática esportiva

O sistema respiratório é um conjunto formado por órgãos tubulares e alveolares situado na cabeça, pescoço e cavidade torácica. Sob o comando do sistema nervoso central, realiza funções como as trocas gasosas, equilíbrio acidobásico e fonação. A função primordial do sistema respiratório é a difusão, que são as trocas gasosas efetuadas entre o ar alveolar e o sangue capilar pulmonar, culminando com o fornecimento do oxigênio necessário para o metabolismo tecidual.[17]

A respiração fisiológica do ser humano é a nasal, independentemente da idade. Quando ocorre uma alteração do padrão nasal estaremos diante de uma falha na filtração, umidificação e aquecimento do ar inspirado, resultando em aumento da presença de leucócitos no sangue, aumento da hipersensibilidade dos pulmões e diminuição dos volumes e da capacidade pulmonar.[18]

Na relação entre respiração nasal, treinamento da musculatura inspiratória e práticas esportivas algumas questões são importantes: qual a influência da respiração nasal na vida de crianças e adolescentes praticantes de atividade física? Atletas que respiram melhor pelo nariz podem render mais em suas atividades? O treinamento da musculatura inspiratória traz vantagens para crianças e adolescentes?

A literatura esportiva sempre trouxe mais ênfase às vias aéreas inferiores e a seus respectivos distúrbios respiratórios obstrutivos. Entretanto, sabe-se que as vias aéreas inferior e superior são uma única via, e que uma influencia diretamente a outra.[19]

A respiração nasal permite mais tempo para a difusão máxima dos gases nos alvéolos em relação à respiração oral, porque é mais lenta e profunda. Dentre as funções das fossas nasais, a respiração é a mais predisposta a disfunção, sendo causa comum de procura a especialistas. Com a obstrução nasal, o indivíduo é obrigado a realizar respiração oral, que não é fisiológica, mas adquirida. Essa alteração do fluxo aéreo faz com que se despenda mais energia para respirar, chegando a gastar até três vezes mais energia, ocasionando a sensação de desconforto respiratório.[20]

Qualquer fator que leve a obstrução das vias aéreas superiores (VAS) faz com que a respiração nasal seja substituída pela respiração oral. Entre esses fatores estão eventos mecânicos, doenças inflamatórias alérgicas e não alérgicas, malformações congênitas e lesões tumorais.[21] O transporte de gases durante o exercício físico depende da integração dos sistemas cardiovascular, respiratório e musculoesquelético.[19]

SÍNDROME DO RESPIRADOR ORAL (SRO) E FUNÇÃO PULMONAR

Vias aéreas superiores e função pulmonar

A síndrome do respirador oral (SRO) é definida como um conjunto de sinais e sintomas que podem estar presentes completa ou incompletamente em indivíduos que, devido a motivos diversos, substituem o padrão correto de respiração nasal por um padrão oral ou misto[22] por um período igual ou superior a 6 meses.[21]

Entre esses sinais e sintomas incluem-se sonolência diurna, cefaleia, agitação e enurese noturna, cansaço frequente, baixo apetite, bruxismo, problemas escolares e até déficit de aprendizado e problemas comportamentais.[23]

O padrão oral também é responsável pela inibição dos nervos aferentes nasais (nervos autonômico e simpático trigeminal). Estes atuam na regulação da profundidade da respiração e no calibre das vias aéreas. O bloqueio nasal resulta em aumento da resistência, diminuição da complacência pulmonar, afetando a expansão torácica com ventilação alveolar inadequada.[20]

Estudo recente realizado no serviço de otorrinolaringologia pediátrica da rede pública de Belo Horizonte (MG) sinaliza a rinite alérgica (35,3%) como o diagnóstico mais frequente de encaminhamento da atenção primária como etiologia de quadros de síndrome do respirador oral (SRO),[24] seguido de hipertrofia de adenoides (19,1%) e hipertrofia de amígdalas (2,4%). Em um estudo populacional realizado pela Universidade Federal de Minas Gerais com 2490 crianças, as principais causas da SRO foram: rinite alérgica (81,4%), hipertrofia de adenoides (79,2%), hipertrofia de amígdalas (12,6%) e desvio obstrutivo de septo nasal (1,0%). Na literatura esportiva, sempre houve grande ênfase aos estudos sobre distúrbios das vias aéreas inferiores, considerando-se sempre as doenças pulmonares como limitador respiratório. Entretanto, existe uma correlação entre a fisiologia das vias aéreas superiores e inferiores.[25]

Com base nas recomendações do estudo Allergic Rhinitis and its Impact on Asthma (ARIA), todo paciente com rinite deve ser avaliado para asma, e isso também deve se aplicar para atletas.[26] Diversos estudos foram realizados a fim de observar a coexistência de asma e rinite. Em 1999, Huovinen et al. realizaram um estudo prospectivo com 11 mil pacientes que foram acompanhados durante 15 anos. Nesse período concluiu-se que pacientes com rinite tiveram a chance de desenvolver asma quatro vezes maior do que a população controle, tendo a rinite estado presente em 80% dos pacientes com asma.[27]

A relação entre a melhora da função nasal e a melhora da função pulmonar é bem estabelecida na literatura. Em 2000, Bulcun et al. observaram melhora nos padrões de prova de função pulmonar em pacientes submetidos a septoplastia.[28] Ehnhage et al., em 2009, observaram melhora em provas de função pulmonar em pacientes asmáticos com sinusite crônica submetidos a tratamento cirúrgico.[29]

Segundo Correa e Bérzin,[30] a persistência da respiração oral mesmo após a resolução da anormalidade funcional inicial (aumento da resistência nasal) tem sido descrita na literatura. Tal fato pode ser atribuído a adaptações neurais, a modificações no controle central de via aérea superior e na função muscular e a alterações esqueléticas. Por isso é importante ressaltar que as repercussões da respiração oral podem se perpetuar até a idade adulta.[27,30]

IVAS e sistema imunológico

Acredita-se que 80% dos indivíduos apresentam respiração oronasal durante o exercício físico e que a mudança da respiração nasal para a oronasal ocorre quando é atingido o consumo de oxigênio de 35 L/minuto em indivíduos adultos.[31,32] Da mesma maneira, alguns estudos demonstraram que durante o exercício físico 27 a 40% da ventilação é proveniente do nariz.[33] Mesmo que grande parte da respiração durante a atividade física seja proveniente da boca, a respiração nasal mantém um papel importante.

Além da rinite, existe um termo denominado nariz do corredor, ou rinite do atleta, que pode acarretar obstrução nasal durante a atividade física. O exercício físico é, por si só, um potente vasoconstritor. A resistência nasal decresce gradualmente com o aumento do ritmo cardíaco, em virtude, principalmente, da liberação de noradrenalina. Em circunstâncias normais, não ocorre efeito rebote, e a vasoconstrição tem duração de cerca de 30 minutos após o fim do exercício.[34]

Em se tratando da imunidade das vias aéreas superiores e exercícios, alguns estudos tentaram estabelecer a relação de carga de treinamento e aumento de IVAS. Em 2009, Moreira et al. realizaram revisão sistemática sobre o assunto. Selecionaram 30 estudos com 8.595 atletas (incluindo 5.471 corredores e 2.803 nadadores) e concluíram que a atividade moderada aumenta a imunidade das vias aéreas superiores. Por outro lado, a atividade de alta intensidade e por período prolongado pode diminuir a imunidade local.[35]

Muito se fala sobre o aumento de IVAS em atletas e *overtraining*, que é caracterizado pelo estado de fadiga crônica, queda no rendimento, alterações neuroendócrinas e IVAS de repetição. Na verdade, essa síndrome nada mais é do que a inabilidade do organismo de se adaptar à fadiga crônica causada pelo excesso de treinamento sem o repouso adequado.[36]

Biomecânica do respirador oral e função pulmonar

A musculatura respiratória exerce um papel essencial na estabilização do *core* e controle postural (equilíbrio), além de ser motor primário dos movimentos do tronco durante atividades esportivas.[37]

É definida aqui como estabilidade do *core* os músculos que geram as ações que mantêm a estabilidade do tronco e da região lombopélvica, protegendo a coluna vertebral de danos e criando uma plataforma estável para a geração de movimentos dos membros. Como controle postural definimos as ações musculares e biomecânicas que mantêm o equilíbrio em resposta a forças desestabilizadoras que atuam sobre o corpo.[37,38]

Esses papéis não respiratórios dos músculos do tronco frequentemente se opõem ao papel desses mesmos músculos durante a função da respiração. Na presença de conflitos funcionais, alterações posturais e de estabilização são instaladas, interferindo diretamente na *performance* esportiva.[38]

A alteração do padrão respiratório pela SRO implica necessidades posturais adaptativas.[39] Para facilitar a passagem do fluxo aéreo pela cavidade oral, o indivíduo anterioriza a cabeça e estende o pescoço. Desse modo, aumenta a passagem de ar pela faringe, reduzindo a resistência de vias aéreas.[40,41] Essa adaptação desencadeia um desequilíbrio de forças musculares, que implica alteração de todo o eixo postural, com desorganização das cadeias musculares. Ocorrem diminuição da atividade do diafragma e hipoatividade da musculatura abdominal, dificultando o sinergismo entre esses músculos,[41] assim como a inibição de nervos aferentes nasais também reflete no uso insatisfatório da musculatura respiratória e no progressivo enfraquecimento muscular.[40,41]

Em um estudo com 107 crianças RO e RN de 8 a 11 anos, em que todos os participantes foram submetidos a avaliação postural, pressão inspiratória máxima (PImáx), pressão expiratória máxima (PEmáx), teste de caminhada de 6 minutos (TC6) e avaliação otorrinolaringológica, verificou-se que houve associação entre alteração da postura cervical e padrão respiratório em 80% dos respiradores orais. As médias de PImáx e PEmáx foram menores nos RO, apontando diminuição da força da musculatura respiratória. Portanto, os pesquisadores relatam que as mudanças posturais (em especial a projeção anterior da cabeça) podem contribuir para o agravamento da disfunção respiratória, criando um sistema de *feedback* que gera uma piora progressiva respiratória e musculoesquelética.[42]

Alguns estudos avaliaram a função cardiorrespiratória de indivíduos em condições que induziam a RO.[43] Ribeiro & Soares[42,43] observaram valores de alguns índices espirométricos abaixo do predito (fluxo expiratório forçado 25-75% e ventilação voluntária máxima), caracterizando um distúrbio ventilatório do tipo obstrutivo em RO em sua maioria de leve a moderado. Este fato remete ao comprometimento estendido para a árvore brônquica, sendo que o aumento da resistência nasal modifica a pressão intratorácica com diminuição do volume pulmonar.

No estudo de Melissant et al.[44] induziu-se uma obstrução de vias aéreas superiores durante o exercício, sendo observada diminuição da ventilação-minuto e na eliminação de gás carbônico. Indivíduos tiveram como resposta hipoventilação, hipóxia e hipercapnia.

Como a SRO pode refletir em consequências para a função pulmonar, é importante conhecer e identificar suas repercussões em todos os sistemas, pois o diagnóstico precoce possibilita intervenções mais eficazes para evitar a extensão do comprometimento e o aumento de lesões no esporte.

AVALIAÇÃO E TREINAMENTO DA MUSCULATURA INSPIRATÓRIA NO ESPORTE

Avaliação da função e musculatura da respiração

Avaliar a força dos músculos dos membros é relativamente prático e envolve a mensuração da força que pode ser exercida usando aparelho de força. Entretanto, é impossível medir a produção de força dos músculos respiratórios diretamente. No lugar disso, deve-se mensurar um indicador dessa produção - a pressão que os músculos respiratórios podem gerar. O índice de função muscular respiratória mais usado é a pressão estática máxima (mensurado na boca) durante esforços inspiratórios ou expiratórios máximos quando a boca está ocluída no bucal.[37]

Os músculos respiratórios possuem uma relação comprimento-tensão (pressão-volume) potente. A força muscular (pressão) é determinada pelo comprimento muscular (volume). A pressão inspiratória máxima (PIM ou PImáx) é comumente medida no volume residual (o fim da expiração máxima). A pressão expiratória máxima (PEM ou PEmáx) é mensurada com os pulmões cheios, o que é conhecido como capacidade pulmonar total (o fim de uma inspiração máxima.[37,38]

A pressão inspiratória máxima (PImáx) é o método mais usado para medir a força inspiratória em pacientes com suspeita de fraqueza ventilatória e em indivíduos saudáveis.[45] Baseia-se na medida da pressão nas vias aéreas superiores durante uma inspiração máxima voluntária. A pressão medida é uma composição da pressão gerada pelos músculos inspiratórios e da pressão de recolhimento elástico do pulmão e caixa torácica.

O pico da taxa de fluxo de ar inspiratório é proporcional à força dos músculos inspiratórios, demonstrando aumento após o treinamento e redução em resposta à fadiga.[37,38] Da mesma maneira, é um outro índice de função muscular inspiratória que pode ser usado por um espirômetro eletrônico ou medidor mecânico de pico de fluxo inspiratório.[37]

Medidas da função muscular voluntária máxima dependem altamente de esforço, e a motivação dos participantes é, portanto, um outro fator de extrema influência na determinação dos resultados do teste. A aprendizagem da tarefa também tem um efeito, que resulta em melhora progressiva na pressão com medidas repetidas. Assim, para obter medidas representativas da função é preciso familiarizar o participante com a medida e fornecer treinamento e motivação para a obtenção do esforço máximo.[37]

A medida pode ser feita com manovacuômetro analógico ou digital.[45] A preferência é por aparelhos digitais, porque o maior valor de PImáx acontece brevemente e pode ser perdido num mostrador analógico. Habitualmente, a medida é feita com o paciente sentado, com o clipe nasal e pedindo-se que o atleta expire até o VR e depois faça uma inspiração máxima e mantenha o esforço máximo por 1 a 2 segundos. Para evitar que o fechamento da glote e a pressão gerada pelos músculos da boca superestimem a medida, deve haver uma abertura de 2 mm de diâmetro no bocal, que pode ser rígido tubular ou de borracha. Este último traz valores ligeiramente maiores.[37,38]

Treinamento da musculatura inspiratória

Os músculos se adaptam ao treinamento ao alterar a sua estrutura, e isso causa alterações na função muscular. De maneira mais ampla, o treinamento pode ser subdividido em dois tipos principais: um que aumenta a força e outro que aumenta a resistência. O equipamento necessário para realizar esses dois tipos de treinamento também difere. No caso do treinamento de força específico para os músculos inspiratórios e expiratórios, equipamentos são usados na boca para impor resistência contra os músculos respiratórios (semelhante a elevar um haltere). O treinamento de resistência para os músculos respiratórios consiste na hiperventilação por períodos prolongados.[37,38]

Em pessoas saudáveis a espessura do diafragma aumenta em torno de 12% após 4 a 8 semanas de treinamento de força dos músculos inspiratórios. Como esperado, o aumento da espessura foi acompanhado por melhora da força dos músculos inspiratórios (24 e 41% após 4 e 8 semanas de treinamento, respectivamente). As alterações na espessura do diafragma foram as mesmas após 4 a 8 semanas de treinamento, embora as alterações na força não diferissem. Isso indica que a hipertrofia do diafragma não é a única fonte de melhora na força dos músculos inspiratórios. A força dos músculos inspiratórios também pode aumentar por meio de melhora na função dos músculos acessórios e por meio de adaptações neurais. Essas adaptações neurais incluem a acentuada capacidade de coordenar a contração dos sinergistas, bem como a capacidade acentuada de melhorar a ativação de músculos individuais.[37,38]

Dois fatores principais surgem nos músculos da bomba respiratória, fazendo o atleta diminuir o ritmo ou parar: a percepção de esforço respiratório e as consequências da ativação do metaborreflexo dos músculos inspiratórios. O primeiro faz o exercício parecer mais difícil à medida que os músculos inspiratórios se tornam fatigados. O segundo reduz o fluxo de sangue para os membros e exacerba a percepção de esforço dos membros e do corpo todo.[37,38]

As adaptações funcionais ao treinamento específico de força dos músculos inspiratórios incluem melhora nas quatro propriedades funcionais: força, velocidade de contração, produção de potência e resistência. O treinamento de resistência específico aos músculos respiratórios melhora a velocidade, a potência e a resistência, mas não a força.[37,38]

Três princípios foram estabelecidos para todos os músculos esqueléticos: o princípio de sobrecarga, especificidade e reversibilidade.[37,38]

- Princípio de sobrecarga: duração, intensidade e frequência de treinamento.

Estudos que empregam a sobrecarga externa dos músculos inspiratórios utilizam tipicamente sobrecargas que excedem os 50% da força dos músculos respiratórios, uma a duas vezes ao dia, de 5 a 7 dias por semana. Com crianças e adolescentes utilizamos uma sobrecarga leve a moderada, de 30 a 60% da força máxima,[37,38] levando em consideração as etapas de Tanner, com duração de 30 respirações (2-3 minutos), frequência de duas vezes ao dia, no tempo do treinamento de base de 12 semanas.

As alterações da força, que ocorrem nas primeiras 2 semanas do treinamento de força, são tradicionalmente atribuídas a processos de adaptação neural. Estudos demonstram aumentos na espessura do diafragma após 4 semanas de treinamento dos músculos inspiratórios (TMI), confirmando o rápido crescimento de fibras (hipertrofia) em resposta a sobrecarga.[37,38]

- Princípio da especificidade: tipo de estímulo realizado. Alta intensidade e curta duração para o treinamento de força. Baixa intensidade e longa duração para aumentar a resistência.[37,38]
- Treinamento de força e velocidade: os músculos respiratórios respondem à elevada carga de baixa frequência (força) se tornando mais fortes. A carga e a velocidade do estímulo devem ser consideradas. Assim, além de considerar a especificidade da carga nas respostas ao treinamento, deve-se considerar também a especificidade do fluxo de ar, pois é possível melhorar as taxas de fluxo de ar enquanto se respira contra cargas elevadas. O estímulo do treinamento com cargas elevadas e taxas de fluxo reduzidas produz aumentos na força máxima, mas não produz aumentos na taxa máxima de fluxo. Ao contrário, o treinamento com cargas baixas e velocidades elevadas de encurtamento (hiperventilação sem resistência) produz aumentos na taxa de fluxo, mas não na força. O estímulo do treinamento com cargas e taxas de fluxo intermediárias produz melhoras de força e na taxa de fluxo, o que confere ainda o benefício de aumentar a produção de potência.[37,38]
- Treinamento de resistência: é possível melhorar a resistência com o treinamento de força: músculos mais fortes realizam uma dada tarefa a um percentual menor de sua capacidade máxima do que músculos fracos. Músculos fortes são aptos a sustentar uma atividade por períodos mais longos.[37,38]
- Princípio da reversibilidade: o fenômeno do destreinamento descreve a reversibilidade do treinamento e a influência das estratégias para a manutenção dos benefícios do treinamento durante o período de

treino reduzido. Estudos apontam que as perdas de função ocorrem dentro de 2 a 3 meses de interrupção de treinamento; os ganhos funcionais são razoavelmente bem preservados no primeiro mês, e a força permanece preservada após mais de 4 meses; a perda de resistência é maior do que as outras medidas de função. Assim, os períodos curtos de destreinamento de 1 a 2 meses podem ser adaptados sem muita regressão de ganhos funcionais. A perda de função pode ser evitada completamente com a implementação de um programa de treinamento de manutenção (frequência de treinamento de até dois terços ou reduzida a apenas duas vezes na semana).[37,38]

TREINAMENTO DA CONGRUÊNCIA FISIOLOGIA- MENTE

Com a mudança da fisiologia e da consciência respiratória observamos uma mudança relevante dos aspectos comportamentais do atleta. A cada passo do treinamento da musculatura inspiratória (TMI) valorizamos a "posse consciente da mente", percebendo as distrações sensoriais e emocionais. Partimos do princípio de que quanto mais o nosso foco é interrompido, pior será a *performance* da criança ou do adolescente atleta.[45] Uma pesquisa encontrou em atletas universitários uma correlação significativa entre a tendência de terem a concentração interrompida pela ansiedade e o desempenho deles na temporada seguinte. Isso significa que quem tem melhor foco é relativamente imune a turbulências emocionais, tem mais capacidade de se manter calmo durante crises e de se manter no prumo apesar das agitações emocionais da vida.[46]

No momento em que surgem os pensamentos é que a concentração desaparece. O nosso Programa de Treinamento Respiratório sugere focar a atenção na respiração.[45-47] Afinal, o objetivo do foco precisa estar sempre presente. E não há mais nada "aqui e agora" do que a respiração. Concentrar a atenção no ato de inspirar e expirar o ar, no ritmo já conhecido e percebido durante os treinos que serão realizados.[48-52]

Durante o TMI de 12 semanas trabalhamos: foco, concentração, clareza dos filtros e crenças, clareza das potencialidades, energia, coragem e atitude positiva. Na nossa experiência, os ganhos fisiológicos da respiração se fortalecem mutuamente e de maneira sincrônica com os ganhos mentais. O objetivo é que as crianças e adolescentes se autorregulem praticando atenção plena à respiração, que mostra ter benefícios tanto para a manutenção da atenção e foco quanto para os circuitos que nos acalmam ou geram energia. A combinação de calma e concentração cria um estado interno ideal para foco e aprendizagem. A combinação de ritmo respiratório e energia cria um estado de motivação, segurança e coragem.

Protocolo

1. Avaliação do modo respiratório (nasal ou oral).[24,25,30-33]
2. Avaliação da PImáx[37,38,43-45]

3. Treinamento do tipo respiratório costodiafragmático e de força dos músculos respiratórios com a utilização de equipamento de carga de pressão inspiratória por 12 semanas.[37,38]
4. A carga utilizada sofrerá variações de 30 a 60% da força máxima - durante o treinamento de 12 semanas.[37,38,43-45]
5. A cada semana incluímos de maneira sistematizada às atividades de TMI: foco, concentração, clareza dos filtros mentais e crenças, clareza das potencialidades, energia, coragem e atitude positiva.[46-52]

AVALIAÇÃO E SEGUIMENTO NUTRICIONAL

A adolescência consiste no período de transição entre a infância e a idade adulta. É caracterizada por intenso crescimento e desenvolvimento, e se manifesta por marcantes transformações anatômicas, fisiológicas, mentais e sociais.[56,81]

Quando se avalia o estado nutricional de uma criança ou um adolescente atleta, deve-se sempre, no processo de análise, considerar o complexo e multifatorial processo de crescimento, uma vez que abrange desde a composição genética do indivíduo, os fatores hormonais, os aspectos psicossociais e os fatores nutricionais. Apesar disso, a criança geralmente cresce de maneira muito previsível. Entretanto, quando se detecta na avaliação desse atleta o desvio desse padrão normal de crescimento deve-se considerar como causas possíveis desde o consumo alimentar inadequado ou restrito até doenças, tanto endócrinas como não endócrinas.

Sabe-se que o crescimento ocorre de maneira diferente em cada fase da vida, ou seja, nas fases pré-púberes, púbere e pós-púbere.

Na fase pré-púbere, que é o período entre o terceiro ano de vida e o início da puberdade, o crescimento é mais estável e os fatores genéticos e hormonais (hormônio de crescimento) têm maior relevância. Mesmo assim a velocidade de crescimento (VC) pode sofrer oscilações, o que pode interferir tanto na interpretação dos dados quanto na conduta nutricional.

Na fase puberal o crescimento ocorre mais cedo nas meninas do que em meninos, porém o estirão puberal nos meninos é maior. Nessa fase a aceleração do crescimento está relacionada principalmente aos esteroides sexuais e ao hormônio do crescimento.

Na fase puberal final o crescimento é mais lento, de cerca de 1 a 1,5 cm/ano, sobretudo na região do tronco, com duração média de 3 anos.

O estirão puberal provoca um aumento considerável das necessidades de energia e de diversos nutrientes. Cerca de 20% da estatura e 50% do peso adulto são ganhos durante os 4 ou 5 anos da puberdade. A maior parte do consumo calórico é devida ao metabolismo basal e à atividade física. A taxa de metabolismo basal aumenta durante a adolescência e está intimamente correlacionada com a massa corporal magra; como esta é maior no sexo masculino, a taxa metabólica e as necessidades calóricas também são maiores que no sexo feminino. O nível de atividade física também aumenta em muitos adolescentes, em virtude de modificações na vida social, participação em esportes ou trabalho.[68] O estirão é especialmente sensível à deficiência de nutrientes, sobretudo proteínas. A deficiência calórica ou proteica na dieta desvia as proteínas para a função energética, levando à deficiência de crescimento. A necessidade diária de proteínas é de cerca de 1 g/kg durante o estirão e de 0,8-0,9 g/kg após o mesmo.

As necessidades energéticas e nutricionais médias para cada sexo e faixa etária variam de acordo com a massa corporal, a velocidade de crescimento e o nível de atividade física, alterando-se mais em função da maturação biológica do que da idade cronológica. Tendo em vista que é variável o momento em que ocorre o estirão puberal, recomenda-se que as necessidades médias se baseiem no peso, mais que na idade, considerando que o peso esteja dentro dos padrões aceitáveis de peso em relação à altura (OMS, 1985).

Antes da puberdade, as necessidades nutricionais e energéticas mínimas (necessidades calóricas) são semelhantes para meninos e meninas. As necessidades energéticas dos adolescentes são mais variáveis, dependendo da idade, do nível de atividade, da taxa de crescimento e do estágio de maturidade física (Tabela 50.1).[61] Essas quantidades de energia recomendadas são o mínimo necessário para garantir o crescimento adequado e as funções corporais. São necessárias calorias extras durante os picos de crescimento e para repor a energia gasta durante os esforços esportivos.[53,68,84] Por exemplo, uma menina de 30 kg jogando futebol por 60 minutos gastaria uma média de 270 calorias, ou um garoto de 60 kg jogando hóquei no gelo por 60 minutos gastaria uma média de 936 calorias.[68]

A nutrição é uma parte importante do desempenho desportivo dos jovens atletas e deve suprir macro e micronutrientes e fluidos nas quantidades adequadas para garantir a energia necessária para o crescimento e a atividade ou treinamento físico.

Equilibrar o consumo e o gasto de energia é crucial para se evitar um déficit ou excesso de energia. Os déficits de energia podem causar baixa estatura, puberdade retardada, disfunção menstrual, perda de massa muscular e aumento da suscetibilidade à fadiga, lesão ou doença.[57,70] O excesso de energia pode resultar em sobrepeso e obesidade, apesar de estes não serem os problemas clínicos predominantes nesses atletas.

Tabela 50.1 Requerimento energético recomendado

Idade (anos)	Meninos	Meninas
4-6	1800	1800
7-10	2000	2000
11-14	2500	2200
15-18	3000	2200

Fonte: Hock et al., 2008.

Atender ao requerimento energético e de nutrientes nesse jovem atleta é um verdadeiro desafio, pois além do próprio crescimento não podemos esquecer ainda do treinamento/competição, manutenção da saúde, atividades esportivas simultâneas, desafios de horários (escola, formação, socialização, trabalho etc.), falta de conhecimento, dependência de compra e preparação de alimentos, ambientes alimentares pouco saudáveis em seus locais de treinamento e competição e viagens.[58,84] Além disso, os padrões alimentares e as atitudes em relação aos alimentos, na adolescência, podem afetar a relação de um indivíduo ao longo da vida com alimentos e a nutrição.[53]

A recomendação dietética diária para crianças e adolescentes de 4 a 18 anos de idade é de 45% a 65% de carboidratos; 10% a 30% de proteínas e 25% a 35% de lipídios, sendo que destes os ácidos graxos saturados não devem ultrapassar 10%.

Em relação aos micronutrientes, aqueles mais relevantes na dieta desses atletas são vitamina E, vitamina D, cálcio, ferro, magnésio e zinco.[60,73]

O cálcio é um mineral que desempenha inúmeras funções e uma das principais é atuar como um sinalizador para muitos processos celulares, incluindo exocitose, liberação de neutrotransmissores, contração muscular, proliferação de potenciais no músculo cardíaco e saúde óssea. Devido a essas importantes funções, a concentração sérica de cálcio obedece a um controle rígido e assim o osso, por ser o maior reservatório de cálcio no corpo e as reduções no nível de cálcio ionizado sérico são, portanto, atenuados pela desmineralização do osso. A ingestão diária recomendada de cálcio é 1000 mg/dia para crianças de 4 a 8 anos de idade e de 1300 mg/dia para crianças de 9 a 18 anos.[62,73] Monitorar a ingestão de cálcio no adolescente atleta é importantíssimo pois o baixo consumo desse mineral, se associado a uma baixa ingestão energética, pode comprometer a densidade mineral óssea, o crescimento desse atleta e o seu desempenho.

A vitamina D é necessária para a saúde óssea e a absorção e regulação do cálcio, saúde muscular, entre outos. As recomendações atuais sugerem 600 UI/dia para crianças de 4 a 18 anos.[63]

O ferro é importante para o fornecimento de oxigênio aos tecidos corporais, ou seja, para o estresse oxidativo e além disso é essencial para a cognição, para a imunidade, a hematopoese, entre outros.

Durante a adolescência a necessidade de ferro é maior para suporte ao crescimento e para o aumento do volume sanguíneo e da massa muscular magra.[53] Meninos e meninas de 9 a 13 anos de idade devem ingerir 8 mg/dia para evitar o esgotamento das reservas de ferro e a anemia ferropriva.[55] Adolescentes de 14 a 18 anos de idade requerem mais ferro, até 11 mg/dia para os meninos e 15 mg/dia para as meninas,[3] pois a depleção de ferro é mais comum nas adolescentes atletas em função de padrões inadequados de ingestão alimentar, além de perdas na urina, fezes, suor ou sangue menstrual.[80] Assim sendo, matletas, particularmente atletas do sexo feminino, vegetarianos e devem ser rastreados periodicamente quanto ao estado do ferro.[80]

A ingestão hídrica também é importante para as crianças e adolescentes atletas. O desempenho atlético pode ser afetado pelo que, quanto e quando um atleta bebe. A água ajudam a regular a temperatura corporal e substituir as perdas de suor durante o exercício.[78,79] Temperatura e umidade podem afetar o quanto um atleta sua e a quantidade de líquido necessária para repor essa perda.[63,76,78] Temperaturas mais quentes e umidade mais alta fazem uma pessoa suar mais, e mais água é necessária para manter a hidratação. A desidratação pode colocar os atletas em risco de exaustão de calor ou hipertermia.[53,62,66] Crianças e adolescentes desidratam mais facilmente do que os adultos; eles apresentam maior superfície corporal e taxa de superfície por massa corporal, produzem mais calor durante o exercício, são menos eficientes na dissipação do calor[76,83] e mais suscetíveis de desidratar quando não consomem água o suficiente e além de desprezarem a sensação de sede.

As recomendações de hidratação para a criança e o adolescente atleta são similares às recomendações para o atleta adulto. Em atividades leves com duração de até 60 minutos o recomendado é somente água enquanto para esportes recomendam-se soluções isotônicas contendo carboidrato na concentração de 6 a 8% e eletrólitos, com o sódio 0,5 a 0,7 g por litro de solução. A adição de carboidrato e eletrólitos é fundamental para aumentar a ingestão voluntária de água, melhorar a termorregulação e evitar a hiponatremia/ou possível hipertermia.[54,70]

É também uma preocupação que as pressões associadas ao desempenho atlético possam promover transtornos alimentares, com taxas aumentadas encontradas tipicamente em atletas adultos da elite comparados aos não atletas.[64] O papel do desporto na promoção de transtornos alimentares na juventude é controverso, com alguns achados em atletas jovens do sexo feminino, em comparação com não atletas.[81] Parece que o nível de concorrência e o tipo de desporto são críticos, com um risco aumentado em comparação com atletas de nível recreativo e aqueles que competem em esportes que encorajam a magreza.[67,81] Esse contexto de consumo alimentar inadequado, com restrição calórica e de nutrientes, associado aos aspectos da pressão competitiva dos esportes e ao padrão de magreza, tende a predispor essas atletas à tríade da mulher atleta. Inicialmente, de acordo com a evidência científica original de Drinkwater et al., a tríade era definida como a combinação de distúrbios alimentares (DE) e ciclos menstruais irregulares levando por fim a uma diminuição no nível endógeno de estrógeno e de outros hormonios, resultando em baixa densidade mineral óssea (DMO).[59] Em 2007, o Colégio Americano de Medicina Esportiva[54] redefiniu a tríade como uma entidade clínica que se refere à combinação de três fatores:

- Baixa disponibilidade de energia;
- Disfunção menstrual;
- Alteração da densidade mineral óssea (DMO).

Um aspecto fisiopatológico importante é que a atleta se move de um espectro saudável com ingestão energética adequada, ciclo menstrual regular e ossos saudáveis para a extremidade caracterizada por amenorreia, baixo consumo energético e osteoporose.[72]

Desde 2007 evidências científicas e experiência clínica mostram que o fator etiológico subjacente é o desequíbrio entre a ingestão de energia (EI) e o gasto para manter a homeostase, saúde e as atividades da vida diária, o crescimento e as atividades esportivas.

Na adolescente atleta a grande preocupação é a consequência desse déficit, pois ao diminuir a ingestão calórica para 30 kcal/kg/dia ou menos diminuem-se também os nutrientes esseciais para sua saúde, crescimento e desempenho, acarretando diminuição da taxa metabólica, alteração do ciclo menstrual, da saúde óssea, da imunidade, da síntese de proteínas e da saúde psicológica. Consumo energético tão baixo quanto esse tem demonstrado relação com transtornos alimentares nesses atletas. Além disso é evidente que a deficiência energética relativa afeta também os homens. Portanto uma nova terminologia é necessária para descrever com precisão a síndrome clínica originalmente conhecida como a tríade da mulher atleta. Baseado em sua interdisciplinaridade, o Consenso do COI apresenta uma abordagem mais abrangente e um termo para a síndrome geral, que inclui o que até agora era chamado de "tríade da mulher atleta": Deficiência Relativa de Energia no Esporte (RED-S).[71]

A detecção precoce de indivíduos em risco pode evitar que essas condições continuem progredindo e atingindo os pontos finais clínicos[20] que podem culminar na RED-S e afetar a saúde, o crescimento e o desenvolvimento da atleta.

AVALIAÇÃO GINECOLÓGICA NA ADOLESCENTE ATLETA

Anamnese

A consulta ginecológica de uma atleta deve iniciar-se com uma anamnese focada nos sistemas urinário e reprodutor. Histórico de infecções urinárias de repetição e de perdas involuntárias de urina deve ser ativamente buscado, bem como, sempre que possível, o histórico menstrual familiar deve ser abordado, uma vez que existe uma correlação entre a idade da menarca da paciente com a de suas irmãs e mãe.[86]

Os antecedentes sexuais são de extrema importância, apesar de requererem uma abordagem mais cuidadosa. No momento em que a paciente relata que já teve relações sexuais haverá mudança no exame físico genital, o que também irá guiar uma nova monta de orientações.

O exame com adolescentes deve ter várias etapas, sendo recomendável que haja momentos em que a paciente esteja na presença de um acompanhante e outros em que este não esteja presente no consultório para assegurar confidencialidade e privacidade à paciente.[54]

Exame físico

Após a realização de exame físico geral inicia-se o exame ginecológico, que deve compreender as mamas e a genitália.

Mamas

Na inspeção deve-se avaliar o número de mamas e mamilos presentes nas linhas mamárias à procura de mamas acessórias e também verificar o grau de desenvolvimento mamário segundo os estágios de Tanner. É denominada telarca o início do desenvolvimento mamário (Figura 50.1).

Externa

Na sequência do exame avalia-se a genitália, atentando-se a alterações morfológicas ou inflamatórias. Devido ao menor volume dos grandes lábios nessa faixa etária o vestíbulo vaginal pode estar entreaberto, tornando possível a visualização do hímen e da uretra sem manobras de tração dos lábios.[88]

A presença de coloração avermelhada do introito vaginal não representa obrigatoriamente um quadro inflamatório ou infeccioso, uma vez que a pele mais fina pode proporcionar a visualização do tom avermelhado dos vasos sanguíneos imediatamente abaixo dela. A presença de secreção, se exteriorizada pela vagina, também deve ser avaliada cuidadosamente devido à presença de conteúdo vaginal decorrente de descamação celular e muco cervical, que podem se apresentar como conteúdo transparente ou até levemente amarelado.[88]

Também pela não coaptação dos lábios consoante com hábitos de higiene não adequados podemos verificar secreção acumulada nas dobras entre os pequenos e grandes lábios.

A pilificação deve ser cuidadosamente avaliada e também recebe uma classificação indicando a maturidade puberal. É denominado pubarca o início do desenvolvimento da pilificação genital (Figura 50.2).

Genitália interna

Caso a paciente já tenha tido relações sexuais procede-se ao exame especular e ao toque vaginal bimanual mantendo as técnicas usuais.[87] No atual momento não existe recomendação para coleta de colpocitologia antes dos 25 anos de idade.[89]

Mudanças hormonais

O desenvolvimento puberal inicia-se com alterações hormonais antes do aparecimento dos caracteres sexuais. No início da puberdade pode-se encontrar aumento de LH e GnRH ligados ao sono. Esse aumento das gonadotropinas

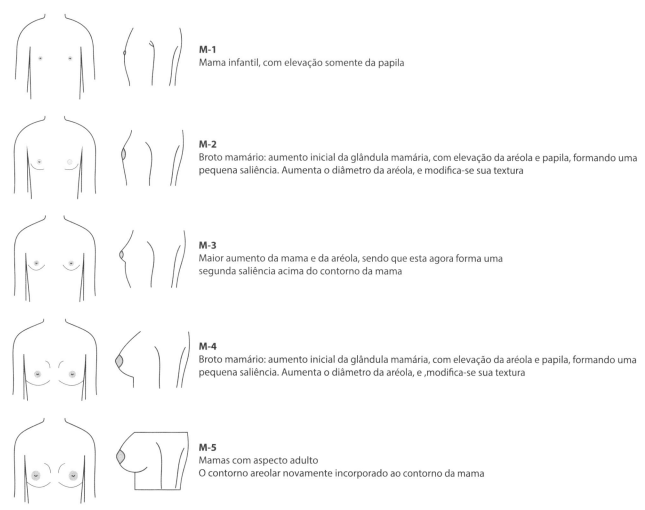

M-1
Mama infantil, com elevação somente da papila

M-2
Broto mamário: aumento inicial da glândula mamária, com elevação da aréola e papila, formando uma pequena saliência. Aumenta o diâmetro da aréola, e modifica-se sua textura

M-3
Maior aumento da mama e da aréola, sendo que esta agora forma uma segunda saliência acima do contorno da mama

M-4
Broto mamário: aumento inicial da glândula mamária, com elevação da aréola e papila, formando uma pequena saliência. Aumenta o diâmetro da aréola, e ,modifica-se sua textura

M-5
Mamas com aspecto adulto
O contorno areolar novamente incorporado ao contorno da mama

Figura 50.1 *Estágios de Tanner para a mama. (Reproduzido de Porto)*[2]

P-1
Ausência de pelos pubianos. Pode haver uma leve penugem semelhante à observada parede abdominal

P-2
Aparecimento de pelos longos e finos, levemente pigmentados, lisos ou pouco encaracolados, ao longo dos grandes lábios

P-3
Maior quantidade de pelos, agora mais grossos, escuros e encaracolados, espalhando-se esparsamente pela sínfise púbica

P-4
Pelos do tipo adulto, cobrindo mais densamente a região púbica, mas ainda sem atingir a face interna das coxas

P-5
Pilosidade pubiana igual a do adulto, em quantidade e distribuição, invadindo a face interna das coxas, que assume tamanho e forma adulta

Figura 50.2 *Estágios de Tanner dos pelos pubianos. (Reproduzido de Porto)[2]*

no período noturno leva, no dia seguinte, a um aumento na secreção do estradiol. O padrão pulsátil da secreção hormonal vai amadurecendo e ficando mais pronunciado com o passar da puberdade e o aumento dos níveis hormonais.

A secreção de androgênios provenientes da adrenal estimula o desenvolvimento de pelos pubianos e axilares e tem seu ritmo de secreção acelerado cerca de 2 anos antes do aumento da secreção de gonadotropinas.

O hormônio do crescimento tem secreção aumentada paralelamente às gonadotropinas, sendo o auge da secreção a época da menarca com posterior redução da sua liberação.[86]

Considerações clínicas

Nas adolescentes atletas, assim como nas demais, a consulta ginecológica constitui um momento importante de orientação da paciente quanto ao seu corpo e os cuidados que deve ter com ele. Orientar acerca da higiene é um momento fundamental da consulta ginecológica. A puberdade também abre espaço para orientações sobre contracepção e proteção contra doenças sexualmente transmissíveis.

Uma vez que a velocidade de crescimento máximo das meninas ocorre antes da menarca, havendo pouco ganho de altura após isso, a avaliação do desenvolvimento puberal é fundamental para o diagnóstico de uma puberdade precoce e seu tratamento, mantendo assim o potencial genético da altura da paciente. Considera-se puberdade precoce o aparecimento de caracteres sexuais antes dos 8 anos de idade.[88]

A amenorreia primária é igualmente importante, sendo definida como a ausência da menarca em meninas de até 14 anos sem caracteres sexuais ou de 16 anos com a presença de caracteres sexuais.[90] Existem diversos fatores que estão relacionados com a idade da menarca como presença de doenças crônicas, exposição à luz e componente genético.[86] Em atletas porém é importante salientar que o estado nutricional, incluindo a composição corporal, é um fator determinante para a ocorrência da menarca, sendo necessária uma avaliação detalhada sobre a carga de treinamento e a ingesta alimentar nas atletas que apresentem um atraso no desenvolvimento dos caracteres sexuais e no aparecimento da menarca.

ATLETAS ADOLESCENTES: RECOMENDAÇÕES DO COMITÊ OLÍMPICO INTERNACIONAL

O desenvolvimento de um atleta adolescente é individual e único para cada um e apresenta constante mudança baseada no crescimento físico, na maturação biológica e na mudança de comportamento. Deve-se individualizar muito bem a avaliação de cada um.

Uma definição de sucesso no esporte tem que ser entendida como um desenvolvimento saudável, com experiências significativas e variadas para formação da vida do indivíduo que na sua formação como um todo irão ajudar no seu desenvolvimento como pessoa.

No acompanhamento clínico deve-se adotar evidências e informações viáveis de serem colocadas em prática diante das perspectivas e necessidades individuais de cada um.

Ao longo de todo o caminho do desenvolvimento de um atleta adolescente devemos assisti-lo de um modo em que ocorra um gerenciamento de equilíbrio entre sua vida pessoal e sua vida de esportista para que ele tenha as melhores perspectivas após o final de sua carreira.[91]

REFERÊNCIAS BIBLIOGRÁFICAS

1. Bar-Or O, Rowland T.Cardiovascular diseases. In: Paediatric Exercise Medicine.1 ed. Champaign: Human Kinetics, 2004a. pp.177-217.

2. Ghotayeb N, Dioguardi G S.,Pinto ALS, Kawakami CS. Adaptações cardiovasculares do esporte na criança. In: Ghotayeb N, Dioguardi G S.Tratado de Cardiologia do Exercício e do Esporte. São Paulo: Atheneu 2007. Pp. 87-92.

3. Ghorayeb N, Bozza A, Luciano Loos, Ângela RCN. Aspectos cardiovasculares da criança atleta. In: Ghotayeb N, Barros T. O exercício. Preparação Fisiológica. Avaliação médica. Aspectos especiais e preventivos. São Paulo: Atheneu, n.33, 1999. Pp. 364-74.

4. Rowland T, Kline G, Goff D, Martel L, Ferrone L. One Mile reun performance and cardiovascular fitness in children. Med Sci Sports Exerc 1998;30 (Suppl): S304.

5. Nottin SA, Vinet A, Stecken F et al. Central and peripheral cardiovascular adaptations to exercise in endurance-trainde children. Acta Physiol Scand 2002;175:85-92.

6. Rowland T, WB Ferrone L. Cardiac responses to maximal upright cycle exercice in health boys and men. Med Sci Sports Exerc 1997;29:1146-51.

7. Corrado D., Pellicia A, Bjornastad HH et al. Cardiovascular pre-participation screening of young competitive athletes for prevention of sudden death: proposal for a common European protocol. Eur H Journal 2005; 2:1-9.

8. Maron BJ, Thompson PD, Ackerman MJ, Balady G, Berger S, Cohen D et al.; American Heart Association Council on Nutrition, Physical Activity, and Metabolism. Recommendations and considerations related to preparticipation screening for cardiovascular abnormalities in competitive athletes: 2007 update: a scientific statement from the American Heart Association Council on Nutrition, Physical Activity, and Metabolism: endorsed by the American College of Cardiology Foundation. Circulation 2007;115(12):1643-55.

9. Bille K, Figueiras D, Schamasch P, Kappenberger L, Brenner JI, Meijboom FJ et al. Sudden cardiac death in athletes: The Lausanne Recommendations. Eur J Cardiovasc Prev Rehabil 2006;13(6):859-75.

10. Silva OB, SaraivaLCR. Exercise test indications in children and adolescents. Revista Brasileira de Medicina do Esporte 2004;10(5), ISSN 1517-8692.

11. Fonseca B M ;Fran M, Ghorayeb T,Varela FR, Ghorayeb N, Fonseca AL, Vasconcelos LM, Smith P, Francisco RC. Correlação entre alterações cardiovasculares no eletrocardiograma e ecocardiograma de crianças e adolescentes esportistas homens e mulheres. Revista do DERC2016, 22 (3):75-8.

12. Gibbons RJ, Balady GJ, Beasley JW, Bricker JT, Duvernoy FC, Froelicher VF, et al. ACC/AHA guidelines for exercise testing: a report of the American College of Cardiology/American Heart Association Task Force on Practice Guidelines (Committee on Exercise Testing). J Am Coll Cardiol 1997;30:260-315.13.

13. Vertematti S, Ghorayeb N, Dioguardi G S, Dhaer D, Fonseca G, Francisco R, Sadao C, Carneiro A, Alberton J, Piegas L. The relevance of complementary evaluation methods in young athletes. Abstract European Cardiology Society Congress, 30th August to 3rd September 2008, Munich, Germany. Apresentado na Seção de Tema Livre Oral do dia 1º de setembro de 2008.

14. Ghorayeb N, Costa RVC, Castro I, Daher DJ, Oliveira Filho JA, Oliveira MAB et al. Diretriz em Cardiologia do Esporte e do Exercício da Sociedade Brasileira de Cardiologia e da Sociedade Brasileira de Medicina do Esporte. Arq Bras Cardiol 2013;100(1Supl.2):1-41.

15. Pinho MC, Vaz MP, Arezes PM, Campos JR, Magalhaes AB. Lesões músculo-esqueléticas relacionadas com as atividades desportivas em crianças e adolescentes: Uma revisão das questões emergentes. Sports related musculoskeletal disorders in children and adolescents: A review of the emerging issues. Motricidade 2013; 9(1): 31-49 doi: 10.6063/motricidade.9(1).2461.

16. Volpon JB. Semiologia ortopédica. Medicina, Ribeirão Preto, 29: 67-79, jan/mar 1996.

17. Yi LC, Jardim JR, Inoue DP, Pignatari SSN. The relationship between excursion of the diaphragm and curvatures of the spinal column in mouth breathing children. J Pediatr 2008;84(2):171-7.

18. Brant TCS, Parreira VF, Mancini MC, Becker HMG, Reis AFC, Brito RR. Breathing pattern and thoracoabdominal motion in mouth-breathing children. Rev Bras Fisioter 2008;12(6):495-501.

19. Mello JR, Mion O. Rinite alérgica. In: Campos CA, Costa HO, editores. Tratado de otorrinolaringologia. v.3. São Paulo: Rocca, 2002. pp. 70-7.

20. Weimert T. JCO/interviews Dr. Thomas Weimert on airway obstruction in orthodontic practice. J Clin Orthod 1986;20(2):96-104.

21. De Menezes VA, Leal RB, Pessoa RS, Pontes RM. Prevalência e fatores associados à respiração oral em escolares participantes do projeto Santo Amaro - Recife, Brasil. Rev Bras Otorrinolaringol 2006;72:394-9.

22. Valera FCP, Travitzki LVV, Mattar SEM, Matsumoto MAN, Elias AM, Anselmo-Lima WT. Muscular, functional and orthodontic changes in preschool children with enlarged adenoids and tonsils. Int J Pediatr Otorhinolaryngol 2003;67(7):761-70.

23. Díaz Morell JE, Fariñas Cordón MM, Pellitero Reyes BL, Álvarez Infante E. La respiración bucal y su efecto sobre la morfologia dentomaxilofacial. Correo Científico Médico de Holguin. 2005; 9(1). http://www.cocmed.sld.cu/no91/n91ori6.htm. Acesso: 25/08/2007.

24. Abreu RR. Prevalência e fatores associados em crianças de três a nove anos respiradoras orais em Abaeté - MG, Brasil [dissertação]. Belo Horizonte: Universidade Federal de Minas Gerais, 2007.

25. Abreu RR, Rocha RL, Lamounier JA, Guerra AFM Prevalência, respiração oral, rinite alérgica, hipertrofia de adenóides, hipertrofia de amígdalas, desvio do septo nasal J Pediatr (Rio J). 2008;84(6):529-35.

26. Bachert C, van Cauwenberge P, Khaltaev N; World Health Organization. Allergic rhinitis and its impact on asthma. In collaboration with the World Health Organization. Executive summary of the workshop report. 7-10 December 1999, Geneva, Switzerland. Allergy 2002 Sep;57(9):841-55.

27. Huovinen E, Kaprio J, Laitinen LA, Koskenvuo M. Incidence and prevalence of asthma among adult Finish men and women of the Finish twin cohort from 1975 to 1990, and their relation to chronic bronchitis. Chest 1999 Apr;115(4):928-36.

28. Bulcun E, Kazkayasi M, Ekici MA, Tahran FD, Ekici M. Effects of septoplasty on pulmonary function tests in patients with nasal septal deviation. J Otolaryngol Head Neck Surg 2010 Apr;39(2):196-202.

29. Ehnhage A, Olsson P, Kölbeck KG, Skedinger M, Dahlén B, Alenius M et al. Functional endoscopic sinus surgery improved asthma symptoms as well as PEFR and olfaction in patients with nasal polyposis. Allergy 2009 May;64(5):762-9.

30. Corrêa ECR, Bérzin F. Mouth Breathing Syndrome: cervical muscles recruitment during nasal inspiration before and after respiratory and postural exercises on Swiss ball. Int J Pediatr Otorhinolaryngol 2008;72(9):1335-43.

31. Niinimaa V, Cole P, Mintz S, Shiehiard RJ. Oronasal distribution of respiratory airflow. Respir Physiol 1981 Jan;43(1):69-75.

32. Fresgosi RF, Lansing RW. Neural drive to nasal dilator muscles: influence of exercise intensity and oro- nasal flow partitioning. J Appl Physiol (1985) 1995 Oct;79(4):1330-7.

33. Baraniuk J, Merck S. Nasal reflexes: implications for exercise, breathing, and sex. Curr Allergy Asthma Rep 2008 Apr;8(2):147-53.

34. World Anti-Doping Agency. WADA; 2016 Disponível em: www.wada-ama.org [Acesso em 2016 jan 11].

35. Moreira A, Delgado L, Moreira P, Haahtela T. Does exercise increase the risk of upper respiratory tract infections? Br Med Bull 2009;90:111-31.

36. Kreider RB, Fry AC, O'Toole ML, editors. Overtraining and Overreaching in Sport: physiological, psychological and biomechanical considerations. Champaign: Human Kinetics, 1998.

37. McConnel A. Treinamento respiratório para um desempenho superior. Barueri: Manole, 2013.

38. McConnel, AK, Romer LM. Respiratory muscle training in healthy humans: Resolving the controversy. International Journal of Sports Medicine 2004: 25:284-93.

39. Lessa FCR, Enocki C, Feres MFN, Valera FCP, Lima WTA, Matsumoto MAN. Influência do padrão respiratório na morfologia craniofacial. Rev Bras Otorrinolaringol 2005;71(2):156-60.

40. Aragão W. Aragão's function regulation, the stomatognathic system and postural changes in children. J Clin Pediatr Dent 1991;15(4):226-30.

41. Huggare JA, Laine-Alava MT. Nasorespiratory function and head posture. Am J Orthod Dentofacial Orthop 1997;112(5):507-11.

42. Okuro RT, Morcillo AM, Sakano E, Schivinski CIS, Ribeiro MAGOR, Ribeiro JD, Capacidade ao exercício, mecânica respiratória e postura em respiradores bucais. Braz J Otorhinolaryngol 2011;77(5):656-62.

43. Ribeiro EC, Soares LM. Avaliação espirométrica de crianças portadoras de respiração bucal antes e após intervenção fisioterapêutica. Fisioter Brasil 2003;4(3):163-7.

44. Melissant CF, Lammers JW, Demedts M. Relationship between external resistances, lung function changes and maximal exercise capacity. Eur Respir J 1998;11(6):1369-75.

45. Caruso P et al. Métodos diagnósticos para avaliação da força muscular inspiratória e expiratória. J Bras Pneumol 2015;41(2):110-123.

46. Goleman D. Foco. A atenção e seu papel fundamental para o sucesso. Rio de Janeiro: Objetiva, 2014.

47. Christoff K. Undirected thought: Neural determinants and correlates. Brain Research2012.

48. Figueiredo S H. Variáveis que interferem no desempenho do atleta de alto rendimento. In: Rubio K (Org.). Psicologia do esporte: interfaces, pesquisa e intervenção. São Paulo: Casa do Psicólogo, 2000. pp. 114-124.

49. Weinberg R.*Mental toughness: what is it and how to build it. Rev Educ Fis/UEM, 2013;24 (1): 1-10, 1.

50. Morais NA; KollerS H. A abordagem ecológica do desenvolvimento humano, psicologia positiva e resiliência: ênfase na saúde. In: Kooler SH (Org.) Ecologia do desenvolvimento humano: pesquisa e intervenção no Brasil. São Paulo: Casa do Psicólogo, 2004. pp. 91-107 [Links] end-ref.

51. Narvaz M G; KollerSH. O modelo bioecológico do desenvolvimento humano. In: Koller S H (Org.). Ecologia do desenvolvimento humano: pesquisa e intervenção no Brasil. São Paulo: Casa do Psicólogo, 2004. pp.55- 69.

52. Balbinotti MA A; Juchem L; Barbosa M L L; Saldanha R P; Balbinotti C AA. Qual é o perfil motivacional característico de tenistas infanto-juvenis brasileiros? Motriz, Rio Claro out./dez. 2012; 18 (4): 728-34.

53. Alves C, Lima VBR. Impacto da atividade física e esportes sobre o crescimento e puberdade de crianças e adolescentes Rev Paul Pediatr 2008;26(4):383-91.

54. American College of Sports Medicine, Sawka MN, Burke LM et al. American College of Sports Medicine position stand. Exercise and fluid replacement. Med Sci Sports Exerc 2007;39(2):377-90.

55. Cavadini C; Decarli B; Grin J; Narring F; Michaud PA. Food habits and sport activity during adolescence: Differences between athletic and non athletic teenagers in Switzerland. Eur J Clin Nutr 2000;54:S16–S20.

56. Crespin J, Gonsalves PE. Adolescência: aspectos nutricionais. Pediatria Moderna, São Paulo, 1985; 20(4): 193-209.

57. Dietitians of Canada, the American Dietetic Association, and the American College of Sports Medicine. Joint position statement: Nutrition and athletic performance. Can J Diet Pract Res 2000;61(14):176-92.3.

58. Desbrow B; McCormack J; Burke LM; Cox GR; Fallon K; Hislop M; Logan R; MarinoN; Sawyer SM; Shaw G; et al. Sports Dietitians Australia Position Statement: Sports nutrition for the adolescent athlete. Int J Sport Nutr ExercMetab 2014;24, 570–84.

59. Drinkwater BL, Nilson K, Ott S et al. Bone mineral density after resumption of menses in amenorrheic athletes. JAMA 1986; 256:380–2.

60. Gibson JC; Stuart-Hill L; Martin S; Gaul C. Nutrition status of junior elite Canadian female soccer athletes. Int J Sport Nutr Exerc. Metab 2011;21:507–14.

61. Haakonssen EC, Ross ML, Knight EJ, Cato LE, Nana A, Wluka AE, Cicuttini FM, Wang BH, Jenkins DG, Burke LM. The effects of a calcium-rich pre-exercise meal on biomarkers of calcium homeostasis in competitive female cyclists: a randomised crossover trial. PLoS One 2015;10(5):e0123302.

62. Hoch AZ, Goossen K, Kretschmer T. Nutritional requirements of the child and teenage athlete. Phys Med Rehabil Clin N Am 2008;19(2):373-98.

63. Institute of Medicine Dietary reference intakes for calcium and vitamin D. Consensus Report, November 30, 2010: <www.iom.edu/Reports/2010/ Dietary-Reference-Intakes-for-Calcium-and- Vitamin-D.

64. Joy E; KussmanA; Nattiv A. 2016 update on eating disorders in athletes: A comprehensive narrative review with a focus on clinical assessment and management. J Sports Med 2016; 50:154–62.

65. Juzwiak CR, Amancio OMS, Vitalle MSS, Pinheiro MM, Szejnfeld VL. Body composition and nutritional profile of male adolescent tennis players. J. Sports Sci 2008; 26:1209–17.

66. Kavouras SA, Arnaoutis G, Makrillos M, Garagouni C, Nikolaou E, Chira O, Ellinikaki E, Sidossis LS. Educational intervention on water intake improves hydration status and enhances exercise performance in athletic youth. Scand J Med Sci Sports 2012;22(5):684-9.

67. Kong P; Harris LM. The sporting body: Body image and eating disorder symptomatology among female athletes from leanness focused and nonleannes focused sports. J Psychol 2015; 149: 141–60.

68. Litt A. Fuel for Young Athletes: Essential foods and fluids for future champions. Windsor: Human Kinetics, 2004.

69. Mahan LK, Escott-Stump S, Raymond JL. Krause Alimentos, nutrição e dietoterapia. 11a ed. São Paulo: Roca, 2010.

70. Meyer F, O'Connor, H, Shirreffs SM; International Association of Athletics Federations. Nutrition for the young athlete. J Sports Sci 2007;25 (Suppl 1):S73-S82.

71. Mountjoy M, Sundgot-Borgen J, Burke L, Carter S, Constantini N, Lebrun C, Meyer N, Sherman R, Steffen K, Budgett R, Ljungqvist A. The IOC consensus statement: beyond the female athlete triad -- Relative Energy Deficiency in Sport (RED-S). Br J Sports Med 2014;48(7):491-7.

72. Nattiv A, Loucks AB, Manore MM et al. American College of Sports Medicine position stand. The female athlete triad. Med Sci Sports Exerc 2007;39:1867–82.

73. Otten JJ, Hellwig JP, Meyers LD, eds. Dietary reference intakes: The essential guide to nutrient requirements. National Academies Press, 2006:<http://nap.edu/openbook.php?record_id=11537> (Acesso em 19/7/ 2017).

74. Papadopoulou S; Gallos G. Macro- and micro-nutrient intake of adolescent Greek female volleyball players. Int JSport Nutr ExercMetab 2002; 12: 73–80.

75. Parnell JA, Wiens KP, Erdman KA. Dietary intakes and supplement use in pre-adolescent and adolescent Canadian athletes. Nutrients 2016; 26:8(9).

76. American Academy of Pediatrics Committee on Sports Medicine and Fitness. Promotion of healthy weight-control practices in young athletes. Pediatrics 2005 Dec;116(6):1557-64. Erratum in: Pediatrics. 2006 Apr;117(4):1467.

77. Purcel LK; Canadian Paediatric Society, Paediatric Sports and Exercise Medicine Section. Sport nutrition for young athletes. Paediatr Child Health 2013;18(2):200 2.

78. Rivera-Brown AM, Ramírez-Marrero FA, Wilk B, Bar-Or O. Voluntary drinking and hydration in trained, heat-acclimatized girls exercising in a hot and humid climate. Eur J Appl Physiol 2008;103(1):109-16.

79. Rivera-Brown AM, Gutiérrez R, Gutiérrez JC, Frontera WR, Bar-Or O. Drink composition, voluntary drinking, and fluid balance in exercising, trained, heat-acclimatized boys. J Appl Physil (1985)1999;86(1):78-84.

80. Rosenbloom CA; Loucks AB; Ekblom B. Special populations: The female player and the youth player. J Sports Sci 2006; 24: 783–93.

81. Rosendahl J; Bormann B; Aschenbrenner K; Aschenbrenner F; Strauss B. Dieting and disordered eating in German highschool athletes and non-athletes. Scand J Med Sci Sport 2009;19: 731–9.

82. Setian N, Colli AS, MarcondesE. Adolescência. São Paulo: Sarvier, 1979. pp.21-65. (Monografias Médicas: Série Pediatria; v.11.)

83. Squire DL. Heat illness. Fluid and electrolyte issues for pediatric and adolescent athletes. Pediatr Clin North Am 1990;37(5):1085-109.

84. Unnithan VB, Goulopoulou S. Nutrition for the pediatric athlete. Curr Sports Med Rep 2004;3(4):206-11.

85. Walsh M; Cartwright L; Corish C; Sugrue S; Wood-Martin R. The body composition, nutritional knowledge, attitudes, behaviors, and future education needs of senior schoolboy rugby players in Ireland. Int J Sport Nutr Exerc Metab. 2011;21: 365–76. [CrossRef] [PubMed].

86. Berek JS. Berek & Novak: Tratado de ginecologia. 14ª ed. Rio de Janeiro: Guanabara Koogan, 2008.

87. Porto CC. Semiologia médica. 7ª ed. Rio de Janeiro: Guanabara Koogan, 2014.

88. Reis RM dos. Ginecologia da infância e adolescência [Internet]. 1ª ed. Porto Alegre: Artmed, 2012.

89. INCA. Diretrizes Brasileiras para o Rastreamento do Câncer do Colo do Útero [Internet]. 2ª ed. Ministério da Saúde. Rio de Janeiro, 2016.

90. Hoffman B L; Schorge JO; Schaffer J I; Halvorson LM; Bradshaw KD; Cunningham FG. Williams Gynecology. 2nd ed. Dallas, Texas: The McGraw-Hill Companies, 2012.

91. Bergeron MF et al. Br J Sports Med 2015;49:843-51.

A Importância da Atividade Física na Adolescência

51

Roberval Emerson Pizano

Tem-se verificado ultimamente que a população adolescente está cada vez mais exposta a comportamentos de risco que podem trazer consequências para sua saúde e qualidade de vida. A ingestão inadequada de alimentos, situações de violência, consumo de tabaco, bebidas alcoólicas e drogas ilícitas e a redução do nível de atividade física são exemplos de comportamentos inadequados.[1]

Em estudo desenvolvido pelo Centro de Controle de Doenças (CDC) nos Estados Unidos pesquisadores verificaram os comportamentos prioritários de saúde, incidência de obesidade, sobrepeso e asma em adolescentes e jovens adultos. Os resultados apontaram que muitos estudantes do ensino médio se encontravam envolvidos em comportamentos de risco que estão associados às principais causas de morte entre jovens de 10 a 24 anos naquele país.[1]

Mais de um terço dos adolescentes pesquisados (41,7%) utilizava jogos eletrônicos ou o computador, sem ser para trabalhos escolares, por mais de 3 horas em média por dia. Além disso, aproximadamente 14% não participavam em pelo menos um dia da semana de atividade física por mais de 60 minutos e que fosse capaz de aumentar o batimento cardíaco ou a respiração. Com relação a obesidade e sobrepeso, os adolescentes que se enquadraram nessas classificações representaram respectivamente 14% e 16%.

Em estudo realizado por Dietz e Gortmaker,[2] com uma amostra de adolescentes americanos com idades entre 12 a 17 anos, verificou-se uma relação linear positiva entre tempo assistindo à televisão e índice de massa corporal, assim que para cada hora adicional de exposição à televisão por dia a prevalência de obesidade era 2% maior.

Ao analisarmos estudos realizados no Brasil, verificamos que os índices apresentados dos jovens e adolescentes também não são dos mais animadores. Em dados apresentados pelo IBGE,[3] aproximadamente 78% dos adolescentes entrevistados declararam gastar 2 ou mais horas sentados assistindo à televisão num dia comum da semana. Com relação ao nível de atividade física, 70% foram considerados inativos ou insuficientemente ativos.

Em pesquisa realizada na cidade de Curitiba com adolescentes de até 17 anos, os pesquisadores observaram que o sobrepeso e obesidade acometiam respectivamente 17% e 7% dos entrevistados.[4]

Como se percebe, a obesidade e o excesso de peso têm aumentado de modo alarmante em países de renda média em todo o mundo. De acordo com a Organização Mundial da Saúde,[5] entre as décadas de 1970 e 1997 houve um aumento de mais de 200% de crianças e adolescentes com excesso de peso. Como consequência, além do excesso de peso, que já é um problema nessa faixa etária, Cali e Caprio[6] defendem que complicações metabólicas e cardiovasculares associadas a obesidade mais comuns em adultos já são encontradas em crianças e adolescentes, como resistência à insulina e hipertensão arterial.

Ao analisar crianças e adolescentes obesos com índice de massa corporal acima do percentil 95 para sexo e idade, Souza e colaboradores[7] buscaram identificar a presença de resistência à insulina e estabelecer relação com idade, sexo, triglicerídeos, colesterol, acantose *nigricans* e histórico familiar de diabetes melito tipo II. Os resultados mostraram que aproximadamente 5% das crianças e adolescentes apresentaram diabetes tipo II, 15%, intolerância à glicose e 91%, índice HOMA (*Homeostatic Model Assessment-Insulin Resistence*).

A redução da obesidade nas fases da adolescência e da infância pode diminuir substancialmente a prevalência de hipertensão arterial e minimizar os riscos cardiovasculares durante a fase adulta.[8] Além disso, o aumento na incidência da obesidade pode ter um impacto na redução da expectativa de vida do indivíduo.[9]

Um outro problema importante na adolescência é o tabagismo, considerado o maior fator de risco para todas as doenças crônicas não transmissíveis.[10]

A facilidade de acesso ao cigarro com frequência é apontada como um fator que contribui para iniciação e indução ao consumo. Porém outros fatores como imitação de comportamento do grupo, amigo próximo e pais que usam tabaco são situações que contribuem fortemente para a iniciação ao tabagismo.[11]

De acordo com dados da Pesquisa Nacional de Saúde do Escolar (PeNSE)[12] realizada entre estudantes do 9º ano do ensino fundamental de escolas públicas e privadas nos municípios das capitais e no Distrito Federal abordando a prevalência dos fatores de risco e de proteção à saúde, a experimentação de cigarro pelo menos uma vez na vida foi informada por aproximadamente 24% de escolares. Entre aqueles com maior idade verificou-se que as porcentagens eram maior ainda. Com relação à prevalência de fumantes regulares, a pesquisa apontou aproximadamente 6% e indicou também que esse número era maior entre os que tinham mais de 16 anos.

Para agravar a situação de uso de tabaco na adolescência, sabe-se que o seu uso está fortemente relacionado ao consumo de bebidas alcoólicas e outras drogas ilícitas. Quando comparados aos não fumantes, os jovens que fazem uso do tabaco consomem três vezes mais álcool, usam oito vezes mais maconha e 22 vezes mais cocaína, além de apresentarem comportamentos de risco como sexo sem proteção e agressão física.[13]

A adoção de comportamentos de risco traz como consequência o aumento no número de complicações e doenças que podem surgir na vida do adolescente, influenciando diretamente sua qualidade de vida. Situações como a falta de mobilidade no caso do obeso, cuidados específicos com os diabéticos, monitoramento e uso de remédios para os hipertensos são exemplos de agravos que podem limitar as atividades em geral e exigir maiores cuidados no dia a dia.

Além das complicações que podem ocorrer durante o período da adolescência, o comportamento de risco pode se tornar hábito e estar desenhando como será a qualidade de vida desse indivíduo na fase adulta e na terceira idade.[14]

A exposição a comportamentos de risco em saúde na adolescência também prediz menor nível educacional na vida adulta, o que pode contribuir para aumentar as desigualdades em saúde.[15]

ATIVIDADE FÍSICA E CONTRIBUIÇÕES PARA A SAÚDE

A atividade física realizada com regularidade é uma das principais bases para a manutenção da saúde e da qualidade de vida em qualquer idade. Um dos benefícios que acontecem mais rapidamente na adolescência é a melhora na aptidão física relacionada à saúde que compreende aptidão cardiorrespiratória, força muscular, flexibilidade e composição corporal. As atividades de vida diária são diretamente beneficiadas pelas melhoras nessas aptidões.[11]

Por outro lado, a falta de atividade física, ou seja, a manutenção de estilo de vida sedentário, está associada à presença de doenças crônicas não transmissíveis como os níveis elevados de LDL-colesterol e de triglicerídeos, sobrepeso e obesidade, hipertensão arterial e diabetes.[16-19]

Há muito tempo que estudos têm demonstrado os benefícios da atividade física para a saúde e nas últimas décadas tem se intensificado a quantidade de pesquisadores que se interessam por essa temática.

Na década de 1980 Paffenbarger,[20] pesquisando os alunos de Harvard, analisou por 6 a 10 anos a incidência de hipertensão arterial e verificou que aqueles que não se engajavam em atividades físicas vigorosas apresentavam um risco 35% maior de desenvolver a doença do que aqueles que as praticavam.

Blair et al.[21] verificaram que os indivíduos com menor aptidão física apresentaram risco relativo de 1,5 para a incidência de hipertensão arterial em comparação aos indivíduos com maior aptidão.

O benefício da atividade física sobre o diabetes também tem sido relatado nos estudos de muitos pesquisadores que acreditam que a sensibilidade à insulina aumenta com o exercício físico. É possível em uma única sessão o aumento de 22% na entrada de glicose na célula.[22]

Com relação ao tabagismo, estudos apontam que adolescentes fumantes apresentam menores níveis de atividade física quando comparados àqueles que não fumam. Além disso, a atividade física interfere no início do tabagismo na adolescência e em sua manutenção nas fases subsequentes.[23] Estudos ainda indicam que a prática de atividade física regular pode contribuir para o abandono do hábito de fumar.[24]

Embora uma grande parte da população já conheça os benefícios da atividade física para a saúde e a qualidade de vida, a redução no nível de atividade física é um fenômeno que vem sendo observado a partir da infância e se intensificado nas fases subsequentes.[25]

Com os avanços de tecnologia que trouxeram jogos eletrônicos, computadores, *smartphones* e meios de locomoção mais avançados, surgiram situações cotidianas mais confortáveis em que se exige menos esforço físico e que inegavelmente interferem na relação natural entre o gasto energético e a ingestão calórica de alimentos.[25]

O não cumprimento das recomendações mínimas de atividade física pode resultar na diminuição das aptidões físicas importantes para a saúde como capacidade cardiorrespiratória, força, flexibilidade e consequente aumento no tecido adiposo corporal, quando associado a dieta hipercalórica. Para Chung et al.,[26] a aptidão física é um dos mais importantes indicadores de saúde populacionais, pois se trata de condição intermediária para o estado fisiológico de baixo risco no desenvolvimento de doenças crônicas.

ATIVIDADE FÍSICA E DESEMPENHO ESCOLAR

Além dos benefícios da prática da atividade física regular anteriormente descritos, estudos diversos têm demonstrado que ter um bom nível de atividade física na adolescência pode contribuir positivamente para o desempenho escolar, concentração, memória e redução de problemas de comportamento em sala de aula.[27,28]

Em estudo transversal desenvolvido pelo Departamento de Educação da Califórnia[29] incluindo uma amostragem de 954.000 escolares das quintas, sétimas e nonas séries, os autores avaliaram relação entre o desempenho acadêmico e as aptidões físicas. Os resultados apontaram uma correlação linear e distinta entre o desempenho acadêmico e os resultados obtidos nos testes dos alunos nas três séries escolares. Melhores desempenhos escolares foram relacionados positivamente a maiores níveis de aptidão física, tendo os melhores resultados acadêmicos sido associados aos estudantes que apresentaram padrões melhores em três ou mais aptidões.

Shephard[30] verificou que quando os alunos dedicaram tempo para a prática da atividade física o desempenho acadêmico se tornou satisfatório e pôde até mesmo ser melhor que o daqueles que não realizavam essa atividade.

Com relação ao efeito da intensidade da atividade no desempenho acadêmico, Coe et al.[31] verificaram que quanto mais vigorosa era a atividade física maior era o desempenho acadêmico em sala de aula.

Para o tipo de atividade realizada, Hillman et al.[32] encontraram uma ligação entre a aptidão aeróbia e a melhora nas *performances* neuroelétrica e comportamental em crianças. Possivelmente a atividade física regular aumenta o fluxo de oxigênio disponibilizado para o cérebro, promovendo a melhora na capacidade de aprendizagem e na tomada de decisões.[33]

Por outro lado, Sibley & Etnier[34] verificaram que o tipo específico de atividade física parece não ter tanta importância no desempenho escolar, e que os resultados parecem ser maiores para escolares do ensino médio e fundamental.

Embora os estudos apresentados até esta parte tenham relatado associações positivas entre a prática de atividade física e o desempenho escolar, recentes pesquisas não têm apresentado com tanta consistência a associação entre essas variáveis, ou mesmo a confirmação de resultados significativos.[35,36]

Kalantari & Esmaeilzadeh[37] observaram correlação significativa entre aptidão aeróbica e melhor desempenho escolar em 580 adolescentes masculinos com idades entre 15 e 17 anos. Porém o nível de atividade física não apresentou correlação com o desempenho escolar.

Ardoy et al.,[38] buscando verificar a influência da intensidade e do volume da atividade física no desempenho escolar, realizaram um estudo com 67 adolescentes espanhóis que foram divididos em quatro grupos. Cada grupo teve diferente quantidade de aulas semanais de educação física. Após 16 semanas o estudo revelou que o aumento no número e na intensidade nas aulas de educação física por semana teve um efeito positivo no desempenho escolar e cognitivo daqueles adolescentes.

Ayan et al.[39] também verificaram o efeito da intensidade da atividade física em 254 jovens nadadores espanhóis. O desempenho acadêmico foi obtido por meio das notas escolares individuais de cada adolescente e o nível de atividade física, por meio de questionário. Os resultados apontaram que maiores níveis de atividade física estavam associados a melhores notas escolares e que apenas entre as meninas esses resultados foram significativos. Além disso, observaram que as atividades aeróbicas influenciam de maneira significativa o desempenho escolar para as meninas.

Em outro estudo sobre a influência comportamental do gênero sobre o desempenho escolar, Martínez-Gómez et al.[40] avaliaram 1825 adolescentes espanhóis que informaram o rendimento escolar e o nível de atividade física. Os resultados mostraram que existe diferença para meninos e meninas quando observamos uma combinação de comportamentos para avaliar o desempenho escolar. Para os meninos não houve associações entre comportamentos de saúde e desempenho escolar, enquanto para meninas houve associação positiva com atividade física e consumo de frutas. Além disso, meninas com melhores comportamentos de saúde apresentaram melhores notas em linguagem e matemática.

A prática regular de atividade física pode contribuir para a aquisição de conhecimentos de outras disciplinas escolares. Davis et al.[41] observaram um programa de exercício físico realizado depois do horário escolar com crianças em sobrepeso e verificaram contribuições significativas para o desempenho em matemática e maior ativação nas funções cerebrais.

Castelli et al.[42] observaram que o desenvolvimento das aptidões físicas se relaciona positivamente com melhoras principalmente nas áreas de matemática e ciências. Igualmente, outros estudos vão na mesma direção, enfatizando que o aumento no nível de atividade física traz melhoras para o desempenho acadêmico e o aproveitamento das funções cognitivas.[43,38]

Entretanto, pesquisadores ressaltam que apesar de muitos estudos apresentarem correlação positiva entre a prática de atividade física e desempenho escolar e comportamento em muitos outros essa associação parece ser bem modesta ou condicionada a fatores como o tipo de atividade, a intensidade, a idade e o gênero,[37,39,44] conforme pudemos observar no transcorrer deste texto.

Além disso, os diversos estudos a partir de grandes amostras de adolescentes que sugerem associações positivas moderadas a fortes entre a quantidade de atividade física ou a participação nas aulas de educação física, comportamento e desempenho escolar[45,46] pouco esclarecem sobre os fatores que determinam essas associações na fase da adolescência.

Biddle & Asare[47] e Trudeau & Shephard[48] ainda consideram que, embora a associação seja evidente nos estudos, ainda não há um consenso sobre a força dessa associação entre atividade física e a capacidade cognitiva dos adolescentes e crianças.

Desse modo, podemos entender que, embora exista associação entre o nível de atividade física e o desempenho escolar entre os adolescentes, ela não acontece de modo tão simples e direto. Existem outras variáveis como gênero, intensidade e tipo da atividade, idade e outras que ainda não conhecemos que podem influenciar essa relação.

PRESCRIÇÃO DE ATIVIDADE FÍSICA NA ADOLESCÊNCIA

A prática da atividade física sempre foi amplamente defendida por pesquisadores e profissionais da área como importante aliada para a manutenção de hábitos saudáveis, a prevenção e a redução de riscos à saúde, agravos a doenças e também fatores primários e secundários como uso de fumo, álcool e aspectos psicossociais como ansiedade e depressão.[49]

O objetivo da prescrição de atividade física quando pensamos em adolescentes é fazer com que se crie o hábito da prática. A atividade deve ser naturalmente inserida na rotina diária do adolescente, visando ao prazer acima da obrigatoriedade. Por isso, é importante que o meio em que o indivíduo vive e frequenta seja propício.

As escolas exercem um papel crucial na promoção da saúde e, consequentemente, no desempenho e no comportamento dos estudantes. Os alunos geralmente permanecem na escola durante 5 dias da semana, por pelo menos um terço das horas do dia. A influência da escola na saúde dos estudantes é muito forte, principalmente em localidades onde não existem muitas possibilidades da prática regular do exercício físico.

Além disso, um ponto importante para a promoção da atividade física é por meio da educação física como componente do currículo escolar. A escola provê uma oportunidade única de influenciar a qualidade de vida de crianças e adolescentes, que são fortemente induzidos a frequentarem as escolas por exigência da legislação. Mas novamente é importante que as atividades sejam pautadas pelo prazer. Isso não implica que o professor deva deixar os objetivos da aula e dar recreação aos alunos, mas que consiga despertar o prazer e estimular para que deem continuidade, tornando-se um hábito para o resto da vida.

A concepção da atividade física para a saúde e a qualidade de vida não deve estar vinculada à busca pelo alto rendimento esportivo ou resultados em competições, mas à prática também recreativa, em família, com amigos, em ambientes como praças, quintais, ruas, praias, em que a atividade pode ser mais estimulante, variada no desenvolvimento das diferentes habilidades motoras e prazerosa.

A prática de esportes também traz benefícios do ponto de vista pedagógico, pois proporciona atividades envolvendo grupos e facilitando a socialização, a experiência de exercer diferentes papéis na equipe, além de situações adversas como lidar com a vitória e a derrota. Entretanto, a prática do esporte pode ter um lado que traz consequências indesejáveis ao adolescente como as frustrações, situações de estresse, pressão excessiva por pais ou treinadores e valorização excessiva da vitória ou da derrota.

Com relação às recomendações específicas quanto à dose mínima de atividade para adolescentes, a Organização Mundial da Saúde (OMS) divulga periodicamente parâmetros com as recomendações ideais para a prática de atividade para as diferentes faixas etárias.[50,51]

Entre os 5 e 13 anos: A atividade física deve preservar o caráter lúdico, incluindo o estímulo a brincadeiras como ciclismo, jogar bola, natação e pular corda.

As recomendações prescrevem que os adolescentes até 17 anos devem:

- Realizar pelo menos 60 minutos de atividade física moderada ou vigorosa diária;
- As atividades devem ser realizadas em períodos de pelo menos 10 minutos de duração contínua e evitar períodos de inatividade superiores a 2 horas;
- As atividades acima de 60 minutos por dia em intensidade moderada trazem benefícios adicionais para a saúde;
- A maior parte da atividade física diária deve ser mantida em intensidade moderada, objetivando manter e, se possível, aumentar o tempo de envolvimento com a prática diária;
- Atividades com maiores intensidades (vigorosas) devem ser incorporadas gradativamente, incluindo as que fortalecem músculos e ossos, preferencialmente três vezes por semana;
- Avaliar o estadiamento puberal para que se considere se a atividade física pode ser mais ou menos intensa.

Maiores de 17 anos e adultos: As recomendações direcionam para:

- Realizar pelo menos 150 minutos/semana de atividade aeróbica moderada, ou 75 minutos/semana de atividade vigorosa;
- Essa atividade física deve ser realizada em períodos de pelo menos 10 minutos de duração contínua;
- Atividades acima de 150 minutos até 300 minutos/semana de atividade com intensidade leve/moderada ou mesmo 150 minutos/semana de atividade vigorosa trazem benefícios adicionais para a saúde;
- Atividades de fortalecimento muscular, envolvendo os grandes grupos musculares, devem ser feitas em dois ou mais dias da semana.

As recomendações para a atividade física consideram a quantidade de tempo gasto e a intensidade das atividades também com outras atividades do dia a dia como o tempo de locomoção (por exemplo, caminhar ou andar de bicicleta), ocupação (trabalho), serviços domésticos, jogos, esportes e exercício planejado, que devem ser feitos diariamente, de preferência em companhia da família, dos amigos ou de grupos da comunidade.

Para fins de esclarecimento sobre o que seria atividade física leve, moderada e vigorosa, faço pequeno detalhamento nos parágrafos a seguir:[52]

O total de atividade física é em função da intensidade, da duração e da frequência. Todas as atividades são classificadas de acordo com sua intensidade. O dispêndio energético é expresso com um múltiplo de MET (estimativa do equivalente metabólico); ou seja; o quociente entre a taxa metabólica associada à atividade e a taxa metabólica de repouso. Um MET representa o gasto energético de um indivíduo em repouso.

Cada atividade física possui um gasto em METs diferente, de acordo com sua intensidade, duração e frequência.

Como exemplos, temos o futebol recreativo (7 METs), o futebol competição (10 METs), a natação de intensidade moderada/vigorosa (8 a11 METs).

- Atividades vigorosas: São aquelas atividades que consomem de 6 a 9 METs por hora e que se praticadas em duração e frequência específicas geram gastos maiores de energia que as atividades moderadas.
- Atividades moderadas: São aquelas atividades que consomem de 3 a 6 METs por hora de mesmas frequência e duração.
- Atividades leves: São aquelas com gasto menor que 3 METs por hora.

Um adulto caminhando a 4,8 km/h em superfície plana e dura pode gastar em média 3,3 METs por hora, enquanto um indivíduo trotando/correndo em superfície plana e similar a 8 km/h gastaria na mesma duração em média 8 METs.

As atividades devem ser acumuladas em sessões maiores ou iguais a 10 minutos, visto que os benefícios possíveis das sessões de exercícios inferiores a 10 minutos ainda não estão muito claros na literatura.[50,51]

REFERÊNCIAS BIBLIOGRÁFICAS

1. Kann, Laura; McManus, Tim; Harris, William A; Shanklin, Shari L; Flint, Katherine H; et al. Youth Risk Behavior Surveillance — United States, 2015. MMWR Surveill Summ 2016; 65(1):178.

2. Dietz Jr WH, Gortmaker SL. Do we fatten our children at the television set? Obesity and television viewing in children and adolescents. Pediatrics1985;75:807-12.

3. IBGE. Pesquisa Nacional por Amostra de Domicílios Contínua – Pnad. Instituto Brasileiro de Geografia e Estatística. Rio de Janeiro, 2014.

4. Mascarenhas LPG, Modesto MJ, Amer NM, Boguszewski MCS, Lacerda Filho L, PratiFS. Influência do excesso de peso dos pais em relação ao sobrepeso e obesidade dos filhos. Revista Pensar a Prática 2013;16(2): 320-618.

5. World Health Organization (WHO). Media centre. Geneva, 2004. Disponível em www.who.int/mediacentre/news/releases/2004/pr81/en. Acesso em: 27 de dez. 2016.

6. Cali AM, Caprio S. Prediabetes and type 2 diabetes in youth: an emerging epidemic disease?.Curr Opin Endocrinol Diabetes Obes. 2008;15:123–7.

7. Souza MR et al. Análise da prevalência de resistência insulínica e diabetes mellitus tipo 2 em crianças e adolescentes obesos. Arquivos Ciência & Saúde2004; 11: 215-8.

8. Bloch Katia V et al. ERICA: prevalences of hypertension and obesity in Brazilian adolescents. Rev Saúde Pública 2016;50(suppl 1):9s.

9. Olshansky SJ, Passaro DJ, Hershow RC, Layden J, Carnes BA, Brody J et al. Potential decline in life expectancy in the United States in the 21st century. N Engl J Med. 2005;352(11):1138-45. doi:10.1056/NEJMsr043743.

10. Florindo AA, Ribeiro E H C. Atividade física e saúde em crianças e adolescentes. In: De Rose Jr D et al. Esporte e atividade física na infância e na adolescência: uma abordagem multidisciplinar. 2. ed. Porto Alegre: Artmed, 2009. p. 2344.

11. Doubeni, Li W, Fouayzi H, DiFranza JR. Perceived acessibility as a predictor of youth smoking. Ann Fam Med. 2008: 6:323-30.

12. Instituto Brasileiro de Geografia e Estatística [homepage on the Internet]. Brasília: Ministério do Planejamento, Orçamento e Gestão. [cited 2010 Dec 2]. Pesquisa Nacional de Saúde Escolar --- PeNSE 2009. [Adobe Acrobat document, 23p.] Disponível em: http://www.ibge.gov.br/home/estatistica/populacao/pense/comentarios.pdf.

13. World Health Organization. WHO report on the global tobacco epidemic, 2011: warning about the dangers of tobacco. Geneva, Switzerland: World Health Organization; 2011. Disponível em: http://whqlibdoc.who.int/publications/2011/9789240687813_eng.pdf Adobe PDF fileExternal Web Site Icon. Acesso em 4/8/2011.

14. Yang X, Telama R, Viikari J, Raitakari OT. Risk of obesity in relation to physical activity tracking from youth to adulthood. Med Sci Sports Exerc 2006;38(5): 919-2.

15. Koivusilta L, Rimpelä A, Vikat A. Health behaviours and health in adolescence as predictors of educational level in adulthood: a follow-up study from Finland. Soc Sci Med 2003; 57(4):577-93.

16. Rabelo LM, Viana RM, Schimith MA, Patin RV, Valverde MA, Denadai RC, Cleary AP, Lemes S, Fisberg M, Martinez TLR. Fatores de risco para doença aterosclerótica. Arquivos Brasileiros de Cardiologia 1999; 72: 569-00.

17. Martinéz JA, Hu FB, Gibney MJ, Kearney J, Martineéz-Gonzáles MA. Physical activity, sedentary lifestyle and obesity in the European Union. Int J Obes Relat Metab Disord 1999; 23:1192-201.

18. Medina F L et al. Atividade física: impacto sobre a pressão arterial. Rev Bras Hipertens São Paulo maio 2010; 17(2): 103-6.. Disponível em: http://departamentos.cardiol.br/dha/revista/17-2/10-atividade.pdf. Acesso em: 8/1/2017.

19. Arsa G et al. Diabetes mellitus tipo 2: Aspectos fisiológicos, genéticos e formas de exercício físico para seu controle. Rev Bras Cineantropom Desempenho Hum. Florianópolis 2009; 11(1): 103-11.

20. Paffenbarger Jr RS. Contributions of epidemiology to exercise science and cardiovascular health. Med Sci Sports Exerc 1988;20:426-38.

21. Blair SN, Kohl HW, Barlow CE, Gibbons LW. Physical fitness and all-cause mortality in hypertensive men. Ann Med 1991;23:307-12.

22. Ciolac E G, Guimarães G V. Exercício físico e síndrome metabólica. Rev Bras Med Esporte. São Paulo 2004; 10(4):319-24.

23. Higgins JW, Gaul C, Gibbons S, Van Gyn G. Factors influencing physical activity levels among Canadian youth. Can J Public Health 2003;94(1):45-51.

24. Costa AA, Jansen U, Lopes AJ, Trindade FP, Maiworm AI, Salles N, et al. Tabagismo. Ars Cvrandi 2002;35(8):40-7.

25. Lobstein L, Baur L, Uauy R. Obesity in children and young people: a crisis in public health. Obes Rev 2004; 5:4–85.

26. Chung Joanne Wy, Chung Louisa My, Chen Bob. The impact of lifestyle on the physical fitness of primary school children. Journal of Clinical Nursing 2008; 18:1002–9.

27. Pate R, Heath G, Dowda M, & Trost S. Associations between physical activity and other health behaviors in a representative sample of US adolescents. American Journal of Public Health 1996; 86:1577-81.

28. Dwyer T, Sallis J, Blizzard L, Lazarus R, Dean K. Relation of academic performance to physical activity and fitness in children. Pediatr Exerc Sci 2001; 13:225-338.

29. California Department of Education (CDE). California physical fitness test: Report to the governor and legislature. Sacramento, CA: California Department of Education Standards and Assessment Divisio, 2001n.

30. Shephard RJ. Habitual physical activity and academic performance. Nutr Rev 1996; 54:32–6.

31. Coe Dawn Podulka, Pivarnik James M, Womack Christopher J, Reeves Mathew J, Malina Robert M. Effect of physical education and activity levels on academic achievement in children. Med Sci Sports Exerc 2006; 38: 1515–19.

32. Hillman CH, Castelli DM, Buck SM. Aerobic fitness and neurocognitive function in healthy preadolescent children. Med Sci Sports Exerc 2005; 37: 1967–74.

33. Galley M. Texas requires elementary schools to offer 2-plus hours of physical education. Education Week 2002; 21(29): 10-13.

34. Sibley Ba, Etnier Jl. The relationship between physical activity and cognition in children: a meta-analysis. Pediatr Exerc Sci 2003; 15:243–56.

35. Jaakkola T, Hillman C, Kalaja S, Liukkonen J. The associations among fundamental movement skills, self-reported physical activity and academic performance during junior high school in Finland. J Sports Sci 2015; 33(16): 1719-29.

36. Singh Amika, Uitjdewilligen Leone, Twisk Jos WR, Mechelen Willem Van, Chinapaw Mai JM. Physical activity is not related to performance at school. Arch Pediatr Adolesc Med 2012; 166(7): 678. Pnud, Ipea, FJP. Atlas do Desenvolvimento Humano no Brasil. 2013. Brasília: Pnud Brasil. Disponível em: <http://www.atlasbrasil.org.br/2013/pt/>.

37. Kalantari Hassan-Ali, Esmaeilzadeh Samad. Association between academic achievement and physical status including physical activity, aerobic and muscular fitness tests in adolescent boys. Environ Health Prev Med 2016; 21: 27–33.

38. Ardoy DN, Fernández-Rodríguez JM, Jiménez-Pavón D, Castillo R, Ruiz JR, Ortega FB. A physical education trial improves adolescents' cognitive performance and academic achievement: the EDUFIT study. Scand J Med Sci Sports 2014; 24:52–61.

39. Ayan Carlos, Cancela Carral Jose, Montero Carlos. Academic performance of young competitive swimmers is associated with physical activity intensity and its predominant metabolic pathway: a pilot study. J Phys Act Health 2014; 11 (7): 1415-9.

40. Martínez-Gómez D, Veiga Ol, Gómez-Martínez S, Zapatera B, Martínez-Hernández D, Calle ME; Marcos A. Gender-specific influence of health behaviors on academic performance in Spanish adolescents: the AFINOS study. Nutr Hosp 2012; 27(3): 724-30.

41. Davis C, Tomporowski P, McDowell J, Austin B, Miller P, et al. Exercise improves executive function and achievement and alters brain activation in overweight children: A randomized, controlled trial. Health Psychol 2011; 30:.91–8.

42. Castelli Darla M, Hillman Charles H, Buck Sarah M, Erwin Heather E. Physical fitness and academic achievement in third- and fifth-grade students. J Sport Exerc Psychol 2007; 29:239–52.

43. Reed JA, Maslow Al, Long S, Hughey M. Examining the impact of 45 minutes of daily physical education on cognitive ability, fitness performance, and body composition of African American youth. Journal of Physical Activity & Health 2013; 10(2): 185.

44. Van Dijk Martin L, De Groot Renate H M, Savelberg Hans H M, Van Acker Frederik, Kirschner Paul A. The association between objectively measured physical activity and academic achievement in Dutch adolescents: findings from the GOALS study. J Sport Exerc Psychol 2014; 36(5): 460-73.

45. Carlson Susan A, Fulton Janet E, Lee Sarah M, Maynard L Michele, Brown David R, Kohl Harold W, III; Dietz William H. Physical education and academic achievement in elementary school: data from the Early Childhood Longitudinal study. Am J Public Health 2008; 98(4): 72–727.

46. Roberts CK, Freed B, McCarthy WJ. Low aerobic fitness and obesity are associated with lower standardized test scores in children. J Pediatr 2010; 156:711–18.

47. Biddle Stuart J H, Asare Mavis. Physical activity and mental health in children and adolescents: a review of reviews. Br J Sports Med 2011; 45(11): 886-95.

48. Trudeau F, Shephard RJ. Physical education, school physical activity, school sports and academic performance. Int J of Behav Nutr Phy 2008; 5:10.

49. Council on Sports Medicine and Fitness, Council on School Health. Active healthy living: prevention of childhood obesity through increased physical activity. Pediatrics 2006;117:1834-42.

50. World Health Organization (2010): Global Recommendations on Physical Activity for Health. WHO, Geneva, 2010.

51. Haskell WL, Lee IM, Pate RR, Powell KE, Blair SN, Franklin BA, et al. Physical activity and public health: updated recommendation for adults from the American College of Sport Medicine and the American Heart Association. Med Sci Sport Exerc 2007;3(2):1423–34.

Da Musculação ao Uso de Suplementos: Como Orientar

Carlos Alberto Landi

INTRODUÇÃO

Desde as mais remotas épocas, a estética masculina esteve ligada ao corpo forte e musculoso, retratado de diversas maneiras artísticas pelo mundo. A partir da década de 1960, observamos o *boom* das academias de ginástica, frequentadas por um número crescente da população, todos em busca de alcançar os padrões de beleza valorizados pela sociedade e pela mídia. Nos últimos anos, a população adolescente também tem se rendido ao apelo por um corpo esbelto, atlético e, especialmente no sexo masculino, com a musculatura bem definida. Vivemos numa sociedade que tem usado o corpo como um modo de consumo, levando nossos jovens a assumir um comportamento de risco em busca desse corpo idealizado.

A demanda de adolescentes em busca de liberação para frequentar academias e orientação quanto ao uso de suplementos para acelerar os resultados tem crescido assustadoramente nos últimos anos, mostrando a necessidade de capacitar os profissionais da área da saúde e da educação física quanto às peculiaridades do adolescente, de modo que eles obtenham o máximo de benefícios pela prática regular de exercícios, minimizando os riscos e as complicações da sua prática inadequada.

DESENVOLVIMENTO PUBERAL: O QUE É IMPORTANTE SABER

É de conhecimento de todos que a adolescência é uma fase de intensas transformações biopsicossociais, que devem ser levadas em conta para orientamos a prática de qualquer exercício físico e, particularmente, a prática de musculação, que ainda é vista como inadequada por um grande número de profissionais. Quando estamos diante de um jovem que vem em busca dessa orientação, devemos nos questionar:

– Pode?

– Deve?

– A partir de quando?

Para respondermos a essas questões, é fundamental conhecermos alguns aspectos importantes do desenvolvimento puberal, bem como das características psíquicas dos adolescentes. É durante a puberdade que o adolescente ganha 20% de sua altura final e 50% do seu peso adulto. Esta fase é caracterizada por um acentuado crescimento, mudança das proporções corporais, aquisição de massa muscular, redistribuição de gordura, bem como desenvolvimento das características sexuais secundárias e amadurecimento dos órgãos reprodutores, que não ocorre do mesmo modo para todos, havendo uma grande variabilidade quanto ao início, à duração, à velocidade e à intensidade dessas transformações, de tal modo que a idade cronológica perde um pouco sua importância quando estamos diante de um adolescente.

Após um período de crescimento estável, em que a criança ganha em torno de 4 a 6 cm/ano, ainda não se tem claro por qual mecanismo de gatilho há um aumento progressivo da velocidade de crescimento até ser atingido o pico de velocidade de crescimento (PVC), que pode chegar a 8/9 cm por ano no sexo feminino (entre 8 a 9 anos) e 10 cm/ano no sexo masculino (entre 13 a 14 anos), a partir do qual ocorre diminuição progressiva dessa velocidade de crescimento, até sua parada, quando é atingida a estatura final, o que se dá ao redor de 15 a 16 anos nas mulheres e 17 a 18 anos nos homens, como observamos na Figura 52.1.

Em relação ao peso, observamos comportamento semelhante, com uma fase de aceleração e desaceleração, sendo que nos garotos o pico de ganho ponderal coincide com o PVC, em decorrência do maior ganho de massa magra. Já quanto ao sexo feminino observamos, relativamente, um ganho considerável de gordura e menor ganho de massa magra, o que faz com que o ganho máximo de peso ocorra em torno de 6 meses após o PVC, conforme se pode constatar na Figura 52.2.

Já em relação ao desenvolvimento do tecido muscular, observa-se que ocorre paralelamente ao estirão de crescimento estatural, sendo que a velocidade máxima de crescimento muscular é coincidente com o PVC no sexo masculino e alguns meses após no sexo feminino, conforme observamos na Figura 52.3, e os homens terminam com aproximadamente 30% a mais de massa muscular que as mulheres. Entretanto, no que diz respeito à força muscular, ela aumenta posteriormente, atingindo o máximo em torno de 1 ano após o PVC estatural.

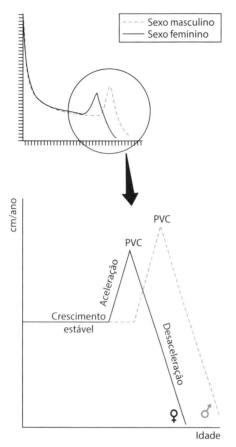

Figura 52.1 *Curvas de velocidade de crescimento. Fonte: Adaptada de Saito MI, Silva LEV, Leal MM. Adolescência: prevenção e risco. 3 ed. São Paulo: Atheneu, 2014. P. 49.*

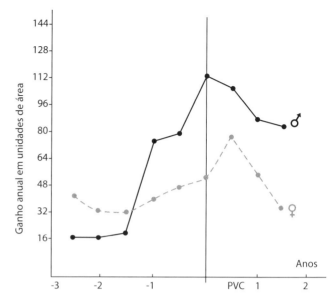

*PVC = pico máximo de velocidade de crescimento

Figura 52.3 *Velocidade média de ganho anual de tecido muscular. Fonte: Adaptada de Tanner, 1965.*

Durante o acompanhamento do desenvolvimento puberal, é de extrema importância acompanharmos o desenvolvimento das gônadas, dos órgãos reprodutivos e das características sexuais secundárias, uma vez que tem relação direta com o crescimento. A sequência do desenvolvimento das características sexuais secundárias foi sistematizada por Tanner (1962) e levou em consideração o desenvolvimento das mamas e da genitália externa, respectivamente no sexo feminino e masculino, além da pilificação pubiana em ambos os sexos. A partir dessas alterações, ele a classificou em cinco estágios, desde o pré-puberal (1) até a adulta (5). As Figuras 52.4 e 52.5 nos mostram essa classificação para ambos os sexos.

O conhecimento dessa classificação é de extrema importância, pois devido à grande variabilidade do desenvolvimento puberal na população, informações referentes ao estadiamento puberal são mais úteis do que a idade cronológica na avaliação

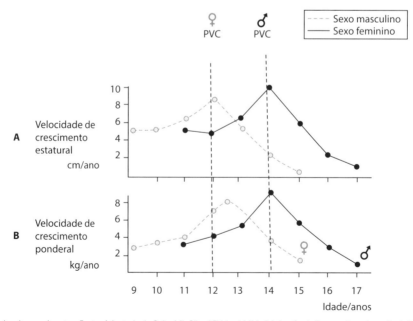

Figura 52.2 *Curvas velocidades de crescimento. Fonte: Adaptada de Saito MI, Silva LEV, Leal MM. Adolescência Prevenção e risco. 3 ed. São Paulo: Atheneu, 2014. P. 51.*

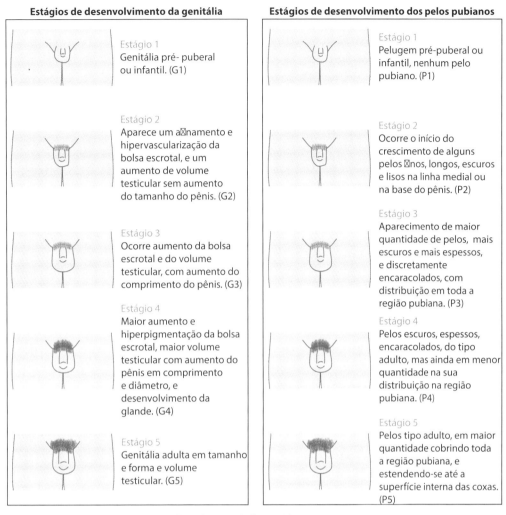

Figura 52.4 *Estágios puberais de Tanner para sexo masculino. Fonte: Adaptada de Tanner, 1965.*

do crescimento e desenvolvimento puberal, especialmente porque temos uma relação bem definida entre os estágios puberais e o crescimento e desenvolvimento físicos dos adolescentes. A Figura 52.6 mostra-nos essa relação. As meninas, assim que iniciam a puberdade, com o aparecimento do broto mamário (estágio M2 de Tanner), iniciam o estirão puberal, o PVC estatural coincide com o estágio M3, a partir do qual ocorre uma diminuição gradual da velocidade de crescimento (M4) até sua parada completa (M5). Já em relação ao sexo masculino, o aumento da velocidade de crescimento ocorre somente no estágio P3 de Tanner, o PVC no estágio P4, a partir do qual ocorre diminuição gradual da velocidade de crescimento. Com isso, podemos concluir que o aumento da força muscular ocorrerá somente após o estágio P4 de Tanner, quando temos a diminuição da velocidade de crescimento.

SÍNDROME DA ADOLESCÊNCIA NORMAL: PONTOS IMPORTANTES

Embora a puberdade diga respeito ao componente biológico da adolescência, sempre que estamos diante de um adolescente é importante levarmos em consideração as suas características psíquicas, que foram agrupadas por Aberastury e Knobel na conhecida Síndrome da Adolescência Normal. Foge aos objetivos deste capítulo a discussão sobre esta síndrome, entretanto, faz-se necessário ressaltarmos alguns aspectos, como a vivência temporal, a vinculação com o grupo e a sensação de invulnerabilidade próprias dessa faixa etária. O adolescente tende a procurar novas referências fora do núcleo familiar, criando vínculos com o grupo de amigos com os quais se identifica e se sente mais à vontade. O tempo do adolescente é peculiar, para ele tudo é urgente, ele quer tudo de modo muito rápido, não pensando a longo prazo, seu futuro é agora, além de sentir-se invulnerável, que pode tudo e que nada de ruim vai lhe acontecer. Estas características, já explicadas pela neurociência, podem fazer com que eles assumam uma série de comportamentos de risco, inclusive no que diz respeito à prática inadequada de atividade física e ao uso de suplementos e anabolizantes para atingir, rapidamente, os resultados almejados, com todos os efeitos adversos dessa prática. Basta ele ir a qualquer banca de jornal para encontrar publicações com programas de exercício que prometem a obtenção rápida dos resultados desejados. Em qualquer esquina, assim como na maioria das academias, encontram-se lojas de suplemento, onde

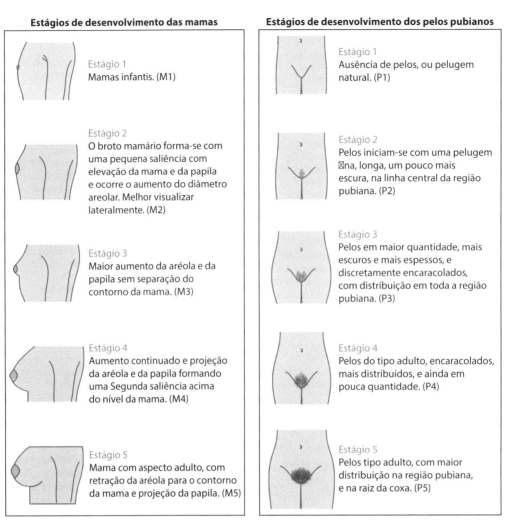

Figura 52.5 Estágios puberais de Tanner para o sexo feminino. Fonte: Adaptada de Tanner, 1965.

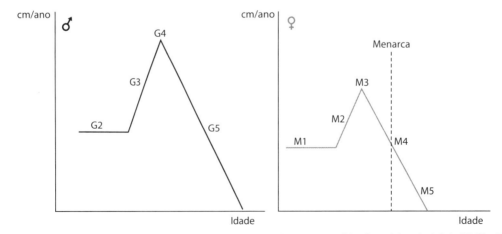

Figura 52.6 Relação entre os estágios de maturação sexual e o momento de crescimento e desenvolvimento físico. Fonte: Adaptada de Saito MI, Silva LEV, Leal MM. Adolescência Prevenção e risco. 3 ed. São Paulo: Atheneu, 2014. P. 58.

o adolescente pode adquiri-los e usá-los sem orientação de um profissional habilitado.

Portanto quando estamos avaliando ou orientando um adolescente quanto à prática de atividade física, essas características devem ser levadas em consideração.

ADOLESCENTE E A PRÁTICA DE MUSCULAÇÃO

Quando pensamos em prática de musculação logo nos vêm à mente fisiculturistas exercitando-se com pesos inimagináveis e que devemos avaliar os riscos que essa prática pode trazer para os adolescentes. Na realidade, a prática de musculação, do mesmo modo que qualquer atividade física, quando bem orientada, traz inúmeros benefícios, dentre os quais podemos salientar a melhora da postura, o aumento de massa magra com diminuição de massa gorda, facilitando o controle da glicemia e o controle do peso, a melhora dos níveis de HDL e LDL, a melhora da autoestima e da socialização, a melhora da absorção óssea de cálcio, otimizando a aquisição de massa óssea, além de ser um fator protetor contra inúmeros vícios.

Entretanto ela não é isenta de riscos quando realizada de modo inadequado, podendo levar a lesão do sistema musculoesquelético devido à sobrecarga de peso, inclusive com prejuízo ao desenvolvimento puberal e da altura final por lesão da cartilagem de crescimento, com sua consolidação e fechamento precoces.

Por isso, sempre que estivermos diante de um adolescente em busca de liberação para a prática de musculação visando hipertrofia muscular, é fundamental uma avaliação clínica criteriosa, em busca de fatores de risco para doenças cardiovasculares e lesões ortopédicas que possam ser agravadas pela prática de musculação, sendo fundamental nessa avaliação a determinação do desenvolvimento puberal, que nos permitirá orientar o melhor tipo de exercício.

Tendo em vista que a idade cronológica tem pouco valor diante dos adolescentes, é fundamental estabelecer-se o estágio puberal. Como a aquisição de massa muscular ocorre durante o estirão e a força muscular se dá somente após o PVC, exercícios de musculação com o intuito de hipertrofia somente deverão ser liberados após o PVC, ou seja: após o estágio G4 de Tanner para o sexo masculino e M3 de Tanner para o sexo feminino. Exercícios de hipertrofia antes do PVC levam à sobrecarga do sistema musculoesquelético, podendo comprometer a estrutura osteoarticular, além de poder ocasionar microfraturas na cartilagem de crescimento, que levariam ao seu fechamento precoce, prejudicando a altura final. Antes do PVC, exercícios para hipertrofia são contraindicados, podendo ser realizados exercícios para resistência e força com baixa carga e maior número de repetições, utilizando-se o máximo de 40% da carga máxima para realização dos exercícios,*

---

* *Entende-se por carga máxima o maior peso com que um indivíduo é capaz de realizar somente um movimento para determinado exercício.*

enquanto para hipertrofia recomendam-se trabalhos com 80-90% da carga máxima.

É fundamental, quando fornecermos um atestado para a prática de musculação, informarmos o estágio puberal em que o adolescente se encontra e o tipo de exercício para o qual ele está sendo liberado. Deste modo, o profissional de educação física poderá elaborar um treino que seja capaz de evitar lesões e prejuízo no crescimento e desenvolvimento puberal do nosso jovem.

ADOLESCENTE E O USO DE SUPLEMENTOS

Durante a puberdade, à medida que há um aumento da velocidade de crescimento, há um incremento das necessidades nutricionais tanto de macro quanto de micronutrientes. A grande variabilidade das ocorrências dos fenômenos puberais dificulta a elaboração de tabelas nutricionais para os adolescentes e o ideal é individualizar tais necessidades. Se além de tudo o adolescente pratica atividade física regular, isso deve ser levado em consideração quando avaliamos suas necessidades nutricionais.

É muito comum adolescentes realizando trabalhos de hipertrofia, sem orientação de um profissional, aumentarem a ingesta proteica, minimizando a ingesta de carboidratos e de gorduras, pensando que assim estariam contribuindo para o aumento de massa muscular, o que na realidade somente estaria sobrecarregando os sistemas renal e hepático. De fato, ainda não há consenso quanto às necessidades proteicas de um atleta. Pesquisas recentes sugerem que as recomendações fiquem entre 1,2 e 2 g/kg/dia, o que significa um pequeno incremento em relação às recomendações do National Research Council (NRC), não sendo consideradas seguras quantidades acima de 2 g/kg/dia.

O ideal é que os adolescentes, mesmo os praticantes de atividade física, tenham uma dieta balanceada com um aporte proteico e calórico adequado, tanto do ponto de vista de carboidratos quanto de gorduras, na seguinte proporção: 55% de carboidratos, 30% de gordura e 13 a 15% de proteínas, devendo-se levar em consideração também a ingesta de ferro e cálcio. As necessidades diárias de cálcio são estimadas em 0,5 a 0,7 g/dia e as de ferro, em 12 a 16 mg diários.

Com exceção dos atletas de alta *performance*, uma dieta balanceada seria suficiente para suprir as suas necessidades e promover ganho de massa muscular, não havendo necessidade e/ou benefícios no uso de suplementos. Entretanto, observamos um crescente número de adolescentes fazendo uso de suplementos sem a orientação de um profissional. Assim, fazem-se necessários alguns comentários.

Definem-se suplementos alimentares como substâncias utilizadas com o intuito de suprir possíveis deficiências dietéticas. Entretanto, observa-se sua utilização como substâncias capazes de aumentar força e *performance* física e os mais utilizados são: proteínas e aminoácidos, vitaminas, cafeína, creatina, carnitina e microelementos.

- Proteínas: as proteínas do soro do leite e a albumina são as mais utilizadas. Estudos recentes não mostram benefícios no que diz respeito à suplementação proteica e, além disso, a Sociedade Brasileira de Medicina do Esporte considera que o consumo de suplemento proteico acima das recomendações diárias não promove ganho de massa muscular ou melhora da *performance*.

- Aminoácidos: glutamina, aminoácidos de cadeia ramificada (leucina, valina, isoleucina, lisina, arginina, ornitina). Estudos recentes não mostram efeitos quanto a atenuar lesões celulares decorrentes dos exercícios, nem a perda proteica, contribuindo para aumentar rendimento ou diminuir fadiga.

- Vitaminas: sem evidências científicas na melhora da *performance* que justifiquem o uso de vitaminas C e E.

- Cafeína: presente em chá, café, refrigerantes à base de cola e diversos medicamentos e suplementos. Acredita-se que possa ajudar na perda de peso e diminuição da fadiga, entretanto, tem como efeitos colaterais insônia, agitação, cefaleia, tremores, irritação gastrointestinal, hemorragia, estímulo à diurese e distração mental, os quais podem prejudicar a qualidade de vida e a *performance*.

- Carnitina (L-3-hidroxitrimetilaminobutanoato): encontrada na carne vermelha, no leite e derivados. Sua deficiência é descrita somente em dietas estritamente vegetarianas. Tem sido utilizada para perda de peso e para melhorar desempenho e diminuição de fadiga. Os estudos ainda são inconclusivos quanto aos benefícios do seu uso e ela pode agravar a função renal de pacientes nefropatas.

- Creatina: é encontrada naturalmente na carne e produzida no fígado, rins e pâncreas a partir de glicina, arginina e metionina. Sua suplementação poderia aumentar a biodisponibilidade de fosfato de creatina para regeneração de trifosfato de adenosina (ATP). Nissen & Sharp acreditam que a creatina possa aumentar a força muscular, ter ação anticatabólica e promover aumento do volume celular, estimulando a síntese proteica, enquanto Calfe & Fadale acreditam que sua suplementação possa causar aumento da fosfocreatina muscular, acelerando seu reabastecimento no período de recuperação. Entretanto o American College of Sports Medicine não recomenda seu uso abaixo dos 18 anos de idade.

- Micronutrientes: já destacamos o aumento das necessidades de cálcio e ferro durante o estirão puberal, devendo ser cuidadosamente monitorados e suplementados em casos de ingesta insuficiente. Magnésio, zinco e cobre participam como cofatores de diversas reações enzimáticas e também devem ser monitorados, não havendo necessidade de suplementação caso a ingesta seja adequada, o mesmo ocorrendo com o iodo, importante na síntese dos hormônios tireoidianos.

MUSCULAÇÃO E O USO DE ANABOLIZANTES

Com o objetivo de melhorar *performance* e otimizar o ganho de massa muscular, muitos jovens têm lançado mão do uso de anabolizantes.

Substâncias derivadas da testosterona têm como efeito o aumento da força muscular. Os primeiros relatos de seu uso datam da Segunda Guerra mundial, quando foram utilizadas por tropas alemãs com o objetivo de aumentar a força muscular e a agressividade. Datam de 1954 relatos de seu uso por atletas russos com o objetivo de aumentar a *performance*. Apesar desses efeitos, a Academia Americana de Pediatria condena seu uso, por estar relacionado a uma série de efeitos adversos, como elevação das enzimas hepáticas, aumento do risco para fenômenos tromboembólicos, fechamento precoce da cartilagem de crescimento, ginecomastia, atrofia testicular, redução da espermogênese e calvície precoce nos meninos, bem como masculinização nas meninas, além de aumento do risco de tumores hepáticos e prostáticos.

Por fim, há que se estar atento aos jovens que começam a apresentar um comportamento compulsivo pela prática de musculação, dedicando várias horas do seu dia frequentando academias, com dietas hiperproteicas e hipercalóricas, utilizando-se de inúmeros suplementos, bem como de anabolizantes, uma vez que podem estar desenvolvendo um quadro de Transtorno Dismórfico Corporal conhecido como Vigorexia, caracterizado pela prática esportiva de modo contínuo, com valorização quase religiosa, exigindo constantemente de seu corpo, não se importando com contraindicações ou consequências, com uma distorção de sua imagem corporal e preocupação exagerada pelo seu corpo. Esses adolescentes merecem intervenção multiprofissional.

REFERÊNCIAS BIBLIOGRÁFICAS

1. Aberastury A, Knobel M. Adolescência normal. 5. ed. Porto Alegre: Artes Médicas, 1986.

2. Alves C, Lim RVB. Uso de suplementos alimentares por adolescentes. J Pediatr 2009; 85 (4): 287-94.

3. Alves C, Lima RVB. Impacto da atividade física e esporte sobre o crescimento e puberdade de crianças e adolescentes. Rev Paul Petriatr 2008;26 (4): 383-91.

4. Bompa TO. Treinamento de força e potência. In: Bompa TO. Treinamento total para jovens campeões. São Paulo: Manole, 2002. pp. 107-70.

5. Camargo TPP, Costa SPV, Uzunian LG, Viebig RF. Vigorexia: revisão dos aspectos atuais deste distúrbio da imagem corporal. Revista Brasileira de Psicologia do Esporte junho 2008; 2:1. São Paulo. Versão on line ISSN 1981-9145.

6. Hirschbruch MD, Finsberg M, Machizuki L. Consumo de suplementos por jovens frequentadores de academias de ginástica de São Paulo. Rev Brasileira de Med do Esporte nov/dez 2008; ; 14(6): 539-43.

7. Landi CA, Saito MI. Sexualidade e desenvolvimento puberal. In: Saito MI et al. Adolescência e sexualidade: visão atual. São Paulo: Atheneu, 2016. pp.57-68.

8. Leal MM, Saito MI, Síndrome da adolescência normal. In: Saito MI. Adolescência Prevenção e risco. 3.ed. São Paulo: Atheneu, 2014. pp.77-82.

9. Leal MM, Silva LEV, Crescimento e desenvolvimento puberal. In: Saito MI. Adolescência Prevenção e risco. 3.ed. São Paulo: Atheneu, 2014. pp. 47-62.

10. Lima MS. Exercícios físicos na adolescência. In: Manual de atenção à saúde do adolescente. Secretaria da Saúde. Coordenação de Desenvolvimento de Programas e Políticas de Saúde – CODEPPS. São Paulo: SMS: 2006, pp. 65-8.

11. Marshall WA, Tanner JM. Puberty. In: Davis JA, Dobbing J. Scientific Foundations of Paediatrics. Philadelphia: Saunders, 1974.

12. Ribeiro PCP, Oliveira PBR. Culto ao corpo: beleza ou doença. Adolescência & Saúde julho 2011 Rio de Janeiro; 8(3): 63-9.

13. Rowland TW. Crescimento e exercício. In: Rowland TW. Fisiologia do exercício na criança. 2 ed. São Paulo: Manole, 2008. pp. 21-42.

14. Rowland TW. Força muscular. In: Rowland TW. Fisiologia do exercício na criança. 2 ed. São Paulo: Manole, 2008. pp. 181-96.

15. Rowland TW. O impacto na puberdade. In: Rowland TW. Fisiologia do exercício na criança. 2 ed. São Paulo: Manole, 2008. pp. 43- 68.

16. Ruffo P. Saito MS. Nutrição e esporte. In: Saito MI. Adolescência Prevenção e risco. 3. ed. São Paulo: Atheneu, 2014. pp.194-204.

17. Saito MI, Ruffo P. Nutrição. In: Saito MI. Adolescência Prevenção e risco. 3. ed. São Paulo: Atheneu, 2014. pp.147-62.

18. Saito MI. Padrões de desenvolvimento pubertário e suas variações. In: Setian N, coord. Endocrinologia pediátrica: aspectos físicos e metabólicos do recém-nascido ao adolescente. São Paulo: Sarvier; 1989. pp.44-7.

19. Sousa ES, Finsberg M. Uso de esteroides anabolizantes na adolescência. http://www.mundoanabolico.com/archive/index.php/t-7295.htm.

20. Vitalle MSS, Sistema neuro-hormonal na adolescência. In: De Michelli D et al. Neurociências do abuso de drogas na adolescência: O que sabemos? São Paulo: Atheneu, 2014. pp.3-10.

Parte VII

Nutrição e Alimentação na Adolescência

Coordenadora:
Aline Maria Luiz Pereira

Alimentação e Aspectos Nutricionais

53

Aline Maria Luiz Pereira
Evelin Czarny Hasbani
Maíra Reis Simões Ladeira

53.1 Avaliação Nutricional

Aline Maria Luiz Pereira
Evelin Czarny Hasbani

Existem vários métodos para avaliação do estado nutricional na adolescência. Entre eles, destacam-se na prática clínica a avaliação antropométrica, avaliação do consumo alimentar e os parâmetros bioquímicos.

Embora os indicadores usados para avaliação do estado nutricional de adolescentes sejam os mesmos utilizados na infância, a complexidade dos critérios de aplicação e a interpretação dos dados é maior, em função do desenvolvimento pubertário. Durante a puberdade, a idade cronológica não caracteriza adequadamente o crescimento. Adolescentes podem estar em estágios diferentes de maturação sexual, mesmo sendo do mesmo sexo e idade. Deste modo, recomenda-se avaliar o peso corporal, a estatura e a composição corporal de acordo com os estágios da maturação sexual, idade e sexo.

AVALIAÇÃO ANTROPOMÉTRICA

A antropometria é considerada um método simples, de baixo custo, não invasivo, também adotado em estudos clínicos e de saúde pública para identificar distúrbios nutricionais.

As medidas antropométricas recomendadas para adolescentes incluem a aferição do peso corporal, estatura, circunferências corporais e pregas cutâneas.

Índice de Massa Corporal (IMC) ou Índice de Quetelet

É a relação entre o peso do adolescente e o quadrado da estatura. O uso do IMC para a idade (IMC/I) é recomendado internacionalmente para o diagnóstico individual e coletivo de distúrbios nutricionais. Foi validado pela Organização Mundial da Saúde (OMS, 2007) como indicador de massa corporal total (Anexo 53.1). Não permite avaliar a composição corporal porque não diferencia a massa de gordura da massa

magra, dificultando a identificação de excesso de peso decorrente do aumento de massa gorda do excesso de peso decorrente de hipertrofia muscular.

Durante a adolescência, a composição corporal sofre influência da maturação sexual, a qual ocorre de forma diferente entre os sexos. Os estágios de maturação sexual que definem as transformações físicas ocorridas na adolescência foram sistematizados por Tanner (1962) e consideram a evolução das mamas, da genitália masculina e dos pelos pubianos, em ambos os sexos. (Anexo 53.2 e 53.3). De modo geral, respeitando-se as variações individuais, a puberdade nas meninas se inicia um ano mais cedo do que nos meninos. Em relação às modificações antropométricas e da composição corporal, tanto em meninas como em meninos, ocorre significativo aumento de gordura e massa magra. Entretanto, no sexo masculino o aumento de massa muscular é maior.

O estirão de crescimento nas meninas se inicia no estágio 2 (M2) de Tanner. O pico da velocidade de crescimento ocorre em M3 e, em média, após dois anos do início de M2. Em geral, ao final do estágio 3 (P3/M3), ocorre a menarca, maior acúmulo de gordura, massa muscular e tecido ósseo. Para os meninos, a aceleração do crescimento estatural se inicia no estágio 3 (G3) de Tanner. O pico da velocidade de crescimento ocorre no estágio 4 (G4). Durante o estágio 4 (P4/G4), é comum apresentarem aspecto corporal "emagrecido" em função da necessidade energética elevada para o crescimento. No período de finalização do estirão, com o ganho de massa muscular e de gordura, a aparência tende à normalidade.

Relação Estatura/Idade (E/I)

Expressa o crescimento linear do adolescente, sendo considerado um índice para identificar a desnutrição crônica. De acordo com a OMS (2007), o intervalo entre os percentis 3 e 15 ou entre os escores-z -2 e -1, é considerado faixa de alerta para *vigilância de baixa estatura* (Anexo 53.4).

Para classificação do estado nutricional de adolescentes o Ministério da Saúde recomenda a utilização da referência internacional da Organização Mundial da Saúde (WHO, 2007), baseado em tabelas e gráficos segundo idade e sexo, expressos em percentis ou escores-z (Tabela 53.1).

Tabela 53.1. Classificação do estado nutricional de adolescentes

Valores críticos		Índices antropométricos para adolescentes	
		IMC para idade	Estatura para idade
< Percentil 0,1	< Escore z - 3	Magreza acentuada	Muito baixa estatura para a idade
> Percentil 0,1 e < percentil 3	≥ Escore z -3 e < escore z -2	Magreza	Baixa estatura para a idade
≥ Percentil 3 e < percentil 15	≥ Escore z -2 e < escore z - 1	Eutrofia	Estatura adequada para idade
≥ Percentil 15 e ≤ percentil 85	≥ Escore z – 1 e ≤ escore z + 1		
> Percentil 85 e ≤ percentil 97	> Escore z + 1 e ≤ escore z + 2	Sobrepeso	
> Percentil 97 e ≤ percentil 99,9	> Escore z +2 e ≤ escore z +3	Obesidade	
> Percentil 99,9	> Escore z + 3	Obesidade grave	

Fonte: OMS (2007); Ministério da Saúde (2009).

Como o IMC não reflete adequadamente a composição corporal, recomenda-se utilizá-lo associado a outros indicadores antropométricos. Para avaliar a reserva muscular e a reserva adiposa, podem ser utilizadas as circunferências corporais e as dobras cutâneas.

Circunferências Corporais

Circunferência do Braço (CB)

Esta medida está relacionada com a massa muscular, representando a soma da massa corporal magra (músculo e osso) com o tecido gorduroso. É obtida por um método simples de coleta e é utilizada de forma complementar em estudos epidemiológicos. A medida é realizada no ponto médio do braço entre o acrômio e o olecrano (Figura 53.1). O resultado é classificado de acordo com a referência proposta por Frisancho (1990), apresentada no Anexo 53.5. Valores abaixo do percentil 5 estão relacionados com risco de doenças e problemas associados à desnutrição. Valores acima do percentil 95 podem associar-se com o desenvolvimento de doenças relacionadas ao excesso de peso.

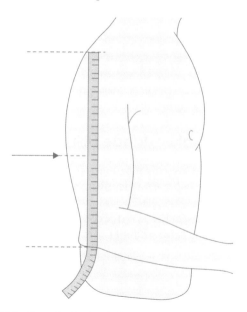

Figura 53.1. Circunferência do braço.

Circunferência muscular do braço (CMB)

É um indicador da reserva de massa muscular, sem corrigir a área óssea. É derivada da circunferência do braço (CB) e da dobra cutânea tricipital (DCT).

O nomograma de *Gurney e Jeliffe* (1973) (Figura 53.2) permite identificar o valor da CMB. Valores abaixo do percentil 5 refletem risco de doenças associadas à desnutrição. Valores acima do percentil 95, nesse caso, não indicam excesso de gordura corporal, por ser uma medida indireta do tecido muscular (Frisancho, 1990) (Anexo 53.6).

A CMB também pode ser estimada pelo uso da fórmula proposta *Gurney e Jelliffe* (1973):

Fórmula simplificada para determinação da CMB:

CMB (cm) = circunferência do braço (cm) – (0,314 × dobra cutânea triciptal)

Área muscular do braço (AMB)

A AMB fornece avaliação mais precisa do tecido muscular, pois considera e corrige o tecido ósseo. Esta medida aparece no nomograma de *Gurney e Jeliffe* (1973) ao lado da CMB (Figura 53.2). A classificação é feita pela tabela de percentis proposta por Frisancho (1990) (Anexo 53.7). Valores entre o percentil 5 e o percentil 90 são considerados normais. O déficit ou excesso de massa muscular e/ou adiposa se expressam em valores de AMB abaixo de percentil 5 e acima do percentil 90, respectivamente.

Área de gordura do braço (AG)

É obtida pela diferença entre a área do braço (AB) e a AMB, identificadas no nomograma de *Gurney e Jeliffe* (Figura 53.2).

AG (cm^2) = AB – AMB

A AG do braço é utilizada para diagnosticar obesidade em estudos epidemiológicos em combinação com o IMC, circunferência abdominal e porcentual de gordura corporal. Valores acima de percentil 90 caracterizam obesidade (Anexo 53.7).

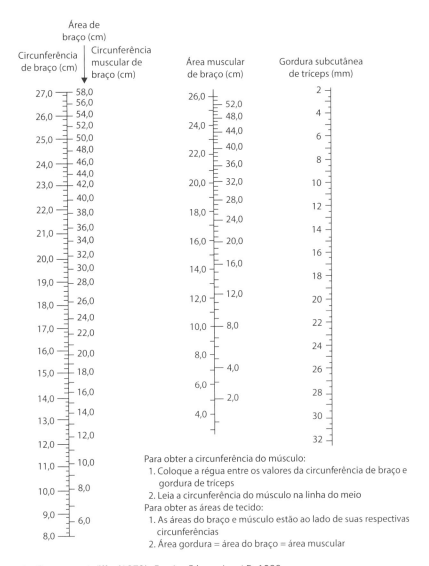

Figura 53.2. Nomograma de Gurney e Jeliffe (1973). Fonte: Frisancho AR, 1990.

Circunferência Abdominal (CA)

É uma medida que avalia a adiposidade central e pode ser utilizada em crianças e adolescentes. É recomendada para uso na prática clínica, combinada com o IMC. Estudos epidemiológicos apontam que valores de CA acima do percentil 90 estão associados com alterações no perfil lipídico, risco de desenvolvimento de doenças cardiovasculares e complicações metabólicas associadas ao excesso de peso.

A CA é obtida por meio do ponto médio entre o último arco costal e a crista ilíaca. Com o indivíduo em posição ereta e com os pés juntos, posicionar a fita métrica no ponto médio e fazer a leitura no momento da expiração (Figura 53.3). Para classificação da CA o Departamento de Nutrologia da Sociedade Brasileira de Pediatria recomenda as tabelas propostas por *Freedman et al.* (1999) (Anexo 53.8).

Circunferência do Pescoço (CP)

Diversos estudos realizados com adolescentes e adultos demonstram que a CP apresenta forte correlação com o IMC,

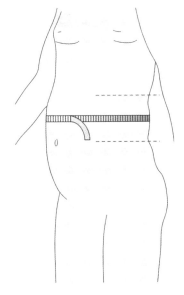

Figura 53.3. Circunferência abdominal.

circunferência abdominal e percentual de gordura corporal. Estudo brasileiro realizado por Coutinho et al. (2014) com 2.794 adolescentes, demonstrou que a CP é parâmetro útil na predição de resistência insulínica (RI) e de risco cardiometabólico, podendo ser usada em triagem como indicador de sobrepeso e obesidade.

A medida da CP deve ser realizada com o auxílio de uma fita métrica flexível, com o paciente em pé e a cabeça posicionada no plano horizontal de Frankfurt. A fita métrica deve ser posicionada na base do pescoço, na altura da cartilagem cricotireoidea (Figura 53.4).

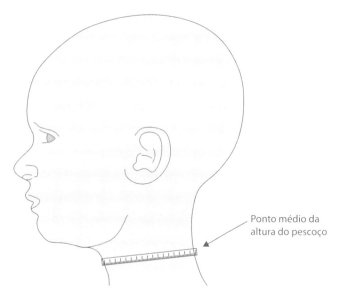

Figura 53.4. Circunferência do pescoço.

Em adolescentes, a medida do valor da CP pode ser comparada com os percentis estabelecidos por Countinho et al. (2014) (Anexo 53.9).

Dobras Cutâneas

As dobras cutâneas são utilizadas para aferir a adiposidade nos depósitos de gordura subcutâneos, sendo portanto, medidas de adiposidade. As dobras cutâneas mais utilizadas em crianças e adolescentes são a tricipital (DCT) e a subescapular (DCSE). A somatória dessas duas dobras permite avaliar a gordura corporal.

O adipômetro ou plicômetro é o instrumento utilizado para aferir as dobras cutâneas. É importante ressaltar a limitação do aparelho em pinçar dobras com espessura superior a 40 a 60 mm, normalmente presentes em casos de obesidade grave e de edema. Nestas situações, recomenda-se associar a evolução das circunferências corporais.

As medidas das dobras cutâneas são obtidas realizando-se 3 medições não consecutivas para cálculo da média. Esta avaliação deve seguir a padronização correta dos procedimentos, para minimizar erros e a variação intrapessoal e interpessoal. A média dos valores aferidos deve ser comparada com os percentis da população de referência (Frisancho, 1990). Valores abaixo do percentil 15 podem indicar risco de desnutrição. Valores entre os percentis 85-95 podem indicar obesidade. As dobras cutâneas também devem ser acompanhadas evolutivamente.

Dobra cutânea tricipital (DCT)

Deve ser aferida no ponto médio marcado para realizar a circunferência do braço, separando-se levemente a dobra cutânea e desprendendo o tecido adiposo do muscular. O braço deve estar relaxado e solto ao lado do corpo. Posicionar o calibrador, formando um ângulo reto (Figura 53.5). O resultado deve ser comparado com os dados apresentados no Anexo 53.10.

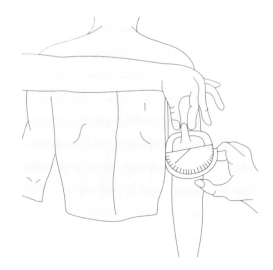

Figura 53.5. Dobra cutânea tricipital.

Dobra cutânea subescapular (DCS)

Para aferição desta dobra, marcado o ponto imediatamente abaixo do ângulo inferior da escápula. Com ombros e braços relaxados, levantar a pele 1 cm abaixo deste ângulo, observando-se um ângulo de 45° entre esta e a coluna vertebral (Figura 53.6). Comparar o resultado com os dados de referência encontrados no Anexo 53.11.

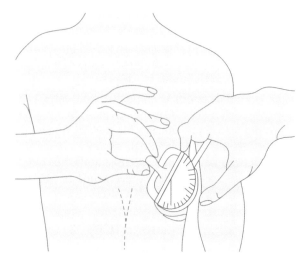

Figura 53.6. Dobra cutânea subescapular.

Soma das Dobras Cutâneas Tricipital e Subescapular (∑ DCT e DCSE)

A fórmula de *Slaughter et al* (1988), recomendada para a faixa etária entre 8 a 18 anos, é utilizada para calcular a porcentagem de gordura corporal (%G), com base na soma dos valores de DCT e DCSE (Anexo 53.12). A distribuição em percentis da soma dessas dobras em todas as faixas etárias encontra-se no Anexo 53.13.

Estudo realizado por Cintra et al. (2013) com 4.690 adolescentes brasileiros (10-15 anos de idade), de escolas particulares do Estado de São Paulo, estabeleceu novos percentis para avaliação do percentual de gordura corporal, considerando o sexo, a idade e o estágio de maturação sexual. Os autores classificaram o percentual de gordura corporal, considerando os seguintes pontos de corte em percentis (p): baixo: < p3; normal: ≥ p3 e < p85; moderadamente elevado: ≥ p85 e < p95; elevado: ≥ p95 e < p97; muito elevado: ≥ p97 (Anexo 53.14 e 53.15).

Relação Cintura/Estatura (RCE)

É utilizada para avaliar a adiposidade central e considerada preditora do risco de doenças cardiovasculares em crianças e adolescentes.

Estudo realizado por Fujita et al. (2011) para avaliar excesso de gordura em 466 crianças e adolescentes, estabeleceu pontos de cortes específicos para a RCE em meninos (0,519) e meninas (0,499) (Anexo 53.16).

Nambiar et al. (2010), em estudo com 2773 adolescentes australianos, encontraram valores de RCE ≥ 0,45 para meninas e ≥ 0,46 para meninos, que corresponderam a valores de gordura corporal ≥ percentil 85. Esta classificação aponta os adolescentes situados na faixa de risco para o desenvolvimento precoce de doença cardiovascular e patologias associadas ao excesso de peso (Anexo 53.17).

A diversificação dos pontos de corte para RCE encontrada nestes estudos pode estar relacionada com a diferença de etnia e com a falta de padronização da medida antropométrica.

Impedância Bioelétrica e Absorcimetria por Dupla Emissão de Raios X

Existem métodos mais sofisticados para avaliar a composição corporal. Porém, nem sempre o uso é viável na prática clínica.

A Impedância Bioelétrica (BIA) é um método simples, rápido e não invasivo, baseado na condução de corrente elétrica de baixa intensidade pelo corpo. A resistência exercida ao fluxo dessa corrente permite determinar a massa livre de gordura e a quantidade de água corporal total. No entanto, para a obtenção de resultados confiáveis é essencial que o indivíduo que será avaliado faça o preparo correto. O rigor necessário no preparo do adolescente para o exame pode representar obstáculo para a sua realização. O preparo consiste de: hidratação adequada no dia anterior ao exame, jejum de 4 horas, suspensão de atividade física extenuante 4 horas antes do exame e exclusão de bebidas alcoólicas e cafeinadas. As meninas adolescentes não podem estar em período pré-menstrual. Outra limitação da BIA é que as equações de predição da composição corporal não foram validadas para todas as faixas de idade que se deseja avaliar.

O método considerado padrão ouro para avaliação da composição corporal (massa muscular, gordurosa e densidade mineral óssea) é a Absorcimetria por Dupla Emissão de Raios X (DEXA). Não é invasivo, mas envolve pequena dose de radiação (inferior a 10 μSv), o que o torna apropriado para todas as idades. Não é indicado para gestantes. Na prática clínica o uso deste método muitas vezes é inviabilizado devido ao custo ser elevado. O uso do DEXA é mais frequente em estudos científicos.

AVALIAÇÃO DIETÉTICA

A avaliação dietética complementa a antropometria e contribui para o diagnóstico nutricional. É realizada com o objetivo de averiguar se a ingestão de alimentos está adequada ou não, identificar hábitos inapropriados e/ou o consumo excessivo de alimentos de baixo valor nutricional.

A escolha do método deve ser orientada pelos objetivos que se deseja alcançar. Três objetivos norteiam a avaliação dietética na prática clínica: avaliação quantitativa da ingestão de nutrientes, avaliação do consumo específico de alimentos ou grupos alimentares e a avaliação do padrão alimentar individual (Fisberg et. al., 2009). As informações devem ser obtidas de forma objetiva, bem detalhadas e contribuir para a orientação do plano alimentar.

Os métodos recomendados para realizar anamnese alimentar foram classificados em dois grupos:

- Quantitativos: demandam informações sobre a ingestão alimentar habitual e posterior comparação com as necessidades individuais. São eles:
  - Recordatório de 24 horas: entrevista na qual o adolescente recorda toda a alimentação ingerida nas 24 horas anteriores ou durante o dia anterior. Devem ser relatados os alimentos e bebidas consumidos, a forma de preparo, o peso ou tamanho das porções. É um método rápido e de baixo custo que não altera o consumo alimentar. Para estimar a ingestão alimentar habitual do indivíduo, recomenda-se que sejam coletados no mínimo 3 recordatórios alimentares, em momentos não consecutivos. Este método apresenta algumas desvantagens: reflete a alimentação de apenas um dia (que pode ser atípica), depende da memória para quantificar os tamanhos das porções (super ou sub estimadas) e pode induzir o indivíduo às respostas.

    Para auxiliar o procedimento de recordar os alimentos ingeridos nas últimas 24 horas, tanto quanto ao tipo como o tamanho das porções, podem ser utilizadas algumas ferramentas, como medidas caseiras, modelos de alimentos e porções, imagens e fotos. Inicialmente, foram utilizadas imagens estáticas com diferentes tamanhos de porções. Estas imagens, muitas vezes, não permitiam entender o real tamanho das porções, prejudicando a análise da ingestão alimentar. Recentemente, Micali e Garcia (2014) publicaram o instrumento imagético. Esta ferramenta, que consiste em um álbum de fotos de alimentos, com detalhes sobre quantidade de nutrientes, pode ser usada tanto como instrumento de apoio na investigação do consumo alimentar, como no tratamento dietético de doenças e na promoção da alimentação saudável.

Com o recente avanço tecnológico, foi possível o desenvolvimento de aplicativos para celulares, que favoreceram o uso de imagens dinâmicas. O próprio adolescente pode fotografar as porções de alimentos consumidas em cada refeição e fornecer informações mais reais do seu consumo alimentar. As imagens dinâmicas podem ser usadas para estimar as porções de alimentos consumidas, suplementar o registro alimentar e o recordatório de 24horas, diminuindo a frequência de informações sub ou superestimadas.

– Registro alimentar: consiste no registro da alimentação diária, ingerida no mínimo, durante três dias não consecutivos (dois dias da semana e um de final de semana), utilizando-se um formulário estruturado. Embora represente melhor o consumo alimentar, este método apresenta algumas desvantagens. Requer maior tempo e dedicação para preencher a planilha; dificuldade para estimar porções e o consumo pode ser alterado, pois o indivíduo sabe que será avaliado.

- Qualitativos:
  – Questionário de frequência alimentar (QFA): a coleta das informações é feita por meio de uma lista de alimentos ou grupos de alimentos que o indivíduo consume diariamente, semanalmente ou mensalmente. Pode ser realizado por meio de entrevista ou questionário auto administrado, com duração de 15 a 20 minutos. Por ser um método prático e informativo é bastante utilizado em estudos epidemiológicos para investigar a associação entre o consumo alimentar e estados de saúde-doença. Na prática, é importante determinar os alimentos ou grupos de alimentos que se pretende avaliar a frequência de consumo. O QFA deve ser associado a outros métodos, pois não avalia quantitativamente a ingestão alimentar.

– História alimentar: consiste de entrevista extensa, com o propósito de estabelecer o padrão alimentar global do adolescente. Aborda número de refeições, o ambiente no qual são realizadas, preferências e aversões alimentares, apetite, atividade física, entre outros. Inclui três elementos: *recordatório alimentar habitual, questionário de frequência alimentar e registro alimentar.*

Na prática clínica, todos os métodos de inquérito alimentar acima apresentados, podem ser utilizados para a mesma pessoa, porém em momentos diferentes durante o seu acompanhamento. O profissional deverá escolher o método mais adequado diante de cada situação.

AVALIAÇÃO BIOQUÍMICA

Os exames bioquímicos apresentados nas Tabelas 53.2, 53.3 e 53.4 podem ser usados na rotina dos atendimentos ambulatoriais de nutrição.

A decisão sobre quais exames devem ser solicitados depende de alguns fatores, como idade, dados clínicos, história dietética, estado nutricional, bem como do objetivo a ser alcançado.

Os parâmetros bioquímicos mais utilizados e de fácil acesso são hemograma, colesterol total e frações, triglicerídeos, hemoglobina glicosilada e glicemia de jejum.

O metabolismo glicídico é parâmetro importante utilizado para identificar intolerância a glicose e diabetes em crianças e adolescentes com excesso de peso, e que tenham sintomas indicativos e história familiar de diabetes. Diversas morbidades relacionadas ao excesso de peso apresentam como mecanismo central a resistência à insulina. Os valores de insulina e glicemia para adolescentes, de acordo com o estágio de desenvolvimento pubertário estão apresentados no Anexo 53.18.

A solicitação de exames laboratoriais faz parte da rotina do nutricionista da área clínica e está prevista pela Lei Federal 8234/91 em seu artigo 4º, Resolução CFN nº 306/03, Resolução CFN nº 380/05 e Resolução CFN nº 417/08. O nutricionista tem competência e habilidade para avaliar parâmetros alterados e intervir no resultado.

CONSIDERAÇÕES FINAIS

Não existe um único método que seja considerado o "melhor" para avaliar o estado nutricional de adolescentes. O maior número de informações obtidas sobre composição corporal, desenvolvimento pubertário, alimentação, comportamento alimentar e dados bioquímicos, permitirá diagnóstico adequado e intervenção nutricional eficiente para avaliar o desenvolvimento do adolescente.

Tabela 53.2. Testes laboratoriais que podem ser utilizados para avaliação nutricional

Exame	Valores normais
Albumina	> 1 ano: 3,2-5,0 g/dL
Pré-Albumina	20-50 mg/dL
Transferrina	180-260 mg/dL
Proteína transportadora de retinol	30-40 ug/mL
Retinol Plasmático	> 1,05 umol/L
Zinco Plasmático	> 70 ug/dL
Vitamina E sérica	< 11 anos: 7-35 umol/L > 11 anos: 14-42 umol/L
Vitamina D (25-OH plasmático)	Verão: 15-80 ug/dL Inverno: 14-42 ug/dL
Vitamina C plasmática	22,7-85,2 umol/L
Vitamina B12	147-616 pmol/L
Vitamina B6 (piridoxina no plasma)	14,6-72,8 nmol/L
Folato sérico	2-16 anos: 11-48 nmol/L > 16 anos: 7-45 nmol/L
Cálcio total	8,0-10,5 mg/dL
Cálcio Ionizável	1,20-1,37 nmol/L
Fósforo	4,0-7,0 mg/dL
Magnésio sérico	1,8-2,5 mg/dL
Fosfatase Alcalina	250-950 U/L

Fonte: Koletzko, 2008.

Tabela 53.3. Valores habitualmente utilizados para abordagem de anemia e deficiência de ferro

Exame	Valores normais
Hemoglobina (mg/dL)	< 11,0
Hematócrito (%)	< 33
Volume corpuscular médio (fL)	< 75
Índice de saturação de transferrina (%)	< 12
Capacidade de ligação do ferro total (mcg/dL)	< 200
Ferritina (ng/mL)	< 12
Receptor de trasnferrina (nmol/L)	> 28

Fonte: Samaur, 2005.

Tabela 53.4. Valores de perfil lipídico em crianças e adolescentes (acima de 2 anos)

Lipoproteínas (mg/dL)	Desejáveis	Limítrofes	Aumentados
Colesterol total	< 150	150-169	> 170
LDL-C	< 100	100-129	≥ 130
HDL-C	≥ 45		
Triglicerídeos	< 100	100-129	≥ 130

Fonte: I Diretriz de prevenção de aterosclerose na infância e adolescência, 2005.

ANEXOS

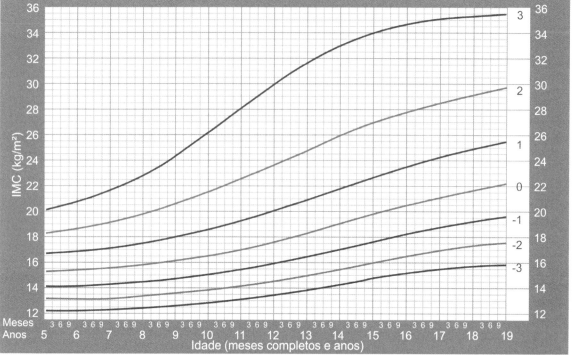

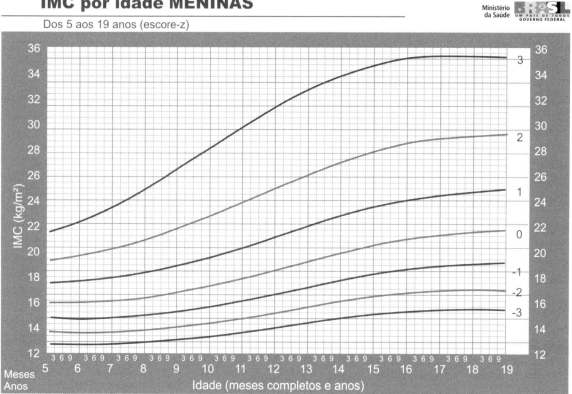

Anexo 53.1. Gráfico com distribuição em escore z do índice de massa corporal por idade para o sexo masculino e feminino (5 a 19 anos). Fonte: WHO Growth reference data for 5-19 years, 2007 (http://www.who.int/growthref/en/).

Cap. 53 • Alimentação e Aspectos Nutricionais

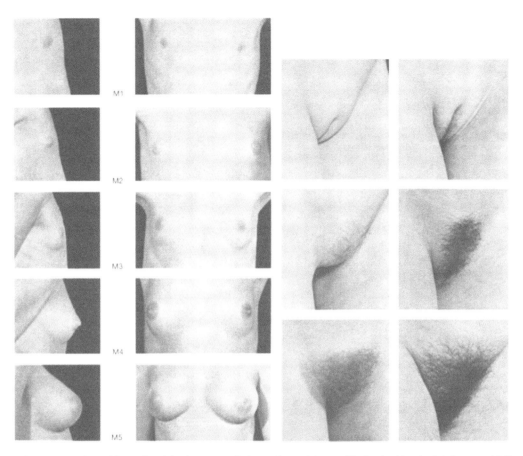

Anexo 53.2. Estadiamento puberal (sexo feminino) mamas (M) e pelos pubianos (P). Fonte: Marshall & Tanner, 1969.

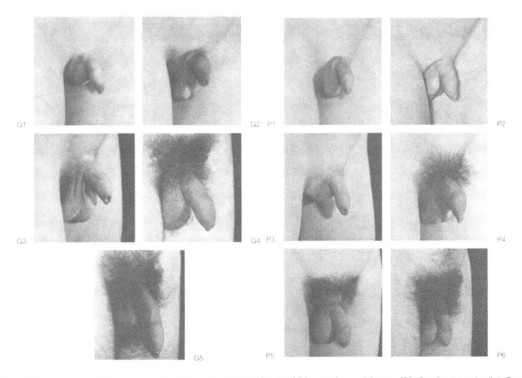

Anexo 53.3. Estadiamento puberal (sexo masculino) volume testicular (G) e pelos pubianos (P). Fonte: Marshall & Tanner, 1969.

Estatura por idade MENINOS
Dos 5 aos 19 anos (escore-z)

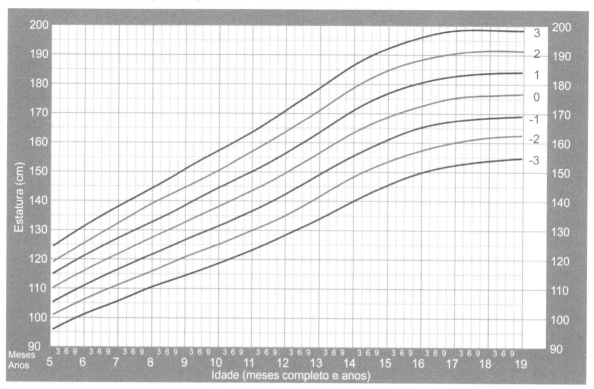

Estatura por idade MENINAS
Dos 5 aos 19 anos (escore-z)

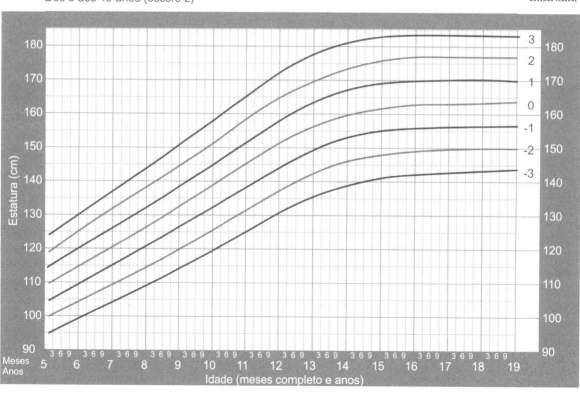

Anexo 53.4. Gráfico com distribuição em escore z da estatura por idade para o sexo masculino e feminino (5 a 19 anos). Fonte: WHO Growth reference data for 5-19 years, 2007 (http://www.who.int/growthref/en/).

Anexo 53.5. Percentis da circunferência do braço (cm), segundo idade e sexo

Idade (anos)	Masculino			Feminino		
	P5	P50	P95	P5	P50	P95
1-1,9	14,2	16,0	18,2	13,6	15,7	17,8
2-2,9	14,3	16,3	18,6	14,2	16,1	18,5
3-3,9	15,0	16,8	19,0	14,4	16,6	19,0
4-4,9	15,1	17,1	19,3	14,8	17,0	19,5
5-5,9	15,5	17,5	20,5	15,2	17,5	21,0
6-6,9	15,8	18,0	22,8	15,7	17,8	22,0
7-7,9	16,1	18,7	22,9	16,4	18,6	23,3
8-8,9	16,5	19,2	24,0	16,7	19,5	25,1
9-9,9	17,5	20,1	26,0	17,6	20,6	26,7
10-10,9	18,1	21,1	27,9	17,8	21,2	27,3
11-11,9	18,5	22,1	29,4	18,8	22,2	30,0
12-12,9	19,3	23,1	30,3	19,2	23,7	30,2
13-13,9	20,0	24,5	30,8	20,1	24,3	32,7
14-14,9	21,6	25,7	32,3	21,2	25,1	32,9
15-15,9	22,5	27,2	32,7	21,6	25,2	32,2
16-16,9	24,1	28,3	34,7	22,3	26,1	33,5
17-17,9	24,3	28,6	34,7	22,0	26,6	35,4
18-24,9	26,0	30,7	37,2	22,4	26,8	35,2

Fonte: Frisancho AR, 1990.

Anexo 53.6. Percentis da circunferência muscular do braço (cm), segundo idade e sexo

Idade (anos)	Masculino			Feminino		
	P5	P50	P95	P5	P50	P95
1-1,9	11,0	12,7	14,7	10,5	12,4	14,3
2-2,9	11,1	13,0	15,0	11,1	12,6	14,7
3-3,9	11,7	13,7	15,3	11,3	13,2	15,2
4-4,9	12,3	14,1	15,9	11,5	13,6	15,7
5-5,9	12,8	14,7	16,9	12,5	14,2	16,5
6-6,9	13,1	15,1	17,7	13,0	14,5	17,1
7-7,9	13,7	16,0	18,0	12,9	15,1	17,6
8-8,9	14,0	16,2	18,7	13,8	16,0	19,4
9-9,9	15,1	17,0	20,2	14,7	16,7	19,8
10-10,9	15,6	18,0	22,1	14,8	17,0	19,7
11-11,9	15,9	18,3	23,0	15,0	18,1	22,3
12-12,9	16,7	19,5	24,1	16,2	19,1	22,0
13-13,9	17,2	21,1	24,5	16,9	19,8	24,0
14-14,9	18,9	22,3	26,4	17,4	20,1	24,7
15-15,9	19,9	23,7	27,2	17,5	20,2	24,4
16-16,9	21,3	24,9	29,6	17,0	20,2	24,9
17-17,9	22,4	25,8	31,2	17,5	20,5	25,7
18-18,9	22,6	26,4	32,4	17,4	20,2	24,5
19-24,9	23,8	27,3	32,1	18,5	20,7	24,9

Fonte: Frisancho AR, 1990.

Anexo 53.7. Percentis da área muscular do braço (mm²) e da área gordurosa do braço (mm²)

Grupo etário	Percentual da área do músculo do braço (mm2)							Percentual da área da gordura do braço (mm2)						
	5	10	25	50	75	90	95	5	10	25	50	75	90	95
Masculino														
1-1,9	956	1014	1133	1278	1447	1644	1720	452	486	590	741	895	1036	1176
2-2,9	973	1040	1190	1345	1557	1690	1787	434	504	578	737	871	1044	1148
3-3,9	1095	1201	1357	1484	1618	1750	1853	464	519	590	736	868	1071	1151
4-4,9	1207	1264	1408	1579	1747	1926	2008	438	594	598	722	859	989	1085
5-5,9	1298	1411	1550	1720	1884	2089	2285	446	488	582	713	914	1176	1299
6-6,9	1360	1447	1605	1815	2056	2297	2493	371	446	539	678	896	1115	1519
7-7,9	1497	1548	1808	2027	2246	2494	2886	423	473	574	758	1011	1393	1511
8-8,9	1550	1664	1895	2089	2296	2628	2788	410	460	588	725	1003	1248	1558
9-9,9	1811	1884	2067	2288	2657	3053	3257	485	527	635	859	1252	1864	2081
10-10,9	1930	2027	2182	2575	2903	3486	3882	523	543	738	982	1376	1906	2609
11-11,9	2016	2156	2382	2670	3022	3359	4226	536	595	754	1148	1710	2348	2574
12-12,9	2216	2339	2649	3022	3496	3968	4640	554	650	874	1172	1558	2536	3580
13-13,9	2363	2546	3044	3553	4081	4502	4794	475	570	812	1096	1702	2744	3322
14-14,9	2830	3147	3586	3963	4575	5368	5530	453	563	786	1082	1608	2746	3508
15-15,9	3138	3317	3788	4481	5134	5631	5900	521	595	690	931	1423	2434	3100
16-16,9	3625	4044	4352	4951	5753	6576	6980	542	593	844	1078	1746	2280	3041
17-17,9	3998	4252	4777	5286	5950	6886	7726	598	698	827	1096	1636	2407	2888
18-18,9	4070	4481	5066	5552	6374	7067	8355	560	665	860	1264	1947	3302	2928
19-24,9	4508	4777	5274	5913	6660	7606	8200	594	743	963	1406	2231	3098	3652
25-34,9	4694	4963	5541	6214	7067	7847	8436	675	831	1174	1752	2459	3246	3786
35-44,9	4844	5181	5740	6490	7265	8034	8488	703	851	1310	1792	2463	3098	3624
45-54,9	4546	4946	5589	6297	7142	7918	8458	749	922	1254	1741	2359	3245	3928
55-64,9	4422	4783	5381	6144	6919	7670	8149	658	839	1166	1645	2236	2976	3466
65-74,9	3973	4411	5031	5716	6432	7074	7453	573	753	1122	1621	2199	2876	3327
Feminino														
1-1,9	885	973	1084	1221	1378	1535	1621	401	466	578	706	847	1022	1140
2-2,9	973	1029	1119	1269	1405	1595	1727	469	526	642	747	894	1061	1173
3-3,9	1014	1133	1227	1396	1563	1690	1846	473	529	656	822	967	1106	1158
4-4,9	1058	1171	1313	1475	1644	1832	1958	490	541	654	766	907	1109	1236
5-5,9	1238	1301	1423	1598	1825	2012	2159	47000	529	647	812	991	1330	1536
6-6,9	1354	1414	1513	1683	1877	2182	2323	464	508	638	827	1009	1263	1436
7-7,9	1330	1441	1602	1815	2045	2332	2469	491	560	706	920	1135	1407	1644
8-8,9	1513	1566	1808	2034	2327	2657	2996	527	634	769	1042	1383	1872	2482
9-9,9	1723	1788	1976	2227	2571	2987	3112	642	690	933	1219	1584	2171	2524
10-10,9	1740	1784	2019	2296	2583	2873	3093	616	702	842	1141	1608	2500	3005
11-11,9	1784	1987	2316	2612	3071	3739	3953	707	802	1015	1301	1942	2730	3690
12-12,9	2092	2182	2579	2904	3225	3655	3847	782	854	1090	1511	2056	2666	3369
13-13,9	2269	2426	2657	3130	3529	4081	4568	726	838	1219	1625	2374	3272	4150
14-14,9	2418	2562	2874	3220	3704	4094	4850	981	1043	1423	1818	2403	3250	3765
15-15,9	2426	2518	2847	3248	3689	4123	4756	839	1126	1396	1886	2544	3093	4195
16-16,9	2308	2567	2865	3248	3718	4353	4946	1126	1351	1663	2006	2598	3374	4236
17-17,9	2442	2674	2996	3336	3883	4552	5251	1042	1267	1463	2104	2977	3864	5159
18-18,9	2398	2538	2917	3243	3694	4461	4767	1003	1230	1616	2104	2617	3508	3733
19-24,9	2538	2728	3026	3406	3877	4439	4940	1046	1198	1596	2166	2959	4050	4896
25-34,9	2661	2826	3148	3573	4138	4806	5541	1173	1399	1841	2548	3512	4690	5560
35-44,9	2750	2948	3359	3783	4428	5240	5877	1336	1619	2158	2898	3932	5093	5847
45-54,9	2784	2956	3378	3858	4520	5375	5964	1459	1803	2447	3244	4229	5416	6140
55-64,9	2784	3063	3477	4045	4750	5632	6247	1345	1879	2520	3369	4360	5276	6152
65-74,9	2737	3018	3444	4019	4739	5566	6214	1363	1661	2266	3063	3943	4914	5530

Fonte: Frisancho AR, 1990.

Anexo 53.8. Percentis da circunferência abdominal segundo idade e sexo

Idade (anos)	Brancos						Negros					
	Meninos			Meninas			Meninos			Meninas		
	Percentil			Percentil			Percentil			Percentil		
	n	50	90	n	50	90	n	50	90	n	50	90
5	28	52	59	34	51	57	36	52	56	34	52	56
6	44	54	61	60	53	60	42	54	60	52	53	59
7	54	55	61	55	54	64	53	56	61	52	56	67
8	95	59	75	75	58	73	54	58	67	54	58	65
9	53	62	77	84	60	73	53	60	74	56	61	78
10	72	64	88	67	63	75	53	64	79	49	62	79
11	97	68	90	95	66	83	58	64	79	67	67	87
12	102	70	89	89	67	83	60	68	87	73	67	84
13	82	77	95	78	69	94	49	68	87	64	67	81
14	88	73	99	54	69	96	62	72	85	51	68	92
15	58	73	99	58	69	88	44	72	81	54	72	85
16	41	77	97	58	68	93	41	75	91	34	75	90
17	22	79	90	42	66	86	31	78	101	35	71	105

Fonte: Freedman et al (1999).

Anexo 53.9. Percentis de circunferência do pescoço para meninas e meninos de acordo com a idade (Coutinho et al., 2014)

Tabela 53.9.1. Valores de L, M, S e NC para meninas por idade

Idade	n	Mean	SD	L	S	M	P3	P10	P25	P50	P75	P90	P97
6	104	25,8	1,73	-2,877	0,062	25,80	23,3	23,9	24,8	25,8	27,0	28,3	29,8
7	146	26,1	1,72	-2,531	0,069	26,21	23,4	24,2	25,1	26,2	27,5	28,9	30,7
8	138	26,9	2,08	-2,118	0,072	26,73	23,7	24,5	25,5	26,7	28,1	29,6	31,8
9	181	27,5	2,27	-1,684	0,072	27,34	24,1	25,0	26,0	27,3	28,7	30,2	31,9
10	172	27,8	2,03	-1,274	0,071	27,99	24,7	25,6	26,7	27,9	29,4	30,8	32,4
11	153	28,8	2,08	-0,931	0,068	28,66	25,3	26,3	27,3	28,6	30,0	31,4	32,8
12	142	29,3	1,86	-0,702	0,065	29,32	26,0	27,0	28,0	29,3	30,6	31,9	33,3
13	88	30,0	1,94	-0,630	0,061	29,93	26,7	27,7	28,7	29,9	31,2	32,4	33,7
14	79	30,1	1,44	-0,761	0,057	30,47	27,4	28,3	29,3	30,4	31,7	32,8	34,1
15	70	30,8	1,87	-1,140	0,054	30,9	28,0	28,8	29,8	30,9	32,1	33,2	34,5
16	65	31,0	1,81	-1,811	0,053	31,20	28,4	29,2	30,1	31,2	32,4	33,5	34,8
17	35	31,4	2,10	-2,819	0,054	31,34	28,6	29,4	30,2	31,3	32,5	33,8	35,3
18	19	30,8	1,71	-4,209	0,057	31,27	28,6	29,3	30,1	31,2	32,6	34,1	36,0

Tabela 53.9.2. Valores de L, M, S e NC para meninos por idade

Idade	n	Mean	SD	L	S	M	P3	P10	P25	P50	P75	P90	P97
6	110	26,1	1,31	-1,870	0,048	26,44	24,3	24,9	26,6	26,4	27,3	28,2	29,2
7	152	26,7	1,71	-1,964	0,057	26,50	24,0	24,7	25,5	26,5	27,6	28,7	29,9
8	161	27,1	1,67	-1,988	0,064	26,89	24,1	24,8	25,7	26,8	28,1	29,4	30,9
9	154	28,1	1,80	-1,969	0,069	27,54	24,5	25,3	26,3	27,5	28,9	30,4	32,0
10	178	28,7	2,22	-1,934	0,073	28,41	25,1	26,0	27,1	28,4	29,3	31,5	33,3
11	124	29,0	1,93	-1,910	0,074	29,42	25,9	26,9	28,0	29,4	31,0	32,7	34,6
12	108	29,9	2,58	-1,924	0,075	30,52	26,9	27,9	29,0	30,5	32,2	33,9	35,9
13	100	31,1	2,74	-2,004	0,073	31,65	28,0	29,0	30,1	31,6	33,3	35,1	37,2
14	87	32,7	2,56	-2,176	0,071	32,75	29,0	30,1	31,2	32,7	34,4	36,2	38,4
15	66	34,2	2,22	-2,469	0,068	33,75	30,1	31,1	32,3	33,7	35,4	37,2	39,4
16	63	34,7	1,87	-2,907	0,064	34,61	31,1	32,0	33,2	34,6	36,2	38,0	40,2
17	64	35,1	2,03	-3,520	0,060	35,25	32,0	32,9	33,9	35,2	36,8	38,5	40,7
18	24	34,9	2,29	-4,334	0,055	35,62	32,6	33,4	34,4	35,6	37,1	38,7	40,9

Fonte: Coutinho et al (2014)

Anexo 53.10. Percentis da dobra cutânea tricipital (mm) de crianças e adolescentes, segundo idade e sexo

Idade (anos)	Masculino					Feminino				
	P5	P15	P50	P85	P95	P5	P15	P50	P85	P95
1	6,5	7,5	10,0	13,0	16,0	6,0	7,5	10,5	12,5	16,5
2	6,0	7,0	10,0	13,0	15,5	6,0	7,5	10,5	13,5	16,0
3	6,5	7,5	9,5	12,5	15,0	6,0	7,5	10,0	13,5	16,5
4	6,0	7,0	9,0	12,0	15,0	6,0	7,5	10,0	12,5	15,5
5	5,5	6,5	8,0	11,5	15,0	6,0	7,5	10,5	13,0	16,0
6	5,0	6,0	8,0	12,0	14,5	6,0	7,5	10,0	14,0	18,5
7	5,0	6,0	8,5	12,0	17,5	6,0	7,5	10,5	14,5	20,0
8	5,5	6,0	9,0	16,5	17,5	6,0	7,0	11,0	15,0	21,0
9	5,0	6,0	9,0	16,0	22,0	7,0	8,5	13,0	16,0	27,0
10	5,0	6,5	11,0	20,0	23,0	7,0	8,0	13,5	20,0	24,5
11	4,5	6,0	10,5	22,0	26,0	8,0	9,0	14,0	21,0	29,5
12	5,0	6,0	11,0	18,0	30,0	7,5	9,0	13,5	21,5	27,0
13	5,0	6,0	9,0	16,5	26,5	6,0	9,0	15,0	21,5	30,0
14	4,0	5,5	9,0	15,0	22,5	8,0	10,5	17,0	22,0	32,0
15	5,0	,60	7,5	14,5	23,0	8,5	10,0	16,5	25,0	32,1
16	4,5	5,5	8,0	18,5	22,0	11,0	12,0	18,0	24,5	33,1
17	4,0	5,0	7,0	12,5	25,5	9,5	11,5	20,0	27,0	34,5
18	4,0	6,0	9,5	17,5	18,0	11,0	12,5	18,0	26,5	35,0
19	5,0	6,5	9,0	16,0	22,5	10,5	13,0	19,0	27,0	33,5

Fonte: NCHS, 1976-1980.

Anexo 53.11. Percentis da dobra cutânea subescapular (mm) de crianças e adolescentes, segundo idade e sexo

Idade (anos)	Masculino					Feminino				
	P5	P15	P50	P85	P95	P5	P15	P50	P85	P95
1	4,0	5,0	6,5	8,0	10,5	4,0	5,0	6,5	8,5	10,5
2	3,5	4,0	5,5	7,5	10,0	4,0	4,5	6,0	8,5	11,0
3	4,0	4,0	5,5	7,0	9,0	3,5	4,5	6,0	8,0	11,0
4	3,5	4,0	5,0	7,0	9,0	3,5	4,5	5,5	8,0	10,5
5	3,0	4,0	5,0	6,5	8,0	4,0	4,5	5,5	8,0	12,0
6	3,5	4,0	5,0	8,0	16,0	4,0	4,0	6,0	9,0	14,0
7	3,5	4,0	5,0	7,0	11,5	3,5	4,0	6,0	9,0	16,5
8	3,5	4,0	5,0	8,0	21,0	3,5	4,5	6,0	10,5	15,0
9	3,5	4,0	6,0	10,0	15,0	4,0	5,0	7,0	13,0	29,0
10	4,0	4,5	6,0	11,5	22,0	4,5	5,0	8,0	18,0	23,0
11	4,0	4,5	6,5	17,5	31,0	4,5	5,5	8,0	17,0	29,0
12	4,0	4,5	6,5	15,5	22,5	5,0	6,0	9,0	17,0	29,0
13	4,0	5,0	7,0	13,0	24,0	4,5	6,0	9,5	17,5	29,0
14	4,5	5,5	7,0	12,0	20,0	6,0	7,0	10,5	22,0	31,0
15	5,0	6,0	7,5	12,0	24,5	6,0	7,5	10,5	20,5	27,5
16	5,0	6,5	9,0	14,5	25,0	6,5	8,5	12,0	26,0	36,6
17	5,5	6,5	8,5	14,0	20,5	6,5	8,0	3,0	29,0	37,0
18	6,0	7,0	10,0	16,0	24,0	7,0	8,0	3,0	27,5	34,5
19	7,0	7,5	10,5	16,5	29,0	7,0	8,5	3,0	26,5	35,5

Fonte: NCHS, 1976-1980.

Anexo 53.12. Equações antropométricas para determinação da porcentagem de gordura corporal utilizando a soma das duas dobras cutâneas (tricipital e subescapular), em ambos os sexos, de 8 a 18 anos (Slaughter et al 1988)

	Meninos brancos com somatório de dobras menor ou igual a 35 mm	Meninos negros com somatório de dobras menor ou igual a 35 mm
Pré-púbere	%G = 1,21 (TR + SE) − 0,008 (TR + SE)^2 − 1,7	%G = 1,21 (TR + SE) − 0,008 (TR + SE)^2 − 3,2
Púbere	%G = 1,21 (TR + SE) − 0,008 (TR + SE)^2 − 3,4	%G = 1,21 (TR + SE) − 0,008 (TR + SE)^2 − 5,2
Pós-púbere	%G = 1,21 (TR + SE) − 0,008 (TR + SE)^2 − 5,5	%G = 1,21 (TR + SE) − 0,008 (TR + SE)^2 − 6,8
Meninos brancos ou negros com somatório de dobras maior ou igual a 35 mm (8-17 anos)		
%G = 0,783 (TR + SE) + 1,6		
Meninas brancas ou negras com somatório de dobras menor ou igual a 35 mm		
%G = 1,33 (TR + SE) − 0,013 (TR + SE)^2 − 2,5		
Meninas brancas ou negras com somatório de dobras maior ou igual a 35 mm		
%G = 0,546 (TR + SE) + 9,7		

PRÉ-PUBERES: estágio 1 e 2 de Tanner; PÚBERES: estágio 3 de Tanner; PÓS-PÚBERE: estágios 4 e 5 de Tanner.

Anexo 53.13. Percentis da soma das dobras cutâneas tricipital e subescapular (mm) de crianças e adolescentes, segundo idade e sexo

Idade (anos)	Masculino					Feminino				
	P5	P15	P50	P85	P95	P5	P15	P50	P85	P95
1	11,0	12,5	16,5	21,0	24,0	10,5	12,0	16,5	21,0	25,0
2	10,0	12,0	15,5	20,0	24,0	11,0	12,5	16,0	21,5	25,5
3	10,5	12,0	14,5	19,0	23,0	10,5	12,0	16,0	20,5	25,0
4	9,5	11,0	14,0	18,0	21,5	10,0	12,0	15,5	20,5	24,5
5	9,0	10,0	13,0	18,0	22,0	10,0	11,5	15,0	21,0	28,5
6	8,0	10,0	13,0	18,0	28,0	10,0	11,0	15,5	21,0	28,0
7	8,5	9,5	13,0	19,5	26,6	10,0	12,0	16,0	23,0	32,5
8	8,5	10,0	13,5	20,0	30,5	10,5	12,0	17,0	28,5	41,5
9	8,5	10,0	14,0	24,0	34,0	11,0	12,5	19,0	30,0	48,9
10	9,0	11,0	15,5	27,0	42,0	12,0	13,0	20,0	34,5	51,0
11	9,0	11,0	16,5	33,0	53,5	12,0	14,5	22,0	37,0	55,0
12	9,0	11,0	17,0	34,0	53,0	13,0	15,0	23,0	37,0	57,0
13	8,5	11,0	15,0	29,0	48,0	12,5	15,5	24,5	43,0	56,5
14	9,0	11,0	15,0	27,0	45,0	14,5	17,5	26,0	44,5	62,0
15	10,0	11,0	15,0	27,0	43,0	15,0	18,0	26,5	42,5	62,5
16	10,0	12,0	16,0	27,5	44,0	17,5	21,5	30,0	47,0	69,5
17	10,0	12,0	16,0	27,0	41,0	16,5	20,0	31,0	49,0	67,4

Fonte: Frisancho AR, 1990.

Anexo 53.14. Pontos de corte para porcentagens de gordura corporal de adolescentes de 10 a 15 anos de acordo com o sexo

Gênero	Idade (anos)	Baixo (< 3)	Normal (≥ 3 a < 85)	Moderadamente elevado (≥ 85 a < 95)	Elevado (≥ 95 a < 97)	Muito elevado (≥ 97)
Meninos	10	6,97 ± 1,25	18,72 ± 5,16	31,56 ± 1,47	36,05 ± 1,10	51,05 ± 0,38
	11	7,25 ± 1,35	17,76 ± 5,40	32,50 ± 2,37	40,62 ± 1,76	46,82 ± 4,37
	12	7,08 ± 1,19	17,74 ± 5,87	32,12 ± 1,10	36,2 ± 0,96	42,29 ± 5,17
	13	7,20 ± 1,04	16,98 ± 4,97	31,02 ± 1,83	37,91 ± 0,92	46,43 ± 7,15
	14	7,78 ± 1,36	15,96 ± 4,44	29,31 ± 1,75	34,28 ± 1,45	42,52 ± 5,18
	15	7,56 ± 1,43	15,68 ± 4,08	28,52 ± 1,88	33,12 ± 0,92	41,13 ± 5,13
Meninas	10	8,56 ± 0,41	18,60 ± 4,69	32,54 ± 2,71	37,00 ± 0,77	44,53 ± 3,27
	11	6,80 ± 1,41	18,18 ± 4,60	30,90 ± 2,06	36,56 ± 0,77	42,10 ± 5,85
	12	8,97 ± 1,06	19,60 ± 4,52	31,48 ± 2,07	36,57 ± 0,65	41,59 ± 2,60
	13	9,02 ± 1,68	20,72 ± 4,30	31,95 ± 1,84	36,81 ± 0,68	43,13 ± 6,21
	14	10,41 ± 1,42	21,71 ± 4,32	32,97 ± 1,64	36,33 ± 0,46	42,04 ± 4,46
	15	13,18 ± 0,25	21,93 ± 3,62	30,48 ± 1,86	33,97 ± 0,03	36,09 ± 0,41

Anexo 53.15. Pontos de corte para porcentagens de gordura corporal de adolescentes de 10 a 15 anos de acordo com o sexo e a maturação sexual

Gênero	Maturação sexual	Baixo (< 3)	Normal (≥ 3 a < 85)	Moderadamente elevado (≥ 85 a < 95)	Elevado (≥ 95 a < 97)	Muito elevado (≥ 97)
Meninos	Pré-púbere	7,44 ± 1,86	18,84 ± 6,69	32,54 ± 1,55	41,04 ± 2,35	48,50 ± 3,67
	Púbere	7,32 ± 1,17	17,05 ± 5,00	31,09 ± 1,56	36,30 ± 1,00	44,33 ± 5,68
	Pós-púbere	—	13,57 ± 2,43	24,18 ± 1,05	—	—
Meninas	Pré-púbere	7,86 ± 0,59	16,48 ± 4,46	29,52 ± 3,17	35,01 ± 0,11	41,82 ± 5,68
	Púbere	8,61 ± 1,56	20,03 ± 4,47	31,55 ± 1,80	36,20 ± 0,54	41,86 ± 4,84
	Pós-púbere	11,98 ± 3,05	24,90 ± 4,97	36,83 ± 0,62	—	38,73 ± 1,10

Fonte: Cintra et al (2013).

Anexo 53.16. Pontos de corte para Índice de Massa Corporal, Circunferência da cintura e relação cintura/estatura para identificar excesso de gordura no tronco

Gordura do tronco (%)	Medida	Meninos			Meninas		
		Corte	Sensibilidade	Especificidade	Corte	Sensibilidade	Especificidade
85%	BMI	18,6	0,94	0,93	17,0	0,97	0,73
	WC	68,5	0,91	0,95	68,0	0,80	0,93
	WHtR	0,467	1,00	0,90	0,460	0,93	0,89
90%	BMI	18,7	1,00	0,90	17,8	0,95	0,85
	WC	68,5	1,00	0,91	69,0	0,95	0,93
	WHtR	0,488	1,00	0,94	0,460	1,00	0,87
95%	BMI	20,8	1,00	0,96	19,6	1,00	0,92
	WC	76,5	1,00	0,97	73,0	1,00	0,96
	WHtR	0,519	1,00	0,95	0,499	1,00	0,95

BMI: Índice de massa corporal; WC: Circunferência da cintura; WHtR: Relação cintura/estatura. Fonte: Fujita et al (2011).

Anexo 53.17. Pontos de corte para adolescentes para definir excesso de peso (P ≥ 85) baseado na % de gordura corporal

Faixa etária (anos)	Variáveis	Masculino			Feminino		
		n	85	95	n	85	95
8-10	AUC	477	0 90	0 96	482	0 88	0 90
	SE		0 02	0 02		0 03	0 03
	95% CI		0 86, 0 95	0 93, 0 98		0 84, 0 93	0 85, 0 96
	Ponto de corte selecionado para WHtR		**0 46**	**0 48**		**0 45**	**0 47**
	Sensibilidade		80 0	96 0		91 0	93 0
	Especificidade		79 0	90 0		68 0	82 0
11-13	AUC	484	0 92	0 96	487	0 91	0 93
	SE		0 02	0 01		0 02	0 03
	95% CI		0 89, 0 95	0 94, 0 98		0 87, 0 96	0 86, 0 99
	Ponto de corte selecionado para WHtR		**0 46**	**0 48**		**0 45**	**0 47**
	Sensibilidade		82 0	91 0		88 0	77 0
	Especificidade		86 0	88 0		80 0	88 0
14-16	AUC	434	0 90	0 95	409	0 83	0 82
	SE		0 03	0 03		0 03	0 04
	95% CI		0 85, 0 96	0 89, 1 00		0 78, 0 88	0 74, 0 90
	Ponto de corte selecionado para WHtR		**0 46**	**0 48**		**0 45**	**0 47**
	Sensibilidade		74 0	88 0		77 0	61 0
	Especificidade		87 0	93 0		73 0	83 0

ROC: receiver-operating characteristic; WHtR: Relação cintura/estatura; AUC: Área sob a curva. Fonte: Nambiar et.al.(2010).

Anexo 53.18. Tabela com valores de insulina (µUI/mL) e glicemia (mg/dL) segundo estadiamento puberal para meninos e meninas

Variável	Estadio puberal	Meninos		Meninas		Total	
		P50	P90	P50	P90	P50	P90
Insulina (µUI/mL)	Global	5,95	1,02	8,76	17,26	7,40	15,05
	Tanner I	3,13	7,79	3,00	9,32	3,10	8,16
	1-12 meses	2,32	5,88	1,70	4,05	2,01	4,98
	13-36 meses	2,28	5,42	1,31	4,99	1,72	5,25
	37-96 meses	3,20	8,80	4,30	10,92	4,11	10,63
	97-160 meses	6,71	9,82	7,05	14,16	7,05	11,04
	Tanner II	7,52	11,07	9,68	17,39	9,06	15,24
	Tanner III	9,63	14,47	10,22	18,41	10,00	16,12
	Tanner IV	11,18	17,32	11,44	20,49	11,37	20,22
Glicemia (mg/dL)	Global	87	97	87	96	87	96
	Tanner I	82	92	81	90	81	90
	1-12 meses	82	94	81	90	82	91
	13-36 meses	79	87	79	91	79	88
	37-96 meses	81	94	79	88	80	90
	97-160 meses	87	96	86	95	86	96
	Tanner II	91	100	90	96	90	99
	Tanner III	93	99	90	97	91	97
	Tanner IV	90	98	90	102	90	100

P: percentil. Fonte: Cuartero et al (2007).

REFERÊNCIAS BIBLIOGRÁFICAS

1. AJS.Araújo, ACO Santos & WL Prado. Body composition of obese adolescents: association between adiposity indicators and cardiometabolic risk factors. J Hum Nutr Diet, 2016.

2. Coutinho AC, Longui CA, Monte O, Conde W, Kochi C. Measurement of neck circumference and its correlation with body composition in a sample of students in são paulo. Brazil Horm Res Paediatr 82: 179-186, 2014.

3. Boushey CJ, Spoden M, Zhu FM, Delp EJ, Kerr D. (2016). New mobile methods for dietary assessment: Review of image-assisted and image-based dietary assessment methods. Proc Nutr Soc; 12:1-2.

4. EIS Magalhães, LFR Sant'Ana, SE Priore, SCC Franceschini, Priore SE. Perímetro da cintura, relação cintura/estatura e perímetro do pescoço como parâmetros na avaliação da obesidade central em crianças. Rev Paul Pediatr 32(3):273-282, 2014.

5. de Pádua Cintra I, de Abreu CLM. Avaliação nutricional. In: de Souza Vitalle MS, da Rocha Medeiros EHG. Guia de adolescência uma abordagem ambulatorial. 1ª ed. Barueri, Manole: 43-54, 2008.

6. de Padua Cintra, et.al. Body fat percentiles of Brazilian adolescents according to age and sexual maturation: a cross-sectional study. BMC Pediatrics 13: 96, 2013.

7. Ferreti R de L, de Pádua Cintra I, Passos MA, de Moraes Ferrari GL, Fisberg M. Elevated neck circumference and associated factors in adolescents. BMC Public Health 15: 208, 2015.

8. Fisberg RM, Martini LA, Slater B. Métodos de inquéritos alimentares.

9. In: Fisberg RM, Slater B, Marchioni DML, Martini LA. Inquéritos alimentares: métodos e bases científicos. São Paulo: Manole; 2005. p. 1-31.

10. Fisberg RM, Marchioni DML, Colucci ACA. Avaliação do consumo alimentar e da ingestão de nutrientes na prática clínica. Arq Bras Endocrinol Metab. 53(5): 617-624, 2009.

11. Frisancho AR, Anthropometric standards for the assessment of growth and nutritional status. Ann Arbor, Michigan: University of Michigan Press, 1990.

12. Fujita Y, Kuoda K, Nakamura H & Iki M. Cut-off values of body mass index, waist circumference, and waist-to-height ratio to identify excess abdominal fat: population-based screening of japanese schoolchildren. J Epidemiol 21(3):191-196, 2011.

13. Javed A, et al. Diagnostic performance of body mass index to identify obesity as defined by body adiposity in children and adolescents: a systematic review and meta-analysis. Pediatric Obesity 2014.

14. Micali FG, Diez-Garcia RW. Instrumento imagético de educação alimentar e nutricional para promoção da alimentação saudável. Rev. Nutr, Campinas 29 (6): 917-928, 2016.

15. Nambiar S, Hughes I, Davies PS. Developing waist-to-height ratio cut-offs to define overweight and obesity in children and adolescents. Public Health Nutr. 2010;13:1566–74.

16. Organização Mundial da Saúde. de Onis M, Onyango AW, Borghi E, Siyam A, Nishida C, Siekmann J. Developmentof a WHO growth reference for school-aged children and adolescents. Bulletin of the World Health Organization 85: 660-667, 2007.

17. Ribas SA, da Silva LCS, Anthropometric indices; predictors of dyslipidemia in children and adolescents from North of Brazil. Nutr Hosp 27(4):1228-1235, 2012.

18. Ruffo P, Saito MI. Avaliação nutricional. In: Saito MI, da Silva LEV, Leal MM. Adolescência prevenção e risco, 3ed. São Paulo, Atheneu: 163-181, 2014.

19. Sociedade Brasileira de Pediatria. Avaliação nutricional da criança e do adolescente: Manual de Orientação. São Paulo: Departamento de Nutrologia, 112p. 2009.

20. Vitolo RM. Nutrição da gestação ao envelhecimento. Rio de Janeiro: Rubio;. p. 273-276, 2008.

21. Cuartero G, Lacalle GC, Lobo JC, Vergaz GA, Rey CC, Villar AMJ, Martínez DE. The HOMA and QUICKI indexes, and insulin and C-peptide levels in healthy children. Cut off points to identify metabolic syndrome in healthy children. An Pediatr (Barc). 2007 May;66(5):481-90.

53.2 Necessidades e Recomendações Nutricionais

Maíra Reis Simões Ladeira
Aline Maria Luiz Pereira

INTRODUÇÃO

A adolescência caracteriza-se por uma fase de intenso crescimento e desenvolvimento, quando o adolescente adquire aproximadamente 25% de sua estatura final e 50% de sua massa corporal. A Nutrição tem grande importância neste período devido ao aumento expressivo das necessidades de nutrientes específicos para suprir o ritmo acelerado de crescimento e os fenômenos maturativos.

RECOMENDAÇÕES NUTRICIONAIS

As recomendações nutricionais referem-se às quantidades de energia e nutrientes contidos nos alimentos, necessários para satisfazer as necessidades nutricionais de quase todos os indivíduos sadios.

Alguns países desenvolveram recomendações para a ingestão de nutrientes, baseadas na ingestão de pessoas sadias, em conjunto com estudos de balanço e avaliação da concentração de nutrientes no sangue e em tecidos, mediante um determinado padrão de ingestão nutricional. Foram estabelecidas quantidades de micronutrientes para as quais a ingestão acima ou abaixo dos valores estabelecidos associa-se à probabilidade de toxicidade ou deficiência, respectivamente (Shenkin A, 2006b). São exemplos destas recomendações as *Dietary Reference Intakes* (DRI) (IOM, 2000; IOM, 2006).

As DRI são um conjunto de valores de referência de ingestão de nutrientes desenvolvido para as populações norte-americana e canadense. Possibilitam avaliar e planejar dietas para indivíduos e grupos de indivíduos saudáveis, de acordo com a faixa etária e o sexo. A utilização desses valores de referência permite determinar a probabilidade de inadequação da ingestão habitual de um indivíduo e a prevalência de inadequação da ingestão habitual de grupos de indivíduos. Permitem também avaliar se a ingestão habitual excede os valores máximos recomendados, acima dos quais poderiam ocorrer efeitos adversos ao indivíduo ou grupo de indivíduos. As DRI são compostas pelas recomendações de ingestão e pelos limites superiores tolerados: *Estimated Energy Requirement* (EER), *Acceptable Macronutrient Distribution Range* (AMDR), *Estimated Average Requirement* (EAR), *Recommended Dietary Allowance* (RDA), *Adequate Intake* (AI) e *Tolerable Upper Intake Level* (UL) (IOM, 2000; IOM, 2006).

Como não existe um referencial para a população brasileira, recomenda-se o uso das DRI, ressaltando que essas referências de ingestão foram estabelecidas para a população dos Estados Unidos e do Canadá.

Na Figura 53.7 observa-se a relação entre os valores de EAR, RDA, AI e UL.

- *Estimated Energy Requirement* (EER): é a média de ingestão de energia prevista para a homeostase do balanço energético em adultos saudáveis, de acordo com a idade, sexo, peso, estatura e nível de atividade física. É utilizada para planejar o consumo energético da dieta de indivíduos em um período inicial, devendo-se adotar a aferição da massa corpórea para verificar a adequação do consumo energético.

- *Acceptable Macronutrient Distribution Range* (AMDR): é expressa em porcentagem do total de energia da dieta. Proporciona ingestão adequada de macronutrientes, propiciando a prevenção de doenças crônicas. É utilizada como meta de consumo para indivíduos e grupos de indivíduos (IOM, 2000; IOM, 2006).

- *Estimated Average Requirement* (EAR): é a média de ingestão diária de um nutriente que se estima suprir a

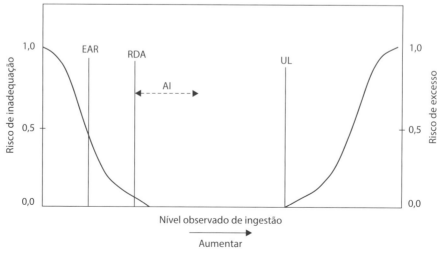

Figura 53.7. Relação entre os valores de EAR, RDA, AI e UL. Fonte: National Academy of Sciences, 2011.

necessidade de 50% dos indivíduos saudáveis de um determinado grupo, do mesmo sexo e faixa etária. A EAR é estipulada considerando-se a quantidade demandada do nutriente pelo organismo, para desenvolver satisfatoriamente a sua função biológica e não para a prevenção da sua deficiência. A utilização da EAR restringe-se à avaliação da dieta de indivíduos e grupos de indivíduos, uma vez que é inadequada para metade dos indivíduos saudáveis, de determinada faixa etária e sexo.

- *Recommended Dietary Allowance* (RDA): refere-se ao nível de ingestão dietética diária suficiente para atender as necessidades de um nutriente em 97 a 98% dos indivíduos saudáveis, de um determinado grupo, do mesmo sexo e faixa etária. Para ser estipulada, a RDA necessita da EAR. Portanto, nutrientes sem valores de EAR não apresentam valores de RDA. O uso da RDA é restrito para o planejamento de dietas para indivíduos saudáveis. Em geral, indivíduos com ingestão habitual acima dos valores de RDA apresentam grandes chances de ter ingestão adequada, mas não se pode inferir que ingestão habitual abaixo da RDA está inadequada, uma vez que este valor de referência excede a necessidade da maior parte dos indivíduos.

- *Adequate Intake* (AI): quando a EAR e, portanto, a RDA não foram determinadas, a AI deverá ser utilizada. Os valores de AI são baseados em níveis de ingestão ajustados experimentalmente ou em aproximações da ingestão observada em indivíduos aparentemente saudáveis, assumindo-se como sendo adequados. Foi prevista para atender ou exceder as necessidades de nutrientes de um indivíduo ou grupo de indivíduos saudáveis, de determinada faixa etária e sexo. Serve como meta para o planejamento de dietas de indivíduos e grupos de indivíduos saudáveis. Também é utilizada para avaliar a dieta de indivíduos, apesar de não poder se inferir que a ingestão é adequada ou inadequada. A ingestão habitual acima da AI tem grandes chances de estar adequada, assim como no caso da RDA.

- *Tolerable Upper Intake Level* (UL): é o valor de ingestão máximo tolerado de um nutriente, que aparentemente não representa risco de efeitos adversos à saúde de indivíduos saudáveis. O aumento da ingestão para além do valor da UL aumenta o risco de efeitos adversos por intoxicação causada pelo excesso de nutrientes. A UL ainda não está estabelecida para todos os nutrientes.

Os valores de referência da DRI abrangem tanto a ingestão de nutrientes por meio da dieta quanto por meio de suplementos alimentares não medicamentosos, exceto para a UL de magnésio, ácido fólico, niacina, vitaminas A e E. Devem ser utilizados apenas para avaliar a ingestão habitual de um indivíduo e não somente um dia alimentar. São destinados a indivíduos saudáveis e não consideram o aumento das necessidades por doença e a interação droga-nutriente. Ao assumir estes padrões de referência para a população brasileira, supomos que a biodisponibilidade dos nutrientes consumidos em nosso país é semelhante aos consumidos pelas populações norte-americana e canadense.

O conhecimento sobre as necessidades nutricionais na adolescência é assunto complexo e carece de novos estudos. Assim, é necessário cuidado no manuseio e na interpretação dos resultados ao se adotar as DRI, considerando que:

- Estudos que resultaram na determinação das quantidades de nutrientes em níveis considerados satisfatórios foram realizados com populações sadias.

- Os resultados são expressos em médias para populações ou comunidades, não podendo ser extrapolados para aconselhamento dietético e individual.

- Alguns valores considerados pertinentes para adolescentes foram extrapolados de estudos feitos em adultos ou em crianças.

- Muitos valores de referência foram baseados unicamente no critério cronológico, que não é adequado isoladamente na adolescência.

RECOMENDAÇÕES DE ENERGIA

O aumento das necessidades energéticas na adolescência é determinado pelas mudanças que ocorrem na composição corporal e não pelo aumento da massa corporal total. O pico máximo de ingestão energética coincide com o pico de velocidade máxima de crescimento, sendo observado aumento real do apetite. A maior variação nos requerimentos de energia nesta fase está relacionada a velocidade de crescimento e a atividade física, havendo também diferenças entre os dois sexos: indivíduos do sexo masculino ingerem a cada idade mais energia do que os do sexo feminino.

O cálculo da necessidade de energia na adolescência é complexo e deve levar em consideração o estágio do desenvolvimento pubertário em que o adolescente se encontra. O ideal seria realizar o cálculo da necessidade de energia levando-se em consideração os diferentes estágios pubertários propostos por Tanner, porém não encontramos na literatura tal achado.

O cálculo do requerimento energético total pode ser realizado segundo as DRI (IOM, 2002/2005), considerando-se o gasto energético e as necessidades para o crescimento. Para isso, foi desenvolvida uma equação (Tabela 53.5), pelo método da água duplamente marcada (DLW), que prediz o total de energia gasta (TEE) considerando sexo, idade, altura, peso e nível de atividade física (PA), e adicionando-se 25 kcal/dia para energia de depósito.

O requerimento de energia estimado (EER) para adolescentes com idade entre 9 a 18 anos está apresentado nas Tabelas 53.6 e 53.7.

Tabela 57.5. Equações para cálculo do requerimento energético estimado (EER) para adolescentes de acordo com o sexo, segundo a DRI (IOM, 2002/2005)

EER - <u>meninos</u> entre 9 e 18 anos
EER = TEE + energia de depósito
EER = 88,5 – (61,9 × idade [a] + PA × (26,7 x peso [kg] + 903 × estatura [m]) + 25 kcal
PA = coeficiente de atividade física:
PA = 1,00 se PAL estimado ≥ 1,0 < 1,4 (sedentário)
PA = 1,13 se PAL estimado em ≥ 1,4 < 1,6 (pouco ativo)
PA = 1,26 se PAL estimado em ≥ 1,6 < 1,9 (ativo)
PA = 1,42 se PAL estimado em ≥1,0 < 2,5 (muito ativo)
EER - meninas entre 9 e 18 anos
EER = TEE + energia de depósito
EER = 135,3 - (30,8 × idade [a] + PA × (10,0 × peso [kg] + 934 x estatura [m]) + 25 kcal
PA = coeficiente de atividade física:
PA = 1,00 se PAL estimado ≥ 1,0 < 1,4 (sedentária)
PA = 1,16 se PAL estimado em ≥ 1,4 < 1,6 (pouco ativa)
PA = 1,31 se PAL estimado em ≥ 1,6 < 1,9 (ativa)
PA = 1,56 se PAL estimado em ≥1,9 < 2,5 (muito ativa)

Tabela 53.6. Requerimento de energia estimada para adolescentes do sexo masculino (9 a 18 anos) (EER/2002)

Idade (anos)	Referência de peso (kg)	Referência altura (m)	Total de energia gasta (kcal/dia)				EER (kcal/dia)			
			Sedentário (PAL)	Atividade leve (PAL)	Atividade moderada (PAL)	Atividade intensa (PAL)	Sedentário (PAL)	Atividade leve (PAL)	Atividade moderada (PAL)	Atividade intensa (PAL)
9	28,6	1,34	1,505	1,762	2,018	2,334	1,530	1,787	2,043	2,359
10	31,9	1,39	1,576	1,850	2,124	2,461	1,601	1,845	2,149	2,486
11	35,9	1,44	1,666	1,960	2,254	2,615	1,691	1,985	2,279	2,640
12	40,5	1,49	1,773	2,088	2,403	2,792	1,798	2,113	2,428	2,817
13	45,6	1,56	1,910	2,251	2,593	3,013	1,935	2,276	2,618	3,038
14	51,0	1,64	2,065	2,434	2,804	3,258	2,090	2,459	2,829	3,283
15	56,3	1,70	2,198	2,593	2,988	3,474	2,223	2,618	3,013	3,499
16	60,9	1,74	2,295	2,711	3,127	3,638	2,320	2,736	3,152	3,663
17	64,6	1,75	2,341	2,711	3,201	3,729	2,366	2,796	3,226	3,754
18	67,2	1,76	2,358	2,798	3,238	3,779	2,383	2,823	3,262	3,804

Fonte: DRI (2002).

Tabela 53.7. Requerimento de energia estimada para adolescentes do sexo feminino (9 a 18 anos) (EER/2002)

Idade (anos)	Referência de peso (kg)	Referência altura (m)	Total de energia gasta (kcal/dia)				EER (kcal/dia)			
			Sedentário (PAL)	Atividade leve (PAL)	Atividade moderada (PAL)	Atividade intensa (PAL)	Sedentário (PAL)	Atividade leve (PAL)	Atividade moderada (PAL)	Atividade intensa (PAL)
9	29,0	1,33	1,330	1,635	1,865	2,248	1,415	1,660	1,890	2,273
10	32,9	1,38	1,445	1,704	1,947	2,351	1,470	1,729	1,972	2,376
11	37,2	1,44	1,513	1,788	2,046	2,475	1,538	1,813	2,071	2,500
12	41,6	1,51	1,592	1,884	2,158	2,615	1,617	1,909	2,183	2,640
13	45,8	1,57	1,659	1,967	2,256	2,737	1,684	1,992	2,281	2,762
14	49,4	1,60	1,693	2,011	2,309	2,806	1,718	2,036	2,334	2,831
15	52,0	1,62	1,706	2,032	2,337	2,845	1,731	2,057	2,362	2,870
16	53,9	1,63	1,704	2,034	2,343	2,858	1,729	2,059	2,368	2,883
17	55,1	1,63	1,685	2,017	2,328	2,846	1,710	2,042	2,353	2,871
18	56,2	1,63	1,665	1,999	2,311	2,833	1,690	2,024	2,336	2,858

Fonte: DRI (2002).

RECOMENDAÇÕES DE MACRONUTRIENTES

Proteínas

As proteínas são compostos orgânicos complexos, essenciais ao organismo, devendo, portanto, estar presentes na alimentação em quantidade adequada. Fornecem aminoácidos para a síntese e manutenção dos tecidos, funcionam como carreadores de íons e moléculas, hormônios e células de defesa.

Um aspecto importante a ser considerado em relação à necessidade proteica é a qualidade da proteína. Deve-se atentar para a composição aminoacídica, quantidade total de nitrogênio e a digestibilidade da mistura proteica. Uma proteína de boa qualidade ou de alto valor biológico é aquela que fornece boa digestibilidade, quantidades adequadas de aminoácidos essenciais e de nitrogênio total.

Além desses fatores, o valor nutricional das proteínas também está relacionado com a fonte, efeitos do processamento, presença ou ausência de toxicidade e fatores anti-nutricionais.

A medida de digestibilidade indica a porcentagem das proteínas que são hidrolisadas pelas enzimas digestivas e absorvidas pelo organismo na forma de aminoácidos ou de qualquer outro composto nitrogenado. Trata-se de um determinante da qualidade proteica da dieta. Quando certas ligações peptídicas não são hidrolisadas no processo digestivo, parte da proteína é excretada nas fezes ou transformada em produtos do metabolismo pelos microrganismos do intestino grosso. Proteínas de origem animal, classicamente, são consideradas como de alto valor biológico, por possuírem maior digestibilidade e não apresentarem fatores anti-nutricionais. Por outro lado, foi demonstrado que misturas de vegetais, como de um cereal e de uma leguminosa, resultam em misturas proteicas de alto valor biológico. No Brasil, a principal fonte proteica da alimentação é derivada da ingestão de arroz e feijão. Esta mistura tem adequado teor nitrogenado, supre os aminoácidos essenciais e tem digestibilidade ao redor de 80%.

Na adolescência, a necessidade de proteína é determinada pela quantidade necessária para manter o crescimento de novos tecidos. A qualidade da proteína também deveria ser considerada.

Não existem dados exatos até o momento sobre as necessidades individuais de aminoácidos dos adolescentes. Utiliza-se uma extrapolação dos valores obtidos para crianças e adultos.

Existem faixas de distribuição de macronutrientes aceitáveis (AMDR), que são definidas como um intervalo de ingestão para uma determinada fonte de energia que é associado ao risco reduzido de desenvolver doenças crônicas, ao mesmo tempo que proporcionam ingestão adequada de nutrientes essenciais. Essas faixas também levam em consideração a ingestão de energia adequada e atividade física para manter o equilíbrio energético. A faixa de distribuição de macronutrientes é expressa em porcentagem do valor energético total.

Na adolescência, a faixa de distribuição aceitável de proteína (AMDR) em relação ao valor energético total é de 10 a 30% (DRI, 2006). (Tabela 53.8)

Carboidratos

Carboidratos, também conhecidos como hidratos de carbono, têm papel principal em fornecer energia para todas as células do corpo.

Em relação aos efeitos sobre a saúde, destacam-se dois tipos de açúcares: aqueles encontrados naturalmente nos alimentos, como a frutose e a sacarose, presentes em frutas e hortaliças, e a lactose presente no leite; e aqueles extraídos de alimentos como a cana-de-açúcar, beterraba e milho, que são adicionados aos alimentos durante o processamento ou a preparação. Esses açúcares são definidos como "açúcares de adição". Embora os açúcares adicionados não sejam quimicamente diferentes dos açúcares naturais, muitos alimentos e bebidas que contém as principais fontes de açúcares adicionados possuem menores densidades de micronutrientes em comparação com os alimentos e bebidas fontes de açúcares naturais.

O Estudo de Riscos Cardiovasculares em Adolescentes (ERICA, 2013-2014), realizado com 71.791 adolescentes de 12 a 17 anos, apontou que a média da contribuição calórica de açúcar livre (açúcar de adição e presente nos

Tabela 53.8. Faixas aceitáveis de distribuição de Macronutrientes (AMDR) para adolescentes (DRI, 2006)

Macronutriente	Valor recomendado de macronutriente para adolescentes segundo DRI, 2006
Proteína	10-30%
Carboidratos	45-65%
Lipídeos	25-35%
Ácidos graxos poli-insaturados w-6 (ácido linoleico)	5-10%
Ácidos graxos poli-insaturados w-3 (a-linolênico)	0,6-1,2%

Fonte: *DRI/IOM*, 2006.

sucos de frutas naturais), foi 25% entre as meninas e 22% entre os meninos, sendo duas vezes maior do que o valor recomendado pelo Ministério da Saúde (menos de 10% do consumo energético total). O consumo elevado de açúcar foi decorrente da alta prevalência do consumo de doces, sobremesas e bebidas açucaradas (refrigerantes, sucos e bebidas lácteas).

A ingestão excessiva de carboidratos, especialmente os de rápida absorção, favorece o desequilíbrio entre a oferta de lipídios e os demais nutrientes, contribuindo para o desenvolvimento de hipercolesterolemia. O consumo excessivo de carboidratos está diretamente associado com excesso de peso e obesidade. Alterações pós-prandiais, como hiperglicemia, hiperinsulinemia e hipertrigliceridemia, também estão associadas com aumento do risco cardiovascular.

Os carboidratos com menor índice glicêmico, menor densidade calórica, maiores teores de fibras e água, desempenham importante na sensibilidade à insulina e na redução do peso corporal. O índice glicêmico dos alimentos é influenciado por características peculiares dos carboidratos, como a estrutura do amido, conteúdo e tipo de fibras alimentares. O modo como se processa o alimento é determinante da resposta glicêmica. Os carboidratos integrais (p. ex.: aveia, cereais a base de farelo), além de possuírem baixo índice glicêmico e quantidade significativa de fibras solúveis e amido resistente, contêm vitaminas, minerais e fitoquímicos que auxiliam na redução do peso corporal. As fibras desses carboidratos e o amido resistente não são digeridos pelo trato gastrointestinal. Desse modo, aumentam a fermentação colônica e a produção dos ácidos graxos de cadeia curta (acetato e butirato) que atuam favoravelmente no metabolismo da glicose e na sensibilidade à insulina.

Na adolescência, a faixa de distribuição aceitável (AMDR) de carboidratos em relação ao valor energético total é de 45 a 65% (DRI, 2006). (Tabela 53.8)

Fibras

Há vários tipos de fibras com propriedades diferentes e, portanto, com funções variadas. Apresentam efeito laxativo e promovem saciedade, contribuindo para reduzir a ingestão energética e o risco de obesidade. Também podem atenuar os níveis de glicose no sangue, normalizar valores séricos de colesterol, reduzindo o risco de doenças cardiovasculares e câncer.

As fibras são classificadas em solúveis e insolúveis. A maioria dos alimentos contém tanto componentes solúveis quanto insolúveis, em proporções variadas. As fibras insolúveis são consideradas aquelas com maior efeito sobre o volume fecal (farelos de cereais, de trigo, centeio e arroz). As fibras solúveis apresentam efeitos metabólicos, principalmente as viscosas (pectinas das frutas e vegetais; beta glicana da aveia e cevada, gomas de legumes, mucilagens da superfície externa de plantas como algas marinhas). Estas fibras tendem a estabilizar as concentrações sanguíneas de glicose e insulina pós-prandial e reduzir o colesterol sérico, em associação com

perdas fecais aumentadas de ácidos biliares. Estes efeitos são relacionados à viscosidade e, em geral, estas fibras têm pouco efeito sobre o aumento do volume fecal porque são rapidamente fermentadas pelas bactérias intestinais, produzindo gases e ácidos graxos de cadeia curta.

As recomendações de ingestão de fibras dietéticas variam bastante. As recomendações propostas pela DRI consideram diferentes fontes de fibras e seus efeitos sobre a saúde de indivíduos adultos. As recomendações para a faixa pediátrica foram extrapoladas de estudos realizados com adultos. Para crianças e adolescentes, a DRI recomenda ingestão de fibras de 14 g/1.000 Kcal ou 19 a 38 g por dia, dependendo da idade e sexo. Não especifica o tipo ou propriedades das fibras (funcional ou dietética) (IOM, 2005). (Tabela 53.9)

Tabela 53.9. Recomendações de ingestão de fibras para adolescentes

Grupos de idade e sexo	Para todas as crianças g total de fibra/dia
Meninos	
9-13 anos	31
14-18 anos	38
Meninas	
9-13 anos	26
14-18 anos	26

Fonte: DRI (2002/2005).

As recomendações para ingestão diária de fibras sugeridas pela Associação Americana de Pediatria são: idade da criança/adolescente (em anos) + 5 ou 0,5 g de fibras/kg de peso/dia até 35 g de fibras por dia. A FDA (*Foodand Drug Administration-USA*) recomenda 12 g de fibras/1.000 Kcal por dia.

A quantidade ideal de fibras dietéticas para consumo diário de crianças e adolescentes ainda necessita ser estabelecida. Um estudo de revisão realizado por Kranzet et al. (2012) concluiu que a idade + 5 a 10 g de fibras/dia pode ser recomendada para a faixa etária ≥ 3 anos de idade.

Atualmente é comum que adolescentes substituam as principais refeições por lanches hipercalóricos ou não façam algumas refeições importantes, como o café da manhã. Consomem muitos alimentos ricos em açúcar, carboidratos refinados e gordura saturada, e não tem o hábito diário de consumir grãos, frutas, verduras e legumes, resultando em consumo inadequado de fibras. Estudos com adolescentes (Toralet et al., 2007; Pinho et al, 2014) têm mostrado alta prevalência de excesso de peso corporal. Entre os hábitos alimentares mais inadequados, destacaram-se o alto consumo de carboidratos, ácido graxo saturado e sódio, consumo insuficiente de cálcio, vitamina A, fibras e ácido graxo poli-insaturado. As preferências alimentares dos adolescentes geralmente levam ao consumo insuficiente de frutas e hortaliças, consumo excessivo de gorduras e de doces, resultando em consumo de alimentos com quantidade elevada de carboidratos refinados e lipídios, com baixo teor de fibra alimentar.

Independente da quantidade e considerando os efeitos benéficos para a saúde, a ingestão de alimentos fontes de fibras deverá ser incentivada desde a infância.

Lipídios

Durante a fase de aceleração do crescimento físico, principalmente durante o pico de velocidade máxima de crescimento, os adolescentes necessitam de maior aporte energético (carboidratos e gorduras).

A gordura dos alimentos serve como fonte concentrada de energia (9 kcal/g), além de ser veículo para as vitaminas lipossolúveis e ácidos graxos essenciais, suprindo cerca de 30% das necessidades energéticas. Durante a fase de velocidade máxima do estirão, os adolescentes necessitam de muita energia e, sem as gorduras, a dieta ficaria volumosa e intragável. Por outro lado, o exagero dos "petiscos gordurosos" associados ao estilo de vida sedentário, comportamento comum dos adolescentes, são alguns dos fatores responsáveis pela "epidemia" de obesidade.

Os resultados do estudo ERICA (2013-2014) mostraram que a contribuição energética dos ácidos graxos saturados foi, em média, de 11%. O limite máximo do consumo energético total recomendado pelo Ministério da Saúde do Brasil é de 10%.

Do ponto de vista nutricional, é necessário adequar a quantidade diária total e o tipo de gordura a ser consumida. A quantidade de gorduras recomendadas para consumo diário é baseada na distribuição aceitável (AMDR) de lipídios em relação ao valor energético total, sendo de 25 a 35% para adolescentes (DRI, 2006). (Tabela 53.8)

Qualidade das gorduras

Para crianças e adolescentes recomenda adoção de padrões alimentares que permitam consumir os vários tipos de gorduras, nas seguintes quantidades:

- Ácidos graxos saturados:
  menos de 10% da energia total;
- Ácidos graxos poli-insaturados:
  até 7% da energia total;
- Ácidos graxos monoinsaturados:
  10 a 15% da energia total;
- Colesterol:
  menos de 300 mg/dia.

A DRI (2006) recomenda o consumo de ácidos graxos poli-insaturados nas seguintes proporções:

- Ácidos graxos ômega-6:
  5 a 10% do VET de lipídios;
- Ácidos graxos ômega-3:
  0,6 a 1,2 % do VET de lipídios.

Os ácidos graxos monoinsaturados são disponibilizados na dieta por diversos alimentos, tanto de origem animal quanto vegetal. As principais fontes vegetais são azeite de oliva, óleo de canola, oleaginosas (castanhas, nozes, avelãs etc.) e abacate. As carnes bovinas são as principais fontes de ácidos graxos monoinsaturados e representam 50% do total de lipídios presentes nesse alimento. O ácido oléico é o mais abundante na natureza, representando aproximadamente 92% do total de ácidos graxos monoinsaturados consumidos.

Os ácidos graxos trans são isômeros geométricos dos ácidos graxos insaturados, produzidos a partir da fermentação de bactérias em ruminantes, sendo encontrados em quantidades insignificantes na carne e no leite. A produção desses ácidos graxos também ocorre por meio da hidrogenação parcial de óleos vegetais, sendo o mais comum o ácido elaídico. Estão presentes em diversos produtos industrializados (biscoitos de maisena, de polvilho, sorvetes cremosos, tortas, entre outros). Podem ser encontrados também em diversos produtos de panificação (pão francês, folhados, pão de batata e pão de queijo). Segundo a Agência Nacional de Vigilância Sanitária (ANVISA), o valor de gordura trans nos alimentos deve ser declarado em gramas presentes por porção do alimento. A porcentagem do Valor Diário de ingestão (% VD) de gorduras trans não é informada porque não existe requerimento para a ingestão dessas gorduras. Ou seja, não há um valor que deva ser consumido diariamente. A recomendação é que seja consumido o mínimo possível.

O colesterol alimentar encontra-se nas gorduras de origem animal, quase totalmente na forma livre (não esterificado). Suas principais fontes alimentares são gema de ovo, leite e derivados, camarão, carne bovina, pele de aves e vísceras. Existe forte associação entre o alto consumo de colesterol e aumento na incidência aterosclerose. Aproximadamente 56% do colesterol da dieta são absorvidos.

RECOMENDAÇÕES DE MINERAIS

Na adolescência, principalmente durante o estirão de crescimento, as necessidades de cálcio, ferro e zinco estão aumentadas. A oferta de minerais é imprescindível para as reações enzimáticas e para permitir a expansão dos tecidos metabolicamente ativos, os quais sofrem notável incremento durante este período.

Cálcio

O cálcio é um nutriente essencial em todas as fases da vida. A necessidade aumentada de cálcio na adolescência está relacionada ao rápido desenvolvimento muscular, esquelético e endócrino. A adolescência é um período crítico de mineralização óssea e se a ingestão de cálcio for deficiente e/ou sua absorção estiver prejudicada, poderá haver maior predisposição à osteoporose em idades futuras.

A aquisição de massa óssea é gradual durante a infância e acelerada durante a adolescência, até que o desenvolvimento puberal seja finalizado. Cerca de 50% da massa óssea é obtida durante a puberdade e para isso o acúmulo de cálcio é triplicado. O período entre 9 e 17 anos parece ser crucial para a realização do pico de massa óssea que é resultado da associação entre fatores genéticos, endógenos, nutricionais e nível adequado de atividade física.

A ingestão inadequada de cálcio está geralmente associada a:

- Baixa ingestão de alimentos fontes de cálcio (leite e derivados lácteos), que vem sendo substituídos pelo consumo excessivo de refrigerantes e de refrigerantes à base de cafeína, que interferem negativamente no processo de aquisição de massa óssea.

- Maior consumo de alimentos industrializados, alimentos "da moda", menos nutritivos e com maior quantidade de fatores anti-nutricionais, como cafeína, fitatos, oxalatos e taninos. Ao formarem complexos insolúveis com o cálcio, podem reduzir de maneira importante a absorção intestinal.

- Menor capacidade de vigilância e controle da alimentação por parte da família, favorecendo o consumo de alimentação inadequada pelo adolescente.

Os valores recomendados para ingestão de cálcio estão listados na Tabela 53.10.

Ferro

A necessidade de ferro encontra-se aumentada na adolescência, tanto para o sexo feminino como para o masculino. Este aumento está relacionado ao crescimento acelerado, aumento da massa muscular, expansão do volume sanguíneo e das enzimas respiratórias.

Para as meninas, a necessidade de ferro torna-se aumentada com o evento da menarca. Observa-se nesse grupo maior risco de anemia, inclusive devido a dificuldade de atingir a recomendação desse nutriente por meio da alimentação. Para os meninos, a necessidade de ferro é maior durante o pico de velocidade de crescimento.

A dieta balanceada e equilibrada contém aproximadamente 12 a 15 mg de ferro, dos quais observa-se absorção de aproximadamente 1 mg. Os valores recomendados para ingestão diária de ferro estão listados na Tabela 53.11.

Tabela 53.11. Recomendações para ingestão de ferro e zinco para adolescentes

Faixa etária	Ferro	Zinco
Grupo	(mg/d)	(mg/d)
Masculino		
9-13 anos	8	8
14-18 anos	11	11
Feminino		
9-13 anos	8	8
14-18 anos	15	9

Fonte: *DRI/IOM, 2006.*

Nas fontes alimentares, o ferro é encontrado em duas formas: ferro inorgânico, presente nos vegetais e cereais, sendo o ferro menos biodisponível; ferro heme que apresenta maior biodisponibilidade e é encontrado em alimentos de origem animal como carnes vermelhas, vísceras (fígado, rim, coração), aves e peixes.

Existem fatores estimuladores da absorção intestinal de ferro, como a vitamina C. Aproximadamente 90% da vitamina C das dietas ocidentais provém de frutas e hortaliças, sendo frutas cítricas e seus sucos, hortaliças verdes, tomate e seu suco, bem como a batata, os principais contribuintes.

Existem fatores inibidores da absorção intestinal de ferro, como os oxalatos e os fitatos. Altos níveis de oxalatos são encontrados em inúmeros vegetais. Os oxalatos geralmente estão na forma de sais solúveis (de sódio ou de potássio) ou como sais insolúveis (de cálcio). As folhas dos vegetais geralmente contêm concentrações mais altas de oxalato do que os talos (Tabela 53.12).

Tabela 53.12. Percentual de oxalato em algumas folhas e talos

Alimentos frescos (100 g)	Teor de oxalato (%)
Talos de beterraba	0,3 a 0,9
Folhas de cacau	0,3 a 0,9
Espinafre	0,2 a 1,3
Ruibarbo	0,2 a 1,3
Folhas de chá	0,3 a 2,0

Fonte: Shils M. et al, 2003.

Tabela 53.10. Recomendações para ingestão de cálcio e vitamina D para adolescentes

Estágio de Vida	Cálcio			Vitamina D		
	EAR (mg/dia)	RDA (mg/dia)	UL (mg/dia)	EAR (UI/dia)	RDA (UI/dia)	UL (UI/dia)
9-13 anos	1.100	1.300	3.000	400	600	4.000
14-18 anos	1.100	1.300	3.000	400	600	4.000
19-30 anos	800	1.000	2.500	400	600	4.000
14-18 anos - gestante/lactante	1.100	1.300	3.000	400	600	4.000
19-gestante/lactante	800	1.000	2.500	400	600	4.000

Fonte: DRI/IOM, 2010.

Os fitatos são amplamente distribuídos nos vegetais. Estão contidos principalmente no farelo e no germe. Grande parte dos fitatos passam para os subprodutos da moagem de farinhas, aumentando a concentração em farinhas de alto conteúdo proteico.

Zinco

Este mineral participa da síntese de proteínas e é essencial para o crescimento. É particularmente importante na adolescência, em virtude da rápida velocidade de crescimento e maturação sexual. Durante o estirão de crescimento, a retenção de zinco em meninos e meninas é muito mais alta do que a média do período total da adolescência. A maior retenção de zinco está relacionada ao aumento da massa magra corporal durante esse período. Adolescentes gestantes podem ser particularmente suscetíveis a deficiência de zinco em virtude da rápida divisão celular e crescimento do feto, bem como pelo crescimento biológico da gestante, que é mantido na adolescente.

Os meninos adolescentes apresentam maior retenção de zinco no período de aceleração do crescimento (Tanner G3-G4). Ingestão dois terços abaixo do recomendado é considerada risco para a saúde.

As fontes alimentares de zinco são carnes, peixe, camarão, ostras, fígado, grãos integrais, castanhas, cereais e tubérculos, ovos e leite. Contribuem para a deficiência de zinco o consumo de alimentos pobres em zinco e a inibição da sua absorção pelos fitatos oriundos de dietas ricas em cereais.

Os valores recomendados para ingestão diária de zinco para adolescentes estão listados na Tabela 53.11.

RECOMENDAÇÕES DE VITAMINAS

A necessidade de vitaminas está aumentada na fase de anabolismo e produção energética durante a adolescência. Existem alguns fatores que podem aumentar a necessidade de vitaminas nessa fase da vida, como atividade física, gravidez, uso de contraceptivos orais, entre outros.

Tiamina, Niacina e Riboflavina

Estas vitaminas são classificadas como vitaminas hidrossolúveis e suas funções estão relacionadas ao metabolismo energético. É essencial que as recomendações de ingestão destas vitaminas sejam baseadas na ingestão energética total.

Em virtude da maior demanda de energia durante a adolescência, maiores quantidades de tiamina, niacina e riboflavina são necessárias para liberar energia dos carboidratos.

As principais fontes alimentares dessas vitaminas incluem vegetais (vagem, feijão), frango e fígado.

Os valores recomendados para ingestão diária de tiamina, niacina e riboflavina estão listados na Tabela 53.13.

Ácido Fólico e Vitamina B12

O ácido fólico é uma vitamina hidrossolúvel essencial para reações metabólicas e vital para o funcionamento e crescimento normal do organismo. Participa como cofator para as enzimas implicadas na síntese de DNA e RNA e é especialmente importante nos períodos de crescimento (infância, adolescência e gravidez). Atua juntamente com a vitamina B12 na regulação e formação dos glóbulos vermelhos e auxilia a atividade do ferro.

O risco de carência da vitamina B12 é especialmente alto nos casos de dietas radicais ou de vegetarianos estritos.

De acordo com a DRI, houve aumento na quantidade de folato recomendada para adolescentes em idade reprodutiva, tanto para o sexo feminino quanto para o masculino. Os valores recomendados são 300-400 µg/dia.

Os valores recomendados para ingestão de ácido fólico e vitamina B12 estão listados na Tabela 53.13.

Vitamina C

É essencial para a absorção do ferro, síntese de colágeno, processo de cicatrização, formação dos dentes e integridade dos capilares, sendo o consumo adequado essencial na fase de crescimento pubertário.

Tabela 53.13. Recomendações de ingestão de vitaminas para adolescentes

| Faixa etária | Tiamina | Niacina | Riboflavina | Ácido fólico | Vitamina B12 | Vitamina A |
Grupo	(mg/d)	(mg/de^e)	(mg/d)	(µg/d)	(µg/d)	(µg/d^o)
Masculino						
9-13 anos	0,9	12	375	300	1,8	600
14-18 anos	1,2	16	550	400	2,4	900
Feminino						
9-13 anos	0,9	12	375	300	1,8	600
14-18 anos	1	14	400	400	2,4	700

Fonte: *DRI/IOM*, 2006.

Parte VII • Nutrição e Alimentação na Adolescência

A deficiência de vitamina C pode afetar a resposta imune, predispondo o adolescente a infecções e a lesões gengivais. A ingestão dietética insuficiente é preocupante em adolescentes, fumantes e em uso de contraceptivos orais.

As principais fontes alimentares são laranja, limão, acerola, morango, brócolis, repolho e espinafre.

Os valores recomendados para ingestão diária de vitamina C estão listados na Tabela 53.13.

Vitamina A

É classificada como vitamina lipossolúvel e está envolvida no crescimento, diferenciação e proliferação celulares, desenvolvimento tecidual (cicatrização, epitelização, reprodução, embriogênese) e na integridade do sistema imunológico.

A vitamina A pode ser obtida por meio da ingestão de alimentos que contenham esta vitamina pré-formada ou como ésteres retinílicos (ER), e pela ingestão de carotenoides presentes em óleos, frutas e legumes (cenouras, brócolis, abóbora, ervilhas e espinafre).

Existem mais de 600 carotenoides na natureza e apenas 50 apresentam atividade de vitamina A. Os carotenoides mais conhecidos com essa atividade são o alfa e o betacaroteno e a beta-criptoxantina.

As necessidades de vitamina A aumentam consideravelmente nos períodos de crescimento acelerado. As recomendações diferenciam-se por sexo e pela influência hormonal exercida nos valores sanguíneos de vitamina A, independente de suas reservas.

A principal causa de deficiência da vitamina A está relacionada à dieta cronicamente insuficiente neste nutriente, resultando em baixos estoques corporais. Outros fatores têm sido descritos na literatura como possíveis preditores das concentrações séricas de vitamina A: condições socioeconômicas e ambientais, características maternas, peso ao nascer e indicadores antropométricos. Porém, estas associações ainda são controversas.

Os valores recomendados para ingestão diária de vitamina A estão listados na Tabela 53.13.

Vitamina D

A vitamina D [25 (OH) D] é um seco-esteroide produzido de forma endógena na pele ou obtido por meio da ingestão de alimentos fontes. Para se tornar ativa, passa por duas hidroxilações sucessivas: primeiro no fígado, formando a 25-hidroxivitamina D [25(OH) D3] e depois nos rins, formando seus dois principais metabólitos: 1-alfa 25-di-hidroxi vitamina D [1,25(OH)$_2$] e 24R,25-di-hidroxi vitamina D3 [24R,25(OH)$_2$D].

O ponto mais importante na regulação do sistema endócrino da vitamina D ocorre nos rins, por meio do controle rigoroso da atividade da enzima 1 alfa-hidroxilase. A produção do metabólito ativo 1,25 (OH)$_2$ D, também chamado de calcitriol, pode ser modulado de acordo com a concentração plasmática de 1,25 (OH)$_2$ D, do paratormônio (PTH) e das concentrações séricas de cálcio e fosfato. Também dependerá de outras necessidades endócrinas do organismo, como as que ocorrem durante o crescimento.

A vitamina D está envolvida na homeostase do cálcio, do fósforo e na mineralização óssea, sendo essencial no período de crescimento.

Por estar envolvida no crescimento esquelético, a vitamina D torna-se essencial durante a adolescência. Níveis séricos normais de vitamina D promovem absorção de 30% do cálcio dietético e mais de 60-80% em períodos de crescimento, devido à alta demanda de cálcio.

Apesar da vitamina D ser produzida por exposição da pele aos raios solares, o consumo dietético se torna essencial quando a exposição solar é insuficiente para alcançar as necessidades diárias. Isso tem se tornado comum, particularmente entre pessoas residentes em centros urbanos, expostas a níveis subótimos de raios solares.

Os alimentos fonte de vitamina D incluem gema de ovo, fígado, manteiga e leite integral. Estes alimentos são atualmente pouco consumidos, em função do elevado conteúdo de gorduras e colesterol. De modo geral, carnes e peixes magros têm apenas traços desta vitamina, estando as maiores concentrações presentes no arenque e na cavala. Óleos de fígado de peixes, como atum e linguado, bacalhau em particular e peixes como salmão, cavala, sardinha, enguia, arenque e atum, são ricos em vitamina D.

Os valores recomendados para ingestão alimentar diária da vitamina D estão listados na Tabela 53.10.

REFERÊNCIAS BIBLIOGRÁFICAS

1. Agência Nacional de Vigilância Sanitária. Disponível na Internet: http://portal.anvisa.gov.br/html (27 mai. 2017).

2. Barreiros RC, et al. Frutose em humanos: efeitos metabólicos, utilização clínica e erros inatos associados. Rev. Nutr. 18 (3): 337-89, 2005.

3. Basaranoglu M, Basaranoglu G, Sabuncu T, Senturk H. Fructose as a key player in the development of fatty liver desease. World J Gastroenterol 19 (8): 1166-1172, 2013.

4. Bueno AL, Czepielewski MA. The importance for growth of dietary intake of calcium and vitamin D. Jornal de Pediatria 84(5): 386-393, 2008.

5. Cardoso, et al. Escolhas e hábitos alimentares em adolescentes: associação com padrões alimentares do agregado familiar. Ver Port Saúde Pública. 33 (2):128-136, 2015.

6. Calvo MS, Whiting SJ. Public Health Strategies to overcome barriers to optimal vitamin D status in population with special needs. J Nutr. 136 (4):1135-1139, 2006.

7. Chiellini G, DeLuca HF. The importance of stereo chemistry on the actions of vitamin D. Curr Top Med Chem. 11(7):840-845, 2011.

8. Cominetti C, Rogero MM, Horst MA. Genômica Nutricional: dos fundamentos à nutrição molecular, 1ª ed. Manole, São Paulo: 1 - 523, 2017.

9. Cummings JH, Stephen AM. Carbohydrate terminology and classification. EUR J Clin Nutr. 61 (suppl1): S5-18, 2007.Review.

10. de Pádua Cintra I, de Abreu CLM. Avaliação nutricional. In: de Souza Vitalle MS, da Rocha Medeiros EHG. Guia de adolescência uma abordagem ambulatorial. 1ª ed. Barueri, Manole: 147-162, 2008.

11. Dietary Reference Intakes for Energy, Carbohydrate, Fiber, Fat, Fatty Acids, Cholesterol, Protein, and Amino Acids (Macronutrients) (2002). The National Academie e Press. Disponível na internet: <http://books.nap.edu> (10 de março de 2017).

12. Dietary Reference Intakes: The Essential Guide to Nutrient Requirements (2006). The National Academie e Press. Disponível na internet: <http://www.nap.edu/catalog/11537.html > (10 de março de 2017).

13. Eisenstein E, et al. Nutrição na adolescência. Jornal de Pediatria 76 (Supl. 3): 263-274, 2000.

14. Gemen R, de Vries JF, Slavin JL. Relationship between molecular structure of cereal dietary fiber and health effects: focus on glucose/insulin response and gut health. Nutr Rev. 69 (1):22–33, 2011.

15. Giannini DT. Recomendações Nutricionais dos Adolescentes. Adolescência e Saúde. 4 (1): 12-18, 2007.

16. Giuliano ICB, Caramelli B, Pellanda L, Duncan B, Mattos S, Fonseca FH. Sociedade Brasileira de Cardiologia. I Diretriz de Prevenção da Aterosclerose na infância e na Adolescência. Arq Bras Cardiol.85 (Supl.6):1-36, 2005.

17. Goran MI, Dumke K, Bouret SG, Kayser B, Walker RD, Blumberg B. The obesogenic effect of hight fructose exposure during early development. Nat RevEndocrinol.9 (8): 494-500, 2013.

18. Hernández T, Hernández A, Matínez C. Calidad de proteínas. Conceptos y evaluación. Alimentaria 34 (274): 27-37, 1996.

19. Holick MF, Chen TC, Lu Z, Sauter E. Vitamin D and skin physiology: a D-lightful story. J Bone Miner Res.22 (Suppl 2): 28-33, 2007.

20. Holick MF. Resurrection of Vitamin D deficiency and rickets. J Clin Invest. 116(8): 2062-2072, 2006.

21. Holick MF. Sunlight and vitamin D for bone heal thand prevention of autoimmune diseases, cancer sand cardiovascular disease. Am J ClinNutr.80 (Suppl 6):1678-88, 2004.

22. Holick MF. Vitamin D deficiency. N Engl J Med.357:266-81, 2007.

23. Hochberg Z. Vitamin D and rickets. Consensus development for the supplementation of vitamin D inchild hood and adolescence. Endocr Dev Basel.6:259-81, 2003.

24. Hongyu Wu, et al. Association Between Dietary Whole Grain Intake and Risk of Mortality Two Large Prospective Studies in US Men and Women. JAMA Intern Med.175 (3): 373-384, 2015

25. Institute of Medicine. Dietary Reference Intakes for energy, carbohydrate, fiber, fat, fatty acids, cholesterol, protein, and amino acids. Washington, DC: National Academies Press; 2002/2005.

26. Institute of Medicine. Report Release: Dietary Reference Intakes for Calcium and Vitamin D. November 30, 2010.

27. Institute of Medicine (IOM; US). Subcommittee on Interpretation and Uses of Dietary Reference; Standing Committee on the Scientific Evaluation of Dietary Reference Intakes. Dietary Reference Intakes: applications in dietary assessment. Washington (DC): National Academy Press (US); 2000. 306p. [cited 2015 may 22]. Available from: http://www.nap.edu/catalog.php?record_id=9956.

28. Institute of Medicine (IOM; US). Sub committee on Interpretation and Uses of Dietary Reference; Standing Committee on the Scientific Evaluation of Dietary Reference Intakes. Dietary Reference Intakes: the essential guide to nutrient requirements. Washington (DC): National Academy Press (US); 2006. 543p. [cited 2015 may 22]. Available from: http://www.nap.edu/catalog.php?record_id=11537.

29. Kranz S, Brauchla M, Slavin JL, Miller KB. What Do We Know about Dietary Fiber Intake in Children and Health? The Effects of Fiber Intake on Constipation, Obesity, and Diabetes in Children. American Society for Nutrition. Adv. Nutr. 3: 47–53, 2012. Review.

30. Ladhani S, Srinivasan L, Buchanan C, Allgrove J. Presentation of vitamin D deficiency. Arch Dis Child. 89:781-4, 2004.

31. Pinho L, et al. Excesso de peso e consumo alimentar em adolescentes de escolas públicas no norte de Minas Gerais, Brasil. Ciência e Saúde Coletiva. 19 (1): 67-74, 2014.

32. Liberman B, Cukiert A. Fisiologia e fisiopatologia do hormônio do crescimento. São Paulo: Lemos Editorial; 2004.

33. Lopez FA, Brasil AD. Nutrição e dietética em clínica pediátrica. São Paulo: Atheneu; 2004.

34. Ayoub ME. O status Nutricional da Adolescente em uso de anticoncepcional oral. Nutrição Saúde e Performance. Ano 8. Ed. 38: 24-28, 2008.

35. Mein JR, et al. Enzymatic for mation of apo-carotenoids from the xantrophyll carotenoids lutein, zeaxanthin and beta-crypto-xanthin by ferret carotene-9, 10-monooxygenase. Arch BiochemBiophys. 506 (1): 109-121, 2011.

36. Moshfegh A, Goldman J, Cleveland L. What we eat in America, NHANES 2001–2002. Usual nutrient intakes from food compared to Dietary Reference Intakes. Beltsville, MD: USDA, Agricultural Research Service; 2005.

37. Noy N. Vitamin A. In: Stipanuk MH, Caudill MA. Biochemical, physiological, and molecular aspects of human nutrition.3.ed. St. Louis, Missouri: Elsevier Saunders; 2012.

38. Oliveira JED, Vannucchi H. The protein requirement of Brazilian rural works studies with a rice and a bean a diet. In: RAND, W.M. Protein energy requirements of developing countries: results of international research. Tokio, United University, p. 98-114, 1983.

39. Piernas C, Popkin BM. Trends in snacking among U.S. children. Health Aff (Millwood).29:398–404, 2010.

40. Piernas C, Popkin BM. Food portion patterns and trends among U.S. children and the relationship to total eating occasion size, 1977– 2006. J Nutr. 141:1159–64, 2011.

41. Pires CV, Oliveira MGA, Rosa GC, Costa NMB. Qualidade Nutricional e escore Químico de Aminoácidos de Diferentes Fontes Protéicas. Ciênc. Tecnol. Aliment. 26(1): 179-187, 2006.

42. Premaor MO, Furlanetto TW. Hipovitaminose D em adultos: entendendo melhor a apresentação de uma velha doença. Arq Bras EndocrinolMetab.50:25-37, 2006.

43. Sampath H, Ntambi JN. The fate and intermediary metabolism of stearic acid.Lipids.40 (12): 1187 - 1191, 2005. Review.

44. Santos RD, Gagliardi ACM, Xavier HT, Magnoni CD, Cassani R, Lottenberg AM et al. Sociedade Brasileira de Cardiologia. I Diretriz sobre o consumo de Gorduras e Saúde Cardiovascular. Arq Bras Cardiol.100 (1Supl.3):1-40, 2013.

45. Sarwar, G. The protein digestibility-corrected amino acid score method overestimates quality of proteins containing antinutritional factors and of poorly digestible proteins supplemented with limiting amino acids in rats. JournalofNutrition.127: 758-764, 1997.

46. Sgarbieri VC. Métodos de avaliação da qualidade nutricional dos alimentos. In: SGARBIERI, V.C. Alimentação e Nutrição - Fator de Saúde e Desenvolvimento. 250-261, 1987.

47. Shils M, et al. Tratado de Nutrição Moderna na Saúde e na Doença, 9ª ed. Manole, São Paulo: 3 - 1026, 2003.

48. Stewart ML, Nikhanj SD, Timm DA, Thomas W, Slavin JL. Evaluation of the effect of four fibers on laxation, gastrointestinal tolerance and serum markers in healthy humans.Ann NutrMetab. 56:91–8, 2010.

49. Sociedade Brasileira de Pediatria. Manual de orientação para a alimentação do lactente, do pré-escolar, do escolar, do adolescente e na escola/Sociedade Brasileira de Pediatria. Departamento de Nutrologia, 3ª. ed. Rio de Janeiro, RJ: SBP, 2012.

50. Souza AM, et al. ERICA: ingestão de macro e micronutrientes em adolescentes brasileiros. Rev Saúde Pública.50(supl1):5s, 2016.

51. Tabela Brasileira de Composição de Alimentos/NEPA-Unicamp. 2a ed. Campinas, SP: NEPA-UNICAMP; 2006.

52. Timm DA, Stewart ML, Hospattankar A, Slavin JL. Wheat dextrin, psyllium, and inulin produce distinct fermentation patterns, gas volumes, and short-chain fatty acid profiles in vitro. J Med Food. 13:961–6, 2010.

53. Toral N, Slater B, Silva MV. Consumo alimentar e excesso de peso de adolescentes de Piracicaba, São Paulo. Rev Nutr. 20(5):449-459, 2007.

54. Vitolo RM. Nutrição da gestação ao envelhecimento. Rio de Janeiro: Rubio; 2008. p. 278-290.

55. Williams CL, Bollella M, Wynder EL. A new recommendation for dietary fiber in childhood. Pediatrics. 96 (5): 985-988, 1995.

56. Wolever TMS. Dietary carbohydrates and insulin action in humans. British Journal of Nutrition, Wallingford, 83 (Supl. 1) 97-102, 2000.

Comportamento Alimentar de Risco

Nathalia Moretti Fontanezi
Aline Maria Luiz Pereira

DEFINIÇÃO DE COMPORTAMENTO ALIMENTAR

O comportamento alimentar refere-se às atitudes relacionadas às práticas alimentares, caracterizadas por interação entre o estado fisiológico, psicológico e condições ambientais, podendo sofrer influência de fatores nutricionais, demográficos, sociais e culturais. É o conjunto dos aspectos subjetivos intrínsecos do indivíduo ou do coletivo e de características socioculturais que tenham envolvimento com o ato de se alimentar ou com o alimento.

COMPORTAMENTO ALIMENTAR DE RISCO NA ADOLESCÊNCIA

A adolescência é uma fase marcada por inúmeras mudanças, tanto físicas como psicológicas. A maturação sexual é acompanhada de mudanças hormonais e desenvolvimento mental, levando a modificações corporais, alteração da percepção de si e modificando o modo como o adolescente pensa e interage com a sociedade.

Os adolescentes tendem a passar mais tempo com os amigos do que com os próprios pais. É uma fase em que os pares têm grande importância, servindo de modelo e reforço para determinadas atitudes. Conversam em geral sobre excesso de peso e aparência, expondo o adolescente a comparações entre si e os pares.

O comportamento alimentar do adolescente é baseado no seu estilo de vida, priorizando a praticidade e a rapidez em obter a comida, e sofrendo influência da mídia e dos amigos. Há, ainda, a necessidade de se encaixar em um contexto social característico, livre para tomar as próprias atitudes sem tanta interferência dos pais. Este contexto torna as escolhas saudáveis mais difíceis. Ocorre omissão do café da manhã, preferência por *fast food* e substituição das refeições principais por lanches (sanduiches, hambúrgueres etc.) e pizzas. Estas escolhas são frequentes, pois eles acreditam que essa substituição será menos calórica do que uma refeição completa. Essa prática é bastante evidenciada em meninas, que relatam maior preocupação com a imagem corporal.

O número de adolescentes com excesso de peso esta crescendo mundialmente, aumentando a chance de insatisfação corporal, comportamentos alimentares inadequados e práticas não saudáveis para controle de peso.

Comportamento alimentar de risco é caracterizado por restrição alimentar (dietas ou práticas de jejum), purgação (uso de laxantes, diuréticos ou vômitos) e compulsão alimentar. Este tipo de comportamento pode ocasionar diversos efeitos negativos no organismo, como anemia, amenorreia, desidratação, além de ser critério de diagnóstico para transtornos alimentares (anorexia nervosa e bulimia).

Na literatura são encontrados termos equivalentes a "comportamento alimentar de risco", tais como "suspeita de transtorno alimentar", "comportamento alimentar de risco para transtorno alimentar", "comportamento alimentar anormal", "risco de transtorno alimentar", "sintomas de transtorno alimentar", "atitudes alimentares anormais", "padrões alimentares anormais" e "comer transtornado".

As restrições alimentares são autoimpostas, com o intuito de perder ou manter o peso corporal. Estas restrições interferem na qualidade e quantidade dos alimentos consumidos, levando a práticas inadequadas como pular refeições, realizar jejum, diminuir a quantidade consumida de alimentos, excluir grupos alimentares considerados engordativos, consumir apenas alimentos *diet* e/ou *light*, contar as calorias dos alimentos e seguir dietas sem orientação profissional. Para a instalação de um transtorno alimentar são necessários outros fatores, porém a restrição alimentar costuma ser o passo inicial, aumentando o risco de instalação do transtorno.

A prevalência de comportamento alimentar de risco referida por Ferreira e Veiga (2008), em estudo realizado em escolas públicas no Rio de Janeiro, com adolescentes de ambos os sexos, foi de 37,3% para compulsão alimentar, pelo menos uma vez por semana, sendo que destes 3,4% relataram ter usado algum método compensatório após a compulsão. A prevalência de comportamento alimentar de risco para restrição alimentar foi 24,7%, sendo significantemente mais frequente em meninas do que em meninos. A prevalência de comportamento alimentar de risco para purgação foi 5,1%.

No conceito de "práticas alimentares não saudáveis para controle de peso", estão englobados o jejum ou consumir pouca comida, pular refeições, usar substitutos de refeições, como suplementos ou *shakes*, remédios para emagrecer e fumar muitos cigarros por dia. Essas práticas são tidas como menos graves no início, sendo associadas ao aparecimento de comportamentos alimentares de risco e, posteriormente, ao possível aparecimento do transtorno alimentar clássico.

Estudo desenvolvido na cidade de São Paulo, por Leal (2013), identificou que 12,2% dos adolescentes apresentavam comportamento alimentar de risco e 31,9% apresentavam práticas não saudáveis para controle de peso, sendo a maioria do sexo feminino. Entre os fatores de risco para que o adolescente desenvolvesse esses comportamentos, foram encontrados a insatisfação corporal, prática de atividade física, estado nutricional inadequado, adiposidade corporal exacerbada, etnia branca e nível socioeconômico elevado.

Um estudo realizado com adolescentes em Salvador-BA (Brasil) por Alves et al. (2012), encontrou que a idade, insatisfação corporal (elevou em 4,23 vezes a prevalência de sintomas de TA), problemas de comportamento relacionados a internalização (elevou em 1,78 vezes a prevalência de sintomas de TA), a troca de refeições por balas e o consumo de frutas e vegetais (elevou em 2,49 vezes a prevalência de sintomas de TA) estavam positivamente relacionados com a ocorrência dos transtornos alimentares.

A principal motivação para o aparecimento de transtornos alimentares parece ser a insatisfação corporal, influenciada por três fontes primárias: a mídia, a família e os amigos. Essa motivação ocorre quando a pessoa não está feliz com a sua imagem corporal.

A imagem corporal apresenta dois componentes, o perceptivo e o atitudinal. O componente perceptivo é como a pessoa se vê, é a representação mental do próprio corpo. O componente atitudinal é o sentimento que ela tem sobre a sua imagem, o quanto ela se sente atraente; são as ações feitas em favor da aparência física e as preocupações com o corpo.

Os distúrbios da imagem corporal são alterações graves e persistentes no componente perceptivo e/ou atitudinal, ocasionando sofrimento e prejuízos sociais, físicos e emocionais. No distúrbio do componente perceptivo, o indivíduo não consegue perceber o corpo como ele é realmente, tratando-se então da distorção da imagem corporal. No distúrbio do componente atitudinal, ocorrem alterações nos pensamentos, sentimentos e ações referentes ao corpo, como a insatisfação corporal, medo mórbido de engordar, preocupação excessiva e investimento financeiro extremo com o corpo, além de depreciar e evitar o próprio corpo.

Anteriormente, a insatisfação corporal atingia principalmente as mulheres. Atualmente, está acometendo com grande frequência os homens também.

O descontentamento com a imagem corporal tem efeitos negativos na vida do adolescente, aumentando o risco de depressão, tabagismo, obesidade e transtornos alimentares. Está fortemente relacionado com práticas alimentares inadequadas para controle de peso.

A família pode ser fator protetor na ocorrência dos transtornos alimentares. Quanto mais coesa e aconchegante for a família, na percepção do adolescente, menor a chance de aparecer comportamentos de risco. A refeição em família também é fator protetor, enquanto realizar refeições sozinho pode ser fator preditivo para purgação.

Os adolescentes atletas são um grupo de risco para desenvolver transtornos do comportamento alimentar, pois estão inseridos em um meio competitivo, no qual constantemente há cobrança de manutenção do peso corporal. Os esportes como ginástica, ballet, nado sincronizado e patinação artística estão mais associados com este tipo de comportamento porque valorizam a leveza, flexibilidade, equilíbrio, domínio do corpo, baixo índice de massa corporal e baixo percentual de gordura.

INFLUÊNCIA DA MÍDIA E DAS REDES SOCIAIS NO COMPORTAMENTO ALIMENTAR

A mídia tem grande poder sobre o que as pessoas comem e pensam sobre a comida. Frequentemente coloca o adolescente em um dilema, mostrando nas propagandas que há alimentos atrativos disponíveis *versus* a busca pelo corpo ideal. A mídia é crucial na formação da imagem corporal e pode ser responsável por criar expectativas não realísticas e insatisfação corporal.

Os adolescentes estão cada vez mais expostos a elas. Além da televisão, revistas e filmes, citadas como "mídias antigas", há a internet, redes sociais, computadores e celulares, citados como "mídias novas". Existem *sites* que incentivam comportamentos alimentares de risco, como o "pro-ana" (pró-anorexia), "pro-mia", (pró-bulimia) ou "pro-ed" (pró-transtornos alimentares). São *sites* que não reconhecem os transtornos como doenças, mas sim como um estilo de vida. Nos *sites* os adolescentes com transtornos alimentares se sentem inseridos e, em geral, interagem nas discussões. Estes *sites* promovem a perda de peso por meio da purgação e restrição, oferecendo dicas perigosas como "*escolha apenas um alimento por dia – corte-o em pedaços pequenos, separe e coma um pedaço por refeição*".

Com a vasta diversidade de mídias, as redes sociais são um dos meios de comunicação mais utilizados entre os adolescentes. Pesquisa americana realizada por Lenhart (2015) identificou que 89% dos adolescentes americanos possuem, pelo menos, um perfil pessoal em alguma rede social e 71% possuem perfil em duas ou mais redes sociais. As três redes sociais mais utilizadas por adolescentes de 13 a 17 anos são o *Facebook* (71%), seguido do *Instagram* (52%) e *Snapchat* (41%). Os adolescentes estão mais vulneráveis aos efeitos negativos das redes sociais. Estudos mostram que, quanto menor a autoestima, mais tempo eles perdem desmarcando-se de fotos que colegas os marcaram. O uso exacerbado do *Facebook* evidencia a internalização do corpo ideal, da insatisfação corporal e do transtorno alimentar.

As celebridades expõem mais os seus corpos ideais, reforçando em diversos meios um ideal de beleza inatingível. Há correlação positiva com a forma que o indivíduo se vê e enxerga uma celebridade. Aqueles que admiram alguma celebridade em especial, apresentam conexão mais forte com ela e, consequentemente, distorção acentuada da imagem corporal, sendo mais insatisfeitos do que quem não tem essa relação de admiração.

Além das celebridades, os próprios adolescentes ficam expostos nas redes sociais, com acesso a fotos de seus pares. Brown & Tiggemann (2016) referem que pares magros e atrativos exercem efeito na imagem corporal, semelhante ao efeito exercido pelas celebridades.

Na plataforma do *Instagram* existe o que chamamos de *hashtags* (#). São marcações feitas nas publicações que facilitam ao público encontrar pessoas com atividades de interesse ou semelhantes as suas. O *Instagram* foi desenvolvido para o usuário postar fotos em tempo real com alguma legenda. Atualmente, há registro de mais de 70 milhões de novas fotos publicadas todos os dias. A *hashtag* denominada *FITSPIRATION (*combinação de *FIT* com *INSPIRATION)* tem sido muito utilizada e aparece com a proposta de promover a saúde e a prática de exercícios físicos. A *hashtag THINSPIRATION*, utilizada anteriormente, promovia a magreza e a perda de peso.

Mesmo com intenções boas de promoção de práticas saudáveis, a nova *hashtag fitspiration* mostra apenas que o padrão de beleza ideal foi modificado. Cultua, agora, o corpo magro e tonificado para as mulheres e o corpo musculoso para os homens. Ou seja, são pessoas mais fortes e menos magras do que as modelos de passarela, que anteriormente eram o padrão ideal de beleza.

Em uma pesquisa feita por Tiggemann & Zaccardo (2016) com base na *hashtag fitspiration* encontraram que 63,7% são fotos de pessoas, 19% são fotos de comidas e 17% são fotos de aparelhos de academia, roupa para fazer ginástica, entre outros. Em 11,3% das fotos, a legenda foi julgada como incentivo a comportamentos excessivos ou extremos. O fato de olhar esse tipo de foto resulta na comparação consigo mesmo e, consequentemente, na insatisfação corporal. Ao realizar uma busca no *Instagram*, foram encontradas 5,2 milhões de fotos com a *hashtag fitspiration*. Com a *hashtag* da abreviação *fitspo* foram encontradas 23 milhões de fotos (Carrote et al. 2015; Holland e Tiggemann, 2016). É interessante comentar que, desde que os artigos citados foram publicados, o número de fotos encontradas com a *hashtag fitspiration* saltou de 5,2 milhões para 11 milhões e o número de fotos com a *hashtag fitspo* saltou de 23 milhões para 39 milhões.

Outras *hashtags* podem ser destacadas, como *FITNESS* com 177 milhões de marcações, DIETA com 7,5 milhões de fotos marcadas, ACADEMIA com 4,5 milhões de fotos, FOCONADIETA com quase 2 milhões de marcações, além de outras com os principais nomes de inspiração para o público. Estas páginas geram preocupações excessivas com o corpo e a busca pelo corpo ideal. O estudo realizado por Holland & Tiggemann (2016) mostrou que 17,5% das mulheres que postam esse tipo de foto com essas marcações apresentam risco para transtornos alimentares. São atividades que atraem pessoas com transtornos alimentares ou preocupações excessivas com a imagem corporal, além de exacerbar ou validar esse tipo de comportamento.

As frases que são muito utilizadas nesses *posts* são "*Strong is the new skynny*" (traduzida para o português - *O forte é o novo magro*), "*Bikini body – it'll be worth all your hard work*" (traduzida para o português – *Corpo de biquíni – que vai valer todo o seu esforço*) ou "*Don't stop when you're tired, don't stop when it hurts, stop when you reach your goal*" (traduzido para o português – *Não pare quando você estiver cansado, não pare quando isso machucar, pare quando você atingir os seus objetivos*). São frases que estimulam a prática excessiva de esportes, ultrapassam limites e propõem a busca incansável pelo corpo ideal, muitas vezes algo inatingível. Quando não são atingidos os tais objetivos, ocorre a internalização do corpo atlético, gerando exercícios compulsivos e mau humor.

O engajamento em redes sociais tem ou teve a intenção de promover saúde, porém esse movimento pode atrair pessoas com sintomatologia preexistente e vulneráveis a se tornarem portadoras de transtornos alimentares. A ocorrência da ortorexia, por exemplo, ainda não reconhecida oficialmente em manuais de diagnósticos de transtornos mentais, leva a fixação patológica em comer alimentos saudáveis, descrito como uma doença disfarçada de virtude.

A ortorexia é o comportamento obsessivamente saudável. Os indivíduos apresentam traços de personalidade fóbicos e obsessivos; dedicam mais de três horas do dia para a dieta (planejamento, aquisição, preparo e consumo); excluem da dieta todos os alimentos que forem vistos como prejudiciais à saúde (corantes, conservantes, gorduras, açúcares, sal, pesticidas e outros). Os lapsos são acompanhados de sentimentos de culpa e, por vezes, se sentem superiores às pessoas que não seguem o mesmo padrão de alimentação.

TRANSTORNOS ALIMENTARES

São perturbações persistentes na alimentação ou comportamento relacionado à alimentação, que geram consumo ou absorção alterada de alimentos, afetando a saúde física e/ou psicossocial. Sua etiologia é multifatorial e, em geral, ocorre no adolescente ou no jovem adulto.

Os critérios diagnósticos para cada tipo de transtorno alimentar estão descritos em *Diagnostic and Statistic Mental – V* (DSM-V). Na adolescência, os transtornos mais comuns são anorexia nervosa e bulimia nervosa.

Anorexia Nervosa (AN)

Segundo o DSM-V, a prevalência de AN durante 12 meses entre jovens do sexo feminino é aproximadamente 0,4%. Não há consenso ainda sobre a prevalência de AN no publico masculino. No entanto, sabe-se que é menos comum em homens, com proporção feminino-masculino de 10:1.

A taxa de mortalidade por década é cerca de 5%. Em geral, a morte resulta das complicações clinicas do próprio quadro ou de suicídio. O risco de suicídio é de 12 por 100.000 casos de AN por ano.

Critérios diagnósticos (Tabela 54.1)

Tabela 54.1. Critérios diagnósticos para anorexia nervosa, segundo o DSM-V

A	Restrição da ingesta calórica em relação às necessidades, resultando em peso corporal abaixo do recomendado
B	Medo intenso de ganhar peso ou engordar, ou comportamento persistente que interfere no ganho de peso, mesmo já estando com o peso abaixo do recomendado
C	Perturbação no modo como a forma corporal ou o peso são vivenciados (influencia indevida do peso ou da forma corporal na autoavaliação) e ausência de reconhecimento da gravidade do baixo peso corporal

Fonte: American Psychiatric Association; 2013.

O nível de gravidade da doença deve ser diagnosticado de acordo com o índice de massa corporal (IMC) apresentado.

Na anorexia nervosa, ainda é preciso diferenciar os subtipos (restritivo ou compulsivo purgativo) (Tabela 54.2).

Tabela 54.2. Subtipos de anorexia nervosa segundo o DSM-V

Restritivo	Durante os últimos três meses o indivíduo não se envolveu em práticas de compulsão alimentar ou purgação. Apresenta perda de peso exclusiva por meio da restrição da dieta
Compulsivo purgativo	Nos últimos três meses, o indivíduo se envolveu em práticas de compulsão alimentar ou purgação

Fonte: American Psychiatric Association; 2013.

Características diagnósticas na AN

As principais características da AN são a restrição alimentar, o medo intenso de engordar e a perturbação na percepção do próprio peso ou forma do corpo.

Para o critério A, segundo o DMS-V, em adolescentes é necessário realizar a classificação do IMC (percentil ou escore z), utilizando-se as curvas de crescimento [CDC (2000) ou OMS (2007)]. IMC abaixo do percentil 5 é considerado peso abaixo do normal. Entretanto, mesmo quando o IMC está acima deste percentil, mas o adolescente não consegue manter sua trajetória de peso na curva de crescimento, ele será considerado com peso abaixo do normal. A avaliação clínica deve considerar também a constituição corporal do individuo, história ponderal e existência de qualquer perturbação fisiológica.

O medo de ganhar peso (critério B) não costuma ser amenizado com a perda de peso. Ao contrário, a preocupação com o peso pode até aumentar com a perda de peso. Alguns indivíduos se sentem completamente acima do peso (critério C); outros conseguem perceber que estão magros, mas ainda assim se preocupam excessivamente com algumas partes do corpo, referindo que o abdome, os glúteos e/ou o quadril estão "gordos demais".

Comorbidade

As doenças que em geral cursam em conjunto com a AN são os transtornos bipolares, depressivos e de ansiedade. O transtorno obsessivo compulsivo (TOC) é descrito em alguns pacientes com o subtipo restritivo, e o transtorno por uso de álcool ou substâncias pode estar ligado ao subtipo compulsão alimentar purgativo.

Bulimia nervosa (BN)

Segundo o DSM-V, a prevalência de 12 meses da BN entre jovens do sexo feminino é de 1 a 1,5%. A prevalência é maior entre adultos, por ser uma doença que tem seu pico no fim da adolescência. Não há consenso sobre a prevalência entre o publico masculino, mas sabe-se que é menos comum, refletindo uma proporção feminino-masculino de 10:1. Há risco elevado de suicídio e a taxa de mortalidade por década é cerca de 2%.

Critérios diagnósticos (Tabela 54.3)

A gravidade da doença deve ser diagnosticada com base na frequência semanal dos comportamentos compensatórios inapropriados:

Tabela 54.3. Critérios diagnósticos para bulimia nervosa, segundo DSM-V

A	Episódios recorrentes de compulsão alimentar, sendo caracterizado da seguinte forma: 1. Ingestão em um período de tempo determinado, de uma quantidade de alimento maior do que a maioria dos indivíduos consumiria sob circunstâncias semelhantes 2. Sensação de falta de controle sobre a ingestão durante o episodio
B	Comportamentos compensatórios inadequados e recorrentes, a fim de impedir o ganho de peso (vômitos autoinduzidos, uso de laxantes e diuréticos ou de outros medicamentos, jejum ou exercício em excesso)
C	A compulsão alimentar e os mecanismos compensatórios ocorrem, em média, no mínimo uma vez por semana durante três meses
D	Autoavaliação é influenciada pela forma e peso corporal
E	A perturbação não ocorre somente durante episódios de anorexia nervosa do subtipo compulsão alimentar purgativa

Fonte: American Psychiatric Association; 2013.

- **Leve:** média de 1 a 3 episódios;
- **Moderada:** média de 4 a 7 episódios;
- **Grave:** média de 8 a 13 episódios;
- **Extrema:** média de 14 ou mais episódios.

Recomenda-se especificar se houve remissão parcial ou completa da BN. Na remissão parcial, todos os critérios diagnósticos foram preenchidos anteriormente; atualmente alguns, mas não todos os critérios, foram preenchidos por um tempo sustentado. Na remissão completa, todos os critérios diagnósticos foram preenchidos anteriormente e atualmente nenhum dos critérios é preenchido por um período sustentado.

Características diagnósticas na BN

As principais características são episódios frequentes de compulsão alimentar (critério A), mecanismos compensatórios não apropriados recorrentes para bloquear o ganho de peso (critério B) e autoavaliação influenciada pelo peso corporal (critério D). Os mecanismos compensatórios e a compulsão alimentar devem ocorrer, no mínimo, uma vez por semana por três meses (critério C).

O "episódio de compulsão alimentar" é caracterizado pela ingestão de uma quantidade de alimento maior do que a maioria das pessoas comeria em um mesmo período de tempo em circunstâncias semelhantes (critério A1). O período de tempo seria normalmente menos de duas horas. A ocorrência do episódio deve vir acompanhada da sensação de falta de controle (critério A2), como não conseguir parar depois de começar a comer, podendo não ser uma falta de controle absoluta, na qual o indivíduo continua a comer enquanto o telefone toca, mas interrompe instantaneamente quando alguém entra inesperadamente onde ele está comendo. Caso não haja interrupção a compulsão continua até o momento em que o indivíduo se sinta desconfortável ou dolorosamente cheio. O tipo de alimento consumido varia muito, mas em geral segue o padrão de alimentos que eles não comeriam em outras circunstâncias, considerados proibidos.

Há gatilhos estabelecidos e conhecidos que antecedem a compulsão alimentar: afeto negativo, estresse interpessoal, restrições dietéticas, sentimentos negativos em relação ao corpo, alimentos e tédio.

O padrão de consumo alimentar na BN é descrito como cíclico, passando pela restrição alimentar, compulsão alimentar e mecanismos compensatórios inadequados, também conhecidos como comportamentos purgativos ou purgação (critério B). Vomitar é o comportamento mais utilizado, alivia o desconforto causado pela compulsão e reduz o medo de ganhar peso. O vômito pode ser induzido depois de um episódio compulsivo, como também após comer pequena quantidade de algum alimento. Eles podem usar instrumentos ou o próprio dedo para estimular o vômito. Outros comportamentos incluem o uso de diuréticos, laxantes e outros remédios. Pode ser descrito ainda a prática do jejum por um dia ou mais, além de praticar exercícios excessivamente na tentativa de impedir o ganho de peso.

A autoavaliação é extremamente influenciada pela forma do corpo ou peso corporal, determinando a autoestima (critério D). Ocorre também medo de engordar, podendo lembrar pacientes com anorexia nervosa, porém o diagnóstico não deve ocorrer somente durante um episódio de anorexia (critério E).

Comorbidade

Cursam em conjunto com a BN os sintomas depressivos, transtornos bipolares e depressivos, perturbações do humor, sintomas e transtornos de ansiedade. O uso de álcool ou substâncias aparece em 30% dos pacientes. Também podem apresentar transtornos de personalidade, sendo o mais frequente o transtorno de personalidade *borderline*.

INSTRUMENTOS PARA AVALIAR COMPORTAMENTO ALIMENTAR DE RISCO PARA TRANSTORNOS ALIMENTARES

Em uma revisão integrativa da literatura feita por Leal et al. (2012), foi possível identificar os dois questionários mais utilizados em estudos populacionais com adolescentes para avaliar comportamentos de risco para TA: o *Eating atitudes Test* (EAT - versão 26 ou 40) e o *Bulimic Investigatory Test, Edinburg* (BITE). Existe também um outro questionário que foi adaptado por Ferreira e Veiga (2008) em um estudo no Rio de Janeiro - Brasil, baseado no *Eating Disorder Examination* (EDE). Esse questionário apresenta boa confiabilidade para rastrear a frequência de dietas restritivas e para investigar o uso de diuréticos, laxantes e vômitos auto induzidos, e confiabilidade moderada para avaliar a frequência dos episódios de compulsão alimentar. Pode ser útil em estudos epidemiológicos para rastreamento, por ser mais curto e mais simples do que os outros.

Outros questionários utilizados em estudos com adolescentes são o *Eating Disorder Inventory* (EDI), *Eating Disorder Examination* versão Questionário (EDE-Q), *Binge Eating Scale* (BES), *Bulimia Test* (BULIT), *Binge Scale Questionnaire* (BSQ), entre outros.

Os comportamentos alimentares de risco citados neste capitulo estão sumarizados na Tabela 54.4.

Tabela 54.4. Comportamentos alimentares de alto risco

Restrição severa na dieta (< 500 kcal/dia)
Pular refeições objetivando a perda de peso
Períodos prolongados de fome
Autoindução de vômitos
Uso de pílulas dietéticas, laxantes e diuréticos
Compulsão e excesso de exercícios
Isolamento social, irritabilidade, medo mórbido de ganhar peso e imagem corporal distorcida

Fonte: Golden NH et al (2016).

CONSIDERAÇÕES FINAIS

As práticas alimentares não saudáveis para controle de peso podem ser o ponto de partida para a instalação dos comportamentos alimentares de risco. Estes, por sua vez, podem evoluir para um possível transtorno alimentar.

Como os principais fatores de risco para o aparecimento destes comportamentos são fatores relacionados ao peso e a imagem corporal, ressaltamos que o atendimento com adolescentes não deve focar estes dois fatores, principalmente quando o objetivo for o emagrecimento.

A família é a base fundamental para o fator de proteção contra esses possíveis problemas.

REFERÊNCIAS BIBLIOGRÁFICAS

1. Alves TCHS, Santana MLP, Silva RCR, Pinto EJ, Assis AMO. Fatores associados a sintomas de transtornos alimentares entre escolares da rede pública da cidade de Salvador, Bahia. J Bras Psiquiatr. 2012;61(2):55-63.

2. American Psychiatric Association. Diagnostic and Statistical Manual of Mental Disorders, Fifthe Edition. Washington, DC: American Psychiatric Association; 2013.

3. Brown Z, Tiggemann M. Atractive celebrity and peer images on Instagram: Effect on women's mood and body image. Body Image 2016;19.

4. Carrote ER, Vella Am, Lim MSC. Predictors of "liking" three types of health and fitness-related content on social media: A cross-sectional study. J Med Internet Res 2015;17(8).

5. Centers for Disease Control and Prevention. National Center for Health Statistics. 2000 CDC growth charts: United States. CDC 2002.

6. Ferreira JES, Veiga GV. Eating disorder risk behavior in Brazilian adolescentes frow low sócio-economic level. Appetite 2008;51(2).

7. Fortes LS, Morgado FFR, Ferreira MEC. Fatores associados ao comportamento alimentar inadequado em adolescentes escolares. Ver Psiq Clín. 2013;40(2).

8. Golden NH, Schneider M, Wood C, AAP COMMITTEE ON NUTRITION. Preventing Obesity and Eating Disorders in Adolescents. Pediatrics 2016;138(3).

9. Holland G, Tiggemann M. "Strong beats skinny every time": disordered eating and compulsive exercise in women who post fitspiration on Instagram. International Journal Of Eating Disorders 2016.

10. Holmberg C, Chaplin JE, Hillman T, Berg C. Adolescents' presentation of food in social media: An explorative study. Appetite 2016;99.

11. Lampard AM, MAclehose RF, Eisenberg ME, Larson NL, Davison KK, Neumark-Sztainer D. Adolescents who engage exclusively in healthy weight control behaviors: Who are they? International Journal of Behavioral Nutrition and Physical Activity 2016;13(5).

12. Leal GVS, Philippi ST, Polacow VO, Cordás TA, Alvarenga MS. O que é comportamento de risco para transtornos alimentares em adolescentes? J Bras Psiquiatric. 2013;62(1).

13. Leal GVS. Fatores associados ao comportamento de risco para transtornos alimentares em adolescentes na cidade de São Paulo. São Paulo. Tese [Doutorado em Nutrição em Saúde Pública] – Faculdade de Saúde Pública da USP; 2013.

14. Lenhart, A et al. Teen, social media and technology Overview. Pew Reserah Center, 2015.

15. Richards D, Caldwell PHY, Go H. Impact of social media on the health of children and young people. Journal of Paediatrics and Child Health 2015;51.

16. Ridgway JL, Clayton RB. Instagram unfiltered: Exploring associations of body image satisfaction, instagram #selfie posting, and negative romantic relationship outcomes. Cyberpsychology, behavior and social networking 2016;19(1).

17. Organização Mundial da Saúde. De Onis m, Onyango AW, Borghi E, Siyam A, Nishida C, siekmann J. Development of a WHO Growth reference for school-aged children and adolescents. Bulletin of the World Health Organization 2007; 85.

18. Tiggemann M, Zaccardo M. 'Strong is the new skinny': A contente analysis of #fitspiration images on Instagram. Journal of Health Psychology 2016.

19. Uzunian LG, Vitalle MSS. Habilidades sociais: fator de proteção contra os transtornos alimentares em adolescentes. Ciência e Saúde Coletiva. 2015;20(11).

Vitamina D – Quando e Como Suplementar?

55

Eliana Pereira Vellozo
Maria Aparecida Zanetti Passos
Isa de Pádua Cintra

ASPECTOS GERAIS DA VITAMINA D

Vitamina D é um nome genérico dado a um grupo de compostos lipossolúveis, de origem endógena ou exógena, que são essenciais para manter o equilíbrio mineral. A forma endógena é produzida na epiderme, por ação de raios ultravioleta B, a partir da ativação do 7-dihidrocolesterol (pró-vitamina D3), com formação da vitamina D3 a qual sofre hidroxilações no fígado e túbulos contorcidos proximais dos rins, resultando na 1,25-diidroxicolecalciferol [1,25(OH)2D3] ou calcitriol, que é a forma mais ativa da vitamina D.[1,2]

A exposição ao sol é responsável por cerca de 90-95% do suprimento de vitamina D. A fonte exógena ou alimentar é pouco importante, pois quantidades significativas de vitamina D são encontradas apenas em peixes oleosos e cogumelos cultivados ao sol.[1,2]

A vitamina D e seus pró-hormônios têm sido alvo de muitas pesquisas nos últimos anos. Além da sua função no metabolismo do cálcio e na formação óssea, a vitamina D interage com o sistema imunológico, expressando seu receptor em ampla variedade de tecidos corporais, como cérebro, coração, pele, intestino, gônadas, próstata, mamas, células imunológicas, além de ossos, rins e paratireoides.[3]

Estudos atuais têm relacionado a deficiência de vitamina D com várias doenças autoimunes, incluindo *diabetes mellitus* insulino dependente (DMID), esclerose múltipla (EM), doença inflamatória intestinal (DII), lúpus eritematoso sistêmico (LES) e artrite reumatoide (AR).[3-6] Diante dessas associações, sugere-se que a vitamina D seja um fator extrínseco capaz de afetar a prevalência de doenças autoimunes.[7]

A vitamina D parece interagir com o sistema imunológico por meio de sua ação sobre a regulação e a diferenciação de células como linfócitos, macrófagos e células *natural killer* (NK), além de interferirem na produção de citocinas *in vivo* e *in vitro*.[8] Entre os efeitos imunomoduladores demonstrados destacam-se: diminuição da produção de interleucina-2 (IL-2), do interferon-gama (INFγ) e do fator de necrose tumoral (TNF); inibição da expressão de IL-6 e inibição da secreção e produção de autoanticorpos pelos linfócitos B.[9]

Quando exposto à radiação ultravioleta, o precursor cutâneo da vitamina D, o 7-desidrocolesterol, sofre uma clivagem fotoquímica originando a pré-vitamina D3. Essa molécula termolábil, em um período de 48 horas, sofre um rearranjo molecular dependente da temperatura, o que resulta na formação da vitamina D3 (colecalciferol). A pré-vitamina D3 também pode sofrer um processo de isomerização originando produtos biologicamente inativos (luminosterol e taquisterol) e esse mecanismo é importante para evitar a superprodução de vitamina D após períodos de prolongada exposição ao sol. O grau de pigmentação da pele é outro fator limitante para a produção de vitamina D, uma vez que peles negras apresentam limitação à penetração de raios ultravioleta.[9-11]

No sangue, a vitamina D circula ligada principalmente a uma proteína ligadora de vitamina D, embora uma pequena fração esteja ligada à albumina.[9] No fígado, sofre hidroxilação, mediada por uma enzima citocromo P450-like, e é convertida em 25-hidroxivitamina D [25(OH)D] que representa a forma circulante em maior quantidade, porém biologicamente inerte.[12] A etapa de hidroxilação hepática é pouco regulada, de forma que os níveis sanguíneos de 25(OH)D refletem a quantidade de vitamina D que entra na circulação, sendo proporcional à quantidade de vitamina D ingerida e produzida na pele.[13]

A etapa final da produção da vitamina D é a hidroxilação adicional que acontece nas células do túbulo contorcido proximal no rim, originando a 1,25 desidroxivitamina D [1,25(OH)2D3], sua forma biologicamente ativa.[1,3]

Reconhece-se, atualmente, a existência da hidroxilação extrarrenal da vitamina D, originando a vitamina que agiria de maneira autócrina e parácrina, com funções de inibição da proliferação celular, promoção da diferenciação celular e regulação imunológica. A regulação da atividade da 1-□-hidroxilase renal é dependente da ingestão de cálcio e fosfato, dos níveis circulantes dos metabólitos da 1,25(OH)2D3 e do paratormônio (PTH). Por outro lado, a regulação da hidroxilase extrarrenal é determinada por fatores locais, como a produção de citocinas e fatores de crescimento, e pelos níveis de 25(OH)D, tornando essa via mais sensível à deficiência de vitamina D.[2]

A principal função da vitamina D consiste no aumento da absorção intestinal de cálcio, participando da estimulação do transporte ativo desse íon nos enterócitos.[3,5] Atua, também, na mobilização do cálcio a partir do osso, na presença do PTH, e aumenta a reabsorção renal de cálcio no túbulo distal.[6] A deficiência prolongada de vitamina D provoca raquitismo e osteomalacia e, em adultos, quando associada à osteoporose, leva a um risco aumentado de fraturas.[7]

Outras ações da vitamina D na regulação da formação óssea incluem: inibição da síntese de colágeno tipo 1; indução da síntese de osteocalcina; promoção da diferenciação, in vitro, de precursores celulares monócitos-macrófagos em osteoclastos. Além disso, estimula a produção do ligante RANK (RANK-L), o que resulta em um efeito que facilita a maturação dos precursores de osteoclastos para osteoclastos, que, por sua vez, mobilizam os depósitos de cálcio do esqueleto, para manter a homeostase do cálcio.[8,9]

A vitamina D exerce suas funções biológicas por meio da sua ligação a receptores nucleares, os receptores para vitamina D (RVD), que regulam a transcrição do DNA em RNA, semelhante aos receptores para esteroides, hormônios tireoidianos e retinoides.[13]

Esses receptores são expressos por vários tipos de células, incluindo epitélio do intestino delgado e tubular renal, osteoblastos, osteoclastos, células hematopoiéticas, linfócitos, células epidérmicas, células pancreáticas, miócitos e neurônios.[11]

Mais recentemente, têm sido evidenciadas as ações não calcêmicas da vitamina D, mediadas pelos RVD, como proliferação e diferenciação celular, além de imunomodulação. O RVD é amplamente expresso na maioria das células imunológicas, incluindo monócitos, macrófagos, células dendríticas, células NK e linfócitos T e B.[14] No entanto, sua maior concentração está em células imunológicas imaturas no timo e nos linfócitos CD8 maduros, independentemente do seu estado de ativação.[14]

Com base na produção ectópica de vitamina D em células do sistema imunológico e na presença de RVD em tecidos não relacionados com a fisiologia óssea, as propriedades imunorreguladoras da vitamina D têm sido cada vez mais bem caracterizadas. Estudos epidemiológicos mostram que a deficiência de vitamina D poderia estar associada a risco aumentado de neoplasia de cólon e próstata, doença cardiovascular e infecções.[15,16]

HIPOVITAMINOSE D

Prevalência

A hipovitaminose D é muito frequente no mundo e no Brasil. A prevalência varia de 16% a 80% dependendo da latitude e da população estudada.[17-22] Estudos realizados nos Estados Unidos mostram que 3/4 da população branca e 90% das populações negra, hispânica e asiática daquele país têm baixas concentrações sanguíneas de vitamina D. Estima-se que mais de 1 bilhão de pessoas no mundo tenham níveis baixos

de vitamina D, o que parece configurar uma verdadeira "epidemia" de hipovitaminose D, com possíveis consequências graves para a saúde pública.[23] Segundo pesquisa do National Health and Nutrition Examination Survey (NHANES), 20% das crianças entre 06 e 11 anos de idade apresentam concentrações séricas de 25 OHD abaixo de 20 ng/mL.[5] Embora a prevalência de deficiência grave (25 OHD < 10 ng/mL) pareça ser semelhante entre crianças e adolescentes, em uma pesquisa europeia, a insuficiência e ou deficiência mostrou-se mais frequente entre adolescentes.[24]

Neste estudo, as concentrações de vitamina D não foram afetadas pelo gênero ou local de residência (rural ou urbano) mas as crianças e adolescentes da raça negra e ou obesos apresentaram níveis séricos significativamente mais baixos de 25(OH)D. Em concordância, foi observada elevada frequência (74%) de hipovitaminose D em crianças e adolescentes americanos com obesidade, particularmente em negros e durante os meses de inverno.[25]

No estudo de Maeda e cols.[26] também foi constatado a variação sazonal, em adolescentes de nosso meio (elevações de aproximadamente 30% nas concentrações de 25(OH)D durante o verão em moradores da cidade de São Paulo), relacionando-se ao tempo de exposição aos raios ultravioleta.

A correlação negativa entre níveis de vitamina D e índice de massa corporal (IMC) poderia ser explicada tanto pelo menor tempo de exposição ao sol, vinculado a hábitos mais sedentários da população obesa, quanto pela redução da biodisponibilidade de vitamina D, vinculada ao aumento da estocagem desta vitamina no tecido adiposo.[27,28] Além disso, já foi proposto que a hipovitaminose D poderia promover elevação fisiológica do paratormônio (PTH) aumentando a concentração intracelular de cálcio nos adipócitos o que, por sua vez, estimularia a lipogênese e o ganho de peso.[29,30]

REPERCUSSÕES CLÍNICAS E DIAGNÓSTICO

Embora pouco diagnosticada, a hipovitaminose D parece comum em adolescentes ao redor do mundo, podendo afetar negativamente o desenvolvimento e a saúde óssea.[25]

Como já mencionado, a forma ativa da vitamina D aumenta a absorção intestinal de cálcio e a concentração de cálcio extracelular, suprimindo indiretamente a secreção de PTH, além de apresentar ação inibitória direta sobre a transcrição gênica nas paratireoides. Na deficiência de vitamina D, há elevação do PTH e, consequentemente, aumento da reabsorção tubular distal renal de cálcio e de sua mobilização do osso, por meio de estímulo osteoclástico.[26-32]

As características laboratoriais da deficiência de vitamina D estão listadas na Tabela 55.1.

Como a vitamina D exerce um papel fundamental na fisiologia óssea, ela é de extrema importância para a obtenção de um pico de massa óssea adequado, e para a prevenção de fraturas em adolescentes. Adicionalmente, foi comprovado que a suplementação de vitamina D em adolescentes do sexo

Tabela 55.1. Características laboratoriais da deficiência de vitamina D

Cálcio Sérico	Normal ou diminuído
Fósforo sérico	Diminuído
PTH	Aumentado
25OHD	Diminuído
1,25(OH)2D3	Normal ou diminuída
Fosfatase alcalina	Aumentada
Cálcio urinário	diminuído

*PTH: paratormônio. ** 25(OH)D: 25–hidroxivitamina d. # 1,25(OH)2D3: 1,25-diidroxicolecalciferol.

feminino favorece o ganho de massa óssea no colo do fêmur com redução do risco de fraturas durante a senilidade.[34]

As principais funções da vitamina D relacionam-se à homeostase do cálcio e fósforo e à promoção da mineralização óssea. A hipovitaminose D está diretamente relacionada ao raquitismo (defeito de mineralização na placa epifisária de crescimento) em crianças, e osteomalácia (acúmulo de tecido osteoide não mineralizado nos ossos corticais e trabeculares) em adultos.[35]

Tomando-se por base o fato de que o gene codificador do receptor da vitamina D regula cerca de 3% do genoma humano, incluindo genes importantes para o metabolismo glicídico, lipídico e pressão arterial, tem sido sugerido que a deficiência de 25(OH)D pode contribuir para a patogênese da síndrome metabólica (SM). Tal suposição é corroborada por pesquisas clínicas nas quais se observa uma relação inversa entre vitamina D e obesidade, resistência à insulina (RI), diabetes mellitus (DM), dislipidemias, hipertensão arterial, inflamação crônica, disfunção miocárdica e síndrome coronariana aguda.[37-40]

Os mecanismos pelos quais a redução das concentrações de vitamina D poderiam desencadear resistência à insulina e *diabetes mellitus* não são inteiramente compreendidos. Há evidências de que a vitamina D possa estimular a expressão de receptores de insulina facilitando, por meio da regulação das concentrações de cálcio intracelular e extracelular, o transporte de glicose nos tecidos adiposo e muscular e que ela tenha participação direta na secreção de insulina pelas células beta.

Além disso, considerando-se a relevância da 25(OH)D na regulação do sistema imune, sugerida pela maior prevalência de hipovitaminose em doenças autoimunes (doença de Crohn, *diabetes mellitus*, artrite reumatoide, lúpus e esclerose múltipla) e alguns tipos de câncer (cólon, próstata, mama e pâncreas). E ainda, a possibilidade de que a exacerbação das respostas inflamatórias, que acompanha os estados de hipovitaminose D, possa contribuir para o agravamento da resistência à insulina.[36-45]

Considerando-se que a resistência à insulina (RI) representa o elo entre hipovitaminose D e síndrome metabólica, e que a síndrome dos ovários policísticos (SOP) é uma causa comum de RI em adolescentes, a avaliação dos níveis séricos de 25(OH)D neste grupo, tem despertado interesse. Yildizhan et al.[46] observaram que 67% das mulheres com SOP apresentavam níveis de 25(OH)D < 20 ng/mL e que pacientes obesas demonstravam redução média de 56,3% nos níveis séricos de vitamina D quando comparadas às não obesas (12,79 ± 3,76 X 29,27±8,10; p < 0,01).

Os níveis séricos de vitamina D são influenciados por diversos fatores, como a obesidade, exposição solar, atividade física, estado nutricional, pigmentação da pele e medicações. Pacientes que sofreram cirurgia bariátrica e indivíduos com insuficiência renal crônica têm maior risco de apresentar deficiência de vitamina D. Negros necessitam de 3-5 vezes mais exposição ao sol que brancos para produzirem as mesmas quantidades de vitamina D.

O uso de filtro solar com fator de proteção 30 diminui a produção de vitamina D em mais de 95%. Anticonvulsivantes e drogas antirretrovirais aceleram o catabolismo da vitamina D. Fontes endógenas de vitamina D duram duas vezes mais tempo no organismo do que as exógenas.

Embora a forma ativa da vitamina D seja a 1,25OH2D3, esta não deve ser utilizada para avaliar sua concentração sérica, uma vez que sua meia-vida é de apenas 4 h e sua concentração é 1.000 vezes menor do que a de 25(OH)D. Além disso, no caso de deficiência de vitamina D, existe um aumento compensatório na secreção do PTH, o que estimula o rim a produzir mais a 1,25OH2D3. Desse modo, quando ocorre deficiência de vitamina D e queda dos níveis de 25(OH)D, as concentrações de 1,25OH2D3 se mantêm dentro dos níveis normais e, em alguns casos, até mesmo mais elevadas.[47,48]

Para quantificar se existem níveis adequados de vitamina D, deve ser dosada a concentração de 25(OH)D, que representa sua forma circulante em maior quantidade, com meia-vida de cerca de duas semanas. Portanto:

- **25(OH)D:** Se constitui o melhor marcador da deficiência de vitamina D e da intoxicação exógena, razões que mais frequentemente levam à indicação dessa investigação. É, portanto, o exame mais adequado para avaliar o status de vitamina D por refletir com maior fidelidade suas reservas corporais. Relativamente estável, essa dosagem não recebe influência de hormônios ou do cálcio da dieta e deve ser realizada, inclusive, como rastreamento, uma vez que a hipovitaminose pode estar presente mesmo com cálcio, PTH e calciúria normais.[49]

- **1,25(OH)2D:** Seu uso tem caráter de exceção, estando indicado, juntamente com a dosagem da 25(OH)D, em doentes renais crônicos, em pacientes com deficiência de alfa-1-hidroxilase, também conhecida por raquitismo dependente de vitamina D, e no diagnóstico diferencial de hipercalcemia por doenças granulomatosas.[49]

O nível sérico ideal de 25(OH)D3 ainda não é consensual na literatura. Em teoria, o nível ótimo de vitamina D seria aquele necessário para manter o PTH em níveis adequados. A queda da absorção de cálcio pelo intestino gera uma redução da concentração plasmática de cálcio, o que ativa os receptores sensíveis a cálcio da membrana da paratireoide, liberando PTH e aumentando a expressão do gene de PTH.[50]

A interação do PTH com o receptor PTH/PTHrP da membrana das células epiteliais dos túbulos renais induz a um aumento do gene CYP2/B1. Isso converte 25(OH)D3 em 1,25(2OH)D3. Esta vitamina liga-se a proteínas séricas chegando às células que contêm receptores de vitamina D. No intestino, promovem absorção de cálcio e fósforo e, no osso, liberam cálcio e fósforo da matriz mineral. Quando há normalização dos níveis séricos de cálcio, há liberação de FGF23 pelos ossos, interrompendo o processo.[50]

Esses conhecimentos levaram ao refinamento da definição de insuficiência e deficiência de vitamina D, em termos de aumento de PTH sérico imunorreativo (iPTH). O iPTH se eleva quando os níveis séricos de 25(OH)D3 caem a menos de 30 ng/mL ou 75 nmol/L.[50]

A Sociedade de Endocrinologia Norte-Americana sugere os seguintes valores de referência para 25(OH)D3:

- **Deficiência:** ≤ 20 ng/mL;
- **Insuficiência:** 21-29 ng/mL;
- **Ideal:** ≥ 30 ng/mL.

As alterações do esqueleto são vistas apenas na deficiência de vitamina D. Nos EUA, 25-35% da população feminina está nesse grupo. Existem algumas explicações plausíveis para tais números: queda do consumo de leite (enriquecido com vitamina D), uso de protetores solares, diminuição da exposição ao sol e aumento do índice de massa corpórea da população norte-americana.[50,51]

Assim, a vitamina D tem um papel fundamental na fisiologia óssea, sendo importante para a obtenção de um pico de massa óssea adequado, e para a prevenção de fraturas em jovens.[52] Adicionalmente, foi comprovado que a suplementação de vitamina D em adolescentes do sexo feminino, favorece o ganho de massa óssea no colo do fêmur com redução do risco de fraturas durante a senilidade.[53]

As indicações para dosagem de 25(OH)D em adolescentes são: pigmentação cutânea aumentada, uso frequente de protetor solar, obesidade (> percentil 95 de Índice de Massa Corporal para idade e sexo), dietas específicas, como *vegan* e macrobióticos, convenção cultural associada a cobrir o corpo, doenças gastrointestinais crônicas mal absortivas (doença celíaca, fibrose cística, entre outras) amenorreia, gravidez ou lactação, imobilização (paralisia cerebral, doença neuromuscular), pós-operatório, cirurgia bariátrica, doença renal crônica, doença hepática crônica, uso de medicações que aumentam o catabolismo da vitamina D (glicocorticoides, anticonvulsivantes, antirretrovirais), fraturas recorrentes ou baixa densidade mineral óssea já constatada.[52,53]

RECOMENDAÇÕES

As necessidades de vitamina D são de 600 UI/dia para pessoas de 1-70 anos e de 800 UI/dia para pessoas acima de 70 anos, o que resulta em níveis séricos acima de 20 ng/mL, desde que haja um nível mínimo de exposição ao sol.

O tratamento da hipovitaminose 25(OH)D em adolescentes deve ser feito com 50.000 UI de vitamina, uma vez por semana durante oito semanas. Deve-se avaliar os níveis de 25(OH)D ao final do tratamento, podendo-se repetir o esquema terapêutico, se necessário. No caso de normalização dos níveis séricos, recomenda-se que seja feita a manutenção diária com 1.000 UI de vitamina D.[54]

O tratamento da insuficiência de vitamina D em adolescentes consiste na suplementação de vitamina D 1.000 UI por dia durante, pelo menos, 3 meses.[54] Tanto na deficiência como na insuficiência, preconiza-se pela reposição de vitamina D na forma de vitamina D3 (colecalciferol), que apresenta meia vida longa (2 a 3 semanas) e baixo custo.

Uma fonte alternativa e menos eficaz de vitamina D é a dieta, responsável por apenas 20% das necessidades corporais, mas que assume um papel de maior importância em idosos, pessoas institucionalizadas e habitantes de climas temperados. Entretanto, se a exposição do indivíduo à luz não for adequada, é essencial que essa seja fornecida por fontes alimentares e que haja suplementação.[55]

As formas ativas da vitamina D como calcitriol ou alfacalcidol não devem ser utilizadas quando o objetivo for suplementação ou no tratamento da deficiência de vitamina D, por seu maior risco de efeitos colaterais. Considerações especiais devem ser levadas em relação a grávidas e lactentes, nos pacientes com insuficiência renal crônica, obesos e aqueles submetidos à cirurgia bariátrica.[56]

A ingestão excessiva de vitamina D pode causar fraqueza, náuseas, perdas de apetite, dor de cabeça, dores abdominais, câimbras e diarreias, hipercalcemia, com concentrações plasmáticas de cálcio atingindo 2,75 a 4,5 mmol/L (normal = 2,2 a 2,55 mmol/L). Em médio e longo prazo, o consumo excessivo de vitamina D pode desencadear anorexia, perda da massa óssea e aumento da frequência urinária noturna.[57,58]

A avaliação do estado nutricional do indivíduo em relação à vitamina D permite monitorar os casos de toxidade em pacientes que recebem tratamento com essa vitamina, podendo verificar se os problemas relacionados ao cálcio ocorrem em razão da deficiência ou da má absorção de vitamina D, da conversão para a forma mais ativa 1,25(OH)2 D, ou, ainda, da disfunção da glândula paratireóide.[58]

Os níveis de máximos de ingestão que não causam efeitos adversos a saúde (Tolerable Upper Intake Level - UL) para vitamina D variam entre 1.000 e 4.000 UI por dia, de acordo com novas evidências de alguns desfechos associados em forma de U, isto é, com riscos, tanto nos níveis inferiores como superiores, para todas as causas de mortalidade, doenças cardiovasculares, calcificação vascular, câncer pancreático, quedas, fragilidade e fraturas.[58]

REFERÊNCIAS BIBLIOGRÁFICAS

1. Jones BJ, Twomey PJ. Issues with vitamin D in routine clinical practice. Rheumatology 2008; 47:1267-68.
2. Vierucci F, Del Pistoia M, Fanos M, Gori M, Carlone G, Erba P, et al. Vitamin D status and predictors of hypovitaminosis D in italian children

and adolescents: a cross-sectional study. Eur J Pediatr 2013, Ago [Epub ahead of print].

3. Valtueña J, González-Gross M, Huybrechts I, Breidenassel C, Ferrari M, Mouratidou T, et al. Factors Associated with vitamin D deficiency in European adolescents: The HELENA Study. J Nutr Sci Vitaminol. 2013;59:161-71.

4. Cantorna MT. Vitamin D and autoimmunity: is vitamin D status an environmental factor affecting autoimmune disease prevalence? Proc Soc Exp Biol Med 2000; 223:230-3.

5. Kamen DL, Cooper GS, Bouali H, Shaftman SR, Hollis BW, Gilkeson GS. Vitamin D deficiency in systemic lupus erythematosus. Autoimmun Rev 2006; 5:114-7.

6. Lipps, P. Which circulating level of 25-hydroxyvitamin D is appropriate? J Steroid Biochem Mol Biol 2004: 611-4.

7. Cantorna MT, Mahon B. Mounting evidence for vitamin D as an environmental factor affecting autoimmune disease prevalence. Exp Bio Med (Maywood) 2004; 229(11):1136-42.

8. Lemire JM, Ince A, Takashima M. 1,25-Dihydroxyvitamin D3 attenuates the expression of experimental murine lupus of MRL/I mice. Autoimmunity 1992; 12(2):143-8.

9. Linker-Israeli M, Elstner E, Klinenberg JR, Wallace DJ, Koeffler HP. Vitamin D(3) and its synthetic analogs inhibit the spontaneous in vitro immunoglobulin production by SLE-derived PBMC. Clin Immunol 2001; 99:82-93.

10. Arnson Y, Amital H, Shoenfeld Y. Vitamin D and autoimmunity: new etiological and therapeutic considerations. Ann Rheum Dis 2007; 66:1137-42.

11. Bringhurst FR, Demay MB, Kronenberg HM. Hormones and Disorders of Mineral Metabolism. In: Kronenberg HM, Melmed S, Polonsky KS, Larsen PR editors. Williams Textbook of Endocrinology, 11 ed. Philadelphia: Elsevier, 2008.

12. Leventis P, Patel S. Clinical aspects of vitamin D in the management of rheumatoid arthritis. Rheumatology 2008; 47:1617-21.

13. Szodoray P, Nakken B, Gaal J, Jonsson R, Szegedi A, Zold E et al. The complex role of vitamin D in autoimmune diseases. Scand J Immunol 2008; 68(3):261-9.

14. Deluca HF, Cantorna MT. Vitamin D - its role and uses in immunology. FASEB Journal 2001; 15:2579-85.

15. Ruiz-Irastorza G, Egurbide MV, Olivares N, Martinez-Berriotxoa A, Aguirre C. Vitamin D deficiency in systemic lupus erythematosus: prevalence, predictors and clinical consequences. Rheumatology 2008; 47:920-3.

16. Bandeira F, Griz L, Dreyer P, Eufrazino C, Bandeira C, Freese E. Vitamin D deficiency: a global perspective. Arq Bras Endocrinol Metabol 2006; 50(4):640-6.

17. Borba VZ, Vieira JG, Kasamatsu T, Radominski SC, Sato EI, Lazaretti-Castro M. Deficiência de vitamina D em pacientes com Lúpus eritematoso sistêmico. Osteoporos Int. 2009; 20 (3): 427-33.

18. Franco CB, Paz-Filho G, Gomes PE, Nascimento VB, Kulak CA, Boguszewski CL, et ai. Doença de obstrução pulmonar crônica. Está associada à osteoporose e baixos níveis de vitamina D. Osteoporos Int. 2009; 20 (11): 1881-7.

19. Souza HN, Lora FL, Kulak CA, Mañas NC, Amarante HM, Borba VZ. [Níveis baixos de 25-hidroxivitamina D (25OHD) em doentes com Doença inflamatória intestinal e sua correlação com o mineral ósseo densidade]. Arq Bras Endocrinol Metabol. 2008, 52 (4): 684-91.

20. Rosen CJ, Adams JS, Bikle DD, Black DM, Demay MB, Manson JE, Et ai. Os efeitos não-esqueléticos da vitamina D: uma Sociedade Endócrina Declaração científica. Endocr Rev. 2012; 33 (3): 456-92.

21. Forouhi NG, Menon RK, Sharp SJ, Mannan N, Timms PM, Martineau AR, et ai. Efeitos da suplementação de vitamina D2 ou D3 Sobre o controle glicêmico eo risco cardiometabólico entre as pessoas Risco de diabetes tipo 2: resultados de um estudo randomizado duplo-cego Placebo-controlado. Diabetes Obes Metab. 2016; 18 (4): 392-400.

22. Arantes HP, Kulak CA, CE Fernandes, Zerbini C, Bandeira F, Barbosa IC, et ai. Correlação entre a 25-hidroxivitamina D Níveis e latitude em mulheres pós-menopáusicas brasileiras: Arzoxifene Generations Trial. Osteoporos Int. 2013; 24 (10): 2707-12.

23. Thacher TD, Clarke BL. Vitamin D insufficiency. Mayo Clin Proc. 2011;86:50-60.

24. Vierucci F, Del Pistoia M, Fanos M, Gori M, Carlone G, Erba P, et al. Vitamin D status and predictors of hypovitaminosis D in italian children and adolescents: a cross-sectional study. Eur J Pediatr 2013, Ago [Epub ahead of print].

25. Alemzadeh R, Kichler J, Babar G, Calhoun M. Hypovitaminosis D in obese children and adolescentes: relationship with adiposity, insulin sensitivity, ethinicity, and season. Metabolism. 2008;57(2):183-91.

26. Maeda SS, Kunii IS, Hayashi L, Lazaretti-Castro M. The effect of sun exposure on 25-hydroxyvitamin D concentrations in young healthy subjects living in the city of São Paulo, Brazil. Braz J Med Biol Res. 2007;40(12):1653-9.

27. Snijder MB, Van Dam RM, Visser M, Deeg DJH, Dekker JM, Bouter LM, et al. Adiposity in relation to vitamin D status and parathyroid hormone levels: a population-based study in older men and women. J Clin Endocrinol Metab. 2005;90:4119-23.

28. Wortsman J, Matsuoka LY, Chen TC, Lu Z, Holick MF. Decreased bioavailability of vitamin D in Obesity. Am J Clin Nutr. 2000;72(3):690-3.

29. Looker AC, Dawson-Hughes B, Calvo MS, Gunter EW, Sahyoun NR. Serum 25-hydorxivitman D status of adolescents and adults in two seasonal subpopulations frown NHANES III. Bone. 2002;30(5):771-7.

30. McCarty MF, Thomas CA. PTH excess may promote weight gain by impeding cathecolamine-induced lipolysis-implications for the impact of calcium, vitamin D, and alcohol on body weight. Med Hypotheses. 2003;61(5-6):535-42.

31. Borba VZC, Mañas NC, Kulak CAM. Defi ciência de vitamina D - por que, quando e como tratar? In: Vilar L, editor. Endocrinologia clínica. Rio de Janeiro: Guanabara Koogan; 2013. p. 1050-64.

32. Mechica JB. Raquitismo e osteomalacia. Arq Bras Endocrinol Metab. 1999;43:457-66.

33. Leão LMCSM, Tavares ABW, Silva Jr VL. Prevalência e consequências da hipovitaminose D em adolescentes. Adolesc. Saude, Rio de Janeiro, v. 10, n. 4, p. 50-55, out/dez 2013.

34. Al-Shaar L, Nabulsi M, Maalouf J, El-Rassi R, Vieth R, Beck TJ, et al. Effect of vitamina d replacement on hip structural geometry in adolescents: a randomized controlled trial. Bone. 2013;56:296-303.

35. Borba VZC, Mañas NC, Kulak CAM. Deficiência de vitamina D - porque, quando e como tratar? In: Vilar L, editor. Endocrinologia clínica. Rio de Janeiro: guanabara Koogan; 2013. p. 1050-64.

36. Holick ME. Vitamin d defi ciency. N Engl J Med. 2007;357(3): 266-81.

37. Freundlich M, Quiroz Y, Zhang Z, Zhang Y, Bravo Y, Weisinger JR, et al. Suppression of renin-angiotensin gene expression in the kidney by paricalcitol. Kidney int. 2008 dec;74(11):1394-402.

38. Al-daghri NM, Alkharfy KM, Al-othman A, El-Kholie E, Moharram o, Alokail MS, et al. Vitamin D Supplementation an adjuvant therapy for patients wih T2DM: an 18–month prospective interventional study. Cardiovasc diabetol. 2012;11(1): 85.

39. Mc Gill AT, Stewart JM, Lithander FE, Strik CM, Poppitt SD. Relationships of low sérum vitamin D3 with anthopometry in overweigh and obesity. Nutr J. 2008;7:4.

40. Mascitelli L, goldstein MR, Pezzetta F. Vitamin d defi ciency and cardiovascular diseases. Recenti Prog Med. 2010 May;101(5):202-11.

41. Chiu KC, Chu A, Go VL, Saad MF. Hypovitaminosis D is associated with insulin resistance and beta cell dysfunction. Am J Clin Nutr. 2004 May;79(5):820-5.

42. Pittas AG, Lau J, Hu FB, Dawson-Hughes B. The role of vitamin D and calcium in type 2 diabetes. A systematic review and meta-analysis. J Clin Endocrinol Metab. 2007 Jun;92(6):2017-29.

43. Wehr E, Pilz S, Schweighofer N, Giuliani A, Kopera D, Pieber TR, et al. Association of hypovitaminosis D with metabolic disturbances in polycystic ovary syndrome. Eur J Endocrinol. 2009 oct;161(4): 575-82.

44. Shoelson SE, Herrero L, Naaz A. obesity, infl ammation, and insulin resistance. gastroenterology. 2007 May;132(6):2169-80.

45. Savastano S, Valentino R, di Somma C, orio F, Pivonello C, Passaretti F, et al. Serum 25-hydroxyvitamin d levels, phosphoprotein enriched in diabetes gene product (PEd/PEA- 15) and leptin-to-adiponectin ratio in women with PCOS. Nutr Metab (Lond). 2011;8:84.

46. Yildizhan R, Kurdoglu M, Adali E, Kolusari A, Yildizhan B, Sahin HG, et al. Serum 25-hydroxyvitamin D concentrations in obese and on obese women with polycystic ovary syndrome. Arch Gynecol Obstet. 2009;280(4):559-63.

47. Manson JE, Mayne ST, Clinton SK. Vitamin D and prevention of cancer: ready for prime time? N Engl J Med. 2011;364:1385–7.

48. Jorde R, Schirmer H, Wilsgaard T, Joakimsen RM, Mathiesen EB, Njolstad I, Lochen ML, et al. Polymorphisms related to the serum 25-hydroxyvitamin D level and risk of myocardial infarction, diabetes, cancer and mortality. The Tromsø Study. PLoS One. 2012;7:e37295.

49. Adams JS, Hewison M. Update in Vitamin D. J Clin Endocrinol Metab. 2010;95:471-8.

50. Holick MF, Binkley NC, Bischoff-Ferrari HA, Gordon GM, Hanley DA, Heaney RP, et al. Evaluation, treatment, and prevention of Vitamin D deficiency: an Endocrine Society Clinical Practice Guideline. J Clin Endocrinol Metab. 2011;96:1911-30.

51. Alemzadeh R, Kichler J, Babar G, Calhoun M. Hypovitaminosis D in obese children and adolescentes: relationship with adiposity, insulin sensitivity, ethinicity, and season. Metabolism. 2008;57(2):183-91.

52. Goulding A, Cannan R, Williams SM, Gold EJ, Taylor RQW, Lewis-Barned NJ. Bonemineral density in girls with forearm fractures. J Bone Miner Res. 1998;13:143-8.

53. Al-Shaar L, Nabulsi M, Maalouf J, El-Rassi R, Vieth R, Beck TJ, et al. Effect of vitamina D replacement on hip structural geometry in adolescents: a randomized controlled trial. Bone. 2013;56:296-303.

54. Society for Adolescent Health and Medicine. Recommended vitamin D intake and management of low vitamin d status in adolescents: a position statement of the society for adolescent health and medicine. J Adolesc Health. 2013 Jun;52(6):801-3.

55. Bringhurst FR, Demay MB, Kronenberg HM. Hormones and Disorders of Mineral Metabolism. In: Kronenberg HM, Melmed S, Polonsky KS, Larsen PR editors. Williams Textbook of Endocrinology, 11 ed. Philadelphia: Elsevier, 2008.

56. Maeda SS, Borba VZC, Camargo MBR, Silva DMW, Borges JLC, et AL. Recomendações da Sociedade Brasileira de Endocrinologia e metabolismo (SBEM) para o diagnóstico e tratamento da hipovitaminose D. Arq.Bras Endocrinol Metab.2014;58-65.

57. Alshahrani, F; Aljohani N. Vitamin D: deficiency, sufficiency and toxicity. Nutrients, v.13,p.3605-3616,2013.

58. Trang, H.M et AL. Evidence that vitamin D3 increases serum 25-hydroxyvitamin D more efficiently than does vitamin D2. Am. J. Clin. Nutr., v.68, p.854-8,1998.

Micronutrientes – Quando e Como Suplementar?

56

Maria Aparecida Zanetti Passos
Eliana Pereira Vellozo
Isa de Pádua Cintra

Adolescência é a transição entre a infância e a vida adulta, em que muitas das características ou dos hábitos referentes ao estilo de vida do adulto são adquiridos e ou consolidados. É o momento em que o ser humano apresenta aceleração na velocidade de crescimento da estatura e no ganho de peso, o que justifica o aumento das necessidades nutricionais nessa fase. Aproximadamente 20% da estatura no início da vida, são adquiridos na adolescência.[1]

O conceito plural de adolescência engloba aspectos biológicos, emocionais, influências socioeconômicas, culturais e simbolismos. O componente biológico é caracterizado pelas transformações anatômicas e fisiológicas, que incluem o crescimento e desenvolvimento e a maturação sexual. A fase da adolescência tem como característica comportamentos de contestação que tornam o indivíduo mais vulnerável, volúvel, seguidor de líderes, grupos e modas, desenvolvendo preocupações ligadas ao corpo à aparência, que podem afetar ou alterar seus hábitos alimentares significativamente em função do contexto do grupo de relações interpessoais em que está envolvido.

Os hábitos alimentares podem potencializar ou prejudicar os estilos de vida e de saúde na idade adulta. Desvios nutricionais provocados pelo desequilíbrio no balanço entre a ingestão e o gasto de energia nesta fase causam impacto sobre a saúde dos adolescentes e problemas como excesso ou perda de peso, desnutrição aguda e crônica, anorexia nervosa, bulimia nervosa, sobrepeso, obesidade, aterosclerose, hipertensão arterial e aumento do número de recém-nascidos de baixo peso em mães adolescentes.

Os micronutrientes ou oligoelementos são essenciais e devem estar presentes na alimentação diariamente. O déficit pode provocar doenças ou disfunções e o excesso, intoxicações. Por isso, a alimentação deve ser sempre equilibrada e variada.[2]

Os conhecimentos disponíveis sobre a participação dos minerais e vitaminas em várias funções primordiais, e o impacto que exercem sobre o metabolismo têm despertado interesse da comunidade científica na investigação do estado nutricional de micronutrientes.[3] A absorção e a utilização da maioria dos minerais, elementos traço e algumas vitaminas variam segundo o estado nutricional do indivíduo, particularmente com relação à ingestão de outros nutrientes específicos.[4]

Sendo assim, a alimentação é fundamental para a prevenção das deficiências nutricionais também nessa fase, pois é um período de alta demanda nutricional, no qual uma alimentação adequada propicia o crescimento e desenvolvimento de acordo com o potencial genético, menor risco de doenças nas fases adulta e senil e melhor qualidade de vida.

O consumo insuficiente de micronutrientes está entre os dez principais fatores de risco para a carga total global de doenças ao redor do mundo, sendo considerado o terceiro fator de risco previsível de doenças e agravos não transmissíveis.[5]

Os dados atuais no Brasil, sobre deficiências de micronutrientes são muito mais pontuais, provenientes de estudos locais ou regionais. O país não dispõe de levantamentos nacionais atualizados que apontem para a magnitude e os fatores associados aos problemas nutricionais que afetam a população brasileira, e que subsidiem políticas públicas específicas.

Nos cinco anos decorridos de 2008-2009, ocorreu o Inquérito Nacional de Alimentação[6] (INA) e em 2013-2014 o Estudo de Riscos Cardiovasculares em Adolescentes[8] (ERICA), no qual foi observado agravamento da inadequação de nutrientes como cálcio, que pode ser explicada pela persistência da baixa prevalência de ingestão de leite e derivados entre os adolescentes, consumo inadequado de ferro (principalmente para faixa etária acima dos 13 anos de idade). Baixa ingestão de vitaminas A e E, que desempenham papel importante para o crescimento e desenvolvimento adequado do adolescente.[7]

Conforme exposto, os seguintes micronutrientes para atender ao intenso crescimento característico na fase da adolescência, são especialmente o ferro, cálcio e o zinco. Faz-se necessário também um bom aporte das vitaminas A, C, D, E e as do complexo B.

NECESSIDADES DE FERRO

O ferro (Fe) é um dos minerais mais importantes no período da adolescência. A deficiência de ferro é o distúrbio nutricional mais prevalente no mundo e a sua investigação se justifica não somente pela sua prevalência, mas também pelas repercussões que acarreta no desempenho individual.[8]

Esta deficiência, associada ou não à anemia, acarreta prejuízos a curto e longo prazos no desenvolvimento neuropsicomotor, na capacidade de aprendizagem, no apetite, no crescimento, além de comprometer a resposta do sistema imunológico.[9]

A deficiência de ferro é uma condição muito complexa, na fase da adolescência. Vários fatores podem estar envolvidos, uma vez que esta etapa da vida é marcada por intensas mudanças fisiológicas e psicológicas, interferências socioculturais (imagem corporal, influência de pares e da mídia), além da possibilidade de condições econômicas desfavoráveis.[10]

A adolescência é um período marcado pelo aumento da necessidade diária de ferro devido à expansão do volume sanguíneo, à perda sanguínea menstrual nas meninas e ao aumento da massa muscular decorrentes do estirão pubertário. Nesse contexto, a presença de outros fatores associados, como a ingestão deficiente em ferro, doenças crônicas, perda menstrual excessiva, sobrepeso, obesidade, desnutrição e excesso de atividade física podem acarretar ferropenia ou anemia ferropriva.[11]

A menor prevalência de anemia ferropriva em adolescentes do sexo masculino, em relação aos do sexo feminino, pode ser explicada pelo aumento fisiológico dos níveis de hemoglobina causada pela maturação sexual, muito embora sabe-se que a prevalência de ferropenia esteja aumentada nessa faixa etária[12] devido à expansão do volume plasmático para disposição de maior massa eritrocitária e de maior quantidade de mioglobina, importante no desenvolvimento da massa muscular. Durante o pico de crescimento pubertário, o adolescente do sexo masculino chega a aumentar em 33% suas células eritrocitárias.

Já nas meninas, qualquer aumento que seria esperado nos níveis de hemoglobina acaba sendo superado pela perda sanguínea na menarca[12] Após a menarca, as necessidades de ferro são três vezes maiores que a dos meninos devido às perdas menstruais, que podem representar até 1,4 mg/dia. A perda menstrual excessiva, sugerida pela presença de coágulos, é definida como volume superior a 80 mL/mês, podendo estar associada ou não à irregularidade menstrual nos primeiros dois a três anos após a menarca.[12]

Quanto ao consumo alimentar durante a adolescência, alicerça-se em valores socioeconômicos e socioculturais, imagem corporal, situação financeira familiar, modismos alimentares, alimentos consumidos fora de casa, preferência pelo consumo de lanches e de produtos com excesso de açúcares e gorduras e influência de pares e da mídia. Neste sentido, deve-se questionar sobre os hábitos alimentares nesta faixa etária, principalmente se considerarmos que, entre as adolescentes americanas, por exemplo, apenas 25% ingerem a quantidade recomendada de ferro diário.

A presença de doenças crônicas, que cursam com perda sanguínea, é outro fator a ser considerado uma vez que estes pacientes apresentam risco aumentado de desenvolver ferropenia e consequente anemia. Neste grupo destacam-se as doenças inflamatórias intestinais, alergia à proteína do leite de vaca, doença celíaca, úlcera péptica, câncer intestinal (mais frequente em adultos) ou até doenças parasitárias comuns em adolescentes com baixa renda socioeconômica.[10]

Quanto aos fatores sobrepeso e obesidade, a prevalência entre crianças e adolescentes tem aumentado significativamente e, nestes indivíduos, a ferropenia pode estar relacionada à dieta pobre em micronutrientes e rica em calorias, à maior necessidade de ferro relacionada ao peso corpóreo, a fatores genéticos e/ou ao sedentarismo.[13,14]

Nos pacientes desnutridos, além de ingesta inadequada, deve-se considerar como outras possíveis causas da desnutrição as síndromes de má absorção e/ou perdas excessivas e, neste contexto, estes pacientes apresentam achatamento e atrofia das vilosidades intestinais, que comprometem a absorção de micronutrientes.[10]

Outro grupo que merece especial atenção é o composto por adolescentes atletas, nos quais a prevalência de ferropenia varia de 5% a 7,5% além da predisposição ao desenvolvimento da "anemia do esporte". Esse tipo de anemia parece estar relacionado a diversos fatores, dentre eles à pseudoanemia dilucional, à hemólise mecânica intravascular e à perda de ferro.[15]

A pseudoanemia dilucional é causada pela maior expansão do volume plasmático em relação à massa eritrocitária em atletas. Não é considerada um estado patológico e se normaliza dentro de três a cinco dias após o término dos treinos. A hemólise intravascular está relacionada ao trauma mecânico dos eritrócitos nos vasos dos membros inferiores, decorrente da corrida extenuante no atletismo.[16]

O trato gastrointestinal e o urinário também tem sido implicados como fontes de perda sanguínea, especialmente após treinos excessivos que levam a vasoconstrição e consequente isquemia transitória de vasos esplâncnicos e renais. Nesses adolescentes atletas, a alta prevalência de ferropenia sobreposta à anemia relacionada ao esporte acima descrita, predispõe ao aparecimento e ao desenvolvimento de disfunções orgânicas e interfere negativamente no crescimento físico e no rendimento esportivo.[17]

Por ser um elemento essencial na maioria dos processos fisiológicos do organismo humano, o Fe desempenha função central no metabolismo energético celular. Ele atua na produção de energia oxidativa, no transporte de oxigênio por meio da hemoglobina que armazena o oxigênio na mioglobina da fibra muscular que intervém nas reações de transferência de elétrons, inclusive da respiração celular da mitocôndria e tem papel fundamental na inativação de radicais livres e na síntese de DNA.[10]

Fisiologicamente, é encontrado na forma ferrosa (Fe++) ou férrica (Fe +++) e pode coexistir funcionando, alternativamente, ora como agente oxidante, ora como agente redutor dentro de um mesmo sistema.[11]

Devido à grande capacidade reativa, tanto do íon férrico como ferroso, o ferro, praticamente, encontra- se no organismo ligado ás proteínas de transporte ou de armazenamento ou como componente funcional de compostos heme e de metaloenzimas. Esses compostos previnem ou limitam a participação do ferro em reações oxidativas que podem causar dano ao organismo e são de vital importância para o suprimento de oxigênio aos tecidos.[18]

Para que o organismo utilize o ferro é necessário que seja captado e entregue a célula, sob a forma solúvel. As proteínas que tem a função de captar, transportar e armazena-lo e garantir sua biodisponibilidade, são a transferrina, o receptor da transferrina e a ferritina.[19]

A absorção de ferro se dá principalmente no duodeno e na porção proximal do jejuno. Em adultos normais, a quantidade de ferro absorvida diariamente (1 a 2 mg), que equivale á quantidade excretada, e o ferro do organismo é continuamente reciclado por meio de um processo de reutilização desse metal pelo sistema reticulo endotelial. No enterócito, o ferro pode ser captado pela apoferritina e armazenado sob a forma de ferritina, constituindo o compartimento lábil de onde o ferro é facilmente transportado até a membrana baso lateral em que é oxidado pela enzima hefaestina e transferido para o plasma.[20]

A regulação da absorção de ferro é muito importante, pois a deficiência pode resultar em anemia e na diminuição de enzimas dependentes deste mineral. O excesso pode causar danos aos tecidos, gerando radicais livres, pois no organismo não há mecanismo para remoção do excesso de ferro.[20]

Quando ocorre toxicidade é devido a quantidades anormais da alta concentração de hemossiderina nos tecidos (hemocromatose), ocasionando um possível aumento do tamanho do fígado, desenvolvimento de diabetes, hipogonodismo, inflamação das articulações e doença cardíaca que geralmente é fatal.[20]

A deficiência de ferro na adolescência é muito frequente. Nesse período de desenvolvimento há elevada prevalência de anemia por inadequação de ferro na dieta e pelo aumento das necessidades desse mineral.

REPERCUSSÕES CLÍNICAS E DIAGNÓSTICO

As manifestações clínicas da anemia representam as consequências da redução da capacidade de transporte de oxigênio pelo sangue, resultante da diminuição da concentração de hemoglobina. Os sinais e sintomas são diversos de acordo com a velocidade de instalação da anemia: palidez cutâneo-mucosa, fraqueza muscular, perversão alimentar conhecida como "pica", claudicação intermitente, tonturas, zumbido, retardo no crescimento, anorexia, sinais de insuficiência cardíaca, alterações do humor e da função cognitiva, comprometendo a aprendizagem e o desenvolvimento escolar, maior susceptibilidade as infecções e diminuição do desempenho físico.[21-23]

Como a instalação da deficiência de ferro ocorre geralmente de forma gradual, deve-se estar atentos aos sintomas,

que são sutis e, muitas vezes, inespecíficos, podendo passar despercebidos. Deve-se basear o diagnóstico na história completa do paciente, com foco nos possíveis sinais e sintomas; exame físico detalhado, com necessidade de realizar o estadiamento sexual do paciente, e exames laboratoriais com solicitação de hemograma completo e contagem do número de reticulócitos.[24]

O número de eritrócitos inferior a 3,9 milhões/mL, associado ao valor de Hb inferior a 12 g/dL, em adolescentes do sexo feminino, ou inferior a 12,5 g/dL no sexo masculino e hematócrito (Ht) inferior a 33% confirmam a hipótese de anemia. Associados a estes dados, os índices hematimétricos, volume corpuscular médio (VCM) baixo, coeficiente de variação do volume eritrocitário (RDW) aumentado e reticulocitopenia (< 0,5%) sugerem deficiência de ferro.[25]

Deve-se quantificar o ferro corpóreo e importante mencionar que as alterações de ferro sérico somente são detectáveis quando o estoque já foi consumido. Níveis inferiores a 30 mcg/dL indicam carência de ferro. A saturação de transferrina é um índice sensível para estados ferropênicos quando menor que 16%. A capacidade total de ligação do ferro e a protoporfirina eritrocitária livre estão aumentadas na ferropenia. A dosagem de ferritina é o indicador mais precoce e específico de ferropenia e deve ser priorizada dentre os marcadores de ferro corpóreo, quando em níveis inferiores a 12 ng/mL. No entanto, em estados infecciosos, inflamatórios ou malignos, a ferritinia pode estar aumentada, uma vez que se trata de um reagente de fase aguda.[26]

Vale ressaltar que no estado ferropênico, pode ocorrer apenas microcitose, que se perpetua na anemia instalada. Entre os pacientes com diagnóstico de anemia ferropriva, 15% apresentam leucopenia e 75% apresentam plaquetose.[27]

BIODISPONIBILIDADE

O ferro é encontrado sob diferentes formas nos alimentos. A absorção do ferro heme é relativamente independente da composição da refeição, sendo pouco afetado por fatores facilitadores e/ou inibidores da alimentação. Em dietas mistas, a absorção do ferro heme pode chegar a 15-20%.[28]

Ressalta-se a maior biodisponibilidade do ferro heme, encontrado nos alimentos de origem animal, o que faz necessário monitorar o adolescente que ingere pouca quantidade de carnes (bovina, suína, de pescados e de aves) e, principalmente, aquele que é adepto da dieta vegetariana. Essas dietas apresentam baixa biodisponibilidade de ferro porque, embora ricas em ferro não heme, contem altas concentrações de fitato, o qual dificulta a absorção de ferro.[28]

Em contrapartida, se há um aumento da ingestão de ácido ascórbico, o que aumenta a absorção de ferro não heme, por meio da redução de Fe 3+ para o mais solúvel em Fe 2+, os efeitos inibidores da alta ingestão de fitatos são minimizados sobre a absorção de ferro não heme.[29]

Com o objetivo de compensar essa menor biodisponibilidade, os Estados Unidos e o Canadá aumentaram a recomendação de ingestão de ferro em 80% da EAR (necessidade média estimada) em casos de dietas vegetarianas.[29]

Dependendo da forma como esse mineral é encontrado no alimento, haverá significativas diferenças na composição e absorção, e ainda na relação com os fatores estimuladores e inibidores de sua utilização presentes na mesma refeição. Com base nos estudos de absorção de ferro, foram desenvolvidos alguns algoritmos para predizer a biodisponibilidade na alimentação.[30]

Monsen[31] et al. (1982) apresentam algoritmo em que, a partir da concentração de ácido ascórbico e do total de carne de uma refeição e, evidentemente, do total de ferro heme e não heme, infere-se a porcentagem de ferro biodisponível, considerando três níveis de reserva de ferro – baixa, média e alta biodisponibilidade.

Em estudo sobre biodisponibilidade de ferro de dietas mistas em humanos, verificou-se que os fatores relacionados com a dieta explicam uma variedade na absorção da ordem de 16% influenciada pelas carnes em geral (50% do seu teor de ferro na forma heme, cuja biodisponibilidade varia de 15 a 35%), ácido fítico e vitamina C, além de uma estimativa da biodisponibilidade de ferro não heme de dietas ocidentais.[32,33]

RECOMENDAÇÕES

A prevenção primária de ferropenia em adolescentes não é preconizada. Alguns autores defendem a reposição de ferro em adolescentes como prevenção secundária devido à alta prevalência de ferropenia nessa população, principalmente em meninas e atletas.[34]

As recomendações de ferro na adolescência, segundo as DRIs, são de 8 mg/dia para ambos os sexos, nas idades de 9 a 13 anos, e de 11 mg/dia e 15 mg/dia, respectivamente, para meninos e meninas entre 14 e 18 anos.[35]

A Academia Americana de Pediatria recomenda que devam ser rastreadas adolescentes após a menarca (anualmente) e meninos durante o estirão pubertário. O Centro de Controle de Doenças (CDC) sugere o rastreamento de todas as adolescentes não grávidas a cada 5 a 10 anos.[36]

Portanto, devido à discrepância das recomendações de prevenção de ferropenia em adolescentes, o ideal é a prescrição individualizada de acordo com os fatores de risco que estiverem presentes nessa população, dentre eles baixa renda socioeconômica, desnutrição, obesidade, atividade física significante, dieta pobre em ferro, doença crônica ou história de perda menstrual > 80 mL/mês. Estes adolescentes devem ser triados com hemograma e ferritina.[36,37]

NECESSIDADES DE CÁLCIO

O Cálcio é essencial ao organismo, é o mineral mais abundante no corpo humano responsável por cerca de 1 a 2% do peso corporal, sendo que 99% são encontrados em dentes e ossos. O restante encontra-se no sangue, no fluído extracelular, nos músculos e em outros tecidos. Além de possuir funções estruturais e funcionais desde a formação e manutenção do esqueleto até a regulação tempo - espacial na função neuronal, pode também atuar na inibição da proliferação de algumas células cancerígenas.[38]

Além disso, este mineral está envolvido no transporte de membranas celulares, ativação ou liberação de enzimas, contração muscular e na transmissão de impulsos nervosos (regulação da batida cardíaca). Quando não ingerimos quantidades suficientes de cálcio na alimentação, este é retirado dos ossos, enfraquecendo-os, podendo causar fraturas.[39]

Aproximadamente 70% do peso corporal é composto por cristais cálcio-fosfato fornecendo informação suficiente para sugerirmos que o cálcio seja um dos principais nutrientes para o adequado crescimento ósseo e estatural. Anormalidades na estrutura óssea devido à deficiência de cálcio ocorrem na osteoporose, osteomalacia e raquitismo.[40]

O cálcio e a vitamina D são nutrientes essenciais para a saúde óssea, e o adequado fornecimento dos mesmos, desde o período gestacional (pela gestante) até o final da puberdade, implica em melhor formação do esqueleto e consequentemente em adequado crescimento infantil e prevenção da ocorrência de osteoporose na vida adulta.[41] Estudos apontam que o aumento em um desvio padrão (DP) no pico de massa óssea (ápice da formação do osso, que ocorre geralmente entre os 18 e 20 anos) pode reduzir em até 50% o risco de fraturas ao longo da vida.[42]

Estudos mostram que consumo adequado de cálcio e vitamina D durante a infância e adolescência são essenciais, para o acréscimo tanto do conteúdo quanto da densidade óssea, principalmente durante a adolescência quando ocorre o pico de massa óssea, sendo então considerado fator predominante para reduzir o risco de fraturas por fragilidade óssea na senescência.

Esse é um momento crítico para o acréscimo de massa óssea. Aproximadamente 50% da massa óssea total do indivíduo adulto é adquirida durante a adolescência. Vários fatores endógenos e exógenos interagem influenciando o pico de massa óssea, incluindo genótipo, atividade física e dieta.[43]

Uma boa formação óssea é fundamental, sendo considerada um dos meios mais eficazes para prevenir a osteoporose em idades avançadas. O principal determinante da formação óssea é o cálcio presente na dieta. Caso não haja uma disponibilidade dietética adequada de cálcio, o organismo mobilizará o cálcio presente nos ossos para a corrente sanguínea, aumentando, assim, a sua fragilidade.[44]

REPERCUSSÕES CLÍNICAS E DIAGNÓSTICO

A atividade física é importante, pois auxilia na fixação do cálcio, na formação e manutenção da matriz óssea. Baixos níveis de atividade física levam a um declínio na densidade óssea e promovem um equilíbrio negativo no balanço de cálcio em poucos dias, com uma redução detectável na densidade óssea, podendo ser observada em poucas semanas.[45,46]

Nas condições de baixa produção de estrógeno ocorre alteração na homeostase do cálcio. Adolescentes com amenorreia, resultante de anorexia nervosa, têm níveis de absorção de cálcio diminuídos, maior excreção e baixa velocidade de formação óssea, quando comparadas as adolescentes saudáveis. A amenorreia induzida por exercícios físicos também resulta na redução de cálcio e em menor massa óssea.[47]

Adolescentes gestantes devem aumentar a ingestão de cálcio, pois além do cálcio destinado ao feto, há necessidade para seu próprio crescimento. O recém-nascido tem aproximadamente 30 g de cálcio, o qual provém da circulação da mãe durante a gestação. Na gravidez e lactação, é o aumento na absorção durante a gestação que auxiliará a repor essa quantidade necessária para o desenvolvimento do feto. Isso significa que o conteúdo mineral ósseo na gestação pode diminuir nesse período.[47]

Durante a lactação, 200 a 250 mg de cálcio, em media, são secretados por dia no leite materno, e essa quantidade representa uma proporção considerável na ingestão diária da mãe. Portanto, tanto na lactação quanto na gestação pode haver perda de cálcio dos ossos. Em mulheres saudáveis, esse déficit é reposto depois de alguns meses após o período de lactação, e não há evidencia de que a saúde do osso seja afetada de alguma maneira.[47]

Adolescentes intolerantes à lactose também apresentam risco de deficiência, pois leite e derivados são os alimentos que detêm as maiores quantidades de cálcio na dieta. A prática do vegetarianismo também pode ter influência nas recomendações de cálcio para esse grupo, em virtude de compostos que reduzem a sua biodisponibilidade nesse tipo de alimentação, principalmente o oxalato e fitato.

BIODISPONIBILIDADE

Com relação à biodisponibilidade do mineral, além de sofrer influência em relação a idade, condição fisiológica e regulação hormonal, que interferem na sua absorção e excreção, alguns componentes da alimentação também interferem na biodisponibilidade. Compostos antinutricionais, entre os quais, o ácido oxálico é o inibidor mais potente de cálcio, principalmente presentes no espinafre e ruibarbo. A absorção do cálcio do espinafre é de apenas 5%, comparada com 27% do leite em doses similares.[48]

Também os fitatos presentes nos cereais e sementes, e os taninos, encontrados nos chás, podem reduzir a absorção do cálcio por formarem complexos insolúveis. Além desses, o sódio influencia negativamente a absorção do cálcio, pois sua ingestão elevada acarreta aumento da excreção renal de cálcio. Por sua vez, os carboidratos, em especial a lactose, parecem aumentar a absorção do cálcio. Pesquisadores têm demonstrado influência positiva do consumo de amido resistente no balanço do cálcio e na sua absorção pelo intestino grosso.[49]

A cafeína pode ter impacto negativo na retenção de cálcio e tem sido associada com aumento no risco de fraturas do quadril. A associação do consumo de cafeína com a perda óssea acelerada tem sido limitada a mulheres na menopausa e com baixa ingestão de cálcio.[50]

O mineral é encontrado em diversas concentrações, dependendo do alimento analisado, sendo normalmente os produtos lácteos as maiores fontes. Entretanto, também está presente em vegetais verde-escuros, nozes e alguns peixes. Vale destacar que aproximadamente 30% do cálcio dietético está biodisponível nos alimentos, todavia esse teor tende a ser menor em alimentos de origem vegetal.[51]

Em relação a solubilidade, sabe-se que a razão de absorção de sais de cálcio, como acetato, lactato, gluconato, citrato e carbonato, parece ser similar e fica na faixa de 25 a 40%. Esses valores foram determinados em estudos com humanos na ausência desses sais de cálcio nas refeições.[52]

RECOMENDAÇÕES

O valor médio de ingestão diária de cálcio para indivíduos de ambos os sexos, de 9 a 18 anos, é de 1.300 mg/dia, e para aqueles acima de 19 anos é de 1.000 mg/dia.[53]

A suplementação deverá ser prescrita quando a ingestão alimentar estiver abaixo da recomendação média considerada para o indivíduo, associada aos parâmetros bioquímicos que indiquem deficiência e, ainda, quando o indivíduo apresentar sinais e sintomas compatíveis com prejuízo de função do nutriente.

Necessidades de Zinco

A partir dos anos 60, foram descritos os primeiros casos de deficiência desse micronutriente, inicialmente entre adolescentes iranianas.[54] Mais tarde, vários outros casos foram descobertos entre os egípcios, nos quais se observou anemia grave, retardo de crescimento, hipogonadismo, geofagia, dermatites e alterações mentais.[55]

O zinco é um elemento traço com diversas funções no organismo humano. É importante para o funcionamento adequado do metabolismo,[56-58] necessário à reprodução, diferenciação celular, crescimento,[56,59] desenvolvimento,[60,61] reparação tecidual e defesa imunológica,[60,62,63] além de ser constituinte de mais de 300 enzimas que participam do metabolismo de carboidratos, lipídios e proteínas e da síntese e degradação dos ácidos nucleicos.[64,65]

Sua deficiência é considerada um problema nutricional mundial, afetando países desenvolvidos e em desenvolvimento.[66] Atinge cerca de um terço da população mundial e é frequente na desnutrição energético proteica. Em crianças, aproximadamente 800 mil óbitos por ano estão relacionados à carência desse mineral.[67,68]

O Brasil ainda não dispõe de estudos nacionais e não se conhece a real magnitude dessa deficiência no país, embora estudos com crianças, por exemplo, mostrem prevalências de deficiência de zinco de 16,2% e 11,2%, caracterizando um problema de saúde pública.[69] Assim, também, estudos com outros grupos populacionais têm mostrado taxas expressivas, como a deficiência de zinco sérico de 14% entre escolares residentes de duas favelas da cidade de São Paulo,[70] de 36,9% entre gestantes da cidade de Manaus[71] e de 26,4% entre idosos de dois municípios do Rio Grande do Sul.[72]

O zinco presente em vários alimentos está associado a moléculas orgânicas ou na forma de sais orgânicos, que por sua vez são liberados em forma de íons livres na luz intestinal durante a digestão. Durante esse processo, as formas livres do zinco podem se ligar a outras moléculas como aminoácidos, fosfatos e outros ácidos orgânicos.[73]

O zinco desempenha três importantes papéis biológicos no organismo: catalítico, estrutural e regulatório. Por meio destes, o zinco tem papel crucial no sistema imune, atuando como anti-inflamatório, bem como no sistema de defesa antioxidante.

Papel catalítico: Está envolvido na função biológica de mais de 300 enzimas do nosso organismo, é considerado essencial e está diretamente envolvido na catálise de enzimas que têm como função controlar diversos processos como a síntese de DNA, desenvolvimento cerebral, reprodução e desenvolvimento fetal, formação óssea, cicatrização de feridas e tantas outras.[74]

Papel estrutural: o zinco desempenha um papel estrutural e funcional em diversas proteínas envolvidas na replicação do DNA e na transcriptase reserva, devido às suas propriedades físico-químicas. Além disso, exerce função importante em uma variedade de metaloproteínas.[74]

Papel regulatório: atua na regulação tanto da atividade enzimática como na estabilidade de proteínas como um íon ativador ou inibidor, modula processos de transdução de sinais, atua como modulador da neurotransmissão simpática em neurônios zinco-dependentes localizados na região anterior do cérebro, onde estão localizados o tálamo e o hipotálamo.[75] Torna-se crescente o interesse na identificação de deficiências, principalmente nos casos leves e moderados, cuja sintomatologia clínica pode passar despercebida.[76]

Em relação à ingestão de zinco especificamente, a deficiência encontrada varia de 20% a 35%, dependendo das condições socioeconômicas, dos hábitos alimentares e culturais, predominando nos países menos desenvolvidos.[77,78]

A quantidade total de zinco no organismo é de 1,5 g a 2,5 g, distribuindo-se por todas as estruturas, principalmente nos músculos estriados (60%), ossos (20% a 30%) e fígado (4% a 6%). Também pode ser encontrado nos rins, pâncreas, olhos, cabelos, unhas, fluído prostático e espermatozoides. Apenas 0,1% do zinco total encontra-se na corrente sanguínea e, desses, 90% estão nos eritrócitos, 9% no plasma e 1% nos leucócitos. Oitenta por cento do zinco plasmático está ligado à albumina e outras proteínas, como alfa microglobulina e transferrina.[79,80]

REPERCUSSÕES CLÍNICAS E DIAGNOSTICO

O reconhecimento da ingestão e dos níveis de zinco torna-se extremamente importante para o bom desenvolvimento e saúde do adolescente, visto que ele não pode ser sintetizado no corpo humano, e por sua alta prevalência de deficiência. Além de ser necessário oferecer orientações sobre dieta saudável, é importante conhecer a composição do cardápio e as quantidades dos nutrientes mais comumente consumidos pelos adolescentes, visando prevenir as carências nutricionais decorrentes de hábitos alimentares inadequados.[81]

Os sinais e sintomas clínicos da deficiência de Zn incluem, além dos dois fatores já citados, diminuição do apetite e paladar (hipogeusia), diminuição das funções cognitivas, acrodermatite enteropática (alopecia, diarreia e lesões na pele) e deficiências no sistema imune.[82,83]

As principais causas de deficiência de zinco podem ser restrições alimentares, vegetarianismo, interações com componentes da dieta, principalmente fitatos, fibras, ligninas, flavonoides, caseína, cádmio, cálcio e, ainda, por medicamentos, como penicilamina, diuréticos, EDTA, suplementos com ferro e expoliação parasitária intestinal.[84]

A deficiência de zinco também pode decorrer da baixa absorção do nutriente, na presença de atresia biliar ou pancreática, doenças inflamatórias intestinais, ressecção gástrica ou de intestino, síndromes malabsortivas; pelo aumento das necessidades do nutriente, como gravidez, lactação, obesidade, estresse, crescimento rápido, anemias, estados hipercatabólicos, cirurgias extensas, infecções graves, tumores; por sangramentos crônicos, menstruação excessiva, enteropatias, queimaduras extensas, dermatites esfoliativas, sudorese excessiva em temperaturas ambientais elevadas, traumatismos, parasitoses intestinais, diuréticos tiazídicos.[85]

Algumas doenças podem causar diminuição de zinco, como no caso de anemia falciforme, doenças renais e hepáticas crônicas.[86]

Concentração reduzida de zinco também tem sido associada ao aumento do risco de desenvolvimento de obesidade, bem como inflamação crônica. Há evidências de uma inter-relação do mineral com a concentração de leptina, hormônio relacionado à saciedade. Em indivíduos com níveis inadequados de zinco, a concentração de leptina é reduzida, logo, há menor regulação do controle da saciedade, que, por sua vez, pode levar ao aumento do consumo calórico e, consequentemente, ao excesso de peso e à obesidade.[87,88]

Ademais, a deficiência de zinco em indivíduos obesos tem mostrado contribuir na resistência insulínica. Uma vez que o mineral exerce importante função estimulante sobre o receptor de insulina tirosina quinase que, por meio do estímulo pós-receptor, auxilia no aumento da atividade de translocação dos transportadores de glicose dos seus sítios intracelulares para a membrana plasmática. Adicionalmente a isso, a expressão da adipocitocina zinco-α e a glicoproteína

(ZAG), envolvidas na estimulação da lipólise em adipócitos, é reduzida na obesidade e também tem sido relacionada com maior resistência à insulina, podendo ser fator de risco para *diabetes* tipo 2.[89,90]

Em contraponto, a suplementação de zinco parece contribuir no aumento da produção de interleucina 2 e fator de necrose tumoral-TNFα, sendo estes relacionados ao aumento da produção de leptina, peptídeo que desempenha importante papel na regulação da ingestão alimentar e no gasto energético.[91]

A concentração de zinco no soro é um dos bioindicadores e caracteriza-se por refletir o consumo de zinco por meio da dieta, responder consistentemente à suplementação com zinco e apresentar dados de referência para a maioria dos grupos etários e gêneros. As concentrações de zinco no soro são alteradas apenas nos casos de deficiências moderadas e graves, e influenciadas pela idade, sexo, tipo de dieta, momento do dia, fase do ciclo reprodutivo (gestação) e presença/ausência de sinais infecciosos, inflamatórios ou de estresse. Além disso, a quantidade de zinco sérico e plasmático é afetada pela concentração de albumina, pela hemólise, pelo uso de anticoncepcionais e pelo controle homeostático.[92-95]

Os valores de referência para o zinco sérico e plasmático foram estabelecidos pelo estudo National Health and Nutrition Examination Survey (NHANES, 1976-1980), sendo o ponto de corte de 70 mcg/dL para o plasmático e a faixa de 84 a 96 mcg/dL para o sérico, de acordo com a idade estudada;[92] entretanto, alguns autores utilizam outros pontos de corte para o zinco plasmático como 75 mcg/dL ou 80 mcg/dL.[96-99]

Em razão das inúmeras funções bioquímicas que o zinco desenvolve no organismo, da necessidade do ser humano em obter esse micronutriente da natureza, visto que ele não pode ser sintetizado no corpo humano, e da alta prevalência de deficiência, principalmente na faixa etária da adolescência, o reconhecimento da ingestão e dos níveis de zinco torna-se extremamente importante para o bom desenvolvimento e saúde do adolescente.[100] Portanto analisar a biodisponibilidade de zinco e classificar o tipo de dieta consumida, seguindo a metodologia desenvolvida pelo IZiNCG[101] para estimar o risco de inadequação do consumo de zinco, faz-se necessário.

Além de ser necessário oferecer orientações sobre dieta saudável, é importante conhecer a composição do cardápio e as quantidades dos nutrientes mais comumente consumidos pelos adolescentes, visando prevenir as carências nutricionais decorrentes de hábitos alimentares inadequados.[102,103]

BIODISPONIBILIDADE

A maior absorção de zinco parece ocorrer no jejuno, e a captação desse nutriente é regulada pela difusão ou por carreadores, sendo o último mais utilizado quando há baixa quantidade de zinco. Após absorção e captação, o mineral é transportado no sangue portal e o fígado tem a função de distribuí-lo aos demais tecidos.[104]

Nem toda quantidade de zinco ingerida pela alimentação é utilizada pelo organismo, pois sua biodisponibilidade pode ser afetada no processo de absorção intestinal ou já na circulação sanguínea.

A absorção intestinal de zinco é diminuída por fatores antagonistas, já citados anteriormente quanto a alimentação, como o fitato, o oxalato, os taninos e os polifenóis. Tal absorção pode ser facilitada pela presença de aminoácidos (cisteína e histidina), fosfatos, ácidos orgânicos e proteína.[92] Na circulação, pode haver competição do zinco com os minerais cobre e ferro, dependendo da quantidade desses elementos na corrente sanguínea.[105-110] O pH do meio é outro fator importante na absorção de zinco.

RECOMENDAÇÕES

Uma dieta normal e equilibrada pode oferecer entre 10 e 15 mg/dia de zinco. Dentre os alimentos mais ricos nesse micronutriente, destacam-se peixes, carnes, aves, leite e derivados que podem oferecer cerca de 80% desse total. Deve ser considerada, também, a biodisponibilidade do zinco nessas fontes alimentares, que pode variar de 10% a 30%, dependendo das diferentes composições da dieta.[111]

A deficiência de zinco geralmente não acontece de forma isolada a outras deficiências nutricionais. Devemos promover algumas estratégias básicas como a promoção do aleitamento materno exclusivo (o leite materno é excelente fonte de zinco biodisponível); a promoção de adequadas práticas de alimentação complementar com a inclusão de alimentos ricos em zinco, tais como os alimentos de origem animal e a educação nutricional vinculada à fortificação de alimentos básicos, suplementação e modificação e diversificação da dieta.[113]

A suplementação para subgrupos vulneráveis parece ser a única estratégia efetiva para alcançar grupos populacionais específicos que não podem ser beneficiados por programas de fortificação devido à falta de acesso a alimentos processados. Crianças e mulheres grávidas representam grupos relevantes, pois, inclusive com programas de fortificação ou de modificação/diversificação da dieta, não podem satisfazer suas necessidades de zinco.

Estudos adicionais sobre a eficácia da suplementação com zinco são necessários para definir as melhores formas de administração. Se suplementação isolada de zinco ou suplementação de zinco associada a outros micronutrientes; as melhores doses em relação a quantidade, frequência e duração para diferentes grupos de idade e estados fisiológicos; as melhores formas químicas e físicas considerando seus efeitos na absorção de zinco, o custo, tempo de validade e aceitabilidade (fatores culturais e de comportamento que influenciam a aderência devem ser estudados); e os melhores sistemas de distribuição em termos de efetividade e eficiência.

Algumas recomendações são possíveis de serem consideradas nos programas de suplementação com zinco baseadas no conhecimento existente. As pesquisas sugerem um melhor impacto das formas solúveis de sais de zinco (acetato de zinco, sulfato de zinco, gluconato de zinco), da suplementação administrada entre as refeições (para maximizar a absorção) e da suplementação diária.[113]

A fortificação é vista, pelo seu baixo custo, eficácia e segurança, uma estratégia promissora de superar a desnutrição por micronutrientes. Além disso, é uma estratégia que não exige alterações nos hábitos alimentares, simplificando, assim, seu processo de implementação. Os estudos mostram claramente que a fortificação com zinco pode aumentar a sua absorção total diária. Muitos estudos sobre a absorção também mostram que acrescentar zinco aos alimentos não afeta adversamente a absorção de outros minerais, tal como o ferro.

A seleção de formas fortificantes de zinco também deve levar em consideração a sua aceitação, a sua solubilidade, o seu efeito sobre as propriedades sensoriais do alimento fortificado e o seu custo. Além disso, recomenda-se que o alimento selecionado para fortificação com zinco seja amplamente consumido em quantidades estáveis e previsíveis, e processado em uma escala razoavelmente grande para permitir o controle de qualidade adequado.

O impacto da modificação/diversificação dietética na prevenção da deficiência de zinco depende da quantidade e da biodisponibilidade desse nutriente na dieta. As principais fontes de zinco são os produtos de origem animal.

VITAMINAS

As vitaminas constituem um grupo de nutrientes que não apresenta estruturas básicas correlacionadas a cadeias de carbono nem características gerais semelhantes entre si. São compostos orgânicos essenciais à manutenção do metabolismo normal, desempenhando funções fisiológicas específicas. A maioria das vitaminas não são sintetizadas pelo organismo e necessitam ser ingeridas por meio da alimentação.[2,4] Podem ser hidrossolúveis (as do complexo B e a vitamina C – ácido ascórbico) e lipossolúveis (A, D, E e K).

Uma alimentação adequada é fundamental para a prevenção das deficiências nutricionais específicas. Dificuldades como má absorção ou a prática alimentar, quando inadequada qualitativa e ou quantitativamente, gera deficiências nutricionais que prejudicam o crescimento e desenvolvimento. As necessidades das vitaminas são também determinadas por idade, peso, velocidade de crescimento, metabolismo, atividade física e processos infecciosos agudos. Quando dá existência de um quadro de deficiência vitamínica já instalado, a alimentação por si só não é capaz de restaurar os depósitos em curto prazo e nesses casos é necessário o consumo de suplementos nutricionais, alimentares ou medicamentosos.

No Brasil, apesar dos avanços obtidos nas últimas décadas com ações de combate a problemas nutricionais, as deficiências de vitaminas persistem e a magnitude e consequências dessas inadequações são ainda preocupantes.

O desequilíbrio na ingestão de micronutrientes torna o adolescente ainda mais vulnerável, influenciando de forma desfavorável o desenvolvimento pubertário e o crescimento somático.[1,16] Portanto, é fundamental a ingestão das vitaminas A, C, E e as do complexo B nessa faixa etária.

O diagnóstico das deficiências de vitaminas são baseados em indicadores diretos, que são as evidências clínicas, os indicadores fisiológicos e bioquímicos e nos indicadores indiretos, que são as avaliações dietéticas. As avaliações dietéticas isoladas não podem indicar a prevalência ou gravidade da deficiência na comunidade; entretanto, o conhecimento dos padrões de consumo alimentar e de sua família é de importante valia, tanto para avaliar a causa da deficiência quanto para auxiliar em um programa apropriado de consumo e fortificação alimentar.[115]

Necessidades de Vitamina A

A vitamina A é um nutriente essencial à saúde, sendo requerida em pequena quantidade em vários processos biológicos. Possui papel importante no funcionamento da visão, do crescimento, maturação sexual e do desenvolvimento fetal, do sistema de defesa, da integridade do epitélio celular, da reprodução, da regulação da proliferação e da diferenciação celular. A deficiência da vitamina A (DVA), definida como uma concentração de retinol sérico < 0,70 μmol por grama, causa alterações fisiológicas importantes, que podem ser subclínicas, como os distúrbios da diferenciação celular, depressão da resposta imune e redução da mobilização de ferro, ou clínicas, caracterizadas pelo aumento da morbimortalidade por doenças infecciosas, atraso no crescimento, anemia e xeroftalmia.[115]

Clinicamente, a deficiência de vitamina A se manifesta por alterações da visão, anemia, predisposição a infecções, inapetência e alteração do paladar, alteração no crescimento, deformidades ósseas, xerodermia, ceratinização de mucosas dos tratos respiratório, digestório e geniturinário, das papilas gustativas, com diminuição do paladar, e hiperqueratose folicular.

Dentre os grupos mais atingidos pela DVA estão os lactentes e pré-escolares, porém sua ocorrência pode se prolongar para a idade escolar e a fase adulta.

É considerada ainda, um problema de saúde pública e importante causa a ser combatida em crianças de países em desenvolvimento. A deficiência de vitamina A está em segundo lugar em relação aos problemas nutricionais, mesmo em países desenvolvidos, depois do Ferro.[116]

A DVA está presente em mais de 100 países, em sua forma clínica e subclínica.[116] Estima-se que, em todo mundo, 127 milhões de crianças em idade pré-escolar sofram de DVA e 4,4 milhões tenham xeroftalmia.[117] Segundo a Iniciativa Micronutriente[118] e o Fundo das Nações Unidas para a Infância (UNICEF),[119] a deficiência da vitamina compromete o sistema imune de aproximadamente 40% das crianças com idade inferior a cinco anos em países em desenvolvimento, contribuindo para a morte de cerca de um milhão de crianças a cada ano, ocasionada por doenças comuns na infância, como o sarampo e a diarreia.[115] Quanto ao crescimento e ao desenvolvimento da criança, os trabalhos realizados até o momento são contraditórios e não permitem estabelecer relação entre o estado nutricional e os níveis séricos de vitamina A.[120,121]

A carência de vitamina A é considerada um problema de saúde pública no Brasil, sendo o País classificado como área de carência subclínica grave.[122]

Os resultados dos poucos estudos disponíveis na literatura nacional indicam, de modo geral, que a prevalência DVA varia de 6,8% a 34,0% nesta população.

Por não serem considerados classicamente como de risco, não se dispõe de muitos estudos sobre o estado nutricional de vitamina A entre escolares, incluindo os adolescentes, o que tem impedido uma avaliação adequada da real magnitude da DVA nesse segmento, no Brasil.[123]

Os critérios para a caracterização da DVA como problema de saúde pública, estabelecidos pela OMS, são: prevalência de 20% da população, ou mais, com valores de retinol sérico inferiores a 0,7 µmol/L constitui problema de saúde pública grave; entre 10% e 19% é considerado problema moderado; abaixo de 10%, problema leve.[117] Diversos estudos nacionais avaliaram a situação da hipovitaminose A nas regiões Sudeste,[124-128] Norte,[129] Nordeste[130-133] e Centro-Oeste do Brasil,[134] sendo a deficiência encontrada em cidades grandes, pequenas e na zona rural, em diferentes proporções, entretanto sem relatos de ocorrência de lesões oculares.[135]

Sua deficiência ainda é um problema de saúde pública, que deve ser combatida em crianças de países em desenvolvimento. A deficiência de vitamina A está em segundo lugar em relação aos problemas nutricionais, mesmo em países desenvolvidos, depois do Ferro.[136]

Os impactos sociais da hipovitaminose A ainda são pouco conhecidos em nosso país, uma vez que os trabalhos realizados até o momento são insuficientes e retratam realidades de regiões específicas.[137]

A principal causa da deficiência de vitamina A está relacionada à dieta cronicamente insuficiente nessa vitamina, que pode ocasionar baixos estoques corporais e a falhas em atender às necessidades fisiológicas; além disso, outros fatores têm sido tratados, na literatura, como possíveis preditores das concentrações séricas de vitamina A, como as condições socioeconômicas e ambientais, características maternas, peso ao nascer, e indicadores antropométricos.[138]

As principais fontes de vitamina A são encontradas no leite humano, melhor fonte para o lactente, e, ainda, para crianças e adolescentes em alimentos de origem animal, carnes, fígado, óleo de diferentes pescados, vísceras, gema, manteiga e leite de vaca integral. Os alimentos de origem vegetal contêm betacaroteno e outros carotenoides pró-vitamínicos, os quais se convertem em retinol nas células intestinais. As principais fontes de carotenoides são os vegetais amarelo-alaranjados, tais como cenoura, abóbora, mamão, e vegetais verde-escuros, como espinafre e brócolis, e folhas novas de vários vegetais. Frutas não cítricas amarelas e laranjas, como mangas, pêssego e mamão, além de óleos e frutas oleaginosas, como o buriti, pupunha, dendê e pequi.

Estima-se que no Brasil, entre aqueles em idade escolar, as prevalências descritas de desnutrição, avaliadas pelo indicador altura/idade, oscilam em torno de 6,8%, e entre os adolescentes, avaliados pelo índice de massa corporal (IMC) para a idade, em torno de 3,4%, variando de acordo com o estrato de renda.[139]

Estima-se que 250 milhões de crianças no mundo sejam deficientes de vitamina A e que de 250.000 a 500.000 crianças ao ano tornem-se cegas em decorrência da carência. A suplementação de vitamina A é capaz de reduzir o risco de morte de crianças de 6 a 59 meses em 22 a 30%.[140]

Recomendações de vitamina A

O incentivo do consumo de alimentos ricos em vitamina A é importante para prevenir a DVA, especialmente considerando-se que o consumo desse nutriente por escolares de diferentes regiões do País é inferior ao necessário. Essa inadequação do consumo é condicionada por fatores culturais, tais como hábitos alimentares, preferências individuais e familiares e por fatores socioeconômicos que afetam a capacidade de escolha e compra desses alimentos.[141,142]

O retinol é tóxico nas formas aguda e crônica. Na forma aguda, altas doses de retinol causam náuseas, vômitos e dor de cabeça com aumento da pressão no fluído cerebrospinal; sintomas que desaparecem dentro de poucos dias, quando retiradas e as doses extremamente altas podem ser fatais. A toxicidade crônica de vitamina A é a causa maior de preocupação; ingestões habituais e prolongadas superiores a 7,5 a 9 mg/dia para adultos causam toxicidade que podem afetar o sistema nervoso central (causando dor de cabeça, náuseas, ataxia e anorexia, sendo associadas com o aumento da pressão do fluido cerebrospinal, no fígado (hepatomegalia, hiperlipidemia e aumento do colágeno). Nos ossos muitas dores nas articulações, espessamento dos ossos, hipercalcemia e calcificação de tecidos moles) na pele, ela se torna excessivamente escura, com escamações, rachaduras, descamação e alopecia.[143]

De acordo com o Food and Nutrition Board (FNB) e o Institute of Medicine, a ingestão segura calculada a partir dos dados de Noael utilizados no estabelecimento dos valores de UL foram, respectivamente, 4.500 g/dia e 6.400 g/dia.[144]

Complexo B

Formado pelas seguintes vitaminas: Vitamina B1 (tiamina), B2 (Riboflavina), B3 (Niacina), B5 (Ácido pantotênico), B6 (Piridoxina), B7 (Biotina), B9 (Ácido Fólico) e B12 (Cobalamina). Esse complexo é formado por um grupo de substâncias que agem como cofatores em uma série de reações bioquímicas essenciais ao metabolismo orgânico. Todos são encontrados praticamente nas mesmas fontes alimentares e atualmente muitos alimentos são fortificados com essas substâncias. Carências marginais destas vitaminas são de difícil comprovação na área pediátrica.

Tiamina (B1)

A deficiência de tiamina pode ocorrer em locais nos quais a ingestão de arroz branco e trigo sem enriquecimento é grande, além de grande consumo de chás e peixe cru.[145] A deficiência é conhecida como beribéri, sendo a forma infantil aguda muito grave, podendo levar ao óbito em horas. Ocorre em lactentes jovens. Os sintomas são irritabilidade, vômitos, crises de rigidez muscular insuficiência cardíaca congestiva, dificuldade respiratória e cianose. Em crianças maiores, a forma crônica é manifestada por anorexia, perda de peso, fraqueza, diarréia e edema.

Riboflavina (B2)

A deficiência da riboflavina aparece em indivíduos com dieta muito pobre em riboflavina por longos períodos, também nos casos de anorexia, má absorção intestinal e alcoolismo crônico. O quadro clínico característico é de lábios avermelhados, queilite angular, faringite, estomatite. Podem apresentar também alterações oculares, chegando a ceratite e catarata, além de alterações da mucosa geniturinária.[145]

Niacina (B3)

A deficiência desta vitamina é denominada pelagra, que é uma doença nutricional endêmica entre comunidades pobres que sobrevivem a base de cereais como milho. Aparece em regiões onde a dieta é pobre em conteúdo energético e em vegetais e frutas frescas, além de ocorrer na má absorção intestinal.

É conhecida como causadora dos 3 "Ds": dermatite, diarreia e demência. As alterações de pele são as mais precoces: eritema, hiperpgmentação, queilite. Ocorrem também estomatite, língua vermelha e edemaciada, gastrite e diarreia, fissuras nos genitais, ataxia, alterações psicológicas e neurológicas.[146]

Piridoxina (B6)

A deficiência clínica é rara. A vitamina B6 é bem distribuída nos alimentos e a flora bacteriana intestinal sintetiza grandes quantidades.

As manifestações clínicas observadas são dermatite seborreica, queilite, glossite, estomatite, neuropatia periférica, quadros convulsivos no recém-nascido e anemia normocítica ou macrocítica.[146]

Cianocobalamina (B12)

Entre os fatores de risco para a deficiência de vitamina B12, encontram-se: ingestão inadequada, doenças absortivas, síndrome do intestino curto, doença celíaca, sprue tropical, pancreatite, doença hepática, deficiência enzimática congênita, gastrectomia.[145]

A deficiência de vitamina B12 é conhecida como anemia perniciosa e ocorre raramente por deficiência alimentar, exceto em vegetarianos estritos. A causa mais comum é a deficiência do fator intrínseco.[146]

As manifestações clínicas são anemia megaloblástica, diarreia, anorexia, hiperpigmentação da pele, glossite, má absorção intestinal com diarreia, síndrome neurológica com parestesia simétrica em membros, hiper-reflexia, alteração da sensibilidade profunda com alteração de equilíbrio e coordenação, alteração da memória, depressão, podendo chegar à psicose, alucinações, desmielinização de fibras nervosas, retardo no desenvolvimento neuropsicomotor, torpor e coma.[145]

Ácido fólico (B9)

A deficiência de ácido fólico é relativamente comum. Entre os fatores de risco para a deficiência de vitamina B9, encontram-se doença inflamatória intestinal, câncer, queimaduras, anemia hemolítica crônica, doença hepática, uso de drogas anticonvulsivantes e antituberculose.[145]

Os principais sinais da deficiência são palidez, fraqueza, distração, insônia, além de crises de euforia, alterações neurológicas, anemia megaloblástica, eczema, acne, estomatite, glossite e dermatite.

Ácido pantotênico (B5)

Entre os fatores de risco para a deficiência de vitamina B5, encontram-se as drogas antagônicas. Não ocorre isoladamente, mas em conjugação com deficiências de outras vitaminas do complexo B.

Biotina (B7)

Entre os fatores de risco para a deficiência de vitamina B7, encontram-se uso de drogas, antibioticoterapia, nutrição parenteral prolongada (superior a oito semanas) e ingestão excessiva de avidina, que impede a absorção da biotina.[146]

Vitamina C

Os sinais de deficiência em indivíduos bem nutridos só se desenvolvem após quatro a seis meses de baixa ingestão (geralmente inferiores a 10 mg/dia), quando as concentrações plasmáticas e dos tecidos diminuem consideravelmente.

Durante período de estresse emocional, psicológico ou fisiológico, há grande aumento da excreção urinária de ácido ascórbico e, portanto, há necessidade de aumentar a ingestão alimentar de vitamina C em situações de trauma, febre, infecções e temperatura ambiente elevada como ocorre no verão.[114]

As manifestações clínicas do escorbuto são palidez, anorexia, febre, dores em membros inferiores, edema, pseudoparalisias, rosário costal, hemorragias gengivais, petéquias, equimoses, anemia microcítica e hipocrômica.[145]

Na prevenção da anemia ferropriva, a vitamina C possui efeito benéfico, agindo como agente facilitador da absorção do ferro não-heme.[23]

Hipovitaminose E

A vitamina E é um importante antioxidante enzimático, com capacidade de impedir a oxidação fácil dos componentes lipídicos das membranas celulares pela ação dos radicais livres. Juntamente com outros antioxidantes, atua no organismo combatendo o estresse oxidativo.[4]

Os recém-nascidos prematuros são particularmente suscetíveis a deficiência de vitamina E por não terem reservas. Os fatores predisponentes da deficiência de vitamina E são a desnutrição materna, nutrição fetal inadequada ou má absorção intestinal de gorduras que ocorre na fibrose cística, doença celíaca e atresia de vias biliares.[3]

Além da anemia hemolítica, são descritas como manifestações clínicas a irritabilidade, deficiência neurológica progressiva e queda da imunidade.[3] O diagnóstico da deficiência pode ser realizado pelo nível sérico de tocoferol diminuído e por sinais de hemólise, como diminuição da vida média das hemácias, aumento da creatinina e da creatino-fosfoquinase séricas.[3]

REFERÊNCIAS BIBLIOGRÁFICAS

1. Faria, FR. Associação entre os componentes da síndrome metabólica e indicadores antropométricos e de composição corporal em adolescentes. Revista da Associação Brasileira de Nutrição, Sao Paulo, v. 6, n. 1, p.13-20, jun. 2014.

2. Organizacíon Mundial de la Salud [homepage on the Internet]. Dieta, nutrícíon y prevencíon de enfermedades crônicas [cited 2013 Sep 17]. Available from: http://www.who.int/nutrition/publications/obesity/WHO_TRS_916_spa.pdf.

3. APD. Associação Portuguesa de Dietistas. (2013i). Oligoelementos. Acedido em 14 de Setembro de 2013, em: http://www.apdietistas.pt/nutricao-saude/osnutrientes/osmicronutrientes/oligoelementos.

4. Carmo, I. (2011). Equilíbrio vital: Vitaminas e minerais. Publicações D. Quixote. Lisboa.

5. Barbosa FS, Sichieri R, Junger WL. Assessing usual dietary intake in complex sample design surveys: the Brazilian Dietary Survey. Rev Saude Publica. 2013;47(Suppl 1):176S-88S.

6. Instituto Brasileiro de Geografia e Estatística. Pesquisa de Orçamentos Familiares (POF), 2008-2009: análise do consumo alimentar pessoal no Brasil. Rio de Janeiro (RJ): Instituto Brasileiro de Geografia e Estatística 2010 [citado 2015 set 10]. p. 150. Disponível em: http://biblioteca. ibge.gov.br/visualizacao/livros/liv50063.pdf.

7. Souza AM, BarufaldiII LA, Abreu GA, Gisnnini DT, Oliveira CL, Santos MM, Leal VS, Vasconcelos FAG. ERICA: ingestão de macro e micronutrientes em adolescentes brasileiros. Rev Saúde Pública 2016;50(supl 1):5s.

8. Iuliano BA, Frutuoso MFP, Gambardella AMD. Anemia em adolescentes segundo maturação sexual. Rev Nutr., Campinas. 2004; 17(1):37-43.

9. Aggett PJ, Agostini C, Axelsson I, Bresson JL, Goulet O, Hernell O et al. Iron metabolism and requirements in early childhood: do we know enough?: a commentary by the ESPGHAN Committee on Nutrition. J Pediatr Gastroenterol Nutr. 2002;34(4):337-45.

10. GaranitoI MP, PittaII TS, Carneiro JDA. Rev. Bras. Hematol. Hemoter. vol.32 supl.2 São Paulo June 2010 Epub June 07, 2010.

11. Pinhas-Hamiel O, Newfield RS, Koren I, Agmon A, Lilos P, Phillip M.. Greater prevalence of iron deficiency in overweight and obese children and adolescents. Int J Obes Relat Metab Disord. 2003; 27(3):416-8.

12. Soekarjo DD, de Pee S, Bloem MW, Tjiong R, Yip R, Schreurs WH, et al. Socio-economic status and puberty are the main factors determining anaemia in adolescent girls and boys in East Java, Indonesia. Eur J Clin Nutr. 2001;55(11):932-9.

13. Pinhas-Hamiel O, Newfield RS, Koren I, Agmon A, Lilos P, Phillip M.. Greater prevalence of iron deficiency in overweight and obese children and adolescents. Int J Obes Relat Metab Disord. 2003; 27(3):416-8.

14. Nead KG, Halterman JS, Kaczorowski JM, Auinger P, Weitzman M. Overweight children and adolescents: a risk group for iron deficiency. Pediatrics. 2004;114(1):104-8.

15. Nunes SMT, Yuyamada LKO, Guedes DP, Oliveira MC. Anemia ferropriva em atletas adolescentes da Fundação Vila Olímpica de Manaus-AM. Acta Amazonica. 2008;38(2):263-6.

16. Merckel D, Huerta M, Grotto I, Blum D, Tal O, Rachmilewitz E, et al. Prevalence of iron deficiency and anemia among strenuously trained adolescents. J Adolesc Health. 2005;37(3):220-3.

17. Olsson KS, Marsell R, Ritter B. Iron deficiency and iron overload in Swedish male adolescents. J Intern Med. 1995;237(2):187-94.

18. Andrews N. Disorders of iron metabolism. N Engl J Med 1999 23:1986-1995.

19. Roy CN, Enns, CA. Iron homeostasis: new tales from the crypt. Blood 2000 96:4020.

20. Andrews NC. Understanding heme transport. N Engl J Med 2005 353:2508.

21. Aggett PJ, Agostini C, Axelsson I, Bresson JL, Goulet O, Hernell O et al. Iron metabolism and requirements in early childhood: do we know enough?: a commentary by the ESPGHAN Committee on Nutrition. J Pediatr Gastroenterol Nutr. 2002;34(4):337-45.

22. Zago MA. O paciente com anemia. In: Zago MA, Falcão RP, Pasquini R. Hematologia Fundamentos e Prática. São Paulo: Atheneu; 2001.

23. Akramipour R, Rezaei M, Rahimi Z. Prevalence of iron deficiency anemia among adolescent schoolgirls from Kermanshah, Western Iran. Hematology. 2008;13(6):352-5.

24. Olsson KS, Marsell R, Ritter B. Iron deficiency and iron overload in Swedish male adolescents. J Intern Med. 1995;237(2):187-94.

25. Oski FA. Iron deficiency in infancy and childhood. N Engl J Med. 1993;329(3):190-3.

26. Bourroul MLM, Scaramuzzi DR, Ferrer APS. Anemia na infância. In: Sucupira ACSL, Bricks LF, Kobinger MABA, Saito AI, Zucolotto SMC. Pediatria em consultório. São Paulo: Sarvier; 2000.

27. Tran TN, Eubanks SK, Schaffer KJ, Zhou CY, Linder MC. Secretion of ferritin by rat hepatoma cells and its regulation by inflammatory cytokines and iron. Blood. 1997;90(12):4979-86.

28. Colli, C. Biodisponibilidade de ferro em dieta regional de São Paulo. São Paulo, 1988. Tese (doutorado). Faculdade de Ciências Farmacêuticas, Universidade de São Paulo.

29. Gibson, R, Heath, A.M, Szymlek – Gay, et al. Is iron and zinco nutrition a concern for vegetarian infants and young children in industrialized countries. Am. J. Clin. Nutr. V.100, p.459S-68S, 2014.

30. Henriques GS, Alencar LL, Cozzolino SMF. Ferro IN: Biodisponiblidade de nutrientes/Silvia M Franciscato Cozzolino. 5. ed. rev. e atual. Barueri, SP: Manole, 2016.

31. Worthington, M.T. et Al. Characterization of a human plasma membrane heme transporter in intestinal and hepatocyte cell lines. Am. J. Physiol. Gastrintest. LiverPhysiol., v.280, p. G1172-1177,2001.

32. Reddy, M.B et AL. Estimation of nonheme-iron biovailability from meal composition. Am. J. Clin. Nutr., V.71, p.937- 43,2000.

33. Biodisponibilidade de nutrientes/Silvia M.Franciscato Cozzolino. 5.ed. rev.e atual.Barueri, SP: Manole, 2016.

34. Bruner AB, Joffe A, Duggan AK, Casella JF, Brandt J. Randomised study of cognitive effects of iron supplementation in non-anaemic iron-deficient adolescent girls. Lancet. 1996;348(9033):992-6.

35. Available at: http://www.ncbi.nlm.nih.gov/books/bv.fcgi?rid=hstat6.section.4828.

36. Green M. Bright Futures: National guidelines for health supervision of infants, children, and adolescents. National Center for Education in Maternal and Child Health, Arlington. VA 1994.

37. Yip R, Walsh KM, Goldfarb MG, Binkin NJ. Declining prevalence of anemia in childhood in a middle-class setting: a pediatric success story? Pediatrics. 1987;80(3):330-4.

38. Hands, E. S. nutrients in food. Baltimore: Lippincott Williams & Wilkins, 2000.

39. Czajka-Narins DM. In: Minerais. Mahan LK & Escott-Stump S. Krause: alimentos, nutrição e dietoterapia. 11 ed. São Paulo: Roca, 2005.

40. International osteoporosisi Foundation. Invest in your bonés. "Bone Appétit" The role of food and nutrition in building and maintaining strong bones, 2006. Disponível em: http://www.iofbonehealth.org/publications/bone-appetit.html.

41. Boot AM, Ridder MAJ, van der Sluis IM, van Slobbe, Krenning EP, de Muinck Keizer-Schrama SMPF. Peak bone mineral density, lean body mass and fractures. Bone; 2010; 46: 336-341.

42. Baxter-Jones ADG, Faulkner RA, Forwood MR, Mirwald RL, Bailey DA. Bone mineral accrual from 8 to 30 years of age: an estimation of peak bone mass. J Bone Miner Res; 2011; 26: 1729-1739.

43. Kimball S, Fuleihan gel-H, Vieth R. Vitamin D: A growing perspective. Crit rev Clin Lab Sci 2008;45(4):339-414.

44. Grudtner VS, Weingrill P, Fernandes AL. Absorption aspects of calcium and vitamin D metabolism. Rev Bras Reumatol 1997;37:143-51.

45. Branca F, Valtueña S. Calcium, physical activity and bone health - building bones for a stronger future. Public Health Nutr., v. 4, p. 117-23, 2001.

46. Geraldes R, Raldes AAR. Exercício como estratégia de prevenção e tratamento da osteoporose. Revista Brasileira de Fisiologia do Exercício, v. 2, p. 1-28, 2003.

47. Drinkwater, B et al. Menstrual history asa determinant of current boné density in Young athletes. J. Am. Med. Assoc., v.263, p.545-8, 1990.

48. Weaver CM, Heaney RP. Isotopic Exchange of ingested calcium betweenlabeled sources. Evidence that ingested calcium does not form a common absorptive pool. Calcif. Tissue Int., v. 49, p. 244-7, 1991.

49. Morohashi T et al. True calcium absorption in the intestine is enhanced by fructooligosaccharide feeding in rats. J. NUTR., Philadelphia, v.1238, p. 1815-8, 1998.

50. Barger-Lux MJ, Heaney RP. Caffeine and the calcium economy revisited. Osteopor. Int., v.5, p. 97-102, 1995.

51. Assumpção D. Calcium intake by adolescents: a population-based health survey. J Pediatr. (Rio J), Rio de Janeiro, v. 92, n. 3, p. 251-259, 2016.

52. Martins, FF. Metabolismo do cálcio na fenilcetonúria. Rev. Nutr., Campinas, v. 22, n. 3, p. 419-428, 2009.

53. Institute of Medicine. Dietary reference intakes for calcium and vitamin D. Washington, DC: The National Academies Press; 2011.

54. Gibson RS. A historical review of progress in the assessment of dietary zinc intake as an indicator of population zinc status. Adv Nutr. 2012;3(6):772-82.

55. Prasad AS. Discovery of human zinc defi ciency: its impact on human health and disease. Adv Nutr. 2013;4(2):176-90.

56. Ferraz IS, Daneluzzi JC, Vannucchi H, Jordão Jr AA, Ricco RG, Del Ciampo LA et al. Nível sérico de zinco e sua associação com deficiência de vitamina A em crianças pré-escolares. J Pediatr (Rio J) 2007;83:512-7.

57. Thakur S, Gupta N, Kakkar P. Serum copper and zinc concentrations and their relation to superoxide dismutase in severe malnutrition. Eur J Pediatr 2004;163:742-4.

58. Tatli MM, Vural H, Koc A, Kosecik M, Atas A. Altered anti-oxidant status and increased lipid peroxidation in marasmic children. Pediatr Int 2000;42:289-92.

59. Llovera D, Rodríguez LS. Subpoblaciones linfocitarias en pré-escolares venezolanos de alto nivel socioeconómico. Arch Latinoam Nutr 2004;54:196-202.

60. Bhatnagar S, Natchu UC. Zinc in child health and disease. Indian J Pediatr 2004;71:991-5.

61. Peres PM, Koury JC. Zinco, imunidade, nutrição e exercício. CERES 2006;1:9-18.

62. Sazawal S, Black RE, Ramsan M, Chwaya HM, Dutta A, Dhingra U et al. Effect of zinc supplementâtion on mortality in children aged 1-48 months: a community-based randomised placebo controlled Trial. Lancet 2007;369: 927-34.

63. Mafra D, Cozzolino SM. The importance of zinc in human nutrition. Rev Nutr Campinas 2004;17:79-87.

64. Silva LS, Thiapó AP, Souza GG, Saunders C, Ramalho A. Micronutrients in pregnancy and lactation. Rev Bras Saude Mater Infant 2007;7:237-44.

65. Amesty-ValbuenaA, Pereira-Medero N, Núñez-González JR, García D, Vicente de Villaroel M, Granadillo V et al. Concentraciones séricas de zinc en niños con diferentes grados de déficit nutricional. Invest Clin 2006;47:349-59.

66. Cruz JBF, Soares HF. Uma revisão sobre o zinco. Ensaios e C. 2011;15(1):207-22.

67. Black R. Micronutrient deficiency: an underlying cause of morbidity and mortality. Bull World Health Organ 2003;81:79.

68. Dantas BC, Veiga AP, Barroso GS, Jesus EF, Serpa RF, Moreira S et al. Associação entre concentrações séricas de minerais, índices antropométricos e ocorrência de diarréia entre crianças de baixa renda da região metropolitana do Rio de Janeiro. Rev Nutr 2007;20:159-69.

69. Pedraza DF, Rocha ACD, Queiroz EO, Sousa CPC. Estado nutricional de zinco de crianças que frequentam creches do estado da Paraíba. Rev. Nutr. 2011;24(4):539-52. http://dx.doi.org/10.1590/S1415-52732011000400003.

70. Beinner MA, Menezes MÂBC, Silva JBB, Amorim FR, Jansen AK, Lamounier JA. Zinco plasmático e zinco capilar, antropometria e consumo alimentar de crianças em uma região rural do Brasil. Rev Nutr. 2010;23(1):75-83. http://dx.doi.org/10.1590/S1415-52732010000100009.

71. Santos EB, Amancio OMS, Oliva CAG. Nutritional status, iron, copper, and zinc in school children of shantytwons of São Paulo. Rev Assoc Med Bras. 2007;53(4):323-8.

72. Rocha TJ, Korb C, Schuch JB, Bamberg DP, Andrade FM, Fiegenbau M. SLC30A3 and SEP15 gene polymorphisms influence the serum concentrations of zinc and selenium in mature adults. Nutr Res. 2014;34(9):742-48.

73. United States Department of Agriculture. Dietary Reference Intakes [Internet]. [cited 2013 Jun 03]. Avaliable from: http://fnic.nal.usda.gov/dietary-guidance/dietary-reference-intakes.

74. Mocchegiani E.; Muzzioli, M.; Giacconi R. Zinc and immunoresistance to infections in ageing: new biological tools. Trends pharmacol. Sci., v.21, p.205-208, 2000.

75. Tapiero, H.; Tew K.D. Trace elements in human physuiology and pathology: zinc and metallothioneins. Biomes Pharmacother, v.57, p.399-411,2003.

76. Ackland ML, MIchalezyk A. Zinc defi ciency and its inherited disorders – A review. Genes Nutr. 2006;1(1):41-9.

77. Kawade R. Zinc status and its association with the health of adolescents: a review of studies in India. Glob Health Action. 2012;5:7353-68.

78. Wueler Se, Peeerson JM, Brown KH. Use of national food balance data to estimate the adequacy of zinc in national food supplies: methodology and regional estimates. Public Health Nutr 2005;8(7):812-9.

79. Chiranjib DB, Kumar KPS. A potential medicinal importance of zinc in human health and chronic disease. Int J Pharm Biomed Sci. 2010; 1:5-11.

80. Plum LM, Rink L, Haase H. The essential toxin: impact of zinc on human health. Int J Environm Res Public Health. 2010;7(4):1342-65.

81. Del Ciampo LAD,Del Ciampo IRL. A importância do zinco para a saúde do adolescente. Adolesc. Saúde, Rio de janeiro, V.11, n.2, p.80-86, abril/jun 2014.

82. Mocchegiani E, Muzzioli M, Giacconi R. Zinc and immunoresistance to infection in aging: new biological tools. Trends Pharmacol Sci 2000;21:205-8.

83. Wood RJ. Assessment of marginal zinc status in humans. J Nutr 2000;130 (Suppl 5):1350-4S.

84. Prasad AS. Zinc deficiency in women, infants and children. J Am Coll Nutr 1996;15:113-20.

85. MacDonald RS. The role of zinc in growth and cell proliferation. J Nutr 2000;130 (Suppl 5):1500-8S.

86. Maret W. Zinc biochemistry: from a single zinc enzyme to a key element of life. Adv Nutr. 2013;4(1):82-91.

87. García OP. Zinc, iron and vitamins A, C and e are associated with obesity, inflammation, lipid profile and insulin resistance in Mexican school-aged children. Nutrients., Basel, v. 5, n. 12, p. 5012-5030, 2013.

88. García OP, Long KZ, Rosado JL. Impact of micronutrient deficiencies on obesity. Nutr Rev., Washington, v. 67, n. 10, p. 559-572, 2009.

89. Garrido-Sánchez L. Zinc-alpha 2-glycoprotein gene expression in adipose tissue is related with insulin resistance and lipolytic genes in morbidly obese patients. PLoS One., San Francisco, v. 7, n. 3, p. 1-19, 2012.

90. Jayawardena R. Effects of zinc supplementation on diabetes mellitus: a systematic review and meta-analysis. Diabetol Metab Syndr., London, v. 4, n. 13, p. 1-23, 2012.

91. Leão ALM, Santos LC. Consumo de micronutrientes e excesso de peso: existe relação? Rev Bras Epidemiol., São Paulo, v. 15, n. 1, p. 85-95, 2012.

92. Gibson RS. Assessment of trace-element status. In: Gibson RS, editor. Principles of nutritional assessment. New York: Oxford University Press; 1990. p. 511-53.

93. Wood RJ. Assessment of marginal zinc status in humans. J Nutr 2000;130 (Suppl 5): 1350-4S. No authors listed. Zinc and health: current status and future directions. J Nutr 2000;130 (Suppl 5):1341-3S.

94. Hinks LJ, Colmsee M, Delves HT. Determination of zinc and copper in isolated leucocytes. Analyst 1982;107:815-23.

95. Pereira TC, Hessel G. Deficiência de zinco em crianças e adolescentes com doenças hepáticas crônicas. Rev Paul Pediatr. 2009;27(3):322-8. http://dx.doi.org/10.1590/S0103-05822009000300014.

96. Yorbik O, Ozdag MF, Olgun A, Senol MG, Bek S, Akman S. Potential effects of zinc on information processing in boys with attention deficit hyperactivity disorder. Prog Neuropsychopharmacol Biol Psychiatry 2008;32:662-7.

97. Sheng XY, Hambidge KM, Zhu XX, Ni JX, Bailey KB, Gibson RS et al. Major variables of zinc homeostasis in Chinese toddlers. Am J Clin Nutr 2006;84: 389-94.

98. Mafra D, Cuppari L, Fávaro DI, Cozzolino SM. Zinc levels after iron supplementation in patients with chronic kidney disease. J Ren Nutr 2004;14:164-9.

99. Maret W. Zinc biochemistry: from a single zinc enzyme to a key element of life. Adv Nutr. 2013;4(1):82-91.

100. International Zinc Nutrition Consultative Group – IZiNCG, Brown KH, Rivera JA, Bhutta Z, Gibson RS, King JC, et al. International Zinc Nutrition Consultative Group (IZiNCG) technical document #1. Assessment of the risk of zinc deficiency in populations and options for its control. Food Nutr Bull. 2004;25(1 Supl 2):S99-203. PMid:18046856.

101. Food and Agriculture Organization of the United Nations – FAO. International Network of Food Data Systems (INFOODS) [Internet]. Roma: FAO; 2010 [citado 23 abr. 2010] Disponível em: http://www.fao.org/infoods/infoods/software-tools/en/.

102. Del Ciampo LAD,Del Ciampo IRL. A importância do zinco para a saúde do adolescente. Adolesc. Saúde, Rio de janeiro, V.11, n.2, p.80-86, abril/jun 2014.

103. Jackson MJ. Physiology of zinc: general aspects. In: Mills CF, editor. Zinc in human biology. London: Springer-Verlag; 1989. p. 323-33.

104. Aggett PJ, Comerford JG. Zinc in human health. Nutr Rev 1995;53:16-22S.

105. Lönnerdal B. Dietary factors influencing zinc absorption. J Nutr 2000;130 (Suppl 5):1378-83S.

106. Jackson MJ. Physiology of zinc: general aspects. In: Mills CF, editor. Zinc in human biology. London: Springer-Verlag; 1989. p. 323-33.

107. Foote JW, Delves HT. Distribution of zinc amongst human serum proteins determined by affinity chromatography and atomic-absorption spectrophotometry. Analyst 1983;108:492-504.

108. Saner G, Suoglu OD, Yigitbasi M, Sokucu S, Elkabes B. Zinc nutrition in children with chronic liver disease. J Trace Elem Exp Med 2000;13:271-6.

109. Ozbal E, Helvaci M, Kasirga E, Akdenizoglu F, Kizilgunesler A. Serum zinc as a factor predicting response to interferon-alpha2b therapy in children with chronic hepatitis B. Biol Trace Elem Res 2002;90:31-8.

110. Lim KHC, Riddell LJ, Nowson CA, Booth AO, Szymlek-Gay EA. Iron and zinc nutrition in the economicallydeveloped world: a review. Nutrients. 2013;5(8):3184-211.

111. Brown KH, Baker SK, IZiNCG Steering Committee. IZiNCG steering committee. Galvanizing action: conclusions and next steps for mainstreaming zinc interventions in public health programs. Food Nutr Bull. 2009;30(1 Supl):S179-84. PMid:19472607.

112. Domellof M. Iron Requirements in Infancy. Ann Nutr Metab. 2011; 59: 59- 63.

113. Human Vitamin and Mineral Requirements. Food and Agriculture Organization of the United Nations. Food and Nutrition Division FAO, 2001.

114. Sommer A, Vitamin A deficiency and its consequences: a field guide to detection and control. Geneva, WHO (World Health Organization): 65, 1995.

115. Oliveira JS, Lira PIC, Osório MM, Sequeira LAS, Costa EC, Gonçalves FCLSP, et al et al. Anemia, hipovitaminose A e insegurança alimentar em crianças de municípios de baixo índice de desenvolvimento humano do Nordeste do Brasil. Rev Bras Epidemiol. 2010; 13:651-64.

116. World Health Organization (WHO), Micronutrient Deficiency Information System (MDIS). The Global Prevalence of Vitamin A Deficiency. Geneva: WHO; 1995.

117. Micronutrient Initiative. Ottawa: Fundo das Nações Unidas para a Infância (UNICEF). Ottawa. Vitamin and mineral deficiency: a global progress report; [aproximadamente 43 telas]. [Cited 2008 oct 29]. Available: http://www.micronutrient.org/CMFiles/PubLib/VMd-GPR-English1KWW-3242008-4681.pdf.

118. Fundo das Nações Unidas para a Infância (UNICEF). Situação da Infância Brasileira 2001. Brasília (DF): B&C Revisão de Textos; 2001.

119. West KP. Extent of vitamin A deficiency among preschool children and women of reproductive age. J Nutr. 2002;132(11):2857-66.

120. Hadi H, Stolzfus RJ, Dibley MJ, Moulton LH, West KP, Kjolhede CL, et al. Vitamin A supplementation selectively improves the linear growth of Indonesian preschool children: results from a randomized controlled trial. Am J Clin Nutr. 2000;71(2):507-13.

121. Ramalho A, Padilha P, Saunders C. Critical analysis of Brazilian studies about vitamin A deficiency in maternal-child group. Rev Paul Pediatr. 2008;26:392-9.

122. Ribeiro SRC, Nunes IL, Oliveira AAM. Prevalência e fatores associados à deficiência de vitamina A em crianças e adolescentes. J. Pediatr. (Rio J.) [Internet]. 2014 Oct [cited 2016 Sep 06]; 90(5): 486-492.

123. Roncada MJ, Wilson D, Okani ET, Aminos S. Prevalência de hipovitaminose A em pré-escolares de município da área metropolitana de São Paulo, Brasil. Rev Saúde Pública. 1984;18(3):218-24.

124. Gonçalves-Carvalho CMR, Amaya-Farfan J, Wilke BC, Vencovsky R. Prevalência de hipovitaminose A em crianças da periferia do município de Campinas, São Paulo, Brasil. Cad Saúde Pública. 1995;11(1):85-96.

125. Ferraz IS, Daneluzzi JC, Vannuchi H. Vitamin A deficiency in children aged 6 to 24 months in São Paulo State, Brazil. Nutr Res. 2000;20(6):757-68.

126. Ramalho RA, Anjos LA, Flores H. Valores séricos de vitamina A e teste terapêutico em pré-escolares atendidos em uma unidade de saúde do Rio de Janeiro, Brasil. Rev Nutr PUCCAMP. 2001;14(1):5-12.

127. Santos MA, Rezende EG, Lamournier JA, Galvão MAM, Bonomo E, Leite RC, et al. Hipovitaminose A em escolares da zona rural de Minas Gerais. Rev Nutr PUCCAMP. 2005;18(3):331-9.

128. Marinho HA. Prevalência da deficiência de vitamina A em pré-escolares de três capitais da amazônia ocidental brasileira [tese]. São Paulo: Faculdade de Saúde Publica da Universidade de São Paulo; 2000.

129. Prado MS, Assis AMO, Martins MC, Nazaré MPA, Rezende IFB, Conceição MEP. Hipovitaminose A em crianças de áreas rurais do semiárido baiano. Rev Saúde Pública. 1995;29(4):295-300.

130. Santos LMP, Assis AMO, Martins MC, Araújo MPN, Morris SS, Barreto ML. Situação nutricional e alimentar de pré-escolares no semi-árido da Bahia (Brasil): II - hipovitaminose A. Rev Saúde Pública. 1996;30(1):67-74.

131. Martins MC, Santos LMP, Assis AMO. Prevalece de hypovitaminosis A among preschool children from northeastern Brazil, 1998. Rev Saúde Pública. 2004;38(4):1-6.

132. Paiva AA, Rondó PHC, Gonçalves-Carvalho CMR, Illison VK, Pereira JA, Vaz-de-Lima LRA, et al. Prevalência de deficiência de vitamina A e fatores associados em pré-escolares de Teresina, Piauí, Brasil. Cad Saúde Pública. 2006;22(9):1979-87.

133. Graebner IT, Saito CH, Souza EMT. Avaliação bioquímica de vitamina A em escolares de uma comunidade rural. J Pediatr. (Rio J.) 2007;83(3): 247-52.

134. Alencar FH, Castro JS, Yuyama LKO, Marinho HA, Nagahama D. Diagnóstico da realidade nutricional no estado do Amazonas, Brasil. I - Hipovitaminose A. Acta Amaz. 2002;32(4):613-23.

135. Flores H, Araújo CRC. Liver levels of retinol in unselected necropsy specimens: a prevalence survey of vitamin A deficiency in Recife, Brazil. Am J.Clin. Nutr. Bethesda, v.40,p.146-42,1989.

136. Souza WA, Vilas Boas OMGC. A deficiência de vitamina A no Brasil: um panorama. Rev Panam Salud Publica. 2002;12(3):173-9.

137. Padovani RM, Amaya-Farfan J, Colugnati FAB,Domene SMA. Dietary Reference Intakes: aplicabilidade das tabelas em estudos nutricionais. Rev Nutr. 2006; 19(6):741-60.

138. Instituto Brasileiro de Geografia e Estatística (IBGE). Pesquisa de Orçamento Familiar 2008-2009. In: Antropometria e estado nutricional de crianças, adolescentes e adultos no Brasil. Rio de Janeiro: IBGE; 2010.

139. Humphrey J, Rice AL. Vitamin A supplementation of young infants. Lancet 2000; 356:422-4.

140. Prado MS, Assis AMO, Martins MS, Nazaré MPA, Rezende IFB, Conceição MEP. Hipovitaminose A em crianças de áreas rurais do Semiárido Baiano. Rev Saúde Pública. 1995; 29(4):295-300.

141. Netto MP, Priore SE, Sant'Ana HMP, Peluzio MCG, Sabarense CM, Franceschini SCC. Fatores associados à concentração de retinol sérico em lactentes. Rev Paul Pediatr. 2012; 30(1):27-34.

142. Underwood BA. Teratogenicity of vitamin A. In: Walter, P et al. (eds) Elevated dosages of vitamins. P.42-55, 1989.

143. Harrison EH. Mechanism of digestion and absorption of dietary vitamin A. Annual Review of Nutrition, v.25, n.1, p.87-103,2005.

144. Cozzolino SMF, Cominetti C. Bases Bioquimicase Fisiologicas da Nutrição nas diferentes fases da vida, na saúde e na doença. Barueri, SP: Manole, 2013.

145. Cozzolino SMF. Biodisponibilidade de Nutrientes. 4ª ed. Barueri, SP: Manole, 2012.

Parte VIII

Direitos e Deveres dos Adolescentes

Coordenadora:
Teresa Helena Schoen

Estatuto da Criança e do Adolescente e Lei Bernardo

57

Roseli Monteiro Robles
Camila Nunes Thomaz de Almeida

INTRODUÇÃO

Ao falar sobre direitos e deveres de crianças e adolescentes, faz-se necessário pensar em como se deu o percurso de transformação do olhar da sociedade sobre eles, uma vez que passaram a ser vistos como pessoas detentoras de direitos, amparados por leis específicas. Como não foi sempre que tiveram reconhecimento como detentores de direitos específicos, abordaremos em um breve panorama o processo histórico no Brasil e no mundo de lutas para a garantia e efetivação das políticas de proteção à criança e ao adolescente. Durante boa parte da Idade Média, por exemplo, os infantes, ou "sem voz", não eram vistos de modo radicalmente distinto dos adultos.[1] Essa indistinção, ou certa ausência de especificidade que os distinguisse claramente dos demais, pode ser notada, por exemplo, em pinturas medievais nas quais as crianças são trajadas com roupas de adultos, sugerindo que eram vistas como uma espécie de adultos em miniatura, ainda incompletos.[2] A partir do século XIV, nota-se um interesse diferenciado dos adultos em relação às crianças, inclusive com o cultivo de expressões mais acentuadas de carinho e expressão do prazer advindo da convivência com elas.[3] O reconhecimento da infância como uma espécie de categoria própria sofreu um retrocesso com o processo de industrialização na Europa e consequente entrada das crianças no mercado de trabalho.[4] Somente a partir do século XX, com a criação de leis específicas voltadas a crianças e adolescentes, eles passaram a receber um olhar diferenciado.[5] A primeira citação em âmbito internacional sobre proteção especial a crianças e adolescentes foi feita em 1924 na Declaração de Genebra sobre os Direitos das Crianças.[6] Em 1946 foi criado o Fundo Nacional das Nações Unidas (UNICEF) para apoiar crianças que sofriam com a guerra; depois, ele passou a ter como proposta a defesa dos direitos das crianças. Em 1948 foi aprovada a Declaração Universal dos Direitos Humanos, que em um dos seus artigos assegura que a maternidade e a infância têm direito a cuidado e assistência especiais, sem importar se elas se dão dentro ou fora do matrimônio.[6]

Em 20 de novembro de 1959, a Declaração dos Direitos da Criança emitida pela ONU reconhece que "a criança, em virtude de sua falta de maturidade física e mental, necessita de proteção e cuidados especiais, inclusive a devida proteção legal, tanto antes quanto após seu nascimento". A Assembleia Geral das Nações Unidas subscreveu a Convenção das Nações Unidas sobre os Direitos da Criança, de 1989, sendo este o documento mais reconhecido na história e ratificado por 196 países. Tal convenção – que não foi subscrita apenas pelos Estados Unidos – passa a considerar a criança como sujeito de direitos, decisão ratificada no ano seguinte que procura substituir a visão até então predominante: de objeto de proteção, crianças passam a ser considerados sujeitos de direitos.[7]

No Brasil, o primeiro código de menores (Decreto n° 5.083) é publicado em 1926 e traz regras quanto à exposição de crianças à violência, ao abandono e à vulnerabilidade. Um ano depois ele foi substituído pelo Decreto n° 17.943-A, conhecido como Código Mello Mattos, que deixava evidente a condição protecionista do Estado.[4] Ele relaciona o menor pobre com o crime e foca principalmente em certa noção de "limpeza", em harmonia com uma visão difundida de que menores delinquentes se tornariam um perigo para a sociedade. Note-se que a criança não é tratada como sujeito de direitos, e mesmo uma visão bastante equivocada se expressa na lei. Na sequência cronológica, a Constituição da República do Brasil de 1937 criou o Serviço de Assistência do Menor e em seguida a Política Nacional do bem estar do menor, que trazia como objetivos alcançar a população carente não atendida pelo Estado e detalhar a importância da assistência ao infante.

Em 1980, surgiu um movimento no Brasil de grande importância nas conquistas de direitos das crianças e dos adolescentes, o Movimento Nacional de Meninos e Meninas de Rua (MNMMR), que trazia propostas de um atendimento diferenciado e promovia o empoderamento dos jovens moradores de rua para que percebessem que a situação que viviam estava relacionada a um sistema, antes de ser fruto do acaso ou meramente de suas escolhas individuais.[8] Na sequência, a Constituição Federal de 1988 foi imprescindível para os avanços em relação à garantia dos direitos das crianças e dos adolescentes, com prioridade absoluta à infância e vigência do princípio do interesse maior da criança, garantindo a esse público seus direitos fundamentais.[9]

Esses são marcos importantes de uma panorama sucinto sobre a questão das leis específicas a um público anteriormente sem esse amparo. Entretanto, somente com a criação da Lei nº 8.069, de 13 de julho de 1990, que estabeleceu o Estatuto da Criança e do Adolescente (ECA), os princípios legais anteriormente elaborados encontraram um detalhamento e capacidade de efetivação mais completos, dispondo sobre a noção de proteção integral.[10] O Estatuto é reconhecido internacionalmente por ser uma lei muito avançada na garantia dos direitos das crianças e adolescentes. Esse dispositivo vem passando por atualizações desde 1990, com destaque para a Lei nº 13.010, de 26 de junho de 2014, a chamada "Lei Menino Bernardo", que será comentada abaixo, e para a Lei nº 13.257/2016, que instituiu o marco legal da primeira infância.

O ESTATUTO DA CRIANÇA E DO ADOLESCENTE (ECA) – LEI Nº 8.069, DE 13 DE JULHO DE 1990

A fim de explicitar os direitos e deveres das crianças e dos adolescentes propostos pelo Estatuto, serão abordados de maneira mais detida alguns artigos da lei. Antes de tudo, é preciso atentar para a distinção entre criança e adolescente proposta pelo artigo 2º.

Para os efeitos da lei, considera-se criança a pessoa até doze anos incompletos e adolescente aquela entre doze e dezoito anos de idade. O parágrafo único desse artigo diz que, nos casos expressos em lei, excepcionalmente se aplica o estatuto às pessoas entre dezoito e vinte e um anos de idade. A título de informação, vale lembrar que a Organização Mundial da Saúde (OMS) preconiza que a faixa etária do adolescente é de 10 a 19 anos.

O artigo 3º dispõe sobre os direitos fundamentais inerentes à pessoa humana. O parágrafo único, com a inclusão da Lei nº 13.257, de 2016, inclui todas as crianças e adolescentes sem qualquer distinção. Isso se mostra essencial para a proteção integral:

- Art. 3º - A criança e o adolescente gozam de todos os direitos fundamentais inerentes à pessoa humana, sem prejuízo da proteção integral de que trata esta lei, assegurando-lhes, por lei, ou por outros meios, todas as oportunidades e facilidades, a fim de lhes facultar o desenvolvimento físico, mental, moral, espiritual e social, em condições de liberdade e de dignidade.

- Parágrafo único. Os direitos enunciados nesta Lei aplicam-se a todas as crianças e adolescentes, sem discriminação de nascimento, situação familiar, idade, sexo, raça, etnia ou cor, religião ou crença, deficiência, condição pessoal de desenvolvimento e aprendizagem, condição econômica, ambiente social, região e local de moradia ou outra condição que diferencie as pessoas, as famílias ou a comunidade em que vivem.

No artigo 4º, fica claro que é dever de todos garantir a efetivação dos direitos das crianças e dos adolescentes.

A família, nesse contexto, é parte importante em seu desenvolvimento, como lugar de socialização primária e de proteção, razão pela qual exerce um papel decisivo no comportamento de seus membros. Por ser referência a quem a compõe, distúrbios na família gerarão impactos no desenvolvimento social e psicológico de seus membros. A sociedade tem o dever de proteger todas as crianças e adolescentes e ao Estado compete a execução e promoção de políticas públicas, aspectos abordados pela lei:

- Art. 4º - É dever da família, da comunidade, da sociedade em geral e do poder público assegurar, com absoluta prioridade, a efetivação dos direitos referentes à vida, à saúde, à alimentação, à educação, ao esporte, ao lazer, à profissionalização, à cultura, à dignidade, ao respeito, à liberdade e à convivência familiar e comunitária.

O artigo quinto, por sua vez, define que a proteção da criança e adolescente não é exclusivamente da família, mas um dever social, e todos devem zelar pela sua dignidade e proteção:

- Art. 5º - Nenhuma criança ou adolescente será objeto de qualquer forma de negligência, discriminação, exploração, violência, crueldade e opressão, punindo na forma da lei qualquer atentado, por ação ou omissão, aos seus direitos fundamentais.

Os artigos referentes ao direito à vida e à saúde a seguir são de grande importância para os profissionais da saúde que lidam diariamente com os adolescentes e necessitam conhecer e fazer valer esses direitos, os quais são:

- Art. 10 - Os hospitais e demais estabelecimentos de atenção à saúde de gestantes, públicos e particulares, são obrigados a:

  I - manter registro das atividades desenvolvidas, por meio de prontuários individuais, pelo prazo de dezoito anos; [...]

- Art. 11 - É assegurado acesso integral às linhas de cuidado voltadas à saúde da criança e do adolescente, por intermédio do Sistema Único de Saúde, observado o princípio da equidade no acesso a ações e serviços para promoção, proteção e recuperação da saúde.

  § 1º A criança e o adolescente com deficiência serão atendidos, sem discriminação ou segregação, em suas necessidades gerais de saúde e específicas de habilitação e reabilitação.

  § 2º Incumbe ao poder público fornecer gratuitamente, àqueles que necessitarem, medicamentos, órteses, próteses e outras tecnologias assistivas relativas ao tratamento, habilitação ou reabilitação para crianças e adolescentes, de acordo com as linhas de cuidado voltadas às suas necessidades específicas. [...]

É de extrema importância que o artigo 12 seja de conhecimento dos profissionais da saúde, ao fazer referência ao direito a acompanhante por parte de crianças e adolescentes internados para tratamento de saúde:

- Art. 12 - Os estabelecimentos de atendimento à saúde, inclusive as unidades neonatais, de terapia intensiva e de cuidados intermediários, deverão proporcionar condições para a permanência em tempo integral de um dos pais ou responsável, nos casos de internação de criança ou adolescente.

Já o artigo 13 trata do tema da violência, chamando atenção para a questão da violência perpetrada a crianças e adolescentes e indicando ações a serem tomadas. O assistente social juntamente com os demais profissionais de saúde em pleno exercício de suas funções tem o dever, no caso de suspeita ou confirmação de violência contra adolescente, de notificar o fato ao Conselho Tutelar da respectiva localidade:

- Art. 13 - Os casos de suspeita ou confirmação de castigo físico, de tratamento cruel ou degradante e de maus-tratos contra criança ou adolescente serão obrigatoriamente comunicados ao Conselho Tutelar da respectiva localidade, sem prejuízo de outras providências legais [...].

O artigo 18-A, por sua vez, detalha a proteção de que devem ser alvo crianças e adolescentes, condenando a violência como modo de educação por parte de todos que devem zelar pelos seus cuidados:

- Art. 18-A - A criança e o adolescente têm o direito de ser educados e cuidados sem o uso de castigo físico ou de tratamento cruel ou degradante, como formas de correção, disciplina, educação ou qualquer outro pretexto, pelos pais, pelos integrantes da família ampliada, pelos responsáveis, pelos agentes públicos executores de medidas socioeducativas ou por qualquer pessoa encarregada de cuidar deles, tratá-los, educá-los ou protegê-los. [...]

Ao trabalhar esses casos de violência no cotidiano dos atendimentos na área da saúde, é necessário que os profissionais atuem em uma abordagem interdisciplinar no enfrentamento do fenômeno da violência. Há outros artigos que tratam das medidas aplicadas caso haja suspeita ou confirmação de violência e penalidades caso haja omissão do profissional de saúde e educadores, como o 130 e 254:

- Art. 130 - Verificada a hipótese de maus-tratos, opressão ou abuso sexual impostos pelos pais ou responsável, a autoridade judiciária poderá determinar, como medida cautelar, o afastamento do agressor da moradia comum. [...]
- Art. 245 - Deixar o médico, professor ou responsável por estabelecimento de atenção à saúde e de ensino fundamental, pré-escola ou creche, de comunicar à autoridade competente os casos de que tenha conhecimento, envolvendo suspeita ou confirmação de maus-tratos contra criança ou adolescente:

  Pena - multa de três a vinte salários de referência, aplicando-se o dobro em caso de reincidência

O artigo 19 trata da convivência familiar e comunitária. Esse tema é de absoluta importância no que tange ao desenvolvimento da criança e do adolescente, pois procura garantir um dos elementos fundamentais em seu desenvolvimento, a educação no seio de uma família:

- Art. 19 - É direito da criança e do adolescente ser criado e educado no seio de sua família e, excepcionalmente, em família substituta, assegurada a convivência familiar e comunitária, em ambiente que garanta seu desenvolvimento integral. [...]

O estatuto traz em seus artigos 55 e 56 os direitos das crianças e adolescentes em relação à educação. Caso haja alguma violação destes direitos, indica qual órgão deve ser comunicado. O Conselho Tutelar é um órgão permanente e autônomo, não-jurisdicional, que zela pelos direitos das crianças e adolescentes. Dentre suas atribuições, caberá ao conselho, conforme descrito na lei: requisitar serviços públicos nas áreas de saúde, educação, serviço social, previdência, trabalho e segurança, e encaminhar ao Ministério público notícia de fato que constitua infração administrativa ou penal contra os direitos da criança e do adolescente:

- Art. 55 - Os pais ou responsável têm a obrigação de matricular seus filhos ou pupilos na rede regular de ensino.
- Art. 56 - Os dirigentes de estabelecimentos de ensino fundamental comunicarão ao Conselho Tutelar os casos de:

  I - maus-tratos envolvendo seus alunos;

  II - reiteração de faltas injustificadas e de evasão escolar, esgotados os recursos escolares;

  III - elevados níveis de repetência.

Dando continuidade à exposição das leis que tratam dos direitos dos adolescentes, não podemos deixar de mencionar aquelas relativas à profissionalização e à proteção ao trabalho. Essas procuram assegurar o combate ao trabalho infantil e a garantia de uma profissionalização com qualidade aos adolescentes, sendo respeitado seu estatuto de pessoa em desenvolvimento. São as seguintes:

- Art. 60 - É proibido qualquer trabalho a menores de quatorze anos de idade, salvo na condição de aprendiz.
- Art. 61 - A proteção ao trabalho dos adolescentes é regulada por legislação especial, sem prejuízo do disposto nesta Lei.
- Art. 62 - Considera-se aprendizagem a formação técnico-profissional ministrada segundo as diretrizes e bases da legislação de educação em vigor.
- Art. 63 - A formação técnico-profissional obedecerá aos seguintes princípios:

  I - garantia de acesso e frequência obrigatória ao ensino regular;

  II - atividade compatível com o desenvolvimento do adolescente;

  III - horário especial para o exercício das atividades.

- Art. 64 - Ao adolescente até quatorze anos de idade é assegurada bolsa de aprendizagem.

- Art. 65 - Ao adolescente aprendiz, maior de quatorze anos, são assegurados os direitos trabalhistas e previdenciários.
- Art. 66 - Ao adolescente portador de deficiência é assegurado trabalho protegido.
- Art. 67 - Ao adolescente empregado, aprendiz, em regime familiar de trabalho, aluno de escola técnica, assistido em entidade governamental ou não-governamental, é vedado trabalho:

  I - noturno, realizado entre as vinte e duas horas de um dia e as cinco horas do dia seguinte;

  II - perigoso, insalubre ou penoso;

  III - realizado em locais prejudiciais à sua formação e ao seu desenvolvimento físico, psíquico, moral e social;

  IV - realizado em horários e locais que não permitam a frequência à escola.
- Art. 68 - O programa social que tenha por base o trabalho educativo, sob responsabilidade de entidade governamental ou não-governamental sem fins lucrativos, deverá assegurar ao adolescente que dele participe condições de capacitação para o exercício de atividade regular remunerada.

  § 1º - Entende-se por trabalho educativo a atividade laboral em que as exigências pedagógicas relativas ao desenvolvimento pessoal e social do educando prevalecem sobre o aspecto produtivo.

  § 2º - A remuneração que o adolescente recebe pelo trabalho efetuado ou a participação na venda dos produtos de seu trabalho não desfigura o caráter educativo.
- Art. 69 - O adolescente tem direito à profissionalização e à proteção no trabalho, observados os seguintes aspectos, entre outros:

  I - respeito à condição peculiar de pessoa em desenvolvimento;

  II - capacitação profissional adequada ao mercado de trabalho.

Os artigos seguintes referem-se a medidas aplicáveis aos adolescentes que cometem ato infracional, a fim de que sejam responsabilizados pelos seus atos. Ressalte-se que tais medidas não possuem natureza de pena e sim de medida socioeducativa, visando oportunidade de desenvolvimento pessoal e social. O assistente social atua diretamente no auxílio à implementação de medidas de prestação de serviço à comunidade e liberdade assistida:

- Art. 103 - Considera-se ato infracional a conduta descrita como crime ou contravenção penal.
- Art. 104 - São penalmente inimputáveis os menores de dezoito anos, sujeitos às medidas previstas nesta Lei.

  Parágrafo único. Para os efeitos desta Lei, deve ser considerada a idade do adolescente à data do fato.

- Art. 112 - Verificada a prática de ato infracional, a autoridade competente poderá aplicar ao adolescente as seguintes medidas:

  I - advertência;

  II - obrigação de reparar o dano;

  III - prestação de serviços à comunidade;

  IV - liberdade assistida;

  V - inserção em regime de semiliberdade;

  VI - internação em estabelecimento educacional;

  [...]

  § 1º - A medida aplicada ao adolescente levará em conta a sua capacidade de cumprí-la, as circunstâncias e a gravidade da infração.

  § 2º - Em hipótese alguma e sob pretexto algum, será admitida a prestação de trabalho forçado.

  § 3º - Os adolescentes portadores de doença ou deficiência mental receberão tratamento individual e especializado, em local adequado às suas condições.

LEI Nº 13.010, DE 26 DE JUNHO DE 2014 – "LEI MENINO BERNARDO"

Antes de adentrar os termos da "Lei Menino Bernardo", é útil uma breve reflexão sobre certa cultura do castigo físico que foi uma constante ao longo da história. Sabe-se que nas civilizações antigas os maus-tratos às crianças podiam tomar a forma de eliminação no caso daquelas que nasciam com deficiência física. É um exemplo extremo do modo de configuração da violência, que indica, no entanto, todo um modo de ser de determinada sociedade quanto ao estatuto concedido a crianças. É o mesmo exemplo que podia ser visto também na Grécia clássica: recém-nascidos que não atendiam às expectativas dos pais podiam ser simplesmente eliminados. Na tradição hebraica há uma série de castigos voltados a crianças tidas como desobedientes, sendo o limite deles até mesmo a morte por apedrejamento.

Esse caldo cultural violento atravessou séculos. No Brasil, religiosos católicos foram os primeiros a introduzir práticas de castigos físicos, algo que não estava presente na relação entre pais e filhos nas tribos indígenas. Castigos físicos, aliás, eram usados como maneira de se tentar extirpar vícios e pecados de indígenas, inclusive crianças.[11]

O anteriormente mencionado Estatuto da Criança e do Adolescente foi, como já dito, um marco no sentido de garantir a existência de leis avançadas voltadas a crianças e adolescentes. Pode-se dizer que, em termos legais, o Brasil é um país avançado na defesa dos direitos dessa população. Entretanto, mesmo com esses avanços em termos legais, foi criada a lei 13.010/2014, conhecida como "Lei Menino Bernardo", com o propósito de coibir excessos cometidos por aqueles que deveriam proteger as crianças e adolescentes no âmbito familiar.[12] Existiu e existe ainda uma resistência da sociedade em geral sobre essa lei, advinda também do primeiro nome pelo qual ficou conhecida: "Lei da palmada". Devido a essa resistência, a deputada Maria do Rosário, relatora do projeto de lei, esclareceu em entrevista que legislar sobre a palmada não era objetivo do projeto, mas sim atingir casos extremos. Contudo, ela ressaltava que muitos casos de violência tinham início com a palmada e que a forma de educar a criança e adolescente não é a que inclui violência. Essa lei alterou alguns pontos da Lei nº 8.069, de 13 de julho de 1990 (ECA). Ela faz alusão ao menino Bernardo Boldrini, de onze anos, morto no Rio Grande do Sul, tendo como suspeitos do crime o pai e a madrasta, e procura legislar sobre castigos físicos, tratamento cruel ou degradante, tema que até então poderia ser uma brecha utilizada como pretexto para a impunidade a perpetradores desse tipo de castigo. Essa lei vem como um alerta para a sociedade, sendo mais um instrumento de proteção integral e um dispositivo educativo para os pais e demais pessoas envolvidas no cuidado com criança e adolescente, no sentido de proporcionar uma educação com o máximo de respeito, cuidado e carinho. O texto dp ECA diz o seguinte:[13]

- "Art. 18-A - A criança e o adolescente têm o direito de ser educados e cuidados sem o uso de castigo físico ou de tratamento cruel ou degradante, como formas de correção, disciplina, educação ou qualquer outro pretexto, pelos pais, pelos integrantes da família ampliada, pelos responsáveis, pelos agentes públicos executores de medidas socioeducativas ou por qualquer pessoa encarregada de cuidar deles, tratá--los, educá-los ou protegê-los.

  Parágrafo único. Para os fins desta Lei, considera-se:

  I - castigo físico: ação de natureza disciplinar ou punitiva aplicada com o uso da força física sobre a criança ou o adolescente que resulte em:

    a) sofrimento físico; ou

    b) lesão;

  II - tratamento cruel ou degradante: conduta ou forma cruel de tratamento em relação à criança ou ao adolescente que:

    a) humilhe; ou

    b) ameace gravemente; ou

    c) ridicularize".

O artigo 18-B trata das sanções cabíveis àqueles que desrespeitarem a lei, não no sentido de punição, mas no sentido de medidas que auxiliem a modificar a cultura do castigo físico, tratamento cruel e degradante como forma de educação:

- Art. 18-B - Os pais, os integrantes da família ampliada, os responsáveis, os agentes públicos executores de medidas socioeducativas ou qualquer pessoa encarregada de cuidar de crianças e de adolescentes, tratá--los, educá-los ou protegê-los que utilizarem castigo físico ou tratamento cruel ou degradante como formas de correção, disciplina, educação ou qualquer outro pretexto estarão sujeitos, sem prejuízo de outras sanções cabíveis, às seguintes medidas, que serão aplicadas de acordo com a gravidade do caso:

I - encaminhamento a programa oficial ou comunitário de proteção à família;

II - encaminhamento a tratamento psicológico ou psiquiátrico;

III - encaminhamento a cursos ou programas de orientação;

IV - obrigação de encaminhar a criança a tratamento especializado;

V - advertência.

Parágrafo único. As medidas previstas neste artigo serão aplicadas pelo Conselho Tutelar, sem prejuízo de outras providências legais."

O artigo 70-A trata de formas de prevenção a esse tipo de violência:

- Art. 70-A - A União, os Estados, o Distrito Federal e os Municípios deverão atuar de forma articulada na elaboração de políticas públicas e na execução de ações destinadas a coibir o uso de castigo físico ou de tratamento cruel ou degradante e difundir formas não violentas de educação de crianças e de adolescentes, tendo como principais ações:

  I - a promoção de campanhas educativas permanentes para a divulgação do direito da criança e do adolescente de serem educados e cuidados sem o uso de castigo físico ou de tratamento cruel ou degradante e dos instrumentos de proteção aos direitos humanos; [...]

  III - a formação continuada e a capacitação dos profissionais de saúde, educação e assistência social e dos demais agentes que atuam na promoção, proteção e defesa dos direitos da criança e do adolescente para o desenvolvimento das competências necessárias à prevenção, à identificação de evidências, ao diagnóstico e ao enfrentamento de todas as formas de violência contra a criança e o adolescente;

  IV - o apoio e o incentivo às práticas de resolução pacífica de conflitos que envolvam violência contra a criança e o adolescente; [...]

  VI - a promoção de espaços intersetoriais locais para a articulação de ações e a elaboração de planos de atuação conjunta focados nas famílias em situação de violência, com participação de profissionais de saúde, de assistência social e de educação e de órgãos de promoção, proteção e defesa dos direitos da criança e do adolescente.

  Parágrafo único. As famílias com crianças e adolescentes com deficiência terão prioridade de atendimento nas ações e políticas públicas de prevenção e proteção."

A "Lei Menino Bernardo" propõe, ainda, algumas alterações na redação de algumas leis, visando abarcar a questão dos maus-tratos decorrentes de castigos físicos. As alterações são as seguintes:

- Art. 3º - O art. 26 da Lei nº 9.394, de 20 de dezembro de 1996 (Lei de Diretrizes e Bases da Educação Nacional), passa a vigorar acrescido do seguinte:

  § 9º - "Conteúdos relativos aos direitos humanos e à prevenção de todas as formas de violência contra a criança e o adolescente serão incluídos, como temas transversais, nos currículos escolares de que trata o **caput** deste artigo, tendo como diretriz a Lei nº 8.069, de 13 de julho de 1990 (o Estatuto da Criança e do Adolescente), observada a produção e distribuição de material didático adequado."

O assistente social, em conjunto com os demais profissionais da saúde, precisa buscar intervenções que garantam proteção integral e atenção à aplicação de políticas, programas e serviços aos adolescentes.

REFERÊNCIAS BIBLIOGRÁFICAS

1. Bezerra ACP. Um olhar sobre as "infâncias" nas narrativas de Graciliano Ramos. In: revista dEsEnrEdoS. ISSN 2175-3903, ano IV, número 14. Teresina (PI): julho-setembro, 2012.

2. Araújo JP, et. al. História da saúde da criança: conquistas, políticas e perspectivas. Revista brasileira de enfermagem. Brasília – DF. 2014.

3. Ehlers LP. Testemunho infantil: A criança como objeto processual. Artigo extraído do Trabalho de Conclusão de Curso apresentado como requisito parcial para obtençãodo grau de Bacharel em Ciências Jurídicas e Sociais pela Pontifícia Universidade Católica do Rio Grande do Sul. Em 24 de junho de 2014.

4. Ferraz ESL. Inquirir ou Escutar: Uma Reflexão sobre a Oitiva da Criança ou do Adolescente vítima ou testemunha de abuso sexual. 2012. 203 f. Dissertação de Mestrado em Ciências Criminais - Faculdade de Direito, Pontifícia Universidade Católica do Rio Grande do Sul, Porto Alegre, 2012, p. 26 e 38.

5. Lira DMB, et.al. Adolescência – Quando surgiu e para onde vai? Um Recorte Histórico e Psicossocial. Revista Latino-Americana de Psicologia Corporal. Ano 4, nº.6, Abril/2017 – ISSN: 2357-9692. Edição eletrônica em http://psicorporal.emnuvens.com.br/rbpc.

6. Valente J. Família Acolhedora: as relações de cuidado e de proteção no serviço no serviço de acolhimento. São Paulo. Paulus, 2013.

7. Ferrari DCA, et. al. A violação de direitos de crianças e adolescentes: perspectivas de enfrentamento. São Paulo: Summus, 2014.

8. Souza TJ. O movimento nacional de meninos e meninas de rua e a conquista dos direitos: o marco do movimento social em prol da garantia dos direitos da criança e do adolescente no Brasil. Atas do III Simpósio mineiro de assistentes sociais. Belo Horizonte. 2013.

9. www.unicef.org/brasil. Acesso em 15/12/2016.

10. www.planalto.gov.br/Lei n. 8.069, de julho de 1990. Acesso em 15/12/2016.

11. Ribeiro JML. Aprovação da Lei Menino Bernardo: Uma "Palmada" na Sociedade Brasileira ou um avanço sócio-cultural de proteção às infâncias e adolescências. In: Anais V Seminário Pensar Direitos Humanos. https://ppgidh.ndh.ufg.br/up/788/o/Anais_V_Pensar.pdf#page=146. Acesso em: 30/11/2016.

12. Sales DOF. A intervenção do Estado no poder familiar à luz da lei menino Bernardo. Trabalho de Conclusão de Curso apresentado ao Curso de Graduação em Direito da Universidade Estadual da Paraíba. Guarabira-PB. 2014.

13. www.planalto.gov.br/Lei n. 13.010, de 26 de junho de 2004. Acesso em 16/12/2016.

Grupos de Referência e Construção de Afetos

58

Graziela Sapienza
Teresa Helena Schoen
Beatriz Rosana Gonçalvez de Oliveira Toso
Noel José Dias da Costa
Márcia Regina Fumagalli Marteleto

58.1 A Família do Adolescente Contemporâneo

Graziela Sapienza
Teresa Helena Schoen

Alguns médicos e profissionais de saúde ainda compreendem a família como um agrupamento humano constituído por indivíduos que compartilham laços de sangue.[1] Atualmente, esse entendimento é superficial e restrito ao considerar a importância da família para o desenvolvimento do adolescente em todos os contextos. Perceber a família como unidade de trabalho no atendimento ao adolescente pode ser o diferencial para uma compreensão mais ampla do sujeito e de sua patologia, para uma comunicação mais adequada de informações durante a consulta, para a adesão ao tratamento e para prognósticos mais positivos na área médica e de saúde em geral.

A família é uma das instituições-alvo de políticas públicas em programas de economia e de saúde, principalmente devido ao seu papel central no desenvolvimento de um grupo de pessoas e por sua importância como primeira fonte de recursos de segurança e proteção para seus membros. A compreensão da função e do sentido de família, com suas novas estruturações e papéis, é necessária para um trabalho efetivo com o adolescente contemporâneo, que vivencia muitas diferenças entre as famílias, seja em relação às suas gerações anteriores, seja na convivência com as famílias de amigos e vizinhos.

O conceito de família tem passado por muitas modificações nas últimas décadas e hoje essa é uma organização passível de inúmeros arranjos. A estruturação da família tem ligação direta com o momento histórico que uma sociedade atravessa e, dela, fazem parte e influenciam inúmeras variáveis como ambientais, sociais, econômicas, culturais, políticas e religiosas. Apesar das mudanças, algumas funções básicas da família continuam muito semelhantes e sua influência no processo de desenvolvimento humano continua crucial. É no contexto familiar que o indivíduo desde o nascimento desenvolve, adquire e aprimora habilidades importantes, além de estabelecer crenças e valores. A família sempre funcionou como apoio até que seus membros estivessem prontos a assumir os papéis da vida adulta, como trabalhar e formar sua família e em nossa sociedade esse processo costumava durar até o final da puberdade, próximo aos 18 anos de idade. Após esse período o indivíduo deixava de *ser adolescente* e de depender da família e *tornava-se* adulto.

Há algumas décadas, esse processo tem se modificado. O próprio conceito da adolescência que sempre foi relacionado à questão da transição entre infância e vida adulta e caracterizado pela dependência e necessidade de proteção se alterou. A adolescência se tornou uma fase mais longa em que o indivíduo deve ser preparado para diversos outros papéis além do profissional e deve adquirir muito mais experiência de vida para tornar-se um cidadão ativo.

Ao mesmo tempo, há algumas gerações, a família vem sofrendo alterações, sem nunca deixar de existir. Até os anos de 1960, imperava a noção de *família tradicional* em que homens e mulheres tinham papéis estabelecidos social e culturalmente[2] e, nesse contexto, o homem era o provedor designado ao trabalho remunerado e era quem detinha toda a autoridade e poder frente aos filhos e à mulher. A mulher era a responsável pelo trabalho doméstico e dedicava-se exclusivamente à vida familiar, isto é, ao marido e aos filhos, sem contato externo.[3] Nessa configuração familiar, as relações estabelecidas entre os membros são de poder desigual, pais e filhos tem uma distância grande e há uma diferença geracional em que filhos devem respeitar a autoridade e o poder do pai acima de qualquer coisa.[4] As regras e normas sociais deviam ser seguidas à risca e essa era a maior cobrança dos pais, "os filhos devem se comportar diante das pessoas". As mães vigiavam sempre as crianças e estas tinham espaço de sobra para suas brincadeiras e frequentemente tinham contato com primos e outras crianças da vizinhança. Ainda nessa época, muitas das normas sociais pautavam-se na religião e, consequentemente, a punição era considerada a melhor forma de educação. Muitas das práticas parentais baseavam-se em princípios religiosos e de higienismo médico, bastante preconceituosos. Essa estrutura tradicional de família fazia sentido no momento histórico que a sociedade vivenciava e foi determinada pelas influências de diferentes variáveis (culturais, sociais, políticas, econômicas, religiosas) da época. Novas composições familiares surgiram da mesma maneira, influenciadas por essas e outras variáveis que alteraram também o desempenho dos papéis parentais.

Próximo aos anos de 1980, a família passou por importantes mudanças que determinaram os caminhos que esta instituição segue atualmente. Principalmente em países ocidentais, o contexto econômico e trabalhista sofreu grandes alterações. O crescimento da industrialização, a busca por melhores condições na cidade, o gigantesco avanço tecnológico e o empobrecimento de alguns grupos populacionais contribuíram para novas formas de organização social e familiar. A mulher ingressou mais ativamente no mundo do trabalho remunerado e passou a dispor de menos tempo para supervisão e cuidados dos filhos, houve aumento nas separações de casais e divórcios e os papéis relativos às fases de desenvolvimento se incrementaram com novas demandas.[4] Esses aspectos serão discutidos a seguir.

Mesmo que atualmente existam novas formas de ser família e de viver em família, nada substituiu seu papel para o indivíduo. A organização familiar continua um dos principais contextos de desenvolvimento e responsável pela saúde do indivíduo. A família contribui para a constituição do indivíduo, para sua organização psicológica e influencia significativamente todo o comportamento do sujeito por meio de práticas educativas parentais e de outras formas de interação. Desse modo, a instituição familiar assume a responsabilidade pelo processo de socialização inicial de crianças e adolescentes.[5] É na família que se estabelecem as primeiras formas de limites para todas as futuras relações interpessoais e que poderão garantir a adaptação desse adolescente às demandas de convivência da sociedade atual.

AS NOVAS FORMAS DE "SER" FAMÍLIA

As mudanças atuais na estrutura familiar tem relação com uma série de acontecimentos que vêm ocorrendo há séculos e que agora mostram suas consequências, como a diminuição no número de filhos, o aumento da expectativa de vida e da qualidade de vida de pais e avós, o prolongamento da permanência dos filhos na família de origem, a postergação da formação de uma nova família, o ingresso da mulher no mundo do trabalho, a redução de lares multifamiliares, mudanças na legislação que facilitaram o divórcio e o casamento homossexual e aumento das famílias monoparentais ou reconstituídas. Compreender esses aspectos é importante para entender as novas formas de "ser família" e as funções atuais da instituição familiar.

Muitos casais atualmente optam por reduzir o número de filhos ou mesmo por não os ter. Segundo o IBGE (2015),[6] aumentou em 33% o número de casais sem filhos nos últimos 10 anos e a taxa de fecundidade vem caindo, em 1980 era de

4,35 por mulher em idade fértil, em 2000 foi para 2,38 e em 2014 caiu para 1,74. Um dos motivos para essa redução no número de filhos das mulheres brasileiras pode ter relação com o fato de que antigamente os filhos eram considerados mão-de-obra e contribuíam economicamente com a família e, hoje, ao contrário, os filhos transformaram-se em grandes gastos financeiros.

Existem algumas vantagens em se formar uma família menor. Em famílias pequenas, os pais tendem a ser mais pacientes e compreensivos acerca do comportamento de seus filhos, usam menos castigos, mas também podem pressionar mais as crianças para um ajustamento adequado às demandas familiares. Pais com poucos filhos conseguem mais tempo para se dedicar as atividades prazerosas ou outras necessidades próprias e isso contribui para um bom clima familiar. Mesmo com poucos filhos, os irmãos conseguem suprir o papel de companheiros em brincadeiras e tarefas diárias e atuam como confidentes, fornecendo um apoio emocional importante para o processo de desenvolvimento. A interação entre os irmãos pode diminuir na adolescência devido à ampliação da rede de contato dos jovens que tendem a interagir mais com pares ou namoradas, mas geralmente um apego positivo desenvolvido na infância permanece forte para a maioria durante a vida adulta.

Um fator importante na sociedade ocidental, que trouxe mudanças na estruturação familiar, foi o aumento na expectativa de vida do brasileiro. Nos últimos 10 anos, essa expectativa subiu mais de três anos e hoje é de 74,6 anos de idade.[6] Esse fato pode ter levado casais a postergar a fecundidade, já que muitos preferem se estabelecer economicamente antes pensar em filhos e, assim, tendem a ter filhos após os trinta anos. Além disso, pais e avós estão vivendo mais tempo e com melhor qualidade, graças ao desenvolvimento de novas tecnologias médicas e farmacêuticas. Entretanto, em gerações anteriores, os filhos cuidavam dos pais na velhice fornecendo apoio financeiro já que o idoso não contava mais com a remuneração por trabalho e, atualmente, a situação é outra: os avós convivem mais com netos e são comuns famílias sustentadas pelos avós e, muitas vezes, apenas com a pensão. Outra situação comum é que os pais cedam espaço em casa para que seus filhos morem com sua nova família, diferente do que ocorria antes, quando as famílias construíam casas dividindo o mesmo terreno, porém estabelecendo seu espaço individual.

A postergação do nascimento de filhos, o prolongamento da presença dos filhos no lar, a formação de uma nova família somente após a estabilização econômica e os avós convivendo por mais tempo na família trouxeram modificações no papel dos pais e dos avós. Hoje é comum que o papel e a função de pais e avós misturarem-se na educação das crianças e adolescentes podendo dar origem a conflitos entre gerações.

Ao longo das últimas décadas, surgiram outras formas de organização da família e uma importante mudança ocorreu com o ingresso pela mulher no mundo do trabalho, isso porque ela assumiu um papel que era de exclusividade masculina. O Censo do IBGE (2015)[6] indica que houve um aumento nos últimos dez anos de famílias mantidas por mulheres, essa porcentagem foi de 22,2% para 37,3%. O trabalho da mulher é um importante fator para algumas alterações nas funções de pais e mães, pois contribuiu para a divisão das tarefas domésticas e para uma relação mais igualitária entre os sexos, além de proporcionar o aumento do poder econômico da família. Por outro lado, as famílias precisam contar com mais recursos no cuidado dos filhos e, em especial, em famílias cujas mulheres são as únicas responsáveis, as mães dependem de atividades adequadas e supervisionadas para seus filhos adolescentes após a escola, o que antes era seu papel em casa. Apesar da disponibilidade de algumas dessas atividades pelo poder público, as opções dificilmente suprem as demandas e essas mães acabam gastando mais para colocar seus filhos em atividades pagas, como inglês, esportes e música. Aquelas que não conseguem trabalham preocupadas com o bem-estar dos adolescentes que podem ficar sedentários em casa ou ficar nas ruas e envolver-se em comportamentos de risco, como violência, uso de tabaco, álcool e outras drogas.

A emancipação econômica da mulher e as modificações na legislação brasileira contribuíram para o aumento no número de divórcios e para um novo fenômeno: as famílias reconstituídas. Hoje muitos núcleos familiares dissolvem-se e tornou-se frequente a posterior união entre pais divorciados com filhos. O recasamento pode acontecer já na infância, mas é mais comum durante a adolescência dos filhos, já que muitos pais tendem a esperar que os filhos cresçam para tomar a atitude de se separar. Vale a pena ressaltar que, nessas famílias, os adolescentes podem vivenciar diferentes situações de conflito entre os pais durante o período que antecede o divórcio, o que causa estresse e ansiedade em toda a família. Durante essas situações, o adolescente pode apresentar problemas de comportamentos que podem variar de isolamento a agressividade.[7-9]

Durante e depois do divórcio, atividades rotineiras como horário das refeições, de dormir e tarefas domésticas podem se desorganizar e os pais tendem a se queixar da dificuldade em estabelecer a rotina e os limites com os filhos adolescentes. A disciplina pode tornar-se mais severa e inconsistente por parte das mães e mais permissiva e indulgente por parte dos pais. A punição comumente é a principal *arma* na tentativa de educar os filhos. Os padrastos e madrastas tendem a negligenciar o comportamento dos enteados. Logo após a separação, os pais ainda passam um bom tempo com seus filhos, mas aos poucos acabam se afastando e na adolescência, com o aumento de atividades dos jovens e da ampliação do tempo gasto com pares, os horários de pais e filhos ficam incompatíveis e o contato reduz-se ainda mais.[10]

Apesar dos possíveis problemas, o divórcio dos pais pode favorecer para o amadurecimento dos adolescentes, principalmente se o casal lidar positivamente com os conflitos que surgem durante o período que antecede a separação. Com isso, alguns adolescentes aprendem a fornecer apoio emocional às mães, além de assumir as tarefas domésticas que antes se recusavam a cumprir, como cuidar dos irmãos mais novos e da casa.

A ORGANIZAÇÃO FAMILIAR E O DESENVOLVIMENTO DO ADOLESCENTE

Muitas dessas formas de "ser família" são novas e pouco se sabe realmente sobre seus efeitos nos filhos e nos membros da família como um todo. É difícil afirmar se são certas ou erradas ou se trazem mais vantagens ou mais desvantagens ao desenvolvimento do adolescente. Continuam existindo famílias grandes, com muitos filhos, ainda que as famílias menores com um ou dois filhos tenham aumentado. Ainda há núcleos familiares, principalmente entre famílias de baixa renda, que podem contar com a família extensa para os cuidados com os filhos, enquanto outras famílias podem não ter apoio algum. Há famílias mantidas pelas mães ou pelos avós, mas também ainda há famílias em que os pais são os provedores e as mães não trabalham fora. Também há pais que participam ativamente das tarefas domésticas e dos cuidados com os filhos e aqueles que delegam essas atividades exclusivamente para suas mulheres. Quando se entra nesse assunto, dificilmente há consenso.

É importante destacar que essas diferenças sociais e culturais não significam necessariamente patologias. Porém algumas dessas organizações familiares podem causar maiores conflitos familiares e maritais ou gerar alterações em papéis e funções dos pais que podem dar origem a dificuldades no relacionamento entre pais e filhos ou problemas de comportamento nos filhos.

Um dos principais papéis da organização familiar continua sendo o de contribuir para o aprimoramento e o desenvolvimento biológico, psicológico e social do indivíduo.[4] Considerando a parte biológica, a família deve garantir a sobrevivência da espécie através da geração de descendentes e, em especial, a mãe dispõe dos cuidados necessários para que o bebê cresça e se desenvolva de forma saudável. As funções da família acerca do desenvolvimento psicológico envolvem o afeto, o suporte emocional e a aprendizagem do indivíduo. Toda família deve proporcionar afeto ao recém-nascido, pois essa ação é essencial para garantir a sobrevivência emocional. Fornecer suporte e apoio às ansiedades e frustrações, além de auxiliar na superação desses sentimentos também são importantes e favorecem o enfrentamento das adversidades do próprio processo desenvolvimento a que todos os seres humanos estão sujeitos a enfrentar. Um exemplo dessas adversidades é a própria adolescência que pode ser um processo penoso para alguns jovens e suas famílias. A família ainda deve ser capaz de criar um ambiente favorável à aprendizagem empírica que se torna o alicerce do processo de desenvolvimento cognitivo dos indivíduos. O terceiro papel da família é no desenvolvimento social que se refere à transmissão da cultura entre gerações e à preparação dos filhos para o exercício da cidadania. É na família que o indivíduo desenvolve sua identidade, aprendendo crenças, valores e normas, por meio de modelos e padrões de comportamento fundamentais para a vida em comunidade. Essas normas, valores e modelos adquiridos seguem conosco por toda a vida e formarão a base para as atitudes e a tomada de decisões diante dos problemas na vida adulta.[4,11]

Todas essas funções da família servem para preparar crianças e adolescentes para que sejam independentes de seus pais, física e psicologicamente. E durante esse aprendizado, pais e filhos influenciam-se mutuamente e os pais assumem não só um papel como promotores do desenvolvimento, mas também se tornam sujeitos em processo de desenvolvimento no qual emergem suas novas funções paternas ou maternas.

Quando se trata de desenvolvimento, é importante considerar que existe o ciclo vital individual que se refere, por exemplo, às necessidades do adolescente e que podem incluir a busca de um companheiro, de trabalho, de moradia e de novos grupos de relacionamento; tarefas para as quais o jovem conta com sua família como rede de apoio. Enquanto esse ciclo individual ocorre com cada um dos membros da família, outro ciclo vital também se movimenta: o ciclo vital familiar, que, da mesma forma que o individual, deve ultrapassar tarefas evolutivas. Essas tarefas evolutivas envolvem processos psicológicos e transformações constantes para garantir o desenvolvimento individual e familiar. Ambos os ciclos, o individual e o familiar, estão sempre em cruzamento e podem favorecer positiva ou negativamente no bem-estar de todos os familiares.[4]

O ciclo evolutivo da família pode incluir situações previsíveis como o nascimento e o casamento dos filhos, e situações imprevisíveis e não planejadas como separações, doenças graves ou morte de filhos. Todas essas situações causam impacto do desenvolvimento da família e desorganizam seu funcionamento geral e como também o funcionamento de cada um de seus membros. São crises pelas quais toda família passa e alguns desses eventos provocam mudanças relacionais importantes entre seus membros e que podem perdurar por longos períodos. A adolescência é um período desafiador, já que suas características e consequências provocam conflitos em muitas famílias e isso ocorre porque pais e filhos estão em ciclos vitais muito diferentes e podem estar revendo seus papéis frente ao mundo e à própria família. O adolescente encontra-se em uma fase de construção de identidade em que é importante questionar regras e valores, inclusive os familiares, preocupando-se basicamente com o futuro em um curto prazo. Pais podem estar em uma fase mais reflexiva e de questionamento acerca de escolhas e expectativas profissionais, preocupados com o futuro em um longo prazo.

O processo de adolescência afeta não só os indivíduos que estão vivenciando essa etapa, mas também todos aqueles que têm contato direto com os adolescentes, especialmente outros membros da família nuclear. Em alguns casos, pode ser um processo tranquilo, com certas dificuldades que serão solucionadas. Mas, em outros, pode ser um processo difícil e doloroso para a família toda, com intensas alterações no comportamento do próprio adolescente, de seus pais e irmãos, trazendo prejuízos nas relações entre seus integrantes. Desse modo, ter filhos adolescentes contribui para a iminência de problemas e conflitos no sistema familiar e diversas

pesquisas confirmam que há um aumento de brigas e discordâncias entre pais e filhos no período da adolescência e isso pode acontecer porque há, por parte do jovem, a necessidade de constante negociação e argumentação que potencializa os conflitos entre as gerações.[4]

Se, por um lado, os conflitos aumentam nessa etapa do ciclo vital, por outro, uma característica importante e valorizada durante toda a infância diminui, a necessidade de proximidade e de convívio, principalmente no que se refere ao tempo em que filhos e pais passam juntos. Vale a pena enfatizar novamente que, mesmo em processos mais penosos da adolescência, conflitos bem negociados podem favorecer o desenvolvimento positivo dos filhos, dos pais e da família como um todo.[12] E é por isso que o estabelecimento de diálogo sincero e democrático, preferencialmente já na infância, assume uma posição importante no relacionamento familiar. Os pais devem buscar e insistir no diálogo, precisando muitas vezes resgatar o filho adolescente do "seu mundo" e de "sua reclusão". É principalmente quando o jovem se fecha em seu mundo que os pais mais precisam orientá-los e compreendê-los. Dificuldades no diálogo familiar podem culminar em sérios problemas de relacionamento na família e em problemas de comportamento do adolescente, afetando o bem-estar e a saúde de todo o sistema.

Além do diálogo democrático, outro recurso útil para reduzir possíveis problemas e dificuldades na organização familiar é o estabelecimento de uma relação de respeito, confiança e afeto entre seus membros. Quando essa relação é estabelecida cedo, logo na infância, lidar com o processo de adolescência tende a ser mais fácil do que em outras famílias em que esses valores não foram aprendidos.

É importante lembrar que, quando na organização familiar existe um filho no período da adolescência, o grupo todo parece adolescer. Pratta e Santos[4] afirmam que os pais vivenciam diversos sentimentos devido à adolescência de seus filhos e as respostas que emitirão em decorrência dessa situação variam de acordo com a forma como eles mesmos vivenciaram sua própria adolescência, soma-se a isso o nível de integração e a habilidade de adaptação dos pais às novas caraterísticas da adolescência da geração atual.

Superar as crises familiares é uma importante ferramenta para o crescimento e o desenvolvimento adequado individual e familiar, além de contribuir para a manutenção da saúde dessa organização. Porém, a saúde depende também da qualidade das relações entre os membros da família e das trocas afetivas entre esses membros e entre o meio social no qual essa família está inserida. É certo que o equilíbrio, a harmonia e a qualidade das interações entre os membros da família e, em especial, a qualidade do relacionamento conjugal entre os cuidadores, exercem papel importante no desenvolvimento saudável dos filhos. Problemas conjugais podem ser desencadeadores de transtornos psicológicos e déficits ou excessos comportamentais nos indivíduos.

Por esses motivos, a Organização Pan-Americana da Saúde defende a importância de focar na família como sujeito de atenção em saúde.[13]

FAMÍLIA COMO UNIDADE DE TRABALHO

Com tantas possibilidades de configurações familiares, atualmente percebe-se que a família é muito mais do que a união de pessoas por laços sanguíneos. Algumas equipes de saúde já ampliaram esse entendimento, porém a família ainda não parece ser compreendida como parte do atendimento ao adolescente. A atenção nas consultas, no que se refere à verificação de sintomas e patologias, é muitas vezes exclusiva para o adolescente para o qual a consulta foi marcada, salvo em casos, por exemplo, de doenças infecto-contagiosas e outras nas quais elementos genéticos já são comprovadamente considerados na compreensão da causa de determinadas doenças ou síndromes.

Em consulta, é *o adolescente* a unidade de trabalho e essa visão restrita acaba por ignorar toda a carga histórica, social e cultural das gerações anteriores e que podem ter culminado na situação queixa da consulta atual. Essa visão individualista prejudica a intervenção, enfraquecendo estratégias de cuidado à saúde. Porém, há uma contradição nas consultas, apesar de considerar o adolescente alvo da consulta, muitos profissionais ainda tendem a *consultar* os pais ou cuidadores que comparecem juntos à consulta quanto aos sintomas que o adolescente apresenta, ignorando ou desvalorizando a capacidade desse jovem de se colocar com autonomia diante de seu problema.

Em ambas as situações, ainda há um longo caminho a percorrer para que a família seja considerada alvo de intervenções e deixe de ser excluída como coparticipante e corresponsável pelas ações de serviços de saúde. E pode-se destacar que a focalização da família como sujeito de atenção em saúde exige a interação e a integração da equipe de saúde como uma unidade social de atendimento e mais: também requer o conhecimento integral dos problemas de saúde e de vários dos aspectos familiares aqui levantados, como a maneira de se estabelecer a comunicação familiar ou como as dificuldades familiares são encaradas, pois esses padrões de funcionamento do ciclo familiar podem interferir diretamente no prognóstico da consulta e da patologia do adolescente.

TÓPICOS IMPORTANTES

A Família do Adolescente Contemporâneo

- Importância da família para desenvolvimento humano.
- Novas e antigas formas de "ser família" no Brasil: famílias monoparentais, famílias reconstituídas, família extensa e família nuclear.
- Modificações da estrutura, na organização e nas funções familiares e suas influencias no processo de desenvolvimento.
- Família como unidade de trabalho.

REFERÊNCIAS BIBLIOGRÁFICAS

1. Franco ALS, Bastos ACS, Alves VS. A relação médico-paciente no Programa Saúde da Família: um estudo em três municípios do Estado da Bahia, Brasil. Cad. Saúde Pública, Rio de Janeiro, 21(1):246-255, jan-fev, 2005.

2. Torres A. A individualização no feminino, o casamento e o amor. Em C. Peixoto, F. Singly & V. Cicchelli. (Orgs.), Família e individualização (pp.135-156). Rio de Janeiro: FGV, 2000.

3. Amazonas MCL, Damasceno PR, Terto LM, Silva RR. Arranjos familiares de crianças de camadas populares. Psicologia em Estudo, 2003. 8(nº.esp.), 201-208.

4. Pratta EMM, Santos MA. Família e adolescência: a influência do contexto familiar no desenvolvimento psicológico de seus membros. Psicologia em Estudo, Maringá, 2007. v. 12, n. 2, p. 247-256, maio/ago. 2007.

5. Schenker M, Minayo MCS. A implicação da família no uso abusivo de drogas: uma revisão crítica. Ciência & Saúde Coletiva, 2003. 8(1), 707-717.

6. Instituto Brasileiro de Geografia e Estatística – IBGE. Estimativas populacionais para os municípios e para as Unidades da Federação brasileiros em 01.07.2015. Disponível em: http://www.ibge.gov.br/home/estatistica/populacao/estimativa2015/.

7. Hack SMPK, Ramires VRR. Adolescência e divórcio parental: continuidades e rupturas dos relacionamentos. Psic. Clin., Rio de Janeiro, 2010. Vol.22, n.1, p.85-97.

8. Martins AIR. Impacto do divórcio parental no comportamento dos filhos. Factores que contribuem para uma melhor adaptação. Implicações médico-legais. Instituto de Ciências Biomédicas Abel Salazar, Universidade do Porto, 2010. Dissertação de Mestrado em Medicina Legal. https://repositorio-aberto.up.pt/bitstream/10216/26364/2/Tese%20de%20Mestrado%20Ana%20Martins.pdf.

9. Amato PR, Anthony CJ. Estimating the effects of parental divorce and death with fixed effects models. Journal of Marriage and Family, 2014. 76(2), 370-386. doi:10.1111/jomf.12100.

10. Anderson ER, Greene SM. Beyond divorce: Research on children in repartnered and remarried families. Family Court Review, 2013. 51(1), 119-130. doi:10.1111/fcre.

11. Antunes C, Fontaine AM. Percepção de apoio social na adolescência: Análise fatorial confirmatória da escola Social Support Appraisals. Paidéia (Ribeirão Preto), 2005. 15(32), 355-366.

12. Leme VBR, Del Prette ZAP, COIMBRAS. Social Skills, Social Support and Well-Being in Adolescents of Different Family Configurations. Paidéia (Ribeirão Preto), Ribeirão Preto, v. 25, n. 60, p. 9-17, Apr. 2015. Available from <http://www.scielo.br/scielo.php?script=sci_arttext&pid=S0103-863X2015000100009&lng=en&nrm=iso>. access on 29 Sept. 2016. http://dx.doi.org/10.1590/1982-43272560201503.

13. Mendes E. O cuidado das condições crônicas na atenção primária à saúde: o imperativo da consolidação da estratégia da saúde da família. Organização Pan-Americana da Saúde, Brasília – DF, 2012.

58.2 Escola

Teresa Helena Schoen

A adolescência é um período de desenvolvimento crítico em que os jovens têm a oportunidade de construir uma identidade pessoal como um ser academicamente capaz, socialmente integrado e comprometido com a aprendizagem. Os adolescentes passam uma quantidade substancial de tempo no ambiente escolar ou envolvidos com assuntos relativos a ele. A escola constitui, portanto, uma influência significativa no desenvolvimento cognitivo, social e emocional das crianças.[1] Constitui-se como um centro social onde o adolescente pode fazer amigos, encontrar um(a) namorado(a), vivenciar diferentes desafios, buscar apoio no grupo de pares, conviver com pessoas que têm diferentes modos de enfrentar a vida.

Kimmel e Weiner (1998) consideram que a escola possui uma variedade de funções, entre elas a de proporcionar educação e habilidades para participar de uma sociedade complexa; manter os adolescentes ocupados e fora do mercado de trabalho, prepará-los para uma profissão e/ou para a continuidade dos estudos, em nível superior; incrementar sua capacidade e suas destrezas sociais para os relacionamentos; além de ajudá-los a refletir sobre o que desejam para si, quais caminhos irão percorrer na vida.

Uma experiência escolar positiva é considerada um recurso para a saúde e o bem-estar, enquanto uma negativa pode constituir um fator de risco, afetando a saúde mental e física.[1] A educação formal tem um papel importante no desenvolvimento cognitivo e social do adolescente, aliás, na própria construção do estágio. A adolescência é um fato cultural, um estágio construído sob condições sócio-histórica-culturais específicas, envolvendo a idade cronológica, as transformações físicas (puberdade), o desenvolvimento cognitivo e as mudanças no relacionamento familiar e com os pares. Com a escolarização prolongada e a introdução de um ensino organizado e segmentado, juntou-se, em um único ambiente, pessoas da mesma faixa etária. Com a industrialização e a instituição de sistemas educacionais obrigatórios, este estágio pode, finalmente, ser mais observado em alguns estratos sociais. Pode-se, então, dizer que a adolescência foi conhecida primeiro pelos educadores. Este período, então, tornou-se objeto de interesse de médicos, que fundaram em 1888 a Associação de Médicos de Escolas, para acompanhar a saúde dos alunos em internatos na Inglaterra.[2]

Parece natural que os adolescentes passem a maior parte do dia na escola, ou envolvidos em tarefas acadêmicas. No entanto, até meados do século passado, não seria assim. A escola era um privilégio para alguns, especialmente meninos de famílias abastadas. Hoje a escolarização é um valor nacional, e a frequência à escola é tanto um direito quanto uma obrigação.

Em comparação com épocas anteriores em nossa cultura, tanto em relação à profissão, envolvimento na comunidade ou mesmo o lazer e a vida privada, o ingresso na vida adulta requer uma maior quantidade de conhecimento, habilidades e experiências cada vez mais complexos. Por esta razão, a escola tornou-se obrigatória e estendida para pelo menos doze anos da vida dos membros da sociedade,[3] quando não prosseguem em cursos universitários ou técnicos os mais diversos, passando ainda mais tempo nos bancos escolares. Muitos adolescentes e/ou suas famílias entendem que com maior escolaridade os jovens terão melhores chances no mercado de trabalho. Ao passo que pouca escolaridade (abandono antes de terminar o Ensino Básico obrigatório) ocasiona dificuldades em arrumar emprego ou melhorar o salário, e além de reflexos na saúde emocional ou física.

A escolaridade também é um fator protetor para outros riscos ao desenvolvimento, como a gravidez na adolescência, uso de tabaco ou papel de gênero extremamente tradicional. Entretanto, o excesso de conteúdo e aulas extremamente tradicionais (só o professor fala e o aluno fica sentado) podem levar a um aumento do estresse e deixar o jovem por demais entediado, não se envolvendo ativamente nos estudos. O tempo escolar é regrado por sinais, que dividem o horário em diversas aulas, muitas vezes uma não tem relação com a anterior ou com a seguinte. Os sinais muitas vezes podem interromper uma discussão interessante, outras colocar um final em algo muito aborrecido.

Flammer e Alsaker[3] colocam que a escola possui dois objetivos, que muitas vezes parecem competir entre si: o desenvolvimento de habilidades e competências de interesses dos adolescentes e o desenvolvimento de habilidades e competências do interesse da sociedade (que tipo de adulto a sociedade deseja, como ele deve estar preparado para o mercado de trabalho ou para as futuras necessidades desta sociedade).

ESTRUTURA

A estrutura da educação brasileira é regularizada pela Lei n° 9.395/96, a Lei de Diretrizes e Bases da Educação – LDB. A educação básica (Educação Infantil, Ensino Fundamental e Ensino Médio) é obrigatória para todos, e a duração do ano letivo é de 200 dias, com uma carga horária mínima de 800 horas.

A educação nacional está organizada em diferentes esferas (federal, estadual, municipal ou particular). O Ensino Básico compreende a Educação Infantil, o Ensino Fundamental e o Ensino Médio. Em geral, os adolescentes frequentam o segundo ciclo do Ensino Fundamental (do sexto ao nono ano) ou o ensino Médio (três ou quatro anos). Também podem estar no Ensino Superior. A Educação de Jovens e de Adultos – EJA - é a modalidade de ensino prevista para que os indivíduos, que por quaisquer motivos que sejam não continuaram seus estudos, possam concluir o Ensino Fundamental ou Médio. A Educação Profissional não se coloca como um nível de ensino, mas um tipo de formação que conduz ao desenvolvimento de aptidões para a vida produtiva e integra-se ao trabalho, à ciência e à tecnologia. A Educação Especial deve ser oferecida preferencialmente na rede regular de ensino, para educandos com necessidades especiais. Também é possível a

Educação a Distância como uma forma diferenciada de ensino, tanto na Educação Básica, quanto no Ensino Superior, utilizando novas tecnologias de comunicação escolar.

Segundo o § 3º da LDB, o ensino deverá basear-se em onze princípios:

- I - Igualdade de condições de acesso e permanência na escola;
- II - Liberdade de aprender, de ensinar e pesquisar;
- III - Respeito à pluralidade de ideias e de concepções pedagógicas;
- IV - Respeito à liberdade e à tolerância;
- V - Coexistência de instituições públicas e privadas de ensino;
- VI - Gratuidade do ensino público em estabelecimentos oficiais;
- VII - Eficácia na valorização do profissional da educação;
- VIII - Gestão democrática do ensino público;
- IX - Garantia do padrão de qualidade;
- X - Valorização da experiência extraescolar;
- XI - Vinculação entre educação, trabalho e práticas sociais.

AVALIAÇÕES

A educação brasileira possui formas de avaliação, como o SAEB e o ENEM. O Sistema de Avaliação da Educação Básica (Saeb) é composto por dois exames complementares, o SAEB e a Prova Brasil, abrangendo estudantes das redes públicas e privadas do país, matriculados nos 5º e 9º anos do ensino fundamental e também no 3º ano do ensino médio. São aplicadas provas de Língua Portuguesa e Matemática. A avaliação é feita por amostragem. Nesses estratos, os resultados são apresentados para cada unidade da Federação e para o Brasil como um todo.

Sistemas estaduais e municipais também possuem formas semelhantes de avaliação como o Sistema de Avaliação de Rendimento Escolar do Estado de São Paulo (Saresp). Este é aplicado com a finalidade de produzir um diagnóstico da situação da escolaridade básica paulista, visando orientar os gestores do ensino no monitoramento das políticas voltadas para a melhoria da qualidade educacional. Envolve os alunos do 3º, 5º, 7º e 9º anos do Ensino Fundamental e da 3ª série do Ensino Médio. Seus resultados integram o cálculo do Índice de Desenvolvimento da Educação do Estado de São Paulo (Idesp). Há o sistema de Avaliação de Rendimento Escolar do Rio Grande do Sul (Saers), o Sistema Mineiro de Avaliação da Educação Pública (Simave) o Sistema de Avaliação da Educação do Estado do Rio de Janeiro (Saerj) ou a Prova Rio, esta municipal, entre tantas formas de avaliar o próprio sistema educacional ou as instituições que o compõem.[4]

O Exame Nacional do Ensino Médio (ENEM) foi criado em 1998 como uma avaliação de desempenho dos estudantes do Ensino Médio. Os resultados dos alunos, inicialmente, eram analisados pelo governo, para que fosse possível melhorar as políticas públicas de educação, além de servir como um boletim de desempenho individual. Atualmente o Enem também é utilizado como critério de seleção para os estudantes que pretendem concorrer a uma bolsa no Programa Universidade para Todos (ProUni) e como critério de seleção para o ingresso no ensino superior, seja complementando ou substituindo o vestibular. Também é possível, para pessoas com mais de 18 anos e que estão fora da escola, obter um certificado de ensino médio, tirando uma nota mínima no exame.

Cada escola também pode ter o seu sistema de avaliações. O ano letivo pode ser dividido em bimestres (algumas escolas estão adotando trimestres), ao final do qual há provas. Em outras escolas, o professor é que decide quando fará prova, talvez prefira um trabalho (individual ou em grupo), podendo incorrer que no mesmo dia o aluno seja avaliado em diferentes matérias. Há escolas que utilizam provas diárias (por exemplo, todos os dias no primeiro horário, uma prova), no intuito de não acumular conteúdo e, caso o aluno não se saia bem, sua dificuldade é rapidamente identificada. As escolas também organizam simulados, tanto para o ENEM quanto para os vestibulares.

Muitas escolas de Ensino Médio dão todo o conteúdo nos dois primeiros anos, e o terceiro é só para revisão. Claramente o foco não é o aprendizado, mas o ingresso no nível superior.

Lino de Macedo (sd) coloca que existe a escola de excelência: seleciona, orienta, ensina e certifica apenas as pessoas que conseguem realizar tarefas e que apresentam uma conduta condizente com o alto nível exigido por elas. Não está preocupada em desenvolver as habilidades (pois os alunos que lá ingressam e permanecem já as apresenta), mas transmitir os conteúdos necessários para o ingresso no nível superior àqueles que já possuem os pré-requisitos fundamentais. A escola organiza os seus conteúdos e exigem que o professor cumpra o programa. Pode até existir alguma prova para entrar no colégio, mas não é para orientar os professores a respeito do que ensinar, mas somente para selecionar os melhores alunos. O conteúdo é ministrado em uma sequência pré-determinada. Se por acaso o aluno não entendeu alguma coisa, fica para trás. As escolas dizem que dão recuperação contínua, mas apenas sobre o conteúdo que estão ensinando agora e não sobre as lacunas que o aluno apresenta.

Tamanho das escolas

As escolas de Ensino Médio costumam ser maiores que as escolas de Ensino Fundamental, tanto no espaço físico, quanto no número de alunos no total, o que permite que ofereçam oportunidades de aprendizagem as mais variadas.[3] Escolas grandes podem oferecer uma gama maior de atividades extracurriculares, especialmente esportes, e os alunos também podem se relacionar com diferentes pessoas, tendo muitas oportunidades para fazerem amizade, ou de explorarem as áreas que compõem a identidade.

Entretanto, escolas grandes também possuem desvantagens. Alguns alunos podem se sentir perdidos em uma massa anônima e assumir menos responsabilidade pelo seu próprio estudo e sentirem-se menos vinculados com a escola.[3] Os professores podem se sentir desobrigados a monitorar o desenvolvimento dos alunos, muitas vezes nem sabem quem são. Schoen,[5] ao perguntar aos alunos de uma escola com apenas duas salas por série o motivo de estudarem nela, a resposta foi que "eram alguém", os professores e demais funcionários sabiam seus nomes, qual era sua família, sentiam-se mais acolhidos pela instituição.

Uma questão é o número de alunos na escola. Outra o número de alunos em sala de aula. Flammer e Alsaker (2013)[3] informam que a quantidade por sala nas escolas europeias é de 20 a 30 adolescentes. Aqui no Brasil, dificilmente as salas comportam menos de 40 alunos. Evidentemente que as técnicas de ensino-aprendizagem utilizadas são menos ativas, o mais comum é a exposição, nem sempre dialogada. O aluno é tratado como um mero agente passivo (somente reativo), desempenhando um papel muito restrito no que concerne à educação e aprendizagem. No entanto, classes menores são claramente mais adequadas à instrução mais individualizada, especialmente para os alunos que possuem dificuldade de aprendizagem. Del Valle, De la Veja e Rodriguez[6] observaram que os professores de Educação Física do Ensino Fundamental percebiam-se mais competentes em relação à gestão da classe que os do Ensino Médio. Haver muitos alunos em uma classe parece dificultar a disciplina e o bom andamento da aula.

Algumas escolas de Ensino Médio agrupam os alunos em turmas por rendimento acadêmico. Colocar os alunos em diferentes níveis oferece a vantagem de um melhor ajuste entre habilidades e requisitos, mas também traz riscos claros. Um risco é a possibilidade de extravio, ou seja, o aluno com baixo rendimento acadêmico fica agrupado a outros que também apresentam pouco interesse nos estudos, podendo levar a um desengajamento da vida acadêmica. Muitos desses alunos perdem esperança, motivação e autoestima acadêmica.

Transições escolares

Existem algumas transições escolares previstas na própria Lei de Diretrizes e Bases da Educação, como do I Ciclo do Ensino Fundamental – EF (antigo primário) para o II Ciclo (antigo ginásio) e depois para o Ensino Médio e, então, para o Ensino Superior. Do primeiro para o segundo ciclo do EF é um acontecimento capital, logo no início da adolescência, muitas vezes coincidindo com o início da puberdade. As crianças estavam acostumadas a uma só professora e passam a ter professores para cada matéria; eram alunos veteranos, da série mais avançada, e convertem-se em novatos, da série inicial. Precisam se organizar com muitos professores, às vezes mais de uma prova no mesmo dia, vários trabalhos para serem feitos ao mesmo tempo, grupos de colegas diferentes (em uma matéria é uma dupla, em outra um trio, em outra seis pessoas em um grupo), que têm horários os mais diversos (um faz inglês às quartas, outro às terças, outro faz basquete logo depois da escola, outro faz catecismo no final de semana) e precisam aprender a se organizar.

Rice et al.[7] consideram dois aspectos sobre as transições escolares: o *ajuste acadêmico e comportamental*, geralmente medido pelo comparecimento à escola, realização acadêmica e comportamento na sala de aula; e o *vínculo escolar*, o quanto os alunos gostam de escola ou informam baixos níveis de solidão nela. As escolas do ensino médio colocam maior ênfase no controle e na disciplina, com uma menor relação pessoal professor-aluno e menos oportunidades de autogestão. Também há maior oportunidades para o aluno se comparar com os demais. Inclusive muitas escolas dividem os alunos em turmas, de acordo com sua classificação no ano anterior (algumas até os trocam de turma a todo bimestre), dificultando o vínculo escolar para alguns, ou, para outros, fornecendo uma nova oportunidade de conviver com colegas diferentes.

As notas e o autoconceito em relação às habilidades nas diferentes matérias costuma diminuir como consequência da transição escolar,[8] especialmente entre os alunos que já apresentam baixo rendimento. Kimmel e Weiner (1998) colocam que isso pode se dar, também, devido a diminuição da autogestão e o aumento da competitividade entre os alunos. Também o prazer de ir à escola diminui. Muitas vezes, o adolescente troca de escola e sofre, simultaneamente, com a ruptura de laços de amizade.[9] A ansiedade aumenta, especialmente entre os alunos do Ensino Médio, também devido à maior exigência escolar e à expectativa em relação à entrada em cursos de nível superior ou no mercado de trabalho.[10]

Como fatores de proteção que minimizam os efeitos negativos das transições escolares, podemos citar uma boa amizade, dentro e fora da escola, poder contar com uma família que compreenda quão difícil podem ser as transições escolares e a participação dos pais nas atividades não-escolares.[8] Lester e Cross[11] observaram que perceber-se seguro na escola, sentir-se conectado a ela e ter apoio dos pares são fatores protetores do bem-estar mental e emocional durante o período de transição, assim como uma boa conexão com os professores protege o bem-estar emocional.

O estudo de Romero, Master, Paunesku, Dweck e Gross[12] observou que os estudantes que acreditavam que a inteligência poderia ser desenvolvida obtiveram notas mais altas e eram mais propensos aos desafios escolares e estudantes que acreditavam que as emoções podiam ser controladas relataram menos sintomas depressivos e, durante a transição escolar, embora tenham sido afetados emocionalmente, eram mais propensos a se sentir melhor ao longo do tempo.

Sono

O sono insuficiente em adolescentes é reconhecido como um importante problema de saúde pública que afeta significativamente a saúde e segurança, bem como o sucesso acadêmico de nossos estudantes. Embora uma série de fatores, incluindo mudanças biológicas no sono associadas à puberdade, escolhas de estilo de vida e demandas acadêmicas, afetem negativamente a capacidade dos alunos do ensino médio de dormir o necessário, há evidências que mostram que o início tão cedo das aulas (aqui no Brasil costuma ser às sete horas, ou um pouco depois) é um contribuinte modificável fundamental para o sono insuficiente, bem como a interrupção do ritmo circadiano nesta população.[13]

Estudos vêm demonstrando que iniciar as aulas um pouco mais tarde é benéfico, tanto para a diminuição do absenteísmo (os alunos faltam muito a primeira aula do dia), quanto para a melhora das notas escolares. Também traz benefícios potenciais em relação à saúde física (risco reduzido de obesidade), saúde mental (menores taxas de depressão), segurança (melhora a atenção e diminuição de acidentes).[13]

Perda de interesse pela escola

A educação tem importância crítica como um fator primordial para que jovens desenvolvam suas capacidades, habilidades e interesses, ingressem na força de trabalho, melhorem economicamente e tenham uma participação ativa na comunidade. Para receber todos os benefícios da educação, os alunos devem estar presentes e engajados com a escola.

Durante a adolescência há uma diminuição do interesse tanto pela escola quanto pelo próprio aprendizado, especialmente entre os garotos.[1] É também um período durante o qual os alunos são mais propensos a declínios na motivação e realização acadêmica, muitas vezes desembocando em altas taxas de absenteísmo ou mesmo abandono da escola. Em 2005, cerca de 19% dos alunos do 4º ano e 20% dos alunos do 8º ano estiveram ausentes da escola por pelo menos três dias no mês anterior. Sete por cento dos alunos faltaram por pelo menos cinco dias, ou seja, perderam ¼ das aulas do mês.[14] O absentismo impede que os adolescentes tirem pleno proveito das oportunidades educativas, que pode levar a baixo rendimento escolar e a seguinte pergunta: onde e o quê estavam fazendo quando não estavam na escola? Há uma alta associação do absenteísmo escolar com comportamento antissocial e a delinquência, o uso de substâncias e outros comportamentos de risco.[15] Um dos principais correlatos do absenteísmo e abandono para as mulheres jovens é a gravidez e a maternidade. O abandono da escola não é um evento instantâneo – não é porque entrou na adolescência –, mas um longo processo por meio do qual o aluno foi se tornando, paulatinamente, desvinculado da escola.[15]

O engajamento escolar é uma construção multifacetada que inclui componentes comportamentais, emocionais e cognitivos.[15] O engajamento comportamental é definido como participação e envolvimento nas tarefas e atividades acadêmicas. O envolvimento emocional é conceituado como a identificação com a escola, que inclui a sentimento de pertencimento, prazer em aprender e valorização ou apreciação do sucesso nos resultados escolares. O engajamento cognitivo é definido como aprendizagem autorregulada. Estes três componentes do envolvimento escolar estão dinamicamente incorporados dentro dos indivíduos e fornecem uma rica caracterização de como os alunos agem, sentem e pensam. As dificuldades presentes no processo de educação formal, especialmente um desempenho precário e problemas relacionais dos jovens entre si ou com a direção/coordenação, pode comprometer o interesse pela escola. Sucessivas vivências de reprovações e de evasões podem levar ao abandono escolar.

O engajamento ativo na escola promove as habilidades, competências e valores que permitem aos adolescentes ingressarem com êxito na idade adulta. Wang e Fredricks[15] dizem que a participação na sala de aula e o tempo dedicado aos trabalhos de casa estão associados ao menor uso de drogas e comportamentos delinquentes. Infelizmente, a evidência sugere que os alunos tornam-se cada vez mais desinteressados à medida que progridem no ensino médio, com alguns estudos estimando que 40% a 60% dos jovens mostram sinais de desengajamento (por exemplo, não envolvidos, apáticos, vão à aula mas não sabem dizer qual era o conteúdo abordado, não fazem os trabalhos, ou fazem o necessário para tirar a nota mínima...). Podem não faltar às aulas, mas não podemos afirmar que estejam presentes.

O não engajamento com a vida acadêmica é um fator de risco muito importante para a não continuidade dos estudos (ingresso no nível superior, ou outros cursos de formação profissional) e o abandono escolar. O adolescente deixa de desenvolver/ativar suas competências e habilidades. Parece que programas de formação acadêmica orientados para fins profissionais podem suprir a falta de interesse de alguns alunos pela escola tradicional[14] ao verem de forma concreta a utilidade do que estão aprendendo.

O gosto da escola tem sido identificado como um fator protetor contra comportamentos competitivos de saúde, e não gostar – ou não se sentir conectado à – escola está associado a comportamentos de risco à saúde, baixa saúde autoavaliada e sintomas somáticos e psicológicos aumentados.[1]

As experiências escolares podem ser cruciais para o desenvolvimento da autoestima, autopercepção e também de comportamento de saúde. Achados do estudo Health Behaviour in School-Aged Children (HBSC) mostram que estudantes que percebem a escola como fonte de apoio, são mais propensos a se envolver em comportamentos propícios à boa saúde e têm melhores resultados de saúde, incluindo uma autoavaliação boa em relação à própria saúde, altos níveis de satisfação com a vida e baixa prevalência de consumo de tabaco. Estas associações sugerem que as escolas têm um papel importante no apoio ao bem-estar dos jovens e agem como amortecedores contra comportamentos prejudiciais à saúde.

Amizade

A maior parte do tempo do adolescente é gasto na escola – ou com assuntos relacionados a ela –, que por sua vez significa tempo com colegas e professores. As atividades acadêmicas são, de fato, compostas em grande parte com situações e tarefas sociais.[3] Em geral, os alunos não escolhem seus companheiros de classe. Embora tal forma de proceder das escolas possa trazer alguns transtornos (não é incomum, mães irem à escola reclamar que as amigas foram separadas), também pode ser uma oportunidade para crescimento pessoal na área social: aprender a fazer novas amizades e a manter amizades antigas, sem a presença física constante. As atividades extracurriculares são uma grande oportunidade para a criação de laços de amizade, assim como os trabalhos em grupo.

A organização das turmas por classificação de notas muitas vezes pode favorecer boas amizades, visto que alunos com interesses semelhantes, seja acadêmico, seja de comportamento, podem sentar-se lado a lado, desse modo facilitando a formação de grupo de pares (Kimmel, Weiner, 1998).

A escola oferece uma oportunidade única de conhecer pares e encontrar amigos. Não é à toa que muitos estudos sobre as relações entre pares são realizados no contexto escolar. No entanto, a escola não só oferece oportunidades para experimentar relacionamentos positivos, mas também é um solo fértil para problemas sociais em grupo, como *bullying*. A escola deve proporcionar um ambiente saudável e seguro para o aprendizado e desenvolvimento pleno dos membros mais jovens da sociedade, protegendo-os de situações que representem riscos a sua saúde física e psicológica. (Pense, 2015). Adolescência é um período durante o qual os indivíduos são confrontados com muitas tarefas, entre as quais está a socialização entre pares. Aprender o respeito pelo próximo, que é também um dos objetivos da escola, deveria ser mais enfatizado. Atualmente há muitos programas sendo desenvolvidos no âmbito da escola com o objetivo de desenvolver habilidades socioemocionais (também chamadas de não-cognitivas).

O estudo de Lester e Cross[11] observou que o apoio dos pares foi o mais forte preditor de bem-estar durante os períodos de transição escolar.

CONSIDERAÇÕES FINAIS

A escola, não se restringindo ao conteúdo ou ao desenvolvimento cognitivo, mas incluindo os aspectos sociais e físicos, deve promover positivamente comportamentos, a realização acadêmica e desenvolvimento social e emocional de seus alunos. O fracasso escolar (dificuldades de aprendizagem ou mesmo repetição de série) e suas consequências (dificuldades na família, com os pares, e com a própria escola) podem constituir-se como risco ao desenvolvimento, levando a uma condição de vulnerabilidade social.

A escola parece ser um local e um momento importante para estabelecer conexões de qualidade com colegas que têm um poderoso papel de apoio mútuo ante as vicissitudes da vida. Tanto os conteúdos e habilidades aprendidos na escola, quanto a rede social lá estabelecida constituem-se como fator de proteção ao desenvolvimento humano e favorecem um ingresso positivo no mundo adulto e do trabalho.

A educação formal não só transmite e amplia a cultura, mas também permite o desenvolvimento da cidadania, de uma vida social satisfatória e favorece o ingresso em atividades laborais. Portanto, mais do que um dever, consideramos a educação um direito de todas as pessoas. A experiência escolar do adolescente deve ser investigada e valorizada, para que ele possa passar com sucesso por esta etapa do desenvolvimento humano.

TOPICOS IMPORTANTES

Escola:

- Direito e dever;
- Salas com muitos alunos;
- Oportunidades para desenvolvimento de habilidades em diferentes áreas;
- Horário – sono.

Estrutura:

- Ensino Básico;
- Ensino Fundamental II;
- Ensino Médio;
- Ensino Superior.

Transições:

- Previstas na LDB;
- Dificultam o engajamento acadêmico.

Amizade:

- Desenvolvimento de boas relações;
- *Bulliyng*.

REFERÊNCIAS BIBLIOGRÁFICAS

1. Inchley J, Currie D, Young T, Samdal O, Torsheim T, Augustson L, et al. Growing up unequal: gender and socioeconomic differences in young people's health and well-being. Copenhagen, Dinamarca, WHO, 2016.
2. Medeiros EH. Notas Históricas. In.MSS Viatlle, EHGR Medeiros. Adolescência: uam abordagem ambulatorial. Barueri: Manole, 2008. p 7-8.
3. Flammer A, Alsaker FD. Adolescents in school. In S Jackson, L Goossens. Handbook of Adolescent Development. New York: Psychologu Press, 2013.
4. Cerdeira DG, Almeida AB, Costa M. Indicadores e Avaliação Educacional: Percepções e reações a políticas de responsabilização. Est. Aval. Educ. 25(57), 198-225. 2014.
5. Schoen TH. A formação da identidade em adolescentes: um estudo exploratório com estudantes do ensino médio. Dissertação de mestrado apresentada à Unifesp. 2002.
6. Del Valle S, De la Vega R., Rodriguez M. Percepción de las competencias profesionales del docente de educación física en primaria y secundaria. Revista Internacional de Medicina y Ciencias de la Actividad Física y del Deporte, 2015, 15(59), 507-526.
7. Rice F, Frederickson N, Shelton K, McManus C, Riglin L, Ng-Knight T. Identifying factors that predict successful and difficult transitions to secondary school. 2015.
8. Rice JK. Explaining the Negative Impact of the Transition from Middle to High School on Student Performance in Mathematics and Science. Educational Administration Quarterly, 2001, 37(3), 372-400.

9. Temkin DA, Gest SD, Osgood DW, Feinberg M, Moody J. Social Network Implications of Normative School Transitions in Non-Urban School Districts. Youth Society, 2016, 1-23.

10. Atkins L. The odyssey: school to work transitions, serendipity and position in the field. British Journal of Sociology of Education, 2016, 15(32), 1-12.

11. Lester L, Cross D.The Relationship Between School Climate and Mental and Emotional Wellbeing Over the Transition from Primary to Secondary School. Psychol Well Being. 2015; 5(1): 9.

12. Romero C, Master A, Paunesku D, Dweck CS, Gross JJ. Academic and emotional functioning in middle school: The role of implicit theories. Emotion, 2014, 14(2), 227-234.

13. Adolescent Sleep Working Group, Committee On Adolescence, Council On School Health. School Start Times for Adolescents. Pediatrics, 2014, 134(3): 642-649.

14. Tanner-Smith E, Wilson S. A meta-analysis of the effects of dropout prevention programs on school absenteeism. Prevention Science, 2013, 14(5): 468-478.

15. Wang MT, Fredricks JA. The Reciprocal Links Between School Engagement, Youth Problem Behaviors, and School Dropout During Adolescence. Child Development, 2014, 85(2), 722-737.

16. Macedo L. Competências e Habilidades: Elementos para uma reflexão pedagógica. Sd. https://www.nescon.medicina.ufmg.br/biblioteca/imagem/2505.pdf.

17. Nunes TGR, Pontes FAR, Silva LIC, Dell'Aglio DD. Fatores de risco e proteção na escola: Reprovação e expectativas de futuro de jovens paraenses. Revista Quadrimestral da Associação Brasileira de Psicologia Escolar e Educacional, SP. Volume 18, Número 2, Maio/Agosto de 2014: 203-210. http://dx.doi.org/10.1590/2175-3539/2014/0182732.

58.3 Aspectos da Inserção do Adolescente no Mundo do Trabalho

Beatriz Rosana Gonçalves de Oliveira Toso

O TRABALHO

O homem diferencia-se na natureza pelo trabalho, utilizando-a, produzindo deliberada e intencionalmente, com ações dirigidas por finalidades conscientes, para transformá-la. Ao agir sobre o mundo e transformá-lo, modifica a sua própria natureza. O homem se faz homem por meio do trabalho, construindo sua história, da sociedade e a do trabalho.[1]

Marx e *Lukács* afirmam que trabalho e relações materiais de produção social da existência, são fundantes da especificidade humana, à medida que é pelo trabalho que a espécie humana se produz e reproduz, fazendo a sua própria história, ou seja, a história mundial é a produção do homem pelo trabalho humano.[2]

Ademais, o ser humano é entendido como resultado de um processo histórico, de relações sociais concretas. Esse processo de produção do ser humano resulta da unidade de três elementos fundamentais e diversos: natureza, indivíduo e relação social, sendo o primeiro e o segundo subordinados concretamente ao terceiro, que é o determinante. Assim, a subjetividade é produzida em processos históricos, é um produto histórico-social.[2]

A história da realização do ser social objetiva-se por meio da produção e reprodução da sua existência, ato social que se efetiva pelo trabalho. Este, por sua vez, desenvolve-se pelos laços de cooperação social existentes no processo de produção material. É a partir do trabalho, em sua cotidianidade, que o homem se torna um ser social, distinguindo-se de todas as formas não humanas.[3,4]

O sentido do trabalho está relacionado com o momento histórico de uma dada sociedade, na qual o homem utiliza seus recursos de acordo com suas necessidades, que não são sempre as mesmas, modificam-se de acordo com o local, a época e com a forma de organização da sociedade. Aparece desde que os homens passaram a agrupar-se para sua sobrevivência, estabelecendo entre si determinadas relações de colaboração e ajuda mútua, ou relações de exploração.[5]

Para *Marx,* o trabalho como criador de valores de uso, trabalho útil, é uma condição de existência do homem, independentemente de todas as formas de sociedade, eterna necessidade natural de mediação do metabolismo entre homem e natureza e, portanto, vida humana.[4]

Ao modificar-se a natureza do trabalho, novas exigências da vida produtiva levaram a uma complexidade deste, com tarefas cada vez mais difíceis e uma especialização da produção, necessitando de muitos homens para um só trabalho, ou seja, a divisão dos meios de produção e da força de trabalho. No sistema de produção capitalista, trabalha-se de forma fragmentada, sem a visualização do produto final que consumiu a força de trabalho para ter a forma de mercadoria comercializável, pois sua lógica é a produção de mercadorias para obtenção de lucros e não a satisfação das necessidades humanas. Assim, a expropriação realizada pela moderna organização foi além da simples destituição da propriedade: a própria razão foi expropriada do trabalho bem como a visão do todo e a compreensão de seu processo.[2,4]

À medida em que as relações sociais de produção passaram a ser hegemonicamente marcadas pela mercadoria, o trabalho consolidou ainda mais o caráter alienante negando-se como atividade inteligente e proposital. Ao comprar-se uma mercadoria compra-se também a força de trabalho, deixando o trabalho de ser a expressão de realização dos homens, para tornar-se impedimento dessa realização.[6]

A crise do trabalho assalariado, expressa pelo aumento exponencial do desemprego estrutural e a precarização do trabalho, constitui-se num dos problemas políticos e psicossociais mais agudos da história humana e, ao mesmo tempo, explicita uma das contradições mais profundas da atualidade, a saber, a classe trabalhadora que sempre lutou pela redução da jornada de trabalho e liberação do tempo livre hoje tenta manter-se empregada, mesmo às custas da perda de direitos duramente conquistados.[2]

Essas metamorfoses no mundo do trabalho passam pela diminuição da classe operária industrial tradicional, pela efetivação de uma expressiva expansão do trabalho assalariado, em função da ampliação do assalariamento no setor de serviços, por uma significativa heterogeneidade no trabalho, expressa pela incorporação feminina no mundo operário, por uma subproletarização intensificada, presente na expansão do trabalho parcial, temporário, precário, subcontratado, terceirizado. Como resultado, tem-se a expansão do desemprego estrutural, que atinge o mundo em escala global.[4]

Essas diversas categorias de trabalhadores têm em comum a precariedade do emprego e da remuneração, a desregulamentação das condições de trabalho em relação às normas legais vigentes ou acordadas e a consequente regressão dos direitos sociais, bem como a ausência de proteção e expressão sindicais, configurando uma tendência à individualização extrema da relação salarial. Por meio do trabalho parcial e/ou temporário, tem-se, como outra variante deste múltiplo quadro, um intenso processo de assalariamento dos setores médios, decorrentes da expansão do setor de serviços.[4,7]

Parece não haver uma tendência generalizante e uníssona, quando se pensa no mundo do trabalho. Tornou-se complexa, fragmentou-se e heterogeneizou-se ainda mais a classe-que-vive-do-trabalho. Percebe-se, ao mesmo tempo, um processo de intelectualização do trabalho manual, e em sentido inverso, uma desqualificação e mesmo subproletarização intensas, presentes no trabalho precário, informal, temporário, parcial e subcontratado.[4]

É nesse ambiente hostil que o jovem vai ingressar quando se iniciar na condição de trabalhador. Fazer do mundo do trabalho um espaço de acolhimento ao jovem coloca-se como perspectiva e necessidade na análise do trabalho para essa população. Depois do espaço da família e da escola, o ambiente de trabalho será o próximo local de inserção social do indivíduo. É tarefa do mundo adulto recebê-lo e encaminhá-lo de modo a ter seus direitos respeitados e para que possa exercer sua condição de cidadão.

A ADOLESCÊNCIA

Pode-se tomar diversas vertentes para estabelecer o período do ciclo de vida denominado adolescência. Na definição legal brasileira, por exemplo, este é um período que vai dos 12 aos 18 anos de idade.[8] Na definição da psicologia do desenvolvimento, esse é um ciclo que se inicia aos dez anos (pré-adolescência) e vai até os 21 anos.[9] Esse conceito é similar ao da Organização das Nações Unidas,[10] a qual definiu a faixa etária da adolescência dos 10 aos 19 anos.

Nesse texto, toma-se como referência a definição legal brasileira, pois está se enfocando o trabalho na adolescência, o qual é permitido de acordo com a legislação nacional, por meio da Lei do Menor Aprendiz,[11] que compreende a faixa etária de 14 a 18 anos.

Ademais, pode-se denominar o grupo adolescente utilizando o conceito de juventude, o qual, como grupo com características comuns, é uma construção social e cultural, que se vincula a realidades específicas, épocas determinadas, relações sociais e experiências culturais definidas, cujos limites são dados por uma faixa etária, a qual também muda em decorrência das variáveis mencionadas – temporais, sociais e culturais.[12]

Usualmente, o período da juventude era considerado uma fase de transição da infância para a vida adulta, sendo sinônimo do período da adolescência. Seu limite final era marcado pelo desligamento da família de origem e pela constituição de uma nova família, pela inserção no mercado de trabalho e pelo fim de certo período de escolarização. Mais recentemente, houve um alargamento de seu tempo de duração, que acompanha as mudanças ocorridas na família e na sociedade.[12]

Essas mudanças dizem respeito ao incentivo à maior permanência na escola, sendo a escolaridade uma condição necessária para a preparação ao mundo do trabalho. Contudo, essa realidade é díspar na sociedade, pois nem todas as famílias conseguem esse intento, principalmente aquelas da camada de renda inferior da sociedade. Assim, retarda-se a busca pela independência financeira e a entrada no mercado de trabalho para aqueles jovens de classes sociais mais favorecidas e impele-se a entrada precoce no mercado de trabalho para aqueles jovens de classes sociais menos favorecidas.[12]

A adolescência é uma época em que pobreza e iniquidade passam de uma geração a outra, principalmente para os adolescentes com baixo nível educacional. No mundo todo, quase 50% dos adolescentes na idade adequada não frequentam o ensino secundário. E, quando o fazem, muitos deles não conseguem concluir seus estudos ou adquirir as habilidades necessárias, principalmente aquelas competências de alto nível, cada vez mais exigidas pela moderna economia globalizada.[10]

Soma-se a isso a falta de postos de trabalho para todos e a necessidade de preparar-se cada vez mais e melhor para a concorrência que se estabeleceu nessa nova ordem econômica. A permanência na casa dos pais também se prolongou, principalmente em virtude da dificuldade para arcar com as próprias despesas. As desigualdades são múltiplas no Brasil, marcadamente a de classe social. Enquanto um grupo de jovens têm a formação intelectual como prioridade, permitindo-se trabalhar apenas após a conclusão da universidade, por exemplo, outro grupo de jovens pobres têm acessos diferentes à cultura, ao lazer, ao trabalho, à escolarização, vendo-se empurrados para o mercado de trabalho para suprir suas próprias necessidades e as necessidades de suas famílias.[12]

Trabalhar e estudar, desse modo, não são ações excludentes, mas ao mesmo tempo em que se complementam, um torna o outro, no mínimo, cansativo. Associado a isso, a escola tem se mostrado pouco interessante para o jovem, na mesma medida em que o trabalho a que têm acesso é marcado pela informalidade e subemprego. Isso considerando aqueles que precisam e encontram trabalho, o que não ocorre com todos. Como consequência, esses jovens permanecem menos tempo na escola e tentam entrar no mercado de trabalho o quanto antes.[12]

Ademais, ao tratar da temática trabalho e emprego na juventude, duas questões surgem como primordiais, de acordo com Cabral e Burginski.[13] A primeira diz respeito a geração de empregos formais, que se constituiu uma tarefa difícil, já que se trata de um segmento populacional que também enfrenta as incertezas do mundo do trabalho, com um mercado de trabalho bastante exigente e colocando como critério de inserção a experiência profissional, a população jovem se vê diante de um dilema: não consegue emprego por falta de experiência e a falta de emprego, por sua vez, não oportuniza a aquisição da experiência. A segunda questão refere-se ao fato de que as novas gerações são herdeiras de um mundo do trabalho cada vez mais flexibilizado e precarizado nas formas de inserção empregatícia, ou seja, para a juventude de hoje sinaliza-se comumente dois horizontes: de um lado o desemprego, de outro a informalidade.

As tendências em relação ao trabalho na juventude têm se mostrado pessimistas. Em 2010, a Organização Internacional do Trabalho publicou a edição de Tendências Mundiais de Emprego para a Juventude, cujo tema central foi o impacto da crise econômica mundial sobre jovens de 15 a 24 anos de idade. O relatório aponta para o desemprego de jovens que em 2008, mantinha-se pouco acima de 12%, ao mesmo tempo em que a população jovem cresceu a um ritmo mais rápido do que as oportunidades disponíveis de emprego. A crise econômica resultou no maior contingente de jovens desempregados de todos os tempos: em torno de 81 milhões no mundo todo em 2009.[10]

Adaptando-se às suas necessidades individuais, da família, da comunidade e de sua sociedade, ao mesmo tempo em que estudam, os jovens adentram ao mundo do trabalho. Assim, espera-se que ganhem um salário que lhes ofereça a perspectiva de um futuro seguro, e que seu primeiro trabalho não seja uma experiência de desilusão e rejeição, que os prenda à pobreza. A permanência na escola, o acesso a cuidados de saúde de qualidade, a participação na tomada de decisões e a proteção contra a exploração e abuso são aspectos fundamentais para aumentar o poder dos adolescentes, de forma a capacitá-los a alcançar seu potencial.[10]

O respeito a esses direitos aumenta a probabilidade de que os adolescentes se tornem economicamente independentes, tomem decisões informadas, participem na discussão de assuntos cívicos e relacionados à comunidade, e estejam mais bem preparados para conquistar postos de trabalho produtivos, que os ajudarão a encerrar o ciclo da pobreza. Como adultos, esses indivíduos estarão também mais bem preparados para lidar com os desafios globais impostos à sua geração.[10]

ADOLESCER E TRABALHAR

Sob o aspecto da proteção legal, a Emenda nº 20, de 15 de dezembro de 1998, alterou o art. 7º da Constituição Federal, estabelecendo em 16 anos a idade mínima para o trabalho, contudo, possibilitando o emprego em regime de aprendizagem a partir de 14 anos.[14,15] Somou-se à aprovação do Estatuto da Criança e do Adolescente, o qual dispõe sobre a proteção integral à criança e ao adolescente e regula o direito à profissionalização e à proteção do trabalho.[8]

A Lei do Menor Aprendiz, em seu Artigo nº 403, diz: "é proibido qualquer trabalho a menores de dezesseis anos de idade, salvo na condição de aprendiz, a partir dos quatorze anos" e, ainda no parágrafo único desse mesmo artigo, diz: "O trabalho do menor não poderá ser realizado em locais prejudiciais à sua formação, ao seu desenvolvimento físico, psíquico, moral e social e em horários e locais que não permitam a frequência à escola".[11]

Sobre a regulamentação do trabalho na condição de aprendiz, a legislação prevê que haja proteção legal do jovem trabalhador, maior de 14 e menor de 18 anos, por meio de contrato de trabalho especial, que esteja inscrito em programa de aprendizagem de formação técnico-profissional metódica, caracterizadas por atividades teórico-práticas, organizadas em tarefas de complexidade progressiva, desenvolvidas no ambiente de trabalho, compatível com o seu desenvolvimento físico, moral e psicológico, pressupondo anotação na Carteira de Trabalho e Previdência Social, matrícula e frequência do aprendiz à escola, recebendo salário mínimo hora, em contrato que não poderá ser estipulado por mais de dois anos.[11]

Retratando a situação do trabalho precoce no Brasil, a PNAD (2015)[16] informa que, em 2013, havia 3,2 milhões de trabalhadores de 5 a 17 anos de idade no país. Esse número representa uma redução de 10,6% (379,8 mil pessoas) de crianças e adolescentes em condição de trabalho precoce, em comparação a 2012. O conjunto da população ocupada de 5 a 17 anos de idade é composto por 506,4 mil pessoas em situação de trabalho infantil (crianças de 5 a 13 anos de idade), sendo 60,5 mil na faixa de 5 a 9 anos de idade e 445,9 mil na faixa de 10 a 13 anos de idade, representando 15,9% do total de ocupados. Contudo, a maioria era formada por adolescentes de 14 a 17 anos de idade (2,7 milhões).

Na composição da população do país, a faixa etária até 24 anos corresponde a 38,8%, enquanto de 15 a 25 anos representa 19% da população. Em comparação com a quantidade daqueles que trabalham, correspondem a quase 50% do total, um número que pode ser considerado expressivo.[16] O nível da ocupação das pessoas de 5 a 17 anos de idade no Brasil foi de 7,5% em 2013, com rendimento mensal domiciliar per capita real estimado em R$554,00, enquanto o daqueles que não trabalhavam foi de R$610,00. Em média, este mesmo contingente de pessoas trabalhava, habitualmente, 26,9 horas por semana, a maioria em atividade agrícola (64,2%). O rendimento médio mensal real de todos os trabalhos das pessoas de 15 anos ou mais de idade ocupadas e com rendimento de trabalho em 2013 foi estimado em R$1.651,00.[16]

Mesmo com a possibilidade de o trabalho para jovens estar previsto de forma regulamentada no Brasil, estudos, mencionados a seguir, têm se dedicado a analisar a relação entre adolescência e trabalho, mostrando que nem sempre os resultados são benéficos para os jovens. Estudo no início deste século, dedicado a este tema, evidenciou as determinações e repercussões do trabalho precoce.[7] Os determinantes encontrados para o trabalho precoce foram: pobreza, desigualdade social, concentração de renda, demanda de mercado, oferta educacional, qualidade do ensino, constituição familiar, determinações do sistema de produção e necessidade de ganhar a vida por conta própria.[17]

Um dos aspectos determinados pelo estudo, e corroborado por outros, é o ato ilusório do caráter formador para o ingresso do jovem no mercado de trabalho, que, mascarando-se de aprendizado, oculta a verdadeira essência da inserção precoce do adolescente no trabalho, que denota o benefício da relação empregado-empregador, pois o jovem subordina-se ao oferecido pelo mercado porque necessita trabalhar, e o empregador, como tem condições de escolher a mão-de-obra, estabelece o valor que quer pagar, lucrando com a possibilidade do não pagamento dos encargos determinados pela legislação trabalhista.[7,17]

Em muitos países em desenvolvimento, a falta de oportunidades de emprego formal é uma realidade estabelecida há muito tempo. Na ausência de um emprego produtivo em período integral, muitos adolescentes e adultos jovens lutam contra o desemprego – aceitando trabalhos esporádicos sempre que podem, ou envolvendo-se na economia informal. Essa atividade informal pode englobar trabalho com baixa remuneração, expondo os adolescentes à exploração por parte de empregadores que não observam as normas nacionais relativas a mão de obra, saúde e segurança. Essa atividade pode também envolver comércio informal de pequena escala, nas ruas, que resulta em condições precárias para subsistência e que pode ocorrer no limite de atividades mais perigosas e ilegais, desde crime organizado até prostituição. Esse desemprego ou subemprego representa uma perda lamentável da energia e do talento dos jovens. Em uma época em que deveriam estar aprendendo novas habilidades.[10]

Lima[18] evidencia a dimensão cultural na iniciação precoce ao trabalho, por diferentes motivos, dentre eles: a desigualdade social, a pobreza, a necessidade de complementar a renda familiar. Isto, porém, não é a única motivação das famílias para introduzirem seus filhos precocemente no mundo do trabalho, havendo, atualmente, uma supervalorização cultural do trabalho também no âmbito moral, por acreditarem que o trabalho é uma forma de prevenir a delinquência.

Desse modo, segundo o autor, valores culturais determinam a aceitação social do trabalho precoce para as classes sociais desfavorecidas, com a criação de mitos de que o trabalho evitará a permanência das crianças e adolescentes nas ruas, reduzindo o índice de delinquência infanto-juvenil, elevando o trabalho à alternativa de redução da delinquência. Essa crença leva a aceitação do trabalho precoce pela sociedade, independentemente da idade do trabalhador, dos ambientes de trabalho em que são inseridos, e não busca opções para a erradicação do trabalho precoce e para a criação de condições para a manutenção das crianças e adolescentes na escola.[18]

Em estudo de Paixão, Almeida e Rosa-Lima,[19] acerca das representações sociais da adolescência por adolescentes e jovens, em seus relatos aparecem os adolescentes como responsáveis por se envolverem com estudo e trabalho, em função do desejo pessoal de um futuro melhor para si e para sua família, no qual, em 61,1% dos casos, os adolescentes estão envolvidos com esse tipo de ação. Contudo, as representações são distintas em função da categoria social.

Na concepção dos jovens desse estudo, adolescente normal é caracterizado como aquele que é estudante, que assume suas responsabilidades de estudante. O termo trabalho aparece reforçando a ideia de que a obrigação mais efetiva de um adolescente que leva uma vida normal é estudar e não trabalhar. Por outro lado, para os jovens carentes, está amplamente compreendida a ideia de falta decorrente da pobreza. A responsabilidade, portanto, sugere o envolvimento no mundo do trabalho, o que antecipa a entrada dos adolescentes carentes na fase adulta, em que trabalhar é a principal atividade a ser exercida. O trabalho, para estes adolescentes, representa o sustento não apenas próprio, mas de todos os membros da família.[19]

Em estudo de Torres et al.[20] foram investigadas experiências de trabalho de adolescentes e as repercussões para sua saúde, com dez adolescentes trabalhadores de uma escola de Fortaleza. Dentro das atividades, nenhum dos dez adolescentes participantes do estudo tinha algum registro em Carteira

de Trabalho e Previdência Social (CTPS) pelo empregador, ou recebia, pelo menos, um salário-mínimo, confirmando a precarização do trabalho a que são submetidos os adolescentes, para se inserirem no mercado de trabalho. Além disso, possuíam carga-horária elevada e desgastante, sem direitos trabalhistas relacionados a folgas, férias ou 13° salário, confirmando que crianças e adolescentes de classes sociais desfavoráveis tendem a trabalhar elevado número de horas semanais e a receber baixos salários, poucos dispondo de cobertura previdenciária.

Oliveira, Rios-Neto e Oliveira,[21] em estudo com o objetivo testar a existência do trabalho adicional para filhos, no Brasil, identificando se a situação de desemprego do chefe de família levou a migração de um filho entre 10 a 18 anos para a População Economicamente Ativa (PEA), entre 2002 e 2013, nas regiões metropolitanas de Belo Horizonte, Salvador, Porto Alegre, São Paulo, Rio de Janeiro e Recife, demonstrou que, nos três modelos estimados, a variável de transição do chefe para o desemprego aumenta a chance de o filho se tornar ativo. O fato de o filho ser homem tem chance 11% maior de se tornar ativo diante do desemprego do pai em relação às filhas.

Em estudo com 863 estudantes de duas escolas da cidade de São Paulo, Brasil, para avaliar o sono, trabalho e estudo de estudantes trabalhadores e não trabalhadores, Pereira et al.[22] concluíram que o percentual de estudantes trabalhadores foi de 18,4%, com idade média de 15,9 anos, com carga horária diária média de 6,7 horas e a semanal de 33,8 horas. A prevalência de baixa duração do sono foi de 36,2% no grupo de não trabalhadores e de 52% no grupo de trabalhadores. Os autores concluem que, dentre os fatores socioambientais associados à redução de sono na adolescência, o trabalho tem importante papel na manutenção do ciclo vigília/sono nessa fase de vida, o que pode levar a aumento da sonolência diurna, dificuldades de aprendizagem, na performance cognitiva, aumento do risco de acidentes e de excesso de peso corporal.

Estudo de Fisher et al.[23] para avaliar as dimensões físicas e psicológicas do trabalho de adolescentes (demanda de trabalho, controle no trabalho e apoio social e ambiental), relacionando-os a relatos de: dores no corpo, acidentes de trabalho, duração de sono e duração diária da jornada de trabalho, com 354 estudantes do período noturno de escola pública no município de São Paulo, entre abril e maio de 2001, evidenciou que as exigências psicológicas mostraram-se associadas aos relatos de dores no corpo, maiores riscos de ocorrência de acidentes de trabalho e redução da duração do sono durante os dias de semana (segunda a quinta-feira), além de baixa autoridade de decisão e maior segurança no emprego estarem relacionadas à maior duração da jornada diária de trabalho. Os autores concluem que, não somente os estressores físicos, mas também os psicológicos devem ser levados em consideração quando avaliadas as condições de trabalho de adolescentes, já que esses podem ser associados às más condições de trabalho e efeitos negativos na saúde.

CONSIDERAÇÕES FINAIS

Considerando que os direitos dos adolescentes estão assegurados nas legislações trabalhistas, acrescenta-se que estes direitos devem ser respeitados para que os jovens não compreendam seu cotidiano de trabalhador como algo prejudicial ao seu bem-estar e sim como integrante de sua dignidade. A garantia de seus direitos precisa ser debatida na sociedade, necessita do planejamento de políticas públicas de estudo, trabalho, emprego e renda para os jovens, bem como a concretização de programas e serviços capazes de gerar bem-estar e de evitar riscos, tanto para os adolescentes quanto para os grupos sociais.

Na temática trabalho na adolescência, duas questões primordiais devem nos manter em constante estado de alerta, o desejado e tênue equilíbrio entre a inserção da juventude no mercado de trabalho, preocupação que deve estar na pauta de discussão permanentemente, em função das condições estruturais das altas taxas de desemprego juvenil e, na outra mão, a necessidade de diminuição da informalidade do trabalho para esse segmento, associada a proteção do jovem na sua condição de adolescer sem riscos para sua saúde física e psíquica, rumo ao adulto em que se transformará para integrar a sociedade como cidadão pleno de seus direitos e responsabilidades. Desse modo estará sendo bem acolhido no mundo do trabalho.

REFERÊNCIAS BIBLIOGRÁFICAS

1. Barbosa LMA, Mangabeira WC. A incrível história dos homens e suas relações sociais. 10. ed. Petrópolis, RJ: Vozes, 1994.

2. Frigotto G. (Org.). Educação e crise do trabalho. São Paulo: Vozes, 2014.

3. Araújo RR, Sachuk MI. Os sentidos do trabalho e suas implicações na formação dos indivíduos inseridos nas organizações contemporâneas. Revista de Gestão USP, 2007; 14(1):53-66.

4. Antunes R. Adeus ao Trabalho? Edição Comemorativa 20 Anos. São Paulo: Cortez, 2015.

5. Engels F. A Origem da família, da propriedade privada e do Estado. 4ª Ed. São Paulo: Centauro, 2012.

6. Braverman H. Trabalho e capital monopolista. Rio de Janeiro: LTC, 2012.

7. Oliveira BRG, Robazzi MLCC. O adolescente trabalhador: determinantes e repercussões do trabalho precoce. Cascavel: Edunioeste, 2006.

8. Brasil. Estatuto da criança e do adolescente. Lei nº 8.069, de 13 de julho de 1990. Dispõe sobre o Estatuto da Criança e do Adolescente e dá outras providências. Brasília, DF: CV, 1990.

9. Bee H. A criança em desenvolvimento. 12 ed. Porto Alegre: Artmed, 2011.

10. UNICEF. Fundo das Nações Unidas para a Infância. Situação mundial da infância 2011: Adolescência - uma fase de oportunidades. New York: UNICEF, 2011.

11. Brasil. Casa civil. Lei nº 10.097, de 19 de dezembro de 2000. Altera dispositivos da Consolidação das Leis do Trabalho – CLT, aprovada pelo Decreto-Lei nº 5.452, de 1º de maio de 1943. Brasília: CV, 2000.

12. Rocha MC. Juventude: apostando no presente. Imaginário. 2006; 12(12):205-223. Disponível em <http://pepsic.bvsalud.org/scielo.php?script=sci_arttext&pid=S1413-666X2006000100011&lng=pt&nrm=iso>. Acesso em 28 set. 2016.

13. Cabral JPC, Burginski VM. Desemprego e informalidade na Argentina: uma análise das diretrizes e recomendações da OIT e da Cepal para geração de trabalho e renda à população juvenil. Textos & Contextos (Porto Alegre) 2011; 10(2):227-243.

14. Brasil. Constituição da República do Brasil. Brasília, DF: CV, 1988.

15. Brasil. Emenda Constitucional nº 20 de 15 de dezembro de 1998. Modifica o sistema de previdência social, estabelece normas de transição e dá outras providências. Brasília, DF: CV, 1998.

16. PNAD. Pesquisa Nacional por Amostra de Domicílios. Síntese de indicadores 2013/IBGE. Coordenação de Trabalho e Rendimento. 2. ed. Rio de Janeiro: IBGE, 2015.

17. Oliveira BRG, Robazzi MLCC. O trabalho na vida dos adolescentes: alguns fatores determinantes para o trabalho precoce. Rev Latino-am Enfermagem 2001; 9(3):83-9.

18. Lima CGC. Trabalho precoce, saúde e desenvolvimento mental. In: Ribeiro Filho, AC. (Org.). O impacto do trabalho precoce na vida de crianças e adolescentes: aspectos da saúde física e mental, cultural e econômico. Disponível em: <http://www.mte.gov.br/trab_infantil/pub_541.pdf>. Acesso em: 29 jul. 2008.

19. Paixão DLL, Almeida AMO, Rosa-Lima F. Representações sociais da adolescência por adolescentes e jovens. Psicologia e Saber Social 2012; 1(2):278-294.

20. Torres CA, Paula PHA, Ferreira AGN, Pinheiro PNC. Adolescence and work: meanings, difficulties and health repercussions. Interface - Comunic., Saúde, Educ. 2010; 14(35):839-50.

21. Oliveira EL, Rios-Neto EG, Oliveira AMHC. O efeito trabalhador adicional para filhos no Brasil. R. bras. Est. Pop. 2014; 31(1):29-49.

22. Pereira EF, Bernardo MPSL, D'Almeida V, Louzada FM. Sono, trabalho e estudo: duração do sono em estudantes trabalhadores e não trabalhadores. Cad. Saúde Pública 2011; 27(5):975-984.

23. Fischer FM, Oliveira DC, Nagai R, Teixeira LR, Lombardi Júnior M, Latorre MRDO, et al. Controle, exigências, apoio social no trabalho e efeitos na saúde de trabalhadores adolescentes. Rev Saúde Pública 2005; 39(2):245-53.

58.4 Amizade

Teresa Helena Schoen

Quando é solicitado a adultos que contem um momento agradável de sua adolescência, em geral é relatada alguma atividade que envolvia outros adolescentes, como viagem, pátio da escola, festas, jogos e conversas. Parece que os momentos mais agradáveis foram passados com os amigos e colegas.

A adolescência é um período de expansão rápida dos horizontes sociais, devido ao grande número e à diversidade de contatos sociais que ocorrem nesse período. À medida que as atividades dos adolescentes deixam de ser centradas no lar, coordenadas pelos pais, e passam a envolver escolhas pessoais e maior independência, também há maior convivência com o grupo de pares. O grupo de amigos muitas vezes é considerado um "laboratório social", onde o relacionamento igualitário e recíproco permite a exploração do mundo adulto e de diversas formas de estar nele.

Amizade é uma relação social muito especial, entre indivíduos que se importam uns com os outros e compartilham suas vidas. Embora as pessoas tenham muitos conhecidos e passem vários momentos de sua vida em grupo, algumas são eleitas como "especiais". Pares são adolescentes mais ou menos da mesma idade ou nível de maturidade ou responsabilidade e direitos. É por meio dos iguais que o adolescente descobre quem ele é: os mais velhos serão melhores, os mais novos não constituem um desafio.[1] No grupo de pares, o adolescente pode receber um *feedback* sobre suas habilidades e competências, observar e/ou vivenciar outras formas de viver.

Para fazer amigos é preciso ter habilidades sociais, que são desenvolvidas principalmente a partir da experiência em relacionamentos anteriores e que influenciarão os posteriores.[2] Relações verticais (pais-filhos; professores-alunos) e horizontais (irmãos ou amigos da mesma faixa etária ou da mesma série escolar) são necessárias para o ser social. Estes dois tipos de relações têm funções um pouco diferentes no desenvolvimento do adolescente e atuam em momentos distintos. O estabelecimento de relações de amizade com os pares (relação horizontal) constitui uma importante tarefa de desenvolvimento da adolescência,[3] que teve suas sementes plantadas na infância, ou mesmo antes, no relacionamento do bebê com seus cuidadores.

Um crescente corpo de evidências sugere que as pessoas são mais saudáveis e felizes quando experimentam pertencimento social.[4] Não é à toa que o livro "Como fazer amigos e influenciar pessoas" (Dale Carnegie), que foi publicado pela primeira vez em 1937, continua seguindo como um *best seller*. Cada geração seguinte de leitores vai descobrindo como permanece relevante este aspecto da vida do indivíduo.

FUNÇÕES DO GRUPO DE PARES

As amizades desempenham um papel fundamental no desenvolvimento da competência pessoal e da identidade pessoal, com um impacto tanto no presente quanto a longo prazo. Schoen[5] observou que os adolescentes tinham opiniões positivas sobre amizade, referindo-se ao apoio, força, ajuda, auxílio, confiança ou respeito entre amigos. Demonstraram ser importantes a partilha de sentimentos e o apoio dado ou recebido.

Notavelmente, os amigos oferecem diferentes tipos de apoio social, emocional e instrumental (ajudam a desenvolver habilidades e competências), representam uma importante fonte de influência sobre os comportamentos, objetivos e atitudes por meio da modelagem ou da pressão dos pares, com consequências tanto positivas, quanto negativas para o desenvolvimento psicossocial.[6] O grupo de pares ajuda na transição da vida familiar protegida para a vida independente do mundo adulto.

PRESSÃO DOS PARES

Um grande fantasma na adolescência é a "pressão dos pares", que é entendida como a influência que os amigos exercem para a conformidade das atividades, crenças ou normas do grupo de iguais. Existe o medo por parte dos pais e outros adultos de que os amigos "levem o adolescente para o mau caminho". Segundo Papalia, Olds e Feldman (2006), os pares realmente exercem forte influência, mas em geral os adolescentes não "caem" num grupo de amigos, mas tendem a escolher amizades que sejam como eles próprios, influenciando-se mutuamente, tornando-se mais parecidos.

A influência dos amigos parece estar mais voltada a hábitos específicos, como roupa, tipo de tênis, corte de cabelo, estilo de música. Segundo Pilon, é pequena a proporção de jovens (15%) que considera ter sido levado a erro por pressão do grupo. A pressão dos pares pode influenciar alguns adolescentes a manifestarem comportamentos antissociais ou não-saudáveis, como o tabagismo,[7] consumo de álcool[8] ou outras substâncias.[9] Muitos destes comportamentos são realizados em grupo, daí a necessidade do profissional de saúde conversar a respeito das amizades que o adolescente possui. Mas isso não quer dizer que os pares influenciem mais os adolescentes que sua própria história de vida. Diversos fatores favorecem a assunção, pelo adolescente, de comportamentos de risco, além da pressão dos pares,[8-10] ou seja, a influência não é uniforme para todos.

Não é incomum a utilização de "Adolescentes Multiplicadores"[11] para exercerem a função de *Educadores entre Pares*, ou seja, utilizar a pressão de pares para influenciar positivamente em relação aos cuidados com a saúde, especialmente sexualidade, adoção de atitudes não violentas e de uma cultura de paz e transmissão de informações, como no trabalho de Shuler et al (2015). O estudo de Paluck[12] observou que a influência dos adolescentes multiplicadores restringiram-se aos amigos mais próximos.

IMPORTÂNCIA DA AMIZADE

Neste período, o grupo assume um papel fundamental na vida do indivíduo, sendo o espaço onde ele encontra a oportunidade de aprender e compartilhar sentimentos e enfrentar as várias transformações para o desabrochar da maturidade sem a interferência dos pais. A amizade proporciona um contexto de socialização único para a aquisição de habilidades sociais (por exemplo, compartilhamento, resolução de conflitos), que podem ser generalizadas a outros relacionamentos, como romântico ou o profissional. A evidência mostra que os amigos fornecem apoio uns aos outros que difere do apoio que não amigos fornecem. Ter amigos ajuda os adolescentes a passarem pelas transições normativas, como a puberdade ou o ingresso no Ensino Fundamental II ou Ensino Médio. Claramente, estudos vêm demonstrando que o sentimento de pertencimento a um grupo de pares está negativamente relacionado a problemas de comportamento.[4] Inversamente, a exclusão e o isolamento social são percebidos como dolorosos e estão associados a uma variedade de experiências afetivas negativas, incluindo ansiedade, depressão ou raiva.

As amizades são tão importantes, que muitas vezes é por meio delas que as pessoas conseguem seus empregos,[13] ou começam um relacionamento romântico, ou seja, por meio dos contados sociais é possível ampliar as oportunidades. Como diz o ditado: *"mais vale um amigo na praça que dinheiro no caixa".*

Um sentido de pertencimento ao grupo é uma construção psicológica. Adolescentes participam de um ambiente social complexo povoado por muitos grupos de amizade, colegas eventuais e multidões e precisam aprender a lidar adequadamente com cada uma dessas situações.[4] A amizade implica em um vínculo de duas pessoas baseado em interesses comuns e afeto recíproco. As pessoas capazes de partilhar, iniciar interações positivas, ajudar, pedir ajuda, solicitar favores e agradecer, serão bem sucedidas nas suas relações, o que constitui uma das mais importantes tarefas do desenvolvimento. O grupo de pares é uma importante fonte de informação a respeito das escolhas profissionais (Santos, 2005) e se apoiam mutuamente nos momentos de definição. Observa-se que grupos de amigos vão juntos alistar-se nas Forças Armadas ou inscrever-se no vestibular.

Segundo Matos e Sampaio,[14] embora as amizades sejam extremamente importantes na adolescência, nem sempre os educadores ou pais as compreendem e muitas vezes é fonte de atrito na relação jovens-adultos. Alguns pais podem se sentir menosprezados pelos seus filhos conversarem sobre seus problemas com os amigos, ao invés de com eles.

O aspecto afetivo da pertença grupal inclui o sentimento de ser um membro valioso do grupo e estar orgulhoso do seu grupo.[4] No estudo de Silva, Schoen-Ferreira, Medeiros, Aznar-Farias e Pedromônico,[15] os adolescentes, em geral, consideram-se bons amigos e sem dificuldade para ter uma amizade. A intimidade e a lealdade tornam-se critérios importantes na escolha e manutenção da amizade. É no contexto das conversas íntimas e autorreveladoras com os amigos próximos que os adolescentes exploram os diversos conteúdos no processo de construção da identidade. Várias dimensões captaram a atenção dos pesquisadores: presença ou ausência de amizades, as características dos amigos, tipos de amizade ou estabilidade temporal.

INFLUÊNCIAS PARA FORMAR UMA AMIZADE

As pessoas não se encontram e constituem-se como amigos ao acaso. Alguns fatores sustentam e aprofundam um relacionamento:[16]

A. **Proximidade:** a proximidade gera oportunidades para convivência, que pode levar a afeição. Em geral, os adolescentes são amigos de outros que moram perto, que estudam na mesma escola, mais especificamente na mesma sala de aula.

B. **Interação:** mais importante que a distância geográfica, é a distância funcional, ou seja, a frequência com que os caminhos dos adolescentes se cruzam, talvez pegando o mesmo ônibus, no mesmo horário, para a escola, ou fazendo trabalhos em grupo, ou participando de algum time. A interação permite que os adolescentes explorem suas semelhanças, desenvolvam afeição e se percebam como uma unidade social.

C. **Expectativa de interação:** antecipar a afeição é importante para a construção de uma amizade. É importante a tendência de esperar que as pessoas que constantemente cruzam os caminhos tenham aspectos positivos. A expectativa de que o outro será agradável e compatível aumenta a possibilidade do desenvolvimento de um relacionamento compensador.

D. **Atração física:** embora atributos superficiais como beleza não sejam fundamentais, não se pode negar as influências concretas da boa aparência. Um estudo bastante antigo, realizado por Hatfield et al.,[17] observou que as pessoas bonitas agradavam mais, ou seja, parece haver uma *expectativa* de que, junto com a boa aparência, a pessoa também tenha características mais positivas. É o chamado *estereótipo da atração física*: o que é bonito também é bom. As princesas dos contos de fadas são bonitas e também bondosas, gentis, com voz doce e melodiosa; os príncipes são bonitos, inteligentes e corajosos; ao passo que as bruxas são feias e malvadas. Mais uma razão para o adolescente cuidar de sua saúde, especialmente do rosto (pele, dentes, sorriso, olhar...), pois facilita a aproximação dos pares.

E. **União entre iguais:** os adolescentes tendem a escolher como amigos aqueles mais parecidos com eles mesmos, tanto em termos de interesses, quando de atratividade física ou inteligência. É muito comum ver grupos de amigos se vestindo igual, mostrando externamente que pertencem à mesma unidade social. A semelhança provavelmente gerará afeição: quanto mais a atitude do outro é semelhante à do adolescente, maior tendência deste considerar o outro mais simpático e investir no relacionamento. Ao passo que a diferença pode gerar aversão: uma tendência do adolescente presumir que aquele que não compartilha da mesma atitude deva ser excluído do seu círculo de relacionamento. Sabedores disso, os responsáveis pelo desenvolvimento dos membros mais jovens da nossa sociedade devem propiciar diferentes experiências, para que as atitudes não se tornem rígidas, mas que haja abertura para o diferente.

Cairns, Leung, Buchanan e Cairns[18] apontam que são vários os efeitos dos grupos sociais em diversas áreas da adaptação adolescente, como:

1. **Sexo:** Existe uma tendência dos indivíduos formarem grupos de pares do mesmo sexo. Segundo Newman et al.,[4] as adolescentes do sexo feminino valorizam a adesão ao grupo mais do que os meninos. As adolescentes esperam e desejam um comportamento mais estimulante de suas amigas e experimentam mais empatia, mais autorrevelação e menos hostilidade aberta em suas amizades, ao passo que as amizades dos adolescentes do sexo masculino tendem a ser menos íntimas e mais baseadas nas atividades. No estudo de Silva et al.,[15] as autoras observaram que as adolescentes assinalaram mais terem 2 ou 3 amigos íntimos, enquanto os meninos tiveram mais marcações na opção "quatro ou mais". A pressão dos pares para o consumo de álcool é mais forte em adolescentes do sexo masculino,[12] enquanto as meninas sentem de forma mais intensa essa pressão em relação à aparência.[19]

2. **Estágio do desenvolvimento puberal:** Os adolescentes costumam ter como amigos outros adolescentes que são semelhantes em termos de estágios de Tanner. Aqueles que amadurecem mais cedo tendem a estabelecer relações com indivíduos mais velhos. Os jovens apresentam um forte sentimento de intimidade a respeito das mudanças da puberdade, e os amigos do mesmo sexo os ajudam a compreendê-las.

3. **Características individuais:** Os adolescentes tendem a afiliar-se a grupos com outras pessoas que são semelhantes a elas mesmas em múltiplas características, incluindo comportamentos agressivos e aspirações escolares. Foi relatado que crianças agressivas (muitas das quais impopulares em suas salas de aula) tendem a estabelecer amizades com outras crianças agressivas. O estudo de Farmer, Leung, Weiss, Irvin, Meece e Hutchins[20] observou que, em comparação com seus pares sem deficiência, os adolescentes com deficiência tinham maior probabilidade de serem identificados como isolados, periféricos ou secundários na estrutura social escolar, sugerindo que eles tivessem níveis mais baixos de visibilidade social e

conexões sociais. Além disso, os colegas associados aos alunos com deficiência tendiam a ter características interpessoais menos favoráveis, incluindo resultados educacionais pobres.

4. **Fracasso escolar:** O abandono escolar está associado a uma adesão precoce a colegas que também apresentam dificuldades escolares e/ou que já repetiram de série, reforçando comportamentos de aversão à escola. Aqueles identificados como "rejeitados" em testes sociométricos (com mais nomeações negativas) tendem a se agrupar com outros que também são considerados "rejeitados".

5. **Desvio:** A afiliação a um grupo de pares desviantes foi identificada como um fator importante na delinquência e no uso de drogas.

6. **Semelhança cultural:** as pessoas partilham normas comuns para a amizade, como por exemplo, não constranger o amigo em público, ou respeitar a privacidade e não divulgar o que foi contado em confidência e fazer contato visual durante a conversa.[16]

TIPOS DE AMIZADE

As melhores amizades são tipicamente examinadas dentro de uma díade (o adolescente e seu melhor amigo) ou um pequeno número de amigos (frequentemente, os três amigos mais próximos), que passam muito tempo juntos, conversando, trocando segredos. Portanto, amizade é um relacionamento especial entre duas ou mais pessoas que compartilham momentos específicos de sua existência, com laços de afetividade, reciprocidade e fidelidade. Além dos melhores amigos, o adolescente também possui colegas, ou seja, pessoas com quem estão próximos, se dão bem e fazem algumas atividades juntos.

As amizades da adolescência podem ser categorizadas em:

- **Turma:** um grupo maior de amigos, que apresentam interesses em comum. Pode ser a turma do prédio, da escola, da igreja, do futebol. A turma é muito importante, pois favorece atividades e amplia o mundo social do indivíduo.

- **Panelinha ou grupinho:** poucos adolescentes, envolve mais intimidade e intensidade de vínculo. A participação é bastante restrita, pois considera as características e interesses de seus poucos membros. É muito importante na manutenção da autoestima e no desenvolvimento da identidade, embora exclua outros adolescentes desse convívio.

ESTABILIDADE TEMPORAL DA AMIZADE

Poulin e Chan[6] definem estabilidade como a manutenção de uma relação ao longo do tempo, enquanto a instabilidade refere-se a modificações observadas nos laços de amizade (quer seja o término da amizade ou sua formação). Os indivíduos estão ligados por vínculos invisíveis em grupos e redes de amizade. As relações sociais não retratam estruturas estáticas, mas representam processos sujeitos a alterações, flexíveis e adaptáveis. A amizade, como qualquer outra forma de relacionamento, deve ser susceptível de se adaptar às necessidades, metas e organização de vida mutáveis de um adolescente. Algumas amizades são estáveis e duram anos, avançando pela vida adulta e velhice; algumas terminam temporariamente ou permanentemente após várias semanas ou apenas alguns dias.[6] Ao longo do tempo, as relações sociais específicas das pessoas podem desvanecer-se e passar a um segundo plano ou tornar-se tão importantes que ocupam o primeiro plano.

As amizades representam relações únicas que diferem de outras (por exemplo, pai-filho, irmãos) por sua natureza "voluntária" e igualitária. As pessoas escolhem-se como amigos. Como resultado, é mais fácil as amizades terminarem do que as relações familiares, que são consideradas permanentes e, portanto, mais difíceis de dissolver. Para que os benefícios de uma boa amizade sejam aproveitados, como a intimidade, companheirismo, apoio emocional, faz-se necessário que seja duradoura.[6]

Diferenças individuais influenciam na estabilidade da amizade e podem estar associadas a certas características pessoais que contribuem para o ajuste psicossocial dos adolescentes. As crianças classificadas como "populares" (aquelas escolhidas, em testes sociométricos, para alguma atividade em conjunto) apresentam relações sociais mais estáveis e melhores níveis de ajustamento do que aquelas que foram classificadas como "rejeitadas" (citadas em testes sociométricos como a pessoa que não gostariam de fazer determinadas atividades juntas).

Embora o adolescente possa ter algum(ns) amigo(s) há muitos anos e outros há pouco tempo, há aqueles que apresentam grande dificuldade em manter uma amizade. Tem sido relatado que as crianças que têm dificuldades em formar e manter amizades apresentam problemas na área de competência social ou mesmo problemas emocionais. Para os adolescentes com problemas comportamentais ou emocionais que têm poucos amigos – ou mesmo nenhum –, a concepção de amizade é menos madura e seus relacionamentos são menos estáveis ao longo do tempo.[6] Elias e Marturano[21] falam que as crianças com baixo rendimento escolar também apresentam problemas emocionais, comportamentais e cognitivos que dificultam a formação e manutenção de vínculos de amizade, como serem mais provocativas, mais agressivas e explosivas, mais individualistas, mais dependentes (para o adolescente que está buscando sua autonomia, esta é uma questão crucial) e/ou mais retraídas que as que não apresentam problemas escolares.

Este é um assunto extremamente importante, pois o jovem sofre muito com o estremecimento ou término das amizades. Especialmente as meninas. Não faltam histórias de sofrimento por não ter sido escolhida para um grupo de trabalho escolar, ou pela amiga estar conversando com outra adolescente. Embora os meninos possam não se beneficiar tanto quanto as meninas dos sentimentos de pertencimento que são produto de amizades mais íntimas, como a autorrevelação, também são vulneráveis à angústia emocional que, provavelmente, acompanhará um possível estremecimento da amizade.

EXCLUSÃO

De forma semelhante a outros estágios do ciclo vital, alguns adolescentes são aceitos socialmente, em turmas ou panelinhas e outros vivenciam rejeição pelos pares. Exclusão social refere-se à percepção de ser excluído de relacionamentos desejados ou ser desvalorizado por parceiros ou grupos de relacionamento valiosos.[4] A exclusão social tem sido sistematicamente associada a problemas de ajustamento. A dor emocional é angustiante na medida em que o vínculo social, sendo ameaçado, é considerado valioso e a separação é percebida como indesejável. Pesquisas sugerem que a exclusão social indesejada é um correlato importante da ansiedade e da depressão. Para muitos adolescentes, o aspecto mais importante de suas vidas é como são vistos pelos pares e, portanto, a exclusão de um grupo de amigos pode gerar estresse, frustração e muita tristeza.[1]

A popularidade diz respeito ao quanto alguém é procurado (altos índices de nomeações positivas e baixos de nomeações negativas) pelos outros. A aceitação refere-se à presença de características que são valorizadas e aceitas por determinado grupo, permitindo que a pessoa o integre. Faz-se muito importante que, nas transições escolares (6º ano do Ensino Fundamental, 1º ano do Ensino Médio, entrada no Ensino Superior) ou na troca de escola/local de residência, haja um trabalho com o adolescente para que ele possa integrar algum grupo de pares. Coie Dodge e Coppotelli[22] apontam para o risco que sofrem as crianças rejeitadas, controversas e negligenciadas de desenvolverem problemas de ajustamento social atual e futuro.

O QUE FAZEM COM OS AMIGOS

O tempo livre costuma ser preenchido com atividades que envolvam os amigos, como ir ao cinema (28%), dançar (18%), ir à missa/igreja/culto (18%), ir à praia (18%); jogar bola/futebol (17%), ir ao shopping (16%), passear em praça ou parque (15%), ir a festas em casa de amigos (15%), entre outros.[23] Entretanto, não fazer nada, ou seja, ficar conversando, "mantando o tempo",[24] é a atividade preferida dos adolescentes com seus amigos.

Cabe ressaltar que muitos jovens, assim como adultos, estão propensos a passar seu tempo sozinhos lendo, dormindo, assistindo televisão, jogando games ou ouvindo música.[24]

CONSIDERAÇÕES FINAIS

Amizade significa possuir relações pessoais próximas, que envolvem apreciação e valorização mútua. É uma parte muito importante da adolescência e precisa ser valorizada e cuidada. Embora tempo e recursos sejam gastos falando de sexualidade e prevenindo comportamentos de risco, melhor seriam empregados se fossem investidos em programas que favoreçam o desenvolvimento de boas amizades. A **promoção de saúde mental**, durante a adolescência, envolve a formação de amizades boas e estáveis que colaborem para que este ser em desenvolvimento seja participativo e ativo em sua comunidade.

A amizade não é uma questão de sorte ou azar, resultado do acaso. Mas os processos de mudança que acompanham o desenvolvimento humano precisam ser orientados e controlados para favorecer que o adolescente desenvolva as habilidades necessárias para ter amigos, fazer parte de alguma turma e integrar alguma panelinha. Afinal, ter amigos é um fator protetor para o desenvolvimento humano.

TÓPICOS IMPORTANTES

Amizade

Adolescência:

- Expansão dos horizontes sociais.

Amizade:

- Relacionamento igualitário e recíproco.

Pares:

- Mesmo nível de maturidade;
- Relacionamento horizontal.

Funções:

- Compartilhamento de sentimentos apoio;
- Comparação/*feedback*.

Pressão dos pares:

- Comportamento positivo;
- Comportamento negativo.

Escolha dos amigos:

- Sexo;
- Desenvolvimento puberal;
- Características individuais;
- Proximidade física e/ou funcional;
- Semelhanças.

Tipos de amizade:

- Conhecidos;
- Turma;
- Panelinha.

REFERÊNCIAS BIBLIOGRÁFICAS

1. Santrock JW. Adolescência. 8. Ed. Rio de Janeiro: LTC, 2003.
2. Scholte RHJ, Van Aken MAG. Peer relations in adolescence. In Jackson S, Goossens L. Handbook of Adolescent Development. New York, Psychology Press, 2008.
3. Schoen TH. Questões de Saúde na Adolescência e suas implicações nas tarefas desenvolvimentais. In: ETDM. Dias; LMG Barbosa; RCM Luna. (Org.). Psicologia: Perspectivas em Educação e em Saúde. Jundiaí: Paco Editorial, 2013, 37-50.
4. Newman BM, Lohman BJ, Newman PR. Peer group membership and a sense of belonging: their relationship to adolescent behavior problems. Adolescence, 2007, 42(166): 241(23).
5. Schoen TH. A formação da identidade em adolescentes: Um estudo exploratório com estudantes do Ensino Médio. Dissertação de Mestrado. Departamento de Pediatria. Unifesp, São Paulo, 2001.
6. Poulin F, Chan A. Friendship stability and change in childhood and adolescence. Dev Rev, 2010, 30(3): 257-272.
7. Lakon CM, Wang C, Butts CT, Jose R, Timberlake DS, Hipo JR. A Dynamic Model of Adolescent Friendship Networks, Parental Influences, and Smoking. J Youth Adolescence, 2015, 44(9): 1767-1786.
8. Iwamoto DK, Smiler AP. Alcohol Makes You Macho and Helps You Make Friends: The Role of Masculine Norms and Peer Pressure in Adolescent Boys' and Girls' Alcohol Use. Subst Use Misuse, 2013, 48(5), 371-378.
9. Hendricks G, Savahl S, Florence M. Adolescent Peer Pressure, Leisure Boredom, and Substance Use in Low-Income Cape Town Communities. Soc Behav Personal, 2015, 43, 99-110.
10. An J, Sun Y, Wang X, Zu P, Mai JC, Liang JP, Xu ZY, Man XJ, Mao Y, Tao FB. Correlation of resistance to peer pressure and risky decision-making with adolescent health risk behaviors. Zhonghua Yu Fang Yi Xue Za Zhi,. 2013, 47(3):238-244.
11. Brasil. Ministério da Saúde. Coordenação Nacional de DST e Aids. Manual do Multiplicador: Adolescente. Brasília, Ministério da Saúde, 2000.
12. Paluck EL. Peer pressure against prejudice: A high school field experiment examining social network change. J Exp Soc Psychol, 2011, 47(2): 350–358.
13. Pellizzari M. Do friends and relatives really help in getting a good job? ILR Review, 2010, 63(3), 494-510.
14. Matos MG, Sampaio D. Jovens com Saúde: Diálogo com uma geração. Lisboa: Texto, 2009.
15. Silva MM, Schoen-Ferreira TH, Medeiros E., Aznar-Farias M, Pedromônico, MRM. O adolescente e a competência social: Focando o número de amigos. Rev Bras Cresc Desenv Hum, 2004, 14(1), 23-31.
16. Myers DG. Psicologia Social. 6. Ed. Rio de Janeiro: LDC, 2000.
17. Hatfield E, Aronson V, Abrahams D, Rottman L. Importance of physical attractiveness in dating behavior. J Pers Soc Psychol; 1966, 4(5):508-516.
18. Cairns RB, Leung MC, Buchanan L, Cairns BD. Friendships and Social Networks in Childhood and Adolescence: Fluidity, Reliability, and Interrelations. Child Dev. 1995, 66(5):1330-1345.
19. Helfert S, Warschburger P. The face of appearance-related social pressure: gender, age and body mass variations in peer and parental pressure during adolescence. Child Adolesc Psychiatry Ment Health. 2013, 7(1):16.
20. Farmer W, Leung MC,; Weiss, Irvin MJ, Meece JL, Hutchins BC. Social network placement of rural secondary students with disabilities: affiliation and centrality. Exceptional Children; 2011, 78(1): 24(15).
21. Elias LCSE, Marturano EM. Habilidades de solução de problemas interpessoais e a prevenção dos problemas de comportamento em escolares. In. EM Marturano, MBM Linhares, SR Loureiro. Vulnerabilidade e Proteção: Indicadores na trajetória de desenvolvimento escolar. São Paulo: Casa do Psicólogo, 2014.
22. Coie JD, Dodge K.A, Coppotelli H. (1982). Dimensions and types of social status: A cross-age perspective. Dev Psychol,18, 557-570.
23. Abramo HW, Branco PPM. Retratos da juventude brasileira: Análises de uma pesquisa nacional. São Paulo: Fundação Perseu Abramo, 2005.
24. Hendry LB, Kloep M. Youth and leisure: A European perspective. In Jackson S, Goossens L. Handbook of Adolescent Development. New York, Psychology Press, 2008.
25. Schuler C, Watte CB, Schutz MFS, Ritter MCS, Erthal VK, Silva GP, Silva WS. Multiplicadores adolescentes do Programa Saúde na Escola: a prevenção entre pares. Adolescência & Saúde, 2015, 12(1), 28-43.

58.5 Religião

Teresa Helena Schoen
Noel José Dias da Costa

A religião, como parte importante do contexto sociocultural, entre outros elementos, compõe o mosaico da diversidade da juventude brasileira. Diversos estudos demonstram a sua relevância e associação positiva com o bem-estar psicológico, satisfação com a vida, felicidade, saúde física, mental e social, além de ser um dos temas que os jovens gostariam de discutir com seus pais, amigos e a sociedade.[1-3]

Religião é o sistema organizado de crenças, práticas, rituais e símbolos designados para facilitar o acesso ao sagrado (Deus, força maior, verdade suprema), enquanto *religiosidade* refere-se ao quanto a pessoa acredita, segue e pratica uma determinada religião.[4] Também há o conceito de *espiritualidade*, referindo-se à busca pessoal de compreensão relacionada a questões existenciais e suas relações com o sagrado e/ou transcendente, não necessariamente envolvendo a *religião*. Espiritualidade muitas vezes refere-se a uma busca individualista, subjetiva e mais livre, ao passo que religião é caracterizada pela representação doutrinária, institucional, ritualista e com aspectos autoritários de um credo específico.

A religiosidade muda ao longo do ciclo vital. Em cada fase do desenvolvimento (infância, adolescência, adulto jovem, adulto de meia idade, idoso), os indivíduos praticam e vivenciam a religião de forma diferenciada. Na adolescência, ocupa um papel importante. Para muitas denominações religiosas os principais ritos de iniciação ocorrem na adolescência, marcando a inserção do adolescente como membro de sua comunidade (primeira comunhão, confirmação, batismo, *bar mitzvá* etc). Esses ritos religiosos tornam-se marcos de desenvolvimento que conferem novo status ao adolescente.

Consistentemente, estudos vêm apontando que os adolescentes dizem que a religião é importante em suas vidas. Em uma pesquisa nacional,[1] os jovens de 15 a 24 anos assinalaram que "ir à missa/igreja/culto" é a terceira atividade de lazer/cultura/passeios que mais apreciam em seu tempo livre; superada apenas pelos passeios (primeiro lugar) e pela lanchonete (segundo lugar). Paralelamente, muitos adolescentes, que costumavam frequentar a igreja quando crianças questionam sobre o papel da religião em suas vidas e abandonam esta prática. Como se pode observar na Tabela 58.1,

os adolescentes brasileiros, segundo o Censo de 2010, apresentam heterogeneidade religiosa.[5]

Como "outras", na **Tabela 58.1**, são designados grupos religiosos numericamente minoritários, mas não menos importantes para a identidade brasileira, tais como: judeus, muçulmanos, budistas, membros de novas formas de religiosidade, assim como religiões indígenas. Destaca-se o crescimento de adolescentes que afirmam não ter afiliação religiosa, encontrando uma alternativa: ser religioso sem religião,[1] ou "ter uma religião, mas seguir os preceitos de outra, ou não seguir nenhum", "frequentar uma religião e não saber o seu nome", "frequentar e vivenciar as práticas de uma religião de forma compromissada", ou seja, existem distintas formas de viver a religiosidade. Alguns indivíduos, ainda, podem praticar uma **religiosidade extrínseca**, ou seja, utilizar a igreja na busca de segurança, sociabilidade, apoio ou *status*, e não pela espiritualidade. Em outras palavras, embora os adolescentes possam afirmar que a religião é importante em suas vidas, o significado dessa afirmação pode ser refletido de forma bastante diferente, em todos ou somente em alguns de seus comportamentos e escolhas.

Os estudos sobre religião podem abranger todos ou um dos cinco **aspectos** relacionados a seguir: identidade (filiação a grupo religioso), comportamento (frequência de participação em serviços religiosos), as atitudes (importância da religião na vida diária), percepção (sanções negativas da religião contra comportamentos não aprovados pelo grupo religioso), e prática (o quanto os adolescentes aderem às sanções da sua religião contra alguns comportamentos).

O Brasil apresenta uma grande diversidade em práticas religiosas, sendo usual a tolerância e mobilidade das pessoas entre as religiões.[1] Portanto, embora neste capítulo sejam apresentados estudos sobre a influência da religião no comportamento do adolescente, deve-se levar em conta que esta influência pode ter peso diferente, de acordo com a religião que o jovem diz professar e qual a magnitude de seu compromisso com a mesma.[6] Na atualidade, multiplicam-se grupos de distintas tradições religiosas, com a possibilidade da combinação e integração de novos elementos, podendo (re)produzir identidades institucionais ou novos fundamentalismos.[1]

A RELIGIÃO E O DESENVOLVIMENTO DO ADOLESCENTE

A religião pode contribuir no desenvolvimento do adolescente em diferentes áreas, influenciando de forma

Tabela 58.1. Distribuição percentual da população adolescente residente, por grupos de religião, segundo os grupos de idade – Brasil 2010[5]

Grupos de idade	Católica	Evangélica Total	De missão	Pentecostal	Não determinada	Espírita	Umbanda e Candomblé	Outras	sem religião
10-14	74,4	16,3	4,2	11,2	1,0	0,8	0,2	1,8	6,6
15-17	74,4	14,2	3,9	9,4	0,9	0,9	0,2	1,7	8,5
18 ou 19	73,7	13,7	3,9	9,0	0,8	1,1	0,3	1,6	9,4

significativa a construção de sua identidade. Ao final da adolescência ou início da vida adulta, a pessoa deve ter definido suas metas, ter uma direção para sua vida. Segundo Izquierdo-Moreno,[7] quem tem um ideal religioso, profissional ou político vê sua vida encher-se de sentido, entrega-se e vibra diante do trabalho que precisa realizar para alcançar a meta sonhada. A construção da identidade não se restringe ao período da adolescência, apesar de ter, nesta fase, seu clímax. Em cada estágio da vida, surgem oportunidades para que diferentes capacidades tornem-se componentes acabados da configuração sempre renovada que é a personalidade em desenvolvimento. Na adolescência, ocorre uma súbita e dramática aceleração da formação da identidade. Os jovens questionam e desafiam normas e padrões, seja abandonando alguns comportamentos, seja arraigando-os ainda mais, muitas vezes desencadeando transformações em casa, na escola e na comunidade.

OS GRUPOS JOVENS E A CONSTRUÇÃO DA IDENTIDADE

Um exemplo da importância da religião no desenvolvimento do adolescente são os grupos jovens existentes em diversas comunidades religiosas. Além do desenvolvimento espiritual, eles possuem outros objetivos como discutir a sua realidade social, criar laços de amizade saudável entre os adolescentes, desenvolver o amor ao próximo por meio de ações sociais e solidárias, utilizar suas diferentes capacidades e o desenvolver habilidades e competências. Por exemplo, há muito incentivo para que o grupo, além do encontro semanal, promova outros momentos para relacionamento social, como ir ao cinema, festejar o aniversário de um membro, comemorar juntos a conquista de algum deles (passar no vestibular, por exemplo). O grupo de jovens funciona como um espaço solidário para o adolescente enfrentar as situações ligadas ao seu crescimento e desenvolvimento. Estudos evidenciam também a correlação dessa amizade saudável com menos comportamentos desviantes.[8]

O adolescente encontra nesse grupo um espaço para discussão de temas relevantes para a sua vida como amizade, relacionamento com os pais, namoro, vida sexual, escolha da profissão, entre outros de interesse do grupo. Desse modo, ele explora as diferentes dimensões de sua identidade.

Esses grupos são também facilitadores do desenvolvimento da autonomia. Os membros são estimulados a participar de retiros, acampamentos, viagens e outras atividades sem a presença de seus pais, monitorados por algum adulto responsável. Eles participam de atividades coletivas nas quais têm de assumir responsabilidades e um papel cooperativo.

O desenvolvimento de talentos artísticos também é incentivado por meio de várias expressões como a música, o teatro e as artes plásticas dentre outras. A escassez de oportunidades para o desenvolvimento formal desses talentos em escolas de arte torna a comunidade religiosa uma alternativa ainda mais importante.

Muitos grupos organizam também atividades de ajuda à comunidade por meio de assistência aos necessitados, mutirões solidários, jardinagem, limpeza da redondeza, defesa do meio-ambiente, visitação a instituições de apoio etc. Os jovens têm a oportunidade de desenvolver comportamentos pró-sociais, de se envolver de forma prática nos problemas da comunidade.

A RELIGIÃO E A FORMAÇÃO DE VALORES

Uma das histórias de Rubem Alves, *A pipa e a flor*, ilustra bem a questão dos valores. Ele observa algumas pipas e aponta um paradoxo: para voar, a pipa tem que estar presa numa linha e a outra ponta da linha precisa estar segura na mão de alguém. Poder-se-ia pensar que, cortando a linha, a pipa pudesse voar mais alto, mas não é assim que acontece. Se a linha for cortada, a pipa começa a cair. A linha representa os valores, tão necessários para se alcançar voo e conhecer terras diferentes, sem se destruir. Por valores, aqui, entenda-se a referência ao que é importante ou desejável, como por exemplo, honestidade, bondade, colaboração, igualdade, saúde, liberdade, obediência, prazer, apoio social, afetividade, tradição, beleza, respeito ou escolaridade/educação, entre outros que podem servir como guias principais para as escolhas da vida.

Por isso, a dimensão ideológica, que engloba a área religiosa, é extremamente importante no processo de construção da identidade. As religiões procuram transmitir valores que relacionam as vontades humanas e norteiam a vida. Os valores explorados na dimensão ideológica permitem às pessoas encontrar sentido no que fazem, resolver os conflitos pessoais ou familiares, responsabilizarem-se por suas ações e tomar decisões. Portanto, quando se trata da dimensão ideológica (neste capítulo específico, religião), aborda-se assuntos que permeiam a vida, os quais as pessoas têm dificuldades em lidar. São princípios que orientam as decisões tomadas no dia-a-dia. O ser humano tem necessidade de comprometer-se com princípios éticos que sirvam para avaliar suas próprias ações e a dos demais. Os valores orientam o comportamento ético do indivíduo, guiam a sua conduta, configuram e modelam as ideias e condicionam os seus sentimentos.

Antes que o adolescente se comprometa com um valor, é necessário que ele passe por um período de exploração. O grupo religioso pode ser esse espaço em que ele encontra um contexto de abertura para o mundo, para os questionamentos, de tal modo que possa trilhar o seu próprio caminho e explorar, partindo de uma base sólida, e comprometer-se com este ou outro valor, construindo, desse modo, a sua identidade.

Há, entretanto, alguns grupos religiosos que não aceitam ou desestimulam o questionamento de seus valores. Estes não permitem que o jovem desenvolva habilidades para explorar, levando-o prematuramente a um compromisso com os valores do outro, tornando-se, por vezes, extremamente rígido e até preconceituoso. Com isto, ele deixa de pensar por si próprio e, ao defrontar-se com as questões do dia-a-dia, quando uma decisão pessoal é exigida, considera-se sem autorização interna para se adaptar.

Atualmente vemos o aumento da liberdade, opções e oportunidades, mas a ausência de valores. Em muitos casos, o adolescente encontra-se sem uma direção segura. Parece existir um amplo repertório de possibilidades a desafiá-lo, sem que tenha uma base sólida sobre a qual realizar suas opções. Para Izquierdo-Moreno,[7] é a falta de princípios sólidos e bases inabaláveis que faz com que muitas pessoas sejam movidas por impressões, gostos, caprichos ou estados circunstanciais de ânimo. Faz com que os pais só ponham limite na hora da raiva, por exemplo.

A RELIGIÃO E A SAÚDE

Nas últimas décadas, muito se pesquisou acerca da relação entre religião e comportamentos relacionados à saúde dos adolescentes. A religião parece funcionar como um fator de proteção para uma grande variedade desses comportamentos. Adolescentes que relatam que a religião é importante em suas vidas e que participam de atividades religiosas organizadas (grupo de jovens, escola dominical, grupo de oração/de música etc.) apresentam menores taxas de comportamentos de risco, envolvimento em atividades ilegais, assim como maior autoestima e atitudes mais positivas sobre a vida em geral que seus pares menos religiosos.

A seguir, são apresentados alguns aspectos de relevância no estudo da relação entre a religião e a saúde.

SEXUALIDADE

Em geral, as instituições religiosas possuem normas para regular o comportamento sexual, delimitando o sexo ao casamento. Entretanto, na pesquisa nacional sobre a juventude brasileira,[1] observa-se que o fato de afirmar pertencer a uma religião, não necessariamente indica que o jovem siga os preceitos dela (aspecto: identidade). Entre os jovens entrevistados, aqueles que declararam não terem tido relações sexuais estão entre os de "outras religiões", evangélicos não pentecostais e evangélicos pentecostais.

A primeira relação sexual tem ocorrido cada vez mais precocemente, mas parece acontecer mais tarde entre os adolescentes religiosos, como apontado no estudo de Hugo et al.,[9] que encontrou uma associação da idade precoce de iniciação sexual e não praticar uma religião. Até recentemente, a literatura sobre a abstinência sexual no final da adolescência e na idade adulta emergente era escassa e tendia a apresentar virgindade como uma escolha pessoal com base na participação religiosa.[10]

Muitos fatores contribuem para a abstinência sexual na adolescência: o sexo, a idade, a importância da religião na vida do adolescente e as suas regras pessoais. As crenças de que a abstinência é um comportamento que colabora com o seu desenvolvimento, sentir-se bem com esta escolha, junto com regras externas e monitoramento favorecem a intenção de não ter atividade sexual antes do casamento.[11] Os grupos religiosos em geral atuam em todos esses fatores, por meio da transmissão dos valores, das atividades, das reflexões, da amizade, do monitoramento positivo, favorecendo, com isto, que seus participantes atrasem o início da vida sexual. Um estudo com universitários americanos observou que aqueles que apresentavam maiores índices de religiosidade e espiritualidade também tiveram menos parceiros sexuais ao longo da vida e menos atitudes sexualmente permissivas.[12]

Ao mesmo tempo em que serve como fator de proteção, atrasando o início da vida sexual ativa e diminuindo o número de parceiros, a religião também pode ser fator de risco:

A. Em geral, só se admite a abstinência sexual, privando os adolescentes de uma educação afetiva-sexual mais abrangente. O estudo de Cavazos-Rehg et al.[13] observou que os estados norte americanos com *rankings* de religiosidade mais altos e maior conservadorismo político apresentaram taxas de natalidade adolescentes mais elevadas. As jovens que não seguem a abstinência acabam engravidando por pouco esclarecimento e facilitação de acesso aos métodos contraceptivos;

B. Os pais podem decidir não permitir que suas filhas sejam vacinadas contra o HPV, com base em percepções religiosas sobre a atividade sexual.[14,15] Algumas escolas religiosas desencorajam a vacinação. Esta realidade mostra a necessidade do médico explicar claramente sobre a vacinação, separando da atividade sexual, inclusive para pais de meninas com doença crônica ou que já tiveram câncer;[16,17]

C. Universitários sexualmente ativos com altos níveis de religiosidade foram menos propensos a usar preservativos,[18] mostrando que esta dimensão da identidade influencia na assunção de papéis tradicionais de gênero;

D. Há também a questão da orientação sexual. Jovens que possuem uma orientação que não a heterossexual, não recebem apoio da comunidade, sofrendo por não poderem revelar sua sexualidade ou com as consequências da divulgação, incluindo expulsão da congregação.[19] Um estudo israelense observou que os jovens que tinham orientação sexual diferente da heterossexual apresentaram índices mais baixos de bem-estar e maiores níveis de sofrimento mental, destacando a vulnerabilidade psicológica e social de adolescentes LGBT.[20] Ressalta-se que há grupos religiosos que aceitam a diversidade sexual.

Os profissionais de saúde podem utilizar essas informações ao discutirem sexualidade com os adolescentes.[12]

COMPORTAMENTO PRÓ-SOCIAL

Muitos estudos sugerem uma ligação positiva entre a participação em comunidades de fé e o comportamento pró-social.[9] Os jovens são incentivados a realizarem ações em benefício de outras pessoas. O envolvimento em grupos de jovens pode aumentar o senso de conexão dos adolescentes e promover normas pró-sociais.

ESCOLA

Adolescentes com desempenho acadêmico acima da média também relataram taxas mais elevadas de participação religiosa.[9] Regnerus e Elder[21] constataram que o envolvimento religioso favoreceu jovens que moravam em bairros de baixa renda a permanecerem na escola. O envolvimento religioso contribuiu para o progresso acadêmico de jovens desfavorecidos economicamente. O apoio recebido nos grupos religiosos em que participaram, associado às suas crenças espirituais, influenciaram as aspirações educacionais e o engajamento acadêmico de jovens negros urbanos.[22]

Quando comparada à escolaridade com a religião de pertença, o último censo brasileiro[5] mostra que os evangélicos de missão tiveram uma média alta em anos de estudo (6,9 anos) e os evangélicos pentecostais uma baixa média (5,3 anos de estudo).

COMPORTAMENTOS DE RISCO

Comportamento de risco envolve atividades que estão associadas com consequências negativas a curto e longo prazo. A incidência de comportamentos de risco é maior na adolescência que em qualquer outra fase da vida. A literatura sugere que um comprometimento religioso protege os jovens de envolvimento em comportamentos antissociais, tanto não-violentos, quanto violentos.[23] Jovens ativos em comunidades religiosas são menos propensos do que seus pares a se envolver em comportamentos de risco (por exemplo, transportar armas, entrar em brigas, beber e dirigir e uso de drogas) e são mais inclinados a apresentar comportamentos que melhoram a sua saúde como boa nutrição, exercício e descanso.[9] Os resultados indicam que a religiosidade é inversamente associada com comportamentos antissociais não violentos por meio de um amplo espectro de gravidade, incluindo danos à propriedade, roubo e roubo de automóvel. Mas este efeito protetor varia em termos da natureza violenta ou não violenta do comportamento em questão.

Salas-Wright, Vaughn e Maynard,[24] estudando adolescentes norte-americanos, observaram que os múltiplos componentes de religiosidade adolescente estão associados com a diminuição da probabilidade de se envolver em brigas. Os autores ressaltam que, outras variáveis, raça/etnia, sexo e renda familiar também permeiam esses comportamentos antissociais, embora seja clara a invariância do efeito protetor da religiosidade no comportamento criminoso.

Existe uma associação negativa entre participar de grupos religiosos e apresentar comportamentos antissociais. A religiosidade foi correlacionada com menos comportamentos

desviantes.[8] Mas, ela age associada ao suporte parental e à influência de amigos. O que é proposto pelos grupos de jovens ao incentivar uma amizade saudável e melhorar a relação entre pais e filhos.

Uso/abuso de álcool e drogas

A relação entre religiosidade e uso de álcool e drogas por adolescentes tem sido objeto de muitas pesquisas, pois, para o adolescente, tanto a prática religiosa como o uso de álcool e drogas são dimensões muito significativas de sua experiência pessoal e social. Observa-se associação de fatores psicológicos e socioculturais ao uso de drogas: em geral, sexo masculino, adolescentes mais velhos, que trabalham, desestruturação familiar e ausência de compromisso religioso.[25] O estudo de Dalgalarrondo et al.[25] verificou que não ter religião (ou pertencer a denominações mais liberais), ter pouca crença religiosa, não frequentar igreja/cultos esteve associado a maior uso de álcool e drogas. Os jovens praticantes de atividades religiosas tendiam a um menor uso de álcool e drogas. Os resultados do estudo de Salas-Wright, Olate e Vaughn[26] sugerem que a espiritualidade e o *coping* religioso podem servir como fator protetor ao uso e abuso de drogas. A metanálise realizada por Yonker, Schnabelrauch e DeHaan[27] indicou que o aumento da espiritualidade ou religiosidade esteve associado com menor consumo de álcool nesta faixa etária. Adolescentes com uma intensa educação religiosa na infância tiveram significativamente menor uso pesado de drogas.[28] Entre as variáveis de religiosidade, a integração em redes congregacionais (frequentar o culto, por exemplo) indica uma associação negativa consistente com o uso de drogas entre os jovens.[29]

Como resultado dos processos de controle social, os participantes também podem ser menos propensos a usar substâncias ilegais, a fim de preservar a sua reputação entre as pessoas filiadas ao seu grupo religioso. Além disso, se o grupo de amizade de um participante inclui um maior número de adolescentes religiosos que estão menos interessados em usar substâncias ilegais, as oportunidades para localizar e encontrar lugares para usar substâncias ilegais também podem ser mais limitadas. Então, além do valor espiritual e moral transmitido, há também questões psicossociais envolvidas na participação dos jovens em grupos religiosos.

Tabaco

O hábito de fumar costuma ser iniciado na adolescência. Segundo a Pesquisa Especial de Tabagismo,[30] a maioria dos indivíduos inicia este hábito durante a adolescência, sendo a faixa etária de iniciação predominante dos 17 aos 19 anos. As mulheres começaram a fumar mais cedo que os homens. O percentual de fumantes foi maior nas áreas rurais.

Várias denominações religiosas proíbem ou desencorajam o fumo por parte de seus membros. A metanálise realizada por Yonker, et al[27] indicou que há menos adolescentes que possuem compromisso religioso entre os fumantes. Um estudo com adultos muçulmanos observou que aqueles que fumavam tinham uma relação extrínseca com a religião, ou seja, pouco compromisso pessoal.[31] Experimentar tabaco entre alunos do 1º ano do Ensino Médio de Santo André – SP esteve associado a não possuir nenhuma religião.[32] Ser ativo em movimentos religiosos esteve associado a níveis mais baixos de fumo.[33]

SAÚDE MENTAL

O aparecimento de distúrbios psicológicos ao longo da vida tende a começar na adolescência e na idade adulta emergente. Yonker et al.[27] citam a religião como um fator protetor para estados depressivos nessa faixa etária e a consideraram uma força que influencia positivamente as escolhas e, consequentemente, a vida do indivíduo. Os cristãos tendem a relatar níveis mais baixos de depressão, ansiedade, desesperança e ideação suicida.

Bem-estar significa mais do que a ausência de ansiedade ou depressão, incluindo satisfação com a vida, felicidade, autoestima e humor positivo. Pessoas religiosas tendem a ter um sentido mais positivo de bem-estar do que pessoas não-religiosas. A maior parte dos estudos (por exemplo, Yonker et al.,[27] indica que a religiosidade é habitualmente um fator de proteção contra o desenvolvimento de transtornos mentais, como depressão, ansiedade ou abuso de substâncias, além de estar associada a melhor qualidade de vida. Diversos fatores podem contribuir para um papel protetor da religião em relação à saúde mental, como:

A. A adoção de estilos de vida mais saudáveis (não fumar, não beber, exercitar-se, rotina para dormir, suporte social, o desenvolvimento de um sistema de crenças e processos cognitivos que promovem maior aceitação de si e do próximo);

B. Condução de práticas religiosas que aliviam o sofrimento psicológico, especialmente a oração e a confissão de pecados. Por outro lado, em algumas circunstâncias, a religiosidade pode promover uma rígida disciplina comportamental, em que indivíduos com sofrimento psicológico podem desenvolver estratégias de enfrentamento pouco adaptativas, considerando o profissional de saúde mental perigoso para sua fé.

A análise dos dados do Estudo Nacional Longitudinal de Saúde do Adolescente (Add Health) revela que o envolvimento religioso previne a ocorrência de fatores de *stress* escolar e de saúde, o que reduz a depressão. Para ideação suicida, o envolvimento religioso colabora na mobilização de recursos sociais.[34] A religiosidade esteve associada com autocontrole, consciência, afabilidade e proficiência de comportamentos de autorregulação que promovem comportamentos saudáveis e uma autoimagem positiva.[35]

O estudo de Marques, Lopez e Mitchell,[36] com estudantes portugueses, observou que a espiritualidade esteve fortemente associada à satisfação com a vida. Loch,[2] estudando adolescentes catarinenses, observou que maiores indicadores de religiosidade foram associados à melhor percepção do nível de estresse e a maior satisfação nos relacionamentos e que aqueles adolescentes mais religiosos apresentavam padrão de comportamento mais positivo que seus pares menos religiosos.

COMPORTAMENTOS SAUDÁVEIS

Apesar de algumas práticas religiosas desembocarem em condutas de risco à saúde, como sedentarismo, obesidade, baixa adesão a métodos contraceptivos de um modo geral,[2,14,37,38] os estudos sugerem existir uma associação positiva entre a religiosidade e as práticas de saúde. Muitos ensinamentos religiosos oferecem orientação moral e prática sobre a saúde física e emocional. Como resultado, a religião pode afetar o bem-estar, por meio da promoção de um estilo de vida pessoal que é benéfico para a saúde. Uma série de estudos[27,39] também descobriu que a religião pode incentivar comportamentos saudáveis. McCullough e Willoughby[35] encontraram diversos aspectos que associam positivamente a prática religiosa com melhor qualidade de vida em diferentes aspectos, como menor consumo de álcool e cigarro, maior propensão ao uso de cinto de segurança e frequência regular ao dentista.

RELIGIÃO E ATIVIDADE FÍSICA

Segundo Loch,[2] a participação em grupos religiosos foram fatores positivamente associados a um maior nível de prática de atividade física entre os adolescentes investigados, com uma menor prevalência de inativos no lazer para os rapazes, visto os grupos de jovens promoverem atividades também fora do seu local de reunião, como passeios ou competições.

No Brasil não é muito comum, mas em outros países, especialmente os Estados Unidos, as congregações religiosas mantém um programa esportivo, com equipes e competições. No Brasil há a Associação Cristã de Moços (ACM), que tem sua origem fundamentada nos princípios cristãos e desenvolve ações voltadas para o bem-estar físico e espiritual das pessoas, num ambiente familiar, procurando fornecer aos seus membros oportunidades de desenvolvimento pleno.

Os adolescentes que estão envolvidos com atividades extracurriculares que são apoiadas por uma religião podem ter menos oportunidades de participar de eventos onde podem ocorrer comportamentos mais arriscados relacionados à saúde (por exemplo, uso de substâncias) com maiores sentimentos de bem-estar, melhor saúde física, menos consumo de álcool, e atraso no início para a primeira relação sexual.[40] Entretanto, um estudo brasileiro[6] observou que alguns grupos religiosos parecem não incentivar a atividade física por seus membros e aumentar o sedentarismo nos finais de semana.

CONSIDERAÇÕES FINAIS

O comportamento das pessoas é influenciado por uma complexa interação de variáveis, entre as quais estão as de cunho social, cultural e ambiental. Considerando a religião como parte importante do contexto sociocultural, pode-se admitir que ela é um possível aspecto de influência sobre o modo como as pessoas vivem. Ser ativo em alguma religião (participar de grupos jovens, grupos de oração, escola dominical, coral etc.) está associado a uma gama de comportamentos relacionados à saúde. A religião parece ser um fator de proteção ao desenvolvimento. Embora, algumas vezes, também possa atuar como fator de risco. Entretanto, esta variável precisa ser vista dentro do contexto social do indivíduo, e não isoladamente. As atividades, a amizade, o monitoramento positivo, associados aos valores de vida que são passados pela religião, podem enriquecer este período do desenvolvimento.

Os grupos religiosos lançam mão de alguns mecanismos que favorecem o desenvolvimento integral e saudável, como controle social, supervisão/monitoramento, a aprendizagem social, apoio, ampliação da rede social e oportunidades diferentes para o desenvolvimento emocional e de talentos. O profissional de saúde precisa investigar esta área do indivíduo, tanto quando as áreas física, cognitiva e emocional, para identificar fragilidades e fortalezas que possam contribuir para a melhoria e manutenção de sua saúde ou prejudicá-la.

A religião funciona como um grupo de referência, que pode colaborar positivamente no desenvolvimento do adolescente. Este capítulo confirma que as crenças e práticas religiosas têm importância na vida dos adolescentes: recursos religiosos podem ajudar as pessoas a adquirir comportamentos saudáveis, manter boas amizades, sentirem-se felizes. Tais recursos podem ser mobilizados para atender às necessidades sociais, contribuindo, assim para que o adolescente ingresse de forma mais saudável e imponderado na próxima etapa da vida: adulto.

TOPICOS IMPORTANTES

Religião

Associação positiva:

- Bem-estar psicológico;
- Satisfação com a vida;
- Saúde física;
- Menos parceiros sexuais;
- Retardo no início da vida sexual.

Associação negativa:

- Comportamentos de risco;
- Uso de tabaco;
- Uso de álcool ou drogas ilegais.

Favorece:

- Comportamentos pró-sociais;
- Desenvolvimento da autonomia;
- Construção da identidade;
- Aspirações acadêmicas.

Atrapalha:

- Vacinação contra HPV
- Uso de métodos contraceptivos
- Atividades físicas

REFERÊNCIAS BIBLIOGRÁFICAS

1. Novaes R. Juventude, percepções e comportamentos: a religião faz a diferença? In HW Abramo, PPM Branco. Retratos da Juventude Brasileira: Análises de uma pesquisa nacional. São Paulo, Fundação Perseu Abramo e Instituto Cidadania, 2005.

2. Loch MR. Comportamentos relacionados à saúde e indicadores de religiosidade em adolescentes escolares [dissertação de mestrado]. Florianópolis: Universidade Federal de Santa Catarina; 2006.

3. Lotufo Neto F. Influências da religião sobre a saúde mental. Em: Costa NJC, Barbalho T. Psicologia e Espiritualidade e Qualidade de Vida; 2010.

4. Koenig H, King D, Carson V. Handbook of religion and health. Oxford: Oxford University, 2012.

5. Brasil. IBGE – Instituto Brasileiro de Geografia e Estatística. Censo Demográfico 2010. Características gerais da população, religião e pessoas com deficiência. Rio de Janeiro: Ministério do Planejamento, Orçamento e Gestão, IBGE, p. 1-215, 2010.

6. Melo EM, Meneses AS, Silva Jr AG, Wanderley Jr RS, Barros MV. Associação entre religiosidade, atividade física e comportamento sedentário em adolescentes. Rev Bras Ativ Fis Saúde 17(5): 359-69, 2012.

7. Izquierdo-Moreno C. Educar em valores. São Paulo: Edições Paulinas, 2002.

8. Walker C, Ainette MG, Wills TA, Mendoza D. Religiosity and substance use: Test of an indirect-effect model in early and middle adolescence. Psychol Addict Behav 21(1): 84-96, 2007.

9. Hugo TDO, Maier VT, Jansen K, Rodrigues CEG, Cruzeiro ALS, Ores LC, Pinheiro RT, Silva R, Souza LDM. Fatores associados à idade da primeira relação sexual em jovens: estudo de base populacional. Cad. Saúde Pública 27(11): 2207-14, 2011.

10. Boislard MA, Bongardt D, Blais. M. Sexuality (and Lack Thereof) in Adolescence and Early Adulthood: A Review of the Literature. Behav. Sci 17;6(1). pii: E8, 2016.

11. Buhi ER, Goodson P, Neilands TB, Blunt. H. Adolescent Sexual Abstinence: A Test of an Integrative Theoretical Framework. Health Educ Behav 38(1): 63-79, 2011.

12. Luquis RR, Brelsford GM, Rojas-Guyler L. Religiosity, spirituality, sexual attitudes, and sexual behaviors among college students. J Relig Health 51(3): 601-14, 2012.

13. Cavazos-Rehg PA, Krauss MJ, Spitznagel EL, Iguchi M, Schootman M, Cottler L, Grucza RA, Bierut LJ. Associations between sexuality education in schools and adolescent birthrates: a state-level longitudinal model. Arch Pediatr Adolesc Med 166(2): 134-40, 2012.

14. Ferrer HB, Troter C, Hickman M, Audrey S. Barriers and facilitators to HPV vaccination of young women in high-income countries: a qualitative systematic review and evidence synthesis. BMC Public Health, 14: 700, 2014.

15. Foster AS, Waller J, Bowyer HL, Marlow LAV. Girls' explanations for being unvaccinated or under vaccinated against human papillomavirus: a content analysis of survey responses. BMC Public Health 15: 1278, 2015.

16. Klosky JL, Russell KM, Simmons JL, Foster RH, Peck K, Green DM, Hudson MM. Medical and sociodemographic factors associated with human papillomavirus (HPV) vaccination adherence among female survivors of childhood cancer. Pediatr Blood Cancer, 62(9), 1630-6, 2015.

17. Peasant, C, Foster, RH, Russell KM, Favaro BE, Klosky JL. Caregiver Sexual and HPV Communication Among Female Survivors of Childhood Cancer. J Pediatr Oncol Nurs 33(3): 199-208, 2016.

18. Zaleski EH, Schiaffino KM. Religiosity and sexual risk taking behavior during the transition to college. J Adolesc 23: 223-7, 2000.

19. Quinn K, Dickson-Gomes J. Homonegativity, Religiosity, and the Intersecting Identities of Young Black Men Who Have Sex with Men. AIDS Behav 20(1), 51-64, 2016.

20. Shilo G, Savaya R. Mental Health of Lesbian, Gay, and Bisexual Youth and Young Adults: Differential Effects of Age, Gender, Religiosity, and Sexual Orientation. J. Res. Adolesc, 22(2): 310-25, 2012.

21. Regnerus MD, Elder GH. Staying on Track in School: Religious Influences in High and Low Risk Settings. Journal for the Scientific Study of Religion 42(4): 633-49, 2003.

22. Holland NE. Partnering With a Higher Power Academic Engagement, Religiosity, and Spirituality of African American Urban Youth Education and Urban Society 48(4) 299-323, 2016.

23. Salas-Wright CP, Tirmazi T, Lombe M, Nebbitt E. Religiosity and Antisocial Behavior: Evidence from Young African American Women in Public Housing Communities. Social Work Research 39 (2): 82-93, 2015.

24. Salas-Wright CP, Vaughn MG, Maynard BR. Buffering Effects of Religiosity on Crime Testing the Invariance Hypothesis Across Gender and Developmental Period. Criminal Justice and Behavior 41(6), 673-91, 2014.

25. Dalgalarrondo P, Soldera M A, Corrêa Filho HR, Silva C A M. (). Religião e uso de drogas por adolescentes. Rev Bras Psiquiat; 26(2): 82-90, 2004.

26. Salas-Wright CP, Olate R, Vaughn MG. Religious coping, spirituality, and substance use and abuse among youth in high-risk communities in San Salvador, El Salvador. Subst Use Misuse 48(9), 769-83, 2013.

27. Yonker JE, Schnabelrauch CA, DeHaan LG. The relationship between spirituality and religiosity on psychological outcomes in adolescents and emerging adults: A meta-analytic review. J Adolesc 35(2): 299-314, 2012.

28. Soldera M, Dalgalarrondo P, Corrêa Filho HR, Silva CAM. Uso de drogas psicotrópicas por estudantes: prevalência e fatores sociais associados. Rev. Saúde Pública 38(2): 277-83, 2004.

29. Bartkowski JP, Xu X. Religiosity and Teen Drug Use Reconsidered: A Social Capital Perspective. Am J Prev Med. Jun;32(6 Suppl):S182-94, 2007.

30. Brasil. Instituto Nacional de Câncer. Organização Pan-Americana da Saúde. Pesquisa especial de tabagismo – PETab: relatório Brasil/ Instituto Nacional de Câncer. Organização Pan-Americana da Saúde. – Rio de Janeiro: INCA, 2011.

31. Khan ZH, Watson PJ, Chen Z. Smoking, Muslim religious commitments, and the experience and behaviour of Ramadan in Pakistani men. Mental Health, Religion & Culture 16(7): 663-70, 2013.

32. Oliveira HF, Martins LC, Reato LF, Akerman M. Fatores de risco para uso do tabaco em adolescentes de duas escolas do município de Santo André, São Paulo. Rev paul pediatr 28(2), 200-207, 2010.

33. Metzger A, Dawes N, Mermelstein R, Wakschlag L. Longitudinal modeling of adolescents' activity involvement, problem peer associations, and youth smoking. J Appl Dev Psychol 32(1): 1-9, 2011.

34. Nooney JG. Religion, stress, and mental health in adolescence: Findings from ass health. Review of Religious Research 46(4): 341-54, 2005.

35. McCullough ME, Willoughby BLB. Religion, Self-Regulation, and Self-Control: Associations, Explanations, and Implication. Psychol Bull 135: 69-93, 2009.

36. Marques SC, Lopez SJ, Mitchell J. The Role of Hope, Spirituality and Religious Practice in Adolescents' Life Satisfaction: Longitudinal Findings. Happiness Stud 14(1): 251–261, 2013.

37. Ferraro KF. Firm Believers? Religion, Body Weight, and Well-Being. Review of Religious Research 39(3), 224-44, 1998.

38. Kim KH, Sobal J, Wethington E. Religion and body weight. Int J Obes Relat Metab Disord. 27, 469–77, 2003.

39. Wong JY, Rew L, Slaideu KD. A systematic review of recent research on adolescent religiosity/spirituality and mental health. Issues Ment Health Nurs 27(2):161-83, 2006.

40. Adamczyk A, Felson J. The Effect of Religion-Supported Programs on Health-Related Behaviors in Adolescence. Review of Religious Research 54(4): 469-497, 2012.

58.6 Relações Amorosas

Teresa Helena Schoen
Márcia Regina Fumagalli Marteleto

"O amor é a única coisa que cresce à medida que se reparte."

Saint-Exupèry

Observando por alguns instantes o pátio de uma escola, os corredores de um shopping ou mesmo filmes e músicas populares entre os adolescentes, percebe-se que os relacionamentos românticos são uma característica definidora dos anos da adolescência.[1] A maioria das pessoas enamora-se pela primeira vez nesta época.[2] Os envolvimentos românticos são uma empreitada nova para os jovens, desafiando-os a expressarem seus sentimentos emergentes de paixão, amor e sexualidade. Embora a grande maioria das relações de namoro entre adolescentes não persista, seus efeitos não são efêmeros: essas experiências iniciais são importantes na jornada rumo ao estabelecimento de uma parceria romântica na idade adulta.[3] Depois de sair com os amigos, namorar é o que os adolescentes dizem mais fazer no seu tempo livre.[4]

A adolescência pode ser definida como um período biopsicossocial que compreende a segunda década de vida.[5] Em geral, inicia-se com as mudanças corporais da puberdade e finaliza com a inserção social e profissional na sociedade adulta.[6] Uma das tarefas desenvolvimentais da adolescência, segundo Havighurst,[7] é preparar-se para uma parceria romântica com compromisso. Espera-se que esse processo de preparação ocorra ao longo da adolescência e também durante a fase do adulto emergente.[8]

As relações românticas modificam-se ao longo do desenvolvimento. No final da adolescência, muitos relacionamentos tornam-se estáveis, exclusivos e caracterizados por alto nível de intimidade e aumento do senso de comprometimento.[9] No entanto, as evidências atuais sugerem que, na cultura ocidental, o ingresso na vida adulta não é caracterizado pela assunção de um compromisso romântico de longo prazo, esta tarefa fica postergada para o período seguinte.[8,7] Dados demográficos vêm indicando que, o casamento e outras formas de compromisso amoroso, tanto de homens quanto de mulheres, vêm ocorrendo cada vez mais tarde, próximo aos 30 anos,[10] embora os jovens envolvam-se em relações de curto prazo.

No percurso da história, em muitas sociedades baseadas em fortes laços familiares, pensava-se que a relação ideal entre marido e mulher era de polidez formal e distanciamento afetivo.[11] O encontro romântico é um fenômeno relativamente recente. Até bem pouco tempo, o único propósito dele era a seleção de um parceiro. Embora este propósito continue, há também outras razões para os adolescentes envolverem-se em encontros românticos:[12]

- O encontro pode ser uma forma de recreação. Os adolescentes querem se divertir enquanto estão romanticamente envolvidos;

- O encontro é uma fonte de status e de realização. O adolescente compara-se com os outros, não é mais um BV (boca virgem), ou considera-se mais maduro, pois tem um/uma namorada/o,[3,13] por exemplo;

- É parte do processo de socialização na adolescência. Colabora com o desenvolvimento de habilidades sociais e de um comportamento socialmente mais maduro;

- Envolve o aprendizado sobre a intimidade e serve como oportunidade para estabelecer um relacionamento de maior proximidade com outra pessoa;

- É um contexto para experimentação e exploração sexual. Envolve não somente a relação sexual, mas abraços, beijos e carícias;

- Proporciona companheirismo, pois há compartilhamento de atividades; e

- As experiências do encontro contribuem para a formação da identidade e colabora para a separação da família.[3]

Os estudiosos do relacionamento há muito consideram as experiências do adolescente com seus pais e amigos precursoras importantes da qualidade do relacionamento romântico que este venha a constituir, tanto nessa fase quanto na vida adulta.[9,14] A amizade é um tipo de afiliação não-romântica que pode lançar luz sobre a capacidade dos jovens de formar e manter laços sociais. O desenvolvimento de uma boa amizade, durante a adolescência, prevê experiências emocionais mais positivas e menos afeto negativo na resolução de conflitos, e a assunção de tarefas colaborativas, incluindo cuidado e apoio, com parceiros românticos.[15,16] Uma visão abrangente da interação entre experiências românticas e tarefas desenvolvimentais[6-8] permite observar que as experiências sociais de amizade e românticas modificam-se de forma a contribuir para a aquisição da capacidade do compromisso em uma parceria de longo prazo.[15,17]

Em geral, os estudos concentram-se na atividade sexual, mais especificamente quando a maioria dos adolescentes torna-se sexualmente ativa, focando a relação sexual e não valorizando o relacionamento com o parceiro ou as atividades que acontecem em um encontro romântico. A maioria das ações sexuais dos adolescentes ocorre com alguém que estão namorando e o sexo é uma das atividades realizadas pelos casais de namorados. Como seria de esperar, as atividades sexuais tornam-se mais intensas com a idade, mas cabe ressaltar que adolescentes mais jovens geralmente se envolvem em comportamentos sexuais leves, como abraçar, andar de mãos dadas ou beijar, enquanto adolescentes mais velhos introduzem, no relacionamento, comportamentos mais íntimos, não necessariamente o coito.[1]

ETAPAS DO RELACIONAMENTO ROMÂNTICO NA ADOLESCÊNCIA

O desenvolvimento de relacionamentos românticos postula uma progressão de intensidade com a idade, duração do relacionamento e experiência em relações amorosas.[14] As relações românticas tornam-se mais exclusivas, diádicas, de maior duração e mais íntima emocional e sexualmente ao longo da adolescência. Em vez de serem triviais ou fugazes, como muitos pensam, as relações românticas entre adolescentes são parte integrante do andaime social em que os relacionamentos do adulto se encontram. O acompanhamento dessa progressão permite observar como os principais componentes do amor – paixão, intimidade e comprometimento – desenvolvem-se ao longo da adolescência, independentemente do sexo, orientação sexual ou origem cultural.[12,15,18]

De modo geral, os relacionamentos românticos envolvem esses três componentes – paixão, intimidade e comprometimento – que podem estar presentes em graus de intensidade distinta em diferentes relacionamentos.[1] Atração apaixonada e desejo sexual são a condição *sine qua non* das relações românticas. Sem esses elementos, o relacionamento é amizade. De igual importância, os relacionamentos românticos são reconhecidos como conexões de afinidade entre duas pessoas (a pessoa sente-se próxima e ligada ao parceiro). Esses laços de intimidade são facilitados pela companhia um do outro e o compartilhamento de pensamentos e sentimentos pessoais. Quando esses momentos íntimos e passionais são mantidos, o comprometimento emerge de tal forma que o casal toma uma decisão deliberada e mútua de ser exclusivo e permanecer junto no futuro. Há boas evidências de que os elementos de paixão, intimidade e comprometimento estão presentes em todas as relações românticas, independentemente da idade dos parceiros, embora os compromissos duradouros não sejam tão característicos dos relacionamentos dos adolescentes e emerjam em estágios posteriores do ciclo vital.

Baseando o olhar nesses três componentes, os adolescentes começam envolvendo-se em sentimentos associados ao namoro, progridem para contextos sociais onde podem namorar diferentes pessoas, depois focam em uma relação diádica, comprometendo-se com um parceiro.[19] A paixão promove a intimidade, que leva a uma forma mais profunda e comprometida de relacionamento. Por sua vez, a presença de comprometimento leva a um relacionamento de longo prazo que aumenta o vínculo entre os parceiros, expressando níveis mais profundos de cuidado mútuo.[16]

Etapa 1: Início das atrações românticas

O primeiro estágio do desenvolvimento romântico é desencadeado pela puberdade. Inicialmente os adolescentes convivem em grupos de amizade do mesmo sexo ("clube do Bolinha e clube da Luluzinha"), começam a ficar intensamente interessados em questões de romance, e esse tópico domina as conversas com os amigos. O surgimento de interesses sexuais e românticos é uma característica central do desenvolvimento do adolescente. Após a maturação puberal, começam a sentir desejos de gratificação sexual e fantasiar sobre a união emocional com um parceiro. Regulando esse processo, os adolescentes precisam realizar várias tarefas, como tomar consciência de seus desejos sexuais, aceitar-se como seres sexuais e aprender a expressar esses sentimentos e fantasias de maneira aceitável.[15]

Estar apaixonado e compartilhar esse sentimento tornam-se novas formas de se unir a amigos do mesmo sexo, mesmo que haja pouca interação real com a pessoa-alvo desta emoção (amor platônico). Esse novo interesse pelo romance começa a mover os adolescentes para formar amizades com o sexo oposto. O contexto familiar e grupos de amizade do mesmo sexo servem como um território seguro, onde os jovens adolescentes podem sentir-se confiantes para discutir as questões cruciais do romance e da sexualidade, atração, paixão e sonhos,[15] lançando-os na direção da formação de grupos mistos, nos quais haverá oportunidade de relacionamento romântico.

Atividades como ir ao cinema, festas, competições esportivas, grupos de jovens ou mesmo rodas de conversa promovem, suavemente, situações sociais nas quais a atração romântica é possível, mas não obrigatória. Essas interações iniciais entre os sexos são, no entanto, ditadas tanto por características de habilidades sociais quanto pela química pessoal, uma vez que adolescentes populares com seus pares do mesmo sexo socializam-se mais facilmente e serão os primeiros no grupo a iniciar relacionamentos românticos.[1]

Paixão

Sentimentos de intenso amor, atração e anseio por outra pessoa são a essência da paixão romântica. Como colocam Aronson, Wilson e Akert,[18] paixão é a excitação que se experimenta em relação ao parceiro, incluindo a atração sexual. Este é o componente que distingue o relacionamento romântico das conexões estreitas com amigos e familiares.[1] Estar apaixonado por uma pessoa específica envolve experiências fisiológicas, cognitivas e comportamentais prazerosas, associadas às vias dopaminérgicas do cérebro. Essas experiências são caracterizadas pela exaltação, energia elevada, mudanças de humor, atenção concentrada, pensamento obsessivo e intrusivo e motivação intensa para conquistar o amor romântico.[20]

Se há correspondência, a pessoa sente-se bem, realizada, com sentimentos de plenitude, alegria e êxtase. Caso seja rejeitada, surgem sentimentos de tristeza, de vazio, desânimo e até desespero.[18] O aumento da excitação e preocupação/ciúmes com o outro pode contribuir para distração,[21] insônia, comportamentos de risco e preocupação com uma possível traição. Um estudo com adolescentes de 15 a 19 anos, de dez capitais brasileiras, observou que 32% dos entrevistados declararam já terem se apaixonado e não terem sido correspondidos.[13]

No início da adolescência, a paixão costuma acontecer ao nível da fantasia, não se convertendo em um relacionamento real.[1] O jovem adolescente pode sentir uma grande paixão, mas não conhecer a pessoa por quem está apaixonado o suficiente para experimentar intimidade e não assume algum tipo de compromisso com o outro.[18]

Etapa 2: Explorando os relacionamentos românticos

Os clubes da Luluzinha e do Bolinha começam a misturar-se e grupos de amigos de ambos os sexos são formados. Dentro desse contexto de amizade, confortável e seguro, os adolescentes têm a oportunidade de conhecer potenciais parceiros e experimentar envolvimento romântico.[15] Duas formas são evidentes nessa segunda etapa do relacionamento amoroso. Primeira, o *namoro casual*. Esses relacionamentos são intensos, bastante frágeis, raramente duradouros e pouco sérios,[1] o que não significa falta de envolvimento emocional. O adolescente, em geral, sofre muito com o rompimento desse relacionamento. Muitas vezes têm a intenção de criar e preservar uma boa imagem, e frequentemente são motivados por preocupações de *status*. Os padrões de comunicação dentro dessas relações incipientes não são muito propícios ao desenvolvimento da intimidade real.[3]

A segunda forma de envolvimento durante esse estágio exploratório é "*namoro no grupo*". Os adolescentes continuam inseridos nos grupos de amigos e é dentro dele que os relacionamentos amorosos ocorrem. A amizade é fortalecida também com a presença dos pares de namorados. Nesse momento, as atividades de namoro complementam, ao invés de substituir, o tempo gasto com os amigos, porque ambos ocorrem no mesmo contexto social. Os amigos podem ser os "corretores" do namoro, servindo como cupido, informando o interesse de alguém e confirmando se é recíproco ou não.[1]

Etapa 3: Consolidando os laços românticos diádicos

Neste momento, relacionamentos românticos estão enraizados em fortes laços emocionais e o comprometimento assume um grau de maior relevância. Esses vínculos têm maior duração e os adolescentes os descrevem como sérios, exclusivos e altamente recompensadores em termos de companheirismo e apoio emocional.[1] Com o passar do tempo, as relações românticas passam a implicar uma conexão única entre dois parceiros, caracterizada pelo aumento dos níveis de afinidade e intimidade.[15] Esta maturidade romântica coincide com o crescente nível de envolvimento dos adolescentes em diferentes grupos de amigos. No entanto, apesar da maior proximidade, os relacionamentos podem terminar rapidamente; isso ocorre porque os parceiros românticos precisam aprender a se conhecer mais profundamente do que em relacionamentos casuais, e aprender como abordar e resolver divergências. O domínio dessas capacidades leva ao aumento da estabilidade e da durabilidade de um relacionamento.[15]

Aumentar o envolvimento com um parceiro romântico também pode interferir na construção da identidade pessoal, uma luta que continua a caracterizar os laços românticos da vida adulta emergente.[1] Nesse novo nível de intimidade, relacionamentos românticos consolidados trazem como desafio o conflito entre quem cada um é na relação: a identidade de um e a identidade do casal. Faz-se necessário desenvolver a capacidade de os parceiros negociarem necessidades próprias e do outro que possam solidificar ainda mais um relacionamento e transformá-lo em uma das mais importantes fontes de apoio na vida do indivíduo.[15]

À medida que os adolescentes passam de encontros românticos superficiais para relacionamentos mais estáveis, suas atividades românticas tendem a se transformar. O tempo que eles dedicam aos seus parceiros românticos, particularmente quando os casais se tornam mais exclusivos em suas interações, traduz-se em menos tempo gasto com a família e amigos íntimos. O aprofundamento da intimidade diminui a necessidade de apoio emocional e busca de conselhos de amigos e pais. Isso pode ser um ajuste difícil para amigos íntimos, especialmente se eles mesmos não estiverem envolvidos em um relacionamento romântico. Mais difícil ainda para os pais, que entram em uma nova fase da paternidade. Os namorados também podem ressentir-se dos parceiros quando estes gastam seu tempo com amigos. É saudável os pares aprenderem que, juntos ou separados, a intimidade permanece.

Etapa 4: Adulto emergente

Seria razoável supor que os adultos emergentes – dos 18 aos 25 anos[8] – já desenvolveram as competências necessárias para estabelecer relações íntimas de longa duração. De fato, pelo menos implicitamente, o próximo passo no desenvolvimento romântico é um compromisso com uma parceria de longo prazo. No entanto, as evidências atuais mostram que muitos adultos emergentes tendem a flutuar entre relacionamentos ou a se envolver em encontros sexuais e românticos curtos.[15] A quarta etapa é composta pela tarefa de coordenar o compromisso diádico com os planos de vida individuais. Durante esse estágio – e em resposta a dilemas da vida real –, os parceiros precisam se conscientizar da interdependência entre compromissos românticos e aspirações de cada um. A capacidade de negociar e lidar com essa interdependência fortalece o casal. Somente após essa tarefa ser alcançada que o compromisso de longo prazo é possível.[15]

Os relacionamentos descompromissados e com baixa interação emocional costumam ocorrer na fase do adulto emergente, envolvendo parceiros recém-conhecidos ou amigos casuais, ingestão de álcool e flerte que varia de beijos até relações sexuais. Embora os jovens frequentemente relatem que desejam um comprometimento, não há intenção de que isso ocorra em um futuro próximo. Em uma era de maior liberdade sexual, as conexões fluidas podem ser uma forma de os adultos jovens satisfazerem suas necessidades sexuais em um momento em que não são capazes de se comprometer por um tempo maior.

No entanto, o adiamento do compromisso com uma parceria de longa duração não significa que alguns jovens não o façam mais cedo. No Brasil a idade mínima para se casar legalmente é 15 anos (há proposta para ser a partir dos 16 anos). As estatísticas do registro civil mostram tanto casamento quanto união consensual de adolescentes dos 15 aos 19 anos.[10]

TIPOS DE RELACIONAMENTO AFETIVO-SEXUAL

Nos últimos anos, na sociedade contemporânea industrializada, observa-se uma série de mudanças culturais e sociais que tiveram um efeito profundo nos relacionamentos amorosos. Essa mudança é orientada para uma diminuição da diferenciação entre papéis masculinos e femininos, por meio de uma redução dos estereótipos e da adoção de certas características antes consideradas do sexo oposto, como a participação na força de trabalho, divisão das tarefas no lar e sexualidade.[22] A noção do que constitui um funcionamento bem-sucedido em um relacionamento romântico é socialmente construída.[11]

Os relacionamentos dos adolescentes possuem graus de intensidade diferentes em relação a paixão, intimidade e comprometimento. A forma como ocorrem os relacionamentos românticos encontra-se em intensa modificação, e varia porque as pessoas têm vivências e concepções de vida diferenciadas. Embora menos formal que em épocas anteriores, os relacionamentos românticos continuam sendo um aspecto importante da vida social do adolescente, contribuindo de maneira única para o desenvolvimento.[3]

A "liberdade" tornou-se um padrão para classificar os relacionamentos. Formas de exploração de intimidade física ocorrem com muita frequência. Nos discursos dos jovens, observa-se a presença de diferentes sentidos atribuídos ao relacionamento amoroso, configurando-se muitas similaridades e algumas especificidades.[13] Embora as gírias possam ajudar os pesquisadores a se conectar com determinados grupos de adolescentes, há um risco na sua utilização, porque a linguagem adolescente é muitas vezes mutável e localizada em grupos específicos; o que funciona em uma configuração, pode não funcionar em outra.[22]

A seguir estão relacionadas algumas formas de encontro afetivo-sexual,[23-25] entretanto, cabe ressaltar que os grupos sociais, de acordo com o contexto em que estão inseridos, podem definir de forma diferente ou ter outro nome para os relacionamentos.

- **Pegar:** um ato espontâneo, sem compromisso, centrado mais no interesse físico e motivado pela beleza ou pela sensualidade,[13] que não requer repetições. É um relacionamento muito rápido (minutos, mesmo), envolvendo abraço, amasso e/beijo. Muitas vezes os envolvidos não sabem o nome do outro e não se preocupam em encontrar-se novamente. As festas costumam ser o espaço de *pegação*, onde é possível beijar muitas pessoas. Em geral, não envolve sexo. Mas em alguns contextos, ou entre adultos emergentes, este pode ser o nome para sexo sem compromisso. O *peguete* é a pessoa com quem se mantém um relacionamento ocasional e sem compromisso, que "pegou em uma balada e rolou uns beijinhos". Um acessório importante em algumas festas, como o carnaval, é a "chupeta" ou apito em forma de lábios, uma maneira dos jovens protegerem-se de beijos fortuitos.

- **Ficar:** É caracterizado pelo relacionamento onde os jovens possuem intimidade e proximidade, porém não existe envolvimento familiar e, de certa forma, não requer compromisso sério. Para muitos, a relação sexual estará presente; para outros, é como o *pegar*, só que um pouco mais demorado, podendo durar toda a balada. A motivação é somente a diversão, curtição, passar o tempo, sem obrigações, sem cobranças, sem dar satisfação, entre amigos e conhecendo pessoas diferentes: basta conhecer a pessoa, bater um bom papo, caso surja interesse mútuo, pode-se beijar, abraçar... O *ficar* favorece o aprendizado de uma sexualidade não restrita à genitalidade, permitindo a exploração dos papéis sexuais.[13]

Em um estudo realizado em dez capitais brasileiras, o *ficar* e o *pegar* foram comuns, misturando-se e caracterizando-se principalmente por encontros efêmeros em festas, boates e "micaretas", em que os jovens podem ou não se conhecer previamente. Segundo os entrevistados, não há envolvimento afetivo e seus pais não têm conhecimento desses tipos de relação.[13] Para alguns jovens, *pegar* e *ficar* são sinônimos.

Não se costuma postar fotos dos *ficantes*, pois isso demonstraria um comprometimento, que não é o desejado. Importante anotar que não se trata de um relacionamento exclusivo, mas uma oportunidade para seleção de futuros parceiros fixos. Pode funcionar como uma transição para o namoro, o par evoluindo para "ficante sério", "ficar importante", "ficante fixo" ou "fixante", quando pode haver conversas sobre a vida de cada um e exclusividade. Os encontros se dão entre amigos (em festas, ou outros momentos em que os amigos se encontram), ainda sem envolvimento familiar. Os *ficantes* sentem-se atraídos um pelo outro e não estão prontos para um compromisso. Entende-se compromisso como falar para a família que está saindo com alguém.

Em um estudo brasileiro nas cinco regiões, observou-se que, em média, os adolescentes costumam *ficar* a partir dos 12 anos.[13] Os dados do estudo citado também revelaram que o número médio de pessoas com quem os meninos (os participantes da pesquisa tinham de 15 a 19 anos) já *ficaram* (17,3 pessoas) é superior ao das garotas (15,3).[13]

- **Rolo:** Para alguns, rolo é o "ficar sério". Os jovens encontram-se, até combinam os encontros, denotando um relacionamento de maior duração. Este situa-se entre o *ficar* e o *namorar*; ainda não chegou ao conhecimento da família,[13] mas parece haver uma exclusividade e uma tentativa de estabelecer um compromisso com o parceiro.

Alguns jovens entendem *rolo* como enganar, ficar com alguém e com outro ao mesmo tempo. Outros entendem como um namoro que não está dando muito certo, que *está enrolado*.

- **Namorar:** Uma relação mais afetiva, envolvendo responsabilidade, lealdade, respeito com o sentimento do outro e publicidade (o casal compartilha com os outros, especialmente com os pais, que estão neste relacionamento). Pode ser uma continuidade do *ficar*. A liberdade de se relacionar com outras pessoas costuma não estar presente, denotando a exclusividade, ganhando contornos de maior compromisso. No estudo de Souza, Amaral e Schoen-Ferreira,[26] foi observado que 93% dos adolescentes valorizavam a fidelidade em um relacionamento amoroso.

Namorar denota um fortalecimento de confiança e cumplicidade e que, no desenvolvimento da intimidade, ocorre relações mais íntimas, de natureza emocional e/ou sexual. Os jovens esperam que este tipo de relacionamento seja marcado pelo compromisso, respeito, responsabilidade, confiança, fidelidade e cultivo de sentimentos mais profundos entre o casal. Nessa faixa etária, é referida a existência de marcos simbólicos no namoro, como o uso de *aliança de compromisso*. Alguns sentimentos negativos, como ciúme, controle, desconfiança e medo de traição tendem a ser suscitados ou exacerbados no contexto do namoro.[13] O envolvimento excessivo no namoro, ou troca muito grande no número de parceiros em um curto espaço de tempo, são duas questões associadas a pior funcionamento psicossocial.[19]

Em um estudo brasileiro, a média de idade para início do namoro entre os pesquisados (adolescentes de 15 a 19 anos) foi de 14 anos.[13] No estudo de Souza et al.,[26] quase um terço dos adolescentes informaram estar namorando.

INTERNET

Na contemporaneidade, surgiu um novo espaço para os relacionamentos afetivos: as redes sociais. São consideradas como um espaço livre e de maior comunicação, facilitando os encontros, tanto do tipo *ficar* quanto *namorar*. O uso do celular, especialmente para trocar mensagens, é uma atividade comum aos adolescentes, pois é de posse individual e costuma ter senha, tornando as conversas mais sigilosas.

As redes sociais ampliam a possibilidade de experimentação das relações entre os adolescentes, longe do controle paterno, e podem servir como forma para conhecer melhor o parceiro, aproximar-se, construir uma amizade, inclusive levando a relação a patamares de maior compromisso.[13] A mudança de status de relacionamento (solteiro, em um relacionamento sério, em um relacionamento aberto, em um relacionamento complicado...) na mídia social é uma importante forma de publicidade para os pares. Entretanto, essas mídias

sociais podem servir para a postagem de informações muito pessoais ou mentiras a respeito de alguém. Também podem favorecer o controle excessivo do parceiro, inclusive por meio do rastreamento da localização do outro, usando a tecnologia dos *smartphones*.

INFLUÊNCIAS NO TIPO DE RELACIONAMENTO

As etapas do desenvolvimento do relacionamento amoroso, a transição de um tipo de relação para outro e as formas de relacionamentos afetivo-sexuais entre os jovens nem sempre são claras e explícitas, representando diversas formas de experimentação. A expansão e a popularização na mídia dessas formas fluidas de relacionamento as tornam um importante canal de disseminação e de reforço das formas de portar-se e de relacionar-se amorosamente,[13] incluindo programas de televisão e blogs populares. O objetivo de uma ou outra forma de relacionamento é, além da aprendizagem de habilidades sociais interpessoais e descoberta da própria sexualidade, evitar a frustração e o sofrimento.[13]

Os valores pessoais e familiares definem as vantagens e desvantagens desses tipos de relacionamento. Nem todos os jovens aderem à prática do *pegar* e do *ficar*, considerando essas formas como superficiais, desrespeitosas e com pouco envolvimento afetivo, vendo vantagens em namorar pensando em um compromisso futuro. Os adolescentes identificam a religiosidade como um parâmetro de como se comportar para escolher um parceiro e para criar vínculos amorosos. Kimmel e Weiner[2] colocam que, embora a puberdade seja um fator desencadeador dos interesses românticos, o *namorar* está mais determinado pelas normas culturais do que pelo desenvolvimento biológico.

As experiências amorosas dos adolescentes podem ser classificadas observando os polos opostos dos relacionamentos: compromisso e descompromisso; longa duração e curta duração; intimidade sexual e superficialidade sexual; envolvimento afetivo e pouca atenção à afetividade; e exclusividade e sem uma pessoa especial. Estar em um desses polos pode sinalizar uma dificuldade pessoal, por exemplo, trocar constantemente de parceiro denota problemas para progredir nas fases do envolvimento romântico atrapalhando a conquista da maturidade emocional ou estar com um parceiro exclusivo em tenra idade pode atrapalhar a formação de vínculos de amizade. Expressões de cuidado que poderiam ter atraído originalmente um parceiro podem, após algum tempo, serem percebidas como uma propensão ao controle e tornar-se uma fonte de tensão para o relacionamento e sua estabilidade.[16]

SEXUALIDADE

Os adolescentes estão mais abertos em relação às questões sexuais do que as gerações anteriores. Consideram o comportamento sexual mais uma questão privada do que pública. Seus pontos de vista morais são mais relativistas e menos valorativos. O modelo do duplo padrão (relação pré-matrimonial é permitida – e até desejada – para o homem, e abstinência até o casamento para a mulher) não prevalece, sendo as relações sexuais consideradas adequadas para ambos os sexos sob certas condições, particularmente se a relação é estável. Parece haver uma consciência crescente da importância do sexo para relacionamentos estáveis e de longo prazo, junto com a crença de que o sexo precisa do contexto de um relacionamento para ser significativo.[22] Ressalta-se que diferentes grupos sociais ou religiosos adotam normas culturais distintas sobre padrões de intimidade durante a adolescência e estilos de comportamento afetivo-sexual.

O início da vida sexual pode ser considerado um marco na vida reprodutiva de qualquer individuo. A sexualidade está presente desde o nascimento e acompanha toda existência do indivíduo, podendo concretizar-se de diferentes formas em cada momento da vida. A adolescência é o período em que a experimentação da sexualidade é uma dimensão que adquire uma nova expressão.[26] Esse tema ocupa um lugar de pouca importância no interesse das conversas,[27] sendo mais importante conversar sobre um assunto mais amplo, dentro do "relacionamento amoroso", que inclui namoro, relacionamento afetivo e questões relativas ao sexo oposto.

Existe uma variação no comportamento dos adolescentes, tanto no fato de serem ou não sexualmente ativos, quanto no momento em que iniciam sua atividade sexual. No estudo de Souza et al,[26] na cidade de São Paulo, observou-se que metade dos adolescentes (dos 10 aos 19 anos) possuía vida sexual ativa, ou seja, não eram todos. A média da idade da primeira relação sexual dos adolescentes foi de 15 anos. A idade da sexarca para as meninas foi significativamente mais alta que para os meninos. A cultura pode estar influenciando neste marco, pressionando os meninos a iniciarem mais cedo que as meninas, ao mesmo tempo em que pressiona as meninas para postergarem a primeira relação sexual.

Em outro estudo, realizado em um ambulatório específico para adolescentes na capital paulista, 82,09% informaram não terem tido atividade sexual (idade média: 13,46 anos) e 11,41%, tiveram atividade sexual (idade média: 16,07%), mostrando que relacionamento sexual ocorre com a trajetória do desenvolvimento. Dos que tinham atividade sexual, a idade da primeira relação variou dos 11 aos 18 anos (média: 14,44 anos); em média 2,97 anos após a menarca (média=11,31 anos) e 1,93 anos após a primeira ejaculação (média=12,6 anos).[28]

Um estudo em Porto Rico[29] identificou alguns fatores associados ao início precoce da relação sexual, como a falta supervisão dos pais, a dificuldade de discutirem seus problemas com a família e baixa escolaridade. Atividade sexual precoce também esteve associada à visita a sites com conteúdos adultos. Os resultados sugerem o papel fundamental dos pais e da família na prevenção de comportamentos de risco para o

HIV entre adolescentes em termos de retardar o início sexual. No geral, os adolescentes que adiaram a atividade sexual eram aqueles que tinham maior apoio, supervisão e envolvimento dos pais nas suas vidas.

AS DIFERENÇAS ENTRE OS SEXOS E FASES ROMÂNTICAS

Meninos e meninas adolescentes diferem na medida em que a sexualidade é um motivador-chave de suas experiências românticas, embora apresentem poucas diferenças em relação à trajetória das etapas do relacionamento amoroso. As meninas normalmente começam mais cedo a apresentar interesses românticos. Também são elas que costumam ditar o tom emocional do relacionamento, pois têm mais facilidade em lidar com os sentimentos, buscam mais intimidade nas relações e oferecem apoio as pessoas desde a infância.

Os relacionamentos românticos ideais dos meninos, frequentemente, incluem um componente sexual significativo. No início da adolescência, quando as mudanças físicas da puberdade estão ocorrendo, há uma acentuada diferenciação na identidade feminina e masculina, com os meninos aderindo mais de perto ao estereótipo da masculinidade que enfatiza comportamentos instrumentais e meninas aderindo mais ao estereótipo da feminilidade que enfatiza comportamentos e papéis expressivos. No final da adolescência, com o desenvolvimento da amizade entre os sexos e alguma experiência com encontros românticos, o estereótipo do papel de gênero costuma diminuir.[22]

No estudo com adolescentes brasileiros, foi observado que mais meninos dos 15 aos 19 anos afirmaram "ficar com alguém sem compromisso".[13] "Sair com amigos para paquerar ou azarar" e "ficar com ou namorar pessoas diferentes" também foram mais relatados pelo grupo masculino. Já as meninas destacaram a importância da relação com apenas uma pessoa.[13] Giordano et al.[3] colocam que os meninos são encorajados a reprimir seus sentimentos e emoções mais ternos, levando a um discurso competitivo e a uma forma de agir que limita a intimidade de desenvolvimento. As meninas, em contraste, concentram-se no romance e aquelas que são sexualmente ativas, fora dos parâmetros de intimidade e compromisso, são condenadas pelos pares do mesmo sexo. Em contraste, meninos adolescentes encorajam outros a buscar ativamente encontros puramente sexuais com meninas.

A questão da identidade de gênero (o gênero que um indivíduo acredita que ele ou ela é psicologicamente) não deve ser confundida com orientação sexual (um padrão consistente e duradouro de desejo sexual para indivíduos do mesmo sexo, do outro sexo ou ambos os sexos) e comportamento do papel sexual (a medida em que um indivíduo comporta-se de maneira tradicionalmente masculina ou feminina).[30] Nas relações com os pares, os jovens que expressam sua homossexualidade podem sofrer preconceitos, rejeição dos colegas e violências, sentindo que não existe liberdade para se expressarem. Em resposta à situação culturalmente repressiva, muitos se calam, buscam espaços mais restritos para se relacionar ou se envolvem com parceiros somente na vida adulta.[13] Recentemente, mais estudos têm focado a atenção na homossexualidade na adolescência, mostrando as dificuldades encontradas por adolescentes de minorias sexuais no processo de construção da identidade, no desenvolvimento da intimidade e sexualidade: eles são forçados a resolver essas tarefas de desenvolvimento sem o mesmo grau de apoio social como seus pares heterossexuais.[30] Adolescentes e jovens, independentemente de sua orientação sexual, buscam segurança e afeto nas relações amorosas.[13]

CONSIDERAÇÕES FINAIS

O processo de desenvolvimento do adolescente inclui o surgimento das relações amorosas. A qualidade de um relacionamento romântico costuma ser indicada pelo sentimento de paixão, desenvolvimento da intimidade e comprometimento entre os parceiros. Vale ressaltar a importância desses relacionamentos para aprimorar habilidades sociais como a identificação de diferenças do casal e a resolução de conflitos. Dessa forma, os relacionamentos românticos podem ser descritos como positivos, proporcionando ao adolescente uma sensação de proximidade, apoio, segurança e maturidade.

Em seus estágios iniciais, as relações amorosas são frequentemente romantizadas e descritas em termos de idealismo e fascinação. É importante reconhecer que leva tempo para o adolescente desenvolver a maturidade no relacionamento romântico, pois envolve os diversos aspectos do ser humano que está em desenvolvimento (puberal, cerebral, social, emocional, cognitivo) e da experiência em encontros românticos.

A atitude saudável em relação aos amores e a sexualidade mostra um conjunto de imagens que espelham diferentes formas de estar em um relacionamento romântico, como em um caleidoscópio. Entender a adolescência como um período de crescimento físico, social e emocional, dentro de um contexto permeado por valores e expectativas familiares e culturais, permite o não-engessamento desta fase. As relações românticas entre adolescentes são um contexto propício para desenvolver habilidades de comunicação e administração das emoções, contribuindo para um melhor conhecimento sobre si mesmo e sobre os outros, rumo à maturidade.

TÓPICOS IMPORTANTES

Relações Amorosas

Relacionamentos românticos:

- Nova empreitada para os jovens;
- Exige a expressão de sentimentos emergentes de paixão, amor e sexualidade;

- Envolve a consciência de seus desejos sexuais, aceitar-se como seres sexuais e aprender a expressar esses sentimentos e fantasias de maneira aceitável.

Funções do encontro romântico:

- Seleção de parceiro;
- Diversão;
- Experimentação sexual;
- Companheirismo.

Componentes do amor:

- Paixão;
- Intimidade;
- Comprometimento.

Etapas do relacionamento romântico:

- Início das atrações românticas;
- Explorando os relacionamentos românticos;
- Consolidando os laços românticos diádicos;
- Adulto emergente.

Tipos de relacionamento afetivo-sexual:

- Pegar;
- Ficar;
- Rolo;
- Namorar.

REFERÊNCIAS BIBLIOGRÁFICAS

1. Connolly J, McIsaac C. Romantic Relationships in Adolescence. In Underwwod M, Rosen L (Eds.). Social Development: Relationships in Infancy, Childhood, and Adolescence. New York: The Guilford Press; 2011.

2. Kimmel DC, Weiner IB. La adolescencia: una transición del desarrollo. Barcelona: Ariel Psicología; 1998.

3. Giordano PC, Manning WD, Longmore MA.. An Emerging Portrait of their Nature and Developmental Significance. In Booth A, Crouter AC, Snyder A (Eds.), Romance and Sex in Adolescence and Emerging Adulthood: risks and Opportunities. New York: Routledge; 2016.

4. Brenner AK, Dayrell J, Carrano P. Culturas do Lazer e do tempo livre dos jovens brasileiros. In Abramo HW, Branco PPM. Retratos da Juventude Brasileira: Análises de uma pesquisa nacional. São Paulo: Fundação Perseu Abramo; 2005.

5. World Health Organization. Health for the World's Adolescents: A second chance in the second decade. Genebra,Suíça: WHO; 2014. http://apps. who.int/adolescent/second-decade/.

6. Schoen TH. Questões de Saúde na Adolescência e suas implicaçõesnas tarefas desenvolvimentais. In: Dias E, Barbosa L, Luna R. (editors). Psicologia: Perspectivas em Educação e em Saúde. 1st ed. Jundiaí-SP: Paco Editorial; 2013. p. 37-50.

7. Havighurst RJ. Human Development and Education. New York: Longmans, Green and Co; 1957.

8. Arnett JJ. Adolescence and emerging adulthood: A cultural approach. Boston: Pearson;2013.

9. Collins WA. More than myth: The developmental significance of romantic relationships during adolescence. Journal of Research on Adolescence, 2003, 13(1): 1–24.

10. IBGE. Estatísticas do Registro Civil. (D. de P. IBGE, Ed.). Rio de Janeiro: IBGE; 2016. https://www.ibge.gov.br/estatisticas-novoportal/sociais/populacao/9110-estatisticas-do-registro-civil.html?=&t=sobre

11. Coontz S. Romance and sex in adolescence and emerging adulthood. In Both A, Crouter AC, Snyder A (Eds.). Romance and Sex in Adolescence and Emerging Adulthood: risks and Opportunities. New York: Routledge; 2016.

12. Santrock JW. Adolescência. 8th ed. Rio de Janeiro: TLC; 2003. 385 p.

13. Ribeiro FML, Avanci JQ, Carvalho L, Gomes R, Pires TO. Entre o "Ficar" e o Namorar: Relações afetivo-sexuais. In Amor e violência: um paradoxo das relações de namoro e do "ficar" entre jovens brasileiros;Rio de Janeiro: Fiocruz; 2011.

14. Meier A, Allen G. Romantic Relathionships from Adolecence to Young Adulthood: Evidence from the National Longitudinal Study of Adolescent Health. The Sociological Quarterly,2009, 50(2): 308–335.

15. Shulman S, Connolly J. The Challenge of Romantic Relationships in Emerging Adulthood: Reconceptualization of the Field. Emerg Adulthood. 2013;1(1): 27-39.

16. Shulman S, Mayes LC, Cohen TH, Swain JE, Leckman JF. Romantic attraction and conflict negotiation among late adolescent and early adult romantic couples. J Adolesc, 2008; 31(6): 729-745.

17. Paik A. Adolescent Sexuality and the Risk of Marital Dissolution. Journal of Marriage and Family,2011, 73(2): 472-485.

18. Aronson E, Wilson TD, Akert RM. Psicologia Social. 3rd ed. Rio de Janeiro: LTC; 2002.

19. Madsen SD, Collins WA. The Salience of Adolescent Romantic Experiences for Romantic Relationship Qualities in Young Adulthood. Journal of Research on Adolescence,2011, 21(4): 789-801.

20. Fisher HE. Broken Hearts: The Nature and Risks of Romantic Rejection. In Booth A, Crouter AC, Snyder A (Eds.). Romance and Sex in Adolescence and Emerging Adulthood: Risks and Opportunities.New York: Routledge; 2016.

21. Valverde BSCL, Vitalle MSS, Sampaio IPC, Schoen TH. Survey of behavioral/emotional problems in an adolescent outpatient service.

Paidéia (Ribeirão Preto) [online]. 2012, vol.22, n.53, pp.315-323. ISSN 0103-863X. http://dx.doi.org/10.1590/S0103-863X2012000300003.

22. Zani B, Cicognani E. Sexuality and intimate relationships in adolescence. In: Jackson S, Goossens L, editors. Handbook of Adolescent Development. East Sussex, Inglaterra: Psychology Press; 2008. p. 419.

23. Costa C. Ficar, pegar, enrolar ou namorar? Qual deles você se encaixa? http://www.folhavitoria.com.br/entretenimento/blogs/bota-pra-balancar/2014/07/28/ficar-pegar-enrolar-ou-namorar-qual-deles-voce-se-encaixa/; 2016.

24. Minha Vida. Ficando 44; de rolo ou namorando? Retrieved from https://www.minhavida.com.br/bem-estar/materias/560-ficando-44-de-rolo-ou-namorando;2006.

25. Palmetal. Pegar, ficar, ficar sério... entenda como funcionam os relacionamentos atuais no Rio de Janeiro; 2015. https://blog.palmetal.com.br/pegar-ficar-ficar-serio-entenda-como-funcionam-os-relacionamentos-atuais-no-rio-de-janeiro/#.W5QtitJKgdV.

26. Souza ALDB, Amaral AP, Schoen-Ferreira TH. Efeitos de um programa sobre sexualidade no conhecimento e comportamento sexual de jovens com idade entre 15 e 20 anos. Rev Bras Sex Humana, 2011; 22(2): 158-170.

27. Calazans G. Os jovens falam sobre sua sexualidade e saúde reprodutiva: elementos para reflexão. In Abramo HW, Branco PPM. Retratos da Juventude Brasileira: Análises de uma pesquisa nacional. São Paulo: Fundação Perseu Abramo; 2005.

28. Schoen TH, Benjamin PDA, Bento IEF, Farias JS. Iniciação sexual na adolescência. Sociedade Brasileira de Psicologia, Fortaleza; 2016.

29. Vélez-Pastrana MC, González-Rodríguez RA, Borges-Hernández A. Family functioning and early onset of sexual intercourse in latino adolescents. Adolescence, 2005; 40(160): 777-791.

30. Ryan C, Huebner D, Diaz RM, Sanchez J. Family Rejection as a Predictor of Negative Health Outcomes in White and Latino Lesbian, Gay, and Bisexual Young Adults. Pediatrics. 2009;123(1): 346-352.

59 Adolescentes com Necessidades Especiais

Maria Luiza Gomes-Machado
Teresa Helena Schoen

Adolescentes com necessidades especiais fazem parte de um grupo de pessoas com características próprias, que requerem cuidados e educação específicos em virtude de limitações físicas, motoras, sensoriais, cognitivas, de linguagem ou altas habilidades. Tais pessoas necessitam de recursos, ferramentas ou suportes especiais para realizarem o que os indivíduos típicos fazem de forma autônoma no dia a dia, bem como para desenvolverem seu potencial.

A Constituição Brasileira, no seu Artigo nº 208, estabelece que deve haver atendimento educacional especializado às pessoas com deficiência, preferencialmente na rede regular de ensino, com acesso aos níveis mais elevados de educação formal, da pesquisa e da criação artística, segundo a capacidade de cada um. Ao garantir às pessoas com deficiência diversos direitos, a Constituição Federal tem por objetivo a promoção da igualdade entre os brasileiros.

Os efeitos da deficiência, da doença crônica ou da dor crônica na adolescência são diversos, muitas vezes, influenciando todos os aspectos da vida do sujeito. É necessário levar em consideração que os adolescentes por si só configuram-se elementos vulneráveis à violência e, quando somado à deficiência, o problema potencializa-se necessitando de maiores investigações na área para subsidiar e fortalecer as políticas públicas e as instituições que lidam com esta parcela da população.[1] A literatura e a intervenção concentram-se, na maioria das vezes, nas crianças ou nos adultos, com poucas informações sobre o desenvolvimento do adolescente ou intervenções neste estágio do ciclo vital.[2]

Os jovens com deficiência podem vivenciar a transição da adolescência de forma qualitativamente muito diferente da vivida por adolescentes com desenvolvimento típico, pois geralmente experimentam transições adicionais em sua vida,[3] em particular, quando em relação ao corpo e ao relacionamento com o grupo de pares. Esses mesmos autores colocam que as pessoas com deficiência, neste período de transição da adolescência, terão dificuldades em algumas tarefas desenvolvimentais,[4] como:

1. Aceitar o próprio corpo e usá-lo de forma eficaz;
2. Estabelecer relações sociais mais maduras com os pares de ambos os sexos;
3. Desenvolver o papel social de gênero;
4. Alcançar a independência emocional dos pais e de outros adultos;
5. Escolher uma ocupação e preparar-se para a mesma;
6. Preparar-se para o matrimônio e a vida em família, por exemplo.

Talvez não consigam deixar o lar paterno, tenham dificuldades em encontrar um emprego ou em manusear dinheiro, é possível, inclusive, que muitos não adquiram uma independência legal. A ONU e o Brasil reconhecem que as pessoas com deficiência possuem direito à autonomia e à independência e precisam ter garantida a liberdade de poderem fazer suas próprias escolhas.[5] Um produto, seja ele um espaço arquitetônico, uma ferramenta, material didático ou uma mensagem, baseado no desenho universal, deve ser acessível para todas as pessoas, independente de suas características pessoais, idade, ou habilidades. Portanto, muito deve ser feito em prol da inclusão de todos à sociedade. Entretanto, o ingresso e permanência na escola pode ser mais estressante e exigente para as alunos com deficiência, em comparação com os pares sem deficiência.[6]

Barron et al.[3] comentam que as pessoas com deficiência correm maior risco de abuso por parte de outras pessoas, como estranhos, colegas da escola ou mesmo familiares. Este abuso pode tomar muitas formas, desde intimidação e abuso verbal pelos pares até abuso sexual no próprio seio familiar.

Este capítulo contemplará a Deficiência Intelectual.

A deficiência intelectual (DI) consiste em uma limitação significativa tanto no **funcionamento intelectual** quanto no **comportamento adaptativo**; é a limitação que se expressa nas habilidades **conceituais**, **sociais** e **práticas**, com origem antes dos 18 anos de idade. Essa definição é fruto de um longo percurso que visa minimizar os preconceitos sociais e teóricos que incidem sobre a pessoa com DI. É um conceito que pressupõe uma analise cuidadosa do desenvolvimento do indivíduo por meio das habilidades adaptativas, uma vez que na medida em que suas defasagens forem detectadas, mais apropriadamente lhe serão fornecidos suportes e apoios para melhor adaptabilidade social.[7]

Interessante discutir a que aspectos do comportamento reportam-se as habilidades acima citadas (conceituais, sociais e práticas), para um melhor entendimento do diagnóstico da DI. Nas **habilidades conceituais** se encontram: habilidades de linguagem receptiva e expressiva, leitura e escrita; conceitos referentes a dinheiro, autodirecionamento. Nas **habilidades sociais**: relações interpessoais, responsabilidade, autoconceito, acatar regras e normas, evitar vitimização, reconhecimento da manipulação. Nas **habilidades práticas**: atividades de vida diária (comer, higiene, vestir-se, locomoção, medicar-se etc.), instrumental para realização dessas atividades (como e quando preparar as refeições, o mesmo com relação à medicação, ao telefone, ao transporte, na realização das atividades domésticas, na gestão do dinheiro, na manutenção de um ambiente seguro, na relação com as questões de emprego). Portanto, a DI refere-se a um estado de funcionamento e não a uma condição da pessoa.[7]

Ao se analisar o desempenho do sujeito com o objetivo de verificar a existência de limitações nas habilidades adaptativas, devem-se levar em consideração os contextos comunitários típicos de seus pares de mesma cultura.[8] Por exemplo, uma pessoa do campo, da área rural, não apresentará o mesmo funcionamento quando inserida num contexto urbano com pessoas que cresceram na cidade, e vice-versa. Assim, a deficiência intelectual "não é um traço absoluto expresso somente pela pessoa, mas uma expressão do impacto funcional da interação entre a pessoa com limitação intelectual e suas habilidades adaptativas e o ambiente que a cerca".[9]

Verdugo e Bemejo[0] afirmam que se deve pensar na pessoa com DI considerando-se a pessoa em primeiro lugar e não a condição apresentada por ela, como se faz com qualquer outro indivíduo na nossa sociedade. Com este propósito, é válido realçar que a designação "pessoa com deficiência intelectual" tem sido contundente na maneira de se entender o funcionamento apresentado pela pessoa. Essa abordagem diminui os efeitos nocivos de nomeações passadas, conferindo maior respeito à pessoa com deficiência.[11,12]

Atualmente, o critério diagnóstico da deficiência intelectual já não se fundamenta exclusivamente no Quociente Intelectual – QI. Gomes-Machado[12] buscou demonstrar que, quando capacitadas, com os suportes e apoios adequados às suas necessidades, essa população tem inúmeras possibilidades e grandes chances de desenvolvimento, com a consequente viabilização de uma vida social mais saudável. Nesse estudo, a pesquisadora ainda afirma a mudança em um padrão de comportamento provoca, geralmente, um efeito dominó na vida da pessoa com DI, ou seja, a partir da mudança em um aspecto comportamental, esta age como causa de transformações em diversos outros pontos do comportamento. Ou seja, na medida em que a pessoa com DI se vê vencendo obstáculos, este acontecimento a fortalece para novas iniciativas. Por exemplo, ao conseguir andar de ônibus sozinho, o jovem com DI tem ampliado o seu espaço de convivência, podendo visitar familiares ou amigos e, até mesmo, conseguir um emprego distante de sua moradia. De tal forma que esta capacidade – andar de ônibus – pode proporcionar o desenvolvimento de outras habiliades, como a social, pois a pessoa com DI agora possui a possibilidade de conviver com pares ou família, sem a mãe, pai ou irmão intermediando. Precisará desenvolver a capacidade de resolver problemas, solucionar conflitos... Enfim, a partir de um comportamento treinado e interiorizado, terá novas demandas e, portanto, a possibilidade do desenvolvimento de um novo repertório comportamental.

A intrínseca relação entre o ambiente e o desenvolvimento humano é destacada por autores que pesquisam a deficiência intelectual.[13-20] Luckasson et al.[21] já consideravam, décadas atrás, que a deficiência é uma expressão das limitações funcionais dentro de determinado contexto social, ou seja, é o reflexo da interação das capacidades intelectuais e habilidades adaptativas com as demandas do entorno e os apoios recebidos ao longo da vida, como esquematizado na Figura 59.1.

Portanto, pensar na deficiência intelectual incide na priorização de três aspectos. Primeiro, o atraso intelectual necessita de uma definição organizada a partir do contexto social, pois não é um traço absoluto da pessoa. Segundo, a definição também deve comportar os tipos de apoios recebidos, pois a pessoa que recebe apoios e suportes apropriados ao longo da vida terá melhor desenvolvimento. Terceiro, os padrões de habilitação colocam em foco as potencialidades e capacidades da pessoa, refletindo o planejamento centrado no indivíduo e visando apoios funcionais comunitários.

A AAIDD[7] vem reforçando a constante correspondência entre as demandas advindas do ambiente e a qualidade de vida das pessoas, sendo o comportamento adaptativo o conceito que integra a DI no aspecto prático da relação entre o sujeito e seu entorno.

Raiça, Gomes-Machado e Prioste,[22] apoiadas no princípio de que jovens com deficiência intelectual, quando bem estimulados e capacitados, podem desenvolver suas aptidões, afirmam que a orientação para as atividades profissionais dos

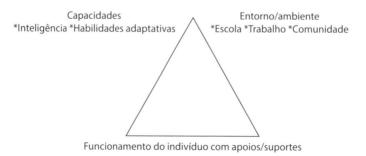

Figura 59.1. *Funcionamento do Indivíduo com Apoios/Suportes.*

adolescentes com DI devem desenvolver-se paralelamente a outros seguimentos do processo educacional. As autoras veêm na educação um meio importante de preparação dos jovens com deficiência intelectual para o mercado de trabalho. Entretanto, referem que os profissionais da educação, por vezes, chegam a demonstrar expectativas bastante reduzidas em relação às pessoas com deficiência intelectual, diminuindo significativamente suas oportunidades na medida em que há uma decréscimo na oferta de oportunidades para que essa população possa vir a adquirir uma maior independência e autonomia pessoal.

Em seus levantamentos, constataram ainda, que o enfoque escolar, quando direcionado somente para a aquisição de habilidades de leitura e escrita, pode vir a obstruir o desenvolvimento de outras habilidades essenciais para que estes jovens possam vir a ser incluídos no mundo do trabalho. Reafirmam, portanto, que fica a cargo do professor, não só enfatizar as aquisições acadêmicas, mas proporcionar ao adolescente com DI um crescimento global, abrindo possibilidades e incentivando-os a frequentarem um programa de capacitação profissional neste fluxo. Isto porquê não ter possibilidades cognitivas para o processo de aquisição de leitura e escrita não quer dizer que esta população tenha que se estagnar. Muito pelo contrário, pessoas com DI podem, quando capacitadas profissionalmente, apresentar desenvolvimento em outras esferas que lhe possibilitarão uma melhor e maior adequação.

Saber ler e escrever é importante não apenas por razões instrumentais, como ler receitas culinárias, seguir sinalização, fazer listas de compras ou escrever cartões de natal, mas também tem enormes implicações em áreas como manter amizades, utilizar o computador e melhorar o trabalho e o lazer.[23,24] O meio social, que atualmente valoriza a alfabetização, determina o efeito de uma deficiência ou de uma capacidade sobre a vida cotidiana de uma pessoa.[25] Muitas pessoas com deficiência intelectual não conseguem ser alfabetizadas e podem ter negadas oportunidades em sua vida.[26] Felizmente, com o avanço da tecnologia, os adolescentes podem se comunicar por outros meios, que a escrita. Estudos têm demonstrado que os participantes com deficiência intelectual (DI) foram capazes de usar dispositivos de mão,[27,28] pois os com *touchscreen* são mais acessíveis e estão mais de acordo com os princípios do desenho universal. Estes dispositivos de toque (como o *iPod Touch, iPads* e outros *tablets* e *smartphones*) têm várias vantagens sobre dispositivos mais antigos em que são usadas a tecnologia convencional e, portanto, seu uso não é estigmatizante.

As pessoas com DI apresentam dificuldade para construir e demonstrar sua capacidade cognitiva, principalmente em escolas tradicionais.[29] Nesse sentido, Raiça et al.[22] consideram que a dificuldade cognitiva pode ser reduzida mediante a reorganização de ambientes de aprendizagem, com práticas pedagógicas colaborativas e contextualizadas, realçando sempre a necessidade dos profissionais da educação superarem os preconceitos socialmente enraizados e refletirem a respeito da temática da inclusão.[30] Logo, esta população necessita não somente de estímulos adequados mas, concomitantemente,

de uma maior credibilidade em suas capacidades, para que assim possam apresentar um desenvolvimento global ainda melhor. Da mesma forma, Silva[25] observa que estratégias de inclusão não são mais aspirações, mas vêm se tornando possibilidades concretas.

Gomes-Machado, Santos, Schoen e Chiari[31] avaliaram os efeitos de um programa de capacitação profissional na vida de pessoas com DI. Em seus achados, constatou-se que a abordagem profissionalizante da capacitação produziu efeitos para além da inclusão profissional, alavancando mudança nos padrões de comportamento da pessoa com DI nos ambientes familiares, comunitários e sociais. As autoras concluiram que, na medida em que o trabalho opera como um elemento organizador da personalidade dessas pessoas, as habilidades por elas desenvolvidas permitem-lhes engajar-se em experiências de vida antes inacessíveis. Por exemplo, a consulta médica das pessoas com DI deve transcorrer de forma semelhante à dos adolescentes típicos, isto porque eles terão informações preciosas a respeito do seu desenvolvimento e sentimentos, que muito contribuirão para o entendimento global do paciente. É imprescindível, também, que se guarde o sigilo profissional, incluindo o momento da consulta sem o responsável. Evidente que trabalhar com o desenho universal será muito útil, pensando na autonomia do indivíduo. No frasco do remédio, por exemplo, pode estar o desenho de um sol, caso o paciente com DI e não-alfabetizado precise tomá-lo pela manhã; de um prato de comida caso o remédio seja ingerido no almoço. E assim por diante, deve-se realizar as adaptações necessárias, que favorecerão o desenvolvimento dessa população rumo à vida adulta independente.

Em levantamento da literatura, pode-se verificar que Glat[32] já alertava que a forma como a pessoa com DI era vista, destacando-se a sua improdutividade, deveria ser totalmente revista. Pois, mesmo com dificuldades de ordem intelectual, essas pessoas podem, sim, apresentar capacidades de aprendizagem de várias atividades, o que lhes proporcionaria uma significativa diminuição no quesito dependência do outro.

A capacitação profissional da pessoa com deficiência intelectual tem por objetivo principal melhorar a sua qualidade de vida. Pois, na medida em que concorre para o aumento de suas possibilidades de discernimento diante da vida, como também para o crescimento de suas habilidades adaptativas, tal desenvolvimento repercutirá em outros setores de sua vida, sabendo cuidar melhor da saúde e manter atitudes responsáveis.[33]

Mediante as colocações e afirmações de vários autores e estudiosos, queremos reiterar que para que a pessoa com DI possa ingaressar com relativo sucesso na próxima fase do desenvolvimento – a vida adulta – necessita que tenha integrado uma capacitação profissional, em que os apoios e suportes lhes sejam fornecidos na medida adequada. Realçamos que a limitação não deve e não pode ser vista apenas como sendo oriunda da pessoa com deficiência intelectual, mas sim também da sociedade, quando se observa nesta limitações e dificuldades para oferecer condições que possibilitem ao adolescente com DI superar barreiras físicas, econômicas, sociais e culturais. Destacando-se que as primeiras e principais barreiras impostas às pessoas com DI decorrem de estigmas e preconceitos construídos socialmente.

Indivíduos com DI encontram dificuldades quando se deparam com a realidade do mundo laboral. Fatores externos tanto às capacitações profissionais quanto às intervenções educacionais muitas vezes solapam os progressos adquiridos. Embora os programas de qualificação profissional procurem abarcar todas as áreas que podem ter influência na inclusão profissional, muitas vezes se deparam com questões alheias a eles que interferem na consecução dos objetivos. Pode ser a família nuclear, que deixa de participar do desenvolvimento do indivíduo com DI, ou a família extensa, a qual não foi alcançada. Outros fatores externos podem intervir nos avanços da pessoa, levando a um caminho para a vida adulta marginalizada.

Muitos fatores podem contribuir para dificultar ainda mais o processo inclusivo da pessoa com deficiência intelectual no mundo do trabalho, dentre eles estão: os estigmas, a falta de preparo dos empregadores e dos funcionários das empresas, como também deve ser realçado o baixo suporte recebido no período de adaptação ao emprego.[31,34] Assim, deve-se pontuar o grande valor da capacitação profissional das pessoas com DI, uma vez que este procedimento capacita-as, efetivamente, para a inclusão no trabalho, como também deve-se valorizar a equipe que realiza esta metodologia, visando desenvolver nesta população hábitos e atitudes responsáveis.[22,31]

Os adolescentes com necessidades especiais e suas famílias demandam um atendimento profissional único. Merecem serem atendidos por profissionais que vêem além da patologia, que enxergem oportunidades e ajudem às famílias e adolescentes a enfrentar os desafios que se apresentam.

TÓPICOS IMPORTANTES

Adolescentes com Necessidades Especiais

Cuidados especiais:
- Limitações físicas e/ou motoras.

Deficiência, dor crônica:
- Limitações sensoriais.

Doença crônica:
- Limitações cognitivas;
- Altas habilidades.

Dificuldades:
- Transições adicionais;
- Tarefas desenvolvimentais;
- Desenho universal;
- Inserção no mundo adulto.

Deficiência Intelectual:
- Habilidades conceituais;
- Habilidades sociais;
- Habilidades práticas.

Consulta Médica:
- Semelhante ao adolescente típico;
- Utilização do desenho universal.

REFERÊNCIAS BIBLIOGRÁFICAS

1. Cavalcante LV, Vieira SC, Silva LMP. Violência contra adolescentes com deficiência: uma revisão integrativa da literatura. Adolescência & Saúde, 13(2): 79-86, 2016.

2. Geraghty ME, Buse DC. The Biopsychosocialspiritual Impact of Chronic Pain, Chronic Illness, and Physical Disabilities in Adolescence. Curr Pain Headache Rep. 2015 Nov;19(11):51.

3. Barron DA, Coyle D, Paliokosta E, Hassiotis A. Transition for children wth intelectual disabilities. Intellectual Disability and Health, 2016, http://www.intellectualdisability.info/life-stages/articles/transition-for-children-with-intellectual-disabilities.

4. Schoen TH. Questões de Saúde na Adolescência e suas implicações nas tarefas desenvolvimentais. In: ETDM Dias, LMG Barbosa, RCM Luna. (Org.). Psicologia: Perspectivas em Educação e em Saúde. 1ed.Jundiaí: Paco Editorial, 2013. P. 37-50.

5. Vergara-Nunes E, Silva COC, Vanzin T. Desenho instrucional acessível: materiais didáticos com desenho universal para acesso de alunos cegos ao conhecimento escolar. Handle.net, 2013, 1-12. Http://repositorio.ufpel.edu.br:8080/handle/123456789/710.

6. Bentley-Williams R, Grima-Farrell C, Long J, Laws C. Collaborative Partnership: Developing Pre-service Teachers as Inclusive Practitioners to Support Students with Disabilities. International Journal of Disability Development and Education, 2016, 1-13.

7. American Association on Intellectual and Developmental Disabilities - AAIDD. Intellectual disability: definition, classification, and system of supports. 11th ed. Washington (DC), 2010: The AAIDD Ad Hoc Committee on Terminology and Classification.

8. Schalock RL. The concept of quality of life: what we know and do not know. J Intellect Disabil Res. 2004 Mar;48(Pt 3):203-16.

9. Schalock RL. Uma nova maneira de pensar a respeito das deficiências e sua avaliação. Congresso Nacional das apaes; 1999; Belo Horizonte. São Paulo: APAE; 1999.

10. Verdugo MA, Bermejo BG. Discapacidad intelectual: adaptación social y problemas de comportamiento. Madrid: Ed. Pirâmide; 2009.

11. Schalock RL, Luckasson RA, Shogren KA, Borthwick-Duffy S, Bradley V, Buntinx WH, et al. The renaming of mental retardation: understanding the change to the term intellectual disability. Intellect Dev Disabil. 2007 Apr;45(2):116-24.

12. Gomes-Machado ML. Efeitos de um programa de capacitação profissional em um grupo de pessoas com deficiência intelectual [tese de doutorado]. São Paulo: Universidade Federal de São Paulo; 2013.

13. Luckasson R, Borthwick S, Buntix W, Coulter DL, Craig EM, Reeve A. Mental retardation: definition, classification and system of supports. 10th ed. Washington (DC): American Association on Mental Retardation; 2002.

14. Omote S. Estigma n]o tempo da inclusão. Rev Bras Educ Espec. 2004;10(3):287-308.

15. Omote S. Inclusão e a questão das diferenças na educação. Perspectiva. 2006;24(3):251-72.

16. Martinelli SA. Inclusão: lazer e participação social sob o olhar de pessoas com deficiência mental e suas famílias [dissertação]. São Carlos: Universidade Federal de São Carlos; 2006.

17. Montobio E, Lepri C. Quem eu seria se pudesse ser: a condição adulta da pessoa com deficiência intelectual. Moreira IP, Ortale F, tradutoras. Campinas (SP): Fundação Síndrome de Down; 2007.

18. Nota L, Soresi S. Ideas and thoughts of Italian teachers on the professional future of persons with disability. J Intellect Disabil Res. 2009 Jan;53(1):65-77.

19. Santos FH, Groth SM, Machado ML. Autonomy markers for Brazilian adults with intellectual disabilities. J Policy Pract Intellec Disabil. 2009;6(3):212-8.

20. Gomes-Machado ML, Chiari BM. Estudo das habilidades adaptativas desenvolvidas por jovens com síndrome de Down incluídos e não incluídos no mercado de trabalho. Saude Soc. 2009;18(4):652-61.

21. Luckasson R, Coulter D, Polloway E, Reiss S, Schalock R, Snell M. Mental retardation: definition, classification and systems of supports. 9a ed. Washington (DC): AAMR; 1992.

22. Raiça D, Prioste C, Gomes-Machado ML. Dez questões sobre a educação inclusiva da pessoa com deficiência mental. São Paulo: Avercamp; 2006. O que é deficiência mental? Como identificá-la; p. 21-33.

23. Forts, A. M. & Luckasson, R. (2011). Reading, writing, and friendship: Adult implications of effective literacy instruction for students with Intellectual Disability. Research and Practice for Persons with Severe Disabilities, 36(3-4), 121-125.

24. Kydland, F., Molka-Danielsen, J., & Balandin, S. (2012). Examining the use of social media tool "Flickr" for impacto on loneliness for people with intelectual disability. NOKOBIT 2012, 253-264. Universitetet i Nordland. 19-21 november 2012, Trondheim, Noruega.

25. Silva, L. M. (2006). A deficiência como expressão da diferença. Educação em revista, 44, 111-133.

26. Agran, M. (2011). Promoting literacy instruction for people with severe disabilities: achieving and realizing a literate identity. Research & Practice for Persons with Severe Disabilities, 36(3-4), 89-91.

27. Davies DK, Stock SE, Wehmeyer ML. Enhancing Independent Time-Management Skills of Individuals With Mental Retardation Using a Palmtop Personal Computer. Mental Retardation: 2002, 40(5), 358-365.

28. Fletcher D, Boon RT, Cihak DF. Effects of the TOUCHMATH Program Compared to a Number Line Strategy to Teach Addition Facts to Middle School Students with Moderate Intellectual Disabilities. Education and Training in Autism and Developmental Disabilities 2010, 45(3), 449-458.

29. Batista, C. A. M., & Mantoan, M. E. (2006). A escola comum diante da deficiência mental. In: C. A. M. Batista & M. E. Mantoan. Educação inclusiva, atendimento educacional especializado para a deficiência mental (pp. 12-14). 2. Ed. Brasília, DF: MEC, SEESP, 2006.

30. Zucchetti, D. T. (2011). A inclusão escolar vista sob a ótica de professores da escola básica. Educação em revista, 27(2), 197-218.

31. Gomes-Machado ML, Santos FH, Schoen T, Chiari B. Effects of Vocational Training on a Group of People with Intellectual Disabilities. Journal of Policy and Practice in Intellectual Disabilities 2016, 13(1), 33–40.

32. Glat R. Integração do excepcional: realidade ou mito? Mensagem da APAE. 1988 Abr-Jun;15(49):11-4.

33. Silva JU, Vitoriano M, Scarabeli M, Coelho Ratsbone SA. Aspectos laborales de la discapacidad intelectual. Cienc Trab. 2009;11(33):135-7.

34. Burge P, Ouellette-Kuntz H, Lysagth R. Public views on employment of people with intellectual disabilities. Journal of Vocational Rehabilitation, 2007, 26, 29-37.

O Adolescente em Busca da Autonomia

Teresa Helena Schoen
Maria Aznar Farias

Autonomia e vínculo são necessidades fundamentais de todos os seres humanos, ligadas à realização pessoal, amadurecimento e ajustamento ao contexto. A autonomia pode ser definida como a capacidade de um indivíduo tomar uma decisão por si próprio e colocá-la em prática. Na adolescência, a autonomia converte-se pela primeira vez em um tema extremamente importante.

Tão importante quanto a autonomia, é a criação e manutenção de vínculos. Neste capítulo consideramos vínculo apenas em seus aspectos positivos, como a sensação de estar ligado aos outros, sendo amado e cuidado, amando e cuidando, ou seja, estabelecendo relacionamentos sociais satisfatórios e positivos com outras pessoas, em geral da própria família, mais especificamente os pais. A ligação entre autonomia e vínculo vai além de uma interação simples. No desenvolvimento típico, esses processos evoluem de uma forma reciprocamente equilibrada, do nascimento a senescência, um facilitando o desenvolvimento do outro de forma mais madura.[1]

ADOLESCÊNCIA COMO PERÍODO DE TRANSIÇÃO

A adolescência é considerada o período de transição entre a infância e a vida adulta.[2] O conceito de transição refere-se à alteração da posição da pessoa no meio ambiente, tendo como resultado uma mudança de papel, do ambiente ou de ambos. No período de transição está embutida a oportunidade para refletir e orgulhar-se das conquistas, para ter esperança em relação ao futuro e novas possibilidades e para descartar ou modificar o que não é mais necessário.

O esquema a seguir interpreta o caminho das modificações ao longo do percurso do desenvolvimento, integrando aspectos biológicos e sociais, da infância até a maturidade (Figura 60.1).[3]

As mudanças, iniciadas pelas alterações pubertárias (modificações hormonais incidindo sobre a criança), integrar-se-ão às experiências vividas no entorno sociocultural no qual o indivíduo está inserido e resultará, em condições normais, no aparecimento de um jovem com características próprias de maturidade.

As mudanças que ocorrem ultrapassam o que pode ser descrito por modificações corporais.[2] Na escola, por exemplo, o aluno passa a ter vários professores quando anteriormente era apenas um. Do mais velho do ciclo, passa a ser o mais novo. Na família ele passa de receptor de atenção e cuidados a um papel mais colaborativo, sendo solicitado a realizar algumas tarefas domésticas (arrumar a cama, lavar a louça, por exemplo), ou ir fazer algumas compras (ir à padaria, ao mercadinho da esquina), ou até mesmo a cuidar de outros membros da família, como irmãos mais novos ou avós, tornando-se um elemento que ajuda no cotidiano da família. Também observam-se modificações em relação às amizades, quando antes eram os pais quem decidiam quando, onde, com quem ou de que brincar, na adolescência passa o próprio jovem a escolher suas amizades e como ocupar o tempo livre. Ou seja, as mudanças estruturais e sociais impactam a vida do adolescente, exigindo que ele emita comportamentos que talvez ainda não tenha desenvolvido e que se torne mais responsável pelos seus atos. Ao mesmo tempo, as mudanças biológicas – tanto pubertárias quanto cerebrais – e o surgimento de novas capacidades cognitivas e físicas também o empurram para querer ampliar seus horizontes sociais e espaciais, motivando-o à autonomia.

Em muitos aspectos, o crescimento consiste em aprender a ser física e psicologicamente independente dos pais ou outros adultos.[4] Pais e filhos precisam aprender essa dança: quando e o quanto apoiar, quando e o quanto deixar voar, ou seja, precisam regular de forma recíproca a independência e busca pela autonomia, com o cuidado e o apoio, a fim de favorecer o amadurecimento. A qualidade do relacionamento

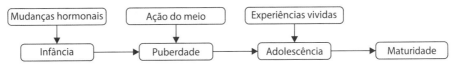

Figura 60.1. *Fluxograma do desenvolvimento (Aznar-Farias, 1999).*

familiar ou de outros grupos sociais em que o adolescente participa (escola, grupo religioso, atividades artísticas – teatro, piano, coral –, escotismo, grupo de amigos...), em especial o apoio dos pais, pode minimizar o sofrimento psíquico do crescimento do indivíduo rumo à autonomia,[1] visto nessa fase ocorrerem tantas mudanças nas exigências do meio.

É muito comum as pessoas identificarem a adolescência pelas suas facetas ruins, desconhecendo toda a grandeza e beleza do período e não valorizando as habilidades e competências que o jovem vai adquirindo à medida que cresce. Dependendo das condições pelas quais o adolescente passa, ou nas quais ele vive, muito provavelmente irá evoluir para um adulto saudável, maduro e feliz, ou pode ser infeliz e sofrer alguma patologia ou as consequências de decisões impulsivas.

DESENVOLVIMENTO DA AUTONOMIA

O desenvolvimento da autonomia responsável não deve começar na adolescência, mas muito antes, na infância. Inicialmente os pais fazem pelo filho, depois com o filho, a seguir supervisionando o filho até que, finalmente, este faça sozinho e por si mesmo. Por exemplo, o cuidador arruma a gaveta de roupas da criança; depois a ensina como dobrar e guardá-las, orientando os movimentos; a seguir supervisionando se a tarefa está sendo realizada de forma adequada, lembrando, orientando; até que, finalmente, o filho seja o responsável por suas propriedades. Este caminho rumo à autonomia autorreguladora e responsável passa pela aprendizagem de inúmeras habilidades e competências.

Fazer pequenas compras parece algo simples para os adultos, entretanto envolve a integração de muitas habilidades: saber ir até o mercado/padaria, ter coragem de ir sozinho, escolher o produto, interagir com o vendedor ou com o caixa, pagar o produto, verificar se recebeu o troco certo... Muitos adolescentes reclamam que:

A. Precisam interagir com o vendedor. É um momento de colocar à prova se desenvolveu habilidades de comunicação. Em geral, os adolescentes sentem muita vergonha, preferindo pegar o produto na prateleira, a ter que pedir a alguém.

Outro motivo de reclamação é:

B. Conferir o troco. Além de precisar rapidamente utilizar a matemática, para eles o pior é se o troco vier errado e precisarem reclamar. Novamente, a interação com o outro, agora para defender um direito, costuma ser uma grande dificuldade.[5] O adolescente defronta-se com algumas inabilidades suas, acreditando que por isso não está apto a "crescer". Sugere-se que os pais passem as tarefas aos poucos, minimizando os motivos de sofrimento, tendo certeza de que cada pequeno passo foi aprendido. Talvez ir ao mercado com um amigo servindo de apoio transitório (não vai com os pais, mas também não vai sozinho), pegar o produto da prateleira, dar o dinheiro no valor certo da compra. Aos poucos, com o apoio dos pais e dos amigos, o adolescente vai superando essas dificuldades e caminha em direção à autonomia.

TAREFAS DESENVOLVIMENTAIS

Pensando no desenvolvimento humano ao longo do ciclo vital, Havighurst[6-8] observou que o indivíduo aprende e desenvolve-se ao longo de sua vida, mas alguns períodos são mais propícios a determinadas aprendizagens que outros. Precisa combinar a necessidade de crescer com as exigências, limitações e oportunidades do ambiente social. Sendo assim, uma tarefa desenvolvimental surge em um determinado período de vida do indivíduo, integrando a maturação biológica, as expectativas da sociedade e as fontes pessoais (habilidades e competências que são pré-requisitos para as novas que serão adquiridas). Caso consiga ser alcançada, é fonte de satisfação e promove o sucesso das tarefas subsequentes, enquanto seu fracasso provoca insatisfação do indivíduo, a desaprovação da sociedade e dificuldades para tarefas futuras. Embora as tarefas sejam universais, caracterizadas por comportamentos e habilidades nos estágios de desenvolvimento, representam, também, um mecanismo social da cultura. Em outras palavras, é uma atividade/habilidade a ser implementada para alcançar um objetivo tanto individual, quanto social, influenciada pela maturação biológica do indivíduo, valores e aspirações pessoais, assim como padrões de comportamento específicos para cada cultura.[8]

Uma das tarefas desenvolvimentais para o período da adolescência observada por Havighurst[6] consiste em alcançar a independência emocional dos pais e de outros adultos. Os adolescentes começam a buscar uma liberdade psicológica: liberdade para serem eles mesmos, para escolherem suas amizades, seus passatempos e interesses e para preservar a intimidade de seus pensamentos, sentimentos e posses. Precisam, também, aprender a tomar decisões e a resolver problemas, devem redefinir suas fontes de força pessoal e ter um movimento em direção à autossuficiência.[7] Entretanto, para que esta tarefa seja cumprida, as outras também precisam estar se desenrolando, como usar o corpo de forma eficaz, estabelecer relações sociais mais maduras com os pares de ambos os sexos, desenvolver o papel social de gênero, escolher uma ocupação e preparar-se para a mesma, preparar-se para constituir sua própria família, desenvolver comportamentos sociais responsáveis e construir sua identidade pessoal, escala de valores e filosofia de vida que venha a servir de guia para sua vida.[8]

DISTANCIAMENTO DOS PAIS

Um dos aspectos mais relevantes da autonomia e uma das tarefas desenvolvimentais é o distanciamento dos pais. Durante a adolescência, geralmente há um aumento na autonomia e uma diminuição no relacionamento com os cuidadores principais, tanto fisicamente (os jovens passam cada vez menos tempo com seus pais), quanto emocionalmente (perguntam cada vez menos a opinião dos pais e contam a eles menos coisas). Keijsers e Poulin,[9] acompanhando adolescentes dos 12 aos 19 anos, observaram que a partir dos 14 anos houve uma redução linear no controle parental, e a comunicação entre pais e filhos diminuiu no início da adolescência, ou seja, menos solicitações por parte dos pais (se tinham deveres escolares ou o que fizeram no tempo livre), assim como diminuiu a divulgação por parte do adolescente sobre sua vida, com maior cuidado na escolha sobre o que contar aos pais, aumentando o sigilo. Essa comunicação foi intensificada na adolescência média para as meninas, mas continuou baixa para os meninos.

Em um estudo longitudinal durante sete anos realizado por Lam, McHale e Crouter,[10] envolvendo crianças e adolescentes dos 8 aos 18 anos, foi observado que o tempo social (tempo que o adolescente passa com os pais na presença de outras pessoas) estava ligado a ele ter uma melhor competência social e declinou lentamente com a idade, sendo mais devagar quando se tratava de filhos mais velhos. Entretanto, o tempo que o adolescente passava só com seus pais não diminuiu tanto, e este tempo esteve associado a maior autoestima. O adolescente passa menos tempo com seus pais, mas a menor interação esteve associada a momentos que envolvem outras pessoas, como almoço de domingo na casa da avó, ou aniversário de algum amigo dos pais. Este mesmo estudo também observou evidências de que, embora haja um distanciamento entre os pais e filhos, este é maior com o filho do sexo oposto, especialmente pai-filha.

MONITORAMENTO

A autonomia tem uma importância especial durante a adolescência. Ela indica que os jovens começam a ser pessoas independentes, menos influenciados por pais e outros adultos e com mais oportunidades para determinar os seus próprios comportamentos. Os adolescentes querem a liberdade de decidir por si mesmos como pensar, sentir e agir.[4] Monitoramento parental é um conjunto de comportamentos emitidos pelos pais empenhados em obter informações sobre as atividades, paradeiro e amizades de seus filhos e orientá-los nas dificuldades.[11] Cabe aos pais, na adolescência, controlar, guiar e apoiar seus filhos **à distância**; utilizar o tempo em que estão juntos para fortalecer habilidades nos filhos que lhes permitirão controlar sua própria conduta; adotar normas aceitáveis de comportamentos para evitar riscos; e identificar os momentos em que necessitam do apoio e aconselhamento paternos.[4] Os pais precisam ser confiáveis e os filhos confiar neles. Precisam informar aos pais sobre seus paradeiros, atividades e problemas.

Nesta etapa, o desenvolvimento da autonomia acelera-se devido a mudanças na competência física e cognitiva; a ampliação do horizonte social, com o surgimento de novos laços de relacionamento; a assunção responsabilidades; e o exercício de novos direitos. Também observa-se que progressivamente o adolescente vai regulando melhor seu comportamento e emoções, necessitando que seus pais o guiem cada vez menos. Entretanto, para que isso aconteça, é necessário

haver confiança em ambos os lados. Confiança no relacionamento pais-filhos refere-se à credibilidade, confiabilidade emocional e honestidade.[11] Os adolescentes que percebem confiança mútua com os pais tendem a envolver-se em menos comportamentos de alto risco, a sentir menos solidão, com melhor ajustamento psicossocial. Muitas vezes, os adolescentes deixam de contar fatos importantes aos pais por medo da punição, desse modo, perdem a oportunidade de orientação. Pais precisam aprender a ouvir seus filhos sem julgamentos prévios, sem a necessidade de mostrarem sua autoridade, mas apoiando-os durante o processo de desenvolvimento.

Kimmel e Weiner[4] colocam que a forma com que os pais conversam com seus filhos pode facilitar ou atrapalhar a aprendizagem destes como indivíduos que têm direito próprio. Por facilitar, consideram explicar as regras/o mundo, mostrar curiosidade sobre o que o adolescente faz, participar com ele da solução de problemas comuns, expressar aceitação e compreensão e estimular a manifestação de ideias e opiniões independentes. Os pais podem atrapalhar quando menosprezam as opiniões ou comportamentos dos filhos e não se interessam pelo que fazem.

O sentimento crescente de autonomia durante este período é muitas vezes associado a uma diminuição temporária da proximidade parental com aumento de conflitos – especialmente durante a puberdade. Apesar de seus esforços para ganhar a independência, os jovens também procuram manter relações estreitas com seus pais.[10] Os pais muitas vezes não conseguem liberar seus filhos para o crescimento ou observam que o caminho que eles estão trilhando é perigoso e tentam aconselhá-los de forma autoritária, ou os filhos podem achar que já possuem condições de mais autonomia, embora ainda lhes faltem alguns requisitos para exercê-la. A maneira como os pais tendem a responder às aspirações de seus filhos para a autonomia tem um impacto sobre o sentido da individualidade, da exploração de novas formas de ser ou de conviver e a busca por apoio ao longo do tempo. Os filhos começam a sentir-se qualificados para dirigir suas próprias vidas e merecedores de que os tratem como adultos. Estão extremamente sensíveis à maneira como os pais, ou outros adultos, os corrigem, criticam ou solicitam comportamentos, percebendo facilmente qualquer crítica como humilhação.

Em geral, as famílias proporcionam aos filhos, gradualmente, mais privilégios (dormir mais tarde, ir ao cinema com os amigos...) ao mesmo tempo que as normas se tornam menos restritivas, ou seja, vão estimulando e recompensando a autonomia. Pais e filhos precisam ter em mente que a cada direito conquistado, também deve existir a responsabilidade: embora ele possa dormir mais tarde, deve estar desperto no horário da escola, por exemplo. Schoen[7] observou que muitos adolescentes informam necessitarem de um adulto para acordá-los nos dias em que têm aula e que, por não dormir o suficiente, verificam uma queda no rendimento no dia seguinte, ou seja, um direito (dormir mais tarde) que não está bem conectado com um dever (rendimento acadêmico).

Entretanto, também se observa que, na atualidade, alguns pais são extremamente protetores, dificultando que o adolescente desenvolva a autonomia, por exemplo, acompanham muito de perto as tarefas escolares, levam e buscam os filhos na escola ou na casa de amigos, monitoram seus filhos pelo celular. Quando perguntados, dizem que seus pais (os avós dos atuais adolescentes) não sabiam que tarefas tinham, ou quando tinham prova, e que iam e voltavam sozinhos da casa de amigos ou escola, há muito já andavam de ônibus ou que tinham muito mais afazeres domésticos, ou seja, tinham mais autonomia e responsabilidade. Não permitem que seus filhos façam o mesmo por questões de violência urbana ou maior exigência acadêmica e expectativa familiar.

As mudanças na família, especificamente a diminuição do número de filhos, fazem com que exista uma maior preocupação e controle com os novos membros, muitas vezes dificultando que os jovens desenvolvam as tarefas desenvolvimentais da adolescência. Como colocado por Rodrigo e Palácios,[12] a família é o cenário onde se constroem pessoas adultas, aprende-se a enfrentar as vicissitudes da vida e assumir responsabilidades e compromissos, e serve como rede de apoio social para as diversas transições do ciclo vital. Embora o mundo contemporâneo tenha colocado novas e maiores exigências para os adolescentes, a busca pela autonomia permanece e os adultos precisam permitir que seus filhos cresçam; que errem e aprendam com seus erros; e que aprendam a solucionar os problemas que se vão apresentando a medida que desenvolvem a autonomia.

PRESSÃO DOS PARES

À medida que os adolescentes se separam emocionalmente dos pais, diminuem sua resistência às pressões dos pares. Adolescentes mais desapegados e menos dependentes dos seus pais são mais propensos a sucumbir à pressão dos amigos, tanto para deixar a cueca aparecer, usar tênis sem cadarço, gostar deste ou daquele estilo de música, realizar brincadeiras perigosas (o Youtube está cheio delas), quanto fumar, beber ou usar drogas ilícitas. Muitos adolescentes costumam dizer que deram o primeiro beijo (ou tiveram relações sexuais, ou experimentaram cigarro) por causa dos amigos. Lam, Mchale e Crouter, em 2014,[13] colocaram que comportamentos desviantes durante a adolescência quase sempre ocorrem na companhia dos amigos, mas que os pares também oferecem oportunidades importantes para a promoção de relações igualitárias e comportamentos pró-sociais.

O processo de individuação na adolescência inclui negociar a independência dos pais e desenvolver relações igualitárias com os seus pares. Embora os amigos tenham muita influência, esta, em geral, restringe-se ao que fazer no tempo livre, pois os adolescentes costumam seguir adotando os valores de seus pais em assuntos importantes. O caminho para a autonomia parece passar pela dependência dos pais, depois dependência dos amigos, só então independência.

Lam et al.[13] observaram que o tempo passado com os pares atingiu o pico durante a adolescência. O tempo não supervisionado por adultos, mas compartilhado com amigos de ambos os sexos, esteve associado a problemas de comportamento e sintomas depressivos. Ao passo que o tempo supervisionado previu melhor desempenho escolar.

Como colocado por Patterson,[14] durante a infância as contingências de reforço negativas fornecidas no lar e o monitoramento falho podem desembocar em comportamentos desviantes na adolescência ou vida adulta, visto que durante a época da escola, a criança ou pré-adolescente pode ter dificuldade de engajar-se em grupo de amigos que favoreçam comportamentos socialmente desejáveis e os reforçadores positivos fornecidos pelos pares desviantes podem controlar a ocorrência de comportamentos antissociais (Figura 60.2).

Os relacionamentos com os companheiros têm grande potencial que contribui para o desenvolvimento saudável, pois são uma oportunidade para a prática de trocas sociais igualitárias e adquirir competências comportamentais e emocionais. Os amigos podem servir como apoio na transição da dependência familiar para a independência adulta. Entretanto, o tempo gasto com os pares pode aumentar a probabilidade de comportamentos desviantes. A falta de uma figura de autoridade imediata pode aumentar ainda mais a chance de desvio, reduzindo a pressão social para se comportar de uma forma pró-social e minimizando as expectativas de punição.[13] O monitoramento (supervisão à

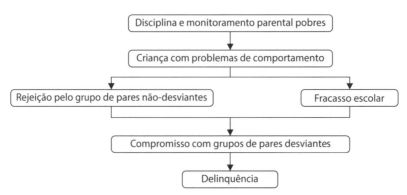

Figura 60.2. *Fluxograma da escalada dos comportamentos desviantes, baseada em Patterson (2002).*

distância) torna-se imprescindível para o desenvolvimento de uma autonomia responsável.

OUTRAS HABILIDADES NECESSÁRIAS À AUTONOMIA

Além da autonomia que é conquistada dentro da família, o adolescente também precisa adquirir diferentes tipos de habilidades para exercer seu papel como adulto, entre eles o profissional.[15] Cada vez mais se exige uma especialização profissional mais apurada e, por consequência, amplia-se o período de preparação e assunção da autonomia. Alguns pais utilizam essas novas exigências para manterem seus filhos dependentes.[2] Alguns jovens também podem se valer deste fato para manterem-se na sombra da família. Os três tipos principais de habilidades a serem desenvolvidas são: básicas, transferíveis e técnicas/profissionais.[15]

Por habilidades básicas, entendem-se as mais elementares, geralmente adquiridas na escola, como leitura, escrita e cálculo, necessárias para obter um emprego que pague o suficiente para satisfazer as necessidades da pessoa. Tais habilidades são também um pré-requisito para a continuidade da educação e da capacitação.

Nas habilidades transferíveis, está incluída a capacidade de resolver problemas e comunicar ideias e informações com eficácia, de ser criativo e de demonstrar liderança, consciência e empreendedorismo. Além da escola, a vivência em família e grupos sociais também pode colaborar com a aquisição e ampliação destas. Elas são necessárias para a adaptação aos diversos ambientes sociais, como o de trabalho e, assim, melhorar as possibilidades de permanecer em um emprego.

Há também as habilidades técnicas e profissionais. Além de serem necessárias para uma profissão, também colaboram no dia a dia do indivíduo, como utilizar um computador ou fazer a barra de uma calça.

Os empregadores não buscam apenas profissionais que tenham boas habilidades técnicas, mas também que sejam competentes socialmente, dominem as habilidades básicas e saibam lançar mão de seus conhecimentos técnicos para resolver problemas, tomar a iniciativa e comunicar-se com outros membros da equipe. Crescer envolve muitos aspectos, portanto a autonomia não pode se resumir a questões familiares, embora seja impulsionada neste contexto.

Pensando no ciclo vital, da concepção à morte, a adolescência é um período crítico na determinação do comportamento do adulto em relação a questões da autonomia. Participar de diferentes grupos sociais (família, amigos...) e também de diferentes oportunidades para desenvolver habilidades (artes, esportes, línguas...), permite ao jovem vivenciar e transferir as habilidades aprendidas em um grupo para outro, ou para utilizar mais tarde. O jovem precisa desenvolver habilidades e competências para enfrentar os desafios presentes e futuros, tanto relacionados a si mesmo, quanto a família, profissão e sua saúde.

CONSIDERAÇÕES FINAIS

Durante a adolescência, como um estágio de transição no ciclo vital, os indivíduos aprendem a ser adultos de forma gradual, desenvolvendo suas capacidades e assumindo responsabilidades, amadurecendo paulatinamente à medida que vivenciam as tarefas evolutivas. As novas experiências e vivências de novos papéis sociais promovem a autonomia do adolescente em relação a sua família de origem.[1] Embora haja uma diminuição da proximidade entre pais e filhos durante a adolescência, ao final dela ou na fase do adulto emergente, os pais tornam-se, novamente, fontes de apoio em relação a diversos aspectos da vida.

O tempo que os pais passam com seus filhos é uma oportunidade para os pais treinarem as habilidades sociais dos mesmos e os filhos observarem o comportamento social dos pais,[10] desenvolvendo a autonomia autorreguladora que se espera de adultos.[4]

Pais que apoiam a autonomia ao mesmo tempo em que promovem um relacionamento próximo, com respeito à individulização de seus filhos, tendem a desenvolver neles comportamentos mais responsáveis, como bom desempenho acadêmico e menos comportamentos desviantes, assim como diminuem os níveis de sofrimento psíquico e sentimentos de depressão, que poderiam ser desencadeados pela pressão de terem que "se virar sozinhos" na vida.[16] Em geral, o incentivo para a busca da autonomia associada a um relacionamento próximo de apoio dos pais podem ajudar os filhos a refletirem sobre as suas opiniões e a envolverem-se mais profundamente no processo de construção da identidade pessoal.[17]

Os adolescentes necessitam de experiências escalonadas e consistentes de autonomia e pais que respeitem suas capacidades, habilidades e desejos, ao mesmo tempo que permanecem vinculados (cuidando e amando), ajudando-os a enfrentar a difícil tarefa de crescer e tornar-se adulto.

REFERÊNCIAS BIBLIOGRÁFICAS

1. Inguglia C, Ingoglia S, Liga F, Coco A, Cricchio MG. Autonomy and Relatedness in Adolescence and Emerging Adulthood: Relationships with Parental Support and Psychological Distress. Journal of Adult Development 22(1): 1-13, 2015.

2. Aznar-Farias, M. Apresentação. In: Medeiros E, Fisberg M (org.). Adolescência... Quantas dúvidas. Atheneu, 2004.

3. Aznar-Farias M. Análise de programas de prevenção de problemas comportamentais na adolescência. Documento de pós-Doutorado (não-publicado). Espanha: Universidade de Valencia, 1999. p 3.

4. Kimmel DC, Weiner IB. La adolescencia: una transición del desarrollo. Barcelona: Ariel; 1998. [edição espanhola].

5. Pacheco JTB, Teixeira MAP, Gomes WB. Estilos Parentais e desenvolvimento de habilidades sociais na adolescência. Psicologia: Teoria e Pesquisa, 1999, 15(2): 117-126.

6. Havighurst RJ. Human development and education. New York, Longmans, Green and Co, 1957.

7. Schoen TH. Questões de Saúde na Adolescência e suas implicações nas tarefas desenvolvimentais. In: ETDM Dias, LMG Barbosa, RCM Luna. (Org.). Psicologia: Perspectivas em Educação e em Saúde. 1ed.Jundiaí: Paco Editorial, 2013. p. 37-50.

8. Scheyer-Lindenmann A, Piolat M. Les Tâches de développement: un concept à redécouvrir. Psychologie Française, 2011, 56(2), 81-101.

9. Keijsers L, Poulin F. Developmental Changes in Parent-Child Communication Throughout Adolescence. Developmental Psychology, 2013, 49(12): 2301-2308.

10. Lam CB, Mchale SM, Crouter AC. Parent-Child Shared Time From Middle Childhood to Late Adolescence: Developmental Course and Adjustment Correlates. Child Development, 2012, 83(6): 2089-2103.

11. Ying L, Ma F, Huang H, Guo X, Chen C, Xu F. Parental Monitoring, Parent-Adolescent Communication, and Adolescents' Trust in Their Parents in China. PLoS One. 2015, 13; 10(8): e0134730.

12. Rodrigo MJ, Palacios J. Familia y Desarrollo Humano. Madrid: Alianza Editorial, 2003.

13. Lam CB, Mchale SM, Crouter AC. Time With Peers From Middle Childhood to Late Adolescence: Developmental Course and Adjustment Correlates. Child Development, 2014, 85(4): 1677-169.

14. Patterson GR. Etiology and treatment of child and adolescent antisocial behavior. The Behavior Analyst Today, Vol 3(2), 2002, 133-144.

15. Unesco. (2013). Juventudes e habilidades: colocando a educação em ação. Brasília - DF, Edições Unesco.

16. Ratelle CF, Larose S, Guay F, Senécal C. Perceptions of Parental Involvement and Support as Predictors of College Students' Persistence in a Science Curriculum.Journal of Family Psychology 19(2): 286-293, 2005.

17. Koepke S, Denissen JJA. Dynamics of identity development and separation-individuation in parent–child relationships during adolescence and emerging adulthood – A conceptual integration. Developmental Review 32(1): 67–88, 2012.

Parte IX

Apresentações da Violência na Adolescência

Coordenadoras:
Ana Carolina Coelho Milani
Maria Eugênia Mesquita

Violência Sexual

61

Maria Eugênia Mesquita
Adriana Corrêa
Ana Carolina Coelho Milani

"Pessoas que passaram por grande provação precisam ter o apoio de pelo menos uma figura significativa, que por meio do afeto favoreça o tratamento da ferida e a ressignificação do trauma".

Cyrulnik, 2004

DEDICATÓRIA

A todos(as) os(as) adolescentes que muito nos ensinam com sua coragem, frente às histórias de violências sofridas, a encontrar caminhos para a superação.

AGRADECIMENTOS

A toda equipe do Centro de Atendimento e Apoio ao Adolescente (CAAA), especialmente à Dra. Flavia, companheira cuidadosa e amorosa na atenção compartilhada aos adolescentes que sofrem violências.

A equipe do Prove, que tem desempenhado um papel fundamental na atenção, pesquisa e ensino em relação a todos os tipos de violências, em especial ao Prof. Marcelo Feijó, que sempre nos apoiou em relação ao trabalho com os adolescentes.

VIOLÊNCIA SEXUAL

A violência sexual, assim como qualquer outra forma de violência contra crianças e adolescentes, é um grave problema social em todo o mundo[1] e, em alguns países como o Brasil, um problema de ordem legal.[2] Na infância e adolescência, a violência sexual é especificamente complexa por conta de sua ampla definição, compreendendo situações muito diversas que vão desde a pornografia infantil virtual até o ato sexual consumado.

Qualquer forma de violência contra a criança e o adolescente "implica, de um lado, transgressão do poder de proteção do adulto e, de outro, coisificação da infância, isto é, negação do direito que Crianças e Adolescentes têm de ser tratados como sujeitos e pessoas em condição peculiar de desenvolvimento".[3] São ainda recentes as políticas públicas de prevenção, atenção e enfrentamento a essa e outras formas de violência; apenas após a publicação do Estatuto da Criança e do Adolescente, em 1990, essas politicas começam a ser efetivamente formuladas.[4]

É consenso na literatura que a violência sexual, principalmente na infância e adolescência, é um fator de alto risco para o desenvolvimento de transtornos mentais ao longo da vida.[5] Em função do expressivo número de casos de violência identificados nessa faixa etária e da gravidade de seu impacto para a saúde, a violência sexual contra crianças e adolescentes é considerada atualmente um grave problema de saúde pública em todo o mundo.[6,7]

Diante desse contexto, é necessária a ampla qualificação de todos os profissionais envolvidos nas redes de atenção e cuidados para a identificação e intervenção precoce a adolescentes que sofrem situações de violência. Ações multidisciplinares e intersetoriais da saúde, da educação, dos direitos humanos, da assistência social e da justiça, além da conscientização da sociedade como um todo, são fundamentais para a redução dos impactos da violência, em particular da violência sexual, sobre a saúde e sobre a vida de crianças e adolescentes.

DEFINIÇÃO

O Ministério da Saúde, segundo o documento *Notificação de Maus-Tratos Contra Crianças e Adolescentes*,[8] adota a definição de violência sexual contra crianças e adolescentes como sendo todo ato ou jogo sexual, hétero ou homossexual, cujo agressor está em estágio de desenvolvimento psicossexual mais adiantado que a criança ou a/o adolescente. Os atos de violência podem ser impostos por violência física, ameaças ou indução da vontade. A violência pode ocorrer sem contato físico, pelo uso de linguagem erotizada em situação inadequada, exposição obrigatória a material pornográfico, exibicionismo ou masturbação, impedimento ao uso de qualquer método contraceptivo ou negação por parte do parceiro(a) em utilizar preservativo, presenciar relações sexuais com outras pessoas e exploração sexual visando lucros, como é o caso da prostituição e da pornografia. A violência sexual pode acontecer com contato físico e/ou sexual com ou sem penetração.

Essa definição é semelhante à adotada pela Organização Mundial da Saúde:[1] violência sexual é qualquer ato de natureza sexual tentado ou consumado sem a concordância da vítima, exercido com coerção, intimidação ou com emprego de força física, ameaça, armas ou temor psicológico.

O Artigo 217-A, da Lei n° 12.015 do Código Penal Brasileiro, define como crime de estupro de vulnerável os atos sexuais com menores de 14 anos.[9] Incorre também nesse crime quem pratica essas ações contra qualquer pessoa que, por enfermidade ou por doença mental, não possua discernimento para a prática sexual ou não tenha condição de oferecer consentimento válido ou resistência.[10]

DADOS EPIDEMIOLÓGICOS

A dificuldade de obtenção de informações em relação à violência sexual na infância e adolescência se deve tanto a aspectos legais, como a falta de confiança nas autoridades, ao estigma e ao medo relacionados a essa violência e à tolerância e ausência de conscientização social para esse grave problema. No entanto, alguns estudos apresentam dados que, ainda que subestimados, são alarmantes.

A violência sexual pode atingir pessoas de ambos os sexos e diversas orientações sexuais, mas são as mulheres as que mais sofrem esse tipo de violência. Segundo estudos recentes, realizados em vários países ao redor do mundo, mais de 25% das mulheres sofrem violência sexual, sendo que uma em cada três mulheres sofre algum tipo de violência física e ou sexual ao longo da vida.[11,12]

Um estudo publicado pela UNICEF, em 2014, estima que a cada ano milhões de crianças são exploradas (seduzidas ou forçadas) em prostituição ou pornografia infantil e cerca de 120 milhões de mulheres abaixo de 20 anos (1 em cada 10) foram submetidas a atos sexuais forçados ao longo de sua vida.[6]

No Brasil, segundo os dados das notificações de 2012 do Sistema de Vigilância de Violências e Acidentes (Viva/2012/Ministério da Saúde),[8] a violência sexual ocupou o segundo lugar na faixa etária de 10 a 14 anos ficando atrás apenas da violência física (13,3%) e, entre 15 e 19 anos, ocupou o terceiro lugar (5,2%), antecedida pela violência física (28,3%) e pela violência psicológica (7,6%). Do total de atendimentos registrados pelo Mapa da Violência contra Crianças e Adolescentes no Brasil – 2012,[13] 83,2% foram do sexo feminino, 93,8% dos casos ocorreu entre 15 e 19 anos. O estupro foi mais frequente entre 10 e 14 anos e 15 a 20% dos casos foram relatados como assédio sexual e atentado violento ao pudor.

CLASSIFICAÇÃO DA VIOLÊNCIA SEXUAL NA INFÂNCIA E ADOLESCÊNCIA: EXTRAFAMILIAR E DOMÉSTICA OU INTRAFAMILIAR

A violência sexual extrafamiliar é caracterizada pela violência cometida por autores desconhecidos, geralmente em espaços públicos durante atividades cotidianas. Dados apontam que esse tipo de violência é mais frequente na adolescência, assim como a exploração sexual comercial ou de trocas por benefícios (alimentação, roupas etc.), a exploração em viagem e turismo e a pornografia, nesses casos, muito relacionadas à exclusão social e às dificuldades econômicas.[6]

A violência é denominada doméstica ou intrafamiliar quando cometida por adultos conhecidos, muitas vezes com parentesco com a criança ou com acesso facilitado à sua rotina, e em geral ocorrem no espaço privado, principalmente o intrafamiliar. Quando o agressor é conhecido, a violência sexual em geral é acompanhada de ameaças verbais ou de sedução. Seu início é mais frequente na infância, com vários episódios que tendem a ocorrer de forma gradual, ou seja, as atividades sexuais vão se tornando gradativamente mais intensas, até culminar com a relação sexual com penetração.[14]

No Brasil, em 28,5% dos casos atendidos, o agressor foi um amigo ou conhecido da criança/adolescente ou da família, com incidência elevada em todas as faixas etárias, especialmente dos 5 aos 14 anos de idade. Desconhecidos configuram a segunda categoria individual em ordem de relevância, com 17,9% de frequência, com grande incidência dos 15 aos 19 anos. Pais e padrastos aparecem seguidamente como as categorias individuais de maior peso, em conjunto, a família nuclear (pai, mãe, padrasto, madrasta, cônjuge, filhos e irmãos) representa 26,5% dos prováveis agressores de crianças e adolescentes.[13] Rickert et al. alertam que adolescentes do sexo feminino têm quatro vezes mais chances de serem abusadas sexualmente por pessoas conhecidas do que mulheres de outras faixas etárias.[15]

É cruel constatar que, apesar dos avanços legais na proteção dos direitos e da cidadania desde a infância, ainda convivemos com uma conjugação perversa da superioridade geracional e de gênero, manifestada nas atitudes violentas de homens mais velhos (pais, padrastos, tios, irmãos, primos), que submetem a seus desígnios muitas meninas e jovens. Essa combinação perversa acaba sujeitando milhares de meninas e moças a abusos diversos, sexuais ou não, com a complacência de outras mulheres, suas mães ou não, mulheres que em geral não conheceram outra perspectiva de vida. Assim, forja-se o chamado "pacto do silêncio".[16]

REVELAÇÃO, NOTIFICAÇÃO E DENÚNCIA: ROMPENDO O SILÊNCIO

Revelação

A revelação é o primeiro e decisivo passo para que se possa romper o ciclo de violência. Entretanto, revelar a violência sexual é sempre muito difícil, "se existe um tabu em relação à violência sexual, trata-se sobretudo da interdição de falar do assunto".[17]

O adolescente não revela as agressões sofridas para proteger a si, a sua família e, até mesmo, para proteger o próprio agressor, que se aproveita do tabu social em relação às questões sexuais, para manter o segredo e o silêncio. Esse segredo é muitas vezes pactuado com alguns familiares que se tornam reféns da situação ou coniventes com a situação de violência e pode, portanto, ter múltiplos significados, estar associado à demonstração de lealdade ou às alianças encobertas. A manutenção destes segredos pode, inclusive, atravessar gerações.[18]

Na violência sexual intrafamiliar, o silêncio é muito difícil de ser quebrado porque o adolescente está vinculado afetivamente ao agressor. A denúncia passa a afetar não apenas o adolescente e o agressor, mas a toda a família.[19] Muitas situações de violência sexual intrafamiliar, que se iniciam na infância, são reveladas apenas na adolescência, quando é rompido o silêncio velado pelo medo ou pelos sentimentos de culpa.[16]

Na maioria dos casos, a violência é revelada à mãe, apontada como figura importante nesse processo.[7] Essa revelação pode levar anos, em função de sentimentos de medo, vergonha ou de sofrer alguma represália ou julgamentos familiares e sociais.[20]

Notificação

Segundo Faleiros,[21] é preciso distinguir dois momentos: a revelação e a notificação. A informação revelada pode ficar restrita à família ou se tornar pública por meio da notificação, que se refere ao momento no qual quem vivenciou a violência, ou a pessoa para quem a violência foi revelada, se dirige a uma instituição para fazer a comunicação da violência.[21]

A violência, mesmo que seja apenas uma suspeita, deve ser comunicada a algum profissional da rede socioassistencial ou órgão do sistema de garantia de direitos por qualquer cidadão que testemunhe ou tome conhecimento da mesma. A partir da revelação ou da suspeita de violência, o profissional deve realizar a notificação compulsória para acionar a rede de cuidados voltados à proteção de crianças e adolescentes (artigo 13 do Estatuto da Criança e do Adolescente - ECA).[4] A não realização da notificação é considerada como infração administrativa, ficando os profissionais sujeitos à multa de três a vinte salários mínimos de referência, segundo o artigo 245 do ECA. Vale ressaltar que a notificação não tem poder de denúncia policial, mas tem a finalidade de chamar o Poder Público à sua responsabilidade.[8]

Entre as várias modalidades de violência, a violência sexual se destaca por ser a mais subnotificada.[22] Apesar da obrigatoriedade, a subnotificação é uma realidade no Brasil, pois se estima que, para cada caso notificado, dois o deixam de ser.[23]

Denúncia

A diferença entre notificação e denúncia é que a última é o registro da ocorrência na delegacia com a realização do Boletim de Ocorrência (B.O.). São considerados crimes práticas sexuais com adolescentes até 14 anos mesmo que essas práticas sejam consensuais.[9] Entretanto, práticas sexuais impostas a adolescentes maiores de 14 anos são muitas vezes consideradas como consensuais, não se caracterizando como crime, o que pode gerar grandes controvérsias jurídicas, familiares e sociais.

Após o boletim de ocorrência, deve ser realizado o exame de corpo delito para a obtenção de provas. Quando essas provas são convincentes, pode ocorrer de imediato a prisão do agressor. Em situações de risco eminente, os adolescentes podem ser encaminhados para a tutela de um familiar ou para um abrigo. Muitas vezes, os adolescentes são encaminhados a outro lugar de moradia pelos próprios familiares ou até mesmo toda a família se muda para afastá-lo do agressor, evitando novas violências ou ameaças.

Mas, quando essas provas não são suficientes, pode se iniciar um processo judicial que, em geral, demora mais de 1 ano para o suposto crime ser julgado. Nesse período podem aumentar as ameaças ao adolescente e ou à sua família, aumentando o risco para novas agressões. Perante a falta de provas, muito comum nesses casos, o processo pode ser arquivado levando à desmoralização do adolescente frente à sua família ou dele e de sua família frente ao seu ambiente social. A não caracterização do crime pode ainda perpetuar as agressões ou manter e até aumentar as situações de risco.

Segundo Faleiros,[21] uma característica singular da violência sexual se refere ao fato de que essa violência é realizada frequentemente pelo poder, por coação e/ou sedução e, por isso, não deixa marcas físicas nas vítimas, dificultando a sua identificação. Mesmo nas situações onde a criança ou o adolescente permitem o ato sexual, esses não se encontram aptos a concordarem uma vez que não são capazes de compreender o significado do ato ou da experiência a que estão sendo submetidos.[20]

CONDIÇÕES DE VULNERABILIDADE/ SITUAÇÕES DE RISCO

Puberdade e Adolescência

A própria adolescência é identificada como uma condição de vulnerabilidade especial denominada "atitude social reivindicatória", uma espécie de *rebelião*, uma forma de defesa egoica diante dos conflitos pelas transformações impostas pela saída da infância e entrada no mundo adulto.[24]

A exigência de construção de uma identidade sexual é formalizada nessa fase, o adolescente se vê obrigado a enlutar o corpo de criança, a identidade infantil e a relação que mantinha com os pais da infância.[24] Os adolescentes querem experimentar um pouco de tudo o que for possível, vivem intensamente buscando pela autonomia necessária para seu desenvolvimento com o pensamento mágico de que nada irá lhes acontecer. Podem se colocar em risco para violência sexual em ambiente extrafamiliar, sem que efetivamente o percebam.[22]

Um comportamento de exposição do corpo recém--adquirido, mediado por mensagens de sedução, pode ser resultante do processo de aceitação desse novo corpo com um novo comportamento em direção ao mundo adulto. Essa exposição é muitas vezes interpretada como atitudes pouco respeitosas e, de forma perversa, a sociedade, ao invés de protegê-los em sua formação, se aproveita de suas carências afetivas e desejos latentes para uma exploração injustificada.[16] Muitas vezes, os adolescentes são responsabilizados pela situação de violência que sofreram.

Quando ocorre uma violência sexual, o adolescente pode passar a não sentir o seu próprio corpo, desaparecendo. Esse corpo torna-se algo estranho e que foi invadido, distanciando-se do sentido de vitalidade e prazer. Para muitos, o corpo adquire o sentido de horror e morte, provocando sensações muito dolorosas. Essa violência parece demarcar a presença de uma linguagem sexual adulta que muitos adolescentes ainda não se veem em condições de traduzir adequadamente. É nesse corpo percebido como estranho e externo que serão depositadas as ansiedades.[25]

O adolescente sofrerá transformações que irão demandar intenso investimento psíquico de ressignificação de uma nova imagem de si mesmo, desvinculada da violência vivida. Para Outeiral:[25] "A relação do adolescente com seu corpo é um dos indícios da integridade de seu ego".

Gênero

A violência de gênero é um impulso agressivo fundamentado num modelo que estrutura as relações de gênero enquanto relações de poder, implicando uma usurpação do corpo do outro, e que se configura, em geral, entre homens e mulheres, mas não exclusivamente.

Entende-se que a definição de gênero é determinada a partir de uma construção histórica e sociocultural, que atribui papéis rígidos de função e comportamento aos sexos – por exemplo, às mulheres: o feminino e, diretamente ligado a esse, a passividade, a fragilidade, a emoção, a submissão; aos homens: o masculino, a atividade, a força, a racionalidade, a dominação –, como se fossem atributos naturais ou biológicos.[26]

Segundo Saffioti,[27] a violência sexual é associada a um contexto definido pela organização social do patriarcado, intrinsecamente incorporada como valor nas relações entre as pessoas e entre os sexos. A força da dominação masculina, tida como natural, tem poder simbólico, físico, sexual, sendo que além de androcêntrica, nossa sociedade é também adultocêntrica.[27]

A garantia de que "os direitos humanos das mulheres e das meninas são inalienáveis e constituem parte integral e indivisível dos direitos humanos universais" foi um marco histórico na Conferência Mundial dos Direitos Humanos da ONU (Viena, 1983). Esse tema foi retomado na I Conferência Mundial sobre a Mulher (Pequim, 1995) com a definição de violência contra a mulher: "quaisquer atos de violência que tenham por base as diferenças de gênero e que resultam em dano ou sofrimento de natureza física, sexual ou psicológica, ameaças, coerção ou privação arbitrária da liberdade, quer se

produzam na vida pública, quer na vida privada" (Plataforma de Ação Mundial de Pequim, art. 113).[26]

Um dos marcos políticos de suma importância para a proteção contra a discriminação e a violência de gênero, a Convenção sobre a Eliminação de Todas as Formas de Discriminação contra as Mulheres (CEDAW), da qual o Brasil é signatário, culminou na criação de uma Secretaria de Políticas para as Mulheres (SPM) e na Lei Maria da Penha (Lei nº 11.340/2006), entre outras iniciativas.[28]

Deficiências/transtornos físicos e mentais

Alguns tipos de deficiências ou transtornos mentais e de conduta podem configurar condições de vulnerabilidade para situações de violência, especialmente para violência sexual. Comportamentos de risco podem ser resultantes da imaturidade cognitiva e emocional e ou de sintomas de transtornos mentais, como do Transtorno de Déficit de Atenção e Hiperatividade, Transtorno Bipolar do Humor e, principalmente, do abuso de álcool e ou outras drogas. Nesses casos, independentemente da idade cronológica, os adolescentes são considerados como vulneráveis ou em condição de vulnerabilidade, sendo a violência considerada um crime.

Repetição de violências sofridas na Infância

É comum a associação de diversos tipos de violência (física, psicológica, sexual e ou negligência) na infância e adolescência.[29] O risco de repetição de violências, inclusive na idade adulta, depende do contexto no qual ocorreu essa violência, de seu impacto após a revelação assim como da falta de suporte familiar e ou social.[30-32]

Guedes e Moreira, em estudo sobre adolescentes com história de violência doméstica e sexual, afirmam que: "baixa autoestima, nesses adolescentes, pode fazer com que o círculo da violência continue ocorrendo e se perpetuando nas relações afetivas posteriores e no desenvolvimento psíquico/mental", em função da posição de dominação a qual estes sujeitos se sentem submetidos, incorporando atitudes com estas características.[33]

Histórias de violência sexual na família

Histórias familiares de violência sexual podem também se repetir familiarmente, fenômeno conhecido como multigeracionalidade ou transmissão intergeracional da violência, entendida como uma repetição de um padrão aprendido de comportamento que é passado de geração a geração em função da incorporação de atitudes de dominação a qual estes sujeitos foram submetidos.[34,35] Alguns estudos com adolescentes que sofreram violência doméstica e sexual tem verificado a repetição dessas violências na sua história familiar.[36]

Narvaz e Koller (2005),[37] em estudo com mães de meninas que foram abusadas e que também sofreram abuso sexual na infância, relataram que a situação de abuso sexual da mãe só foi revelada após o abuso sexual da filha, e que essas mães, muitas vezes, não foram capazes de protegerem suas filhas por tornarem-se, de alguma forma, vulneráveis para estabelecer relações conjugais abusivas. Segundo Testa e cols. (2011),[38] a associação entre abuso sexual em filhas e em mães que também foram abusadas é direta quando a mãe sofreu abuso na infância. Mas, quando o abuso ocorreu após os 14 anos, essa associação foi mediada pela maior aprovação de atividade sexual na adolescência. Ressalta ainda que, dada a complexidade dos fatores envolvidos, como a presença de sintomas após o trauma e as relações interpessoais, esses dados são ainda exploratórios.

Questões socioeconômicas

Embora a violência sexual possa atingir pessoas de qualquer condição socioeconômica, estar em condições socioeconômicas precárias pode ser considerado como um fator de vulnerabilidade para diversos tipos de violência, como para os casos de exploração sexual como fim para a obtenção de bens.[2]

IMPACTO SOBRE A SAÚDE

A literatura é quase unânime em relatar a existência de danos à saúde relacionados à violência sexual.[20,36] Esses danos podem ser graves em relação à saúde física, quando a violência ocorre com contato sexual pode haver risco para doenças sexualmente transmissíveis (DST), HIV e hepatite, além de uma possível gestação nos casos de ato sexual consumado.

Os danos psíquicos podem ultrapassar aqueles provocados por outras formas de violência e dependem dos laços afetivos com o agressor e da idade em que a violência ocorreu ou teve seu início. Quanto menor a idade e mais próximo o laço afetivo com o agressor, mais graves podem ser os sintomas decorrentes da violência.[39]

Apesar de não demonstrarem perturbação significativa, muitas pessoas podem ter sido afetadas pela confusão e ambivalência que caracterizam a experiência de abuso e experimentar sofrimento.[40] Entretanto, algumas pessoas podem não apresentar qualquer disfunção psicológica associada à violência quando adultas. Cerca de 40% das pessoas não apresentaram alterações, segundo estudo com pessoas que relataram ter sido vítimas de experiências sexuais abusivas na infância.[5]

SINTOMAS E TRANSTORNOS MENTAIS

Após a violência, são comuns sentimentos e ou comportamentos de timidez, agressividade, medo, embotamento afetivo, isolamento, dificuldade para confiar nas outras pessoas, alterações no sono, fugas de casa, mentiras, dificuldades na vida sexual, sexualidade exacerbada e desesperança em relação ao futuro.[41]

Entre os principais sintomas ou transtornos mentais associados à situação de violência, destacam-se o Transtorno de Estresse Pós-Traumático (TEPT), Transtornos Depressivos e ou Transtornos de Ansiedade. A situação de estresse decorrente da violência pode desencadear outros transtornos mentais, como Transtorno de Déficit de Atenção e Hiperatividade (TDAH), Transtorno Bipolar do Humor e Transtornos Alimentares, em indivíduos vulneráveis.[42] É também comum ocorrerem comorbidades, associação de alguns transtornos mentais como depressão e TEPT. Esses transtornos podem variar de intensidade, desde apenas sintomas leves, sem grande impacto para a vida do adolescente, até quadros graves com alterações psicóticas como delírios, alucinações e ideias de suicídio.

ATENÇÃO AO ADOLESCENTE QUE SOFRE OU SOFREU VIOLÊNCIA SEXUAL

Atenção à saúde[42]

A primeira intervenção a ser realizada é o acolhimento com a escuta da narrativa da violência sofrida pelo adolescente e também a escuta de seus familiares ou responsáveis. Muitas vezes são necessárias varias entrevistas devendo ser respeitado o tempo subjetivo dos sujeitos envolvidos. Os resultados empíricos de pesquisa realizada em Portugal apontam que a elaboração narrativa da violência sexual, tanto espontânea como em intervenção psicoterapêutica, pode promover percursos mais adaptativos e preferenciais para quem sofreu esse tipo de violência.[43]

Para a elaboração diagnóstica, deve ser sempre realizada uma anamnese cuidadosa identificando a história prévia individual e familiar de transtornos mentais e de violências, o contexto sócio cultural, além de um exame psíquico acurado.

DIAGNÓSTICOS

Quando não explicitada, a possibilidade de ter ocorrido uma violência sexual deve ser sempre pesquisada de forma objetiva se há alguma suspeita ou indício, como quando são observadas mudanças bruscas de comportamento e ou lesões físicas sugestivas. Nem sempre as crianças e adolescentes e ou seus familiares tem condições de relatar as situações de violência.

O diagnóstico da situação deve ser realizado em qualquer espaço de atenção à saúde, em uma visita domiciliar pelo agente comunitário de saúde ou em uma emergência hospitalar, entre outros. A notificação deve ser realizada vide imediato, em até 24 horas, para o encaminhamento a rede de cuidados muitas vezes emergencial nos casos de contato sexual consumado.

A partir dos diagnósticos levantados, será proposto um projeto terapêutico individual multidisciplinar e intersetorial que contemple as necessidades individuais e familiares para os cuidados necessários tanto físicos como psicossociais.

Protocolos de Intervenção (violência com contato sexual)

Quando a violência ocorreu com contato sexual, são necessários, de imediato, exames e protocolos de prevenção e ou tratamento para DST, HIV e hepatite, além de avaliação e prevenção de uma gestação com a anticoncepção de emergência. Quando ocorreu gestação decorrente da violência, pode ser realizado o aborto legal (com até 20 semanas de gestação), caso seja essa a opção da adolescente, após avaliação de uma equipe multiprofissional.[20,36] Podem ser também necessárias terapêuticas emergenciais em saúde mental quando ocorrem quadros mentais graves, com sintomas psicóticos e ou risco de suicídio.

CUIDADOS EM SAÚDE MENTAL

Terapias

Algumas intervenções terapêuticas têm sido preconizadas para abordar especificamente os problemas decorrentes da violência sexual nos casos em que os sintomas tenham grande impacto para a vida dos adolescentes. Segundo revisão de literatura, as terapias individuais ou grupais focadas no abuso e a Terapia Cognitivo-Comportamental (TCC) foram efetivas para melhorar o funcionamento social.[44]

Entre as diversas terapias preconizadas, a Terapia Interpessoal pode ser uma abordagem adequada para adolescentes que sofreram violência sexual, por ser uma terapia breve, que atua nos estressores psicossociais e no suporte social, visando basicamente o alívio sintomático e a melhora das relações interpessoais. Embora não exista nenhum estudo sobre Terapia Interpessoal (TIP) para essa população específica, sua eficácia foi comprovada para adolescentes com depressão[45,46] e para adultos que sofreram Transtorno de Estresse Pós-Traumático (TEPT),[47,48] transtornos frequentes após violência sexual na adolescência.

Psicofarmacoterapia

Após a avaliação diagnóstica, dependendo da gravidade dos sintomas (ansiosos, depressivos, psicóticos e ideias de suicídio) podem ser necessárias intervenções medicamentosas emergenciais, geralmente associadas á psicoterapia, dando início ao tratamento dos sintomas ou transtornos mentais decorrentes da violência ou a ela associados, inclusive anteriores à situação de violência. Os adolescentes devem ser acompanhados com frequência para que se possa estabelecer um vínculo terapêutico e para a avaliação da evolução dos sintomas e das reações às medicações prescritas, conforme a necessidade de cada caso.

CUIDADO EM REDE E PREVENÇÃO

A atenção às pessoas em situação de violência deve ser sempre realizada em rede intersetorial (educação, assistência social, jurídica, saúde, direitos humanos) por equipe multiprofissional. Muitas vezes, o primeiro atendimento pode ter um caráter emergencial e hospitalar, dependendo da gravidade e do impacto da violência.

Na rede pública de saúde (Sistema Único de Saúde – SUS), a atenção continuada é realizada nas Unidades Básicas de Saúde, responsáveis pelo cuidado longitudinal das pessoas e famílias de seu território de abrangência. Em casos mais graves de transtornos mentais, o cuidado pode ser compartilhado entre as UBS e os Centros de Atenção Psicossociais (CAPS) ou com outros serviços especializados, como o Serviço de Atenção Especializado (SAE) para DST/HIV.

Entre outros serviços voltados especificamente para a atenção a pessoas em situação de violência, destacam-se as casas abrigo para mulheres da Secretaria de Assistência Social e da Secretaria de Politica para Mulheres e organizações não governamentais (ONG) com atenção psicossocial, voltadas especificamente para a violência contra crianças e adolescentes, além de serviços especializados para a atenção a pessoas que sofreram violência nas Universidades.

CONSTRUÇÃO DA RESILIÊNCIA OU CAPACIDADE DE SUPERAÇÃO

Sujeitos que passaram por uma situação de violência sexual são capazes de conferir novos significados, menos opressivos e preferenciais, à experiência. São ainda capazes de identificar diversos "recursos/aliados" interpessoais na facilitação da mudança, designadamente o suporte parental e familiar, a ajuda dos professores e, em particular, o apoio do grupo de pares.

A capacidade de reação do adolescente à violência vivenciada está diretamente associada à forma como a família, o ciclo de amigos, a vizinhança e as redes de proteção irão recebê-los, oferecendo o suporte necessário antes, durante e após a revelação.

Para uma dada experiência, cada sujeito constrói diversas possibilidades de significação. A alternativa escolhida é influenciada pela compatibilidade entre sua interpretação, mediada pela dominância da cultura em que está imerso, pelas suas narrativas de vida prévias e pela validação social (aceitação, reconhecimento, encorajamento), que os seus outros significativos fazem desse modo de interpretar e responder ao acontecimento em questão.[34]

A capacidade de superação ou de resiliência pode ser construída conjuntamente pelos indivíduos, coletividades, organizações e governos. "Pessoas que passaram por grande provação precisam ter o apoio de pelo menos uma figura significativa, que por meio do afeto favoreça o tratamento da ferida e a ressignificação do trauma".[49]

Para que o enfrentamento à violência sexual contra crianças e adolescentes seja realmente efetivo, os atores sociais devem se comprometer não apenas com os cuidados a quem sofre ou sofreu esse tipo de violência. É necessário também atuar na prevenção, promovendo sensibilização de toda a sociedade quanto a essa grave questão, que pode repercutir negativamente sobre a vida do indivíduo.

REFERÊNCIAS BIBLIOGRÁFICAS

1. WHO - World Health Organization. World report on violence and health. Genebra: World Health Organization, 2002.

2. http://bvsms.saude.gov.br/bvs/publicacoes/violencia_faz_mal.pdf.

3. Guerra VNA. Violência de pais contra filhos: a tragédia revisitada. 4ª. ed. São Paulo, Cortez: 32-33, 2001.

4. ECA ATUALIZADO.pdf.

5. Finkelhor D. Early and long-term effects of child sexual abuse: an update. Professional Psychology Research and Practice 21 (5): 325-330, 1990.

6. http://www.unicef.org/protection/57929_58006.html.

7. http://www.brasil.gov.br/saude/2012/05/abuso-sexual-e-o-segundo-maior-tipo-de-violencia-contra-criancas-mostra-pesquisa.

8. http://bvsms.saude.gov.br/bvs/publicacoes/notificacao_maustratos_criancas_adolescentes.pdf.

9. Brasil. Ministério da Saúde. Secretaria de Atenção à Saúde. Departamento de Ações Programáticas Estratégicas Área Técnica de Saúde da Mulher. Aspectos Jurídicos do atendimento às vítimas de violência sexual: perguntas e respostas para profissionais de saúde. 2a. ed. Brasilia, Editora MS, 2010.

10. Delmanto C. Código Penal comentado. 8. Ed. São Paulo: Saraiva, 2010.

11. http://unstats.un.org/unsd/gender/downloads/WorldsWomen2015_chapter6_t.pdf.

12. http://www.who.int/reproductivehealth/publications/violence/VAW_infographic.pdf.

13. http://www.mapadaviolencia.org.br/pdf2012/MapaViolencia2012_Criancas_e_Adolescentes.pdf.

14. Drezet J et al. Estudo de mecanismos e fatores relacionados com o abuso sexual em crianças e adolescentes do sexo feminino. J of Pediatrics 77 (5): 431-39, 2001.

15. Rickert VI, Wiemann CM, Vaughan RD, White JW. Rates and risk factors for sexual violence among an ethnically diverse sample of adolescents. Arch Pediatr Adolesc Med 158 (12): 1132-39, 2004.

16. Taquette S et al. Mulher adolescente/jovem em situação de violência. Brasília: Secretaria Especial de Políticas para as Mulheres, 2007.

17. Alvin P. Os adolescentes vítimas de abusos sexuais. In: Gabel M. Crianças vítimas de abuso sexual. São Paulo, Summus, 1997.

18. Imber-Black E et al. Os segredos na família e na terapia familiar. Porto Alegre, ArtMed, 1994.

19. Manual de atenção à saúde do adolescente./Secretaria da Saúde. Coordenação de Desenvolvimento de Programas e Políticas de Saúde-CODEPPS. São Paulo, SMS, 2006.

20. Serafim AP, Saffi F, Achá MFF, Barros DM. Dados demográficos, psicológicos e comportamentais de crianças e adolescentes vítimas de abuso sexual. Rev Psiq Clín 38(4): 143-7 2011.

21. Faleiros E (org). O abuso sexual contra crianças e adolescentes: os (des) caminhos da denúncia. Brasília, Presidência de República, Secretaria Especial de Direitos Humanos, 2003.

22. De Antoni C, Yunes MAM, Habigzang L, Koller SH. Abuso sexual extrafamiliar: percepções das mães de vítimas. Estudos de Psicologia. Campinas 28 (1):97-106, 2011.

23. Pascolat G et al. Abuso físico: o perfil do agressor e da criança vitimizada. Jornal de Pediatria 77 (1): 35-40, 2001.

24. Knobel M, Aberastury A. Adolescência normal. Porto Alegre: Artes Médicas, 1992.

25. Outeiral JO. Violência no corpo e na mente: consequências da realidade brasileira. In: LEVINSKY DL. (org). Adolescência: pelos caminhos da violência. 2a. ed. São Paulo, Casa do Psicólogo, 2002.

26. Taquette SR (org.). Violência contra a mulher adolescente-jovem. Rio de Janeiro, UERJ, 2007.

27. Saffioti HIB. Contribuições feministas para o estudo da violência de gênero. Em: Moraes MLQ, Naves R (orgs). Advocacia pro bono em defesa da mulher vítima de violência Campinas, Imprensa Oficial, 192-220, 2002.

28. Brasil. Ministério da Saúde. Secretaria de Atenção à Saúde. Departamento de Ações Programáticas Estratégicas Prevenção e tratamento dos agravos resultantes da violência sexual contra mulheres e adolescentes: norma técnica/Ministério da Saúde. Secretaria de Atenção à Saúde. Departamento de Ações Programáticas Estratégicas. 3a. ed. atual. 1. Brasília, Ministério da Saúde, 2012.

29. Gabel M. Crianças vítimas de abuso sexual. São Paulo, Summus, 1997.

30. Chavez AR, Riveira-Riveira L, Angeles-Llerenas A, Díaz-Cerón E, Allen-Leigh B, Ponce EL. Factores del abuso sexual em la niñez y la adolescencia em estudiantes de Morelos. México, Revista de Saúde Pública 43 (3): 506-14, 2009.

31. Putnam FW. Ten-year research update review: child sexual abuse. J Am acad child adolesc psychiatry 42 (3), 2003.

32. Bock AMB. A adolescência como construção social: estudo sobre livros destinados a pais e educadores. Revista Semestral da Associação Brasileira de Psicologia Escolar e Educacional (ABRAPEE) 11 (1): 63-76, 2007.

33. Guedes MEF, Moreira ACG. Gênero, saúde e adolescência: uma reflexão a partir do trabalho com a violência doméstica e sexual. Advances in Health Psychology 17 (2): 79-91, 2009.

34. Belsky J. Etiology of child maltreatment: a developmental-ecological analysis. Psychological Bulletin, 114 (3): 413-34, 1993.

35. Caminha RM. Maus-tratos: o flagelo da violência. Bemvenutti VL (org). Cadernos de extensão II. São Leopoldo, Unisinos, 37-53, 2000.

36. Caminha RM. A violência e seus danos à criança e ao adolescente. In Associação de Apoio à Criança e ao Adolescente (Amencar) (org) Violência doméstica. Brasília,UNICEF 43-60, 2000.

37. Narvaz MG, Koller SH. Reflexões sobre meninas e mulheres vítimas de violência. Novas Abordagens em Direitos Humanos: Enfrentamento à Violência. 1(1): 34, 2005.

38. Testa M, Hoffman JH, Livingston JA. Intergenerational transmission of sexual victimization vulnerability as mediated via parenting. Child Abuse Negl 35(5): 363–71, 2011.

39. Habigzang LF, Caminha RM. Abuso sexual contra crianças e adolescentes: conceituação e intervenção clínica. São Paulo: Casa do Psicólogo, 2004.

40. Furniss T. Abuso sexual da criança. Uma abordagem multidisciplinar. Porto Alegre, Artes Médicas, 1993.

41. Garbarino J, Kostelny K, Dubrow N. What children can tell us about living in danger? American Psychologist 46 (4): 376- 83, 1991.

42. bvsms.saude.gov.br/bvs/publicacoes/linha_cuidado_criancas_familias_violencias.pdf.

43. Antunes CMV. Abuso sexual na infância e adolescência: uma leitura narrativa do impacto e dos processos conducentes à resiliência. Tese (Doutorado em Psicologia da Justiça). Portugal, Escola de Psicologia, Universidade do Minho, 2010.

44. Hetzel-Riggin MD, Braush AM, Montgomery BS. A meta-analytic investigation of therapy modality outcomes for sexually abused children and adolescents: an exploratory study. Child Abuse & Neglect 31: 125-41, 2007.

45. Mufson L. et al. A randomized effectiveness trial of interpersonal psychotherapy for depressed adolescents. Arch Gen Psychiatry 61(6): 577-84, 2004.

46. Rossello J, Bernal G, Rivera-Medina C. Individual and group CBT and IPT for Puerto Rican adolescents with depressive symptoms. Cultural Diversity and Ethnic Minority Psychology 14(3): 234–45, 2008.

47. Bleiberg KL, Markowitz JC. A pilot study of interpersonal psychotherapy for posttraumatic stress disorder. Am J Psychiatry 162(1): 181-3, 2005.

48. Campanini RF et al. Efficacy of interpersonal therapy-group format adapted to post-traumatic stress disorder: an open-label add-on trial. Depression and anxiety 27(1): 72-7, 2010.

49. Cyrulnik B. Os patinhos feios. São Paulo, Martins Fontes, 2004.

Violência Doméstica, Maus-Tratos e Negligência

62

Renato Nabas Ventura

A violência afeta, negativamente, adolescentes e jovens em escala mundial, reduzindo de modo significativo a sua qualidade de vida. O estresse vivenciado por adolescentes vítimas de violência pode causar repercussões para seu desenvolvimento físico e mental.

Na adolescência, testar limites, questionar normas e valores convencionais, adaptar-se às pressões do ambiente e lidar com novas dúvidas e emoções, são experiências que associadas à maior independência e contato social, pode tornar o adolescente mais ou menos vulnerável à violência. Estudos mostram que a adolescência e seus riscos dependem dos aspectos individuais e dos contextos em que o adolescente está inserido, tanto micro (família, escola, comunidade), como macrossistema (cultura, valores).

O ambiente familiar é o que mais pode proteger ou expor crianças e adolescentes à violência. Muitas vezes, as famílias utilizam a violência como modo de comunicação, estabelecendo um padrão de convivência, inclusive trans geracional, que prejudicará o desenvolvimento de crianças e adolescentes.

Os outros contextos, como escola e comunidade, podem falhar na sua função de proteção, expondo os adolescentes à violência. E a ausência de proteção nesses variados contextos aponta para os altos índices de exposição à violência entre adolescentes, sendo que a vitimização nesta faixa etária é maior se comparada com crianças e adultos. Dados do Datasus de 2015 revelam que a morte de crianças e adolescentes por causas externas (acidentes e violência, na maior parte homicídios) ocorrem em maior número quando comparadas às mortes por outras causas, como doenças infecciosas, respiratórias e neoplásicas.

Os efeitos da violência contra crianças e adolescentes são vastos, podendo cessar, impedir ou retardar o desenvolvimento social, cognitivo e emocional. E dentre as principais consequências da violência, estão as relativas à saúde mental, representando um risco para o desenvolvimento dos adolescentes.

Segundo a Organização Mundial da Saúde, a violência é entendida como o uso intencional da força física ou do poder, real ou em ameaça, contra si próprio, contra outra pessoa, ou contra um grupo ou uma comunidade, que resulte ou tenha grande possibilidade de resultar em lesão, morte, dano psicológico, deficiência do desenvolvimento ou privação.

Os atos violentos podem ser classificados em:

- Violência autoprovocada: envolve o comportamento suicida, que inclui ideias de acabar com a vida e automutilação e o suicídio, que se caracteriza pelo desenvolvimento de um plano para cometer o ato, conseguir os meios de realizá-lo e concretizá-lo, dando fim à própria vida;

- Violência interpessoal: ocorre na relação entre as pessoas, que demonstram dificuldade de resolver conflitos por meio da conversa (relações entre pais e filhos, homens e mulheres, entre outras, nas quais estão caracterizadas relações hierárquicas e de poder). Pode ser intrafamiliar, a que ocorre nas relações hierárquicas e intergeracionais e comunitária, a que ocorre fora do lar entre indivíduos com algum tipo de relação (p. ex.: na escola);

- Violência coletiva: infligida por grupos maiores como Estados, milícias, organizações terroristas com o propósito ou efeito de anular ou prejudicar o exercício de direitos humanos e liberdades fundamentais nos campos político, econômico, social, cultural. Com frequência, os adolescentes são envolvidos neste modo de violência, por apresentar uma maior vulnerabilidade inerente ao seu momento de vida e desenvolvimento psicossocial.

A violência contra crianças e adolescentes, segundo o Ministério da Saúde, pode ser definida como quaisquer atos ou omissões dos pais, parentes, responsáveis, instituições e, em última instância, da sociedade em geral, que resultam em dano físico, emocional, sexual e moral às vítimas. Incluem-se nestas categorias:

- Violência estrutural ou social: violência interpessoal, decorrente das diferentes formas de manutenção das desigualdades sociais, culturais, de gênero, etárias e étnicas que produzem as mais variadas formas de submissão e exploração de uma pessoa pelas outras (p. ex.: trabalho infantil, prostituição);

- *Bullying* (violência entre iguais): todas as formas de atitudes agressivas, intencionais e repetidas, executadas entre iguais (estudantes, colegas de trabalho), em uma relação desigual de poder, sem motivação evidente, causando dor e angústia;

- Violência intrafamiliar ou doméstica: é um tipo de violência interpessoal, onde todo ato ou omissão de pais, familiares ou responsáveis capaz de causar dano físico, sexual e/ou psicológico a crianças ou adolescentes. De um lado, implica numa transgressão do poder/dever de proteção do adulto e, de outro, negação do direito que crianças e adolescentes têm de serem tratados como sujeitos e pessoas em condição peculiar de desenvolvimento.

- Este tipo de violência contra crianças e adolescentes pode ser expresso sob a forma de negligência, violência física ou maus tratos, violência sexual e violência psicológica. Abordaremos neste capítulo as duas primeiras formas de expressão.

VIOLÊNCIA FÍSICA

A violência física é entendida como o emprego da força física, de modo intencional, não acidental por pais, responsáveis, familiares ou pessoas próximas da criança ou adolescente com o objetivo de ferir, danificar ou destruir esta criança ou adolescente, deixando ou não marcas evidentes. É uma prática culturalmente aceita em nossa sociedade, onde o tapa e outras formas de maus tratos físicos, introduzidos no Brasil pelos padres jesuítas, são utilizados no processo disciplinador de crianças e adolescentes.

Pode ser considerado, portanto, um ato violento desde um tapa até agressões com instrumentos (pau, barra de ferro, sapatos, fio elétrico), com armas brancas ou de fogo, imposições de queimadura, socos e pontapés, que podem resultar em agressões fatais, num ato violento contínuo.

História e Epidemiologia

John Caffey, médico radiologista, em 1946 diagnosticou, nos Estados Unidos da América, seis casos de crianças que apresentavam hematoma subdural crônico e, ao mesmo tempo, fraturas de ossos longos. Após afastar outras causas, concluiu que deveriam ser de origem traumática, de etiologia desconhecida. Nos anos 1960, Kempe & Silverman, aprofundando os estudos e correlacionando com a abordagem familiar, trouxeram o problema dos maus tratos para o âmbito da saúde e consolidaram o quadro clínico que foi designado "Síndrome da Criança Maltratada" ou "Síndrome de Caffey", catalogada pela Academia Americana de Pediatria em 1961 e diagnosticada por meio de evidências radiológicas. A síndrome descrita apresenta uma incidência maior em crianças menores de três anos. O aparecimento de sequelas pós-hematomas sub-durais define os achados clínicos e radiológicos para o diagnóstico, além de sublinhar as discordâncias entre os achados de exame físico e as informações prestadas pelos pais.

No Brasil, apenas nos anos 1970, aparecem as primeiras denúncias de maus tratos contra crianças e adolescentes e as primeiras publicações científicas e, ainda hoje, são raros os dados de prevalência da violência doméstica contra crianças e adolescentes. Os dados existentes estão relacionados com o registro dos serviços de atendimento às crianças e adolescentes vitimizados e representam uma pequena parcela da situação real.

Quadro Clínico

Nas consultas pediátricas de rotina ou de emergência é preciso, ao se realizar a anamnese e o exame físico, estar atento para determinadas condições que podem levantar suspeitas de violência, indicando que a lesão ou dano infringido à criança ou adolescente foi intencional. Devem ser observadas as seguintes situações:

- Incoerência entre os dados da anamnese e a avaliação clínica da criança; relatos discordantes quando o responsável é entrevistado por mais de um profissional em diferentes momentos ou quando os responsáveis são entrevistados, separadamente; dinâmica familiar que explicita uma ausência de estrutura estável, podendo estar presente o alcoolismo e o uso de drogas ilícitas; problemas maternos relacionados à gravidez, tais como: gravidez indesejada, tentativas de abortamento, separação do casal, ausência às consultas de pré-natal ou problemas relacionados à situação dos filhos: crianças hiperativas, portadores de doença crônica, filhos adotivos, filhos prematuros ou hospitalizados por longo tempo, filhos que viveram parte de sua vida longe do núcleo familiar, lesões não compatíveis com a idade ou o estágio de desenvolvimento da criança ou que não se justificam pelo tipo de acidente relatado, como fraturas de crânio bilaterais em relatos de quedas de berço, cama ou cadeiras; lesões em várias partes do corpo ou bilaterais, como equimoses, hematomas, lacerações, lesões em partes usualmente cobertas do corpo como área genital, nádegas, grandes extensões de dorso; lesões em estágios diferentes de cicatrização ou cura, como hematomas e fraturas em diferentes estágios de evolução, história de múltiplos acidentes ou de hospitalizações por traumas acidentais, atraso entre o "acidente" e a procura de atendimento médico, o que pode ser sinal de negligência ou medo de que os responsáveis sejam descobertos, antecedentes familiares positivos para maus tratos físicos ou outros modos de violência.

A criança ou adolescente vítima de maus tratos físicos se apresenta, geralmente, ao exame clínico numa atitude de indiferença, apatia. Outras vezes, apresenta-se receosa, temerosa, com atenção fixa, quase paralisada. E as lesões estarão de acordo com o tipo de agressão sofrida, com a intensidade e o tempo em que a criança vem sendo vitimizada.

Lesões de partes moles (cutâneo-mucosas)

- Equimoses múltiplas e hematomas que podem se localizar em qualquer parte do corpo, preferencialmente na região cefálica e, via de regra, encontram-se em estado evolutivo diferentes; equimoses elipsodais, produzidas por dedos, geralmente, localizadas nos braços e antebraços; lacerações e escoriações produzidas por instrumentos utilizados para "surrar" a criança (fios metálicos, cintos, chinelos), encontradas, geralmente em áreas não expostas como tronco, abdomem e região glútea; lacerações do lábio superior, com arrancamento do frênulo lingual; mordidas humanas, localizadas, geralmente, na região das bochechas, tórax, abdomem, região glútea e coxas; escoriações da mucosa oral, resultado da introdução de colheres com agressividade, no momento da alimentação; áreas de alopecia, nas regiões frontais e parietais, decorrentes de arrancamento de mechas de cabelos; arranhões, constituídos por escoriações lineares ou semilunares, em qualquer parte do corpo, mais frequentes no pescoço (tentativa de estrangulamento) e tronco; deformidades da orelha externa – "orelha do boxeador" – resultante de rupturas traumáticas da cartilagem que, em geral, não sofrem reparação espontânea adequada; ferimentos por arma branca: punctórios, perfurantes, perfuro-cortantes; queimaduras térmicas, que reproduzem a forma do objeto aquecido que as produziu, tais como: brasas de cigarro, colheres, ferro de passar, chapa do fogão; queimaduras químicas, frequentes, em torno da cavidade bucal e nasal, lábios e línguas, produzidas por pimentas ou mesmo soda cáustica.

Lesões esqueléticas

- Fraturas de crânio, acompanhadas ou não de hematoma extradural; dos ossos próprios do nariz que, pela ausência de tratamento adequado, podem consolidar-se, perpetuando uma deformidade; diafisárias de ossos longos, em geral múltiplas, com estádios diferentes de consolidação e com frequentes malformações por consolidações defeituosas, devido à ausência de tratamento ortopédico adequado; metafisárias, com severas repercussões no crescimento, provocando, por vezes, assimetrias; de costelas; arrancamentos epifisários, descolamentos de fragmentos ósseos das epífises; calcificação de hematomas periostais, resultante da demora da reabsorção de grandes hematomas; involução cortical traumática, que ocorre na camada cortical subperióstica, dos ossos longos, como resultado da involução do potencial regenerativo do osso periostal, em virtude das agressões múltiplas; hiperosteose cortical, que é uma hipertrofia óssea, resultante do crescimento desorganizado ou de reabsorção inadequada de sucessivos calos ósseos.

Lesões em região cefálica

- Hematoma subgaleal; hematoma subdural, que pode provocar transtornos neurológicos, convulsões, alterações da consciência e/ou hemiplegia. Nos recém nascidos e lactentes jovens, o hematoma subdural pode estar acompanhado de hemorragia retiniana (Síndrome do Bebê Sacudido); hemorragia subaracnoide pós-traumática; contusão cerebral.

Lesões em região do tórax e abdome

- Hemotórax, hemopericárdio e hemoperitônio; roturas viscerais decorrentes de lesões diretas ou indiretas, fechadas, provocadas pela aplicação de forças externas (socos, chutes) sobre a parede abdominal; hematoma retroperitoneal; esgarçamentos e lesões de mesentério.

Síndrome de "Munchausen por procuração"

Caracteriza-se por uma situação onde a criança ou adolescente é trazido para cuidados de saúde devido a sintomas e/ou sinais inventados ou provocados pelos seus responsáveis, sendo na quase totalidade dos casos, pela mãe, gerando uma violência física (exames complementares desnecessários, uso de medicamentos) e psicológica (internações desnecessárias, por exemplo).

A suspeita diagnóstica pode ser feita nas seguintes situações: doenças persistentes ou recidivantes; relatos de sintomas não usuais; dificuldades em classificar as queixas dentro de uma linha diagnóstica coerente; sinais que surgem quando a criança ou adolescente está com uma mesma pessoa e os profissionais, assim como outros parentes, só constatam o quadro já consumado; resistência e insatisfação com o tratamento proposto e a insistência para realização de diversos procedimentos.

Diagnóstico

Nos casos de violência física, o diagnóstico é eminentemente clínico e poderão ser solicitados alguns exames para estabelecimento da extensão da lesão e de diagnósticos diferenciais, tais como: coagulograma completo; RX completo de esqueleto em crianças menores de dois anos de idade e, em alguns casos, até seis anos. Acima desta idade, geralmente, radiografias localizadas são suficientes. A radiografia pode ser normal na fase aguda do trauma e, portanto, deve se repetir o exame diante da suspeita de violência física; tomografia computadorizada e ressonância magnética são indicadas na exploração das lesões intracranianas, abdominais e torácicas.

Os impactos da violência física, como espancamentos, podem acarretar sequelas orgânicas ou a morte, além de prejuízo no crescimento físico e psicológico de crianças e adolescentes, como sentimentos de raiva, agressividade, dificuldades de aprendizagem, perda de confiança nas pessoas, apatia, possibilidade de reprodução do comportamento violento em todos espaços da vida social.

NEGLIGÊNCIA

Pode ser definida, segundo o Ministério da Saúde, como omissões dos adultos (pais ou outros responsáveis pela criança ou adolescente, inclusive institucional), ao deixarem de prover as necessidades básicas para o desenvolvimento físico, emocional e social de crianças e adolescentes. A negligência não está vinculada às circunstâncias de pobreza, podendo ocorrer em casos em que recursos existem para os familiares ou o responsável.

Na história de vida das crianças e adolescentes, podem aparecer algumas situações que denotam omissões de cuidado, que são indicativos de Negligência. Por exemplo:

- Ausência de acompanhamento ou preocupação dos responsáveis com o rendimento escolar;
- Culpabilização da criança e do adolescente ou ainda da Escola quanto às dificuldades apresentadas por ela;
- Descuido com a segurança da criança e do adolescente e ausência de medidas de prevenção de acidentes;
- Descaso no acompanhamento e seguimento do calendário vacinal, de higiene e nutrição;
- Demora inexplicável na procura de recursos médicos diante de sinais de doença, não seguimento de recomendações ou escolha para tratamentos inadequados para a criança e o adolescente;
- Falta ou acompanhamento irregular dos tratamentos medicamentosos, de habilitação ou reabilitação da doença crônica ou da deficiência;
- Falta de proteção ou defesa contra acidentes e/ou violência praticada por outros.
- Ausência de preocupação na escolha ou com a segurança dos locais onde a criança e/ou adolescente é deixado ou com os escolhidos como seus cuidadores – terceirização do cuidado.

Outros sinais de ausência de cuidados que podem ser identificados em crianças e adolescentes: déficits de crescimento e desenvolvimento, sem justificativa clínica; desnutrição sem causa básica aparente; obesidade por descuido ou imposição nutricional; uso de roupas inadequadas à idade e ao sexo, assim como ao clima; atraso no desenvolvimento relacional; faltas frequentes à escola; dificuldade de aprendizagem, sem demonstração de apreensão dos responsáveis em encontrar causa e/ou soluções; atraso na escolaridade, por não procura ou por fracasso; problemas de adaptação social; adolescentes internados que não recebem visitas.

ATUAÇÃO DO PROFISSIONAL DE SAÚDE FRENTE ÀS HISTÓRIAS DE VIOLÊNCIA

A assistência à criança ou adolescente vítima de violência deve caminhar em duas vertentes: a primeira, é a intervenção clínico-cirúrgica, propriamente dita (tratamento das lesões físicas, carências nutricionais e outras doenças associadas) e, a segunda, o estabelecimento de medidas protetivas à criança e ao adolescente, a partir da notificação dos casos suspeitos ou confirmados e da comunicação ao Conselho Tutelar e/ou Vara da Infância e da Juventude.

A notificação será realizada a partir do preenchimento da ficha de notificação compulsória que será encaminhada ao Sistema de Vigilância de Violência e de Acidentes da Secretaria Municipal de Saúde.

Questões policiais e judiciais devem ser abordadas após o atendimento das necessidades médicas da vítima (acolhimento, exame físico, procedimento indicados para o caso e respectiva conduta). A recusa infundada do atendimento médico caracteriza ética e legalmente imperícia e omissão de socorro, com todas as suas consequências. Neste caso, de acordo com o Código Penal, o médico pode ser responsabilizado civil e criminalmente pelos danos físicos e mentais, ou eventual morte do adolescente vitimizado.

Durante a consulta, o profissional deve anotar tudo o que for dito, deixando claro quando a fala for da criança, do adolescente, de sua família ou de outra pessoa. É importante que a anotação dos dados seja a mais fiel possível, relatando exatamente a fala do entrevistado, evitando traduzir tecnicamente ou sintetizar o que foi dito. A história e o exame físico devem ser descritos com cuidado e registrados no prontuário que precisa ter informações claras, estar assinado e carimbado. O prontuário completo é importante para a proteção do profissional e também fornece subsídios para elaborar laudo indireto de exame de corpo de delito.

A complexidade das situações de violência demanda a atenção multiprofissional. Além disso, a dinâmica das famílias abusivas tende a contaminar o atendimento, sendo frequentes a confusão de papéis e as tentativas de manter a situação em segredo, que repercutem, especialmente, em profissionais que atuam de modo isolado. Desse modo, sempre que possível, o médico deve envolver outros profissionais da equipe de saúde, decidindo, em conjunto, o melhor modo de intervenção e encaminhamentos necessários, além do melhor momento para a denúncia para o Conselho Tutelar e/ou Vara da Infância e Juventude, responsáveis por fazer valer o Estatuto da Criança e Adolescente e por garantir a proteção à criança e ao adolescente, por meio de uma grande articulação da Rede de Proteção formada pelo próprio Conselho, Judiciário, Polícia, Serviços de Proteção à Infância existente na Comunidade.

A violência deve ser vista como problema familiar e social, e não apenas relacionado à vítima e ao agressor.

REFERÊNCIAS BIBLIOGRÁFICAS

1. Patia CL, Silva DG, Dell'Aglio DD. Exposição de Adolescentes à Violência em Diferentes Contextos: Relações com a Saúde Mental. Trends in Psychology/Temas em Psicologia24(1):205-218, 2016.

2. Gallo EAG, Menezes AMB, Murray J, Silva LAD, Wehrmeister FC, Gonçalves H, Barros F. Vitimização por crime na infância e adolescência segundo registros oficiais: coorte de nascimentos de Pelotas, Rio Grande do Sul, Brasil. Cad. Saúde Pública:32(8): versão on line, 2016.

3. Brasil. Ministério da Saúde (MS). Secretaria de Atenção à Saúde. Linha de Cuidado para Atenção Integral à Saúde de Crianças, Adolescentes e Suas Famílias em Situação de Violências. Brasília: MS, 2014.

4. Malta DC, Prado RR, Caribe SSA, Silva MMA, Andreazzi MAR, Silva Júnior JBS, Minayo MCS. Fatores associados aos ferimentos em adolescentes, a partir da Pesquisa Nacional de Saúde dos Escolares (PeNSE 2012). Rev Bras Epidemiol Supply PeNSE:183-202, 2014.

5. Vittale MSS, Ventura RN. Violência e violência contra crianças e adolescentes. In: Morais MB, Campos SO, Hilário MOE. Pediatria: Diagnóstico e Tratamento. 1 ed. São Paulo: Manole, p.1733-6, 2013.

6. Vecina TC, Machado AL. Desafios e possibilidades para o enfrentamento da violência: fortalecendo vínculos e construindo redes. In: Lauridsen-Ribeiro E, Tanaka OY. Atenção em Saúde Mental para Crianças e Adolescentes no SUS. 1 ed. São Paulo:HUCITEC, 303-17, 2010.

7. Martins CBG. Maus tratos contra crianças e adolescentes. Rev Bras Enferm:63(4):660-5, 2010.

8. Pfeiffer I. Violência Física. In: Campos JA, Paes CEN, Blank D, Costa DM, Pfeiffer L,Waksman RD. Manual de segurança da criança e do adolescente. 1° Ed. Sociedade Brasileira de Pediatria.Belo Horizonte: 206-225, 2004.

9. Brasil. Ministério da Saúde. Secretaria de Assistência à Saúde. Notificação de maus-tratos contra crianças e adolescentes pelos profissionais de saúde: um passo a mais na cidadania em saúde. Brasília: Ministério da Saúde, 48 p., 2002.

10. Azevedo MA, Guerra VNA. Vitimação e Vitimização: questões conceituais. In: Azevedo MA, Guerra VNA. Crianças Vitimizadas: Síndrome do Pequeno Poder. 2 ed. São Paulo: Iglu, p.25-47, 2000.

Suicídio e Automutilação

63

Ana Carolina Coelho Milani
Maria Eugênia Mesquita

"Um passo por vez, é quanto basta."

Mahatma Gandhi

INTRODUÇÃO

Suicídio (do latim *sui cadere,* matar a si mesmo) significa o ato de uma pessoa intencionalmente acabar com a sua vida. O suicídio é um tabu na sociedade, sendo que em alguns países, a tentativa de suicídio é considerada um crime, que pode ter implicações legais.[1]

No Brasil, é considerada como um agravo à saúde de notificação compulsória. De acordo com a Portaria GM/MS Nº 1.271/2014, os casos de tentativa de suicídio e violência sexual passam a ser de notificação imediata no âmbito municipal, e deve seguir o fluxo de compartilhamento entre as esferas de gestão do SUS estabelecido pela SVS/MS.[1,2]

Na adolescência, o processo de busca da identidade pode gerar sofrimento tão intenso que o suicídio pode, então, parecer como a única solução. As alterações físicas, psicológicas e sociais, próprias dessa fase de vida, podem ser acompanhadas de conflitos, angústias, ambivalências e contradições habituais. Também nesse momento, inicia-se a consciência sobre a morte e o morrer.

EPIDEMIOLOGIA DO SUICÍDIO

Segundo dados publicados pela Organização Mundial de Saúde (OMS) em Abril de 2016, o suicídio foi a segunda causa de morte entre pessoas de 15 a 29 anos[2] e 75% dos casos de suicídio no mundo ocorreram em países com renda baixa ou média. Para cada morte, estima-se que ocorrem de 10 a 40 tentativas de suicídio.[3] A tentativa de suicídio é o fator de risco isolado mais importante para o suicídio na população em geral.[1] As taxas de suicídio ao redor do mundo variam de acordo com aspectos geográficos, culturais, religiosos e sociais, além da forma de notificação dessas mortes.[4,5]

As tentativas de suicídio são mais frequentes em adolescentes do gênero feminino[6] do que do masculino (com taxas de suicídio que variam de 2 a 4 do gênero masculino para cada um do gênero feminino),[6-8] o que é descrito pela literatura como "paradoxo dos gêneros", sendo que os homens em geral usam meios mais violentos (como enforcamento e armas de fogo).

Comportamentos suicidas parecem progredir ao longo do desenvolvimento: ideação suicida é mais comum no início da adolescência,[4,6,9] as tentativas de suicídio no final da adolescência[4,9,10] e as mortes por suicídio no início da vida adulta.[4,6,9]

Em nosso país, há muito preconceito sobre essa questão e ainda são poucas as informações em nossos sistemas que registram os dados sobre mortalidade (Sistema de Informações sobre Mortalidade (SIM) do Departamento de Informática do Sistema Único de Saúde -DATASUS), apesar das tentativas de suicídio e do suicídio serem considerados como problema de saúde pública.

Em 2013, o Datasus registrou 10.080 suicídios no território nacional (http://www2.aids.gov.br/cgi/tabcgi. exe?compl/cauex.def), sendo que os coeficientes de suicídio variam amplamente entre as regiões do país. A mortalidade por suicídio no Brasil pode ser ainda maior tendo em vista a subnotificação.[11]

A partir das informações provenientes do sistema de estatísticas vitais do Estado de São Paulo, foi publicado em setembro de 2016 uma resenha com a avaliação da mortalidade por suicídios para o biênio 2013-2014. Em 2014, ocorreram 2.339 mortes por suicídios no Estado de São Paulo, o que representa taxa de 5,6 óbitos por 100 mil habitantes. Essa média é ligeiramente inferior à do país, que foi de 5,8. Diferenças importantes são observadas também entre as regiões paulistas, onde as menores taxas ficaram abaixo de 5,5 e as maiores superaram 7,5 óbitos por 100 mil habitantes.[12]

FATORES DE RISCO

Os maiores fatores de risco para o suicídio dos jovens são:[13-16]

- Tentativa de suicídio prévia;
- Sexo feminino;

- Exposição à violência (*bullying*, inclusive);
- Uso de bebida alcoólica;
- Uso de drogas;
- Psicopatologia (em especial depressão maior e outros transtornos do humor);
- Sentimentos de desesperança e de sentir-se inútil;
- Abuso físico e sexual;
- Suporte familiar inadequado;
- Poucas relações interpessoais;
- Acesso a formas letais (como por exemplo armas de fogo, pesticidas).

Em relação aos transtornos mentais, depressão é o principal transtorno que afeta os adolescentes e que causa prejuízos, sendo o suicídio a terceira causa de morte (http://www.who.int/mediacentre/factsheets/fs345/en). Entre 80 e 90% dos suicidas apresentavam alguma psicopatologia.[17] História familiar de suicídio ou de transtorno mental também é um fator de risco, em especial uso de drogas por familiares.

A respeito da sexualidade, existem evidências de que jovens gays, lésbicas, bissexuais e transexuais (LGBT)[2] têm risco aumentado para o comportamento suicida, em especial quando revelam sua opção sexual[18,19] e não recebem suporte de suas famílias.[20]

Quanto à questão religiosa, Bertolote & Fleischman[21] descreveram que os agnósticos teriam as maiores taxas de suicídio e os muçulmanos, as menores, em estudo realizado em 2009.

MÍDIAS

Há muita discussão sobre a influência da mídia (TV, internet e redes sociais) em relação ao suicídio, em especial de adolescentes. Alguns estudos abordaram a questão[22,23] do chamado "Efeito *Werther*", quando vários suicídios se sucederam após o lançamento do livro de Johann Wolfgang Von Goethe, *Os sofrimentos de jovem Werther,* em 1774.

A mídia social é comumente utilizada pelos adolescentes para expressar seus sentimentos e pensamentos, inclusive os suicidas.[24-26] Vários países e serviços tem utilizado a internet, por meio de programas para auxiliar pacientes com pensamentos suicidas, automutilações e depressão.[27,28]

AUTOMUTILAÇÕES

As automutilações são definidas como comportamentos intencionais, sem intenção suicida consciente, de agressão ao próprio corpo (em geral de uma parte), comportamentos que não são aceitos socialmente.

Ocorre em cerca de 10% dos adolescentes e adultos jovens,[16] e a prevalência nos EUA em adolescentes internados chega a 35%.[29] A literatura descreve que as automutilações em geral se iniciam na puberdade, dos 13 aos 15 anos,[16] e que sua prevalência vai diminuindo com o início da vida adulta.[30]

As automutilações incluem se cortar, queimar, dar socos em si próprio ou em algo (por exemplo, parede), beliscões, mordedura, arranhões,[17] ingestão de objetos ou substancias (com o objetivo de se machucar)[31] e bater partes do corpo contra objetos (por exemplo, a cabeça na parede). As autolesões são geralmente repetitivas, podendo ocorrer várias vezes ao longo do dia e em diferentes regiões do corpo. As lesões podem ser de diferentes níveis de gravidade (das mais superficiais como arranhões), as mais graves (p. ex., cortes profundos em músculos e queimaduras de segundo e terceiro graus).

As automutilações são comportamentos e sintomas decorrentes de vários fatores, um complexo mecanismo que envolve questões tanto biológicas quanto psicodinâmicas e sociais. Esses adolescentes podem ter dificuldades em lidar com seus sentimentos, apresentam até mesmo desconforto físico, dores e baixa autoestima. Alguns se sentem aliviados durante ou logo após se automutilarem, mas sabem que esse alívio é passageiro e que voltarão a se sentir como estavam anteriormente, ou mesmo com mais raiva e sentimentos negativos por terem se automutilado. Nem todos os adolescentes expõem suas lesões e/ou cicatrizes, em parte pelo receio de serem criticados, ridicularizados ou mesmo por vergonha.

São várias as motivações para os adolescentes se automutilarem: rebeldia, para correr o risco, para contrariar e/ou punir seus pais e/ou seus valores e crenças, para serem aceitos em um grupo, por desespero, raiva ou frustração, como uma forma de conseguir atenção para seu sofrimento, para se aliviarem e pela presença de pensamentos suicidas.

Adolescentes que se automutilam podem ter doenças psiquiátricas, tais como transtornos de humor (depressão, transtorno afetivo bipolar – TAB), transtorno de estresse pós--traumático (TEPT), psicose ou mesmo terem sido vítimas de abuso sexual ou maus-tratos. Crianças e adolescentes com retardo mental e/ou autismo também podem apresentar esse comportamento, porém não serão abordados neste capítulo.

Na Classificação Internacional de Doenças (CID-10) encontra-se nas categorias X60 a X84 (autolesão intencional), capítulo XX – causas externas de morbidade e mortalidade.[32]

No DSM 5 encontra-se na Seção 3 (transtornos que necessitam de pesquisas futuras e revisão de seus critérios diagnósticos) (Quadro 63.1).[33]

SUICÍDIO × AUTOMUTILAÇÕES

Comportamentos suicidas e autoagressões não-suicidas (automutilações ou "parassuicídio") estão frequentemente associadas e possivelmente podem estar clinicamente relacionadas.[34]

O risco de tentativas de suicídio ou de suicídio é significativamente maior nos adolescentes que se automutilam, sendo que 70% dos automutiladores já tentaram o suicídio pelo menos uma vez, e 55% várias vezes.[35,36] O risco de suicídio é maior nos 6 meses consecutivos ao episódio automutilador e, após esse período, esse risco tende a diminuir.[37]

Quadro 63.1. Critérios diagnósticos DSM 5

A- No último ano, o indivíduo se engajou, em cinco ou mais dias, em dano intencional autoinflingido à superfície de seu corpo, provavelmente induzindo sangramento, contusão ou dor (p.ex., se cortar, queimar, fincar, bater, esfregar excessivamente), com a expectativa de que a lesão levasse somente a um dano físico menor ou moderado (p.ex.: não há intenção suicida).

NOTA: A ausência de intenção suicida foi declarada pelo indivíduo ou pode ser inferida por seu engajamento repetido em um comportamento que ele sabe, ou aprendeu, que provavelmente não resultará em morte.

B- O indivíduo se engaja em comportamentos de autolesão com uma ou mais das seguintes expectativas:

1. Obter alívio de um estado de sentimento ou de cognição negativos.

2. Resolver uma dificuldade interpessoal.

3. Induzir um estado de sentimento positivo.

NOTA: O alívio ou a resposta desejada é experimentado durante ou logo após a autolesão, e o indivíduo pode exibir padrões de comportamento que sugerem uma dependência em repetidamente se envolver neles.

C- A autolesão intencional está associada a pelo menos um dos seguintes casos:

1. Dificuldades interpessoais, sentimentos ou pensamentos negativos, como depressão, ansiedade, tensão, raiva, angústia generalizada ou autocrítica, ocorrendo no período imediatamente anterior ao ato de autolesão.

2. Antes do engajamento no ato, um período de preocupação com o comportamento pretendido que é difícil de controlar.

3. Pensar na autolesão que ocorre frequentemente, mesmo quando não é praticada.

D- O comportamento não é socialmente aprovado (p.ex., piercing corporal, tatuagem, parte de um ritual religioso ou cultural) e não está restrito a arrancar cascas de feridas ou roer as unhas.

E- O comportamento ou suas consequências causam sofrimento clinicamente significativo ou interferência no funcionamento interpessoal, acadêmico ou em outras áreas importantes do funcionamento.

F- O comportamento não ocorre exclusivamente durante períodos psicóticos, *delirium*, intoxicação por substâncias ou abstinência de substância. Em um indivíduo com um transtorno do neurodesenvolvimento, o comportamento não faz parte de um padrão de estereotipias repetitivas. O comportamento não é mais bem explicado por outro transtorno mental ou condição médica (p.ex., transtorno psicótico, transtorno do espectro autista, deficiência intelectual, síndrome de Lesch-Nyhan, transtorno do movimento estereotipado com autolesão, tricotilomania, transtorno de escoriação- skin picking).

Fonte: DSM-5(33).

Em uma metanálise publicada em 2014 por Sara E. Victor & David E. Klonsky,[38] os autores observaram uma importante correlação nos estudos: quanto maior a variedade de métodos e a frequência das automutilações, maior é o risco de tentativas de suicídio nos adolescentes.

A relação entre suicídio e automutilações é controversa entre os diferentes autores; para alguns, as automutilações são consideradas como um comportamento para manter a vida por meio da redução e regulação das emoções negativas[39,40] e, para outros, como um fator precipitante de iminente tentativa ou ideação suicida.[40,41]

Diferentes modelos foram também construídos para explicar as automutilações: uma forma de canalização dos impulsos autodestrutivos para uma área restrita do corpo[42] e/ou como um mecanismo de autorregulação, que seria uma forma de um "microssuicídio" (desse modo, criando-se a ilusão de um "controle sobre a morte")[43] reduzindo os pensamentos suicidas.[44]

Um modelo integrativo foi proposto por Thomas Joiner,[45] que manteve o conceito do *continuum* entre automutilação e suicídio, mas introduziu a modulação da dor (que utiliza vias endógenas opioides e endocanabinoide).[46] As repetidas automutilações alterariam as vias de analgesia induzidas por estresse, causando uma tolerância a dor, e desse modo seria uma via para adquirir a capacidade de se matar ou uma forma concreta para os pacientes que não conseguem imaginar ou representar sua própria morte.

Em diversos momentos na prática clínica, a diferenciação entre comportamento automutilador (sem intenção de morrer) e comportamento suicida pode ser difícil, inclusive para um profissional especialista em saúde mental, esses dois comportamentos podem ainda se sobrepor.

Características de automutilações que sugerem maior risco de intenção suicida:[47,17]

- Isolamento (de amigos, familiares, das atividades regulares);

- Evitar ser descoberto (inclusive com o adolescente não alertando a respeito, durante ou após o ato);

- Tempo para que não ocorra intervenção (como esperar os pais saírem de casa);

- Deixar instruções para a família ou amigos (por exemplo, como gostaria que seus pertences fossem divididos ou a quem designá-los);

- Deixar carta ou nota de suicídio;

- Planejamento prévio (dias ou horas);

- Letalidade do método utilizado ou planejado.

AVALIAÇÃO DO PACIENTE

Durante a avaliação do paciente, devem ser considerados os fatores de risco como suporte familiar e social e fatores estressores, como o rompimento de um relacionamento ou a descoberta de uma gravidez. Deve ser avaliado se foi um ato impulsivo e qual foi a sua frequência. Além disso, é também muito importante avaliar a postura do adolescente e a credibilidade dos dados coletados, inclusive se houve omissão ou atenuação pelo paciente e/ou pela família ou mesmo negação dos fatos ocorridos.

Os antecedentes psiquiátricos familiares e pessoais, além dos clínicos, como doença prévia e uso de medicação, devem ser abordados, sendo a depressão, o uso de drogas e os transtornos psicóticos as principais patologias associadas às automutilações e as tentativas de suicídio.

Problemas com a lei ou com a escola, e se ocorreu violência (sexual e física), também devem ser abordados pelo profissional. Perguntar se o jovem tem planos para o futuro (o que pode melhorar o prognóstico).

Não é fácil abordar um paciente com ideação/comportamento suicida ou automutilações, porém algumas perguntas podem ajudar nesse processo, em especial após um contato com o paciente, quando ele se sente um pouco mais confortável e conseguiu já expressar alguns sentimentos: Você se sente desesperado? Você sente que não vale a pena viver? Você se sente sem esperança? Alguma vez você pensou que seria melhor se não existisse?

Caso algum dos fatores acima descritos esteja presente, é importante solicitar a avaliação de um especialista, que poderá inclusive indicar a necessidade de internação hospitalar ou mesmo domiciliar. No processo de encaminhamento, o profissional deve explicar os motivos e justificar que não significa um abandono, se colocando de forma "aberta" para a continuidade do processo.

TRATAMENTO

O tratamento deve abordar tanto os comportamentos suicidas/automutiladores quanto os transtornos mentais coexistentes.

As intervenções devem desenvolver estratégias que consigam atenuar os estressores, o que na prática clínica nem sempre é possível, devido aos recursos limitados em nossos serviços de saúde e à ausência de suporte familiar e ou social, não devendo ficar as intervenções apenas restritas às abordagens farmacológica e ou psicoterapêutica.

Uma rede de suportes com a escola, amigos e familiares, serviços de saúde e de saúde mental, entre outros, deve ser estabelecida para proteger tanto o adolescente como seus familiares. Por exemplo, às vezes se consegue diminuir alguns estressores estabelecendo contato com a escola para reduzir as demandas escolares, ou diminuir os riscos pela restrição do acesso a armas de fogo, objetos pérfuro-cortantes e medicações.

Algumas habilidades sociais e formas de controlar ou desviar os pensamentos para se automutilar podem ser desenvolvidas para alguns casos, como contar até 10, falar para si mesmo NÃO ou PARE, escrever, técnicas de respiração, desenho, tentar pensar em imagens positivas ou mesmo, em alguns casos, ficar esticando elásticos nas mãos/pulsos/dedos. (http://www.aacap.org/AACAP/Families_and_Youth/Facts_for_Families/FFF-Guide/Self-Injury-In-Adolescents-073.aspx.)

Tratamento psicoterápico

Existem várias técnicas de psicoterapias que podem ser utilizadas, como a terapia cognitivo-comportamental, terapia multissistêmica, de orientação psicanalítica, assim como *mindfullness* ou mentalização.

Uma metanálise e revisão sistemática[48] foi publicada em 2015 a respeito de intervenções terapêuticas nas tentativas de suicídio e automutilações, sendo que as técnicas que apresentaram maior nível de evidência foram: terapia dialética comportamental, terapia cognitivo comportamental e a terapia baseada na mentalização.

A mentalização é uma técnica terapêutica cujo conceito, de forma ampla, é a capacidade de compreender a si próprio e aos outros por dedução dos estados mentais que estão por trás dos comportamentos aparentes: pensamentos, crenças, intenções, motivações e objetivos.[49] É uma forma de imaginar o que o outro está pensando ou sentindo.[50]

Essa técnica tem sido utilizada no tratamento do transtorno de personalidade *borderline*, assim como em outras doenças psiquiátricas.[49,51] O terapeuta tem como objetivo auxiliar o paciente, por meio de instigar a curiosidade, a questionar continuamente seu estado mental por meio de suas atitudes, compreendendo o sentido de suas experiências.

No caso dos pacientes que apresentam automutilação, geralmente são poucas as estratégias de enfrentamento, além das dificuldades para regular o humor e para resolver problemas. É importante que, na abordagem psicoterapêutica, essas questões sejam trabalhadas de forma individualizada.

Deve-se avaliar a necessidade de intervenções também para a família, se a mesma é estruturada, se é capaz de fornecer suporte adequado ao paciente e até mesmo se é necessário uma terapia familiar, além de tratamento psiquiátrico para familiares que apresentem transtornos mentais.

Alguns adolescentes também podem se beneficiar de tratamentos em grupos.

Tratamento farmacológico

Não existem medicações específicas para o tratamento da ideação suicida ou para as automutilações, sendo de fundamental importância a identificação das possíveis comorbidades relacionadas a esses comportamentos.

Dependendo do transtorno associado a esses comportamentos, podem ser utilizados os inibidores seletivos da receptação de serotonina para a depressão (por exemplo fluoxetina, cloridrato de sertralina). Antipsicóticos atípicos (antagonistas dopaminérgicos) também podem ser utilizados, com base em estudos realizados com pacientes com Transtorno de Personalidade *Borderline*,[52,53] assim como estabilizadores de humor.

CONSIDERAÇÕES FINAIS

Os adolescentes automutiladores e/ou com pensamentos/tentativas de suicídio devem ser tratados com a mesma atenção e respeito que qualquer outro paciente, sem comentários ou juízo de valor a respeito. Eles não devem ser punidos, criticados ou julgados.

É importante reavaliar as relações entre médicos, profissionais da saúde e os pacientes nesse contexto, uma vez que podem existir dificuldades na empatia, inclusive com o sentimento de impotência do profissional em relação à situação, ao tratamento e à família, o que pode interferir no cuidado e suporte ao paciente e seus familiares. O paciente deve se sentir compreendido e acolhido.

REFERÊNCIAS BIBLIOGRÁFICAS

1. Organization WH. Preventing suicide: a global imperative: World Health Organization; 2014.

2. Organization. W-WH. Fact Sheet Geneva.2016 [Available from: http://www.who.int/mediacentre/factsheets/fs398/en/.

3. Williams-Johnson J, Williams E, Gossell-Williams M, Sewell C, Abel WD, Whitehorne-Smith P. Suicide attempt by self-poisoning: characteristics of suicide attempters seen at the emergency room at the University Hospital of the West Indies. West Indian medical journal. 2012;61(5):526-31.

4. Krug EG, Mercy JA, Dahlberg LL, Zwi AB. The world report on violence and health. The lancet. 2002;360(9339):1083-8.

5. Hawton K, van Heeringen K. Suicide. Lancet. 2009;373(9672):1372-81.

6. Nock MK, Borges G, Bromet EJ, Cha CB, Kessler RC, Lee S. Suicide and suicidal behavior. Epidemiologic reviews. 2008;30(1):133-54.

7. Patton GC, Coffey C, Sawyer SM, Viner RM, Haller DM, Bose K, et al. Global patterns of mortality in young people: a systematic analysis of population health data. The Lancet. 2009;374(9693):881-92.

8. Wasserman D, Cheng Q, Jiang G-X. Global suicide rates among young people aged 15-19. World psychiatry. 2005;4(2):114-20.

9. Hamza CA, Stewart SL, Willoughby T. Examining the link between nonsuicidal self-injury and suicidal behavior: A review of the literature and an integrated model. Clinical Psychology Review. 2012;32(6):482-95.

10. Darke S, Torok M, Kaye S, Ross J. Attempted suicide, self-harm, and violent victimization among regular illicit drug users. Suicide and life-threatening behavior. 2010;40(6):587-96.

11. Marín-León L, Barros M. Mortes por suicídio: diferenças de gênero e nível socioeconômico. Revista de Saúde Pública. 2003;37(3):357-63.

12. SEADE. SP Demográfico-Resenha de Estatísticas Vitais do Estado de São Paulo. In: Dados FSEdAd, editor. online2016. p. 15.

13. Holt MK, Vivolo-Kantor AM, Polanin JR, Holland KM, DeGue S, Matjasko JL, et al. Bullying and suicidal ideation and behaviors: a meta-analysis. Pediatrics. 2015:peds. 2014-1864.

14. McKinnon B, Gariépy G, Sentenac M, Elgar FJ. Adolescent suicidal behaviours in 32 low-and middle-income countries. Bull World Health Organ. 2016;94(5):340-50G.

15. Swahn MH, Bossarte RM. Gender, early alcohol use, and suicide ideation and attempts: findings from the 2005 youth risk behavior survey. Journal of Adolescent Health. 2007;41(2):175-81.

16. Hawton K, Saunders KE, O'Connor RC. Self-harm and suicide in adolescents. The Lancet. 2012;379(9834):2373-82.

17. Jans T, Taneli Y, Warnke A, Rey J. Suicide and self-harming behaviour. IACAPAP e-textbook of Child and Adolescent Mental Health International Geneva: Association for Child and Adolescent Psychiatry and Allied Professions. 2012.

18. Fergusson DM, Horwood LJ, Beautrais AL. Is sexual orientation related to mental health problems and suicidality in young people? Archives of general psychiatry. 1999;56(10):876-80.

19. Russell ST, Joyner K. Adolescent sexual orientation and suicide risk: Evidence from a national study. American Journal of public health. 2001;91(8):1276-81.

20. Ryan C, Huebner D, Diaz RM, Sanchez J. Family rejection as a predictor of negative health outcomes in white and Latino lesbian, gay, and bisexual young adults. Pediatrics. 2009;123(1):346-52.

21. Bertolote JM, Fleischmann A. A global perspective on the magnitude of suicide mortality. Oxford textbook of suicidology and suicide prevention: A global perspective. 2009:91-8.

22. Stack S. Media impacts on suicide: A quantitative review of 293 findings. Social Science Quarterly. 2000:957-71.

23. Robinson J, Cox G, Bailey E, Hetrick S, Rodrigues M, Fisher S, et al. Social media and suicide prevention: a systematic review. Early Interv Psychiatry. 2015.

24. Becker K, Mayer M, Nagenborg M, El-Faddagh M, Schmidt MH. Parasuicide online: Can suicide websites trigger suicidal behaviour in predisposed adolescents? Nordic journal of psychiatry. 2004;58(2):111-4.

25. Cash SJ, Thelwall M, Peck SN, Ferrell JZ, Bridge JA. Adolescent suicide statements on MySpace. Cyberpsychology, Behavior, and Social Networking. 2013;16(3):166-74.

26. Pirkis J, Robinson J. Improving our understanding of youth suicide clusters. The Lancet Psychiatry. 2014;1(1):5-6.

27. Calear AL, Christensen H. Review of internet-based prevention and treatment programs for anxiety and depression in children and adolescents. Medical Journal of Australia. 2010;192(11):S12.

28. Robinson J, Hetrick S, Cox G, Bendall S, Yung A, Pirkis J. The safety and acceptability of delivering an online intervention to secondary students at risk of suicide: findings from a pilot study. Early intervention in psychiatry. 2015;9(6):498-506.

29. Jacobson CM, Muehlenkamp JJ, Miller AL, Turner JB. Psychiatric impairment among adolescents engaging in different types of deliberate self-harm. Journal of Clinical Child & Adolescent Psychology. 2008;37(2):363-75.

30. Muehlenkamp JJ, Gutierrez PM. Risk for suicide attempts among adolescents who engage in non-suicidal self-injury. Archives of Suicide Research. 2007;11(1):69-82.

31. Hawton K, Rodham K, Evans E, Weatherall R. Deliberate self harm in adolescents: self report survey in schools in England. Bmj. 2002;325(7374):1207-11.

32. Saúde OMd. CID-10: Classificação Estatística Internacional de Doenças com disquete Vol. 1: Edusp; 1994.

33. Association AP. Manual diagnóstico e Estatístico de Transtornos Mentais-: DSM-5: Artmed Editora; 2014.

34. Grandclerc S, De Labrouhe D, Spodenkiewicz M, Lachal J, Moro M-R. Relations between nonsuicidal self-injury and suicidal behavior in adolescence: a systematic review. PloS one. 2016;11(4):e0153760.

35. Hargus E, Hawton K, Rodham K. Distinguishing between subgroups of adolescents who self-harm. Suicide and Life-Threatening Behavior. 2009;39(5):518-37.

36. Nock MK, Joiner TE, Gordon KH, Lloyd-Richardson E, Prinstein MJ. Non-suicidal self-injury among adolescents: Diagnostic correlates and relation to suicide attempts. Psychiatry Res. 2006;144(1):65-72.

37. Cooper J, Kapur N, Webb R, Lawlor M, Guthrie E, Mackway-Jones K, et al. Suicide after deliberate self-harm: a 4-year cohort study. American Journal of Psychiatry. 2005;162(2):297-303.

38. Victor SE, Klonsky ED. Correlates of suicide attempts among self-injurers: A meta-analysis. Clinical psychology review. 2014;34(4):282-97.

39. De Stefano J. Walsh, B. Treating self-injury: A practical guide. Canadian Journal of Counselling and Psychotherapy/Revue canadienne de counseling et de psychothérapie. 2006;40(4).

40. Whitlock J. Self-injurious behavior in adolescents. PLoS Med. 2010;7(5):e1000240.

41. Joiner T. Why people die by suicide. 2005. Harvard University Press.

42. Pattison EM, Kahan J. The deliberate self-harm syndrome. American Journal of Psychiatry. 1983;140(7):867-72.

43. Firestone RW, Seiden RH. Suicide and the continuum of self-destructive behavior. Journal of American College Health. 1990;38(5):207-13.

44. Wilkinson P, Kelvin R, Roberts C, Dubicka B, Goodyer I. Clinical and psychosocial predictors of suicide attempts and nonsuicidal self-injury in the Adolescent Depression Antidepressants and Psychotherapy Trial (ADAPT). American Journal of Psychiatry. 2011.

45. Joiner T. Why people die by suicide: Harvard University Press; 2007.

46. Hohmann AG, Suplita RL, Bolton NM, Neely MH, Fegley D, Mangieri R, et al. An endocannabinoid mechanism for stress-induced analgesia. Nature. 2005;435(7045):1108-12.

47. Hawton K, James A. Suicide and deliberate self harm in young people. BMJ. 2005;330(7496):891-4.

48. Ougrin D, Tranah T, Stahl D, Moran P, Asarnow JR. Therapeutic interventions for suicide attempts and self-harm in adolescents: systematic review and meta-analysis. Journal of the American Academy of Child & Adolescent Psychiatry. 2015;54(2):97-107. e2.

49. Fonagy P, Luyten P, Bateman A. Translation: Mentalizing as treatment target in borderline personality disorder. Personality Disorders: Theory, Research, and Treatment. 2015;6(4):380.

50. Bateman A, Fonagy P. Mentalization-based treatment for borderline personality disorder: A practical guide: OUP Oxford; 2006.

51. Choi-Kain LW, Gunderson JG. Mentalization: ontogeny, assessment, and application in the treatment of borderline personality disorder. American Journal of Psychiatry. 2008;165(9):1127-35.

52. Nickel MK, Muehlbacher M, Nickel C, Kettler C, Francisco Pedrosa Gil M, Bachler E, et al. Aripiprazole in the treatment of patients with borderline personality disorder: a double-blind, placebo-controlled study. American Journal of Psychiatry. 2006.

53. Hough DW. Low-dose olanzapine for self-mutilation behavior in patients with borderline personality disorder. The Journal of clinical psychiatry. 2001;62(4):296-7.

Bullying

64

Glaura César Pedroso

CONCEITO E IMPORTÂNCIA

Bullying é definido como opressão, tirania, agressão, dominação de uma pessoa ou grupo sobre outra pessoa ou grupo. Trata-se de violência sistemática, desigual e recorrente no âmbito escolar, na qual se identifica um agressor que tem a intenção de causar dano a alguém com pouco ou nenhum recurso de revidar. É um comportamento intencional e repetido, que acontece entre pares, ou seja, dentro de uma mesma posição hierárquica, embora se estabeleça uma relação desigual de poder (real ou percebida) que torna possível a intimidação da vítima.[1,2]

Trabalhos britânicos constataram que uma em cada três crianças relata ter sido alvo de *bullying* em algum momento da vida, e que 10 a 14% sofreram *bullying* por mais de seis meses. As crianças autoras de *bullying* correspondem a 2 a 5% e frequência similar se observa para alvos-autores.[2]

No Brasil, a Pesquisa Nacional de Saúde do Escolar (PENSE) 2012 mostrou que 7,2% dos alunos revelaram ter sofrido *bullying* nos últimos 30 dias; 20,8% relataram ter praticado *bullying* nesse período; nas capitais brasileiras, o percentual de alunos atingidos passou de 5,4% em 2009 para 6,8% em 2012.[3]

Embora a descrição clássica faça referência ao ambiente escolar, situações de *bullying* podem ocorrer em outros agrupamentos. Alguns autores afirmam que esse comportamento é encontrado em todas as sociedades e é considerado uma adaptação evolutiva com o objetivo de obter um *status* mais elevado no grupo; portanto, *bullying* não é um transtorno de conduta.[2] Entretanto, deve ser considerado um fator de risco para a adoção de comportamentos mais graves, além de expor a criança ou adolescente a situações de vulnerabilidade. Estudos em diversos países mostram associação entre *bullying* e baixa autoestima (de autores e alvos); transtornos mentais e ideação suicida; uso de álcool, porte de armas e comportamento violento (no caso dos agressores); violência doméstica (autores e vítimas); sentimentos de solidão, depressão e ansiedade.[1,4,5] Há poucos estudos longitudinais controlados (inclusive para violência doméstica e outros fatores de estresse), portanto algumas dessas alterações podem ser, além de consequências, fatores predisponentes

para que o aluno seja um alvo. Os expectadores também podem apresentar sintomas com maior frequência do que alunos não envolvidos em *bullying*.[6]

CLASSIFICAÇÃO

Segundo Lopes Neto,[1] as formas de agressão entre pares podem ser: verbal (apelidar, falar mal, insultar); moral (difamar, disseminar rumores, caluniar); sexual (assediar, abusar); psicológico (ignorar, excluir, perseguir, amedrontar, aterrorizar, intimidar, dominar, tiranizar, chantagear, manipular); material (destroçar, estragar, furtar, roubar); físico (empurrar, socar, chutar, beliscar, bater) e virtual ou *cyberbullying* (divulgar imagens, criar comunidades, enviar mensagens e invadir a privacidade, com o intuito de assediar a vítima ou expô-la a situações vexatórias).

Pode-se classificar o *bullying* como: direto (físico, verbal, material) ou indireto (exclusão, disseminação de boatos); tradicional (físico, verbal ou social/relacional – atitudes preconceituosas ou discriminatórias, difamação, exclusão do grupo, indiferença) e *cyberbullying* (*bullying* usando dispositivos eletrônicos).[2,7]

As crianças ou adolescentes envolvidos podem ser: autores, alvos, alvos-autores (vítimas que também agem como agressores) e expectadores ou testemunhas. Alunos autores de *bullying* são encontrados em todos os níveis socioeconômicos e grupos étnicos e são vistos como mais "fortes" e "populares"; os alvos são descritos como menos assertivos e com mais dificuldades nos aspectos sociais e emocionais. Os alvos-autores tendem a apresentar maior agressividade e a ser menos populares, além de apresentarem mais problemas emocionais e de comportamento.[2]

CYBERBULLYING

Cyberbullying, também chamado de *cybermobbing*, *bullying* virtual e assédio virtual, é o uso de ferramentas tecnológicas, incluindo programas de mensagens instantâneas e redes sociais, para assediar, ameaçar, constranger ou humilhar outra pessoa, simular ou tentar violar senhas das vítimas.

Há diferenças importantes entre essas práticas e o *bullying* tradicional, entre elas: o caráter de permanência dos ataques (usuários do mundo inteiro podem acessar, compartilhar e salvar as ações a qualquer momento; a vítima pode nunca saber quando será atacada novamente).[7]

A associação entre *bullying* tradicional e *cyberbullying* é controversa, podendo variar de região para região. Nos EUA, em 2005, Wang e cols. observaram que 20,8% dos adolescentes relataram ter se envolvido (como autor ou alvo) em *bullying* físico; 53,6%, verbal; 51,4%, social e 13,6%, eletrônico. As meninas se envolvem mais nas situações de *bullying* relacional; os meninos aparecem mais como autores de *cyberbullying* e as meninas como vítimas. Na Europa, até 90% das vítimas de *bullying* virtual também são alvos do *bullying* tradicional.[2]

Os agressores virtuais têm uma percepção de controle e acreditam na impunidade de seus ataques; frequentemente, há dificuldade em se colocar no lugar do outro, assim como avaliar as consequências dos atos de *cyberbullying*.[8]

A percepção dos adolescentes sobre os comportamentos e sua gravidade varia entre grupos e entre diferentes culturas. Nocentini e cols.[9] discutem critérios propostos para definir *cyberbullying*, com base na percepção de grupos de adolescentes europeus:

- Dano intencional: difícil de avaliar devido à natureza indireta do *cyberbullying*; para os adolescentes, o efeito sobre a vítima é mais importante que a intenção do agressor.
- Repetição: sugere intencionalidade; entretanto, se o conteúdo postado fica disponível por anos, sugere-se que um único ato poderia caracterizar repetição.
- Relação desigual de poder: um dos elementos para caracterizar essa relação poderia ser o maior domínio da tecnologia.
- Anonimato: não saber quem é o autor aumenta a frustração e o sentimento de impotência.
- Publicidade: conteúdos acessíveis a um grande número de pessoas.

BULLYING E O CONTEXTO SOCIAL E ESCOLAR

A escola é um local de interação social, onde a criança e o adolescente aprendem a conviver com as diferenças, relacionar-se com os outros e com as normas sociais e construir a cidadania, mas não é um mundo à parte. Os conflitos fazem parte da vida na escola, cabendo ao educador proporcionar o aprendizado e desenvolvimento de habilidades dos alunos para solucioná-los.

Como apontam vários autores, o cotidiano escolar também reproduz a violência da sociedade, com suas relações de opressão, intolerância e exclusão. Alunos, professores e outros membros da comunidade escolar são sujeitos socioculturais e as relações que se constroem nesse ambiente podem ajudar a explicar por que algumas escolas apresentam maior frequência

de *bullying* em relação a outras. Se observarmos o contexto escolar, com suas estruturas de hierarquia e modos de tratamento, podemos refletir sobre o *bullying* como uma das manifestações de um clima geral de tensão e insatisfação, além de problemas organizacionais e relacionais da escola.[3,10,11]

PAPEL DA FAMÍLIA

É consenso que o apoio e a proteção da família estão associados a menor envolvimento com todas as formas de *bullying*. O diálogo e compartilhamento de ideias na família, a supervisão dos pais, o acompanhamento da vida escolar e o estabelecimento de regras claras, inclusive no uso da tecnologia, são importantes fatores de proteção e de redução dos comportamentos de risco. Por outro lado, o uso de castigo corporal e violência psicológica, como prática educativa na família, está associado a maior possibilidade de o aluno ser um agressor.[8,12]

EFEITOS A LONGO PRAZO

Grande parte dos estudos sobre *bullying* são transversais e dificultam o estabelecimento de relações causais. Em 2015, Wolke e Lereya[2] publicaram uma revisão de estudos longitudinais que investigaram os efeitos a longo prazo na saúde, comportamentos de autoagressão e suicídio, escolaridade, emprego e relacionamentos sociais.

Crianças que foram alvos de *bullying* têm maior risco de apresentar problemas somáticos comuns e também problemas psicossomáticos e tabagismo. Essas crianças também desenvolvem com mais frequência ansiedade ou depressão. Além disso, as vítimas de *bullying* apresentam risco significativamente maior de autoagressão, pensamento suicida e outros transtornos psiquiátricos na adolescência. Esses efeitos tendem a ser maiores quanto maior foi a exposição ao *bullying*; os alvos-autores têm risco pouco maior do que os alunos que são puramente alvos.

Os trabalhos que avaliam separadamente os alvos-autores observam maior impulsividade e dificuldades para lidar com as emoções. Quanto aos agressores, alguns autores sugerem que apresentam risco aumentado de autoagressão e depressão, mas menos do que os alvos; praticar *bullying* aumenta o risco de infrações na adolescência, mas neste caso não se incluiu informações sobre a ocorrência de outras formas de vitimização (por exemplo, violência intrafamiliar). Os alunos agressores têm maior probabilidade de apresentar comportamento delinquente na adolescência.

Na idade adulta, crianças que foram alvo de *bullying* têm risco aumentado para transtornos ansiosos ou depressivos, transtornos psicóticos e suicídio. Esses indivíduos também relatam piores condições de saúde, com maior frequência de dores e recuperação mais lenta de doenças. Ainda, alcançam menor qualificação educacional (risco aumentado de evasão escolar) e ganham menos que seus pares. Quanto maior a frequência, gravidade e cronicidade da vitimização da criança por seus pares, pior o desfecho na idade adulta, numa relação dose-efeito.

Os alvos-autores também apresentam riscos aumentados para a saúde, em grau ainda maior que aqueles que foram puramente alvos; apresentam maiores dificuldades em sua adaptação econômica e relacionamentos sociais.

Os autores de *bullying*, nos trabalhos que os avaliaram separadamente, têm melhores condições de saúde, porém maior probabilidade de baixa instrução e desemprego; o comportamento antissocial e criminoso é mais frequente, mas esses efeitos diminuem ou desaparecem nos estudos que controlam circunstâncias familiares adversas.

QUANDO SUSPEITAR

O acompanhamento da socialização e da vida escolar da criança ou adolescente é tarefa conjunta, que deve envolver as famílias e contar com a participação ativa do pediatra, a fim de prevenir e solucionar problemas, em parceria com educadores e escolas.

Considerando-se que muitas vítimas não informam as agressões sofridas, boa parte das situações de *bullying* pode permanecer fora do conhecimento dos adultos, que raramente perguntam sobre o relacionamento da criança com seus pares. É importante que o profissional questione a criança ou adolescente sobre a escola e o convívio social, mas também que busque sinais de alerta no comportamento e quadro clínico da criança, para detectar situações de risco e intervir oportunamente.

Os sinais que podem ser observados em alunos alvos de *bullying* são, na verdade, sinais de sofrimento que podem ocorrer em outras situações, inclusive violência doméstica, mas que podem aparecer associados ao contexto escolar: enurese noturna, alterações do sono, cefaleia, epigastralgia, desmaios, vômitos, dores em extremidades, hiperventilação, síndrome do intestino irritável, anorexia, bulimia, isolamento social, tentativas de suicídio, irritabilidade, agressividade, ansiedade, problemas de memória, histeria, depressão, pânico, relatos de medo, resistência em ir à escola, tristeza, insegurança por estar na escola, mau rendimento escolar, atos de autoagressão e outros.[6]

O profissional de saúde também deve estar atento às necessidades de atendimento aos alunos autores e alvos-autores, já que estes também podem ser vítimas de violência em outros contextos e apresentar problemas familiares, baixa autoestima, problemas somáticos e de saúde mental. É preciso acolher a criança e o adolescente sem estabelecer rótulos e estigmas e compreender as situações apresentadas de acordo com o contexto familiar, escolar e social.

PREVENÇÃO E FORMAS DE INTERVENÇÃO

Como já mencionado, a escola pode prevenir ou reforçar contextos de violência. A construção de ambientes seguros e saudáveis na escola inclui a promoção da convivência respeitosa entre alunos e destes com professores e funcionários, em um clima de diálogo, acolhimento e inclusão, com estabelecimento de regras claras e discutidas com a comunidade, sem rigidez excessiva, mas que precisam ser respeitadas por todos. A escola não é apenas local de transmissão de conteúdos, mas tem a missão de promover a formação ética dos alunos, reforçando as relações de cooperação e de responsabilidade pelo bem-estar de todos e o desenvolvimento de competências/habilidades, visando solucionar conflitos sem violência. Por isso, as intervenções coletivas no ambiente escolar são mais efetivas que as individuais para reduzir a incidência de *bullying*. A promoção de atividades com engajamento social dos estudantes atua também como fator de proteção e de promoção da saúde.[3,8,12]

Uma vez constatada a situação de *bullying*, é preciso que a escola e as famílias trabalhem em conjunto, a fim de intervir prontamente e de forma apropriada, sem estigmatizar alunos como agressores ou vítimas, mas promovendo a resolução dos conflitos existentes e aproveitando as oportunidades para falar sobre a ética nas relações sociais e no ambiente virtual. O uso da internet precisa ser monitorado, em casa e na escola.[8,13,14]

Quando necessário, o aluno envolvido em *bullying* deve ter garantida a atenção interdisciplinar, visando minimizar o impacto da situação e suas consequências tardias, sem estigmatizar as crianças e adolescentes.

O pediatra pode atuar junto às famílias, promovendo os vínculos familiares e o diálogo, questionando e orientando sobre a vida escolar da criança e a importância da participação dos pais, discutindo possibilidades de atuação conjunta com as escolas e participando da construção de Escolas Promotoras de Saúde,[15] ou seja, escolas que ofereçam educação em saúde com enfoque integral, ambientes seguros e saudáveis e que trabalhem de forma articulada aos serviços de saúde.

REFERÊNCIAS BIBLIOGRÁFICAS

1. Lopes Neto AA. Bullying: saber identificar e como prevenir. São Paulo: Brasiliense, 2011.

2. Wolke D, Lereya ST. Long-term effects of bullying. Arch Dis Child 100:879–885, 2015. doi:10.1136/archdischild-2014-306667.

3. Malta DC, Porto DL, Crespo CD, et al. Bullying em escolares brasileiros: análise da Pesquisa Nacional de Saúde do Escolar (Pense 2012). Rev Bras Epidemiol Suppl PENSE: 92-105, 2014.

4. Perren S, Dooley J, Shaw T, Cross D. Bullying in school and cyberspace: associations with depressive symptoms in Swiss and Australian adolescents. Child and Adolescent Psychiatry and Mental Health: 4: 28, 2010.

5. Bannik R, Broeren S, van de Looij-Jansen P, de Waart FG, Raat H. Cyber and traditional bullying victimization as a risk factor for mental health problems and suicidal ideation in adolescents. PLOS ONE 9 (4): e94026, 2014.

6. Lopes Neto AA. Bullying – comportamento agressivo entre estudantes. J Pediatr (Rio J). 81 (5 Supl): S164-S172, 2005.

7. Wang J, Ianotti RJ, Nansel TR. School bullying among US adolescents: physical, verbal, relational and cyber. J Adolesc Health 45(4): 368-375, 2009.

8. Wendt GW, Lisboa CSM. Agressão entre pares no espaço virtual: definições, impactos e desafios do cyberbullying. Psic. Clin,, Rio de Janeiro 25(1): 73-87, 2013.

9. Nocentini A, Calmaestro J, Schultze-Krumholz A, Scheithauer H, Ortega R, Menesini E. Cyberbullying: Labels, Behaviours and Definition in Three European Countries. Australian Journal of Guidance & Counseling: 20 (2): 129-142, 2010.

10. Marafon G, Scheinvar E, Nascimento ML. Conflitos enquadrados como bullying: categoria que aumenta tensões e impossibilita análises. Psic. Clin., Rio de Janeiro 26 (2): 87 – 104, 2014.

11. Silva CS, Costa BLD. Opressão nas escolas: o bullying entre estudantes do ensino básico. Cad Pesq 46 (161): 638-663, 2016.

12. Zottis GAH, Salum GA, Isolan LR, Manfro GG, Heldt E. Associations between child disciplinary practices and bullying behavior in adolescents. J Pediatr (Rio J). 90(4):408---414, 2014.

13. Barbosa A, O'Neill B, Ponte C, Simões JA, Jereissati T. Risks and safety on the internet: comparing brazilian and european children. November 2013. Disponível em: http://eprints.lse.ac.uk/54801/1/EU_kids_online_brazil_report_21_nov.pdf (20 mar 2017).

14. Sozio ME, Ponte C, Sampaio IV, Senne F, Ólafsson K, Alves SJ, Garroux C. Children and internet use: a comparative analysis of Brazil and seven European countries. Disponível em: http://www.lse.ac.uk/media@lse/research/EUKidsOnline/ParticipatingCountries/PDFs/BR-FullReportBrazilNCGM.pdf (2017 mar 20).

15. Silva CS. Escola Promotora de Saúde: uma nova forma de fazer saúde escolar. In: Campos Jr D, Burns DAR. Tratado de Pediatria: Sociedade Brasileira de Pediatria. 3ª. Ed: Barueri, SP: Manole, 2014. pp 289-297.

Cyberbullying: Memes e Trollagens

Marcos Vinicius Mota
Maria Sylvia de Souza Vitalle

As interações de usuários da Internet quebram constantemente a apropriação original desse sistema global de redes, assim com frequência surgem novos objetivos para o seu uso, como a intensa busca pelo humor e entretenimento, em destaque atualmente, onde tudo é passível de se transformar em componente que remeta ao riso.

Uma tentativa de olhar as dinâmicas de publicações de humor na rede sem os instrumentos adequados, é o mesmo que, em circunstância similar, tentar examinar as sinapses do cérebro. Nessa situação, percebemos cérebro e Internet como organismos vivos, aonde não sabemos quando e em que local começa ou termina uma ideia ou comportamento. Em ambos, tudo parece ter vida própria, e para tanto há contribuições das funções *miméticas*.

As expressões *miméticas* são derivação do termo *meme*, cunhado em 1976 por Richard Dawkinhs, quando se referiu a tudo aquilo que se multiplica pela cópia/imitação, e faz referência a uma unidade de transmissão cultural. Enquanto os genes são replicadores biológicos, os *memes* são replicadores de ideias, são instruções comportamentais passadas adiante pela imitação: vestir roupa, a roda, o cálculo, o calendário, o alfabeto. Portanto, a evolução do homem social, que tem como base a cultura, se apoia em processos *miméticos*, onde a reprodução de ideias ocorre pela imitação e aprendizagem.

A ideia desenvolvida por Dawkinhs ocupa lugar na ciência e no senso comum. Na internet a sua manifestação concreta se da com base nos "*memes* Internet", terminologia utilizada por Yoon (2016), para distinguir o termo dentro da cultura em conexão. Os "*memes* Internet" são exemplificados como ideias, brincadeiras, piadas ou comportamentos, representados por imagens, vídeos, GIF, que em seu modelo básico se espalha de forma viral e, a partir daí, podem surgir diferentes versões para a mesma base.

Percebemos, a partir de Souza (2014), que a relevância de um *meme* está na capacidade de gerar sentido, dado que, para o autor, gerar copias é apenas uma característica fundamental. Nas redes sociais como o *Facebook,* o sentido e intenção dos "*memes* Internet" podem ser entreter, informar, criticas, *trollar.*

Diz respeito a um movimento que pode se basear em preconceitos e discriminações, como as questões raciais encontradas no estudo de Yoon (2016), ou a violência justificada pelo humor contra o obeso, encontradas na dissertação de Mota (2015), da qual este capitulo se propõe a trazer ao conhecimento àqueles que se ocupam da saúde dos adolescentes (psicólogos, pediatras) ou educação (professores, sociólogos), àqueles que se propõem a perceber estes sujeitos por uma ótica transdisciplinar.

Nos atentamos aos conhecimentos, opiniões a atitudes de adolescentes diante de praticas de humor e entretenimento no *Facebook.* Ademais, analisamos suas experiências diante dos termos *cyberbullying* e *trollagens.* Para a coleta dos dados utilizou-se de entrevista a sujeitos entre 17 e 19 anos, da cidade de Itapevi, na Grande São Paulo. Na ocasião, estudantes matriculados no terceiro ano do ensino médio, no período noturno, de uma escola estadual de São Paulo, Capital.

Para absorver as dinâmicas da plataforma, construímos um perfil no *Facebook*, estabelecendo contato, sem interação, com as postagens entendidas como humor e com as páginas[a], que patrocinam publicações voltadas ao riso na rede social, incluindo as com nomes associados a expressão *trollar* e *meme.*

ATITUDES DE ADOLESCENTES DIANTE DO HUMOR NA INTERNET

Todos os adolescentes de nosso estudo declararam ter uma conta no *Facebook,* e estão incluídos entre os 79% de crianças e adolescentes brasileiros que possuem perfil em redes sociais, conforme dados da TICS KIDS ONLINE (2015). Esses *sites* se destacam pela facilidade de acesso, baixo custo e às formas de comunicação e interação. O *Facebook* é percebido

---

a *A central de ajuda do* Facebook *ao conceituar páginas, dita que o objetivo de sua criação é conectar organizações e marcas com os perfis pessoais destinados a fins não comerciais, representando pessoas físicas. Cada pessoa que se cadastra no* Facebook *tem uma conta com informações de login. Cada conta pode ter um perfil e gerenciar diversas páginas. Disponível na Internet: https://www.facebook.com/help/ (25 agos. 2016).*

como importante instrumento para o estabelecimento de relacionamentos, gerando contribuições significativas para a vida e o cotidiano.

O *site* serve para se ampliar a visibilidade dos adolescentes, manifestar pensamentos, compartilhar o cotidiano e para a interação com informações postadas por outros sujeitos ou páginas. É percebido como um lugar em que é possível a interação até mesmo quando a barreira física impede a permanência em ligação dos sujeitos. Há a aproximação de pessoas distantes e, principalmente a permissão para que as relações com os colegas de classe continuem para além dos muros e tempos escolares.

Os adolescentes estão conectados durante todo o dia e todos os dias da semana, fato auxiliado pelos aparelhos móveis. Dados nacionais indicam que, dos incluídos na dinâmica das conectividades, 82% acessaram a rede pelo telefone celular em 2014, enquanto essa proporção era de 53% em 2013.

A conectividade não foi constante, porém a visitação e revisitação são permitidas seja no trabalho, em casa ou na escola. Fato que remete aos estudos de Kircaburun e Baştuğ (2016), onde o aumento do tempo conectado esteve proporcionalmente ligado ao aumento das chances de envolvimento do adolescente com o *cyberbullying*.

Destacados os motivos para tal, páginas na rede social são especializadas em chamar a atenção de seu público por ações de patrocínio ao humor. O cotidiano no *site* foi explorado para o riso, e a intenção esteve vinculada ao objetivo de que os conteúdos postados adquirissem características miméticas.

Seguir uma página foi atividade comum, e aquelas que se propuseram a utilizar o humor e o entretenimento parecem conseguir adesão em massa e se fixar com prestigio por exemplo a *Fan page* Irmã Zuleide: 5.736.927 perfis curtiram a página]. Os motivos para os adolescentes curtirem *fan pages* de humor foram: para rir, melhorar seu estado emocional e para relaxar.

Essas páginas, explorando a dinâmica dos "*memes* Internet", criaram uma "atmosfera hilariante", onde o cotidiano se colocou como conteúdo inédito e rotativo: a política, a pornografia, a violência em contextos escolares, ataques contra animais [...], e o corpo manifestado inúmeras vezes em estados de degradação segundo critérios de ordem, higiene e padrões estéticos de nossa sociedade.

Algumas publicações fugiram ao cotidiano inédito e rotativo, foram além de fatos que se apresentam apenas no hoje, justamente por que seu espaço já foi delimitado por processos históricos. Conteúdos com significados construídos historicamente não visitaram o cotidiano, eles habitam de maneira permanente. E quando os significados são produtos negativos, como discriminação, discurso de ódio e preconceitos, permanecerão desse modo até que haja uma nova significação.

Enquanto alguns conteúdos se ligam ao presente, visitam o topo do *feed* de notícias no *Facebook*, mas não volta em um futuro próximo, a obesidade, por exemplo, permaneceu como elemento de constante visitação, alcançando diversos seguidores. Talvez, por que tem na sociedade com estrutura tradicional, portanto não conectada a Internet, elementos que sustentam as diversas formas de manifestação de preconceito e discriminação, principalmente por meio do humor.

A publicação de humor com referência ao corpo obeso esteve em constante visita ao *feed* de notícias dos adolescentes, e interagir com essas publicações apresentou como pré-requisito o laço de amizade formado junto à autorização concedida indiretamente pela intimidade com aquele que foi alvo da publicação.

Explorando a ótica do humor, os comentários distanciaram o obeso do humano e o aproximaram a símbolos depreciativos. Foi negada a possibilidade de exploração de um corpo livre de violências simbólicas, havendo também manifestações do desejo por agressões físicas a um corpo que foi destacado como grotesco, bizarro e nojento.

Quando a publicação de humor baseada na obesidade fez referência à alguém desconhecido, os adolescentes negaram interação, porém indicaram que os de sua rede social na Internet frequentemente estabeleceram relação por meio das ferramentas "curtir", "comentar" ou "compartilhar". Interessante que há uma deslocação para o outro naquilo que o adolescente entende como prática incorreta.

PUBLICAÇÕES TIDAS COMO HUMOR E ATOS DE *TROLLAGENS*

Notamos que o termo *trollar* esteve fortemente associado a busca do riso, o que de acordo com Shifman (2014), está ligado ao discurso popular com "*memes* Internet" desde 2010. Aqui, o objetivo para o *Laughing out Loud,* com abreviação "*lol*", faz parte da cultura *troll*.

Expressões como "*te trollei*", "*você foi trollado*" e demais variações da raiz da palavra, se empregavam em falas de adolescentes em contextos escolares e nas redes sociais em conexão.

A figura do *troll* em seu contexto de origem, foi associada ao ato de pesca ao *corrico* que consiste em lançar uma isca para determinada área no mar e recuperá-la, para que um peixe a ataque, atraído pelo barulho da isca na água, isso com diversão subsequente ao seguimento do contexto. Daí as expressões de pesca ao *corrico* ou pesca em linha.

Na literatura, essa figura se insere em redes sociais na Internet denunciando uma forma de humor movida pelo tédio e sátira agressiva. Exploram a liberdade nas interações virtuais, lançam noticiais falsas, divulgam maus conselhos, o que exige a capacidade na distinção de práticas típicas deste agente.

Para os adolescentes, *trollar* surge em sentido contrário à literatura. É uma brincadeira entre amigos que não ultrapassa os limites impostos pela moral e ética estabelecida em contratos de confiança. *Trollar* tem apoio no vinculo de amizade e geralmente está associado a algo que não desagrada, que não traz danos ao sujeito. A ação foi classificada como normal e permitida entre amigos, mas aos estranhos foi negada a permissão, sendo vinculada a violência, por que não lhes foi garantido o direito de "zoar".

O adolescente não se apoiou em um conceito para dizer o que é o *troll*, mas em exemplos retirados de vídeos na Internet e programas televisivos que destacam tais práticas[a]. *Trollar* foi associado à zombaria: puxar a cadeira, manipular dados e publicar em redes sociais na Internet, colar papel com dizeres em amigo sem que este o perceba, lançar afirmações que a pessoa não seja, como chamar de gordo, mesmo que o sujeito tenha o corpo adequado segundo os critérios exigidos na sociedade.

Embora a origem do termo esteja vinculada especificamente à Internet, os adolescentes também associaram o ato a brincadeiras vinculadas ao contexto não conectado, e a forma de se estabelecer o lugar na Internet foi por meio do registro e postagem da ação em *sites* de redes sociais. A ação geralmente começa na escola e em outros contextos de convivência não virtual, e se estende à Internet.

Percebemos que o termo *trollar* foi sinônimo de brincadeira sendo assumida também por programa televisivos de humor como o Pânico na TV (Britto Jr. manda *trollar* o carro do Vesgo,[b] Pânico *trolla* Daniel Zukerman no aniversário dele,[c] Christian Pior é *trollado* com baratas,[d] Vesgo e Daniel *trollam* famosos com mágicas *fakes*[e]). Assim, o termo *trollar* sai dos meios de conexão e passa a significar brincadeiras e pegadinhas feitas em qualquer situação.

De acordo com o dicionário informal:[f] *1. Trollar significa: 1º Tirar sarro. (Eu vou trollar meu amigo)/2º Tirar onda com alguém. (O trocador do ônibus deu o troco inteiro com moedas de 5 centavos – o trocador trollou você)/3º É ser um "babaca", basicamente. Criar tópicos pra provocar, criar polêmica "imbecil" sem argumentos decentes etc. (Sempre fico trollando esses vídeos da Internet).*

São diversos os blogs brasileiros que sugeriram formas de *trollar*[g], ou postaram vídeos de *trollagens*, como exemplo temos o blog *Samurai LOL*[h] (Foi *trollar* a mãe e saiu *trollado*!); o blog *Vai uma cutucada ai? Cutucadanão*[i] (foi *trollar* a mãe fingindo que esta fumando maconha, vejo no que deu); e o *Notícias VAI&VEM*[j] (garota foi *trollar* o namorado fingindo que esta grávida e veja no que dá).

O blog *"ah Negão"*[k] diferenciou incomodar, irritar e *trollar*:

– Fala galera! Hoje vou ensinar a diferença entre incomodar, irritar e *trollar*. Prestem atenção... Incomodar é ligar meia noite para alguém perguntando:

– Oi, o Herpson está?

– Não, aqui não tem ninguém com este nome, ligou errado...

Irritar é voltar a ligar as 2 da manhã:

– Alô, quero falar com o Herpson...

– Já disse que não tem nenhum Herpson aqui, pô!

Trollar é voltar a ligar as 5 da manhã:

– Alô...

– Já falei que não tem nenhum Herpson aqui!

– Eu sou o Herpson, queria saber se perguntaram por mim.

– FFFFFFFFFFFFFFFFFFFFUUUUUUUUUUUUUUU UUUUUU.

Outro exemplo de como *trollar* alguém no computador[l] foi descrito da seguinte forma: "primeiro vá ao site <http://fediafedia.com/prank/>; segundo, escolha a tela de *update* compatível com o Windows que você esta usando; terceiro, pressione a tecla F11 para ativar a tela cheia, abandone a máquina e deixe a tela aberta, pronto".

Descritos os dados acima é possível entender sobre a apropriação dos adolescentes do termo *trollar* como sinônimo de brincadeiras, pegadinhas e zoeiras entre amigos. Buscar o riso, ou o *'LOL'* também esteve associado a inúmeras páginas no *Facebook*, mesmo as que não estão voltadas apenas ao humor.

A ação de postar imagens sobre obesidade foi percebida como *cyberbullying* pelos adolescentes, sendo a ação similar ao *corrico*, comum entre os *trollers*, ou seja, a página alimenta a plataforma com uma provocação à sociedade conectada, que junto com o reforço das representações já concebidas no espaço não conectado sobre a obesidade, vira um "*meme*

---

a *Especificamente no ano de 2016, a Marca de guaraná Fanta lançou uma promoção denominada "fantrollada", onde se estabelecem interações com o a ideia empregada pelo termo trollar e o publico, tendo por intermédio as redes sociais Facebook e Twitter. Na interação o resultado seria prêmio ou trollada. Após o termino do cadastro, o participante teria a oportunidade de acionar um botão digital, que indicaria, instantaneamente, se poderia ser contemplado com um dos prêmios desta promoção. Disponível na Internet: https://fantrollada.fanta.com.br/#/inicio (10 out. 2016).*

b *Disponível na Internet: http://mais.uol.com.br/view/qcji1ffyt7fw/britto-jr-manda-trollar-o-carro-do-vesgo-04028D193866E4B14326 (25 agost. 2016).*

c *Disponível na Internet: http://mais.uol.com.br/view/qcji1ffyt7fw/panico-trolla-daniel-zukerman-no-aniversario-dele--04028C1B3264C4B94326?types=A& (25 agost. 2016).*

d *Disponível na Internet: http://mais.uol.com.br/view/qcji1ffyt7fw/christian-pior-e-trollado-com-baratas--04024D18376EC0A14326?types=A& (25 agost. 2016).*

e *Disponível na Internet: http://mais.uol.com.br/view/qcji1ffyt7fw/vesgo-e-daniel-trollam-famosos-com-magicas-fakes--04024C9A3872E4994326?types=A& (25 agost. 2016).*

f *Disponível na Internet: http://www.dicionarioinformal.com.br/trollar/ (25 agost. 2016).*

g *Disponível na Internet: http://memetizando.com/2013/09/12/como-trollar-um-colega-de-trabalho/ (10 out. 2013).*

h *Disponível na Internet: http://samurailol.com.br/foi-trollar-a-mae-e--saiu-trollado/ (10 out. 2013).*

i *Disponível na Internet: http://www.cutucanao.com.br/foi-trollar-a--mae-fingindo-que-tava-fumando-maconha-olha-no-que-deu/ (10 out. 2013).*

j *Disponível na Internet: http://www.vaievemnoticias.com/2013/09/garota-foi-trollar-o-namorado-que.html (10 out. 2013).*

k *Disponível na Internet: http://www.ahnegao.com.br/2013/01/incomodar-irritar-trollar.html (25 agost. 2016).*

l *Disponível na Internet: http://universocrescente.com/aprenda-como--trollar-alguem-no-computador/ (10 out. 2013).*

Internet" e adquire forças destrutivas em um mundo conhecido como a "terra sem lei".

Sensação de "terra sem lei" que vem sendo desmitificada por ações como o "Marco Civil na Internet", Lei nº12.965[a], de abril de 2014, que regulariza o uso da Internet no Brasil e garante, dentre outros dirteitos, a proteção à privacidade dos usuários, a liberdade de expressão, a retirada de conteúdos da Internet e a garantia de neutralidade da rede.

Os adolescentes já percebem a lei, corporificada na figura da policia, como meio para se denunciar e resolver impasses provenientes de atos de *cyberbullying*, que apesar de existir enquanto tipo penal incriminador, há tipos penais que vão ao encontro de atitudes perpetradas em "verbos-núcleos": seja a difamação, calúnia, injúria, o crime de racismo, dentre outras condutas penalmente tipificadas que acabam levando à responsabilização penal de seus agentes. Entretanto, se tal conduta for perpetrada por adolescentes, estaremos diante da necessidade de instituição de medidas socioeducativas, não de penas propriamente ditas.

QUANDO A BRINCADEIRA COMEÇA A FICAR MAIS SÉRIA, AÍ JÁ É O LIMITE...

Originalmente, os *trolls* ignoram as normas sociais, sensibilidades estéticas e o consenso em torno da ética que é estabelecido nas redes sociais na Internet. No "*meme* Internet", ele apresenta alta variedade de alvos, seja o negro, a mulher ou o obeso, e suas ações objetivam a perturbação de uma ordem socialmente estabelecida. No entanto, será preciso neste momento nos abstermos no que a literatura cientifica descreve sobre o conceito e nos atentarmos apenas para as definições dos adolescentes.

Em nossa pesquisa, a definição de *trollar* e *cyberbullying* esteve representada em exemplos e citações que os aproximaram e que necessitam de mais esclarecimentos, a fim de se estabelecer os limites conceituais representados pela opinião dos adolescentes. Quer seja o *trollar* permitido e entendido como brincadeira, quer seja o *trollar* não permitido, e geralmente vinculado ao sujeito desconhecido, entendido como violência, como *cyberbullying*.

O *cyberbullying*, na literatura, é definido como um ato agressivo, e faz referência a comportamentos como insultar e ameaçar alguém. São ações intencionais, com a finalidade de humilhar, realizadas por um grupo ou individuo, repetidamente ao longo do tempo por meio de tecnologias digitais, contra uma vítima que não pode facilmente se defender.

O limite estabelecido entre brincadeira (*trollar)* e violência (*cyberbullying*) esteve pautado em relação preestabelecida entre os envolvidos. Aos amigos houve tolerância, e para aqueles que foram classificados como desconhecidos, ou sem intimidade o suficiente, as ações e desejos de ação frente ao ato estiveram voltadas para a finalização imediata da brincadeira que foi considerada inadequada.

Aristóteles nos ensina que "o riso só é aceitável em pequenas doses, para tornar mais agradável a conversação, com brincadeiras finas que não magoem". Assim *trollar* seria uma brincadeira aceitável entre amigos, com brincadeiras que não entristeçam. Estabelecidos os limites pessoais do sujeito com quem se está brincando, a ordem moral esperada para a *trollagem* é que se finalize a ação quando necessário. Não se pode *trollar* um desconhecido, justamente porque não se sabe sobre os seus limites.

Aquele que inicia a brincadeira deve possuir senso crítico a fim de analisar qual a ação adequada e qual o momento de a finalizar. Quando a ofensa é estabelecida no contexto, será o momento em que a brincadeira, caso se prolongue, certamente irá adquirir tons de violência psicológica ou de violência física.

Outra diferença entre *trollar* e *cyberbullying* esteve ligada à intencionalidade do ato: os adolescentes mostraram-se capazes de mensurar a intenção contida no ato para a classificação de cada ação. No *cyberbullying*, fica clara a intenção de ofender e causar o dano.

Por meio de mediação moral, os valores podem influenciar o envolvimento em comportamento agressivo tanto direta como indiretamente. Os valores, que são parte do próprio sistema pessoal e orientação ao indivíduo no julgamento do que é certo e do que é errado, influenciam o envolvimento em *bullying* (tradicional e cibernética).

A *trollagem*, brincadeira, zoação iniciada por um estranho ou alguém com quem não se tem intimidade, não receberá mediação de processos típicos das relações de amizade e possivelmente a palavra adquirirá tom de agressão, estabelecida como uma observação literal. Ser caracterizado como "burro", pode ser amenizado pela interação de amizade, mas certamente não será tolerado se vier de outro qualquer, do qual não se seja próximo.

As brincadeiras entre amigos no *site* de rede social, mesmo que permitida em contexto micro, trouxeram ao pensamento a impossibilidade de se controlar o fluxo de informação à medida que os dados são lançados na rede. Desse modo, qualquer ato de *trollagem* (brincadeira), é passível de se transformar em *cyberbullying*, de se transformar em violência.

À medida que se perde o controle sobre o fluxo, possivelmente se ultrapassará os limites impostos por aquele com quem se esta brincando, o que inevitavelmente seguirá para uma violência contra o sujeito e, no caso dos obesos, contra o corpo de uma coletividade.

À base de brincadeiras e piadas, a violência simbólica é ocultada e disfarça discriminações e preconceitos quando há a incapacidade de crítica da vítima em relação à dinâmica, que em alguns casos pode ser despercebida tanto pelo agente ativo quanto passivo no contexto em que são realizadas.

---

a Lei nº 12.965, de 23 de Abril de 2014. Disponível na Internet: http://www.planalto.gov.br/ccivil_03/_ato2011-2014/2014/lei/l12965.htm (10 agost. 2016).

O modo de saber o momento adequado para a finalização de uma brincadeira, no entendimento dos adolescentes, também foi dependente da resposta manifesta pela vítima em contexto conectado ou não. O silêncio e a inanição foram entendidos como permissão para prolongar-se a ação. Outra forma, extrema e dramática, de se entender que a ação passou dos limites, é manifestada pelo suicídio.

Os adolescentes classificaram as publicações de humor referente ao corpo obeso como ofensivas, típicas dos atos de *cyberbullying*. São conhecidas as consequências drásticas reservadas àqueles que são zombados em função de seu peso corporal ou brincadeiras baseadas em preconceitos e estigmas: caso a "zoeira" se estabeleça, essa desvelará a imoralidade de quem brinca. Porém, mesmo após afirmação de que são conhecidas as consequências de piadas referentes ao peso corporal, como a depressão, houve confirmação de interação em auto publicação de amigo adolescente obeso, sobre o seu peso corporal.

CONSIDERAÇÕES FINAIS

No estudo, específico apresentado, não foi possível associar publicação de humor especificamente à figura de um *troll,* isso perante as características do *site,* e as funções miméticas, que permitem a replicação do conteúdo, ou até mesmo a reelaboração para novas transmissões por qualquer usuário, seja página ou perfil. Conclusão que não nega as ações e a presença desse elemento nas redes sociais.

A classificação de uma ação como *cyberbullying* ou *trollagens* depende do nível de ligação entre os envolvidos, seja a ligação fornecida por instituição, ou mesmo por um elo formado em algum momento ou lugar, seja a ligação negativa, positiva ou até mesmo a inexistência de algum tipo de vínculo.

Como sugere a expressão "rede", há união entre vários conectivos representados por pessoas e grupos que se ligam por interesses, sujeitos ou lugares em comum. Nessa situação, as ações como as brincadeiras entre amigos, quando lançados nessa rede, perdem a mediação contextual e a mediação do vinculo afetivo. Ademais, impede a manutenção dos processos de empatia e o controle da situação, perdendo-se a possibilidade de se parar de atuar, quando se está no limite entre a brincadeira e a violência.

Destacamos a função dos processos de amizade que delimitaram, a partir do conhecimento do outro, as zonas que separam brincadeiras (caracterizada aqui pela expressão *trollar*) e a violência (no caso, o *cyberbullying).*

Diante da impossibilidade de se controlar o fluxo das informações na Internet e as diferenças entre brincadeira (*trollar*) e a violência *(trollar),* é possível afirmar que qualquer brincadeira na rede social pode se transformar em violência e se fixa sem o limitador de tempo, sendo passível de ser revisitada em suas sensações e sofrimentos.

A sociedade já se preocupava com estas circunstâncias, e atualmente, soma-se a necessidade também, que ela se preocupe com a forma de assimilação de novas práticas sociais, novos códigos de conduta que os adolescentes tem internalizado, em função das características da sociedade conectada.

É importante denúnciar o *cyberbullying,* pois a ação apenas será finalizada diante da manifestação social, de acordo com os adolescentes. E, para além, entendemos que um ato receberá a mediação das autoridades competentes por meio da concretização de uma ação jurídica ou boletins de ocorrências.

Importante ao leitor:

- Diferenciar os conceitos de *memes* e *trollagem,* termos amplamente veiculados na internet e usados por adolescentes no seu cotidiano; notar que *trollar* pode ser encarado pelos adolescentes somente como uma brincadeira (embora de profundo mau gosto...), caso a pessoa a quem se refiram seja de seu círculo de amizades; e pode ter conotação pejorativa se o sujeito a que se refere não pertencer a seu grupo de amigos. Essa diferenciação mostra a importância e o significado que os vínculos afetivos dão a toda e qualquer interação, seja ela presencial ou via internet.
- Apresentar do *cybberbullying* ser parte, também, do cotidiano "real" é necessário encarar esta questão como violência real, que mimetiza a violência presencial e a amplifica, trazendo profundo sofrimento e danos imensos às tarefas do adolescente, neste ciclo de vida, com ênfase na socialização, funções cognitivas e também no desenvolvimento das habilidades sociais.

REFERÊNCIAS BIBLIOGRÁFICAS

1. Abramovay M, et al. Violências nas escolas. Brasília: Unesco Brasil, 2002.
2. Beserra GL, Ponte BAL, Silva RP, Beserra EP, Sousa LB, Gubert FA. Atividade de Vida "Comunicar" e Uso de Redes Sociais sob a Perspectiva de Adolescentes. Cogitare Enferm 21(1): 01-09, 2016.
3. Blackmore S. The meme machine. Oxford: Oxford University Press. 1999.
4. Camero, AVJ. O bullying e o direito – como tratar juridicamente este fenômeno. Revista Âmbito Jurídico 110, 2013. Disponível na Internet: http://www.ambito-juridico.com.br/site/?n_link=revista_juridica&revista_edicoes=117 (09 out. 2016).
5. Coleman EG. Our Weirdness Is Free: The Logic of Anonymous--Online Army, Agent of Chaos, and Seeker of Justice. Triple Canopy 15, 2012. Disponível na Internet: http://canopycanopycanopy. com/15/our_weirdness_is_free (16 julh. 2014).
6. Dawkins R. O gene egoísta. 1ª ed. Companhia das Letras. 2007.
7. Dennett DC. Darwin's dangerous idea. New York: Penguin. 1995.
8. Donath J. Identity and Deception in the Virtual Community In: Kollock P, Smith M (eds.). Community and Identity in Cyberspace. London: Routledge, 1999.
9. Karppi T. Change name to No One. Like people's status' Facebook Trolling and Managing Online Personas In: Fuller G, McCrea C, Wilson (ed.). The Fibreculture Journal: Trolls and The Negative Space of The Internet 300-317, 2013.

10. Kircaburun K, Baştuǧ I. Predicting Cyberbullying Tendencies of Adolescents with Problematic Internet Use. International Journal of Social Science 48: 385-396, 2016.

11. Leaver T. Olympic Trolls: Mainstream Memes and Digital Discord? In: Fuller G, Mccrea C, Wilson (ed.) The Fibreculture Journal: Trolls and the Negative Space of the Internet 215-232, 2013.

12. Lopes HR, Fantecelle GM. Da tipificação penal do bullying: modismo ou crime? Revista Âmbito Jurídico 92, 2011. Disponível na Internet: http://www.ambito-juridico.com.br/site/?n_link=revista_juridica&revista_edicoes=99 (10 out. 2016).

13. Manivannan V. Tits or GTFO: The logics of misogyny on 4chan's Random -/b/. In: Fuller G, McCrea C, Wilson (ed.). The Fibreculture Journal: Trolls and the Negative Space of the Internet. 108-132, 2013.

14. Menesini E, et al. Morality, values, traditional bullying, and cyberbullying in adolescence. British Journal of Developmental Psychology 31: 1-14,. 2013.

15. Minois G. História do riso e do escárnio. São Paulo: Unesp, 2003.

16. Mota MV. A violência contra o corpo obeso nas redes sociais (bullying virtual) e o significado de Trollagens para adolescentes em idade escolar. 200f, 2015. [Dissertação] - Universidade Federal de São Paulo, Guarulhos/SP.

17. Seta G. Spraying, fishing, looking for trouble: The Chinese Internet and a critical perspective on the concept of trolling In: Fuller G, McCrea C, Wilson (ed.). The Fibreculture Journal: Trolls and The Negative Space of The Internet 300 - 317, 2013.

18. Smith PK, et al. Cyberbullying: sua natureza e impacto na alunos do ensino secundário. Journal of Child Psychology and Psychiatry 49(4): 376-376, 2008.

19. Shifman L. Internet humor. In S. Attardo (Ed.), Encyclopedia of humor studies. Thousand Oaks, CA: Sage 390-393, 2014.

20. Souza HCA. Memes(?) do Facebook: reflexões sobre esse fenômeno de comunicação da cultura ciber. Revista temática X (07), 2014. Disponível na Internet: http://periodicos.ufpb.br/ojs2/index.php/tematica (18 out. 2016).

21. TIC Kids Online Brasil 2014. São Paulo: Comitê Gestor da Internet no Brasil, 2015.

22. Vandebosch H, et al. Police actions with regard to cyberbullying: The Belgian case. Psicothema 24(4): 646-652, 2012.

23. Yoon IJ. Why is it not Just a Joke? Analysis of Internet Memes Associated with Racism and Hidden Ideology of Colorblindness. Journal of Cultural Research in Art Education 33, 2016.

Preconceito e Estigmatização

Aline Monge dos Santos Soares

Preconceito é qualquer julgamento, sentimento ou apreciação precipitada, que ocorra sem uma análise crítica, caracterizada pela generalização antecipada de uma experiência pessoal, exceção ou imposição do meio. Pode se manifestar em atitudes discriminatórias e violentas contra pessoas, grupos, crenças e etnias. Existem inúmeros tipos de preconceito, o racismo, o sexismo, a misoginia, a LGBTfobia (preconceito de cunho sexual e de gênero), o etnocentrismo, a xenofobia, o preconceito social, linguístico, religioso, contra pessoas com deficiência, idosos, pessoas com obesidade, entre outros.

O preconceito está ligado ao estabelecimento de estereótipos que se desenvolvem socialmente e são reproduzidos pela mídia, pelo comportamento das pessoas em suas ações cotidianas, nos veículos de comunicação e nas propagandas, atingindo inclusive as ações das instituições públicas e privadas.

Já a estigmatização é a consequência de estigmatizar, marcar com um estigma, evocando uma marca no corpo ou cicatriz, que em sentido figurado tem o significado de algo ruim e desprezível. No campo da sociologia, desenvolveu-se o conceito de estigma social relacionado as peculiaridades de um indivíduo, grupo ou etnia que sejam diferentes dos considerados tradicionais, normais ou desejáveis em determinada cultura e sociedade, onde tudo que fugir do que foi estabelecido como padrão será estigmatizado.

Ainda hoje, as pessoas com deficiência, doenças e transtornos mentais, usuários de drogas ilícitas, idosos, negros, indígenas, mulheres, pobres, homossexuais, transexuais, transgêneros, intersexuais, membros de algumas religiões, vítimas de violência, adolescentes em conflito com a lei, pessoas em situação de rua, são exemplos de sujeitos que enfrentam forte estigma social, que para diversos estudiosos ajudam a provocar a marginalização e criminalização de grupos excluídos socialmente.

Abordaremos neste capítulo o conceito de estigma para a sociologia, as relações sociais dos estigmatizados e o processo de estigmatização social, assim como o papel das instituições na reprodução do que é socialmente considerado "normal", além do sofrimento dos adolescentes considerados fora da "norma".

O CONCEITO DE ESTIGMA

Nos estudos sociológicos, o conceito de estigma foi abordado por Erving Goffman, em obra com este título, onde o autor desenvolveu e ampliou o termo que, na Grécia Antiga, nomeava as chagas corporais que marcavam aqueles considerados escravos ou criminosos.

O autor canadense considerava estigmatizante qualquer característica que contrariasse as expectativas sociais sobre determinada pessoa, pois todas as culturas e sociedades decidem quais são os atributos estimados como "normais" ou "naturais", o que Goffman chamou de "identidade social virtual". Logo, o indivíduo estigmatizado é o que não corresponde ao determinado e esperado como normal. Erving estabeleceu três tipos de estigma:

- Em primeiro lugar, há as abominações do corpo – as várias deformidades físicas. Em segundo, as culpas de caráter individual, percebidas como vontade fraca, paixões tirânicas ou não naturais, crenças falsas e rígidas, desonestidade, sendo essas inferidas a partir de relatos conhecidos de, por exemplo, distúrbio mental, prisão, vício, alcoolismo, homossexualismo[a], desemprego, tentativas de suicídio e comportamento político radical. Finalmente, há os estigmas tribais de raça, nação e religião, que podem ser transmitidos através de linhagem e contaminar por igual todos os membros de uma família. Em todos esses exemplos de estigma, entretanto, inclusive aqueles que os gregos tinham em mente, encontram-se as mesmas características sociológicas: *um indivíduo que poderia ter sido facilmente recebido na relação social quotidiana possui um traço que pode-se impor a atenção e afastar aqueles que ele encontra, destruindo a possibilidade de atenção para outros atributos seus*[b]. Ele possui um estigma, uma característica diferente da que havíamos previsto. (Goffman, 1988, p. 14/15).[1]

---

a   *Ressaltamos que o termo utilizado atualmente é homossexualidade.*

b   *Grifo nosso.*

O termo estigma está ligado, portanto, a uma característica tida por determinada sociedade como *profundamente depreciativa*. Pela característica fundamental que alimenta o estigma, a pessoa passa a ser considerada maldosa, perigosa ou fraca, incapaz de realizar tarefas, assumir responsabilidades ou alcançar grandes objetivos, de forma que existe pouca expectativa de sucesso em relação as suas potencialidades e futuro, suas qualidades são apagadas nas relações sociais, produzindo um senso comum de inferioridade e, muitas vezes, pouco valor.

De acordo com Goffman, a pessoa estigmatizada possui menor valor humano que os demais, sendo que uma série de imperfeições e desvios lhe são atribuídos a partir da característica original. Acredita-se, socialmente, que alguém com um estigma não seja completamente humano. Com base nisso, fazemos vários tipos de discriminações, por meio das quais, efetivamente, e muitas vezes sem pensar, reduzimos suas chances de vida.[1]

Essas descrições dos processos e tipos de estigmatização destacadas por Goffman podem ser observadas em muitos casos, onde determinados sujeitos são destituídos de suas características humanas e comparados a animais irracionais, ou quando determinada característica é tida como dominante, apagando a identidade e capacidade completa do sujeito, reduzindo-o a um número de possibilidades e oportunidades pré-concebidas.

A ESTIGMATIZAÇÃO SOCIAL

No livro *Os Estabelecidos e os Outsiders*, escrito por Norbert Elias em parceria com John Scotson, observamos o resultado de um estudo realizado na comunidade de Winston Parva, que foi publicado pela primeira vez em 1965, por Scotson. Em parceria com Elias, a obra tornou-se uma preciosa ferramenta para compreender os processos sociais que possibilitam o monopólio do poder e como este pode ser utilizado para estigmatizar e marginalizar membros de outro grupo muito semelhante, "[...] praticamente todas as sociedades estigmatizam outros grupos como sendo grupos de *status* inferior e de menor valor".[2]

Elias explica que a estigmatização associa-se a um tipo de *fantasia coletiva* sustentada pelo grupo estabelecido, que de tanto ser repetida torna-se um estigma material.

- Nessa situação, o estigma social imposto pelo grupo mais poderoso ao menos poderoso costuma penetrar na autoimagem deste último e, com isso, enfraquecê-lo e desarmá-lo. Consequentemente, a capacidade de estigmatizar diminui ou até se inverte, quando um grupo deixa de estar em condições de manter seu monopólio das principais fontes de poder existentes numa sociedade e de excluir da participação nessas fontes outros grupos interdependentes – os antigos outsiders. (Elias & Scotson, 2000, p. 24)[2]

Ainda que os indicadores como renda, educação e ocupação não fossem muito diferentes entre os grupos residentes em Winston Parva, a impressão que os moradores passavam não era esta. O primeiro grupo, residente na região há mais tempo, reconhecia-se com valores tradicionais e estigmatizava o segundo grupo, atribuindo-lhes características associadas à violência e a delinquência.

- A descrição de uma comunidade da periferia urbana apresentada neste livro mostra uma clara divisão, em seu interior, entre um grupo estabelecido desde longa data e um grupo mais novo de residentes, cujos moradores eram tratados pelo primeiro como *outsiders*. O grupo estabelecido cerrava fileiras contra eles e os estigmatizava, de maneira geral, como pessoas de menor valor humano. Considerava-se que lhes faltava a virtude humana superior – o carisma grupal distintivo – que o grupo dominante atribuía a si mesmo. (Elias & Scotson, 2000, p. 19)[2]

A pesquisa demonstrou que todos na cidade concordavam que os novos moradores eram de uma *espécie inferior*, seguindo um padrão de estigmatização usado pelos grupos mais poderosos no mundo inteiro. Essa inferioridade que os estabelecidos provocam nos *outsiders* justificam seus privilégios e posições de poder, afirmam sua identidade e superioridade, congelando os estigmatizados numa falsa constatação de indignidade, desconfiança, preguiça e desordem. "A anomia talvez seja a censura mais frequente a lhes ser feita; repetidamente, constata-se que *outsiders* são vistos pelo grupo estabelecido como indignos de confiança, indisciplinados e desordeiros".[2]

A escola, por exemplo, é um espaço privilegiado para as crianças e adolescentes aprenderem as relações humanas, para socializarem e compreenderem as normais sociais, entretanto: "[...] o indivíduo estigmatizado – pelo menos o 'visivelmente' estigmatizado – terá motivos especiais para sentir que as situações sociais mistas provam uma interação angustiada".[1]

- Uma vez que tanto o estigmatizado quanto nós, os normais, nos introduzimos nas situações sociais mistas, é compreensível que nem todas as coisas caminhem suavemente. Provavelmente, tentaremos proceder como se, de fato, esse indivíduo correspondesse inteiramente a um dos tipos de pessoas que nos são naturalmente acessíveis em tal situação, *quer isso signifique tratá-lo como se ele fosse alguém melhor do que achamos que seja, ou alguém pior do que achamos que ele provavelmente é. Se nenhuma dessas condutas for possível, tentaremos, então, agir como se ele fosse uma "não-pessoa" e não existisse, para nós, como um indivíduo digno de atenção ritual*[a]. (Goffman, 1988, p. 30)[1]

Muitas são as reclamações de pessoas consideradas fora do padrão sobre os olhares fixos, os risos, as sátiras e as liberdades que as pessoas tomam em relação ao seu corpo e sua intimidade, em público, sem nenhum pudor. Como se de fato fossem menos humanas, como se perscrutassem um animal qualquer.

---

a   *Grifo nosso.*

- Quando o defeito da pessoa estigmatizada pode ser percebido só ao se lhe dirigir a atenção (geralmente visual) – quando, em resumo, é uma pessoa desacreditada, e não desacreditável – é provável que ela sinta que estar presente entre normais a expõe cruamente a invasões de privacidade, mais agudamente experimentadas, talvez, quando crianças a observam fixamente. Esse desagrado em se expor pode ser aumentado por estranhos que se sentem livres para entabular conversas, nas quais expressam o que ela, considera uma curiosidade mórbida sobre a sua condição. (Goffman, 1988, p. 28)[1]

Observa-se, ainda, um processo de normatização quando, "[...] aquele que se desvia pode continuar preso à norma porque os outros mantêm cuidadosamente o seu segredo, fingem ignorar sua revelação, ou não prestam atenção às provas, o que impede que o segredo seja revelado".[1] Ou, ainda, quando a identidade é tolerada em torno de uma série de recomendações e julgamentos sobre os comportamentos aceitáveis, para que não ultrapassem os "limites que os normais consideram cômodos".

O PAPEL DAS INSTITUIÇÕES NA NORMATIZAÇÃO DOS CORPOS E IDENTIDADES

O autor de *O normal e o patológico* chama atenção ao fato de que o "portador de um defeito físico congênito, um invertido sexual, um diabético, um esquizofrênico, levantam inumeráveis problemas que remetem, em última análise, ao conjunto das pesquisas anatômicas, embriológicas, fisiológicas, psicológicas".[3] Sugerindo que poucos estudos são produzidos nesta área, orientados pela antropologia, sociologia, educação e afirmando que sua contribuição foi um esforço para discutir com a medicina algumas reflexões da filosofia.

Canguilhem (2009, p. 48)[3] escreveu que o *Dictionnaire de médecine,* de Littré e Robin, define o normal (*normalis,* de norma), como aquele que é conforme à regra, ressaltando que na área da medicina o estado normal do corpo humano é o estado que deseja se restabelecer.

Todavia, o autor reconhece que o próprio conceito de saúde é normativo, concordando com Courtine sobre isso.

- O século XX saudou um novo direito do homem, o direito à saúde, compreendida como a plena realização da pessoa, direito de fato compreendido, sobretudo, como o direito à assistência médica. Ao assumir e enquadrar um sem-número de atos ordinários da vida, indo além daquilo que fora anteriormente imaginável, a assim chamada medicina ocidental tornou-se não apenas o principal recurso em caso de doença, mas um guia de vida concorrente das tradicionais direções de consciência. Ela promulga regras de comportamento, censura os prazeres, aprisiona o cotidiano em uma rede de recomendações.

Sua justificação reside no progresso de seus conhecimentos sobre o funcionamento do organismo e a vitória sem precedentes que reivindica sobre as enfermidades, atestada pelo aumento regular da longevidade. (Courtine, 2008, p. 15)[4]

A normatização dos corpos proposta por parte dos estudos produzidos por áreas da saúde, define um tipo ideal de estrutura, de desempenho e de conduta orgânicos, "[...] a norma é aquilo que fixa o normal a partir de uma decisão normativa. Como veremos, tal decisão, relativa a esta ou àquela norma, só pode ser entendida no contexto de outras normas".[3]

- É possível que o normal seja uma categoria do pensamento popular porque o povo sente — de maneira profunda, apesar de confusa— que sua situação social não é justa. No entanto, o próprio termo "normal" passou para a língua popular e nela se naturalizou a partir de vocabulários específicos de duas instituições: a instituição pedagógica e a instituição sanitária, cujas reformas, pelo menos no que diz respeito à França, coincidiram, sob a ação de uma mesma causa – a Revolução Francesa. Normal é o termo pelo qual o século XIX vai designar o protótipo escolar e o estado de saúde orgânica. A reforma da medicina como teoria se baseia, por sua vez, na reforma da medicina como prática: está intimamente ligada, na França, assim como também na Áustria, à reforma hospitalar. Tanto a reforma hospitalar como a pedagógica exprimem uma exigência de racionalização que se manifesta também na política, como se manifesta na economia, sob a influência de um maquinismo industrial nascente que levará, enfim, ao que se chamou, desde então, de normalização. (Canguilhem, 2009, p. 50)[3]

Normalizar é impor uma unificação usando o poder das instituições, aplicando uma exigência específica às existências diversas, cuja multiplicidade em relação a cobrança é "um indeterminado hostil, mais ainda que estranho".[3]

- Portanto, na verdade, não há uma ciência biológica do normal. Há uma ciência das situações e das condições biológicas consideradas normais. Essa ciência é a fisiologia. A atribuição de um valor de "normal" às constantes cujo conteúdo é determinado cientificamente pela fisiologia reflete a relação da ciência da vida com a atividade normativa da vida e, no que se refere à ciência da vida humana, com as técnicas biológicas de produção e de instauração do normal, mais especificamente com a medicina. (Canguilhem, 2009, p. 56)[3]

Outro filósofo francês, contemporâneo de Canguilhem, também afirmou a responsabilidade da escola e do hospital na normalização dos corpos e na criação de uma sociedade disciplinar, que por meio das relações de poder e dos dispositivos da modernidade passou a exigir vigilância e controle sobre as pessoas o tempo todo. Em *Vigiar e Punir,* Foucault aborda a passagem da sociedade feudal para a industrial e as mudanças dos mecanismos de poder e punição dos infratores de normas.

Para Michel F., dispositivos "são formados por um conjunto heterogêneo de práticas discursivas e não discursivas que possuem uma função estratégica de dominação. O poder disciplinar obtém sua eficácia da associação entre os discursos teóricos e as práticas reguladoras".[5]

Entre os estudiosos de Foucault, o intelectual italiano Agamben se destaca pela ampliação deste conceito de dispositivo para "[...] literalmente, qualquer coisa que tenha de algum modo a capacidade de capturar, orientar, determinar, interceptar, modelar, controlar e assegurar os gestos, as condutas, as opiniões e os discursos dos seres viventes".[6]

Para Agamben:

- Não seria provavelmente errado definir a fase extrema do desenvolvimento capitalista que estamos vivendo como uma gigantesca acumulação e proliferação de dispositivos. Certamente, desde que apareceu o *homo sapiens* havia dispositivos, mas dir-se--ia que hoje não haveria um só instante na vida dos indivíduos que não seja modelado, contaminado ou controlado por algum dispositivo. (Agamben, 2009, p. 42)[6]

Ao longo da pesquisa sobre a genealogia da sexualidade, M. Foucault demonstrou as estruturas de produção da "normalidade" sexual e da aceitação de um padrão heterossexual principalmente a partir do século XIX. O conceito de sexualidade foi definido por ele como um discurso institucional para controlar os sujeitos e populações por meio da normalização dos corpos.

Ainda segundo o autor francês, este conjunto que constitui o dispositivo abarca leis, medidas administrativas, instituições (como as escolas, hospitais, tribunais), produção científica, manifestações orais, obras arquitetônicas, argumentos filosóficos e morais, entre outros, sendo que o dispositivo é especificamente a rede de relações estabelecidas entre esses componentes, que por sua vez, é resultado das conexões entre as relações sociais entre saber e poder.

Foucault conta a história do nascimento do sistema prisional que substituiu a condenação à morte e as severas punições físicas em praça pública, aplicadas no antigo regime, pelo aprisionamento, disciplina e vigilância constantes, primeiro no presídio, depois nos quartéis militares e fábricas, chegando finalmente as escolas e hospitais. Para ele, uma domesticação ocorre por um lado docilizando e, por outro, utilizando as subjetividades numa "anatomia política", que é também uma "mecânica do poder",[7] na formação de "corpos dóceis".

Voltando ao Canguilhem,[3] a espécie humana é a união de pessoas diferentes até certo nível, e cujas relações sociais, econômicas, institucionais, com o meio e com outras espécies produz uma normalização das subjetividades. Sobre a normalização dos corpos e a teoria da evolução de Darwin, o autor reflete que:

- Um ser vivo é normal em um determinado meio na medida em que ele é a solução morfológica e funcional encontrada pela vida para responder a todas as exigências do meio. Em relação a qualquer outra forma da qual se afasta, esse ser vivo é normal, mesmo se for relativamente raro, pelo fato de ser normativo em relação a essa forma, isto é, desvalorizando-a antes de eliminá-la. Compreende-se, finalmente, por que uma anomalia – e especialmente uma mutação, isto é, uma anomalia já de início hereditária – não é *patológica* pelo simples fato de ser anomalia, isto é, desvio a partir de um tipo específico, definido por um grupo dos caracteres mais frequentes em sua dimensão média. Caso contrário seria preciso dizer que um indivíduo mutante, ponto de partida de uma nova espécie é, ao mesmo tempo, patológico porque se desvia e normal porque se conserva e se reproduz. Não existe fato que seja normal ou patológico em si. A anomalia e a mutação não são, em si mesmas, patológicas. Elas exprimem outras normas de vida possíveis. (Canguilhem, 2009, p. 56)[3]

Para Canguilhem, a *Anomalia* é um substantivo que não corresponde à adjetivo algum e, *anormal é* um adjetivo sem substantivo, de forma que o uso os unificou, fazendo de *anormal* o adjetivo de *anomalia.*

- O *Vocabulaire* de Lalande explica que uma confusão de etimologia contribuiu para essa aproximação de anomalia e anormal. Anomalia vem do grego *anomalia,* que significa desigualdade, aspereza; *omalos* designa, em grego, o que é uniforme, regular, liso; de modo que anomalia é, etimologicamente, *anomalos,* o que é desigual, rugoso, irregular, no sentido que se dá a essas palavras, ao falar de um terreno. Ora, frequentemente houve enganos a respeito da etimologia do termo anomalia derivando-o não de *orna-los,* mas de *nomos,* que significa lei, segundo a composição *a-nomos.* Esse erro de etimologia encontra-se, precisamente, no *Dictionnaire de médecine* de Littré e Robin. (CANGUILHEM, 2009, p. 50)[3]

A anomalia, se tornando patológica, despertou o interesse em estudar cientificamente sua variabilidade, então pesquisas passaram a tornar cada desvio estatístico um desvio normativo.

- Tendo de definir a anomalia em geral, do ponto de vista morfológico, I. Geoffroy Saint-Hilaire a coloca imediatamente em relação com dois fatos biológicos, que são o *tipo especifico* e a *variação individual.* Por um lado, todas as espécies vivas apresentam uma grande quantidade de variações na forma e no volume proporcional dos órgãos; por outro, existe um conjunto de traços "comuns à grande maioria dos indivíduos que compõem uma espécie", e esse conjunto define o tipo específico. "Qualquer desvio do tipo específico ou, em outras palavras, qualquer particularidade orgânica apresentada por um indivíduo comparado com a grande maioria dos indivíduos de sua espécie, de sua idade, de seu sexo, constitui o que se pode chamar uma Anomalia" [43, *1, 30*]. *É claro que, assim definida, a anomalia tomada em um sentido geral é um conceito puramente empírico ou descritivo, ela é um desvio estatístico.* (Canguilhem, 2009, p. 50)[3]

Obviamente, a variação individual que garante a existência única de cada ser vivo, ou seja, a diversidade humana, não é uma patologia. "Patológico implica *pathos,* sentimento direto e concreto de sofrimento e de impotência, sentimento devida contrariada".[3]

Contudo, nem tudo que causa sofrimento é doença, ou é causado pela enfermidade, se essa existir de fato. A definição de variação individual já pressupõe a eleição de algo a ser comparado. Varia em relação ao quê? Ao padrão reconhecido pelas instituições e sociedade como normal.

Historicamente, pertencer a grupos considerados fora do padrão eleito como normal foi motivo de retirada de direitos civis, violência, reclusão, discriminação, exclusão social e, obviamente, preconceito e estigmatização.

Por exemplo, segundo Castel,[8] referindo-se a benefícios como bolsas, escolas adaptadas, cotas:

- Existem formas de discriminação positivas que consistem em fazer mais por aqueles que têm menos. O princípio destas práticas não é contestável na medida em que se trata de desdobrar esforços suplementares em favor de populações carentes de recursos a fim de integrá-las ao regime comum e ajudá-las a reencontrar este regime. (Castel, 2011, p. 13)[8]

Contudo, a discriminação positiva pode levar a negativa na medida em que marca o indivíduo com um defeito inapagável, estigmatizando-o como incapaz ou mesmo privilegiado. Ser discriminado negativamente também não exclui (o que exigiria a falta de acesso aos direitos políticos, sociais e civis), porém é ter um "[...] destino embasado numa característica que não se escolhe, mas que os outros devolvem como uma espécie de estigma. A discriminação negativa é a instrumentalização da alteridade, constituída em favor da exclusão".[8]

EXPERIÊNCIA NO CENTRO DE ATENDIMENTO E APOIO AO ADOLESCENTE (CAAA) – EPM/UNIFESP

Quanto a saúde dos adolescentes, um fato preocupante é aumento de suicídios entre os jovens, com índices ascendentes há seis anos consecutivos no Brasil. O *Mapa da Violência 2017*, análise publicada com os subsídios oficiais do Ministério da Saúde, mostra por meio dos dados coletados pelo Sistema de Informações de Mortalidade (SIM), que vivemos, além de uma epidemia de homicídios, um drástico aumento no número de suicídios no país nos últimos quarenta anos, com uma pequena concentração constante entre a faixa de etária de 15 a 29 anos. Especialistas afirmam que o problema pode estar associado ao desenvolvimento de transtornos mentais, como a depressão, aos diferentes tipos de violência e ao *bullying*, presentes nas instituições de ensino, saúde, trabalho e também na convivência familiar.

Diversos autores já estabeleceram a relação entre o suicídio e a opressão a determinados grupos sociais, aos conflitos com as normas e com as instituições normatizadoras, assim como com a angústia de não corresponder ao estereótipo e expectativa social criado em torno de determinada característica.

Em participação as discussões dos casos no Centro de Atendimento e Apoio ao Adolescente, do Departamento de Pediatria, da Faculdade Paulista da Medicina, da Universidade Federal de São Paulo, coordenado e supervisionado pela Prof.a Dr.a Maria Sylvia de Souza Vitalle, observei durante um ano, diversos jovens com problemas escolares relacionados a alfabetização, as dificuldades de aprendizado, por vezes repetentes, com outro ritmo de aprendizado, as vezes diagnosticados com transtornos mentais, doenças crônicas, transtornos alimentares, deficiência, outras vezes vítimas de violência doméstica e/ou sexual, muitos buscando no campo da saúde apoio para dificuldades relacionadas a sociabilização.

Alguns adolescentes com deficiência intelectual ou física, muitas vezes sofriam *bullying* indo à escola e pediam algum tipo de dispensa médica da frequência obrigatória a educação básica, mesmo estando perfeitamente aptos para a participação nas aulas. O *bullying*, entre outros tipos de violência, também ocorrem a jovens LGBT, pobres, negros, gordos, com alguma especificidade relacionada a alguma doença, e a questão é que o sofrimento gerado por essa violência simbólica e física é muito prejudicial ao adolescente, causando inúmeros efeitos negativos a saúde.

O preconceito e estigmatização são fatores recorrentes na vida destes jovens considerados fora da norma, limitando seu pleno desenvolvimento e causando sentimento de não pertencimento, desajuste social, provocando angústia e exclusão.

Aos profissionais da saúde e da educação cabe refletir sobre estes conceitos, observando para não estigmar e agir com preconceito ao tentar normatizar os corpos e identidades diversas dos jovens, muitas vezes reproduzindo estereótipos sociais que causarão sofrimento ao adolescente.

TÓPICOS IMPORTANTES

- O que é o preconceito e a estigmatização?
- O conceito de estigma no campo da sociologia.
- O processo de estigmatização social e as relações sociais para os estigmatizados.
- A normatização dos corpos e identidades reproduzido pelas instituições de educação e saúde.
- O sofrimento dos adolescentes considerados "fora da norma".

REFERÊNCIAS BIBLIOGRÁFICAS

1. Goffman E. Estigma: Notas Sobre a Manipulação da Identidade Deteriorada. Tradução de Márcia Bandeira de Mello Leite Nunes. 4 ed. Rio de Janeiro: Livros Técnicos e Científicos, 1988.

2. Elias N, Scotson JL. Os Estabelecidos e os Outsiders. Rio de Janeiro: Jorge Zahar Editor, 2000.

3. Canguilhem G. O normal e o patológico. Rio de Janeiro, Forense-Universitária, 2009.

4. Courbin A, Courtine JJ, Vigarello G (Orgs.). História do Corpo. Tradução: Ephraim Ferreira Alves. Petrópolis: Vozes, 2008. v. 3.

5. Foucault M. Microfísica do Poder. Rio de Janeiro: Graal, 1993.

6. Agamben G. O que é o contemporâneo? E outros ensaios. Chapecó: Argos, 2009.

7. Foucault M. Vigiar e Punir. ed. 37. Petrópolis: Vozes, 2009.

8. Castel R. A discriminação negativa. Cidadãos ou autóctones? Petrópolis: Editora Vozes, 2011.

Violência de Gênero

67

José Roberto da Silva Brêtas
Marina Milhassi Vedovato

BREVE ABORDAGEM SOBRE GÊNERO

Antes da apresentação ao leitor da temática "violência de gênero", ressaltamos a necessidade de uma breve abordagem sobre o conceito de gênero, relações de gênero, hierarquia de gênero e assimetrias de gênero.

Um acontecimento que serve de introdução à temática que é objeto do presente capítulo aconteceu em agosto de 2016, quando o ministro da Saúde, Ricardo Barros, em uma entrevista concedida à imprensa com a finalidade de incentivar homens a fazerem exames de prevenção enquanto acompanham as mulheres aos postos de saúde durante o pré-natal, afirmou que os homens procuram menos o atendimento de saúde por que trabalham mais do que as mulheres, pois são os provedores dos lares brasileiros. Neste contexto, o ministro da Saúde supôs que os homens possuem menos tempo que as mulheres, para justificar o fato que homens fazem menos acompanhamento médico por uma questão de hábito e de cultura. O que demonstrou a sua ignorância em relação a dados de 2014, emitidos pela Pesquisa Nacional de Amostra de Domicílios (Pnad) referentes à dupla jornada feminina, que passou a ter cinco horas a mais de trabalho diário.

Este fato serve de ilustração ao imaginário patriarcal de nossa estruturação social, em que é persistente o preconceito de que a mulher não possuiria aptidões para exercer determinadas funções superiores, como por exemplo, atividades de gestão em cargos administrativos de comando, ditas masculinas. Em relação a este aspecto, Bourdieu[1] refere que:

- As mulheres são excluídas das coisas sérias, dos assuntos públicos e econômicos, as mulheres ficaram durante muito tempo confinadas ao universo doméstico e às atividades associadas à reprodução biológica e social da descendência; atividades (principalmente maternas) que, mesmo quando aparentemente reconhecidas e por vezes ritualmente celebradas, só o são realmente enquanto permanecem subordinadas às atividades de produção, as únicas que recebem uma verdadeira sanção econômica e social, e organizadas em relação aos interesses materiais e simbólicos da descendência, isto é, dos homens (p.116).

Mesmo frente aos avanços obtidos pelo movimento feminista no combate da divisão sexual do trabalho, as mulheres ainda ocupam postos de trabalho precarizados e degradados, a divisão do trabalho doméstico é inexpressiva e as mulheres continuam sendo as grandes responsáveis pelo cuidado da prole e da família, ou seja, são redirecionadas para o trabalho doméstico e não remunerado. Este fato torna a disputa pelos melhores postos de trabalho desleal em relação ao homem. As duplas jornadas de trabalho é uma constante na vida da mulher contemporânea, especialmente na vida da jovem mulher negra e pobre.[2]

As autoras Giffin e Dantas-Berger[2] relacionam o fenômeno da violência de gênero com a ideia de uma sociedade de risco. Versam que a adoção de políticas macroeconômicas neoliberais colocam as mulheres em nítida desvantagem, além disso, as políticas neoliberais aumentam a desigualdade entre as mulheres e a polarização das classes sociais.

Portanto, entendemos que o modo com que cada cultura constrói o gênero irá definir um determinado padrão de organização das representações e das práticas sociais no mundo público e na vida privada, estabelecendo lugares distintos para homens e mulheres e uma dinâmica peculiar entre ambos. Embora as mulheres tenham conquistado expressivo espaço no mundo público, a participação dos homens nas decisões e nas obrigações referentes à vida doméstica não se faz na mesma proporção, deixando às mulheres a difícil tarefa de conciliar ambas as dimensões.

Deste modo, a cultura patriarcal se caracteriza pela dominação completa sobre o modo de ser da mulher, submetida inevitavelmente ao julgamento autoritário do homem. Este poder dominador se revestiu no decorrer do tempo por uma existência tão inquestionável que esse sistema de hierarquização sexual foi naturalizado pelas próprias mulheres, silenciadas em suas aspirações da autonomia existencial perante a vontade dos homens.

Outro fato, é que vivemos um momento histórico em que se apregoa um modelo feminino sob a referência do ideário colonial, como "bela, recatada e do lar". Neste contexto, vemos emergir de um passado opressivo o padrão comportamental pelo qual a mulher é valorizada. Trata-se de um modelo de vida que é incompatível com o processo de empoderamento feminino em suas diversas formas de expressão, caracterizado pelos movimentos das jovens feministas que saem às ruas do país, cujo paradigma tem um aspecto político na sua luta por reconhecimento em uma sociedade misógina, que se contrapõem à luta de mulheres pela construção de uma imagem pública de visibilidade e de igualdade de direitos.

Este cenário que construímos até este momento, mostra como as diferenças são transformadas em desigualdades e de forma sócio histórica se estabelece no cotidiano e nos discursos uma hierarquização e assimetria nas relações de gênero estabelecidas entre homens e mulheres.

Quando citamos gênero ou relações de gênero, referimo-nos à construção social das identidades feminina e masculina e a forma de relação social que se estabelece entre mulheres e homens, entre mulheres entre si e homens entre si. Scott[3] adota a palavra gênero para designar as relações sociais entre os sexos. Assim, seu uso rejeita as justificativas biológicas e se torna uma maneira de indicar as "construções sociais", a criação inteiramente social das ideias sobre os "papéis" próprios aos homens e às mulheres. Para mesma autora considerar gênero como categoria seria uma maneira de se referir às origens sociais das identidades subjetivas dos homens e das mulheres.

No âmbito das ciências humanas e sociais, o conceito de gênero se refere à construção social do sexo anatômico. Foi criado para distinguir a dimensão biológica da dimensão social, baseando-se no raciocínio de que há machos e fêmeas na espécie humana, no entanto, a maneira de ser homem e de ser mulher é construída pela cultura. Assim, gênero significa que homens e mulheres são produtos da realidade social e não decorrência da anatomia de seus corpos.

As relações de gênero são fundadas sobre as diferenças percebidas entre os sexos, mas também estão presentes nos símbolos culturalmente disponíveis sobre homens e mulheres. Assim, o gênero está presente nas distintas atribuições relativas às masculinidades e às feminilidades; nos conceitos normativos que estabelecem as regras e normas no campo da educação; nas políticas públicas e nas identidades subjetivas que, muitas vezes, sustentam e, em outras, procuram reverter o modelo dominante de masculinidade/feminilidade, como um modo de dar significado às relações de poder estabelecidas e difundidas em nosso meio social. Os significados e símbolos de gênero vão além dos corpos e dos sexos e subsidiam noções, ideias e valores.[3]

Vale ressaltar que o modo como homens e mulheres se comporta em sociedade corresponde a um aprendizado sociocultural que ensina o agir conforme as exigências de cada gênero. Nesse aspecto, há uma expectativa social em relação à maneira de como homens e mulheres devem andar, falar, sentar, mostrar seu corpo, brincar, dançar, namorar, cuidar do outro, amar e outros. Assim, conforme o gênero, também há modos específicos de trabalhar, gerenciar outras pessoas,

ensinar, dirigir o carro, gastar o dinheiro, ingerir bebidas, praticar esportes, dentre outras atividades.

A perspectiva sociocultural nos possibilita pensar sobre as formas de controle dos corpos como um processo social e histórico determinado, a forma como nos movimentamos, nossa postura, nossas escolhas, gestos, dentre tantos outros comportamentos e expressões são marcados por valores sociais frutos de nossa cultura. Compreender as diferenças entre meninos e meninas como explicações fundadas na teoria do determinismo biológico não cabe mais para fundamentar a explicação para as relações e as identidades de gênero na contemporaneidade.[4]

Isso significa que, desde que nascemos, somos submetidos a uma série de dispositivos de controle e domesticação dos nossos corpos e mentes, por meio de ações disciplinares destinadas a "educar" para a convivência em sociedade, porém, de maneira distinta, no caso de menino ou menina. Esta distinção influência as reações emocionais entre meninos e meninas (como por exemplo, homem não chora!), a decoração do quarto da criança, a cor das roupas (rosa para meninas e azul para meninos) e dos objetos pessoais, a escolha dos brinquedos e das atividades de laser (a bola e o *skate* para o menino, miniaturas de utensílios domésticos para a menina). Tais fatos mostram que a socialização de gênero é insidiosa, cria estigmas, preconceito e estereótipos de gênero, oferece aos meninos o espaço público e às meninas determina-lhes o espaço privado e doméstico.

Neste contexto, entendemos que gênero diz respeito à forma como somos socializados, isto é, como as nossas atitudes, comportamentos e expectativas são formados com base no que a cultura atribui como apropriado ao sexo feminino ou ao masculino. Estas características são aprendidas e legitimadas em diferentes espaços: na família, na escola, no grupo de amigos, nas instituições religiosas, no ambiente de trabalho, nos meios de comunicação. Refere-se, também, ao modo como as pessoas e as instituições distribuem o poder em uma determinada sociedade, construindo, diferenciando, hierarquizando e atribuindo valores ao feminino e ao masculino.

Além disso, os modelos hegemônicos de gênero presentes na cultura ocidental desencadeiam riscos à saúde e bem estar tanto das mulheres como dos homens. O modelo de masculinidade colocado para os meninos e homens adolescentes no momento da socialização são o de busca pela autossuficiência e pelo poder, ocultação de suas emoções e sentimentos em momentos de crise e/ou sofrimento psíquico, não preocupação com a saúde e versará sobre a existência de uma sexualidade quase incontrolável da figura do homem. Esses modelos de masculinidades promovem comportamento de riscos importantes, principalmente entre adolescentes e jovens como uso abusivo de álcool ou outras drogas, violência e atividade sexual sem proteção, gerando um impacto expressivo na saúde masculina.[5]

Assim, os modelos de homem e de mulher que as crianças têm à sua volta, na família, e na cultura, apresentados por pessoas adultas, certamente influenciarão a construção de suas referências de gênero. Deste modo, quando o menino e a menina entram na adolescência, já foram ensinados pela família e por outros grupos da sociedade quais são os elementos e construtos que servirão de base para as suas relações de gênero. O que pode contribuir para a discriminação e preconceitos contra as mulheres e contra todos aqueles que não correspondem a um ideal de masculinidade segundo os preceitos da heteronormatividade, como gays, lésbicas, travestis e transexuais. Que são pessoas que procuram transitar entre os gêneros, adotando uma performance de gênero que não se enquadra na norma heterossexual.

VIOLÊNCIA DE GÊNERO

As ilustrações anteriores corroboram com Gomes,[6] quando diz que os modelos de gênero se constroem a partir de uma perspectiva relacional, significando que o que é visto culturalmente como masculino só faz sentido a partir do feminino e vice-versa. Essa lógica atravessa vários pares relacionais, como homem-homem, mulher-mulher e homem-mulher, expressando padrões de masculinidade e feminilidade a serem seguidos e fazendo com que as identidades de homem e mulher se afirmem na medida em que ocorram aproximações e afastamentos em relação ao padrão que concentra maior poder na cultura. E que a masculinidade hegemônica no âmbito das relações de gênero pode subsidiar a discussão da violência cometida contra a mulher, bem como da própria violência que ocorre entre os segmentos masculinos.

Para Connel,[7] a masculinidade hegemônica se define a partir de práticas genéricas que expressam padrões aceitos para a posição dominante de homens e a subordinação de mulheres; relaciona-se a um tipo de masculinidade tida como exemplar, não se referindo necessariamente a pessoas mais poderosas; expressa ideais, fantasias e desejos que servem de referência para as relações de gênero, naturalizando as diferenças e as hierarquias de gênero e não se configurando como um modelo fixo que ocorre sempre da mesma forma, nem podendo ser visto isoladamente, mas como aspecto de uma estrutura maior.

A violência de gênero, portanto, configura-se em um fenômeno social multiforme e articulado tanto em nível micro e macrossociológico por facetas morais, psicológicas, físicas, sexuais e econômicas.[8] Por trás de toda ação violenta há uma ideologia que cria e lhe dá sustentação na maioria das vezes não são nem ao menos percebidas pelos sujeitos envolvidos, desse modo se estabelece a perpetuação e reprodução por homens e mulheres em suas relações sociais.[9]

Nesse contexto, Saffioti[10] refere que "a violência de gênero ocorre normalmente no sentido homem contra a mulher, mas pode ser perpetrada também por um homem contra outro homem ou por uma mulher contra outra mulher". O que está em cena, portanto, são as construções de masculinidades e feminilidades e os jogos performáticos de sujeitos em conflito, que podem produzir, entre outras coisas, expressões de violência.[11]

A violência, além de ser um fenômeno sociocultural, deve ser compreendida como um problema de saúde coletiva devido ao número de vítimas e a magnitude das sequelas físicas e emocionais que produz, além de se constituir um instrumento de poder, na situação em que o sujeito detentor de maior poder se vale daqueles atos para reiterar ou ampliar seu poder, o que não lhe dá legítima autoridade senão um poder coercitivamente instaurado.[12] Isto acentua desigualdades sociais, como as de gênero, e nega relações interativo-comunicativas.

A violência de gênero constitui-se por consequência da ideologia patriarcal. Trata-se de um subproduto do patriarcalismo, da cultura do machismo e da heteronormatividade, disseminada de forma implícita que coloca a mulher como objeto de desejo, de consumo e de propriedade masculina, oque legitima e nutre vários tipos de violência como: violência sexual, violência física, *bullying* homofóbico e o assédio moral.

ADOLESCENTE NO CONTEXTO DA VIOLÊNCIA DE GÊNERO

O jornal Folha de São Paulo, em setembro de 2016, apresentou uma pesquisa inédita do instituto de pesquisas Datafolha, encomendada pelo Fórum Brasileiro de Segurança Pública (FBSP), cujo resultado revelou que a mulher que usa roupas provocativas não pode reclamar se for estuprada; o que foi alvo de concordância de um a cada três brasileiros. Mesmo entre as mulheres, 30% concordaram com este raciocínio, que culpa a vítima pela violência sexual sofrida. O mesmo estudo ainda revelou que uma mulher é estuprada a cada 11 minutos, segundo registros oficiais, totalizando quase 50 mil crimes do tipo ao ano. Estimativas apontam, no entanto, que apenas 10% dessas agressões sexuais sejam registradas, o que sugere uma cifra oculta de até 500 mil estupros anuais.

Em 2014, um estudo divulgado pelo Instituto de Pesquisa Econômica Aplicada (Ipea), que entrevistou 3.810 pessoas em todas as unidades da federação, revelou que 35,3% dos entrevistados concordaram totalmente com a frase "se as mulheres soubessem como se comportar, haveria menos estupros", 23,2% parcialmente, 30,3% discordaram totalmente, 7,6% discordaram parcialmente e 2,6% se declararam neutros. Quando perguntados se "as mulheres que usam roupas que mostram o corpo merecem ser atacadas": 42,7% concordaram totalmente com a afirmação, 22,4% parcialmente; e 24% discordaram totalmente e 8,4% parcialmente. Também se desvelou que 63% concordaram, total ou parcialmente, que "casos de violência dentro de casa devem ser discutidos somente entre os membros da família", 89% dos entrevistados tenderam a concordar que "a roupa suja deve ser lavada em casa".

Os estudos desvelaram a violação de direitos, da perspectiva legal e também ética. Acaba por legitimar a assimetria de gênero, o controle patriarcal dos corpos, mostra que a violência se estabelece como objeto de denúncia ético-política, pois estudos com esse teor assumem o estatuto de crítica da sociedade e da sua cultura de violência.

Cotidianamente somos agredidos por notícias assustadoras sobre a violência e suas várias facetas. A violência de gênero, como ficou explicito, é oriunda do preconceito e da desigualdade entre homens e mulheres. Apoia-se no estigma de virilidade masculina e de submissão feminina. O que remete a um caso de horror divulgado pela mídia em maio de 2016, em que uma jovem de 16 anos foi vítima de estupro coletivo. Fato que ganhou repercussão por que um dos supostos agressores fez questão de postar um vídeo nas redes sociais e apresentar a adolescente desacordada, como um objeto utilizado por vários homens. As investigações não chegaram a um numero certo de agressores, mas a vítima relatou 33 homens.

Mesmo tratando-se de um fato bárbaro, surgem perguntas como: O que a vítima estava fazendo naquele local? Como ela estava vestida? Estava sozinha ou acompanhada? Estava se oferecendo? Dançando, bebendo, divertindo-se? Muito frequentes nos inquéritos policiais, nos processos judiciais, nas matérias de jornal, nas mídias sociais e nas conversas informais, esses comentários demonstram como a discriminação social por gênero ou por orientação sexual ainda pune e culpabiliza, na maioria das vezes, as vítimas de agressões e abusos sexuais.

A socialização de gênero e a construção da masculinidade vão evidenciando para os meninos que o homem nasce com uma sexualidade quase instintiva e incontrolável esse imaginário construído no interior de uma sociedade patriarcal legitima a cultura do estupro e da violação dos corpos femininos, isenta a responsabilidade do homem sobre o ato de violência por ele perpetrado e por consequência culpabiliza a mulher.

Apesar de todas as mudanças sociais que vêm ocorrendo, a violência de gênero continua existindo como uma explícita manifestação da discriminação de gênero. Ela acomete milhares de adolescentes, jovens e mulheres prioritariamente no ambiente doméstico, mas também no espaço público. A despeito de todos os avanços e conquistas das mulheres na direção da equidade de gênero, persiste entre nós essa forma perversa de manifestação do poder masculino por meio da expressão da violência física, sexual ou psicológica, que agride, amedronta e submete não só as jovens, mas também os jovens que não se comportam segundo os rígidos padrões da masculinidade dominante.

A homofobia, lesbofobia e transfobia são outras expressões da violência de gênero que se manifestam por meio da discriminação de lésbicas, gays, bissexuais, travestis e transexuais. Ainda que as violências por discriminação na maioria das vezes não seja tipificada (aparecem camufladas em dados gerais da violência cotidiana), não raro, a imprensa divulga alguma notícia de violência contra adolescentes e jovens em razão de sua orientação sexual e identidade de gênero, nos mais diferentes contextos sociais.

A homofobia possui várias formas, que abrangem muito mais do que as violências tipificadas pelo código penal. Ela não se reduz à rejeição irracional ou ódio em relação aos homossexuais, pois também é uma manifestação que qualifica o outro como contrário, inferior ou anormal. Devido à sua diferença, esse outro é excluído de sua humanidade, dignidade e personalidade.

Em 2012, foram registradas pelo poder público 3.084 denúncias de 9.982 violações relacionadas à população LGBT, envolvendo 4.851 vítimas e 4.784 suspeitos. Neste sentido, o relatório sobre violência homofóbica no Brasil, de 2012, revela que o perfil das vítimas de violência homofóbica, demonstra que a faixa etária da grande maioria das vítimas concentra-se na população jovem, com 61,16% de vítimas entre 15 e 29 anos. Nessa faixa etária, as vítimas entre 15 e 18 anos representam apenas 1,23%, enquanto de 18 a 29 anos 59,93%. Em 2011 houve um elevado percentual de não informação sobre a faixa etária das vítimas (31,7%), ainda assim, a população entre 15 e 29 anos foi a grande maioria dos infringidos pela violência homofóbica, somando 47,1%.[13]

Em 2013, foram registradas pelo Disque Direitos Humanos (Disque 100) 1.695 denúncias de 3.398 violações relacionadas à população LGBT, envolvendo 1.906 vítimas e 2.461 suspeitos. Em relação a 2012, houve uma queda dos registros ao Disque 100 de 44,1%. Em relação à faixa etária das vítimas, em 2013 (15,%) em relação a 2012 (10,03%), os dados apresentados seguiram a tendência dos anos anteriores e de estudos mais amplos sobre segurança pública no Brasil em relação a maior vitimização dos jovens. A grande maioria das vítimas se concentrou nesta população, com 54,9% de vítimas entre 15 e 30 anos.[14]

CONSIDERAÇÕES FINAIS

Pensar o desenvolvimento humano, em especial na fase da adolescência e juventude, considerando o contexto social e político em que se insere é um desafio para as produções teóricas e práticas na área da saúde pública. Neste sentido, este texto se propôs a fazer uma reflexão crítica sobre as expressões de violência de gênero na adolescência, mais especificamente no contexto sociopolítico brasileiro.

A forma como somos socializados desde a mais tenra idade vai dando forma, organizando padrões de relacionamento e instituindo relações de poder. Inseridos em uma sociedade patriarcal, ou seja, que versa sobre a dominância masculina, somos socializados a partir de uma educação sexista que marcará desde muito cedo a vida do sujeito.

A socialização de gênero assinalada pelo sexismo e pela misoginia atua na naturalização e na banalização da violência contra os corpos femininos, promovendo assim marcas expressivas no mundo social e psíquico das crianças e adolescentes mulheres, comprometendo assim o desenvolvimento pleno e livre de suas habilidades.

Sabemos que um dos maiores desafios na Saúde Pública é situar os profissionais para atuarem sob uma perspectiva de um compromisso com os direitos humanos e das mulheres, a fim de promover uma maior equidade nas questões de gênero. A complexa tarefa da prevenção da violência de gênero demanda esforços interdisciplinares, ou seja, a articulação de saberes médicos, sanitários, sociais e culturais. A atuação isolada das disciplinas não será suficiente para promover a transformação de uma realidade permeada pela violência contra mulher ou outras minorias.[15]

REFERÊNCIAS BIBLIOGRÁFICAS

1. Bourdieu P. A dominação masculina. Rio de Janeiro: Bertrand Brasil, 2011.

2. Giffin K, Dantas-Berger S. M. Violência de gênero e sociedade de risco: uma abordagem relacional. In: Taquette SR. (Org.). Violência contra a mulher adolescente/jovem. Rio de Janeiro: EDUERJ, 2007, p. 55-60.

3. Scott JW. Gênero: uma categoria útil de análise histórica. Educação e Realidade 16(2): 05-22, 1990.

4. Vianna C. et al. Meninas e meninos na Educação Infantil: uma questão de gênero e poder. Cadernos Pagu 33: 265-283, 2009.

5. Taquette SR, Vilhena MM. Adolescência, gênero e saúde. Adolescência e Saúde 3(2): 6-9, 2006.

6. Gomes R. A Dimensão Simbólica da Violência de Gênero: uma discussão introdutória. Athenea Digital 14: 237-243, 2008. Disponible en http://psicologiasocial.uab.es/athenea/index.php/atheneaDigital/article/view/520.

7. Connel RW. On hegemonic masculinity and violence: response to Jefferson and Hall. Theoretical Criminology 6(1): 89-99, 2002.

8. Almeida TMC. Corpo feminino e violência de gênero: fenômeno persistente e atualizado em escala mundial. Sociedade e Estado 29 (2): 329-340, 2014.

9. Guedes MEF, Moreira ACG. Gênero, saúde e adolescência: uma reflexão a partir do trabalho com a violência doméstica e sexual. Mudanças 17(2): 79-91, 2010.

10. Saffiotti HIB. Gênero, patriarcado, violência. São Paulo: Editora Fundação Perseu Abramo, 2004.

11. Butler J. El gênero en disputa: el feminismo y la subversión de la identidad. Barcelona-España: Paidós, 2014.

12. Arendt H. Sobre a violência. Rio de Janeiro: Relume Dumará, 1994.

13. Brasil. Relatório sobre violência homofóbica no Brasil: ano 2012. Brasília: Secretaria Especial de Direitos Humanos/ Ministério das Mulheres, da Igualdade Racial e dos Direitos Humanos, 2012.

14. Brasil. Relatório sobre violência homofóbica no Brasil: ano 2013. Brasília: Secretaria Especial de Direitos Humanos/ Ministério das Mulheres, da Igualdade Racial e dos Direitos Humanos, 2016.

15. Schraiber LB, et al. Violência de gênero no campo da Saúde Coletiva: conquistas e desafios. Ciênc. saúde coletiva 14(4): 1019-1027,2009.

Parte X

Modismos

Coordenadora:
Dalva Alves Silva

Dietas e Modismos Alimentares

68

Roberta Ursaia Peixoto
Aline Maria Luiz Pereira

INTRODUÇÃO

Nos últimos anos surgiram diferentes tipos de dietas, as quais se tornaram muito populares. Cada vez mais, proliferam novos tipos de dietas que não apresentam base científica consistente, mas são capazes de atrair a atenção da população, especialmente dos jovens que almejam alcançar o corpo ideal, preconizado pela sociedade, a qualquer custo.

Embora os nomes e propostas mudem ao longo do tempo, a premissa básica das dietas da moda sempre é a perda de peso em um curto período de tempo e, muitas vezes, com pouco esforço. Estas dietas não preconizam a perda de peso de forma adequada e sua posterior manutenção. São baseadas na exclusão de nutrientes muito importantes para a saúde, podendo causar inclusive deficiência de muitos deles. Os carboidratos são os mais frequentemente eliminados, com a proibição do consumo de massas, pães, biscoitos, cereais, entre outros. Embora resultem inicialmente em rápida perda de peso, consequente a grande perda de líquidos, de massa muscular e pequena perda de gordura, comumente são abandonadas. Por serem radicais e proibitivas, trazem como resultado a rápida recuperação do peso perdido, muitas vezes maior do que o peso anterior ao início da dieta. É o chamado efeito sanfona" ou "ioiô".

Quando dietas restritivas são adotadas na adolescência, as necessidades nutricionais específicas desta fase da vida não são atingidas, interferindo na intensidade do crescimento e desenvolvimento do organismo.

Não há uma dieta que seja adequada para todos os indivíduos. Algumas dietas específicas são necessárias para a saúde e qualidade de vida, como a dieta sem glúten para portadores de doença celíaca (DC). Outras dietas podem ser recomendadas para períodos curtos com o objetivo de aliviar sintomas, mas podem não ser adequadas para longos períodos e para todas as pessoas.

A difusão das dietas da moda tem importante participação das redes sociais. Em 2013, um estudo que teve como objetivo conhecer as características dos grupos no *Facebook,* em espanhol, relacionados com alimentação saudável, encontrou 156 grupos (69% América Latina) com 14.619 usuários, sendo 71% mulheres. Em 40% dos grupos havia a promoção de produtos dietéticos e estes foram os que apresentaram maior crescimento (100%) desde a sua criação. Os grupos mais antigos foram criados em 2008 (n = 9), porém a maioria foi criada entre os anos de 2010 e 2011 (50 e 59 grupos respectivamente). O número total de postagens foi de 26.025 e de comentários foi de 71.874. Um total de 1.864 internautas, que não estavam registrados nos grupos, realizaram postagens e comentários. Foi constatada elevada proporção de grupos que promoviam dietas que excluíam determinados alimentos, com testemunhos sobre a sua utilização e com o objetivo de promover a sua venda.

Em 2014, outro estudo analisou a interação de adolescentes e adultos jovens australianos nas redes sociais, com páginas de marcas de alimentos de baixo valor nutricional. Os resultados mostraram que essas faixas etárias são muito receptivas em se engajar com este tipo de conteúdo e curtem essas páginas com maior frequência. Outros estudos encontraram que as pessoas que experimentaram fortes emoções positivas durante a visualização de marcas de alimentos e bebidas no Facebook, eram 3,25 vezes mais propensas a afirmar que recomendariam as marcas e 2,5 vezes mais propensas a ter preferência pelas marcas.

Algumas das principais características da adolescência, como a maior autonomia em relação aos pais, que deixam de ocupar o papel central nas relações dos jovens, o qual passa a ser ocupado pelos seus pares, evidencia a suscetibilidade desta faixa etária à interferência da internet.

Até o momento não existe regulação para propagandas de alimentos e bebidas nas redes sociais. Não se sabe exatamente qual é a idade dos usuários, já que esta informação não é confirmada para a criação de um perfil. É possível que internautas com menos de 13 anos estejam interagindo com marcas de alimentos e bebidas nas redes sociais.

DIETAS DA MODA

As dietas da moda estão sempre indo e vindo e as mais populares são descritas a seguir.

Dieta Atkins

O livro "A Dieta Revolucionária do Dr. Atkins" foi publicado em 1972. Foi revisado em 1992 e publicado como "A Nova Dieta Revolucionária do Dr. Atkins", com publicação mantida até 2003.

- Características: preconiza aumento da ingestão de proteínas e gorduras, com restrição acentuada de alimentos que contém carboidratos (frutas, vegetais ricos em amido, grãos e derivados). Se diferencia da dieta hiperproteica devido ao alto conteúdo de lipídios (aproximadamente 60%).

- Proposta: limitar a ingestão de carboidratos para induzir a utilização de gordura como fonte de energia. Esta dieta é dividida em fases e, para cada uma, são listados os alimentos permitidos e a quantidade de carboidratos por porção.

- Primeira fase: chamada de fase de indução. O consumo diário de carboidratos é limitado em 18 a 22 g, sendo 12 a 15 g de origem vegetal. O consumo de proteínas deve atingir de 113 g a 170 g por refeição, sendo que o consumo de queijos deverá estar entre 85 a 113 g por dia. As gorduras não devem ser restringidas. Devem ser feitas 5 a 6 refeições por dia. Após duas semanas será permitida a introdução de castanhas, sementes e os alimentos da linha Atkins para garantir impacto mínimo na glicemia. Para passar para a próxima fase é necessário permanecer, no mínimo por 2 semanas, na fase de indução ou faltar 7 kg para atingir o peso ideal.

- Segunda fase: chamada de perda de peso continuada. Recomenda-se aumentar a ingestão de carboidratos para 25 g diárias (mantendo-se 12 a 15 g de vegetais), o que significa reintroduzir alguns alimentos fonte de carboidratos de forma isolada para avaliar o impacto na fome, desconforto gastrointestinal e alteração de peso. Nessa fase, inicia-se o balanço pessoal de carboidratos, isto é, identifica-se a quantidade máxima de carboidratos que pode ser ingerida sem interferir na perda de peso. Este balanço é impactado pela idade, sexo, nível de atividade física, níveis hormonais e outros fatores. Para passar para a próxima fase é necessário faltar 4,5 kg para atingir o peso ideal.

- Terceira fase: chamada de pré-manutenção. Será mantida até que o peso ideal seja atingido e terá duração maior do que um mês. A quantidade máxima de carboidratos é testada gradualmente e pode ser aumentada em até 10 g. O parâmetro para este aumento é a continuidade da perda de peso e a sua posterior manutenção.

- Quarta fase: chamada de fase de manutenção. Será iniciada quando o peso ideal for atingido. É a fase considerada como estilo de vida permanente, na qual os alimentos da fase anterior devem ser mantidos e outros alimentos podem ser introduzidos, desde que o peso seja mantido. O balanço pessoal de carboidratos deve ser mantido, com 12 a 15 g de vegetais (no máximo 2 frutas por dia), 113 a 170 g de proteína por refeição. Recomenda-se combinar carboidratos com gorduras e/ou proteínas para moderar a resposta glicêmica e manter ingestão elevada de água e outras bebidas não calóricas. Se ocorrer ganho de peso, será reorientada a quantidade de alimentos ricos em carboidratos que deverá ser retirada da dieta para que seja possível retornar ao peso ideal.

- Evidência científica: a redução drástica de carboidratos resulta em desidratação dos tecidos, devido a depleção progressiva de glicogênio e de água. A diminuição da principal fonte de energia da dieta pode resultar em perda de peso pela desidratação e não pela perda de gordura. O consumo elevado de proteínas pode resultar em ingestão excessiva de gorduras saturadas.

- Benefícios: rápida perda de peso.

- Riscos e efeitos deletérios: perda de massa muscular e reganho de peso devido à dificuldade de manter a dieta a longo prazo. A falta de orientação personalizada pode resultar em hábitos alimentares equivocados e consumo inadequado de fibras, tiamina, ácido fólico, vitamina C, ferro e magnésio.

Dieta Dukan

Foi proposta pelo Dr. Pierre Dukan, com livros publicados desde 1978 até 2014.

- Características: dieta hiperproteica. O percentual de proteínas em relação ao valor energético total é de no mínimo 25%, o que eleva a ingestão recomendada de 0,8 g/kg/dia para 1,6 g/kg/dia. O que a diferencia da dieta Atkins é a proibição total de alimentos fonte de carboidratos (incluindo legumes pobres em carboidratos no início) e restrição de gorduras. Recomenda alimentos ricos em proteínas magras.

- Proposta: O aumento da ingestão de proteínas promove maior saciedade e gasto energético. A exclusão de carboidratos reduz a secreção de insulina, diminuindo o armazenamento de gordura. A redução de gorduras diminui a ingestão calórica e previne doenças cardíacas.

A dieta Dukan apresenta quatro fases, que tem em comum alimentação rica em proteínas e a exclusão de carboidratos. As quantidades, combinações e número de refeições não são orientadas.

- Primeira fase: chamada de fase de ataque. É permitido consumir alimentos ricos em proteínas e pobres em gordura, como carnes magras, ovos e laticínios magros e 1 colher de sopa de farelo de aveia por dia. Esta fase tem duração de 1 a 10 dias, de acordo com a perda de peso necessária (Tabela 68.1).

Tabela 68.1. Duração da primeira fase de dieta Dukan

Perda de peso necessária	Duração da fase de ataque
< 5 kg	1 dia
< 10 kg	3 dias
10 a 20 kg	5 dias
> 20 kg	7 a 10 dias

- Segunda fase: chamada de fase cruzeiro. Recomenda intercalar os alimentos da primeira fase com a inclusão diária limitada de vegetais. A quantidade de farelo de aveia é aumentada para 2 colheres de sopa por dia. Recomenda-se caminhada diária durante 30 minutos. A duração desta fase deve ser de 6 dias para cada quilo de peso que se pretende perder. A próxima fase só deve ser iniciada após atingir o peso desejado.

- Terceira fase: chamada de fase de consolidação. Tem como objetivo a manutenção do peso. A ingestão alimentar da segunda fase é mantida. Inclui-se semanalmente, na primeira e na segunda metade desta fase, duas porções de vegetais, uma porção de frutas, duas fatias de pão integral, 40 g de queijo e uma porção de amiláceos (cereais, raízes e tubérculos ricos em amido). Na primeira metade desta fase, uma vez por semana, é permitida a *Refeição de Celebração*, na qual é permitido comer de tudo. Na segunda metade, é permitido fazer a *Refeição de Celebração* duas vezes por semana. A duração da terceira fase deve ser de dez dias para cada quilo de peso perdido. Uma vez por semana, sempre no mesmo dia, deve ser seguida a dieta da fase de ataque (primeira fase). Recomenda-se caminhar no mínimo 25 minutos por dia. Para evitar cansaço, falta de energia e sensação de fome devido à baixa ingestão de calorias, é recomendado o uso do suplemento *Detox Slim,* composto por colina, zinco, selênio, vitamina E e lecitina de soja, com alto teor de fosfatidilcolina. Este suplemento é definido como *natural* e seu uso está relacionado com maior perda de peso em cada uma das fases e melhora da disposição física e mental.

- Evidências científicas: perda de peso, porém pela desidratação e não pela perda de gordura. Os resultados deste tipo de dieta foram analisados em vários estudos, que encontraram relação entre a ingestão elevada de proteínas e o aumento do gasto de energia total, em função do maior efeito térmico e saciedade prematura durante as refeições. A redução da ingestão de carboidratos e lipídios foi relacionada com melhora dos valores de colesterol, tolerância a glicose e perda de peso.

Muitos estudos compararam dietas ricas em proteínas com dietas pobres em lipídios e os resultados são controversos. Enquanto alguns encontraram benefícios com relação a perda de peso e composição corporal com a adoção de dietas ricas em proteínas, outros não encontraram os mesmos resultados. Isso pode ser explicado pelo fato de que, na maioria dos estudos, houve menor aderência dos participantes, principalmente nos estudos mais longos. A baixa aderência pode ter comprometido os resultados e evidencia a dificuldade de se manter dietas restritivas no longo prazo.

A adoção de dietas hiperproteicas tem como uma das principais consequências o aumento da excreção urinária de cálcio (hipercalciúria), independentemente de outros fatores dietéticos, como a ingestão de sódio. Esse efeito foi constatado por muitos estudos que evidenciaram aumento significativo do risco mundial de formação de cálculo renal. Quando a dieta contém proteínas em quantidade adequada, a excreção de cálcio diminui em 32%. Alguns dos efeitos da ingestão elevada de proteínas, principalmente as de origem animal, incluem o aumento na excreção renal de ácidos, diminuição no pH urinário e acidose metabólica crônica. Para alguns pesquisadores, a hipercalciúria resulta do aumento na reabsorção óssea consequente a maior carga ácida, enquanto outros acreditam que não há provas para esta hipótese.

Além disso, as dietas hiperproteicas podem causar redução significativa nos níveis de citrato urinário, em função da menor ingestão de frutas e vegetais, aumentando o risco de cálculo renal.

É consenso na literatura que a redução da ingestão de proteína animal traz efeitos protetores contra o aparecimento ou recidiva de cálculos renais. Sendo assim, indivíduos que adotam dietas hiperproteicas devem estar cientes de que a litíase renal é um possível efeito colateral e indivíduos que apresentam histórico de cálculo renal não devem se submeter a este tipo de dieta.

- Benefícios: aumento do gasto energético total e da saciedade.

- Riscos e efeitos deletérios: litíase renal, acidose metabólica crônica, perda de massa muscular e ganho de peso devido à dificuldade de manter a dieta proposta a longo prazo.

Dieta de South Beach

Foi proposta pelo Dr. Arthur Agatston, com livros lançados em 2004 até 2013.

- Características: dieta pobre em carboidratos, porém permite a inclusão de carboidratos ricos em fibras e micronutrientes, e de gorduras com alto valor nutricional.

- Proposta: perda de peso, redução dos valores de colesterol, diminuição do desejo de comer e posterior manutenção do peso. É dividida em três fases.

- Primeira fase: restrição de carboidratos com a proibição de pão, arroz, batata, massas e frutas. Sem restrição de vegetais como brócolis, tomate, espinafre e berinjela, de alimentos fonte de proteínas (carnes, ovos e queijos) e de gorduras como óleo de canola, de oliva e avocado. Promete promover perda de 4 a 6 kg.

Parte X • Modismos

- Segunda fase: fontes de carboidratos saudáveis são reintroduzidas gradualmente, incluindo frutas, pão, arroz integral, massas integrais e batata doce. A perda de peso esperada nesta fase é de 500 g a 1 kg por semana.
- Terceira fase: objetiva a manutenção do peso, sem restrições alimentares. É iniciada quando o peso desejado é atingido. Em caso de reganho de peso é recomendado o retorno para a fase 2.
- Benefícios: perda rápida de peso e promoção do consumo de alimentos de alto valor nutricional.
- Evidências científicas: as mesmas das dietas hiperproteicas.
- Riscos e efeitos deletérios: perda de massa muscular, ganho de peso no médio e longo prazos, desenvolvimento de hábitos alimentares inadequados devido à falta de orientação personalizada.

Dieta de Beverly Hills

Foi proposta por Judy Mazel em 1981 e criada com base na experiência de perda de peso da autora.

- Características: dieta a base de frutas e adoção de regras para combinar carboidratos, gordura e proteína posteriormente.
- Proposta: perda de 4,5 a 7 kg em 5 semanas. Também é dividida em fases.
- Primeira fase: consumo de frutas durante 35 dias. Em alguns dias deste período é permitido somente alimentos fonte de proteínas e em outros dias é permitido comer o que quiser.
- Segunda fase: após os 35 dias, o dia deve começar com a ingestão de uma fruta enzimática como ameixa, damasco, abacaxi ou caqui. Outras frutas podem ser ingeridas somente após uma hora. Os alimentos fonte de proteínas podem ser combinados com alimentos fonte de gorduras, mas não de carboidratos. A ingestão de alimentos fonte de carboidratos pode ser combinada com alimentos fonte de gordura, mas não de proteínas. A maioria das bebidas alcoólicas são consideradas carboidratos. Os vinhos tinto e branco são considerados como frutas e o champanhe é considerado neutro, e pode ser consumido com qualquer alimento. A única gordura proibida é a industrializada, como a margarina. Não há sugestões de porções. É recomendado comer o quanto quiser, com a condição de seguir as regras. A dieta não é recomendada para diabéticos. Recomenda a prática de exercícios físicos, no mínimo duas vezes por semana.
- Benefícios: perda rápida de peso e promoção da ingestão de frutas.
- Evidências científicas: não há justificativa para as orientações alimentares propostas. Não há estudos sobre a combinação entre os macronutrientes propostos, nem sobre dietas a base de frutas.
- Riscos e efeitos deletérios: desequilíbrio alimentar, restrição rigorosa de energia, consumo inadequado de macro e micronutrientes e perda de massa muscular. Promove hábito alimentar inadequado e consequente ganho de peso.

Dieta da USP

Foi criada na década de 90 e seu proponente é desconhecido. Não tem nenhuma relação com a Universidade de São Paulo.

- Características: dieta hipocalórica, restrita em carboidratos, hiperproteica e rica em gorduras.
- Proposta: cardápio de 7 dias com 3 refeições diárias, que deve ser repetido por duas semanas. Não determina a quantidade de todos os alimentos permitidos.
- Benefícios: perda rápida de peso (14,0 kg em duas semanas).
- Evidências científicas: As mesmas de outras dietas hiperproteicas citadas anteriormente. Assemelha-se mais com a dieta Atkins, pois não restringe gorduras.
- Riscos e efeitos deletérios: perda de massa muscular, inadequação da ingestão de macro e micronutrientes, ingestão elevada de gordura saturada, desenvolvimento de hábito alimentar inadequado e reganho de peso no médio e longo prazos.

Dieta da Lua

Foi proposta em 2000 por Franziska Von Au, baseada na crença de que a lua exerce influência nos líquidos do organismo.

- Características: recomenda consumo alimentar de acordo com as fases da lua. Orienta passar 24 horas ingerindo somente líquidos, sempre que a lua mudar de fase.
- Proposta: nos dias de mudança da lua recomenda que sejam ingeridos sucos de frutas e hortaliças, no café da manhã e nos intervalos das refeições. No almoço e no jantar, recomenda apenas sopa de legumes batidos, evitando-se a batata.
- Benefícios: desconhecidos.
- Evidências científicas: nenhuma.
- Riscos e efeitos deletérios: desequilíbrio da ingestão de macro e micronutrientes e desenvolvimento de hábitos alimentares não saudáveis, não contribuindo para promoção da saúde.

Dieta da sopa

Foi proposta em 2002 por médicos para tratar pacientes que necessitam realizar cirurgias e, para tal, precisam perder peso rapidamente.

- Características: substituição das refeições principais (almoço e jantar) por sopa de verduras e legumes.
- Proposta: recomenda o consumo de sopa no mínimo duas vezes por dia. Deve ser levada de casa para o trabalho ou qualquer outro lugar. A partir do quarto dia é liberado o consumo de bananas (até 8 unidades) e de leite desnatado. No quinto dia introduz-se 400 g de carne vermelha ou branca grelhadas. No sexto dia recomenda-se o consumo de até 3 bifes grandes grelhados, legumes cozidos (exceto batata) e maior quantidade de água, sucos e chás com adoçante. No sétimo dia recomenda-se arroz integral, legumes crus ou cozidos, água, café e chá sem açúcar.
- Benefícios: perda rápida de peso (3 a 7 kg por semana).
- Evidências científicas: nenhuma.
- Riscos e efeitos deletérios: desenvolvimento de hábitos alimentares inadequados para a perda de peso e promoção da saúde. Desequilíbrio da ingestão de macro e micronutrientes.

Dieta do índice glicêmico (IG)

Foi proposta por Rick Gallop, com livros lançados em 2003 até 2010.

- Características: ingestão de alimentos fonte de carboidratos de baixo índice glicêmico (farinha de trigo integral, frutas e vegetais).
- Proposta: considera que ao consumir alimentos de alto índice glicêmico (açúcar, farinha refinada, arroz branco), ou seja, que são digeridos mais rapidamente, a quantidade de glicose no sangue aumenta, sendo necessário liberar maior quantidade de insulina para normalizar a glicemia. Essa situação pode sobrecarregar o pâncreas, ocasionando resistência à insulina e até mesmo *diabetes mellitus* tipo II. A relação do índice glicêmico da dieta com a modulação do peso corporal parece estar relacionada ao seu efeito na glicemia, insulinemia e na saciedade no período pós-prandial.
- Evidências Científicas: o provável papel dos alimentos de baixo índice glicêmico no gerenciamento do peso corporal já foi evidenciado. Em adultos, dietas com baixo índice glicêmico apresentaram maior impacto na redução de gordura corporal do que no peso, enquanto a perda de peso foi observada principalmente em pessoas que apresentavam sobrepeso e níveis elevados de insulina. Evidências científicas dos benefícios desta dieta com relação ao peso corporal em crianças e adolescentes ainda são inconclusivas. Outros estudos com o uso da dieta de baixo índice glicêmico em adultos, crianças e adolescentes relataram diminuição da fome, aumento da saciedade e diminuição voluntária da ingestão de alimentos. Independentemente da relação com a perda de peso,

os alimentos de baixo índice glicêmico são preconizados como protetores contra o desenvolvimento de doenças cardiovasculares e *diabetes mellitus*.
- Benefícios: ingestão de alimentos de alto valor nutricional. Quando consumidos de maneira equilibrada, atingindo as necessidades nutricionais, podem promover perda de peso de forma gradual e saudável.
- Riscos e efeitos deletérios: possível desequilíbrio nutricional se a dieta não for orientada de forma personalizada e por profissional especializado.

Dieta do tipo de sanguíneo

Proposta em 2002 pelo Dr. Peter J. D' Adamo, médico naturopata.

- Características: orienta o consumo de alimentos de acordo com o tipo sanguíneo objetivando promoção da saúde, redução do risco de doenças crônicas não transmissíveis e vida longa.
- Proposta: acredita na hipótese de que os tipos sanguíneos têm influência na eficiência do metabolismo, sistema imunológico, estado emocional e até na personalidade de cada indivíduo. Para cada grupo sanguíneo os alimentos são classificados como: positivos - alimentos que previnem e tratam doenças; neutros - alimentos que não previnem doenças, porém não trazem prejuízos; negativos - alimentos que podem agravar ou causar danos à saúde. De acordo com a teoria desta dieta, os indivíduos do tipo sanguíneo "O" são considerados *carnívoros*, tem aparelho digestivo forte e sistema imunológico hiperativo. Precisam diariamente de dietas ricas em proteínas animais, pois estão propensos a desenvolver doenças gástricas devido à alta produção de sucos gástricos. Os indivíduos do tipo sanguíneo "A" são *vegetarianos dóceis* e teriam dificuldade para digerir proteínas de origem animal, devido à produção limitada de suco gástrico. Os indivíduos do tipo sanguíneo "B" são considerados *onívoros* (com exceção de frango) e o único tipo de sangue que tolera laticínios. Os indivíduos do tipo sanguíneo "AB" precisam de dieta equilibrada, que contenha um pouco dos diferentes alimentos e alguma limitação no consumo de carnes.
- Evidências científicas: estudo realizado por Jingzhou W, et al. (2014) com 1.455 participantes, com o objetivo de determinar a associação entre a dieta do tipo sanguíneo e biomarcadores de saúde cardiovascular, encontrou que a aderência à esse tipo de dieta está associada com efeitos favoráveis em alguns fatores de risco cardiometabólicos, sendo essa associação independente do tipo sanguíneo. Os autores concluíram que as evidências não suportam a hipótese desta dieta. Até o momento, não há estudos que comprovem a validade da dieta do tipo sanguíneo.

- **Benefícios:** não há benefícios comprovados cientificamente, porém incentiva o consumo de alimentos de alto valor nutricional e minimamente processados.
- **Riscos e efeitos deletérios:** as principais desvantagens desta dieta são a baixa ingestão de cálcio, devido à restrição de laticínios, e a exclusão de alimentos de alto valor nutricional, importantes para a manutenção da saúde e que fazem parte do hábito alimentar dos indivíduos.

Dieta dos *shakes*

Não se conhece quem são os proponentes desta dieta e nem a época em que foi proposta.

- **Características:** substituição de refeições por *shakes* industrializados.
- **Proposta:** preparações hiperproteicas (aproximadamente 44% - 47% do VET), hipoglicídicas (aproximadamente 40% do VET) e hipolipídicas (aproximadamente 15% do VET). Apresentam baixo teor de fibras (aproximadamente 2,5 g), enquanto uma refeição tradicional apresenta aproximadamente 7 g. Não contém todos os tipos de aminoácidos e ácidos graxos essenciais.
- **Evidências científicas:** é consenso na literatura que a manutenção de prática dietética saudável em longo prazo tem maiores chances de sucesso, quando há a integração de alimentos culturalmente relevantes, em um modelo saudável de alimentação equilibrada em macro e micronutrientes. Por estes motivos, a dieta dos *shakes* não é recomendada.
- **Benefícios:** a única vantagem desta dieta parece ser o controle do valor energético ingerido em cada refeição.
- **Riscos e efeitos deletérios:** desequilíbrio de macro e micronutrientes, sobrecarga renal, perda de massa muscular, reganho de peso devido à dificuldade de manter a dieta no longo prazo, desenvolvimento de hábito alimentar inadequado.

Dieta sem glúten

Proposta pelo Dr. Alessio Fasano em 2015.

- **Características:** exclusão do glúten, que é a proteína encontrada em grãos (trigo, cevada, centeio e seus subprodutos).
- **Proposta:** consumo de alimentos que não contém glúten para promover a perda de peso.
- **Evidências Científicas:** a dieta sem glúten é indicada para o gerenciamento terapêutico da doença celíaca (DC) e para indivíduos portadores da síndrome do intestino irritável e alergia ao trigo. A DC é uma reação imune mediada ao glúten que ocorre em indivíduos predispostos geneticamente. A prevalência estimada é de 0,5%-1% na população que apresenta risco genético e tem aumentado nas últimas décadas. Porém, o incremento na prevalência não justifica o aumento desproporcional no consumo de produtos isentos de glúten que, segundo pesquisas de mercado, são comprados em maior volume por pessoas que não tem DC.

De acordo com uma pesquisa publicada em 2016, com mais de 1.500 americanos, objetivando saber as razões que levam as pessoas a comprar um produto isento de glúten, a resposta mais frequente foi "por nenhum motivo" (35%), seguido de "opção mais saudável" (26%), "para a saúde digestiva" (19%), "alguém na minha família tem sensibilidade ao glúten" (10%) e "eu tenho sensibilidade ao glúten" (8%). Outra pesquisa, realizada em 2015, com 30.000 adultos em 60 países, encontrou que 21% dos indivíduos classificaram produtos isentos de glúten como um atributo "muito importante" na hora de fazer as compras. A América Latina apresentou o maior percentual de pessoas que consideraram esses produtos como "muito importantes" (32%).

Os produtos isentos de glúten, quando comparados com os alimentos equivalentes que contém glúten, apresentam menor quantidade de ferro, folato, vitaminas do complexo B, fibras, maior quantidade de carboidratos de alto índice glicêmico e de gorduras. Essas características são resultado do processamento dos alimentos para a retirada do glúten, que modifica a composição de macro e micronutrientes e, deste modo, a qualidade nutricional.

Recentemente surgiu um novo tipo de reação ao glúten chamada de sensibilidade ao glúten não celíaca (SGNC). São reações ao glúten sem a presença das características da DC. O diagnóstico é clínico em função da hiperatividade ao glúten, na ausência de DC e alergia ao trigo, já que não há exames bioquímicos para diagnosticar esta condição. Ao contrário da DC e da alergia ao trigo, a SGNC parece não ser imunomediada. As queixas gastrointestinais são difíceis de ser distinguidas entre essas três condições, pois na SGNC também há queixas de gases, náusea, vômito, distensão, dor abdominal e diarreia. No entanto, os danos intestinais parecem não ser irreversíveis e não há risco de deficiências nutricionais, como na DC. Na SGNC a restrição do glúten é necessária, porém com monitoramento para prevenção de deficiências.

Embora a dieta isenta de glúten seja segura e efetiva, ela somente deve ser indicada para tratar as condições específicas citadas anteriormente, além de apresentar alto custo. A dieta isenta de glúten não é recomendada para a população em geral, para a perda de peso e nem para indivíduos com familiares portadores de DC, antes de serem diagnosticados.

- **Benefícios:** restrição de alimentos de baixo valor nutricional, como doces e ultraprocessados, devido a presença de glúten (Tabela 68.2).
- **Riscos e efeitos deletérios:** desequilíbrio alimentar, deficiências nutricionais, desenvolvimento de hábitos alimentares não saudáveis para promover perda de peso e posterior manutenção do mesmo.

Tabela 68.2. Desfechos potenciais da dieta sem glúten

Vantagens	Desvantagens	Riscos
Reversão de má absorção, deficiências nutricionais, sintomas e redução de comorbidades em portadores de doença celíaca e dermatite herpetiforme; Alívio dos sintomas de portadores de sensibilidade ao glúten não celíaca e alergia ao trigo.	Custo alto; Inconveniência; Estigma social associado a dieta sem glúten.	Deficiência de nutrientes; Impedir o diagnóstico de doença celíaca; Potencial toxicidade; Comprometimento da qualidade de vida; Ganho de peso indesejado; Constipação.

Dieta sem lactose

Há diversos livros de diferentes autores sobre esta dieta. Muitos deles contem receitas de preparações sem lactose. A maioria dos livros foram publicados a partir de 2008.

- Características: esta dieta é indicada para pessoas que apresentam intolerância a lactose. É caracterizada pela produção deficiente da enzima lactose, necessária para a digestão da lactose (açúcar contido no leite e derivados). A deficiência desta enzima resulta na fermentação da lactose no intestino e, como consequência, em sintomas como diarreia e distensão abdominal. A intolerância à lactose apresenta diversos graus que refletem a diferença na tolerância entre os indivíduos.
- Proposta: exclusão de alimentos que contém lactose para promover perda de peso.
- Evidências científicas: estudos sugerem a presença de possível inflamação intestinal causada pelo glúten e pela lactose em indivíduos que não apresentam doença celíaca e intolerância a lactose. No entanto, ainda não há evidências conclusivas que sustentem a exclusão de glúten e de lactose da alimentação de indivíduos saudáveis. A redução do peso corporal e do acúmulo de gordura encontrados em estudos iniciais sobre dietas com exclusão de glúten e de lactose, podem estar relacionados com a restrição calórica e de carboidratos, resultante da exclusão de alimentos que contém glúten e lactose. É importante ressaltar que a maioria das pesquisas sobre a retirada desses alimentos da dieta é realizada em animais e apresenta resultados divergentes. A dieta sem lactose tem como principal desvantagem dificultar a ingestão diária recomendada de cálcio, nutriente fundamental em todos os ciclos da vida.
- Benefícios: perda de peso, porém devido a exclusão de alimentos de baixo valor nutricional e não como consequência da adoção de hábitos alimentares saudáveis.
- Riscos e efeitos deletérios: deficiência de cálcio, principalmente em adolescentes, que tem necessidade aumentada deste nutriente em função do intenso crescimento.

Dieta Detox

Vários livros sobre a dieta detox foram publicados por diferentes autores, entre eles o Dr. Mark Adam Hyman. Os livros são lançados até os dias de hoje.

- Características: é composta de diversos tipos de preparações líquidas, principalmente sucos e chás e, em geral, de alimentos de baixo valor calórico.
- Proposta: eliminar toxinas e reduzir a produção de radicais livres que são prejudiciais às células do organismo. Sistemas de defesa naturais do corpo humano, responsáveis pela eliminação de substâncias tóxicas as quais estamos expostos, podem ser modulados por nutrientes e compostos bioativos dos alimentos.
- Evidências científicas: estudos já demonstraram que as vias de desintoxicação do organismo podem ser moduladas por nutrientes e compostos bioativos e, como consequência, podem prevenir doenças crônicas. Entretanto, muitos estudos foram realizados de forma isolada, em células e em animais, mas não em humanos. A influência do estilo de vida de uma forma geral (tabagismo, stress, sedentarismo) também precisa ser considerada, pois pode induzir ou inibir a atuação de enzimas envolvidas no processo de desintoxicação. Estudos também já mostraram que determinadas doses de nutrientes podem inibir ou induzir a atividade de enzimas. Pequenas quantidades de diferentes compostos podem ter melhor efeito terapêutico e promotor nas vias bioquímicas, do que altas concentrações, obtidas pela ingestão de suplementos ou pela repetição diária de grandes quantidades do mesmo alimento. Um aspecto ainda a ser esclarecido pelos estudos é a duração do efeito da dose do nutriente ou do alimento. Existem evidências clínicas consistentes sobre os efeitos da desintoxicação pelo consumo de alimentos e compostos bioativos, como vegetais crucíferos, alho, cebola, alho poró, cebolinha, cenoura, aipo, salsinha, uva, óleo de peixe e fontes de resveratrol, quercetina, daidzeína e licopeno.
- Benefícios: presença de alimentos *in natura*, como frutas e hortaliças, e de alimentos minimamente processados. Estes alimentos auxiliam no

controle de peso e na manutenção da saúde, independentemente de estarem vinculados ou não à dieta detox.

- Riscos e efeitos deletérios: promove desequilíbrio nutricional, devido a menor variedade alimentar, baixo valor calórico e menor teor proteico, quando dietas detox comerciais são adotadas.

Dieta do jejum intermitente

Foi proposta em 2011 por Thierry de Lestrade e por vários outros autores.

- Características: as dietas de jejum mais comum preconizam jejum de 16 horas, com "janela" de 8 horas por dia e jejum nas outras 16 horas. Exemplo: dormir das 23 h às 7 h = 8 horas de jejum + adicionar 4 horas antes de dormir e 4 horas depois de acordar em jejum. Isto corresponde acordar às 7 h, almoçar depois das 11 h e jantar antes das 19 h. Outras dietas de jejum intermitente preconizam jejum de 24 horas duas vezes por semana ou jejum de 36 horas por semana. Existe também a dieta de jejum 5:2, que consiste em alimentar-se 2 dias na semana, com apenas 500-600 Kcal/dia. Nos outros 5 dias recomenda alimentação normal (saudável e bem estruturada). Nestes tipos de dietas de jejum são permitidos água, café e chá sem açúcar e, em casos extremos de fome ou fraqueza, permite-se suco de fruta puro. Também são recomendados polivitamínicos, creatina, minerais e aminoácidos, principalmente os de cadeia ramificada (BCAA).
- Proposta: o estresse nutricional provocado pelo jejum, devido ao uso da gordura como fonte de energia, resulta em perda de peso, reparos celulares, otimização funcional e "rejuvenescimento" metabólico.
- Evidências científicas: a maioria dos estudos com este tipo de dieta foram feitos em animais e não em humanos. As evidências dos seus benefícios na saúde não estão comprovados. Atualmente, os estudos sobre dietas de jejum intermitente que focam a perda de peso, não tem grupo controle, não são randomizados e não são controlados. Não há evidências de que dietas de jejum realmente tem efeito benéfico na saúde metabólica, na performance cognitiva e em desfechos cardiovasculares no longo prazo. Não se sabe quanto tempo de jejum seria ideal para a promoção da saúde e qual seria o custo benefício deste tipo de prática no longo prazo.
- Benefícios: não conhecidos até o momento.
- Riscos e efeitos deletérios: desequilíbrio alimentar, perda de massa muscular, falta de disposição e dificuldade de concentração.

Dieta alcalina

Foi criada em 2002 pelo Dr. Robert Young.

- Características: a dieta propõe o consumo de alimentos e acordo com o seu pH e recomenda prioritariamente o consumo de alimentos alcalinos.
- Proposta: baseia-se no fato de que as enzimas, especialmente as enzimas alimentares, são muito afetadas pelos valores do pH no sangue humano e tecidos corporais. Suas funções enzimáticas, ou a falta delas, irão determinar o estado de saúde ou de doença do indivíduo. Os alimentos são classificados segundo o escore de carga ácida renal potencial [*PRAL-potencial renal acid load* – (sulfato + cloreto + fosfato + ácidos orgânicos) – (sódio + potássio + cálcio + magnésio)] que estima a carga ácida potencial renal dos diferentes alimentos. Quando este escore é negativo, o alimento é classificado como básico/alcalino e quando é positivo, o alimento é classificado como ácido. A dieta também recomenda a combinação ideal entre os diferentes alimentos agrupados como proteína, amido, gordura, leite, vegetais ricos e pobres em amido, frutas ácidas, sub-ácidas, doces e melões. As combinações classificadas como *boas* devem ser consumidas por pessoas que apresentam a digestão mais fraca; as combinações classificadas como *justas* são permitidas se a digestão não for prejudicada; as combinações classificadas como *pobres* nunca devem ser consumidas; as combinações marcadas como *ruins* não devem ser empregadas mesmo pela digestão mais forte. Exemplo: grupo do amido apresenta classificação *boa*, com vegetais ricos e pobres em amido e gordura, e classificação *ruim* com todos os outros grupos. Há ainda uma listagem com a indicação dos alimentos ou grupos de alimentos que combinam melhor e que não combinam. Exemplo: frutas doces combinam com leite e não combinam com frutas ácidas, amido (cereais, pão, batata) e proteína.
- Evidências científicas: após o período da industrialização ocorreu mudança no perfil da dieta humana com relação ao pH e a carga ácida líquida, como consequência da redução de potássio em comparação ao sódio e aumento de cloreto em comparação ao bicarbonato encontrados na dieta. A razão entre potássio e sódio foi invertida de 10/1 para 1/3. Há evidência de que a dieta rica em sódio aumenta a perda de massa óssea e muscular. O aumento de frutas e vegetais em uma dieta alcalina melhora a relação K/Na e pode beneficiar a saúde óssea (porém não controla a osteoporose), reduz a perda de massa muscular com o avanço da idade, melhora a preservação da massa muscular em condições nas quais a perda é comum (cetose diabética, trauma, sepse, doença pulmonar obstrutiva crônica e insuficiência

renal), e atenua doenças crônicas como hipertensão e acidente vascular cerebral. A correção da acidose com bicarbonato ou citrato de potássio aumenta significativamente a secreção do hormônio de crescimento, melhora o crescimento e a qualidade de vida, reduz o risco cardiovascular, melhora a composição corporal e tem efeitos benéficos na memória e cognição. Outro benefício da dieta alcalina é o aumento na concentração de magnésio intracelular, que está envolvido na função de muitos sistemas enzimáticos. O magnésio disponível, necessário para ativar a vitamina D, resultaria em inúmeros benefícios adicionais nos sistemas apócrino/exócrino da vitamina D. A alcalinidade também pode resultar em benefícios adicionais para alguns agentes quimioterapêuticos que requerem pH mais elevado. É importante considerar o tipo de solo em que são cultivadas as frutas e vegetais, uma vez que isso pode influenciar significativamente o conteúdo mineral dos alimentos, interferindo no pH.

- Benefícios: melhora a relação K/Na da dieta e sua qualidade devido ao incentivo do consumo de alimentos de alto valor nutricional, como frutas e vegetais.

- Riscos e efeitos deletérios: desequilíbrio nutricional se não houver orientação para compor a dieta com os alimentos de menor pH, de forma que esta seja adequada para as necessidades individuais (Tabela 68.3).

Tabela 68.3. Carga ácida renal (PRALs) dos alimentos

Alimento ou grupo alimentar	PRAL mEq $(Cl + PO_4 + SO_4 - Na - K - Ca - Mg)$
Laticínios	
Queijo parmesão	34,2
Queijo processado	28,7
Queijo cottage	8,7
Iogurte Integral	1,5
Sorvete	0,8
Leite integral	0,7
Ovos	
Gema	23,4
Clara	1,1
Ovo inteiro	8,2
Carnes	
Carne enlatada	13,2
Peru	9,9
Carne magra	7,8
Açúcares	
Açúcar branco	-0,1
Mel	-0,3

Continua

Continuação

Alimento ou grupo alimentar	PRAL mEq $(Cl + PO_4 + SO_4 - Na - K - Ca - Mg)$
Vegetais	
Pepino	-0,8
Brócolis	-1,2
Tomate	-3,1
Berinjela	-3,4
Aipo	-5,2
Espinafre	-14,0
Gorduras e óleos	
Manteiga	0,6
Margarina	-0,5
Óleo de oliva	0,0
Frutas, oleaginosas e sucos de frutas	
Amendoim	8,3
Nozes	6,8
Suco de uva sem açúcar	-1,0
Suco de laranja sem açúcar	-2,9
Suco de maçã sem açúcar	-2,2
Damasco	-4,8
Banana	-5,5
Uva passa	-21
Grãos e derivados	
Arroz integral	12,5
Espaguete integral	7,3
Espaguete regular	6,5
Cereal de milho	6,0
Arroz branco	4,6
Pão (farinha de centeio)	4,1
Pão integral	1,8
Leguminosas	
Lentilha verde e marrom	3,5
Vagem	-3,1
Peixes	
Truta marrom	10,8
Filetes de bacalhau	7,1
Bebidas	
Cerveja	-0,2
Coca-Cola	0,4
Vinho branco	-1,2
Café (infusão)	-1,4
Vinho tinto	-2,4

Dieta paleolítica

Proposta por Loren Cordain em 2001.

- Características: esta dieta inclui carnes magras, peixes, ovos, frutas, vegetais, castanhas e sementes, e apresenta baixo teor de sódio. Os alimentos excluídos são os cereais, legumes, laticínios, batatas, óleos vegetais refinados, açúcar e alimentos processados.

- Proposta: recomenda o consumo de alimentos, como carnes e plantas, que provavelmente fizeram parte da alimentação dos nossos ancestrais pré-históricos, antes do advento da agricultura. Não inclui o processamento ou cozimento dos alimentos, com a exceção do uso de fogo que, supõe-se, era usado para cozinhar carnes.

- Evidências científicas: esta dieta vem sendo indicada em algumas situações clínicas. Evidências demonstraram benefícios a curto prazo da dieta paleolítica em indivíduos com síndrome metabólica. Em comparação com dietas controle, a dieta paleolítica diminuiu a circunferência da cintura, glicemia de jejum e pressão arterial sistêmica. Porém, estes resultados não foram significantes no longo prazo (após 24 meses). Outros estudos são necessários para entender os benefícios da dieta paleolítica no longo prazo.

- Benefícios: o consumo variado de frutas e vegetais ricos em fibras e o baixo consumo de carnes ricas em gordura e de alimentos processados conferem efeito protetor e benéfico para a saúde.

- Riscos e efeitos deletérios: deficiência de cálcio devido a exclusão de leite e derivados. A deficiência de cálcio é prejudicial em todas as fases da vida, principalmente durante a adolescência, período no qual a necessidade é elevada em função do intenso crescimento.

FODMAPs (*Fermentable Oligosaccharide, Disaccharide, Monosaccharide and Polyols*)

A dieta FODMAPs foi proposta em 2013 por Sue Shepherd e Peter Gibson. Há diversos livros de outros autores com diferentes tipos de planos alimentares e receitas baseados em FODMAPs.

- Características: FODMAPs são um grupo de carboidratos que podem ser mal absorvidos no intestino delgado e posteriormente fermentados no intestino delgado ou grosso. Esse grupo inclui frutose, lactose, frutanos, galacto-oligossacarídeos e polióis.

- Proposta: a exclusão de FODMAPs promove perda de peso.

- Benefícios: para os indivíduos que não apresentam sintomas que justifiquem a exclusão desses alimentos, não há benefícios para a adoção desta dieta.

- Evidências científicas: a dieta com restrição destes carboidratos tem sido indicada para o tratamento da síndrome do intestino irritável (SII). Porém, nem todos os alimentos deste grupo provocam manifestações intestinais, as quais dependem do grau de má absorção de cada indivíduo.

- Riscos e efeitos deletérios: restrição desnecessária de alimentos e possível desequilíbrio alimentar como, por exemplo, a redução da ingestão de cálcio (Tabela 68.4).

Dieta vegetariana

A dieta vegetariana não é considerada "dieta da moda" pois envolve um ideal, uma filosofia de vida. Sua adoção depende de diferentes motivos como preocupações com a saúde, meio ambiente, ética, economia, religião e preferências alimentares.

A dieta vegetariana pode ser classificada em:

- Lacto-vegetariana: inclui vegetais, leite e derivados.

- Ovo-lacto-vegetariana: além de vegetais, leite e derivados, inclui o consumo de ovo.

- Vegetariana-estrita ou *vegana*: exclui todos os alimentos de origem animal.

A dieta vegetariana não estrita (não exclui ovo, leite e derivados), pode não resultar em carência nutricional, uma vez que os produtos cárneos são substituídos por cereais, em grande parte integrais, leguminosas, oleaginosas, laticínios, frutas e hortaliças que, se consumidos de forma equilibrada, atingem as recomendações para indivíduos saudáveis em todos os ciclos da vida.

A dieta vegetariana estrita pode resultar em deficiência de nutrientes, incluindo vitamina D, B12, riboflavina, selênio, iodo, cálcio, zinco e ferro. Adolescentes que são vegetarianos estritos consomem energia abaixo das recomendações, assim como ferro, cálcio, riboflavina e cobalamina, e estão em risco de apresentar peso e estatura abaixo dos valores de referência. Quanto as proteínas, a literatura ainda é controversa, inclusive nos vegetarianos-estritos. A combinação adequada de fontes de proteínas vegetais parece suprir as necessidades do organismo. O controle sanguíneo regular e o acompanhamento com médicos e nutricionistas são preponderantes para evitar problemas nutricionais. As dietas ovo-lacto-vegetarianas também aumentam o risco de deficiência de ferro.

As dietas vegetarianas apresentam maior conteúdo de fibras, vitaminas, minerais e gorduras insaturadas, presentes nos vegetais. Podem apresentar menor densidade energética e menor conteúdo de gorduras saturadas, quando comparadas às dietas ocidentais que incluem carnes e derivados.

Tabela 68.4. Exemplo de alimento ricos em FODMAPs e substitutos

Tipo de açúcar	Alimentos ricos em FODMAPs	Alimentos pobres em FODMAPs
Oligissacarídeos	FOS Grãos: trigo, centeio, produtos à base de cevada. Vegetais: cebola, alho, alho poró, alcachofra e beterraba. Frutas: melancia, pêssego, caqui, ameixa, nectarina e a maioria das frutas secas. GOS Leguminosas: feijão e soja. Legumes: beterraba e ervilhas.	Frutas: banana, frutas vermelhas (exceto amora) uvas, limão, tangerina, laranja, kiwi, abacaxi e maracujá. Vegetais: couve chinesa, feijão verde, pepino, cenoura, aipo, berinjela, alface, batata, inhame, tomate e abobrinha. Grãos: grãos e farinha livres de trigo, pão ou produtos derivados de cereais sem glúten e quinoa.
Dissacarídeos	Lactose Produtos lácteos: leites de vaca e cabra e iogurte.	Produtos lácteos: sem lactose, leite a base de amêndoa ou arroz, hard cheese, feta e cottage.
Monossacarídeos	Frutose Frutas: maçã, pera, melancia, manga e cerejas. Mel. Adoçantes: xarope de milho. Legumes: aspargos e ervilhas instantâneas.	Frutas: banana, uvas, melão, kiwi, limão, tangerina, laranja, maracujá, frutas vermelhas (exceto amora). Adoçantes: *maple* e *golden syrup*.
Poliois	Sorbitol Frutas: maçã, pera, damasco, amora, nectarina, pêssegos, ameixa e melancia. Manitol Legumes: batata-doce, cogumelos, couve-flor e ervilhas.	Adoçantes: *maple syrup* e açúcar. Frutas: banana, uva, melão, kiwi, limão, tangerina, laranja e maracujá

Em geral, as dietas vegetarianas apresentam conteúdo elevado de fibras, que podem interferir na biodisponibilidade de nutrientes, pela presença de fitatos e oxalatos, os quais inibem a absorção de cálcio, zinco e ferro-não-heme.

Devido ao valor nutricional, a dieta vegetariana pode apresentar efeito protetor contra doenças cardiovasculares, hipertensão arterial sistêmica (HAS), obesidade, diabetes e certos tipos de cânceres, principalmente de intestino e reto. Porém, quando a substituição é feita de forma desequilibrada como, por exemplo, a maior ingestão de carboidratos, esta dieta pode trazer prejuízos à saúde. O acompanhamento com nutricionistas para orientar as substituições e evitar deficiências ou desequilíbrios é de fundamental importância em todas as faixas etárias.

ALIMENTOS DA MODA

Os alimentos da moda atendem o desejo de encontrar soluções fáceis e práticas para a adoção de hábitos alimentares saudáveis e/ou para a perda de peso. Em geral, os alimentos da moda prometem melhor qualidade do que outros alimentos de menor custo produzidos localmente. Entre os adolescentes, esses alimentos podem encontrar ainda maior aceitação em função da tendência grupal, da separação progressiva dos pais e da busca da identidade e do corpo ideal (Tabela 68.5).

CONSIDERAÇÕES FINAIS

Diante do aumento alarmante da prevalência de sobrepeso e obesidade em todas as faixas etárias, inclusive na adolescência, a busca da população por uma solução para a perda de peso abre espaço para as dietas da moda, que propõe estratégias milagrosas e a promessa de resultados rápidos.

Os modismos alimentares podem ser fator de risco para os adolescentes, em função de algumas particularidades desta fase da vida, como as profundas transformações corpóreas e psíquicas que podem gerar conflitos, a tendência grupal na qual o grupo passa a ser fundamental e dita os costumes, a deslocação temporal em que as urgências e as postergações são irracionais, a pressão do grupo e a posição da sociedade e da mídia por padrões de beleza que, na maioria das vezes, são ilusórios.

Dentro deste contexto, as dietas da moda podem parecer uma solução milagrosa para a insatisfação corporal, para a urgência em mudar essa situação e para promover a sensação de pertencer a um grupo.

Se somarmos tudo isso as necessidades nutricionais específicas da adolescência, a adoção de modismos alimentares representa risco importante para a saúde. Os profissionais de saúde devem estar preparados para identificar, argumentar e orientar sobre estas práticas.

Tabela 68.5. Alimentos da moda

Alimento	Características	Benefícios	Comprovação científica	Recomendação
Suco verde	Combinação de vegetais folhosos e frutas cítricas além de linhaça, gengibre, chia entre outros.	Aumento da ingestão de fibras, vitaminas, minerais, substâncias antioxidantes e bioativas, naturalmente presente nos ingredientes. Ingestão em jejum aumentaria a absorção e o efeito emagrecedor.	Para ter classificação de alimento funcional é necessário comprovar alegações funcionais para o produto final e não para seus ingredientes. Não há estudos que suportem a recomendação da ingestão em jejum.	O suco verde, como outros sucos naturais, são importantes fontes de vitaminas e minerais e podem ser consumidos como parte de uma dieta saudável. Recomenda-se que sejam consumidos sem ou com quantidade mínimas de açúcar.
Chá verde	Compostos bioativos.	Antioxidante, termogênico, anti-inflamatório, hipocolesterolêmico, hipoglicemiante, anticancerígeno. Redução da gordura corporal e diminuição do peso corpóreo. Efeitos dependem da quantidade consumida e de sua biodisponibilidade.	Pesquisas são inconclusivas com relação a dose necessária para a obtenção dos benefícios.	O consumo deve estar associado à alimentação saudável e à prática regular de atividade física para a promoção de emagrecimento saudável e sustentável. Não existe consenso quanto à dose, estudos sugerem o consumo entre as refeições para não interferir na biodisponibilidade de micronutrientes provenientes das refeições principais.
Óleo de coco	Fonte natural de gorduras saturadas, especialmente de ácido láurico. Um dos óleos vegetais com maior teor de ácidos graxos saturados (mais de 90% de sua composição)	As gorduras sólidas saturadas ricas em ácido láurico resultam em perfil lipídico mais favorável do que uma gordura sólida rica em ácidos graxos trans. O ácido láurico apresenta maior poder em elevar LDL-C e HDL-C quando comparado aos demais tipos de gorduras saturadas, especialmente ácido mirístico e palmítico	Estudos não encontraram relação de seu uso com o aumento da prevalência de doenças cardiovasculares. Alguns estudos (em animais e em humanos) mostraram efeitos da utilização do óleo de coco na redução de alguns componentes lipídicos e aumento do HDL-C, porém, outros encontraram aumento significativo da fração não HDL e triglicérides.	Os resultados ainda não são conclusivos e suficientes para recomendar o uso do coco e óleo de coco para tratamento de hipercolesterolemia e são necessários estudos adicionais de longo prazo para orientar seu uso em demais alterações metabólicas.
Quinoa	Alta concentração de proteínas, ácidos graxos insaturados e fibras, baixo índice glicêmico, vitaminas (C, E, B$_1$), minerais (cálcio, potássio e magnésio), outros compostos benéficos (polifenois, fitoesterois e flavonoides) e é isenta de glúten.	Os compostos fenólicos são agentes antimicrobianos naturais e antioxidantes. Os polifenois possuem efeito na prevenção de câncer e doenças cardiovasculares, além de melhorar a eficiência da resposta imune.	Poucos estudos *in vitro* e *in vivo* ou ensaios clínicos com quinoa ou seus componentes; estudos são necessários para que sua aplicação seja recomendada com base em evidências científicas sólidas.	Apresar de ser um alimento útil para celíacos, o estímulo ao seu consumo precisa considerar seu alto custo e o fato de não fazer parte da cultura alimentar brasileira.

Continua

Cap. 68 • Dietas e Modismos Alimentares

Continuação

Alimento	Características	Benefícios	Comprovação científica	Recomendação
Chia	Gorduras (25-40%), sendo 60% de ômega 3 e 20% de ômega 6, proteína (15-25%), carboidratos (26-41%), fibras (18-30%), minerais, vitaminas e antioxidantes (beta-caroteno, tocoferol, ácido clorogênico, ácido cafeico e flavonoides (quercetina, miricetina e kaempferol). Alimento de alta densidade enérgica, ofertando cerca de 380 calorias por 100 gramas do alimento. Não contém glúten.	Possível benefício com relação a perda de peso seria devido ao seu conteúdo de fibras, que como em outros alimentos, retarda o esvaziamento gástrico, promove a saciedade e apresenta efeitos benéficos no controle da glicemia, triglicerídeos, colesterol total e frações.	Estudos *in vivo* e ensaios clínicos sobre sua segurança e eficácia ainda são limitados.	A semente de chia apresenta alto custo, pois o cultivo no Brasil ainda é recente. Além disso, não faz parte do hábito alimentar do brasileiro.
Goji berry	Polissacarídeos que correspondem aproximadamente a 23% da fruta seca; o segundo grupo mais importante são os carotenoides. O conteúdo de vitamina C é de aproximadamente 42 mg/100 g, comparável ao do limão fresco. Os flavonoides são outro componente importante.	Alguns ensaios clínicos investigaram seus possíveis efeitos no estresse oxidativo e em condições relacionadas ao envelhecimento.	Estudos foram realizados com amostras pequenas e não foram controlados adequadamente. Estudos realizados em animais demonstraram redução de LDL-C, triglicerídeos e colesterol total, além do aumento de HDL-C e melhora na sensibilidade a insulina. Alguns estudos encontraram propriedades alergênicas e outros apontaram a interação da fruta com o medicamento varfarina (anticoagulante), elevando o risco de hemorragia.	Não há embasamento da literatura em relação ao uso da fruta e emagrecimento. E, além de apresentar alto custo, não faz parte da cultura alimentar do brasileiro.

REFERÊNCIAS BIBLIOGRÁFICAS

1. Schwalfenberg GK. The Alkaline Diet: Is There Evidence That an Alkaline pH Diet Benefits Health? J Environ Public Health.2012:727630.

2. Dharmapuri S, Goday PS. Contemporary Dietary Practices: FODMAPs and Beyond. Adolesc Med State Art Rev. 2016 Spring;27(1):109-24.

3. Nouvenne A, et al. Fad diets and their effect on urinary stone formation. Trans Androl Urol. 2014;3(3):303-312.

4. Subhan FB, Chan CB. Review of Dietary Practices of the 21st Century: Facts and Fallacies. Can J Diabetes. 2016;(40):348-354.

5. Makris A, Foster GD. Dietary Approaches to the Treatment of Obesity. Psychiatr Clin North Am. 2011;34(4):813-827.

6. Dyson P. Low carbohydrate diets and type 2 diabetes: Whats is the latest evidence? Diabetes Ther. 2015;6:411-24.

7. Pietzak M. Celiac Disease, Wheat Allergy, and Gluten Sensitivity; When Gluten Free Is Not a Fad. Symposium Report. J Parenter Enteral Nutr. 2012;36(1):68S-75S.

8. Horne BD, Muhlestein JB, Anderson JL. Health effects of intermittent fasting: hormesis or harm? A Systematic review. Am J Clin Nutr. 2015;102:464-70.

9. Nanayakkara WS, et al. Efficacy of the low FODMAP diet for treating irritable bowel syndrome: the evidence to date. Clin Exp Gastroenterol. 2016;9:131-142.

10. Reilly NR. The Gluten-Free Diet: Recognizing Fact, Fiction, and Fad. Commentary. J Pediatr. 2016;175:206-210.

11. Leis A, et al. Healthy eating support groups on Facebook: Content and features. Gac Sanit. 2013;27(4):355-357.

12. Freeman B, et al. Digital Junk: Food and Beverage Marketing on Facebook. Am J of Public Health. 2014;104(12):e56–e64.

13. Assunção RS, Matos PM. Perspectivas dos Adolescentes sobre o uso do facebook: Um Estudo Qualitativo. Psicologia em estudo. 2014;19(3):539-547.

14. Olivier P. Goji (Lycium barbarum and L. chinense): Phytochemistry, Pharmacology and Safety in the Perspective of Traditional Uses and Recent Popularity. Planta Med. 2010;76(1):7-19.

15. Silva LFM, Ferreira KS. Segurança alimentar de suplementos comercializados no Brasil. Rev Bras Med Esporte. 2014;20(5).

16. Augustin LSA. Glycemic index, glycemic load and glycemic response: International Scientific Consensus Summit from the International Carbohydrate Quality Consortium (ICQC). Nutr Metab Cardiovasc Dis. 2015;25:795-815.

17. Stickel F, Shouval D. Hepatotoxicity of herbal and dietary supplements: an update. Arch. Toxicol.2015;89(6):851-65.

18. Jingzhou W, et al. ABO Genotype, 'Blood-Type' Diet and Cardiometabolic Risk Factors. PLoS ONE. 2014:9(1):e84749.

19. Schwalfenberg GK. The Alkaline Diet: Is There Evidence That an Alkaline pH Diet Benefits Health? J Environ Public Health.2012:727630.

20. Site oficial Dieta Atkins [acesso em 15 de novembro de 2016]. Disponível em: https://www.atkins.com/.

21. Site oficial Dieta Dukan [acesso em 13 de novembro de 2016]. Disponível em: http://www.dukandiet.com/.

Marcas Corporais

Sheila Rejane Niskier
Marina Giorgi Manin

HISTÓRIA DA TATUAGEM

As tatuagens são figuras ou inscrições definitivas produzidas pela introdução de pigmentos exógenos na pele.

Há um incrível aumento dessa arte corporal nos últimos anos. Embora se pareça a algo novo, podemos encontrá-la na arte pré-histórica, vestígios da existência de povos que se cobriam com desenhos. Em vários exemplares de artes rupestres, foram vistas formas humanas com pinturas estampadas nos seus corpos (Figura 69.1).

Há hipóteses de que marcas involuntárias adquiridas em guerras, lutas corporais e caças geravam orgulho e reconhecimento ao homem que as possuísse, pois eram expressões naturais de força e vitória.

Por pensarem nessa diferenciação, passaram a se marcar voluntariamente, utilizando tintas vegetais e espinhos para introduzi-las na pele.

A partir daí, diversos povos usam estas marcas definitivas pelos mais diversos motivos: religiosos, guerra, discriminatórios, proteção e estéticos. Também como marcadores de fatos da vida (nascimento, morte) e estágios da evolução biológica (puberdade) (Figura 69.2).

O primeiro homem tatuado de que se tem notícia é o "homem de gelo", que viveu há 5.200 anos. Encontrado nos Alpes Suíços, trazia cinquenta marcas de tatuagem (Figura 69.3).

Os egípcios, no período de 4.000-2.000 anos a.C., identificavam as tatuagens como sinais de fertilidade e nobreza.

Heródoto (490-425 a.C.) descreve um povo do norte europeu, chamado "*Pictos*", que tinha o costume de fazer desenhos definitivos no corpo (Figura 69.4).

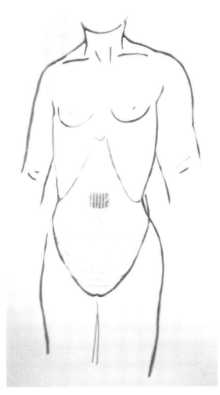

Figura 69.2. *Múmia egípcia Amunet de 4 mil anos atrás. Os pontos tatuados na barriga anunciavam que ela poderia ter muitos filhos. Fonte: Araujo, Leusa. Tatuagem, piercing e outras mensagens do corpo. São Paulo: Cosac Naify, 2005.*

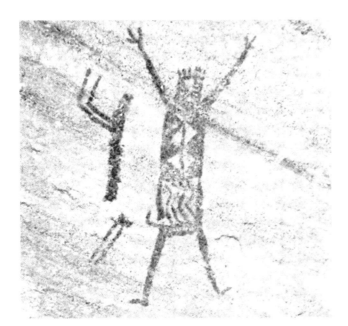

Figura 69.1. *Arte rupestre, Parque Serra da Capivara, Piauí, Brasil.*

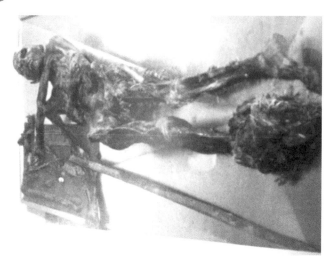

Figura 69.3 – Homem de Gelo. Fonte: Araujo, Leusa. Tatuagem, piercing e outras mensagens do corpo. São Paulo: Cosac Naify, 2005. Museu arqueológico do Tirol do Sul.

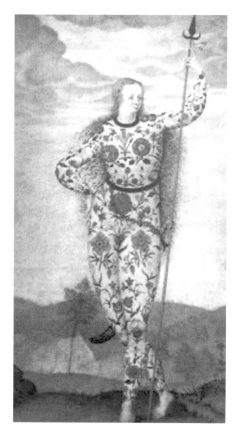

Figura 69.4. A jovem filha dos Pictos de Jacques Le Moyne de Morgues. Fonte: Araujo, Leusa. Tatuagem, piercing e outras mensagens do corpo. São Paulo: Cosac Naify, 2005.

Os nativos da Polinésia, Filipinas, Indonésia, Taiti, Nova Zelândia, em como os povos maoris, celtas, vikings, se tatuavam em rituais religiosos, assim como os primeiros cristãos (Figura 69.5).

No Japão feudal, as tatuagens eram usadas como forma de punição dos criminosos.

No ocidente, foi introduzido no século XVIII, com as explorações dos europeus ao Oceano Pacífico.

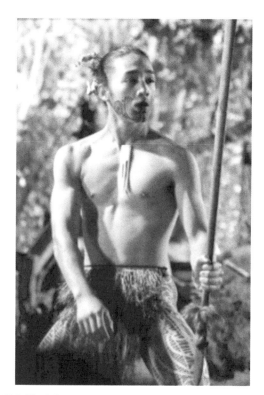

Figura 69.5. Maori. Fonte: em. wikipedia.org.

O pai da palavra, capitão inglês James Cook, escreveu no seu diário de viagem ao Taiti, em 1769, a palavra "*tattoow*" ou "*tatau*". Uma onomatopeia do som feito durante a execução, em que utilizavam ossos finos como agulhas e um martelinho de madeira para introduzir a tinta na pele (Figura 69.6).

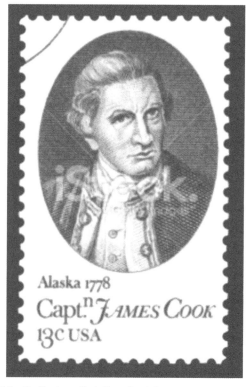

Figura 69.6 – Capitão James Cook. Fonte: istockphoto.com.

Na América e Europa do século XIX, a tatuagem tornou-se atração de circo, expondo homens e mulheres tatuados ao lado de animais ferozes ou criaturas fora do normal.

No final do século XIX era popular na Inglaterra. "*Lady Churchill*", mãe de Winston, tatuou uma serpente no punho.

A partir de 1920, a tatuagem foi se tornando mais comercial entre europeus e americanos, porém associada às classes socioeconômicas mais baixas.

Nas Américas, as tribos indígenas eram praticantes desta arte corporal, além dos povos astecas e maias (Figura 69.7).

A tatuagem elétrica foi introduzida no Brasil em 1959, por um dinamarquês, Knud, conhecido como "*Lucky tatoo*".

Nesta década de 60, os hippies, punks, motoqueiros e rappers expressam dessa maneira sua rebeldia.

Mas a grande popularização ocorreu nas décadas de 70 e 80 com os dragões, serpentes e águias dos surfistas.

Atualmente, é realizada por desejo de modificação da aparência, busca de identidade própria, consumismo, modismo, estética, como prova de resistência à dor, fidelidade ao seu grupo ou ídolo e apelo sexual (Figura 69.8 a 69.11).

Segundo Birman, no deserto discursivo do mundo pós-moderno, essas escrituras, muitas vezes, assumem o lugar e a função da voz.

Hoje em dia é difícil encontrar um adolescente que não tenha ao menos pensado em fazer uma tatuagem.

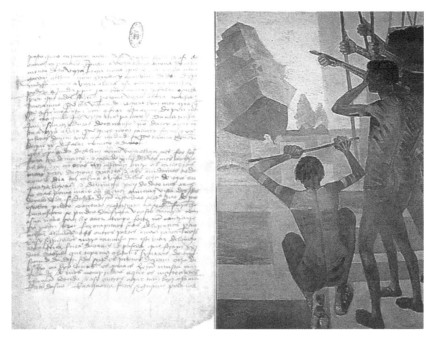

Figura 69.7. *A Carta de Pero Vaz de Caminha/Descobrimento do Brasil por Cândido Portinari (Acervo Banco Central do Brasil).*

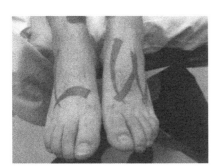 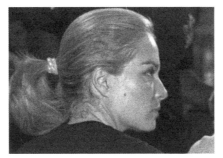 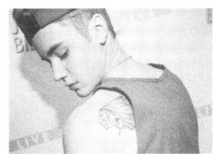

Figura 69.8. *A: LW é afiliação a uma gangue. Fonte:West J Emerg Med.2011;12(4):393-398.*

Figura 69.9. *Angélica,apresentadora de TV. Fonte:http://mdemulher.abril.com.br.*

Figura 69.10. *Justin Bieber, cantor. Fonte:http://mdemulher.abril.com.br.*

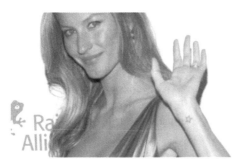

Figura 69.11. *Gisele Bundchen, modelo brasileira. Fonte:http://mdemulher.abril.com.br.*

HISTÓRIA DOS PIERCINGS

Piercing, ou perfuração corporal, é a penetração de um objeto ou joia em uma abertura previamente realizada em alguma área do corpo.

É uma prática antiga, usada há cerca de cinco mil anos por vários povos e culturas distintas. O presente de Rebecca, mulher de Isaac, filho de Abraham, descrito no Genesis 24:22, foi um *piercing* em ouro para sua orelha. Foram encontrados em esculturas antigas e também em paredes de cavernas. Eram identificação de nobreza, coragem e virilidade.

A realeza egípcia identificava seus *piercings* no umbigo, como ritual de passagem para a puberdade. As mulheres da nobreza inglesa vitoriana os usavam em seus mamilos e umbigo. O príncipe Albert tinha um *piercing* genital, que leva até hoje o seu nome (Figura 69.12).

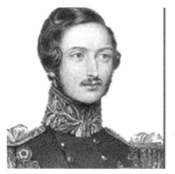
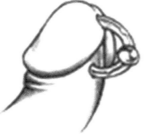

Figura 69.12. *Príncipe Albert, e o piercing genital. Fonte: istockphoto.com.*

Os soldados romanos, como sinal de virilidade, utilizavam *piercings* nos mamilos, e os escravos eram marcados com o *piercing* discriminatório.

Os religiosos maias acreditavam que falavam com os deuses através de seus *piercings* orais.

Os povos da Indonésia, Nova Guiné, Filipinas, incas, astecas e maias os utilizavam por motivos culturais.

Nos dias de hoje, a prática da perfuração em sítios anatômicos comuns e incomuns para a colocação de joias, têm ganhado bastante popularidade entre jovens de diversos países e classes socioeconômicas (Figura 69.13).

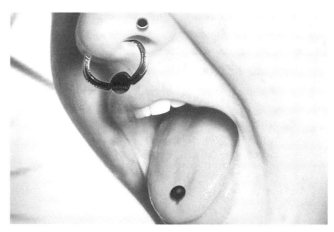

Figura 69.13. *Piercings. Fonte: https://pxhere.com/es/photo/1342967.*

A prevalência em países desenvolvidos é variável de uma população a outra, de 10 a 20% para as tatuagens e até 30% para os *piercings*.

As razões pelas quais se utilizam os *piercings* são semelhantes às citadas para as tatuagens. Há a ressalva do caráter não definitivo dos primeiros, torná-los uma alternativa mais vantajosa.

O aumento de estúdios e pessoas com "marcas corporais" é visto na composição da "arte urbana" das grandes cidades.

Ao tatuador/*piercer* não é requerido nenhum treinamento específico.

ORIENTAÇÕES E CUIDADOS PRÉ-REALIZAÇÃO

- Visitar vários lugares de tatuagens/*piercings*.
- Conferir se o estúdio tem autorização de funcionamento fornecida pela Secretaria Municipal de Saúde e Vigilância Sanitária e renovada periodicamente.
- Verificar as condições sanitárias e de limpeza do local, discutir o seu controle de infecções. O tatuador/*piercer* deve permanecer de luvas, avental e máscara durante todo procedimento, além de ter uma autoclave para esterilização. Agulhas devem ser descartáveis e após uso, colocadas em recipiente adequado.
- Perguntar sobre: dor, tempo de cicatrização, cuidados, materiais e procedimento.
- Locais de boa reputação não tatuam menores de 18 anos. Alguns profissionais aplicavam *piercings* e tatuavam mediante o consentimento dos pais, mas no Brasil é proibido pela Lei nº 9.828/97 a realização em menores, desde 1997.
- Realizar *piercings* com pistolas não é recomendável, pois não são passíveis de esterilização.
- Tinta usada em tatuagem (atóxica e específica), desprezada após uso individual e se possível visualizar a bula de composição.
- Conferir vacina para Hepatite B, antitetânica e ausência de doenças de pele ou sistêmicas.

O adolescente é diretamente responsável por tudo que afete sua saúde. Discutir sobre passado, presente e futuro na escolha do desenho e também localização, faz parte de uma boa orientação.

Estes procedimentos devem ser realizados por algum "profissional treinado", alerta e capaz na prevenção de complicações futuras. E as estratégias de promoção de saúde, devem informar melhor estes adolescentes dos riscos envolvidos nestas práticas.

PROCEDIMENTO
Tatuagem

É utilizado um instrumento de vibração elétrico para injetar, 50 até 3.000 vezes por minuto, um pigmento na derme. Procedimento semelhante a uma máquina de costura, utilizado sem anestésico. Uma única agulha delineia a tatuagem e o desenho é então preenchido por 5 até 7 agulhas em uma barra. As agulhas descartáveis e a tinta própria para tatuagem, atóxica e com seus componentes descritos em bula, aprovada pela vigilância sanitária.

Piercings

Uma agulha mais larga é introduzida no local e retirada. Em seguida, coloca-se a joia a ser inserida no pertuito. Os materiais utilizados são as agulhas-guia e as joias que devem ser de aço cirúrgico, ouro 14 quilates, nióbio ou titânio.

CUIDADOS PÓS REALIZAÇÃO
Tatuagem

1. Cobrir a tatuagem com bandagem por 2 até 12 horas;
2. Tocar o mínimo possível;
3. Molhar a bandagem em água corrente para retirá-la;
4. Lavar com sabonete antisséptico e água para remover a vaselina e sangue. Enxaguar e secar com toalha macia. Não usar álcool ou peróxido, por risco de apagamento;
5. Aplicar pomada antibiótica 3 vezes ao dia;
6. Usar após 5 dias, um creme corporal não gorduroso, nem perfumado por no mínimo 2 semanas;
7. Evitar exposição solar direta por 4 semanas. Protetor solar deve ser usado para sempre;
8. Fugir de banhos quentes ou natação, podem provocar danos.

Piercings

1. Lavar a área com sabão antisséptico, 2 vezes ao dia;
2. Remover todas crostas e enxaguar bem;
3. Soro fisiológico é o mais utilizado na remoção de crostas;

4. Tocar após lavar as mãos com sabão;
5. Evitar contatos com seus fluidos corporais ou de outros (saliva, suor, sêmen);
6. *Piercings* de orelha: limpar com álcool seus óculos e telefone;
7. Usar roupas adequadas para *piercings* de umbigo, arejadas e largas;
8. Evitar piscinas públicas;
9. *Piercings* de língua ou lábio: usar locutório antisséptico sem álcool e enxaguar sua boca após cada alimento.

CICATRIZAÇÃO

A duração dos cuidados depende do local de colocação dos *piercings* e de seu tempo distinto de cicatrização (Quadro 69.1).

Quadro 69.1.

Local	Tempo de cicatrização
Lobo de orelha	6-8 semanas
Cartilagem de orelha	4 meses-1 ano
Sobrancelha	6-8semanas
Narina	2-4 meses
Ponte do nariz	8-10 semanas
Língua	4 semanas
Lábio	2-3 meses
Mamilo	3-6 meses
Umbigo	4 meses-1 ano
Genital Feminino	4-10 semanas
Genital Masculino	4 semanas-6 meses

COMPLICAÇÕES
Tatuagens

A prevalência de complicações, nos EUA, é de aproximadamente 2 a 3%.

As complicações locais mais comuns são: inflamação, prurido que pode durar anos, infecções, dermatite de contato, verruga *vulgaris*, *molluscum contagiosum*, psoríase, granuloma sarcoidose-*like*, foto sensibilidade, injúria tecidual, pseudolinfoma cutâneo, carcinoma de células basais e melanomas.

As complicações sistêmicas são decorrentes da invasão da corrente sanguínea por diversos microrganismos. As infecções descritas são: sepse, hepatites B e C, endocardites, tétano, sífilis, tuberculose, chagas, Hansen e AIDS.

Piercings

A prevalência americana de complicações é mais alta que a encontrada para as tatuagens, sendo de 9% aproximadamente.

As possíveis complicações locais destes são: infecções, sangramentos, dano tecidual, reações alérgicas aos metais, rejeição de corpo estranho, queloide e pericondrite.

Piercings orais complicam mais que os de outra localização. Pode ter dor, edema, obstrução de vias aéreas, ranhura ou fratura de dentes, trauma gengival ou de mucosa. Há interferência na mastigação, deglutição e a fonação é alterada. Pode ocorrer dano nervoso, hipersalivação, além do risco de deglutição.

As complicações sistêmicas são semelhantes às citadas para as tatuagens.

Existe uma forte associação de *piercings* e desordens alimentares.

A ressonância magnética envolve o uso de forte campo magnético para obtenção de imagens de estruturas do corpo. Os componentes metálicos existentes nos pigmentos das tatuagens e os metais das joias, criam uma corrente elétrica. Distorcem a imagem, provocam edema, queimaduras. Os *piercings* devem ser retirados para o procedimento. O relato da existência de tatuagens é um alerta para que, qualquer sensação local, seja interrompido o procedimento ou para que o mesmo não seja realizado (Figuras 69.14 a 69.19).

TRATAMENTO

As complicações infecciosas são tratadas com antibióticos de acordo com o agente infectante encontrado e a via a ser utilizada vai depender da gravidade da infecção.

O tratamento local para injúria tecidual dos *piercings* pode ser cirúrgico, realizado pelo profissional mais habilitado naquele sítio de inserção.

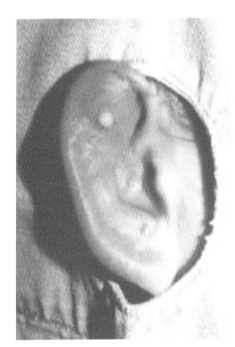

Figura 69.15. *Abscesso de cartilagem de orelha após piercing. Rev. Bras. Otorrinolaringol. vol.70 no.5 São Paulo Sept./Oct. 2004.*

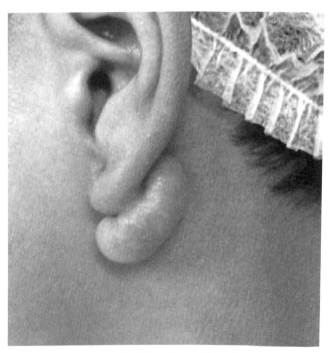

Figura 69.16. *Queloide. Fonte: Surg Cosmet Dermatol 2015;7(3):253-6.*

Estudos mostram que 50% dos indivíduos tatuados tem vontade de remover a tatuagem.

Para sua retirada, existem vários métodos: salabrasão, dermabrasão, mas ultimamente se dá preferência ao laser.

A remoção é cara, dolorosa e tem risco de cicatriz.

Os principais tipos de laser são:

- "*Q switchedruby laser*" para pigmentos azuis, pretos e verdes.

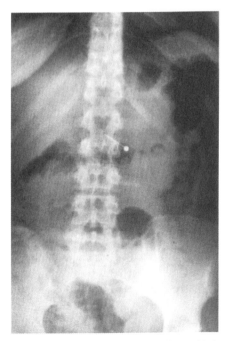

Figura 69.14. *Aspiração de piercing de língua. Fonte: Foltzet alal, Jewelry-induced diseases of the head and neck, Annals of Plastic Surgery 2002; 49(3).*

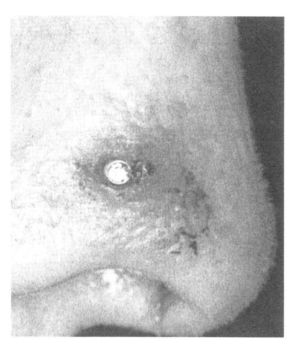

Figura 69.17. *Incrustação e secreção nasal. Fonte: Foltzet alal, Jewelry-induced diseases of the head and neck, Annals of Plastic Surgery 2002; 49(3).*

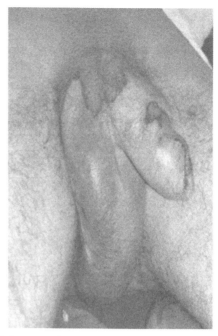

Figura 69.19. *Gangrena de Fournier secundária a 2 piercings genitais. Fonte: Ekelius L et al, Fournier"s Gangrene after Genital Piercing.Scand J Infect Dis 2004; 36.*

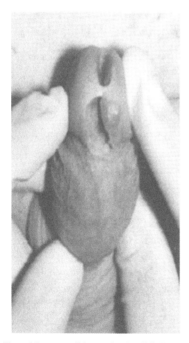

Figura 69.18. *Hipospádia secundária a piercing Príncipe Albert. Fonte: Mac Leod,TM,Adeniran S.An unusual complication of penile piercing:a report and literaure review.The British Association of Plastic Surgeons 2004;57.*

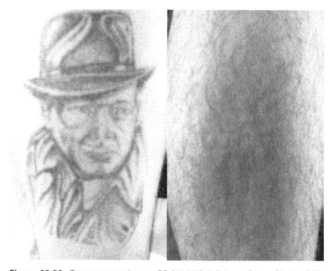

Figura 69.20. *Tatuagem tratada com QS Nd: YAG A B laser. Fonte: Oliveira CGB; Cohen S; Alves V. Laser assisted tattoo removal: a literature review. Surg Cosmet Dermatol.2013;5(4):289-96.*

- "*Q switchedNd-YAG laser* "para os pigmentos azuis pretos e vermelhos.
- "*Q switchedalexandrite laser*" para pigmentos azuis e pretos.

É conveniente lembrar que são necessárias cinco a seis sessões e os pigmentos verdes e amarelos, não apresentam boa resposta (Figura 69.20)

NOVAS MODALIDADES DE MARCAS E MODIFICAÇÕES CORPORAIS

Cutting

- É o ato de fazer cortes em si mesmo com o objetivo de sangrar.
- Mais comum no sexo feminino.
- A atenção física e psicológica é requerida nestes casos.
- O resultado são escaras ou marcas definitivas.

Escarificações

- Cortes na pele são realizadas com bisturis e pinças.
- As cicatrizes são criadas em forma de desenhos.

Existem as escarificações com "*skin removal*", em que, além dos cortes, retira-se um pouco de pele. E também a escarificação em alto relevo que, após a incisão, deve-se retirar a crosta e escovar, formando um queloide em alto relevo (Figura 69.21).

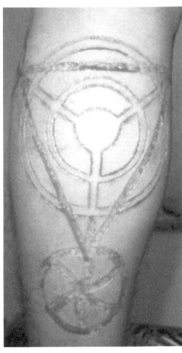

Figura 69.21. Vilar J."Esse corpo me pertence": construção corporal através das técnicas da body modification. Vivencia: Rev antropol. 2012;40:151-167.

Branding

- O tatuador aquece o ferro com o desenho, em brasa é encostado na pele.
- Pode ser realizado de forma mais artesanal, friccionando-se uma caneta na pele até produzir o desenho desejado.

Implantes subcutâneos

- Um bisturi faz uma incisão na pele e é introduzido o implante no subcutâneo.
- Cria um efeito de alto relevo.
- Os materiais utilizados são: plástico, metal, silicone e teflon.

Alargadores

- Utilizado ainda hoje por algumas tribos indígenas, nas orelhas, lábios e mamilos.
- É feita uma incisão ou abertura com pino ou bisturi e inserida joia de aço, titânio, nióbio ou ptfe (Figura 69.22).

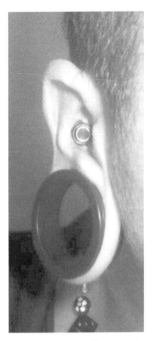

Figura 69.22. Vilar J."Esse corpo me pertence": construção corporal através das técnicas da body modification. Vivencia: Rev antropol. 2012;40:151-167.

Surfaces

São joias ou brincos perfurados e colocados na superfície da pele. Porém são fixados em locais do corpo mais ousados e diferentes dos *piercings*, tais como: genitália, face, braço, pescoço, embaixo do osso da clavícula.[1]

Modificação Corporal extrema

São pessoas com modificações corporais que são tidas como provocação social, discutidas sua saúde mental e biossegurança na realização das mesmas. Tais como língua bifurcada (como diabo), transformar a face em "animalesca", chifres, dentes de fera, ganchos no corpo. (Figura 69.23)

E uma nova forma de prática entre os jovens, a suspensão de seus corpos. Os ganchos são introduzidos na pele e com ajuda de outros materiais é feita a suspensão, de forma que tirem os pés do chão. Assistido por outros que chamam de "encontro de suspensão". A retirada após, deixa marcas ou pequenas cicatrizes (Figura 69.24).

As associações que existem entre as marcas corporais e outros comportamentos de risco são descritas na literatura. Maior consumo de tabaco, álcool, drogas, além de iniciação sexual mais precoce. Aumento da incidência de comportamentos psicopáticos desviantes em usuários de tatuagens

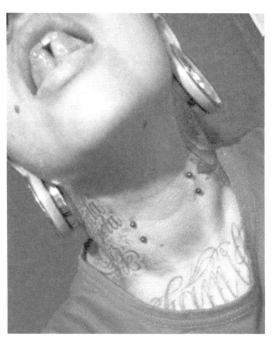

Figura 69.23. Vilar J. "Esse corpo me pertence": construção corporal através das técnicas da body modification.Vivencia: Rev antropol. 2012;40:151-167.

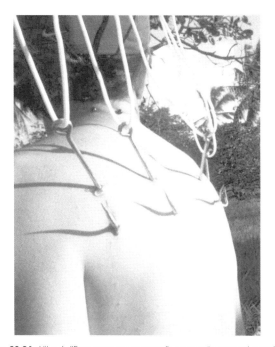

Figura 69.24. Vilar J. "Esse corpo me pertence": construção corporal através das técnicas da body modification. Vivencia: Rev antropol. 2012;40:151-167.

como: problemas escolares, depressão, ideações suicidas e antecedentes criminais.

Existem mais desordens alimentares em usuários de *piercings*.

A religião e a atividade esportiva parecem estar ligadas a fatores que afastam o adolescente de tais práticas.

Os profissionais de saúde devem cada vez mais difundir manuais ou publicações para que estes procedimentos sejam realizados em condições de segurança. Estratégias de promoção da saúde visando o público-alvo jovem antes da intervenção, são de extrema importância. Seria interessante o desenvolvimento de programas educacionais colaborativos-com artistas desta arte corporal e professores.

Hoje em dia, o acesso facilitado à mídia (televisão, internet) veicula informações muitas vezes não criteriosas.

As modificações corporais contemporâneas, segundo Bryan Turner (1999), citado por Featherstone (2000), defendem que o "neotribalismo pós-moderno", ou seja, a *"body modification"*, estaria ligada a marcas que são "opcionais, decorativas, não permanentes e narcisistas", além de serem superficiais e frias. Desse modo, elas estariam totalmente de acordo com os valores individualistas, fluidos e mutáveis ligados às relações contemporâneas e pós-modernas.

REFERÊNCIAS BIBLIOGRÁFICAS

1. Vilar J. "Esse corpo me pertence": construção corporal através das técnicas da body modification.Vivencia: Rev antropol. 2012; 40:151-167.
2. Guéguen N. Tattoo, piercing, and adolescent tobacco consumption.Int J Adolesc Med Health 2013; 25(1); 87-89.
3. Nowosielski K, et al. Tattoos, Piercings, and Sexual behaviors in young adults. J Sex Med. 2012;9(9);2307-2314.
4. Lirio DR. Suspensão corporal e as três dimensões da intercorporeidade. Rev Brás Psicanal 2008;42(2).
5. Caroni MM, Grossman E. As marcas corporais segundo a percepção dos profissionais de saúde: adorno ou estigma? Cien Saúde Coletiva.2012; 17(4).
6. Armstrong ML, Elkins L. Body art and MRI. AJN. 2005; 105(3).
7. Huxley C, Grogan S. Tattoing, Piercing, Healthy behaviours and Health Value.J Health Psychol. 2005; 10(6):831-841.
8. Eight MBC, Moore JE. Antibioticprophylaxis, body piercing and infective. endocarditis. JAC 2003; 53(2):123-126.
9. Roberts TA, Auinger P, Ryan SA. Body piercing and high-risk behavior in adolescents. J Adolesc Health 2004; 34(3):224-9.
10. Fernandes AP, et al. Pericondrite pós- piercing. Rev Bras Otorrinolaringol. 2008; 74(6).
11. Kluger N, Koljonen V. Tattoos, inks, and cancer. Lancet oncol.2012; 13:e161-68.
12. Tohme RA, Holmberg SD. Transmission of hepatitis C virus infection Through tattoing and piercing: A critical review. Clin Infect dis.2012; 54(8):1167-78.
13. Ranga N, JefferyAJ. Body piercing with fatal consequences.BMJ Case Rep. 2011; 10:1136-1140.
14. Urdang M, et al. Tattoos and piercings: A review for the emergency physician.West J Emerg Med.2011; XII (4):393-398.
15. Camilot D, et al. Cutaneous pseudolymphoma following tattoo application: report of two new cases of a potential lymphoma mimicker. Int J Surg Pathol.2012; 20(3):311-315.
16. Cossio ML, et al. Association between tattoos, piercings and risk behaviors in adolescents.Rev Med Chill. 2012; 140 (2)198-206.
17. Quaranta AN, et al. Body piercing and tattoos: a survey on young adult is knowledge of the risks and practices in body art.BMC Pubic Health. 2011; 11:774-782.
18. ZIebolz D, et al. Long term effects of tongue piercing - a case control study.Clin Oral Investig.2012; 16(1):231-237.

19. Cegolon L, et al. Tattoo removal in a typical adolescent. BMC Res Notes.2011; 4:209-214.

20. Kossida T, et al. Optimal tattoo removal in a single laser session based on the method of repeated exposures. J Am Acad Dermatol.2012; 66(2):271-277.

21. Mascarenhas MRM, et al. Efeito da terapia combinada no tratamento do queloide auricular.Surg Cosmet Dermatol.2015;7(3):253-6.

22. Oliveira CGB, Cohen S, Alves V. Laser assisted tattoo removal: a literature review. Surg Cosmet Dermatol. 2013;5(4):289-96.

23. Silveira AA, Michel CB, Silva MRS. Discutindo as práticas do *body modification* e as possíveis produções das identidades dos jovens. Textura.2016;18(37):27-48.

24. Islam PS, et al. Medical Complications of Tatoos: A Comprehensive Review. Clin Rev in Allergy & Imunology. 2016;50(2):273-286.

O Adolescente e a Internet

Sheila Rejane Niskier
Bianca Rodrigues de Godoy Lundberg

INTRODUÇÃO

A comunicação, até o século XVIII, era realizada por meio de mensageiros, que poderiam demorar dias ou meses até seu destino final. O advento do telégrafo, no final do século XIX, transformou a transmissão de informações em processo praticamente imediato.

As pesquisas tecnológicas americanas para fins militares se intensificaram, após o satélite russo Sputnik em 1957. Foi criado em 1968, o sistema de informação em rede, que protegia dados dos computadores caso estes sofressem algum tipo de ataque nuclear. Durante a década de 70, pesquisadores e professores detinham o uso dessa tecnologia. Em 1989, foi criada a "*world wide web*", ou informação interligada em rede, por Tim Berners-Lee.

Chegamos então ao século XXI com uma população estimada em 7,3 bilhões de pessoas, sendo que 6,29 bilhões com acesso a tecnologia móvel, principalmente por telefones celulares, que possibilitam o acesso à internet. Existem 3,2 bilhões de internautas, que correspondem a apenas 44% da população mundial. No Brasil, em 2014, cerca de 136,6 milhões de pessoas de 10 anos ou mais possuíam telefone celular. O tempo de uso aferido na população brasileira atinge o primeiro lugar no mundo, a partir das conexões domésticas.

Isso proporciona a criação de um mundo único, com quebra de fronteiras geográficas e em tempo real, revolucionando as relações interpessoais e o acesso ao conhecimento.

O uso das novas tecnologias pode ser sadio e adaptativo, mas também prejudicial e descontrolado. A dependência surge como uma epidemia e pode se tratar de um novo transtorno psiquiátrico, muitas vezes escondido pelo uso legítimo da internet.

O NOVO PROCESSO ANTROPOLÓGICO

A partir do momento em que os meios de comunicação ficaram mais acessíveis para a população, nasceu uma associação entre esta evolução e poder. A distância existente na mídia velha, quando produtores falavam para consumidores, um falava para todos, na televisão. Hoje muitos falam com muitos, que também conseguem responder imediatamente.

A internet pode ser considerada como um sistema integrado de multimídia, envolvendo todo tipo de informação. É local público, sendo que o conceito de público e privado evoluiu juntamente com a transição da modernidade para pós-modernidade. Bauman fala sobre a mudança de modernidade de contornos rígidos, para modernidade líquida, fluida.

Ainda assim, uma chamada proficiência digital é associada a um nível socioeconômico mais elevado. Os autores e coautores dos conteúdos disponíveis online são os grandes protagonistas do momento. A geração tecnodeterminista é mais rápida, inteligente, mais tolerante com a diversidade, tende a colaborar e dar valor à liberdade e inovação.

Estudos se fazem cada vez mais necessários destas novas tecnologias, a fim de se conhecer os impactos sociais, psicológicos e biológicos sofridos pelas pessoas que as utilizam.

VANTAGENS DO NOVO PROCESSO

A internet favorece a comunicação e a busca de informações. Torna-se essencial para o acesso a contas pessoais, redes sociais, conhecimento, trabalho, entre outros. Desta maneira, se propõe a estruturar tudo o que nos cerca e também nossa intimidade.

Por meio da internet, pode se desenvolver uma personalidade mais assertiva, desinibida e até mais sexualizada, permitindo o indivíduo transcender o limite da vida real.

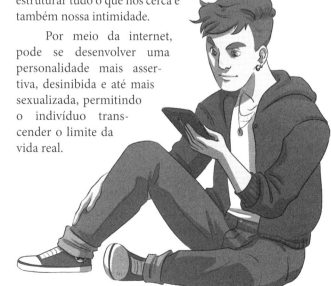

Ousodejogoseletrônicos*online*,alémdeestarassociadocom desenvolvimento de habilidades cognitivas motoras e de aprendizado, pode melhorar a interação com as pessoas, facilitando a socialização. Apesar dos benefícios interpessoais e de uma maior autoeficácia percebida nos indivíduos envolvidos, devemos ficar atentos para a interferência dessas "vantagens" na vida privada.

QUESTÕES PSICOSSOCIAIS

Algumas definições e possíveis consequências psicossociais do mau uso da internet:

- *Cyberbullying*: definido como o assédio, ameaça, rejeição ou criação de boatos sobre alguém, por um ou mais indivíduos, usando meios eletrônicos tais como mensagem de texto ou mídias sociais. Trata-se de uma violência entre pares, num contexto de hierarquia (um tem menor poder que o outro). Intencional e repetitiva, a ação é muitas vezes anônima e tem alcance infinito. Pode causar sintomas depressivos, ansiosos, sentimento de raiva ou culpa, isolamento e falta de assiduidade à escola, até mesmo pensamentos ou tentativas de suicídio.

- Presença de conteúdo violento online: se constitui em perigo para pessoas que não conseguem diferenciar fantasia da realidade, principalmente as crianças. A exposição repetida à violência em videogames e mídias variadas altera processos cognitivos, afetivos e comportamentais, o que pode levar a dessensibilização e falta de empatia pelo próximo, ou então a um comportamento mais agressivo. Existe possibilidade de que isso promova violência *offline*.

- *Sexting*: produção e envio de mensagens eróticas através do telefone celular.

- *Sex casting*: produção e envio de vídeos de conteúdo sexual por meio da internet. Se o protagonista da imagem for menor de idade, estamos diante de ato de produção, posse e/ou distribuição de pornografia infantil, passível de punição. Se o envio é feito por um adulto a um menor de idade, é considerado delito de corrupção de menores. Se for distribuída ou disponibilizada a terceiros sem a permissão do protagonista, há delito de lesão ao direito da intimidade, da honra e da própria imagem. A violação à privacidade pode provocar danos psicológicos importantes, tais como o desenvolvimento de depressão ou ansiedade, entre outros.

- Sextorção: chantagem ou extorsão de alguém conhecido ou não, que ameaça o protagonista das imagens com a publicação das mesmas, caso não forem cumpridas suas exigências.

- *Grooming*: assédio sexual a menores de idade via internet, por meio de estratégia de empatia.

QUESTÕES PATOLÓGICAS

A seguir, alguns dados obtidos por meio de estudos a respeito dos resultados prejudiciais à saúde advindos do uso das novas tecnologias:

- Presença de sedentarismo, podendo levar a obesidade (falta de atividade física aliada a baixo gasto calórico), preferência por alimentos industrializados, ricos em açúcar e gordura. Evolução para síndrome metabólica e doenças cardiovasculares;

- Risco para transtornos alimentares (bulimia e anorexia, por exemplo) por meio de estímulos encontrados na internet, em função do culto ao corpo. Editoriais ensinando dietas extremas, exercícios físicos extenuantes e não supervisionados, utilização de medicamentos e outras substâncias muitas vezes ilícitas para obtenção do corpo perfeito;

- Prejuízo da acuidade visual pelo uso abusivo do computador com tela a menos de 60 cm de distância do olhar, além de aumento do risco de degeneração macular por olhos secos e diminuição do piscar;

- Alterações auditivas proporcionadas pelo abuso de fones intrauriculares, muitas vezes com volume excessivo;

- Déficit de atenção proporcionado pelo uso indiscriminado de tecnologia, pela dificuldade de ativar funções mentais correspondentes a atividades outrora rotineiras;

- Problemas de concentração e memória, devido à facilidade de busca e armazenamento de informações sem exigir esforço cerebral;

- Surgimento do autodiagnostico e automedicação. Não há controle sobre a informação que circula na internet, estímulo ao consumo e comércio de medicamentos e outras substâncias;

- Aumento da presença de comprimentos de onda de luz azul, emitidos por aparelhos eletrônicos, que suprimem a produção de melatonina, influenciando o ritmo circadiano e sono. Estudos propõem a relação entre a maior exposição da "*blue light*" e patologias como obesidade, diabetes e alguns tipos de câncer;

- Desencadeamento de crises epiléticas em indivíduos fotossensíveis.

Alterações posturais

A avaliação de postura e de alterações ortopédicas é realizada em todas as consultas durante a adolescência. Posturas inadequadas prejudicam a estabilidade da coluna vertebral, podendo piorar alterações nas curvaturas. Além disso, pode-se notar prejuízo em músculos, articulações e tendões, provocando dor e síndromes como a LER (Lesão por Esforço Repetitivo), que comprometem a função. A orientação da boa postura a frente do computador deve incluir:

- Presença de apoio para antebraços, punhos e pés;

- Semiflexão de joelhos, evitando o cruzar de pernas e rotação de corpo;

- Angulação da cabeça proporcional à dos ombros, que devem permanecer relaxados;

- Manter tela do computador em linha horizontal com os olhos.

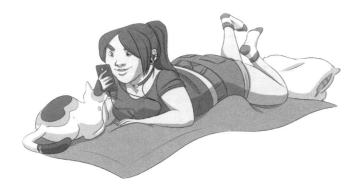

Dependência

Cerca de um entre oito norte-americanos apresenta pelo menos um possível sinal de uso problemático de internet. Desde a década de 90, profissionais da saúde buscam definir o diagnóstico de uso abusivo de computador, para planejamento de condutas e tratamentos.

Existe um modelo Neuropsicológico que tenta explicar a dependência da internet, desenvolvido por Ying, Yue e Hao: o indivíduo começar a usar a internet buscando satisfação e alívio, o que é facilmente obtido. Com o passar do tempo, é necessário uso repetido dessa ferramenta para prolongar as sensações. Além disso, precisa-se de mais dedicação e envolvimento para obter essa "felicidade". Quando isso não ocorre, por meio da interrupção ou da diminuição do tempo de uso, são observados sintomas físicos e psicológicos de abstinência. Como consequência, há mais isolamento, restrição ao mundo real e maior procura ao mundo virtual.

Os sintomas de vício em eletrônicos são: queda do rendimento escolar, insônia, comportamento antissocial, mudança de humor e nervosismo sem causa aparente. O diagnóstico deve ser baseado nas características gerais e sociais do paciente e família. Devem ser avaliadas: personalidade, inteligência, doenças clínicas e psiquiátricas associadas e situação de vida.

São características psicológicas relacionadas à dependência da internet em adolescentes:

- Intolerância à frustração;
- Humor instável;
- Introversão;
- Baixa autoestima;
- Solidão.

São fatores familiares, por sua vez:

- Alteração da dinâmica familiar com pouca comunicação e falta de regras;
- Pouco conhecimento dos pais sobre o uso e os riscos que a internet traz;
- Condições mais delicadas, como maus tratos.

A psicóloga americana Kimberly Young, em 1998, utilizou oito dos 10 critérios diagnósticos já existentes no DSM-4 (Manual de Diagnóstico e Estatístico dos Transtornos Mentais) para o jogo patológico para definir a dependência em internet. O paciente deverá apresentar pelo menos cinco dos oito critérios apresentados na Tabela 70.1.

Outros autores sugerem observar a presença dos cinco primeiros itens acima, associados com pelo menos um dos últimos três, que se referem à mudança de rotina e prejuízo de atividades do paciente.

Os instrumentos de avaliação mais utilizados são *Internet Addition Test* (IAT), com 20 questões de autopreenchimento, desenvolvido por Young, baseado nos critérios de dependência de substâncias e jogo patológico e adaptado no Brasil por Maria Aparecida Conti, Cristiano Nabuco de Abreu e colaboradores. O *Internet Addiction Diagnostic Questionnaire* (IAQD), por sua vez, tem oito itens de autopreenchimento, sendo diagnóstico, a pontuação acima de cinco. O *Chen Internet Addition Scale* (CIAS) tem 26 itens de autopreenchimento e avalia os sintomas de dependência da internet como tolerância, uso compulsivo e abstinência, assim como impactos negativos sobre a vida. É a escala mais utilizada mundialmente, com boa precisão e sensibilidade.

Deve ser realizada história clínica completa para avaliação diagnóstica e programação de intervenção, seguindo os dados da Tabela 70.2.

Tabela 70.1. Critérios diagnósticos da dependência de Internet

1. Preocupação excessiva com a internet.
2. Necessidade de aumentar o tempo *online* para ter a mesma satisfação.
3. Exibir esforços repetidos para diminuir o tempo de uso da internet.
4. Apresentar irritabilidade e/ou depressão.
5. Quando o uso da internet é restringido, apresentar labilidade emocional.
6. Permanecer mais tempo conectado (*online*) do que o programado.
7. Ter o trabalho, relações familiares e sociais em risco pelo uso excessivo.
8. Mentir aos outros a respeito da quantidade de horas conectadas.

Tabela 70.2. Sinais de alerta para a dependência eletrônica

• Negligência das atividades rotineiras por preferência de interação virtual.
• Semelhança de comportamentos do paciente com indivíduos abusadores de álcool, drogas, ou diagnosticados com jogo patológico.
• Personalidade "eletrônica" é mais próxima do ideal para este indivíduo do que a personalidade real.
• Aumento do isolamento social.
• Piora do rendimento escolar.
• Condições pré-existentes psiquiátricas (transtornos do humor, personalidade, TDAH, abuso de substâncias) e/ou psicológicas (impulsividade, timidez, intolerância a estímulos desfavoráveis).
• Vulnerabilidades sociais, falta de suporte familiar e de afeto.

Transtorno de jogo pela Internet

O avanço tecnológico popularizou os jogos pela internet que preenchem grande parte do tempo dedicado ao lazer dos jovens. Seu realismo amplificado por meio da exigência de habilidade e imersão do jogador para conseguir seus objetivos, faz com que eles passem muitas horas jogando. Estudos já mostraram associações positivas entre o indivíduo e o jogo *online*, por exemplo, sua maior facilidade para aprender e desenvolver habilidades motoras e até mesmo sociais. No entanto, o prejuízo na vida do paciente não pode ser ignorado.

O adolescente pode ser visto como potencial de risco para o transtorno de jogo *online*, já que os mesmos o fazem experimentar e controlar a situação "real". Os jogos enfatizam:

- Um ambiente contínuo e persistente;
- Grande dedicação;
- Sistema de gratificações com baixo nível de frustração;
- Demonstração de habilidades ao jogar em grupo.

Nos jogadores, o mau uso dos games pode ser correlacionado com depressão, ansiedade social e transtorno do déficit de atenção e hiperatividade. Neste caso, os benefícios possíveis dessa prática são irrelevantes.

Ainda não há consenso indicando quais sintomas melhor definem a dependência de jogos *online*. O que pode ser utilizado atualmente são os critérios de definição de Transtorno de Jogo pela Internet, descrito recentemente no DSM-V como condição a ser mais bem estudada para sua inclusão formal. O Transtorno ocorreria quando, em período de 12 meses, houvesse atividade recorrente e persistente de jogos pela Internet, em geral em grupo, com prejuízo clínico e sofrimento, englobando cinco ou mais das situações da Tabela 70.3.

Com a popularização da chamada realidade aumentada, que une mundos real e virtual num mesmo momento, a tendência é que mais vícios comportamentais apareçam.

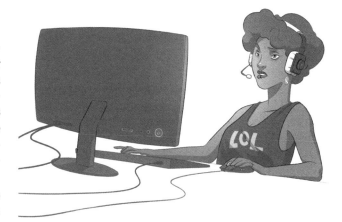

Tabela 70.3. Critérios para Transtorno de Jogo pela Internet

1.	Preocupação dominante no dia a dia com jogos pela internet.
2.	Abstinência na ausência do jogo.
3.	Tolerância: quantidades crescentes de tempo envolvido são necessárias.
4.	Tentativas fracassadas de controle.
5.	Perda de interesse em outros tipos de lazer.
6.	Uso excessivo continuado apesar do conhecimento dos problemas psicossociais.
7.	Indivíduo mente para família, profissionais ou outros em relação à quantidade de jogo.
8.	Uso de jogos pela internet para evitar ou aliviar um humor negativo.
9.	Prejuízo na rotina (perda de emprego, problemas na escola, perda de oportunidades).

Diferentemente da realidade virtual, que insere o indivíduo em local fictício, a realidade aumentada incrementa o mundo real com ilusões sutis. O exemplo mais atual é o jogo Pokémon GO (lançado em Julho/Agosto de 2016), que também se complementa com geolocalização, transformando essa modalidade de jogo em fator de risco importante para a dependência, nesse caso ainda menos percebida pelo paciente ou profissional de saúde por não excluir o contato com o mundo real.

TRATAMENTO

O tratamento tem como objetivo retomar o funcionamento acadêmico, social e familiar.

A terapia cognitivo-comportamental pode diminuir alguns déficits em dependentes de internet, as terapias individuais ou em grupo capacitam para o enfrentamento da situação de forma lenta e gradual, e estimulam atividades *offline* gratificantes.

A psicoterapia familiar pode restabelecer limites e hierarquia entre os membros da casa. Deve-se motivar a mudança não antes sem entender como o indivíduo interage com o ambiente e com seus pensamentos. Ao compreender as razões da dependência, tentar promover a autorregulação do comportamento virtual, o controle dos hábitos, o estímulo da autoconfiança e o desenvolvimento de outras habilidades sociais.

Pacientes com dependência em internet ou transtorno de jogo pela internet podem ser encaminhados ao Programa Ambulatorial Integrado dos Transtornos do Impulso (PRO-AMITI) do Instituto de Psiquiatria da Faculdade de Medicina da Universidade de São Paulo, sendo, contudo, constatada a necessidade de capacitação multiprofissional para manejo dos pacientes em todo o país.

PREVENÇÃO

Como profissionais de saúde, devemos estar atentos identificando fatores de risco, vulnerabilidades do paciente e de sua rotina, prevenindo a dependência. O tratamento farmacológico está indicado até o momento, na associação com doenças psíquicas (antidepressivos inibidores de recaptação de serotonina ou moduladores comportamentais como o topiramato, por exemplo).

São recomendações a serem usadas pelos profissionais de saúde:

- A Academia Americana de Pediatria e a Organização Mundial de Saúde preconizam o limite de DUAS horas diárias em frente às "telas" (TV, computador, tablets, celulares);
- Nunca usar tecnologia interativa antes dos dois anos, já que o desenvolvimento cognitivo da criança depende de interações (brincadeiras) reais, não virtuais; as passivas e precoces não aceleram o desenvolvimento neuropsicomotor;
- Agregar valor educacional à atividade: segundo a pediatra do desenvolvimento Jenny Radesky, a televisão pode restringir o desenvolvimento de habilidades linguísticas e sociais;
- Cafeína e tecnologia são responsáveis por problemas de sono em 90% das crianças;
- O indivíduo "multitarefas" costuma conviver com ansiedade em níveis elevados. Procurar dividir as preocupações e atividades com a família;
- Os responsáveis devem conhecer o conteúdo e a qualidade do que é exposto aos seus filhos, identificando assim situações de vulnerabilidade. Os objetivos são a prevenção e ação contra as mesmas;
- Orientar pais e responsáveis a se tornarem modelos de comportamento.

TÓPICOS IMPORTANTES

- Apesar de todas as facilidades trazidas pelo mundo conectado, devemos ficar atentos para possíveis prejuízos.
- As crianças e adolescentes podem ser envolvidos facilmente em questões com consequências psicossociais e físicas.
- O prejuízo nas atividades de rotina é um dos critérios para diagnóstico de dependência da internet.
- Existem várias escalas de dependência de internet, aplicadas em estudos ao redor do mundo.
- Muitas condições psíquicas podem estar associadas às dependências de internet e de jogos online.
- A prevenção da dependência, por meio de hábitos saudáveis de uso da internet e dos jogos, deve ser realizada a partir da infância.

REFERÊNCIAS BIBLIOGRÁFICAS

1. Aboujaoude E, Koran LM, Gamel N, Large MD, Serpe RT. Potential markers for problematic internet use: a telephone survey of 2,513 adults. CNS spectrums 2006; 11(10): 750-5.
2. Abreu CN, Karam RG, Góes DS, Spritzer DT. Dependência de Internet e de jogos eletrônicos: uma revisão. Rev Bras Psiquiatr 2008:30(2); 156-67.
3. Amaral OB, Junqueira LS. A construção do cérebro dependente: uma análise da mídia brasileira e da literatura científica sobre a adição a tecnologias. Rev Biol 2016; 15(1): 39-49.
4. Barossi O, Meira SVE, Góes DS, Abreu CN. Programa de Orientação a pais de adolescentes dependentes de internet (PROPADI). Rev Bras Psiquiatr 2009:31(4) 4; 387-95.
5. Bonetto JLH. El uso problemático de internet em adolescentes y sus efectos sobre la salud. In: Goic A. Boletín de la academia chilena de medicina. Santiago: Instituto de Chile; 2014. p 41-53. [Internet] [Acesso em 2016 ago 10]. Disponível em: http://www.institutodechile.cl/2012/noticias/portada/boletin.pdf.
6. Brasil. Portal Brasil. IBGE: 77,9% da população com 10 anos ou mais de idade tinham celular em 2014. [Internet] Disponível em: http://www.brasil.gov.br/infraestrutura/2016/04/ibge-77-9-da-populacao-com-10-anos-ou-mais-de-idade-tinham-celular-em-2014.
7. Boyd D. It's complicated: the social lives of networked teens.1.Ed. New Haven, London: Yale University Press; 2014.
8. Conti MA, Jardim AP, Hearst N, Cordás TA, Tavares H, Abreu CN. Avaliação da equivalência semântica e consistência interna de uma versão em português do Internet Addition Test (IAT). Rev Psiq Clin. 2012:39(3): 106-10.
9. Fernández JF. Sexting, Sextorção e Grooming. In: Abreu CN, Eisenstein E, Estefenon SGB. Vivendo esse mundo digital: impactos na saúde, na educação e nos comportamentos sociais. 1. Ed. Porto Alegre: Artmed; 2013.p.72-92.
10. Ferreira FIO, Vilarinho LRG. Territórios digitais: dilemas e reflexões sobre práticas de adolescentes na cibercultura. Interacções 2014; 9(26): 191-214.
11. Ferreira RW, Rombaldi AJ, Ricardo LIC, Hallal PC, Azevedo MR. Prevalência de comportamento sedentário de escolares e fatores associados. Rev Paul Pediatr 2016; 34(1): 56-63.
12. Góes DS, Meira SVE, Abreu CN. Dependência de internet. In: Tavares H, Abreu CN, Seger L, Mariani MMC, Filomensky TZ. Psiquiatria, saúde mental e a clínica da impulsividade. 1. Ed. Barueri, SP: Manole; 2015.p. 171-94.
13. Larose R. Usos e gratificações da dependência de internet. In: Young KS et al. Dependência de Internet: Manual e guia de avaliação e tratamento. 1. Ed. Porto Alegre: Artmed; 2011.p. 77-97.
14. Lemos IL, Abreu CN, Sougey EB. Internet and video game addictions: a cognitive behavioral approach. Rev Psiq Clin 2014; 41(3): 82-8.
15. Lemos IL, Diniz PRB, Peres JFP, Sougery EB. Neuroimagem na dependência de jogos eletrônicos: uma revisão sistemática. J Bras Psiquiatr 2014; 63 (1):57-71.
16. Luna C. Uma web perturbada pela violência. In: Abreu CN, Eisenstein E, Estefenon SGB. Vivendo esse mundo digital: impactos na saúde, na educação e nos comportamentos sociais. 1. Ed. Porto Alegre: Artmed; 2013.p.60-71.
17. Mendonça J. A sociedade digital de informação e comunicação: uma história de mudanças e perspectivas. E-Hum 2016; 8(2): 18-26. [Internet] [Acesso em 2016 ago 10]. Disponível em: http://revistas.unibh.br/index.php/dchla/article/view/1614.
18. Peloso DD. Alterações Posturais e Riscos Futuros. In: Abreu CN, Eisenstein E, Estefenon SGB. Vivendo esse mundo digital: impactos na saúde, na educação e nos comportamentos sociais. 1. Ed. Porto Alegre: Artmed; 2013.p.247-60.
19. Radesky JS, Schumacher J, Zuckerman B. Mobile and interactive media use by young children: the good, the bad, and the unknown. Pediatrics 2015:135(1); 1-3.
20. Rich M. As mídias e seus efeitos na saúde e no desenvolvimento de crianças e adolescentes: reestruturando a questão da era digital. In: Abreu CN, Eisenstein E, Estefenon SGB. Vivendo esse mundo digital: impactos na saúde, na educação e nos comportamentos sociais. 1. Ed. Porto Alegre: Artmed; 2013. p. 31-48.

21. Rodrigues RRM, Souza BSN, Estima CCP, Pereira RA, Sichieri R, Yokoo EM. Comportamento sedentário (tempo de tela) e consumo alimentar de adolescentes de escolas públicas de Niterói/RJ. Anais do 11º Congresso Brasileiro de Saúde Coletiva 2015. [Internet] [Acesso em 2016 ago 06]. Disponível em: http://www.saudecoletiva.org.br/anais/index_int.php?id_trabalho=4400&ano=&ev=#menuanais.

22. Spritzer DT, Picon FA, Breda VCT. Dependência de Jogos Eletrônicos em crianças e adolescentes. In: Tavares H, Abreu CN, Seger L, Mariani MMC, Filomensky TZ. Psiquiatria, saúde mental e a clínica da impulsividade. 1. Ed. Barueri, SP: Manole; 2015.p. 195-207.

23. Villela F. Celular é principal meio de acesso à internet no Brasil, mostra IBGE. EBC Agência Brasil 2016. [Internet] [Acesso em 2016 ago 11]. Disponível em: http://agenciabrasil.ebc.com.br/economia/noticia/2016-04/celular-e-principal-meio-de-acesso-internet-na-maioria-dos-lares.

24. Williams LCA, Stelko-Pereira AC. Por fora bela viola: pesquisa e intervenção sobre Cyberbullying. In: Abreu CN, Eisenstein E, Estefenon SGB. Vivendo esse mundo digital: impactos na saúde, na educação e nos comportamentos sociais. 1. Ed. Porto Alegre: Artmed; 2013. p. 49-59.

25. Young KS. Internet addition: symptoms, evaluation, and treatment. In: Vande Creek L, Jackson TL. Innovations in Clinical Practice: a source book. 1. Ed. (17). Sarasota: Professional Resource Press; 1999. [Internet] [Acesso em 2016 jul 30]. Disponível em: http://www.netaddition.com/articles/symptons.pdf.

Práticas Corporais na Adolescência

Roberval Emerson Pizano

As práticas corporais são manifestações culturais prioritariamente de caráter lúdico, compostas por técnicas corporais e influenciadas pelo tempo e espaço, mais profundamente estudadas por Marcel Mauss no final do século XIX e começo do século XX[1]. De acordo com o autor, "entendo por essa expressão as maneiras pelas quais os homens, de sociedade a sociedade, de uma forma tradicional, sabem servir-se de seu corpo".[1]

Assim, as técnicas corporais combinam elementos biológicos, psicológicos, socioculturais e constituem-se como importante forma de linguagem, assim como a linguagem oral e a escrita, e permitem a expressão corporal revelando desejos, medos, intenções e emoções, que dificilmente conseguem ser desvelados por outras formas de linguagens.

O corpo é simbólico, pois conserva inscrições e demarcações expressivas daquilo que vivemos, de determinada cultura, e daquilo a que fomos expostos, ou seja, o corpo é culturalmente situado.[1]

- O que sobressai nitidamente delas (técnicas corporais) é que em toda parte nos encontramos diante de montagens fisio-psico-sociológicas de séries de atos. Esses atos são mais ou menos habituais e mais ou menos antigos na vida do indivíduo e na história da sociedade.[1]

Ao evidenciar que o corpo é um produto triplamente elaborado, torna-se imprescindível pontuar que nem sempre as técnicas corporais são impostas aos corpos com a consciência dos próprios agentes que impõem ou do próprio indivíduo.

- ... Essa adaptação constante a um objetivo físico, mecânico, químico (por exemplo, quando bebemos) é efetuada numa série de atos montados, e montados no indivíduo não simplesmente por ele próprio, mas por toda a sua educação, por toda a sociedade da qual faz parte, conforme o lugar que nela ocupa.[1]

Para Mauss,[1] o corpo se trata de uma construção simbólica e cultural, em que a sociedade, sempre e em toda parte, soube fazer o seu uso fabricando estereótipos e modelos de comportamento que são impressos no próprio corpo.

Desse modo, principalmente na adolescência, um dos modelos impostos pela indústria cultural se refere à prática corporal buscando como referencial o estereótipo da beleza. Assim, o exercitar-se, por exemplo, que deveria ser feito por prazer, passa a ser dever e obrigação, descaracterizando a sua condição de gratuidade[2] e ludicidade.

Influenciado pelo forte apelo midiático que hipervaloriza estereótipos estéticos, temos o indivíduo adolescente que se encontra na fase de construção de sua identidade. Este jovem está constantemente exposto a grande diversidade e quantidade de práticas corporais de academia, suplementos para emagrecer ou "ficar malhado" e acessórios esportivos como luvas, tornozeleiras, fones de ouvido, monitores cardíacos, camisetas especiais e tênis com amortecimento.

Além desta exposição exagerada e extremamente direcionada de informações, verificamos a ausência de orientação adequada, mais técnica, para a escolha da prática e acessórios, bem como para o desenvolvimento de um olhar crítico que favoreça a reflexão sobre o impacto da indústria cultural em suas escolhas, intervenções e hábitos.

Além disso, o adolescente é marcado por transformações em seu corpo que acontecem de forma muito rápida e que podem afetá-lo como um todo, atingindo principalmente seu comportamento, que neste momento da vida se encontra em transição.[3,4] É nessa fase de transição da infância para a adolescência que novos significados são dados às experiências da infância para suportar situações de maior responsabilidade.

Segundo Marcelino,[5] a influência da indústria cultural pode provocar barreiras que impedem a prática corporal no lazer em sua plenitude como a situação econômica, o grau de instrução, a questão do gênero, violência e estrutura física, entre outros. Não ter a camiseta ou o tênis da moda, ou não estar com o corpo magro e malhado pode se tornar um grande problema para que os jovens deem o primeiro passo para iniciar um programa de atividade física, a prática de um esporte ou alguma prática que possa ser benéfica para a sua qualidade de vida.

A compreensão do significado dessas práticas pode ajudá-los a identificar se isto se trata de modismos influenciados pela indústria cultural ou de práticas socializadoras ligadas à adolescência e juventude.

Ao estabelecer padrões de comportamento, de vestimenta, equipamentos, espaços para a prática, a indústria cultural exclui outras formas de se pensar, diversificar e tornar acessível a todos. Estabelece-se de maneira inconsciente uma única forma correta e inflexível para a prática, afastando as pessoas do lazer.

- Na cidade, onde há uma concentração de corpos, mas não somente nela, dado o caráter globalizado que adquirem as práticas humanas, tem prevalecido uma cultura de movimento que educa indivíduos e grupos a buscarem um estilo de vida esportivo! Este estilo de vida carrega consigo padronização de gestos e comportamentos e estimula o consumo: é "necessário" possuir o tênis ideal para caminhar ou para correr; é "imprescindível" uma roupa inteligente e que é específica para cada atividade. Mas este estilo esportivo, por fim, traz consigo algo muito mais profundo e permanente: trata-se de uma ideologia da juventude e da magreza.[2]

Os poderes da moda (roupa, calçados, acessórios, equipamentos) e do culto ao corpo ideal (forma), fortalecidos pela lógica do consumo, apresentam-se em nossa sociedade moderna como modelos homogeneizantes e hegemônicos que exercem uma força de repressão muito forte, agindo inconscientemente nas escolhas e decisões dos indivíduos. Amparados pelo uso da indústria da mídia, conseguem o suporte necessário que garante sua consolidação e acaba tornando toda essa lógica como algo natural e indispensável para se viver.

Não se trata de negar a prática de esportes ou quaisquer práticas mais evidentes na mídia como as ginásticas e lutas da moda ou treinamentos inovadores de musculação. Nem tão pouco de desconsiderar os avanços tecnológicos presentes nos equipamentos, vestimentas ou acessórios, mas de trazer a luz o que está encoberto, desmistificando este caráter de desumanização e alienação dos indivíduos,[6] buscando contribuir com a emancipação e desenvolvimento da capacidade crítica dos adolescentes.

Estabelecida algumas compreensões iniciais para podermos realizar uma aproximação ao entendimento das práticas corporais, colocamo-nos agora na discussão das diferentes práticas corporais que se evidenciam para o adolescente contemporâneo.

Em certa ocasião, trabalhando o conteúdo da dança com alunos do ensino médio, pude perceber como esta atividade de expressão corporal tão rica e tão presente em nossa cultura assumiu uma condição técnica engessada que desmotiva totalmente aquele indivíduo que não teve vivência anterior com ela. Quando a atividade foi proposta em sala de aula, os alunos que "não sabiam dançar" ficaram envergonhados e não se sentiram muito confortáveis para participar. O combinado era que após um bimestre de aulas em que aprenderiam sobre a cultura da dança e teriam vivências de diferentes estilos, os alunos, em grupos, teriam de desenvolver uma apresentação prática com uma dança de um país ou povo.

A dança, primeiramente, deve ser entendida como uma forma de se comunicar, de sentir a sonoridade da música, de tentar se sentir e se expressar através de movimentos e som. A história da dança nos reporta que os rituais e cultos primitivos antecedem às formas de linguagem verbal, ou seja, em sua evolução, "o ser humano dançou antes de falar. Esta foi sua primeira manifestação social que sempre serviu para auxiliá-lo a afirmar-se como membro da sociedade".[7]

Portanto, dentro desse contexto maior, não existe o dançar certo ou errado. O que existe são técnicas corporais usadas na dança e que foram desenvolvidas por grupos de indivíduos, em determinadas épocas e lugares, e que se perpetuaram como representação da cultura daquele povo. Em um tempo e lugar diferente, determinada dança pode não ter significado algum.

Sobre a experiência relatada com a dança na escola, a desconstrução do entendimento da turma sobre como a dança era interpretada em nossa sociedade contemporânea se fez inicialmente necessária para que os alunos compreendessem o objetivo da atividade e pudéssemos avançar com as aulas. Ao final do bimestre, já com um contexto de entendimento diferente para os alunos, a apresentação de dança foi realizada para o público de alunos do turno noturno. A vivência possibilitou que os alunos explorassem seu corpo e suas sensações de forma diferente.

Se estendermos esse exemplo para outros adolescentes e situações, podemos imaginar quantos deixariam de praticar a dança ou outras práticas por acreditarem que não são aptos, desconhecerem a técnica ou entenderem que deve ser praticada apenas por profissionais altamente capacitados. Esse quantitativo será ainda maior se considerarmos as questões já discutidas anteriormente como a falta de condições socioeconômicas, questões de gênero e acesso, que impediriam o contato inicial com a dança.

O papel da dança na adolescência é de extrema valia, pois através dela, o jovem se expressa e se insere no mundo, se reelaborando e reconstruindo.[8]

Se, por um lado, temos as práticas corporais que não despertam tanto interesse entre os adolescentes, principalmente entre os meninos, como é o caso da dança e ginásticas de academia, ou no caso das meninas, como as lutas e esportes coletivos, por outro, temos as práticas que são fortemente influenciadas pela mídia e que mobilizam os adolescentes que procuram as atividades principalmente pela preocupação com a questão estética ou a motivação do desafio de seus limites. Temos a musculação e os esportes radicais ou da natureza como fortes exemplos, entre tantos outros.

A partir dos anos 1990, motivados por essa busca do corpo perfeito, jovens intensificaram uma corrida desenfreada para moldar e fortalecer seus corpos nas academias de musculação. Naqueles anos, o Brasil viveu uma era de aumento do número de academias e hoje observamos que existe uma procura igualmente grande de adolescentes por espaços *fitness* como academias ou clubes.[9]

Com o aumento da procura por esses espaços e práticas, podemos dimensionar a grande quantidade de produtos destinados a esse segmento que são lançados mensalmente e colocados nas mídias para divulgação e consumo. São produtos que promovem o amortecimento de impacto nos tênis, tecidos que promovem a eliminação do suor, adesivos que minimizam as lesões, equipamentos mais ergonômicos e promessas de treinamentos inovadores. Os investimentos de *marketing* e a criação de estratégias para conquistar os clientes têm a difícil missão de criar a necessidade destes produtos e serviços principalmente para os jovens.

O comércio *fitness* que abrange academias, suplementos, acessórios, roupas movimentou cerca de R$ 6,5 milhões em 2014, representando um aumento de 100% em relação a 2009.[9] Tais números demonstram a força que esse fenômeno representa para o nosso cotidiano.

Queimar gorduras e moldar o corpo com músculos definidos passou a ser um objetivo frenético para se obter o corpo ideal dentro dos padrões estéticos estabelecidos pela sociedade moderna. Porém, podemos questionar se é realmente a sociedade moderna ou a indústria da mídia, os responsáveis por tal obsessão.

Constantemente somos expostos a imagens na televisão, internet e mídia em geral que trazem forte apelo para que se tenha o corpo ideal, ou segundo a própria mídia, o corpo perfeito. São produtos e programas que prometem emagrecer rápido, ficar com o "corpo sarado", abdômen definido, eliminar rugas e atingir a suposta perfeição. A exposição a essa ideologia vai inconscientemente agindo sobre a subjetividade do adolescente e alimentando a necessidade de se ter o corpo ideal e se cercar por produtos e acessórios para isso.

Nessa busca inatingível pela perfeição, nem sempre os caminhos são tão fáceis. O adolescente que normalmente quer "tudo para ontem" e tem pressa nos resultados, pode buscar meios mais rápidos, porém perigosos e que podem comprometer a sua saúde.

A perda da consciência corporal pode provocar distorção de sua imagem promovendo uma sensação de insatisfação constante e se tornar um problema de saúde, onde a busca por estar forte e musculoso ou magro e sem gordura pode não ter limite.

- (...) persistem em exercitar-se compulsivamente apesar das dores ou das lesões ou continuam em dietas ultra isentas de gordura e com alto teor de proteína mesmo quando se sentem desesperadamente famintos. Muitos tomam esteroides anabolizantes potencialmente perigosos e outras drogas para aumentar a musculatura, porque pensam que seus músculos não parecem bastante fortes.[10]

Como consequência do impacto da mídia, a insatisfação por não se enquadrar no perfil corporal ideal ou não se munir de todos os acessórios "necessários" para frequentar uma academia, por exemplo, pode trazer dificuldades para que este adolescente se sinta motivado para a prática e talvez nem inicie a atividade.

Além disso, temos outra situação que é a perda do foco principal da atividade, deixando de ser importante a

preocupação com a saúde, o bem estar e a qualidade de vida. A busca pela questão estética não deixa de ter sua importância, entretanto, esta deve se pautar principalmente pela busca dos benefícios para autoestima, aceitação e sensação de bem estar.

O que se refuta neste caso, é quando o foco passa a ser a busca por satisfazer uma necessidade de mercado e da ditadura de beleza que nos são impostos, na maioria das vezes, de forma inconsciente e passiva. Essa situação nos leva a suprir uma necessidade que não nos pertence, atendendo uma demanda em que o fim é mais importante que os meios.

- "O olhar do outro serve assim como uma espécie de panóptico sobre o nosso corpo, sobre sua estética, sobre os modos de se vestir. Só me conheço enquanto "belo" se meu corpo reflete no espelho social do signo da beleza".[14]

Para aqueles que não se interessam por atividades na academia ou esportes tradicionais, e não se entregam às formas de lazer fortemente exploradas pela indústria do entretenimento midiático, as práticas corporais associadas a valores de grupo assumem relevância igualmente significativa no tempo livre. Atividades como skate, patinação, *le parkour*, *hip hop*, escalada esportiva, *bike*, rapel, *slackline*, entre outros, ganham expressão entre grupos de jovens que compartilham afinidades e buscam práticas nada tradicionais.[3]

Outro fator importante nestas práticas exemplificadas acima é que a identidade juvenil se manifesta por valores de grupo e se desvela na vestimenta, linguagem e na música.[11]

- "...acredito que mesmo não sendo uma regra geral, é possível a identificação com um vestuário um tanto peculiar do skatista, fato este comprovado quando analisamos também outros grupos. Pude verificar o uso da roupa larga ou *big* em quase todos os skatistas e a atitude dos 79 mesmos em usar geralmente cores diferenciadas, com peças coloridas por eles mesmos".[11]

A prática de esportes radicais pode também contribuir para a vivência de experiências variadas e desafiadoras como o conhecimento dos limites do próprio corpo em diferentes situações, novas possibilidades de relação homem e natureza, sustentabilidade, e promover novas experiências sociais com novos protagonistas.

- "Seja no skate, nas modalidades anteriormente citadas, ou nos esportes ditos "convencionais", como o futebol e o voleibol, a relação do adolescente com o grupo e consigo mesmo é um forte elemento que deve ser somado aos comprovados benefícios da prática da atividade física. O pertencimento a um grupo pode denotar um modo bem peculiar de comportamento em relação aos outros e à natureza, e entende-se aqui que tal fato esteja especialmente presente no período associado à adolescência".[3]

De acordo com Betrán,[12] espera-se dos jovens que vivem em sociedades urbanizadas, a busca por práticas que tornem suas vidas um pouco mais interessantes, incluindo a atração por atividades que lhes tragam certo grau de risco.

Além disso, acredita-se que o corpo do jovem está mais preparado para enfrentar situações limítrofes de esforço em que as aptidões físicas são mais exigidas, e isso lhe traz a sensação de empoderamento necessária para optar por modalidades mais radicais.

- "A juventude está arraigada nos lazeres de aventura não apenas por representar uma atitude ou uma fase mais propícia a correr riscos. Em termos de imaginário coletivo social, refletivo nas imagens midiáticas, o corpo jovem, 'ligado', é uma representação dominante, por se aproximar de um tipo corpóreo ideal para a prática, um corpo saudável, mais resistente e tolerante a experiências limítrofes".[13]

As práticas corporais que envolvem esportes radicais ou de aventura têm se tornado mais populares no Brasil na medida em que conseguem maior exposição nas mídias. Resultados importantes em competições mundiais, como *surfe* e *skate*, contribuem para divulgação das modalidades e estimulam a participação de novos praticantes.

Mas, assim como as práticas corporais mais tradicionais e com maior exposição na mídia como a musculação e os esportes coletivos sofrem influência da indústria cultural, acredita-se que aos poucos este processo de engessamento das práticas esteja acontecendo também nos esportes radicais e de aventura. Novamente, o esclarecimento e olhar crítico se fazem importantes antes que sejam realizadas as escolhas e tomadas de decisões.

Com isso, entendemos que não se deve trazer a discussão das práticas corporais apenas para a estrutura puramente biológica e seus benefícios para a saúde. Deve-se buscar descortinar o que se encontra por trás desse padrão de beleza hegemônico e homogeneizante e como se estabelecem interesses de mercado que se inserem em contextos socioculturais.

Para isso, se faz relevante o entendimento de qual o papel das práticas corporais na adolescência e mais especificamente na vida daquele adolescente, na tentativa de transformar o mero expectador no construtor de sua própria realidade.

REFERÊNCIAS BIBLIOGRÁFICAS

1. Mauss M. Sociologia e antropologia. São Paulo, Cosac & Naify, 2003.

2. Silva AM, Damiani IR. As práticas corporais na contemporaneidade: pressupostos de um campo de pesquisa e intervenção social. In: Silva AM, Damiani IR. Práticas corporais: gênese de um movimento investigativo em Educação Física. Florianópolis, Naemblu Ciência e Arte: 2005. Disponível em http://www.esporte.gov.br/arquivos/snelis/esporteLazer/cedes/praticasCorporais/praticasCorporaisVolume1.pdf (10 nov. 2016).

3. Uvinha RR. Aspectos sobre a relevância do campo do lazer na adolescência. In: De Rose Junior D. Esporte e atividade física na infância e na adolescência: uma abordagem multidisciplinar. Porto Alegre: Artmed: 241, 2009.

4. Santrock JW. Adolescência, 14ª ed. Porto Alegre, AMGH: 87, 2014.

5. Marcellino NC. Lazer e cultura: algumas aproximações. In: Marcellino NC. (org.). Lazer e cultura. Campinas, Editora Alínea: 219, 2007.

6. Machado AA. Psicologia do esporte: da educação física escolar ao treinamento esportivo. São Paulo, Guanabara Koogan, 2006.

7. Fahlbusch H. Dança moderna-contemporânea. Rio de Janeiro, SPRINT: 15,1990.

8. Isayama HF. Reflexões sobre os Conteúdos Físico esportivos e as Vivencias de Lazer. In Marcellino NC. (org.). Lazer e cultura. Campinas, Editora Alínea: 219, 2007.

9. Confef. Academias de ginástica: mercado em constante crescimento. Revista E.F..58: 2015. disponível em: http://www.confef.org.br/extra/revistaef/show.asp?id=4336 (17 dez. 2016).

10. Pope HGP, Phillips KA, Olivardia R. O complexo de Adônis: a obsessão masculina pelo corpo. Tradução Sergio Teixeira. Rio de Janeiro, Campus: 2000.

11. Uvinha RR. Lazer na adolescência: uma análise sobre os skatistas do ABC paulista. Dissertação de mestrado em Educação Física, UNICAMP, 1997.

12. Betrán J. O. Rumo a um novo conceito de ócio ativo e turismo na Espanha. As atividades físicas de aventura, In: Marinho A, Bruhns HT. (Org.), Turismo lazer e natureza. Barueri- SP, Manole:182-189, 2003.

13. Pimentel GGA. Notas sobre a vivência de práticas corporais da juventude durante a maturidade. Revista Eletrônica Espaço Acadêmico. 7:1-6, 2007.

14. Zoboli F. Cisão corpo/mente: espelhos e reflexos nas práxis da educação física. São Cristóvão, Editora UFS:198,2012.

Estilo de Vida

72

Dalva Alves Silva
Jeane Barros de Souza

"Seu estilo de vida define a qualidade de vida que você leva e qual estilo terá para viver."

Fagner Gouveia

"O caminho é você."
"O amor nunca diz que esta é a última vez."

Tthich Nhat Hanh

INTRODUÇÃO

Estudos na área da saúde, que tratam de estilo de vida de adolescentes, têm encontrado que os adolescentes não estão praticando atividades físicas, empregam muito tempo no uso de aparelhos eletrônicos e alimentam-se mal, com aumento de sobrepeso e obesidade.[1,2,3] São comportamentos que mostram sinais de alerta em relação à saúde dos adolescentes, com prováveis consequências desfavoráveis em curto, médio e longo prazos, indicando que há necessidade de mudança no estilo de vida que propicie a eles um outro jeito de viver e que reverbere positivamente em sua saúde.

O estilo de vida tem sido muito associado a padrões de consumo amplamente estimulados pelo sistema econômico, pelos avanços tecnológicos e os meios de comunicação dos quais estamos nós – crianças, adolescentes e adultos – cada vez mais dependentes. Será que as condições de vida das quais dispõem os adolescentes, ou as que lhes são impostas favorecem um jeito próprio de ser e viver?

Os diferentes produtos de consumo, bem como as tecnologias e os meios de comunicação são resultantes da produção de conhecimento humano e isto é muito positivo. Contudo, vale considerar que esses produtos por si só não têm a capacidade de serem bons ou ruins. O que os torna 'bons ou ruins' é o uso (indiscriminado ou não) que fazemos deles; é o uso que os adolescentes podem fazer deles, em detrimento das suas próprias necessidades e condições de saúde física, mental, emocional e de relacionamentos.

ESTILO DE VIDA

O verbete estilo é definido de seis maneiras no Dicionário Aurélio:

1. modo de exprimir-se falando ou escrevendo;
2. uso, costume;
3. a feição típica de um artista, uma escola artística, uma época, uma cultura etc.;
4. gênero, qualidade, espécie;
5. maneira de tratar, de viver, procedimento, conduta, modos;
6. maneira ou traço pessoal no agir, na prática de um esporte, na dança etc.

Estas seis definições podem estar de muitas maneiras combinadas. Deste modo, entendemos que estilo de vida pode ser definido como um conjunto de ações sociais e psicológicas observáveis no modo pelo qual as pessoas, individualmente ou em grupos, em diferentes fases da vida, expressam sua maneira de escolher e vivenciar o mundo, de acordo com valores e sonhos, dentro de determinadas condições biopsicossociais e culturais, incluindo fatores socioeconômicos e contextos ambientais, dos quais dispõem e se inserem, que lhes permitem, deliberadamente ou não, externar seus jeitos de ser e viver.

COMUNICAR-SE É PRECISO

De modo geral, na medida em que aumentamos nossas necessidades de consumo e seu suprimento, ao mesmo tempo temos desenvolvido modos particulares de vida, dependentes dos usos das tecnologias que têm contribuído de forma positiva em praticamente tudo em que colocamos nossa atenção, mas também, esses modos de vida têm sido instrumentos de isolamento, solidão, diminuição dos vínculos afetivos, mesmo diante da abertura que os canais de comunicação do mundo tecnológico e globalizado tenham como meta nos proporcionar.

A capacidade de comunicação, de saber comunicar, está, de acordo com Trocmé-Fabre (2004),[4] no topo do processo ascendente do itinerário de aprendizagens dos saberes para a autonomia; sendo esta, estruturada no saber-compreender, saber-interagir e saber-comunicar. Nesse sentido, embora os adolescentes, com suas respostas monossilábicas, pareçam pouco interessados numa conversa, a comunicação apresenta-se como força vital e constitutiva de sua própria condição humana em fase de formação de identidade. Na medida em que se expressam, vão elaborando seu jeito de ser.

Segundo Takiuti (2001):[5]

> "Os adolescentes precisam dialogar, conversar, ouvir, opinar, emitir e defender suas ideias, criticar e propor num clima de confiança, compreensão, afeto e respeito. É necessário que tenham garantias para conjugar o verbo "adolescer". Que quer dizer amadurecer, transformar, florescer. Que possam criar seus vínculos, vivenciando estilos de vida que lhes permitam amar, ter expectativas e esperanças no hoje e no amanhã." (p.20)[5]

Contribuem para um bom diálogo, as diferentes linguagens das artes, que possibilitam a expressão do inconsciente, do imaginário, de ideias e ideais. A filosofia, que favorece o questionamento a respeito do que está posto, do que se pretende propor e sobre as questões fundamentais da existência. E a religião que orienta sobre valores universais, valores éticos e morais e sobre as atitudes e possíveis consequências, inclusive para a adoção de estilo de vida mais saudável e, talvez, mais feliz.

IDENTIDADE PESSOAL E ESTILO DE VIDA

Schoen-Ferreira, Aznar-Farias e Silvares (2003),[6] em seu estudo sobre construção da identidade em adolescentes afirmam que "a construção da identidade pessoal é considerada a tarefa mais importante da adolescência" (p.107). Ao passar por esse processo, que combina fatores intrapessoais, interpessoais e culturais, os adolescentes vão definindo quem são, que valores consideram importantes e que rumos escolherão seguir. As autoras, nos mostram que a formação de identidade acontece em duas dimensões: uma de crise ou exploração, quando o adolescente experimenta, avalia, faz escolhas – às vezes dentro de algum (ou muito) tumulto; e outra de comprometimento ou compromisso, em que conquistam uma identidade pessoal que reflete valores, escolhas mais sólidas e com mais autonomia, delineando, assim, seu estilo de vida.

A adolescência pode ser classificada em três períodos mais ou menos distintos: a precoce (dos 10 aos 14 anos), quando os adolescentes procuram estabelecer sua "separação" do domínio dos pais/responsáveis, além de lidar com as mudanças que estão ocorrendo em seus corpos; a média (dos 15 aos 17 anos), quando há o início da busca pela identidade e inserção na sociedade, sendo que os adolescentes podem apresentar modos de agir mais estereotipados, identificando-se com seus pares; e a tardia (dos 17 aos 20 anos), quando surge a identidade real, estável, onde o adolescente apresenta valores e comportamentos adultos, busca seu lugar efetivo na sociedade e na vida econômica.[7] No entanto, tem sido possível observar que características da adolescência média e tardia

têm continuado presentes nos comportamentos de muitos jovens com idades acima dos vinte anos.

A formação de identidade constitui-se num processo de aprendizagem ao longo de toda a vida, contudo, é na adolescência que seu processo se torna mais evidente e marcante, sobretudo, pelas próprias características dessa fase da vida que envolve a transição da infância para a vida adulta, com mudanças hormonais, físicas e comportamentais. Os adolescentes vão se tornando mais conscientes de si e dos outros e, de acordo com Blakemore e Frith (2009, p. 167),[8] sabe-se que "algumas áreas do cérebro, em particular o *córtex frontal*, continuam a desenvolver-se para além da infância". Segundo Vitalle (2013, p.5)[9] o córtex pré-frontal continua a se desenvolver até aproximadamente os 20 anos de idade". É nesta região cerebral que se desenvolvem as funções executivas.

Migliori (2013),[10] de maneira muito didática, nos explica que:

> "As funções executivas se encontram localizadas nas áreas mais evoluídas do cérebro humano, os lobos pré-frontais. São as últimas a amadurecer, usualmente no final da adolescência (...) são modeladas por muitas influencias, compreendem conjuntos de habilidades e conhecimentos, e podem ser ensinadas: começam com as interações entre pais e filhos, expandem-se muito nas brincadeiras, e florescem em atividades acadêmicas, sociais, culturais, esportivas e recreativas mais complexas (...) correspondem a um conjunto de operações mentais que organizam e direcionam os diversos domínios cognitivos para que funcionem de forma conjunta e sistêmica, integrados aos propósitos de curto, médio e longo prazos do indivíduo (p.56-57)".[10]

Quando plenamente desenvolvidas, as funções executivas resultam em habilidades e capacidades de planejamento, automonitoramento, controle emocional, controle inibitório, tomada de decisão, flexibilidade, metacognição, organização dos recursos e do espaço, memória operacional ou memória de trabalho e discernimento ético e moral.[10] Conforme o relatório final da UNICEF (2014),[11] os adolescentes constroem seus sonhos e projetos entre o "querer ser", o "poder ser" e o "dever ser"; isto é, entre as expectativas, ideais, sonhos e projetos que resultam do complexo processo multifatorial de construir sua identidade e sua "autoposição" (quem sou e quem quero ser), as oportunidades e limitações decorrentes de sua situação e condição de vida e, finalmente, os mandatos e expectativas sociais e culturais de seu entorno, que podem ser múltiplos e até mesmo contraditórios.

O OLHAR SE VOLTA PARA FORA

A busca pelo ideal de felicidade, a velocidade e o imediatismo nas ações e relações passou a ser um imperativo de nossas vidas, de forma que o temos expressado em comportamentos cada vez mais desconectados de um estilo de vida mais natural. Os problemas de sempre continuam atuais. E um dos problemas é justamente o adolescente vivenciando seu cotidiano nesse ritmo acelerado em descompasso com os rumos que pretende seguir. Ao buscar definir seu estilo de vida diante da intensa influência exterior que recebe, não percebe que pode se tornar vulnerável a adquirir comportamentos arriscados para seu próprio bem-estar.

Alguns adolescentes apresentam a preocupação com a estética, deixando hábitos saudáveis de lado e o que era para ser cuidado, torna-se a idolatria do corpo: os adolescentes sonhando com músculos "sarados" e as jovens com a ilusão do corpo perfeito, magérrimo.[12] Os adolescentes observam as revistas, programas televisivos, internet e ali encontram ídolos a seguir, sem por vezes fazer uma reflexão sobre as reais possibilidades de atingirem ou de assemelhar-se à imagem da pessoa ou pessoas que admiram.

Marcel Mauss fala de uma imitação prestigiosa que de certa forma, ao pensarmos nos adolescentes, cabe bem aqui. Diz ele:

> "A criança, como o adulto, imita atos bem-sucedidos que ela viu ser efetuados por pessoas nas quais confia e que têm autoridade sobre ela. O ato se impõe de fora, do alto, mesmo um ato exclusivamente biológico, relativo ao corpo. O indivíduo assimila a série de movimentos de que é composto o ato executado diante dele ou com ele pelos outros. É precisamente nessa noção de prestígio da pessoa que faz com que o ato ordenado, autorizado, provado, em relação ao indivíduo imitador, que se verifica todo o elemento social. No ato imitador que se segue, verifica-se o elemento psicológico e o elemento biológico. Mas todo o conjunto é condicionado pelos três elementos indissoluvelmente misturados (p.405)".[13]

Com os adolescentes o processo é igualmente condicionado pelos três elementos. Em busca de seu próprio estilo de vida, contraditoriamente, vai se moldando conforme a rede social que o envolve, vai se deixando influenciar pelos modismos veiculados nas ruas e nas mídias, como programas de TV, sites de internet, aplicativos para celulares, *tablets* e mensagens às quais atribui tempo e atenção, interferindo na formação de sua identidade, podendo resultar numa interferência positiva ou, diferentemente, enfraquecer sua autonomia, inclusive por meio de um processo de alienação.

Embora os estudos venham mostrando que os adolescentes não estão praticando atividades físicas o quanto deveriam, muitos deles, inspirados pelos modelos idealizados, passam a "correr atrás" de academias sem o acompanhamento profissional adequado, ou a fazer regimes sem orientação, a utilizar produtos prejudiciais à saúde e até mesmo submetendo-se à realização de procedimentos invasivos motivados por objetivos estéticos ou por inquietações quanto à própria imagem física.

Conforme Ribeiro e Oliveira (2011),[14] as cirurgias plásticas triplicaram no país, observa-se um aumento dos frequentadores de academias físicas e aumento no consumo de cosméticos e produtos para emagrecer, apesar da crise econômica. É imperativo ser bonito, musculoso, magro e ter um "estilo saudável" como resultado do grande consumo da imagem.

REDES SOCIAIS E ESTILO DE VIDA

Nicholas Christakis, médico e cientista social, e James Fowler, cientista político, são dois estudiosos das redes de todos os tipos, redes como teias, redes sociais.[15] Eles dizem que, por um lado, os benefícios das conexões em rede sociais são muitos, tais como a aproximação de pessoas, o desenvolvimento da cooperação, de amizades, de aprendizagens, a amplificação da tolerância, do amor, da felicidade, das informações. Por outro lado, a má notícia é que elas também amplificam a violência, a intolerância, os boatos, os comportamentos destrutivos; além do que, a maioria das pessoas que estão em nossas redes como nossas amigas, na verdade não o são, e talvez nunca cheguem a ser ao menos nossas conhecidas.

Segundo estes cientistas, cada um de nós está conectado a alguém que está conectado a outros, que estão conectados a outros tantos, e outros, outros... Mas cada um ocupa um lugar, cada um está em um ponto particular e, nessas ligações todas, alguém pode estar ocupando um lugar central, de influência. Nas redes sociais somos afetados de diferentes maneiras pelas pessoas, mas é muito importante sabermos que as afetamos também. A reflexão e o cuidado a esse respeito deveriam estar entre as nossas prioridades. E nas conversas com os adolescentes também.

Não há dúvida que a internet é um veículo maravilhoso para transmitir conhecimentos, mas também transmite muita confusão; muitas vezes tem sido muito usada com finalidade para transmitir medo, confusão, referências distorcidas no sentido de uma qualidade confiável. Muitos adolescentes hoje em dia têm demonstrado comportamentos que refletem tudo isso, mas de forma alguma esta é a natureza deles. Que referências que eles têm? Que valores eles têm? Para qual mundo estão olhando? Família e escola não teriam esse papel referencial na vida dos adolescentes?

UM PORTO SEGURO COMO REFERÊNCIA?

Não seria absurdo dizer que a falta de referências, ou que certas referências acabam influenciando os adolescentes na manifestação de comportamentos que nós, sociedade, criticamos – é o delinquente, é o perdido e assim por diante... Palavras bem ruins dadas a eles, mas que não deveriam ser dadas. O tema limite surge frequentemente por parte de pais e educadores. Fátima Freire Dowbor (2007),[16] em seu livro "Quem educa marca o corpo do outro", escrito há uma década, coloca muito bem o que acontece atualmente:

> "O que ocorre, em verdade é que há um vazio ainda não preenchido quanto à forma como vivíamos antes e à forma como necessitamos viver hoje. É como se, por causa da vertiginosidade das mudanças, não conseguíssemos com a mesma rapidez atualizar nosso

corpo para preencher o vazio – fato este que provoca a sensação de perda de sentido e nos faz sentir inseguros sobre o que se pode ou não fazer, sobre o que é ou não válido como comportamentos e valores sociais (p105)".[16]

A natureza dos adolescentes é a de quem busca caminhos, questiona posições, questiona valores, observa atentamente a correspondência entre o que se diz e o que se faz. A adolescência tem esta característica! E seria interessante desenvolver estudos em que os adolescentes pudessem falar como se sentem em relação a tudo isso. Tem sido muito comum a nós, os adultos, usarmos a expressão *no meu tempo era assim...*, de maneira que, de outro modo, seria muito bom se pudéssemos olhar para os jovens através do mundo deles hoje, pelo olhar deles e, às vezes, nos perguntarmos: como éramos quando adolescentes? Quais eram os nossos sonhos, nossos planos de vida? Em que condições de vida vivíamos? Que oportunidades tínhamos?

Como um breve exercício, convidamos você a experimentar: tente, por uns instantes, abandonar a sua idade, sua experiência de vida, tente abandonar isso por uns segundos ao menos, e coloque o seu olhar no lugar do adolescente olhando para este mundo hoje. Que sensação isso produz em você? O que se mostra importante? O que é válido? Que motivações são despertadas?

Flexibilidade. É sobre isso que estamos falando! É sobre empatia, interdependência, sobre se colocar no lugar do outro – no lugar do adolescente – por uns instantes ao menos. Para quando voltarmos para o nosso próprio lugar sentirmo-nos mais sensíveis e mais firmes a acompanhá-los no seu próprio caminhar.

Como poderíamos acompanhar os adolescentes no despertar de habilidades internas na promoção do resgate da prudência para sensibilizá-los a manter sua saúde e seu potencial de crescimento e desenvolvimento físico, mental e espiritual para seu estilo de vida, ainda que se trate de estilos temporários, resultantes de experimentações tão próprias dessa fase da vida?

Nesta perspectiva, seria igualmente interessante – nos imaginamos – os profissionais da saúde, educadores e familiares considerarem, como uma necessidade, a realização de encontros dialogados com os adolescentes, para que eles pudessem falar sobre os desafios de viver a adolescência sob a influência dos meios de comunicação, dos modos de vida cada vez mais acelerados, das escolhas, dos sonhos, da educação que necessitam e tudo o mais. Saber o que pensam e como pensam. Como possibilidade de refletirem juntos e com sabedoria a respeito do estilo de vida que os adolescentes estão adotando ou desejam adotar.

É muito importante ouvir, dialogar... para isso é preciso parar, ou talvez ir mais devagar, alinhar rumos e ritmos, experimentar. É um aprendizado para todos – adultos e adolescentes. É um caminhar juntos, mas também é deixar ir. Navegar é preciso. E o porto é seguro, quando construído em cada um de nós!

TÓPICOS IMPORTANTES

- O estilo de vida tem sido muito associado a padrões de consumo, aos avanços tecnológicos e os meios de comunicação dos quais estamos nós – crianças, adolescentes e adultos – cada vez mais dependentes.

- A comunicação presencial é fundamental para que os adolescentes expressem e elaborem seus planos de vida e estilo de viver.

- A formação de identidade constitui-se num processo de aprendizagem ao longo de toda a vida, contudo, é na adolescência que seu processo se torna mais evidente e marcante.

- Formação de identidade e estilo de vida estão intimamente relacionados em seu desenvolvimento.

- Nas redes sociais somos afetados de diferentes maneiras pelas pessoas, mas é muito importante sabermos que as afetamos também. A reflexão e o cuidado a esse respeito deveriam estar entre as nossas prioridades. E nas conversas com os adolescentes também.

- O tema limite surge frequentemente como preocupação por parte de pais e educadores.

- Valores são fundamentais na escolha do estilo de vida.

- Importante ouvir, dialogar... para isso é preciso parar, ou talvez ir mais devagar, alinhar rumos e ritmos, experimentar.

- O porto é seguro, quando construído em cada um de nós!

SUGESTÃO DE LEITURA

- Santos ARM, Silva EAPC, Silva PPC, Cartaxo HGO, Freitas CMSM. Estilo de Vida na Adolescência: O Envolvimento Religioso Atuando nos Comportamentos de Risco à Saúde. Revista: Pensar a Prática, Goiânia, v. 17, n. 1, p. 01-294, jan./mar. 2014. DOI: 10.5216/rpp.v17i1.18741.

- Sociedade Brasileira de Pediatria. Saúde de Crianças e Adolescentes na Era Digital. Manual de Orientação. Departamento de Adolescência. Nº1. Outubro, 2016.

- Souza JB. Será que todos os pássaros poderão voar? Uma abordagem etnográfica das experiências da adolescência quando surgem a gravidez, maternidade e paternidade. Tese (Doutorado em Educação e Saúde na Infância e Adolescência) - São Paulo, Programa de Pós-Graduação em Educação e Saúde na Infância e Adolescência, 2015.

REFERÊNCIAS BIBLIOGRÁFICAS

1. Lancarotte I, Nobre, MR, Zanetta R, Polydoro M. Estilo de vida e saúde cardiovascular em adolescentes de escolas do município de São Paulo. Arquivos Brasileiros de Cardiologia, July 2010, Vol.95(1), pp.61-69.

2. Eddy L, Moral I, Brotons CC Frutos E, Calvo TC, Curell NA. Hábitos de estilo de vida en adolescentes con sobrepeso y obesidad. Revista Pediatría de Atención Primaria, Issue 54, 2012.

3. Vasconcelos T. Estilo de vida de adolescentes das escolas públicas de ensino fundamental, em Fortaleza/CE, em relação ao risco de hipertensão. Journal of Health & Biological Sciences [2317-3084] vol:1. 2013. DOI: http://dx.doi.org/10.12662/2317-3076jhbs.v1i1.3.p10.2013.

4. Trocmé-Fabre H. A Árvore do Saber Aprender. 1ª Ed. TRIOM/São Paulo, 2004.

5. Takiuti AD. Utopia?: Análise de um Modelo de Atenção Integral à Saúde do Adolescente no Sistema Único de Saúde do Estado de São Paulo. Artes e Contos/Rio de Janeiro, 2001 (p.20).

6. Schoen-Ferreira TH, Aznar-Farias M, Silvares EFM. A Construção de Identidade em Adolescentes: um estudo exploratório. Estudos de Psicologia, 2003, 8(1), 107-115.

7. Vitalle MSS. Crescimento e maturação sexual no adolescente normal. In: Vitalle MSS; Medeiros EHGR (org.). Guias de medicina ambulatorial e hospitalar da UNIFESP – EPM Barueri, SP: Manole, 2008. (Serie guias de medicina ambulatorial e hospitalar/editor Nestor Schor), p. 97-114.

8. Blakemore SJ, Frith U. O Cérebro que Aprende: Lições para a educação. 1ª Ed. Gradiva. Lisboa/Portugal, 2009 (p.167).

9. Vitalle MSS. Sistema Neuro-Hormonal da Adolescência. Cap. 1 (p.5). In: Neurociências do Abuso de Drogas na Adolescência: O que sabemos? Denise de Micheli [et al]. Atheneu/São Paulo, 2014.

10. Migliori R. Neurociências e Educação. 1ª Ed. Brasil Sustentável/São Paulo, 2013 (p. 56-57).

11. UNICEF. Vivências e relatos sobre a gravidez em adolescentes: uma aproximação aos fatores culturais, sociais e emocionais a partir de um estudo em seis países da região. Relatório final, 2014. Disponível em: http://www.unicef.org/lac/UNICEF_PLAN_gravidez_em_adolescentes_2015.PDF Acesso em: 02/12/2016.

12. Pereira A, Rodrigues A, Isidoro F, Lannes F, Batista G, Moraes G, et al. A influência da mídia na vida dos adolescentes. Relações entre estética consumismo e as psicopatologias. EFDeportes.com, Revista Digital. Buenos Aires, Ano 15, Nº 149, Octubre de 2010. Disponível em: http://www.efdeportes.com/efd149/a-influencia-da-midia-na-vida-dos-adolescentes.htm.

13. Mauss M. Sociologia e Antropologia. Cosacnaify/São Paulo, 2003 (p.405).

14. Ribeiro CP, Oliveira PBR. Culto ao corpo: Beleza ou doença? Adolesc. Saúde, Rio de Janeiro, v. 8, n. 3, p. 63-69, jul/set 2011. Disponível em: file:///C:/Users/Home/Downloads/v8n3a09.pdf.

15. Christakis NA, Fowler HJ. O Poder das Conexões: A importância do Networking e como ele molda nossas vidas. 1ª Ed. Elsevier/Rio de Janeiro, 2010.

16. Dowbor FF. Quem Educa Marca o Corpo do Outro. 1ª Ed.Cortez/São Paulo, 2017 (p.105).

Parte XI

Exercício da Sexualidade

Coordenadora:
Aline Monge dos Santos Soares

73 Contracepção

Bianca Rodrigues de Godoy Lundberg
Marina Giorgi Manin

INTRODUÇÃO

Contracepção, ou anticoncepção, consiste no uso de técnicas ou métodos com a finalidade de impedir que o relacionamento sexual resulte em gravidez. Alguns métodos anticoncepcionais são também úteis na proteção contra Doenças Sexualmente Transmissíveis (DST). Podem ser reversíveis (comportamentais, de barreira, hormonais, dispositivos intrauterinos) ou definitivos (esterilização cirúrgica). Sua eficácia, ou seja, sua capacidade de proteção, é comumente avaliada pelo Índice de Pearl (IP), por meio do cálculo:

$$IP = \frac{\text{Número de falhas} \times 12 \text{ meses} \times 100 \text{ (mulheres)}}{\text{Número de meses de exposição}}$$

O IP é utilizado para comparação entre as falhas dos métodos, classificando-os em: muito efetivos (falha em até 1%): implante hormonal, dispositivos intrauterinos e esterilização cirúrgica; efetivos (falha entre um e 10%): outros métodos hormonais orais, anel, adesivo; moderadamente efetivos (falha entre 10 e 25%): métodos comportamentais (exceto coito interrompido), de barreira; pouco efetivos (falha maior que 25%): coito interrompido e espermicida com uso isolado.

Idealmente, procura-se a melhor eficácia, acessibilidade, menor custo e o mínimo de efeitos adversos. Como essa combinação de benefícios é pouco provável na prática, almeja-se o uso correto e constante do método, com responsabilidade preferencialmente compartilhada entre o parceiro(a) e o seguimento por uma equipe de saúde capacitada.

O ADOLESCENTE E A CONTRACEPÇÃO

A pesquisa brasileira ERICA (Estudo do Risco Cardiovascular em Adolescentes), obteve em 2015 resultados interessantes a respeito dos adolescentes de todo o país entre 12 a 17 anos. Mais de 70 mil pessoas participaram do estudo, que evidenciou atividade sexual (reportada) em 28,1%, aumentando para 56,4% na idade isolada de 17 anos. Em 2012, o estudo PeNSE (Pesquisa Nacional da Saúde do Escolar), realizado em parceria com o IBGE e Ministério da Saúde, já

demonstrava resultado semelhante, com 28,1% dos estudantes do 9º ano do Ensino Fundamental (13 a 15 anos) tendo tido pelo menos uma relação sexual. Tais resultados exemplificam a importância de se estudar e discutir os métodos contraceptivos na adolescência, a fim de evitar consequências como gravidez não planejada/desejada, infecção por DST/HIV, abortamentos inseguros (aumentando morbimortalidade de mãe e filho), entre outras.

São características inerentes à adolescência que predispõem a maiores riscos: transformações corporais (puberdade), associadas à evolução da sexualidade; ideia equivocada de onipotência e invulnerabilidade, associadas à vivência singular do tempo (o que impede o jovem a pensar em longo prazo); busca de aceitação do grupo ao assemelhar costumes aos dos seus pares, afastando-se de valores familiares; desconhecimento do jovem de seus próprios direitos à informação, orientação e cuidado confidenciais.

Com relação à escolha do método, o preservativo masculino é o dispositivo utilizado com mais frequência, seguido pelo método hormonal. Essa informação, contudo, não se traduz em uso regular ou adequado, pois o uso do condom é relacionado ao sexo esporádico, quando não há confiança no(a) parceiro(a). A busca por método hormonal oral, por sua vez, está relacionada a um momento posterior à primeira relação sexual, ou mesmo após a primeira gestação. Acredita-se que a escolha do preservativo é modificada para o método hormonal quando há alguma sensação de fidelidade no relacionamento, que juntamente com conceitos de não transmissibilidade de doenças e afeto, permeiam o pensamento do jovem.

A família, em geral, tem dificuldade de abordar o assunto sexualidade como algo natural e presente em todos os seres humanos desde sua existência, complicando então a progressão de discussões e orientações na medida em que a adolescência chega. Além disso, os próprios membros do núcleo familiar podem desconhecer o assunto, possuírem conceitos equivocados, tabus ou até mesmo acreditar que por meio do fornecimento de informações poderiam influenciar o início da vida sexual do jovem. A informação trazida pela equipe de saúde pode, também, sofrer interferência da família, contrariando o direito do jovem de ser cuidado dignamente.

Na escola, foi reportado no estudo PeNSE 2012, que 89,1% dos escolares afirmaram ter recebido informações sobre DST, enquanto 82,9% mencionaram informações sobre gestação. Na prática, contudo, verifica-se a falta de inclusão de conteúdo que vá além da saúde reprodutiva (biologia/ciências biológicas).

Alguns profissionais de saúde, por sua vez, não são capacitados para abordagem do paciente, gerando distanciamento e dificuldades na assistência. Com melhor vínculo, a anamnese pode ser mais detalhada e a conduta individualizada, com informações dadas preferencialmente antes do primeiro contato sexual. Devem ser abordados não somente os tipos de métodos contraceptivos, mas também o uso correto, suas vantagens, desvantagens e efeitos adversos. O jovem deve ser acolhido em ambiente distante da interferência de adultos, ter retornos frequentes às consultas e orientações repetidas a cada encontro.

Vale ressaltar que, de acordo com o artigo 74 do Código de Ética Médica, é proibido revelar segredo relacionado ao menor de idade, inclusive a seus responsáveis, desde que ele consiga avaliar a situação e se conduzir por seus próprios meios para solucioná-la, a não ser quando o sigilo possa acarretar algum dano.

MÉTODOS ANTICONCEPCIONAIS

Nos adolescentes, o método de escolha deve levar em conta inúmeras características dentre elas a adaptação, finalidade, custo, efeitos colaterais e eficácia. O aconselhamento deve ser fornecido pelo profissional de saúde respeitando a confidencialidade, promovendo todas as informações necessárias e ressaltando a importância do uso obrigatório de preservativos para a prevenção de Doenças Sexualmente Transmissíveis (DST).

Métodos comportamentais

Também conhecidos como alternativas naturais de anticoncepção, são baseados no reconhecimento do período fértil. Compõem um conjunto de procedimentos em que o casal abstém-se do relacionamento sexual durante o período fértil, ou no uso de práticas em que o esperma não é depositado na vagina. Com alto índice de falhas, os métodos comportamentais, como coito interrompido e tabela, são muito utilizados entre os jovens. Devem ser desestimulados, mas é essencial que seja ensinada a forma correta de utilizá-los. O método de Billings, baseado nas alterações do muco cervical no período fértil, e o método sintotérmico, que exige medições diárias da temperatura corporal basal, a qual sofre oscilações na época da ovulação, estão contraindicados para os adolescentes pelo grau de dificuldade na percepção.

- Método "tabela" ou Ogino-Knaus: amplamente difundido, embora hoje pouco utilizado, o fundamento deste método é o conhecimento da fisiologia do ciclo menstrual da mulher. Consiste na prática de abstinência sexual durante o período fértil que comumente ocorre no 14º dias antes da menstruação em mulheres com o ciclo de 28 dias, considerando que tempo de vida médio do óvulo é de 24 horas e o do espermatozoide, em torno de 48 horas. Na faixa etária descrita esse método não funciona, pois em geral a adolescente não se lembra do dia em que menstruou ou não conta corretamente os dias após a menstruação, havendo dificuldade de calcular com exatidão o período fértil. Além disso, os relacionamentos sexuais são esporádicos e muitas vezes inesperados.
- Coito interrompido: consiste na utilização de práticas sexuais do coito vaginal, para que a ejaculação não seja intravaginal. Pressupõe um grande autocontrole do adolescente, além de ter baixa eficácia. Mesmo não havendo penetração completa, a gravidez pode ocorrer, principalmente se a adolescente estiver no período fértil. Por essas razões, esse método também deve ser contraindicado na adolescência.

Métodos de barreira

Versam na utilização de dispositivos que impeçam a ascensão do espermatozoide ao trato genital feminino.

- Condom masculino: é um envoltório para o pênis, constituído de uma fina membrana, em forma de saco, geralmente de borracha (látex), que é colocado sobre o pênis ereto, antes do coito. Alguns preservativos são lubrificados com silicone ou lubrificantes à base de água, e outros são revestidos com espermicidas. Hoje, considera-se a única forma eficaz de se prevenir as doenças sexualmente transmissíveis, especialmente a AIDS. Seu uso requer alguns cuidados que incluem abertura correta da embalagem, validade, boa qualidade do produto, integridade do material, manejo adequado e descarte do dispositivo após sua utilização. O condom não provoca efeitos colaterais, salvo raros casos de alergia.
- Condom feminino: é uma bolsa cilíndrica feita de poliuretano, transparente e suave, do mesmo comprimento que o preservativo masculino, porém com dois anéis flexíveis nas extremidades. É um método que pode ser usado tanto para a proteção contra DST como para a prevenção da gravidez. A crítica ao método é fundamentada na baixa adesão que se deve a fatores como: desconforto, ruído ao ato sexual, redução da sensibilidade durante a penetração e o custo mais elevado em comparação ao condom masculino.

Espermicidas

São substâncias químicas que, introduzidas na vagina, comprometem a vitalidade dos espermatozoides. Apresentam baixa eficácia contraceptiva, mas aumentam em muito a eficácia de outros métodos de barreira quando usados em associação.

Diafragma

O diafragma é uma membrana de silicone, em forma de cúpula, circundada por um anel flexível que tem a finalidade de garantir seu formato. Seu uso requer uma prévia tomada de medida da vagina pelo médico e um treinamento da paciente em colocá-lo e retirá-lo. Sua inserção deve ser feita de tal modo que cubra completamente o cérvice e a parede vaginal anterior. É recomendável que seu uso seja feito em associação com espermicida, para aumentar a eficácia contraceptiva, além de proporcionar lubrificação no momento da inserção. As críticas ao método se concentram na alteração da flora vaginal, com consequente aumento de risco para vaginoses e infecções urinárias. Além disso, não pode ser usado em mulheres com alterações anatômicas ginecológicas e alergia.

Dispositivos intrauterinos

O dispositivo intrauterino (DIU) é um método anticoncepcional de longa duração constituído por um aparelho pequeno e flexível que é colocado dentro do útero, o qual exerce funções que culminam em evitar a gestação. A pouca utilização de métodos de longa duração na adolescência (DIUs e implantes) está relacionada desde a falta de conhecimento pelos jovens, até as preocupações dos profissionais da saúde com relação ao risco de uso. Após um conselhamento adequado sobre os efeitos colaterais esperados, o DIU pode ser usado com absoluta segurança e eficácia em adolescentes e se torna um dos principais metodos atualmente indicados para esta faixa etária. Existem dois tipos de DIU: os de cobre e os com hormônio.

O mecanismo de ação do DIU de cobre é uma reação inflamatória no endométrio, com alterações histológicas e bioquímicas (aumento de citocinas citotóxicas), que interferem na fisiologia normal da espermomigração, fertilização do óvulo e implantação do blastocisto. Os íons de cobre interferem na vitalidade e na motilidade espermática, prejudicando-as, e também diminui a sobrevida do óvulo no trato genital. O cobre é responsável por um aumento da produção de prostaglandinas e inibição de enzimas endometriais. Estas mudanças afetam o transporte de esperma de modo que raramente ocorre a fertilização.

O DIU hormonal de levonorgestrel libera 20 mcg deste hormônio por dia, na cavidade uterina, o qual é pouco absorvido e, por isso, os efeitos sistêmicos são desprezíveis ou inexistentes. Agindo localmente, causa atrofia do endométrio e alterações no muco cervical, efeitos que aumentam muito sua eficácia contraceptiva. Os receptores de estrogênio e progesterona endometriais são suprimidos. O muco cervical torna-se espesso, criando uma barreira à penetração espermática e a ovulação pode ser inibida. O dispositivo é contraindicado para pacientes que apresentam gravidez confirmada ou suspeita, infecção pós-parto ou pós-aborto, doença inflamatória pélvica atual ou recente, cervicite purulenta, sangramento genital de natureza desconhecida, antecedentes repetidos de episódios de inflamação pélvica, câncer genital ou pélvico e alterações anatômicas do útero.

Os principais riscos associados ao uso de DIU são: dor, perfuração uterina, sangramento, laceração da cérvice, agravamento de infecção prévia, bacteremia transitória e expulsão.

Contracepção hormonal

A anticoncepção hormonal é a utilização de drogas, classificadas como hormônios, em dose e modo adequados para impedir a ocorrência de uma gravidez. Os contraceptivos combinados (orais, injetáveis, adesivos ou anel) promovem anovulação por meio do bloqueio do eixo hipotálamo-hipofisário. Suprimem o LH e o FSH basais e diminuem a capacidade da hipófise de secretar gonadotrofinas quando estimulada pelo GnRH, além de possuírem ação hipotalâmica. O componente progestagênico inibe predominantemente a secreção de LH e o estrogênio, a secreção de FSH. Com isso, os folículos ovarianos não amadurecem, não produzem estrogênio e não ocorre o pico de LH no meio do ciclo (fundamental para ovulação). Os contraceptivos contendo apenas progesterona promovem ciclos ovulatórios em 40% dos casos, e eventualmente, há maturação do folículo ovariano. Agem principalmente atrofiando o endométrio e tornando o muco cervical mais espesso, alterando a motilidade tubária.

Anticoncepcionais orais combinados (ACO)

O anticoncepcional oral combinado é um dos medicamentos mais estudados na terapêutica médica, quando utilizado corretamente é um método reversível, eficaz e seguro, sendo a forma mais popular de anticoncepção conhecida mundialmente. A pílula pode ser iniciada na adolescência sem haver interferência no amadurecimento do eixo hipotálamo-hipófise-ovariano, na soldadura das epífises ósseas (sem diminuição da estatura final da mulher) e no desenvolvimento do sistema reprodutivo.

Os ACOs podem ser: monofásicos, bifásicos ou trifásicos, sendo o primeiro tipo o mais utilizado, com baixas doses de etinilestradiol (15, 20, 25, 30 ou 50 mcg) e poucos efeitos adversos. Porém, o uso deve ser correto e prolongado, o que não ocorre na adolescência por conta de alguns fatores como: sigilo da iniciação sexual diante dos pais, esquecimento e descontinuidade do método (havendo desistência de até 10% antes do primeiro ano de uso).

A terapia hormonal contraceptiva nesta faixa etária pode trazer alguns benefícios como: diminuição de perda sanguínea e dias do ciclo menstrual, tratamento para dismenorreia, diminuição de sintomas pré-menstruais, tratamento de hiperandrogenismo (acne e hirsutismo), redução do risco de câncer de ovário e endométrio, redução de anemia e diminuição do risco de gravidez ectópica.

Os efeitos colaterais dos ACO com relação aos estrógenos são: cefaleia, vertigem, vômito, náusea, edema, irritabilidade e cloasma; Já os progestagênios podem ocasionar:

aumento do apetite e ganho lento de peso, depressão, fadiga, cansaço, diminuição da libido, acne e pele oleosa, aumento do tamanho das mamas (tecido alveolar), aumento dos níveis de LDL-colesterol, diminuição dos níveis de HDL-colesterol, efeito diabetogênico (aumento da resistência insulínica) e prurido. Os efeitos estrogênicos e progestagênicos associados são: sensibilidade mamária; cefaleia; hipertensão arterial e infarto agudo do miocárdio.

Contraindicações para contracepção hormonal combinada: após a formulação dos critérios de elegibilidade para o uso de contraceptivos hormonais pela Organização Mundial de Saúde (5º edição, 2015) e levando em conta uma população adolescente e as patologias pertinentes a essa faixa etária, são contraindicações absolutas quanto ao uso de anticoncepcionais hormonais combinados:

- História de acidente vascular encefálico (AVE), trombose venosa profunda (TVP), tromboembolismo pulmonar (TEP) ou hipertensão arterial sistêmica (HAS) não controlada;

- Doenças valvares complicadas (hipertensão pulmonar, risco de fibrilação atrial, história de endocardite bacteriana);

- Lúpus eritematoso sistêmico (com anticorpo antifosfolípide positivo ou desconhecido);

- Enxaqueca com aura;

- Diabete Melito com nefropatia, neuropatia ou retinopatia;

- Mutações trombogênicas conhecidas (deficiência do fator V de Leiden, mutação na protrombina, deficiência de Proteína C ou Proteína S, deficiência de antitrombina);

- Hepatite viral aguda;

- Câncer de mama;

- Amamentação com menos de seis semanas do parto;

- Tumor hepático.

Considerar tabagismo uma contraindicação absoluta em mulheres com mais de 35 anos de idade.

Em relação aos medicamentos utilizados pela paciente, resumidamente deve-se atentar para:

- Anticonvulsivantes, que podem tanto ter seu nível reduzido (lamotrigina), quanto diminuir a eficácia anticoncepcional (fenitoína, carbamazepina, oxcarbazepina, topiramato, barbitúricos, entre outros);

- Antibióticos: a rifampicina reduz a eficácia anticoncepcional (usar no mínimo 30 mcg de etinilestradiol).

- Manejo do ACO: os anticoncepcionais orais combinados podem ser classificados pela dose estrogênica, denominados pílulas de alta ou baixa dose, ou pelo progestagênio, denominados de primeira, segunda ou terceira geração. Alguns progestagênios tem maior efeito androgênico (ciproterona, drospirenona ou clormadinona), sendo utilizados no tratamento adjunto para acne e hirsutismo.

O início da primeira cartela deve ser no primeiro dia do ciclo menstrual. Com isso, particularmente nas doses de 20 mcg ou 15 mcg de etinilestradiol, consegue-se o adequado bloqueio da atividade folicular ovariana e maior efetividade do método. Quanto ao intervalo, a maior parte dos ACOs prevê pausas mensais entre as cartelas, que podem variar de quatro a sete dias, sendo que alguns tipos de pílulas contêm substâncias inativas ou menores doses hormonais (com 28 comprimidos), não havendo necessidade da pausa contraceptiva.

Muitos adolescentes se deparam com a problemática do esquecimento da utilização da pílula diária, nestes casos, quando o esquecimento de um comprimido for por menos de 24 horas, deve-se utilizar imediatamente a drágea, ingerindo a seguinte no mesmo horário regular. Após 24 horas, preconiza-se a ingestão de duas drágeas no horário regular, e tomar o restante das pílulas de maneira habitual. Caso haja o esquecimento de mais de dois comprimidos, deve-se orientar à utilização de preservativos durante sete dias, tomando as pílulas restantes de forma habitual.

Atualmente, questionam-se os benefícios da pausa contraceptiva mensal, uma vez que, do ponto de vista biológico, o sangramento artificial decorrente da privação dos hormônios não parece ser necessário. Existem dois esquemas contraceptivos que levam à amenorréia: contínuo e estendido. No regime contínuo, a mulher toma pílulas com hormônios de forma ininterrupta. Todas as pílulas da caixa têm hormônios e a mulher não menstrua nunca. No regime estendido, a mulher toma pílulas durante 84 dias seguidos e depois faz uma pausa de sete dias. Deste modo, a menstruação só uma vez a cada três meses. Para algumas mulheres os regimes contínuos em contracepção oral combinada representam opções fundamentadas na conveniência da supressão da menstruação, na melhora dos sintomas menstruais relacionados, em particular da cefaleia, cansaço, inchaço e dismenorreia. No Brasil, as formulações prontas comercialmente para uso contínuo têm formulação etinilestradiol 30 mcg com gestodeno 75 mcg, ou então etinilestradiol 30 mcg com drospirenona 3 mg.

Anticoncepcionais orais com progestagênio

Os contraceptivos hormonais orais, constituídos apenas de progestagênio, têm como principais indicações o puerpério e em situações em que há contraindicação absoluta ou relativa para o uso de estrogênios. As formulações disponíveis no país são: noretisterona 35 mcg/dia, linestrenol 500 mcg/dia, levonorgestrel 30 mcg/dia e desogestrel de 75 mcg/dia. As pílulas de progesterona devem ser utilizadas diariamente, sem pausas, e o intervalo não deve exceder três horas de atraso na tomada diária.

Seu mecanismo de ação é por meio de alteração do muco cervical, tornando-o impermeável ao espermatozoide; agem sobre o endométrio, causando hipotrofia ou, até atrofia, na dependência do grau de sensibilidade da usuária. Promove bloqueio ovulatório, porém em grau bem menor do que o provocado pelos combinados, afetando também a sua eficácia.

Contraceptivos hormonais injetáveis

Os hormônios, para fins contraceptivos, podem ser apresentados na forma injetável. Sua principal vantagem é não ter a primeira passagem pelo fígado. Há dois tipos básicos de formulações: injetáveis combinados (mensais) e injetáveis só de progestagênio (trimestrais). São indicados para adolescentes com questões restritivas ao método oral, como: esquecimento, incapacidade intelectual e quando existe a necessidade de manutenção de sigilo. Os principais compostos dos métodos injetáveis combinados mensais são: 50 mg de enantato de noretindrona + 5 mg de valerato de estradiol, 150 mg de acetofenido de algestona (dihidroxiprogesterona) + 10 mg de enantato de estradiol, 25 mg de acetato de medroxiprogesterona + 5 mg de cipionato de estradiol. Já o injetável trimestral apresenta apenas uma composição, com 150 mg de acetato de medroxiprogesterona.

A eficácia do método injetável é muito alta quando comparada com outros contraceptivos, agindo no espessamento do muco cervical, com isso diminuindo a incidência de doença inflamatória pélvica e amenorreia, existe a facilidade com lembretes mensais ou apenas trimestrais e sigilo diante dos responsáveis. As queixas relacionadas são: irregularidade menstrual, mastalgia, cefaleia, tontura e aumento de peso. Não se preconiza o injetável trimestral nos dois anos após a menarca, por não se conhecer o efeito sobre o eixo neuroendócrino em longo prazo; as demais contraindicações são semelhantes aos métodos orais.

Implantes hormonais

São pequenas cápsulas ou bastões de material plástico, permeável, que contêm etonogestrel liberado gradualmente (30/60 mcg/dia), quando colocados no tecido celular subcutâneo no membro superior menos ativo. Depois de inseridos, passam a liberar o hormônio e seu mecanismo de ação inclui a inibição da ovulação, alteração do muco cervical e atrofia endometrial.

Amplamente indicado para adolescentes, sua eficácia é alta, sendo que a taxa de falhas no primeiro ano de uso é de 0,2% e, ao final do quinto ano, é de 1,5%. O implante contraceptivo aprovado nos EUA pelo *Food and Drug Administration* em 2006 é utilizado por 0,5% das mulheres norte-americanas de 15 a 19 anos que usam algum método contraceptivo. As complicações e intercorrências com uso de implantes pelas jovens são raras e similares às que acontecem nas mulheres adultas.

Anel Vaginal

Consiste em um anel flexível, que contém 2,7 mg de etinilestradiol e 11,7 mg de etonogestrel. Colocado na vagina nos primeiros cinco dias do período menstrual, libera diariamente o hormônio e deve ser mantido por 21 dias com pausa de sete dias sem o dispositivo. O mecanismo de ação é o mesmo das pílulas: inibe a ovulação. Proporciona um excelente controle do ciclo, sendo raros os sangramentos anormais.

Comparado às pílulas, apresenta grande vantagem em dois aspectos fundamentais: o primeiro é a colocação única por ciclo, e fácil, o que o torna muito conveniente, pois não há o risco de esquecimento; segundo, os hormônios absorvidos pela vagina não tem a primeira passagem pelo fígado, pois vão direto à circulação sistêmica e, assim, provocam menor impacto metabólico. As maiores desvantagens relacionadas, responsáveis por 3,6% de descontinuidade de uso, são sensação de corpo estranho e desconforto vaginal, associados a problemas no coito e à expulsão do anel.

Adesivos transdérmicos com hormônios

Os adesivos cutâneos contraceptivos são pequenos selos que contêm 0,60 mg de etinilestradiol e 6 mg de norelgestromina. Cada adesivo colado à pele libera os hormônios que são absorvidos diretamente na circulação sistêmica. Deve ser colocados sobre pele limpa e seca, aplicando um adesivo a cada sete dias, rodiziando semanalmente os locais de aplicação (abdome inferior, parte externa do braço, parte superior das nádegas, dorso superior). Usar por três semanas consecutivas, retirando o terceiro adesivo ao final dos 21 dias e aguardar o sangramento de privação. Há algumas vantagens potenciais em se evitar a primeira passagem dos hormônios dos contraceptivos pelo fígado, o que acontece na ingestão oral. Por exemplo, o impacto na coagulação sanguínea pode ser reduzido, porque a estimulação da síntese aguda de proteínas é evitada. Apesar disso, as considerações feitas para as pílulas são as mesmas para os adesivos e anéis vaginais, incluindo eficácia, contraindicações e benefícios não contraceptivos.

Contracepção de Emergência

É a utilização de medicamento para evitar gestação após coito desprotegido, nos episódios em que: não se utilizou método contraceptivo, houve inadequação, suposta falha ou falha do método ou após violência sexual. O mecanismo de ação da contracepção de emergência varia de acordo com a época do ciclo menstrual: na primeira fase do ciclo, antes do pico de LH: altera o desenvolvimento folicular, impede a ovulação; após a ovulação ter acontecido: transforma o muco em ambiente hostil para os espermatozoides, interfere na capacidade de deslocamento dos mesmos. Atualmente existem dois esquemas possíveis:

- Método da pílula de progestagênio: indicado atualmente pelo Ministério da Saúde, totalizando 150 mcg do hormônio levonorgestrel, através de um único comprimido, ou dois comprimidos de 75 mcg;

- Método de Yuzpe: regime contraceptivo combinado que consiste na ingestão de duas doses de 100 mcg de etinilestradiol e 500 mcg de levonorgestrel em duas tomadas; com intervalo de 12 horas; sendo a primeira tomada a mais próxima possível da atividade sexual desprotegida; vem caindo em desuso por seu menor índice de efetividade, por maiores efeitos adversos e por sua contraindicação em algumas situações.

Parte XI • Exercício da Sexualidade

O levonorgestrel (método da pílula de progestagênio) se mostrou mais efetivo para evitar a gravidez, tem menor frequência e intensidade de efeitos adversos, não apresenta interação farmacológica com medicamentos antirretrovirais (pode então ser utilizado com mais tranquilidade em pacientes soropositivas ou vítimas de violência em uso profilático da medicação). Os pacientes com antecedentes pessoais de acidente vascular encefálico, tromboembolismo, diabetes com complicações vasculares e enxaqueca também devem ser orientadas a realizar o método com progestagênio isolado.

A recomendação atual da contracepção de emergência é de até cinco dias após coito desprotegido, sendo mais eficaz quanto mais precoce for utilizado. Vale lembrar que pode ser prescrito em qualquer momento do ciclo menstrual e não há necessidade de quaisquer exames laboratoriais ou de imagem para tal. Recomenda-se o uso concomitante de antiemético via oral. Acontecendo vômito até duas horas após o método de emergência, repete-se o antiemético e o método via oral. Se ainda assim os vômitos persistirem, há indicação de contracepção via intravaginal; outros efeitos adversos a serem orientados para a paciente: náuseas, mastalgia, tontura, fadiga, cefaleia, retenção hídrica; pode haver irregularidade de intensidade e de frequência no próximo fluxo, que deve necessariamente ocorrer em até três semanas após contracepção de emergência (do contrário, o método pode não ter sido eficaz). Não é considerado método abortivo, por seu mecanismo de ação. Se a paciente já estiver grávida durante o uso, não é teratogênica; seu uso constante e repetitivo diminui a eficácia pelo acúmulo de taxas de falha a cada exposição.

A seguir, encontram-se os principais métodos contraceptivos hormonais: sua apresentação, composição e nomes comerciais disponíveis para prescrição (Tabelas 73.1 e 73.2).

ADOLESCENTES EM SITUAÇÕES ESPECIAIS

Doença crônica é definida como aquela de longa evolução, progressiva, com prejuízo físico ou mental como consequências, levando a pior qualidade de vida. Estima-se que entre 16 e 25% dos jovens possuem alguma necessidade especial, seja deficiência física, intelectual ou alguma doença crônica.

Já se sabe também que boa parte desses adolescentes apresenta os mesmos comportamentos sexuais que o restante, tendo também as mesmas consequências, apesar de muitas vezes ser considerado como pessoa desprovida de desejo sexual ou de dúvidas a respeito desse tema. É importante que o profissional de saúde, a família e a escola para que sejam capacitados a orientar e acompanhar a saúde sexual desses indivíduos. São fatores a serem considerados na escolha do método contraceptivo para paciente com doença crônica:

- Efeitos adversos;
- Efeitos de interação com medicamentos já usados;
- Efeitos teratogênicos de medicamentos prévios, hereditariedade da doença ou piora na evolução da doença devido à gravidez;
- Presença de apoio familiar e de parceiro.

Devemos nos lembrar de que o jovem com doença crônica pode ser fisicamente diferente dos demais, e tanto a família quanto a equipe de saúde podem ter dificuldade de enxergá-lo como um ser sexual.

- Deficiências motora e intelectual: os adolescentes com deficiências motoras podem necessitar de contracepção hormonal para maior higiene, controle de fluxo menstrual e de sintomas como dismenorreia e Síndrome pré-menstrual. Sua dificuldade pode influenciar no manuseio de muitos dos métodos contraceptivos; se houver imobilização prolongada (nos

Tabela 73.1. Métodos contraceptivos orais hormonais

Contraceptivos Orais Combinados			
Estrogênio	Progestagênio	Apresentação Comprimidos	Nomes Comerciais
Etinilestradiol 15 mcg	Gestodeno 60 mcg	24	Minessa®, Mirelle®, Sublima®
		28 (24 + 4 inativos)	Adoless®, Tantin®, Mínima®
Etinilestradiol 20 mcg	Gestodeno 75 mcg	21	Allestra 20®, Diminut®, Femiane®, Tâmisa 20®, Ginesse®
		21	Harmonet®, Micropil®
		21	Previane®
Etinilestradiol 20 mcg	Levonorgestrel 100 mcg	21	Level®
Etinilestradiol 20 mcg	Desogestrel 150 mcg	21	Mercilon®, Femina®, Minian®, Primera 20®, Malú®
Etinilestradiol 30 mcg	Clormadinona 2 mg	21	Aixa®

Continua

Continuação

Contraceptivos Orais Combinados

Estrogênio	Progestagênio	Apresentação Comprimidos	Nomes Comerciais
Etinilestradiol 30 mcg	Clormadinona 2 mg	21	Belara®
Etinilestradiol 20 mcg	Drospirenona 3 mg	24	Iumi®
		28 (24 + 4 inativos)	Yaz®
Etinilestradiol 30 mcg		28	Elani 28®
		21	Yasmin®
Etinilestradiol 30 mcg	Gestodeno 75 mcg	21	Gynera®
			Minulet®
			Tâmisa 30®
		28	Gestinol 28®
Etinilestradiol 30 mcg	Levonorgestrel 75 mcg	21	Ciclo 21®, Ciclon®
Etinilestradiol 30 mcg	Levonorgestrel 150 mcg	21	Gestrelan®, Microvlar®, Ciclofemme®, Nociclin®, Nordette®
Etinilestradiol 30 mcg	Desogestrel 150 mcg	21	Primera 30®, Microdiol®
Etinilestradiol 35 mcg	Ciproterona 2 mg	21	Artemidis 35®, Repopil®, Diclin®, Diane35®, Selene®
Etinilestradiol 30/40/30 mcg	Levonorgestrel 50/75/125 mcg	21 (6+5+10)	Trinordiol (trifásico)®, Triquilar (trifásico)®
		28 (6+5+10+7)	Levordiol (trifásico)®
Etinilestradiol 40/30 mcg	Desogestrel 25/125 mcg	22 (7+15)	Gracial (bifásico)®
Etinilestradiol 37,5 mcg	Linestrenol 750 mcg	22	Ovoresta®
Etinilestradiol 50mcg	Linestrenol 1 mg	28 (22 +6 inativos)	Anacyclin®
Etinilestradiol 50 mcg	Norgestrel 500 mcg	21	Anfertil®
Etinilestradiol 50 mcg	Norgestrel 250 mcg	21	Ciclovulon®
Etinilestradiol 50 mcg	Levonorgestrel 250 mcg	21	Evanor®, Neovlar®, Normamor®

Contraceptivo somente com progestagênio

Estrogênio	Progestagênio	Apresentação Comprimidos	Nomes Comerciais
Ausente	Desogestrel 75 mcg	28 cps	Kelly®, Araceli®, Nactali®, Cerazette®
Ausente	Linestrenol 50 mcg	28 cps	Exluton®
Ausente	Noretindrona 35 mcg	35 cps	Norestin®, Micronor®
Ausente	Levonorgestrel 30 mcg	35 cps	Minipil®, Nortrel®

Contraceptivo de emergência

Estrogênio	Progestagênio	Apresentação Comprimidos	Nomes Comerciais
Ausente	Levonorgestrel 75 mcg	2 cps	Pozato®, Norlevo®, Pilem®, Diad®, Postinor2®
Ausente	Levonorgestrel 150 mcg	1cp	Postinor Uno®

Tabela 73.2. Outros contraceptivos hormonais

Adesivo transdérmico

Estrogênio	Progestagênio	Apresentação	Nomes Comerciais
Etinilestradiol 33,9 mcg/dia	Norgestromina 203 mcg/dia	Caixa com 3 adesivos	Evra®

Anel vaginal

Estrogênio	Progestagênio	Apresentação	Nomes Comerciais
Etinilestradiol 15 mcg/dia	Etonogestrel 120 mcg/dia	Caixa com 1 anel	Nuvaring®

Contraceptivo Injetável Mensal

Estrógeno	Progestagênio	Apresentação	Nomes Comerciais
Cipionato estradiol 5 mg	Medroxiprogesterona 25 mg	1 amp IM/mês	Cyclofemina®
Enantato estradiol 10 mg	Algestona acetofenida 150 mg		Ciclovular®, Perlutan®, Dáiva®, Unociclo®
Valerato estradiol 5 mg	Noretisterona 50 mg		Mesigyna®

Contraceptivo Injetável Trimestral

Estrógeno	Progestagênio	Apresentação	Nomes Comerciais
Ausente	Medroxiprogesterona 150 mg	1 amp IM/3meses	Depo-provera 150®, Tricilon®

Implante Subdérmico

Estrógeno	Progestagênio	Apresentação	
Ausente	Etonogestrel 30/60 mcg/dia	Implante	Implanon®

Dispositivo Intrauterino

Estrógeno	Progestagênio	Apresentação	
Ausente	Levonorgestrel 20 mcg/dia	Dispositivo	Mirena®

casos de dificuldade motora), o risco de tromboembolismo é aumentado. Muitas vezes pode ser utilizada anticoncepção contínua, para provocar amenorreia ou espaniomenorreia, sendo então considerados métodos injetáveis, implante ou dispositivo intrauterino. Os casos de pedidos familiares de esterilização cirúrgica do paciente devem ser analisados de forma individual, por equipe multiprofissional, através de princípios éticos, legais e morais.

- Obesidade: a obesidade e seus efeitos endócrinos podem influenciar a efetividade e os efeitos adversos dos contraceptivos (anticoncepção de emergência, combinados orais, dispositivo intrauterino, implante e injetáveis têm relação de discrepância com IMC e peso). Adolescentes obesas com síndrome do ovário policístico em uso de metformina podem ter sua frequência de ovulação aumentada, ou seja, quem tinha ciclos anovulatórios e fluxo irregular pode necessitar de maiores cuidados com contracepção. No caso de uso de adesivo, não há segurança de anticoncepção em pacientes com mais de 90 quilos.

- Cirurgia Bariátrica: cada vez mais realizada por adolescentes, os dados pós-cirúrgicos já demonstram aumento de fertilidade em tais pacientes. Complicações pós-operatórias e a própria cirurgia com seu componente mal absortivo já diminuem a eficácia dos anticoncepcionais orais combinados, por exemplo. Métodos não orais são mais indicados. Recomenda-se a gestação, se forem desejo e plano da paciente, 12 a 18 meses após a cirurgia bariátrica.

- HIV: a maioria dos portadores de HIV adolescentes adquiriu a infecção através de sexo desprotegido ou uso de drogas. Já é sabido que o comportamento do jovem com HIV não difere do comportamento do jovem soronegativo. Muitos antirretrovirais possuem interação medicamentosa com os anticoncepcionais, os inibidores de protease, por exemplo, comprometem eficácia dos métodos hormonais. Para esses pacientes, é recomendado o uso de condom como método de barreira e orientar o uso de dose igual ou superior a 30 mcg de etinilestradiol no caso de prescrição de anticoncepcional oral. Diafragmas e espermicidas não são indicados pelo risco de lesões genitais que ficarão sem proteção e pela presença da substância Nonoxylol 9, conhecida por romper epitélio vaginal, desse modo aumentando o risco de transmissão do vírus. Sempre que possível, trabalhar em conjunto com equipe de Infectologia responsável pelo paciente.

- Adolescentes recipientes de transplante de órgãos sólidos: nem o transplante, nem as medicações associadas a ele diminuem a fertilidade da paciente. Se houver função normal do órgão e estabilidade clínica, a contracepção pode ser iniciada de 6 a 8 meses após o transplante. Se houver piora da função do órgão ou rejeição, são recomendados métodos não hormonais.

- Adolescentes atletas: os contraceptivos devem ser escolhidos pela praticidade de acordo com a modalidade praticada, sua influência no desempenho (controle de fluxo menstrual, controle da dismenorreia, possibilidade de programação do ciclo de acordo com o calendário de competições) e a ausência de interação no exame antidoping. Atualmente, o método escolhido é o anticoncepcional hormonal monofásico, com baixa dosagem. Não utilizar métodos com a substância noretisterona, uma progesterona que é composta por 19 Norandrostenediona e Nandrolona, cujo uso é proibido para atletas em competição. A ciproterona, por sua vez, é apresentada em estudos promovendo a diminuição de efeito no treinamento de força, pois ocupa receptores de testosterona no organismo.

Devemos aproveitar o período da consulta para orientar o parceiro (quando possível), enfatizar o conceito de dupla proteção (associação de método de barreira durante contato sexual), retorno precoce para orientações gerais, prescrição de contracepção de rotina e planejamento familiar; o profissional de saúde que prescreve quaisquer métodos anticoncepcionais não fere nenhum princípio ético ou legal. O mesmo inclusive deve orientar sobre a existência da anticoncepção de emergência durante as visitas de rotina.

TÓPICOS IMPORTANTES

- O adolescente tem direito de ser informado sobre os métodos anticoncepcionais, bem como o profissional de saúde tem respaldo legal para a prescrição dos mesmos.

- O adolescente maduro tem direito ao sigilo e a confidencialidade – a não ser que o mesmo possa causar danos a ele ou a outros.

- Não são necessários exames para a prescrição de anticoncepção de emergência.

- Atenção às doenças preexistentes e medicamentos usados pelo jovem.

- Enfatizar sempre a dupla proteção: método de barreira + outro método.

- Reforçar orientações sobre contracepção em todas as consultas.

- Entre as adolescentes, o uso de métodos contraceptivos de curta duração (pílulas, preservativos, anéis vaginais) são os mais escolhidos, no entanto, seu uso requer preparo e responsabilidade.

- Os métodos de longa duração (DIUs e implantes) devem ser amplamente difundidos e indicados para os adolescentes.

- A contracepção de emergência deve ser utilizada apenas em situações específica, e o mais precoce possível da relação sexual desprotegida.

REFERÊNCIAS BIBLIOGRÁFICAS

1. Alves CA, Brandão ER. Vulnerabilidades no uso de métodos contraceptivos entre adolescentes e jovens: interseções entre políticas públicas e atenção à saúde. Ciênc Saúde Colet 2009; 14(2): 661-70.

2. Borges ALV, Fujimori E, Kuschnir MCC, Chofakian CBN, Moraes AJP, Azevedo GD et al. ERICA: sexual initiation and contraception in Brazilian adolescents. Rev Saúde Públ 2016; 50 (Suppl 1): 15s.

3. Brasil. Ministério da Saúde (MS). Secretaria de Atenção à Saúde. Departamento de Ações Programáticas Estratégicas. Anticoncepção de emergência: perguntas e respostas para profissionais de saúde. 2. Ed. Brasília: Ministério da Saúde, 2011.

4. Federação Brasileira das Associações de Ginecologia e Obstetrícia (FEBRASGO). Manual de anticoncepção. São Paulo, 2015.

5. Giordano MV, Giordano LA. Contracepção na adolescência. Adolesc Saúde. 2009; 6(4): 11-16.

6. Leal MM, Lourenço B. Anticoncepção e doença crônica. In: Lourenço B, Queiroz LB, Silva LEV, Leal MM. Medicina de Adolescentes. 1. Ed. Barueri: Manole; 2015.p.214-25.

7. Mendes SS, Moreira RMF, Martins CBG, Souza SPS, Matos KF. Saberes e atitudes dos adolescentes frente à contracepção. Rev Paul Pediatr 2011; 29(3): 385-91.

8. Moraes SP, Vitalle MSS. Direitos sexuais e reprodutivos na adolescência. Rev Assoc Med Bras 2012; 58(1): 48-52.

9. Neinstein LS, Nelson AL. Contraception. In: Neinstein LS, Gordon CN, Katzman DK, et al. Adolescent Health Care - A Practical Guide. 5. Ed. Philadelphia: Lippincott Williams & Wilkins; 2008. p.581-95.

10. Mosher WD, Jones J. Use of contraception in the United States: 1982-2008. National center for health statistics. Vital Health Stat 2010; 23(29):1-44.

11. Pereira SM, Taquette SR. Anticoncepção hormonal na adolescência: novas opções. Adolesc Saúde. 2005; 2(3): 6-10.

12. Vieira LM, Saes SO, Dória AAB, Goldberg TBL. Reflexões sobre a anticoncepção na adolescência no Brasil. Rev Bras Saúde Matern Infant 2006; 6(1): 135-40.

13. World Health Organization (WHO). Medical eligibility criteria for contraceptive use. 5. Ed. Genebra: WHO, 2015. [Internet] [acesso 2016 ago 30]. Disponível em: http://apps.who.int/iris/bitstream/10665/181468/1/9789241549158_eng.pdf.

Gravidez na Adolescência – Maternidade e Paternidade

74

Jeane Barros de Souza
Camila Macedo Guastaferro
Maria Sylvia de Souza Vitalle

INTRODUÇÃO

O adolescer é um período marcado por experiências, descobertas, sonhos, incertezas, projetos e alterações tanto no corpo quanto na mente, e dentre essas alterações, vale lembrar o amadurecimento das características sexuais e o início da atividade sexual, as quais são transformações importantes e marcantes na vida do adolescente.[1]

A iniciação da vida sexual é uma realidade na adolescência e, conforme os resultados da Pesquisa Nacional de Saúde do Escolar (PeNSE), que investigou 102.072 adolescentes brasileiros, 27,5% dos escolares brasileiros do 9º ano já tiveram alguma experiência sexual em 2015.[2] Os estudos da Organização Mundial de Saúde (OMS) revelam que 22% dos adolescentes já haviam iniciado atividade sexual aos 15 anos de idade.[3]

A cultura do corpo, na sociedade atual, valoriza como nunca a época da adolescência: o corpo, a permissividade, os impulsos a energia, a experimentação, a criatividade, mas não oferece espaço para ouvir como essas pressões tem repercutido nas trajetórias individuais dos encontros íntimos entre os adolescentes, especialmente no exercício da sexualidade.[4]

A adolescência é uma fase complexa e, se neste contexto surge a gravidez, consequentemente a maternidade e a paternidade, implicarão desafios aos quais os adolescentes terão que enfrentar na tentativa de aprender a lidar consigo mesmo, com o futuro filho(a) que irá chegar, com sua família, com o relacionamento que gerou a gravidez, com os amigos, com os profissionais da saúde, professores e escola e com as possíveis mudanças na trajetória de seus sonhos e projetos.

O fato é que a gravidez na adolescência vem sendo intensamente estudada no Brasil e no mundo, em diversos setores da sociedade e seu estudo se justifica pela continuidade de seu acontecimento e os possíveis problemas a ela associados, a ponto de ser considerada problema de saúde pública, bem como um problema social, marcado por um discurso geralmente alarmista com o uso de adjetivos pejorativos associados à gravidez como não planejada, indesejada, precoce e/ou prematura.[5]

A partir da década de 1970, a temática da gravidez na adolescência começou a preocupar os profissionais de saúde, educação, sociologia, assim como diferentes segmentos sociais, todavia a maior parte dos estudos aborda as questões relacionando-as ao sexo feminino, provavelmente como resultado da influência sociocultural, na qual a mulher é responsabilizada pela gestação e pelo cuidado com a criança.[6]

A combinação da crença de uma imaturidade legal dos adolescentes, aliada a carência de artigos específicos sobre sexualidade e gravidez no Estatuto da Criança e do Adolescente (ECA), contribuem para a ausência da oferta de planejamento familiar nas áreas de saúde e educação específico para assegurar os direitos sexuais e reprodutivos dos adolescentes.[7,8] Os direitos reprodutivos e sexuais dizem respeito a muitos aspectos da vida: o poder sobre o próprio corpo, a saúde, a liberdade para a vivência da sexualidade, a maternidade e a paternidade. Dizem respeito, também, à cidadania e aos acordos para a vida em sociedade.[9]

É importante considerar o adolescente como protagonista de sua própria história, principalmente no que diz respeito ao exercício da sexualidade, uma vez que é o adolescente que conduzirá suas ações e decidirá suas atitudes diante de situações que possam interferir em seu desenvolvimento saudável. Para se chegar no processo de escolhas reprodutivas conscientes e responsáveis, perpassa a necessidade de envolver o adolescente com seu projeto de vida, para que assim incorpore a perspectiva do autocuidado como um investimento em si próprio, valor que deve ser reforçado e confirmado socialmente, promovendo a autonomia diante da própria vida e de suas escolhas sexuais e reprodutivas.

Salienta-se que, apesar do decréscimo dos índices de gravidez na adolescência e apesar da liberalização das atitudes nas últimas décadas, a questão da gravidez continua como fonte de problemas e tensões para os adolescentes, para seu círculo familiar imediato e para a sociedade como um todo, justificando a necessidade de continuar pesquisando e refletindo sobre o tema, desvendando facetas novas deste tão debatido assunto, mas que a cada dia continua ocorrendo.[10] Nesta perspectiva, surge este capítulo com o objetivo de realizar uma reflexão sobre a gravidez e, consequentemente, a maternidade e paternidade no viver adolescente.

MATERNIDADE NA ADOLESCÊNCIA

A maternidade é evento promotor de mudanças no estilo de vida, papéis sociais, prioridades, roteiros familiares e subjetividade da adolescente. De maneira conflituosa, as adolescentes procuram demonstrar que são mães boas e capazes mesmo com a pouca idade, em contraposição, muitas vezes, ao arrependimento pela gestação precoce.

Socialmente, associa-se a gravidez na adolescência com promiscuidade, irresponsabilidade pessoal, ausência de informação e até manipulação. A avaliação constante dos pares, de familiares e do parceiro repercutem em sentimentos de constrangimento e rejeição, dúvidas a respeito da sua capacidade em dar conta da maternidade/maternagem.[4]

Na dimensão pessoal, o aumento de responsabilidades, a restrição das atividades de lazer e as mudanças nas relações afetivas se fazem presentes. Sentimentos como culpa, medos e tristeza convivem com os opostos como alegria, satisfação, gratificação e recompensa.

A maternidade apresenta grande impacto no projeto de vida da adolescente que irá enfrentar mudanças significativas em sua rotina e, especialmente, na sua subjetividade e configuração corporal. Administrar emocionalmente todas as demandas da gestação e mais o lugar social obrigatório de gestante no cuidado do bebê é uma tarefa complicada, marcada pelas concepções naturalizadas e preconceituosas do papel reprodutivo da mulher na sexualidade.

O simbolismo da maternidade como função natural, incluindo a questão da maior intensidade do vínculo com o bebê, refletem o desejo e ligação que a gestação pode desencadear na vida de uma adolescente, bem como as representações do impacto psicológico de ser mãe.

A maternidade recai quase como uma responsabilização individual sobre os impactos negativos da gravidez para a adolescente, reiterando a construção histórica da crença da conjugalidade como fundamento para a reprodução. Como nem sempre a gravidez se origina de um relacionamento estável, a adolescente grávida fica sobrecarregada com a dupla função, pois a fusão da gravidez juvenil à compreensão moral classificatória da sexualidade impõe para ela o lugar de mãe solteira.[11]

Muitas vezes as adolescentes têm que assumir dois papéis sociais ao mesmo tempo, o de mães e de companheiras/esposas, enfrentando dificuldades em relação aos parceiros/casamento/coabitação. Quando existe uma relação positiva e não impositiva entre o pai adolescente e a mãe adolescente isso reforça a capacidade de estabelecerem a função parental, independente da coabitação ou cuidado compartilhado sem associação com a conjugalidade.

A identidade materna que se constitui pode ser tanto percebida de maneira positiva, com o reconhecimento de recursos pessoais, amadurecimento e novas formas de olhar a si mesma, quanto de forma negativa, com implicações como humor deprimido e isolamento social. A maneira como a adolescente torna-se mãe gradativamente desde a gestação interferirá na formação do vínculo com o bebê.[12]

A área de saúde oferece pouco espaço para cuidar da adolescente grávida para além do pré-natal, pois muitos profissionais não contemplam as necessidades de elaboração psicológica e emocional do seu papel de mãe como suas representações, percepções, sentimentos, experiências, lembranças e estados mentais de saúde.

Ao mesmo tempo que enfrenta mudanças internas, a adolescente sofre com o julgamento externo que deprecia e desvaloriza sua escolha reprodutiva, encarando a adolescente mãe de forma moralista e punitiva, que muitas vezes, repercute em impactos na sua vida cotidiana com a saída da escola e a dificuldade de retorno. A instituição escolar não está preparada em suas práticas e políticas para a flexibilização das tarefas para as mães adolescentes, o que colabora para mantê-las longe do espaço escolar, adiando a sua escolarização (Moccellin et al., 2010).

Na dimensão social encontramos a interrupção da frequência na escola (permanente ou temporária) e os impactos no contexto familiar como a dependência emocional e financeira, a divisão dos cuidados com o bebê e o apoio para a manutenção e realização dos projetos pessoais da adolescente.

A adolescente se vê encurralada diante da violência e do *bullying* que sofre na escola e na sociedade, sozinha em seu processo de transição para o lugar de mãe que envolve o manejo da sua escolarização em detrimento das suas novas funções sociais, como o cuidado do bebê, muitas vezes repercutindo até numa entrada precoce no mercado de trabalho e o estabelecimento de uma dupla jornada.

A vivência da maternidade na adolescência poderá ou não contar com o apoio da família, dependendo da qualidade dos vínculos familiares e da situação econômico-financeira. O apoio social é um dos fatores que contribui para a adaptação psicológica da gestante ao seu novo papel.

Diante de uma aliança afetiva e material da família, há a possibilidade da volta à escola, da manutenção do projeto de vida da adolescente, do auxílio no cuidado do bebê, da sociabilidade da jovem e da continuidade na fase da adolescência, sem uma abrupta entrada na adultez. Nas camadas populares, onde a questão financeira é premente, as adolescentes não contam com o apoio irrestrito dos pais, sendo mais cobradas em relação às obrigações da maternidade, inclusive responsáveis pela subsistência de sua nova configuração familiar, dividindo a sua jornada entre trabalho e cuidados com o bebê.[12]

É importante salientar que a mesma sociedade que abomina a gravidez na adolescência, também transmite valores culturais de realização, maturidade, *status* diferenciado socialmente para as mulheres que engravidam. Esses significados podem ser compreendidos pelas adolescentes em situação de vulnerabilidade e fragilização extrema como uma saída, um ganho, uma tentativa de espaço social.[13]

O reconhecimento social que tais adolescentes esperam atingir, via maternidade, está fortemente influenciado por estereótipos tradicionais femininos. Os ganhos emocionais no desempenho do papel materno podem preencher um espaço vazio de afeto que uma família disfuncional proporcionou para a adolescente, retirando-a a de uma vivencia solitária e difícil. Nesse sentido, a expectativa de amor e afeto relacionada ao vínculo maternal que se estabelece com o bebê supre as necessidades de realização pessoal.

Portanto, faz-se necessário evitar uma visão reducionista dos profissionais de saúde e educação sobre a gravidez na adolescência, ampliando o olhar para a heterogeneidade das mães adolescentes e suas necessidades de apoio e cuidados.

PATERNIDADE NA ADOLESCÊNCIA

A gestação na adolescência significa uma rápida passagem da situação de filha/filho para a de mãe/pai, em uma transição do papel de mulher/homem ainda em formação, trazendo à tona uma situação de crise existencial para ambos os gêneros. E o envolvimento dos adolescentes nesta situação precoce poderá ter repercussão psíquica e comportamental, uma vez que terão de desempenhar novos papéis sociais: ser adolescente e ser mãe ou pai.[6]

A vivência da gravidez na adolescência, por parte do sexo masculino, está repleta de significados, sentimentos e responsabilidades. Os futuros pais precisam ser orientados e apoiados, bem como terem suas necessidades atendidas para que possam desempenhar o seu novo papel de maneira mais efetiva.[14] As mesmas autoras referem que, ao contrário da maternidade, definida com as mudanças corporais, a paternidade é um conceito relacional que só existe para as pessoas a partir do momento em que o filho nasce. No entanto, os adolescentes consideram-se pais ao se comportarem de acordo com o significado que atribuem à paternidade, mesmo durante a gestação.

É indubitável que, diante da gravidez, cada adolescente irá vivenciar e significar a situação, de acordo com sua realidade, e faz-se necessário inserir não apenas a adolescente, mas também seu parceiro/namorado no processo gravídico-puerperal, atuando não como mero expectador, mas como coparticipante em todo o desenvolvimento da gravidez e do puerpério. O pai adolescente precisa estar inserido no contexto da saúde reprodutiva, participando das decisões, dividindo também as responsabilidades e cuidados diretos com seus filhos, a fim de incentivar a tríade mãe, pai e filho e não somente o binômio, mãe e filho.[6]

As responsabilidades legais da paternidade trazem consequências econômicas, além das psicoemocionais. No senso comum, a paternidade na adolescência é indesejável, trazendo consequências negativas, pois demanda responsabilidades que não são adequadas à sua fase de desenvolvimento.[15] E uma das consequências da paternidade é a obrigatoriedade do trabalho a fim de ofertar o auxílio financeiro, denominado pensão, pois mesmo que o trabalho já possa fazer parte da rotina do adolescente, a paternidade levará a ser provedor de sua própria família, resignificando assim o seu próprio trabalho.[14]

De acordo com Maranhão, Oliveira e Gomes (2012),[16] a aceitação do filho pela figura paterna é fator determinante, para que este adquira maior predisposição para assumir as responsabilidades relacionadas à assistência ao filho. Os autores ainda afirmam que a presença paterna é importante quando se consideram os benefícios obtidos do bom desenvolvimento emocional, comportamental, social e educacional de crianças que mantêm contato permanente com o genitor, mesmo que este não resida com elas. Assim, sugere-se mais ações no sentido de incentivar a paternidade responsável, especialmente, entre os adolescentes, bem como o provimento de condições satisfatórias, para que haja melhor interação da tríade pai-mãe-filho.

A complexidade que envolve o fato de tornar-se pai na adolescência, somada à instabilidade na relação com a parceira e às inseguranças próprias dessa fase, dificultam ainda mais a adaptação a esse novo papel. Em geral, a dependência econômica torna difícil a ascensão à paternidade, mas não impede que haja envolvimento emocional com o bebê e ocorra apoio da família e da comunidade em que o adolescente vive. Deste modo, é importante rever a situação do adolescente no âmbito familiar e sociocultural, e os profissionais da educação e saúde precisam adentrar na realidade do seu cotidiano, compreendendo-o em sua singularidade.[6]

Ao voltar os olhos para a Política Nacional de Atenção Integral à Saúde do Homem,[17] a valorização da paternidade como aspecto relevante na promoção da saúde sexual e reprodutiva é explicitada, mas esta mesma política não define o que seja paternidade, nem indica caminhos para a sua promoção, evidenciando assim, lacunas na assistência ao homem nos serviços de saúde.

A partir de então, percebe-se ser indispensável buscar melhorias nas políticas nacionais voltadas para o homem. Em pequenas ações, os profissionais da saúde, como também os profissionais da educação, podem fazer a diferença, criando espaços acolhedores e harmoniosos, que possibilitem a reflexão e discussão de temas referentes a gestação, maternidade, paternidade, autocuidado, relacionamentos afetivos, projetos de vida e questões de gênero com os adolescentes de ambos os sexos, a fim de incitarem a verbalização das suas reais dúvidas, abrindo caminhos para o conhecimento, cidadania e transformação social.[10]

Outro fator a destacar é que segundo Barreto et al. (2010),[6] a partir da década de 1970, a temática da gravidez na adolescência começou a preocupar os profissionais de saúde, educação, sociologia, assim como diferentes segmentos sociais, todavia a maior parte dos estudos aborda as questões relacionando-as ao sexo feminino, provavelmente como resultado da influência sociocultural, na qual a mulher é responsabilizada pela gestação e pelo cuidado com a criança. Assim, embora o fenômeno gravidez adolescente ainda gere um certo alarmismo, o foco masculino permanece pouco estudado e a temática da paternidade não é explorada suficientemente tanto na literatura, quanto na assistência prestada a tal clientela, tanto por parte da educação, como dos profissionais da saúde.

O ser pai é um papel que se encontra em ampla transformação frente ao redesenho da vida familiar, por conta de mudanças sociais, como a inserção feminina no mundo do trabalho, a ausência do pai em alguns casos ou, ao contrário, com a maior participação masculina na vida doméstica. E essas mudanças vêm influenciando a formação de diferentes estruturas familiares, bem como a criação de diferentes expectativas e crenças sobre os papéis dos pais.[18]

E conforme Athaide e Kruel (2013),[19] os adolescentes que se tornam pais desejam permanecer na companhia de sua companheira e também assumir os cuidados parentais ao filho ainda que, muitas vezes, não tenham condições financeiras e psicológicas para tanto. Os autores ainda sinalizam que por meio da paternidade, surge o amadurecimento do adolescente frente à responsabilidade com a vida de um bebê, bem como com as mudanças em seu meio social e em sua vida como um todo, com destaque para a busca de emprego para o sustento da criança.

A paternidade interfere significativamente na vida dos adolescentes, pois conduz a uma possibilidade de dividir as responsabilidades financeiras com a companheira, comprometendo-se e envolvendo-se na criação e educação dos filhos. Assim, a experiência do tornar-se pai na adolescência pode levar a uma consequência positiva para o sujeito, acarretando em maior responsabilidade e amadurecimento.[20]

A paternidade na adolescência pode acarretar o aceleramento do caminho em direção à fase adulta, com transição prematura de papéis. E segundo Eduardo et al. (2005),[21] caso a família dos adolescentes respeitem e colaborem, acolhendo o novo fato da paternidade com harmonia, a gravidez e nascimento da criança terá maior probabilidade de ser levada de forma contínua e sem maiores transtornos.

De acordo com Dias et al. (2013),[22] as possíveis dificuldades para a realização dos planos futuros para os adolescentes diante do nascimento do filho referem-se aos cuidados com a criança. Os autores concluíram que a gravidez e, consequentemente, a maternidade e paternidade, interfere mas não altera os projetos futuros das adolescentes, que reconhecem que tal experiência adiou a finalização dos estudos e a inserção no mercado de trabalho, mas não cessou seus sonhos e seu futuro. Assim, percebe-se a necessidade de conhecer os planos futuros dos adolescentes pais para que políticas públicas possam propor estratégias que facilitem a concretização dos seus planos educacionais e de trabalho, pois estar em situação de paternidade na adolescência, não necessariamente deveria representar a impossibilidade de realizações dos planos futuros.

CONSIDERAÇÕES FINAIS

Apesar do aumento de conhecimento e maior acesso aos métodos anticoncepcionais nas últimas décadas, grande proporção da população de adolescentes sexualmente ativos ainda não previne a gravidez. Assim, é possível concluir que existem situações de vulnerabilidade no uso dos métodos contraceptivos pelos adolescentes, uma vez que não se alteram as desigualdades de gênero e os obstáculos sociais para uma regulação da sexualidade que leve em conta o aprendizado da autonomia e da responsabilidade no exercício sexual.

A partir de então, cabe aos profissionais da saúde e da educação se conscientizarem que não basta somente colocar serviços a disposição, e sim fazer a clientela utilizá-los, desvelando que o indivíduo faz sua própria valoração e decide sobre a utilização ou não de tal serviço ou tal informação.

A atenção em saúde deve pensar a maternidade/paternidade na adolescência não como um risco em si mesma, mas como um espaço de escuta para proporcionar o desenvolvimento das funções materna/paterna com qualidade.

A maternidade na adolescência não pode ser um processo de responsabilização único da adolescente. Se as mulheres são consideradas mais responsáveis pela gravidez em determinada sociedade, isto não se baseia no aspecto biológico da presença do útero e dos ovários, mas sim no fato de que a sociedade construiu essa percepção. Para modificar esse quadro, o passo inicial é desconstruir a maternidade como destino e colocá-la no campo da escolha, do planejamento de vida que pode ou não incluí-la.

É importante ressaltar, ainda, a necessidade dos serviços de saúde de elaborarem programas que facilitem e viabilizem a participação paterna adolescente no processo da gravidez, que é de ambos, e não apenas da mãe.

Vale também destacar que os adolescentes integram um contingente peculiar para qualquer processo de transformação social e são cidadãos. Portanto, urge a necessidade do desenvolvimento de projetos e trabalhos que levem o adolescente a entender sua real importância no mundo, de trabalhar a vida por meio da arte, de fazer deste momento que vivencia, que é singular na vida de todos, o momento de seu crescimento seguro, com informação e maturidade, com responsabilidade e sabedoria, com respeito aos seus limites e a sua individualidade, compreendendo seu processo de evolução e de sua importância como protagonista de sua própria história e de reconhecer-se como um ator de transformação social.

TÓPICOS IMPORTANTES

- A adolescência é uma fase complexa e, consequentemente, a maternidade e a paternidade implicarão desafios que os adolescentes terão que enfrentar.

- O/A adolescente é protagonista de sua própria história, principalmente no que diz respeito ao exercício da sexualidade, ele/ela conduzirá suas ações e decidirá suas atitudes diante de situações que possam interferir em seu desenvolvimento saudável.

- A maternidade apresenta impacto no projeto de vida da adolescente que, irá enfrentar mudanças significativas em sua rotina e, especialmente, na sua subjetividade e configuração corporal.

Cap. 74 • Gravidez na Adolescência – Maternidade e Paternidade

- A identidade materna que se constitui pode ser tanto percebida pela adolescente de maneira positiva, com o reconhecimento de recursos pessoais, amadurecimento e novas formas de olhar a si mesma, quanto de forma negativa, com implicações como humor deprimido e isolamento social.

- Deve-se evitar uma visão reducionista dos profissionais de saúde e educação sobre a gravidez na adolescência, ampliando o olhar para a heterogeneidade das mães adolescentes e suas necessidades de apoio e cuidados.

- Sugere-se mais ações no sentido de incentivar a paternidade responsável, especialmente entre os adolescentes, bem como o provimento de condições satisfatórias, para que haja melhor interação da tríade pai-mãe-filho.

- A complexidade que envolve o fato de tornar-se pai na adolescência, somada à instabilidade na relação com a parceira e às inseguranças próprias dessa fase, dificultam ainda mais a adaptação a esse novo papel. A paternidade na adolescência pode acarretar o aceleramento do caminho em direção à fase adulta, com transição prematura de papéis.

- Estar em situação de paternidade na adolescência, não necessariamente deveria representar a impossibilidade de realizações dos planos futuros.

- A atenção em saúde deve pensar a maternidade/paternidade na adolescência não como um risco em si mesma, mas como um espaço de escuta para proporcionar o desenvolvimento das funções materna/paterna com qualidade.

REFERÊNCIAS BIBLIOGRÁFICAS

1. Sasaki RSA et al. Prevalência de relação sexual e fatores associados em adolescentes escolares de Goiânia, Goiás, Brasil. Ciên Saúde Colet [periódico na internet] 2015; 20(1): 95-104. Disponível em: http://www.scielo.br/pdf/csc/v20n1/1413-8123-csc-20-01-00095.pdf. Acesso em: 19 08 2016.

2. IBGE. PeNSE: Pesquisa Nacional de Saúde do Escolar. Rio de Janeiro, 2016. Disponível em: <http://biblioteca.ibge.gov.br/biblioteca-catalogo?view=detalhes&id=297870>. Acesso em: 26/09/2016.

3. OMS. WHO guidelines on preventing early pregnancy and poor reproductive health outcomes among adolescents in developing countries. 2011. Disponível em <http://www.who.int/maternal_child_adolescent/documents/preventing_early_pregnancy/en/> Acesso em: 26/09/2016.

4. Guastafero CM. Adolescência, gravidez e doenças sexualmente transmissíveis (DST): como os adolescentes enfrentam essas vulnerabilidades? Dissertação. Mestrado em Educação e Saúde na Infância e na Adolescência. Guarulhos (SP). Programa de Pós-Graduação em Educação e Saúde na Infância e na Adolescência: Universidade Federal de São Paulo. 2013. 227p.

5. Silva JLP, Surita FGC. Gravidez na adolescência: situação atual. Rev. Bras. Ginecol. Obstet. vol.34 no.8 Rio de Janeiro Ag. 2012.

6. Barreto ACM et al. Paternidade na Adolescência: tendências da produção científica. Adolescência e Saúde 2010; 7(2): 54-59. Disponível em: http://adolescenciaesaude.com/detalhe_artigo.asp?id=190 Acesso em: 12 09 2016.

7. Moraes, SP; Vitalle, MSS. Direitos sexuais e reprodutivos na adolescência. Revista Associação Médica Brasileira [online], São Paulo; 58 (1): 48-52, 2012.

8. Brasil. Lei 8069 de 13 de julho de 1990 - Estatuto da Criança e do Adolescente. Brasília (DF); 2003.

9. ECOS. Adolescentes, jovens e profissionais de saúde: metodologias para a construção de serviços de saúde amigáveis. São Paulo: ECOS – Comunicação em Sexualidade, 2010. 132 p.

10. Souza JB. Será que todos os pássaros poderão voar? Uma abordagem etnográfica das experiências da adolescência quando surgem a gravidez, maternidade e paternidade. Tese (Doutorado em Educação e Saúde na Infância e Adolescência) - São Paulo, Programa de Pós-Graduação em Educação e Saúde na Infância e Adolescência, 2015, 169 p.

11. Abramovay M, Castro MG, Silva LB. Juventudes e sexualidade. Brasília: Unesco Brasil, 2004. 428 p.

12. Levandovksi D, Flores DHVH. O exercício da maternidade na adolescência. In: Piccini, CA; Alvarenga, P (org). Maternidade e Paternidade: a parentalidade em diferentes contextos. São Paulo, Casa do Psicólogo, 2012. 367-390p.

13. Barker SL, Castro DMF. Gravidez na adolescência: Dando sentido ao acontecimento. IN: Conselho Federal de Psicologia. Adolescência e psicologia: concepções, práticas e reflexões críticas. [s/e] Rio de Janeiro, 2002, p. 78 – 84.

14. Luz AMH, Berni NIO. Processo da paternidade na adolescência. Rev. Bras. Enferm., Brasília, v. 63, n. 1, p. 43-50, Feb. 2010. Disponível em: http://www.scielo.br/scielo.php?script=sci_arttext&pid=S0034-71672010000100008 Acesso em: 04/08/2016.

15. Correa ACP, Ferriani MGC. Paternidade na adolescência: um silêncio social e um vazio científico. Rev Gaúcha Enferm 2006; 27(4): 499-505. Disponível em: file:///C:/Users/marcos/Downloads/4634-14840-1-PB.pdf Acesso em: 01/08/2016.

16. Maranhão TA, Gomes KRO, Oliveira DC. Relações conjugais e familiares de adolescentes após o término da gestação. Acta Paul Enferm. 25(3):371-7, 2012.

17. Brasil. Ministério da Saúde. Política Nacional de Saúde Integral do Homem. 2008. Disponível em: http://bvsms.saude.gov.br/bvs/publicacoes/politica_nacional_atencao_saude_homem.pdf Acesso em: 13/08/2016.

18. Ribeiro CR, Gomes R, Moreira MCN. A paternidade e a parentalidade cmo questões de saúde frente aos rearranjos de gênero. Revista Ciencia e Saúde Coletiva. 20 (11)ç 3589-3598, 2015. Disponível em: http://www.scielo.br/pdf/csc/v20n11/1413-8123-csc-20-11-3589.pdf Acesso em: 12 09 2016.

19. Athaide AS, Kruel CS. Os desafios de tornar-se pai na adolescência. Disciplinarum Scientia. Série: Ciências Humanas, Santa Maria, v. 14, n. 1, p. 95-103, 2013. Disponível em: http://sites.unifra.br/Portals/36/CHUMANAS/2013/07%20(177).pdf Acesso em: 28/08/2016.

20. Perosa CT, Pedro ENR. Perspectivas de jovens universitários da Região Norte do Rio Grande do Sul em relação à paternidade. Rev. Esc. Enferm. USP, São Paulo, v. 43, n. 2, p. 300-306, 2009.

21. Eduardo KGT et al. Reações da adolescente frente à gravidez. Esc. Anna Nery. 2005;9(2):214-220.

22. Dias ACG et al. Semelhanças e diferenças nos planos para o futuro de adolescentes gestantes e não gestantes. Adolesc Saude. 2013;10(3):7-13.

23. Adolescência, anticoncepção e ética. Diretrizes. Sociedade Brasileira de Pediatria (SBP) e Federação Brasileira das Sociedades de Ginecologia e Obstetrícia (Febrasgo). Jornal Pediatria, 80 (1), 2004.

24. Brasil. Ministério da Saúde. Marco legal: saúde, um direito de adolescentes. Secretaria de Atenção à Saúde, Área de Saúde do Adolescente e do Jovem. Brasília, 2005.

25. Moccelin AS, et al. Efetividade das ações voltadas à diminuição da gravidez não-planejada na adolescência: revisão da literatura. Revista Brasileira Saúde Materno Infantil. Recife, 10(4), p. 407-416, out/dez 2010.

26. Mota A, Rocha R(org). Sexualidade na adolescência e escola. Nova Pesquisa, Rio de Janeiro, 2008.

A Adolescência LGBT

75

Aline Monge dos Santos Soares
Maria Sylvia de Souza Vitalle

A adolescência é um período muito importante do desenvolvimento humano, sendo que um dos aspectos mais significativos desta fase para o adolescente é a sua identidade sexual e de gênero. Infelizmente, por conta da opressão e da violência, não ser e/ou não atender ao estereótipo correspondente ao da pessoa heterossexual e cisgênero pode gerar situações de risco, como a agressão física e psicológica, expulsão do convívio e moradia familiar, evasão escolar, insegurança, medo, angústia, ansiedade, isolamento, baixa autoestima, depressão, desejo de morte.

LGBT é o acrossílabo de *Lésbicas, Gays, Bissexuais, Travestis, Transexuais e Transgêneros,* uma sigla utilizada para denominar uma ampla comunidade de pessoas diversas sexualmente (incluindo os Intersexuais), que mais tarde reconhece formalmente a diversidade, também, de gênero entre os seus, organizando a resistência e a luta contra a LGBTfobia ou o preconceito em função da sexualidade dissidente ou identidade de gênero, como a homofobia, a transfobia, a travestifobia, a lesbofobia, entre outras, e exigindo direitos civis historicamente negados a essa população.

A diversidade sexual e de gênero manifesta-se em várias esferas, como o sexo biológico, a identidade de gênero e a orientação sexual. Desse modo, dividimos o capítulo em cinco partes que pudessem apresentar essa heterogeneidade, os problemas enfrentados pelos adolescentes LGBT e a relação com os serviços de saúde.

SEXO BIOLÓGICO

O sexo biológico é determinado por um conjunto de cromossomos, hormônios, gônadas (ovários, testículos), unidades reprodutivas (esperma, óvulo) e anatomia interna e externa. A medicina ocidental, herdeira de uma expansão cerceada por dogmas religiosos, e o desenvolvimento quase confessional dos estudos sobre a anatomia e a reprodução humana, costumam tratar o sexo como se houvesse apenas duas configurações, o homem e a mulher. Todavia, esse sistema binário tem se mostrado cada vez mais insuficiente para entender e explicar as características sexuais de toda a população mundial.

O sexo é caracterizado pela combinação genética identificada como da mulher – XX, e como do homem – XY, pelas características fenotípicas, os órgãos reprodutores internos, os órgãos genitais externos, a barba, as glândulas mamárias. Contudo, existem pessoas que nascem com uma combinação diferente de cromossomos e características fenotípicas – são os Intersexuais.

Intersexualidade é qualquer variação de caracteres sexuais, incluindo cromossomos, gônadas e/ou órgãos genitais que dificultam a identificação do sexo de um indivíduo reconhecido como homem ou mulher. Essa variação pode envolver ambiguidade genital, combinações de fatores genéticos, aparência e variações cromossômicas, podendo englobar outras características como aspecto da face, voz, membros, pelos e formato de partes do corpo.

Estima-se que a população de intersexuais no mundo acompanhe a proporção de um para três mil. De acordo com essa previsão, somente no Brasil existem dezenas de milhares de intersexuais. No entanto, pesquisadoras como Anne Fausto-Sterling, professora de Biologia Molecular da Universidade de Brown, afirma que é quase o dobro (um intersexual para cada mil e setecentas pessoas), o que somariam centenas de milhares de brasileiros e centenas de milhões de pessoas no mundo, tornando-se mais comum que os albinos.

Fausto-Sterling procurou, ao longo de sua carreira, demonstrar que o modelo de sexo como dois polos hierárquicos, exclusivos e excludentes – masculino ou feminino – é socialmente produzido, não um indício da natureza ou uma comprovação científica. A professora de Biologia e Estudos de Gênero do Departamento de Biologia Molecular e Celular e Bioquímica da Universidade de Brown, a partir de casos de pessoas intersexuais, nos quais a classificação imediata como homens e mulheres não pode ser feita, defende que os corpos podem ser formados por uma mistura de elementos definidos como masculinos e femininos conjuntamente e em diferentes grandezas, gerando não duas categorias distintas, mas um contínuo fluido de possibilidades.

Os estereótipos de gênero que circulam socialmente, bem como as transformações epistemológicas e os conflitos políticos, religiosos, assim como os impactos econômicos, afetam a produção de conhecimento sobre o sexo. O Estado, as instituições jurídico-políticas, o biopoder[4] perpetrado, também, por meio das instituições de saúde pública, produzem, reproduzem e sustentam um sistema binário, baseado no dimorfismo sexual como verdade. Mas nem sempre foi assim. Em diferentes épocas e sociedades a intersexualidade recebeu diferentes sentidos, assim como ambiguidades e trânsitos de gênero.

A definição da intersexualidade como anomalia, sua regulação, contenção e classificação, bem como o tratamento médico de pessoas intersexuais como algo compulsório e peremptório, são recentes e tem origem no paulatino aumento de autoridade e notoriedade das ciências biomédicas na Europa e na América, principalmente a partir do século XIX.

LÊ BRETON, em *A Sociologia do Corpo*, analisa que o corpo não é uma coleção de órgãos arrumados segundo as leis da anatomia e da fisiologia, arrematando que "o conhecimento biomédico, conhecimento oficial nas sociedades ocidentais, é uma representação do corpo entre outras, eficaz para as práticas que sustenta".[6]

Para o autor, o corpo parece explicar-se a si mesmo, mas nada é mais enganoso. O corpo é socialmente construído, tanto nas suas ações sobre a cena coletiva quanto nas teorias que explicam seu funcionamento, ou nas relações que mantém com o homem que encarna. A caracterização do corpo, longe de ser unanimidade nas sociedades humanas, revela-se surpreendentemente difícil e suscita várias questões epistemológicas. O corpo é uma falsa evidência, não é um dado inequívoco, mas o efeito de uma elaboração social e cultural. A visão moderna do corpo nas sociedades ocidentais, que de alguma forma oficial é representada pelo conhecimento biomédico, pela anatomofisiologia, repousa sobre uma concepção particular de pessoa.[6]

De maneira tão perversa, a sexualidade humana foi reprimida para se adequar ao binarismo de gênero que a população intersexual, ainda que absolutamente saudável, não é considerada uma expressão da biologia humana na maior parte do mundo, mas uma patologia corrigida com cirurgia logo após o nascimento. Pois: "O corpo não é uma natureza. Ele nem sequer existe. Nunca se viu um corpo: o que se vê são homens e mulheres. Não se vê corpos. Nessas condições, o corpo corre o risco de nem mesmo ser universal".[6] Desse modo, os corpos dos intersexuais são tratados como anomalias, que em seu repertório histórico de humilhações públicas e violência flutua entre o espetáculo exótico e o fetichismo sexual.

Contudo, para Jean-Jacques Courtine, na obra *História do Corpo,* os filósofos fenomenólogos criaram a noção de "corpo próprio" em oposição ao "[...] corpo objetivado e anônimo da ciência. Ele é um meio único de expressão, de ação e ele *pathos,* de sedução e repulsa, vetor fundamental de nosso ser no mundo".[3] Nesse sentido, o corpo, assim como as identidades de gênero e a sexualidade são construídos socialmente pelas pessoas em relação aos limites e definições preestabelecidos por sua cultura.

IDENTIDADE DE GÊNERO

Para pensar a identidade de gênero faz-se necessário situar a temática em uma sociedade denominada patriarcal, entendida como a sociedade que impõe um conjunto de normas e determinações, inclusive institucionalmente, que sustentam a ideologia da superioridade do homem nas relações sociais. Essa compreensão hierárquica da sociedade leva as mulheres a ganharem salários menores do que os dos homens, produz a dupla jornada de trabalho feminino, a opressão de gênero e, em última instância, a violência, a mutilação e o assassinato indiscriminado das pessoas de gênero feminino.

Existe, além disso, uma interpretação social das diferenças, uma moral que as desenvolve e que confirma o homem e a mulher no estatuto para o qual estão designados. Em nossas sociedades, por exemplo, tanto a menina como o menino podem ser educados conforme uma predestinação social que, de antemão, lhes impõe um sistema de atitudes que corresponde aos estereótipos sociais. Um estudo de E.-G. Belotti lançado em Milão, em 1974, observa o comportamento social diferenciado exercendo-se sobre a menina e o menino, pela educação oferecida pela mãe, pelo pai, retomada em seguida pela escola maternal ou pela escola primária, reforçada ainda pelos jogos e brinquedos com os quais as crianças se divertem, as parlendas etc. A configuração distintiva dos sexos prepara, segundo Belotti, o homem e a mulher para um papel futuro dependente dos estereótipos do feminino e do masculino. Esse encorajamento para a doçura do lado feminino tem em contrapartida do lado masculino o encorajamento à virilidade. A interpretação que o social faz da diferença dos sexos orienta as maneiras de criar e educar a criança segundo o papel estereotipado que dela se espera.[6]

Sobre as técnicas corporais impostas na socialização de meninos e meninas, Marcel Mauss, em *As técnicas do Corpo,* capítulo do livro *Sociologia e Antropologia*, destaca a maneira pela qual o homem serve-se de seu corpo para se expressar, classificando as técnicas em várias perspectivas, inclusive conforme o sexo. Para o antropólogo, "as definições sociais de homem e mulher implicam frequentemente um conjunto de gestos codificados de diferentes maneiras."[7]

"As técnicas do corpo desaparecem frequentemente com as condições sociais e culturais que as viram nascer. A memória de uma comunidade humana não reside somente nas tradições orais e escritas, ela se constrói também na esfera dos gestos eficazes. Olhemos para nós mesmos, neste momento. Tudo em nós todos é imposto. Estou a conferenciar convosco; vedes isso em minha postura sentada e em minha voz, e me escutais sentados e em silêncio. Temos um conjunto de atitudes permitidas ou não [...]".[7]

Como acontece com a sexualidade, vemos também a reprodução de um sistema binário na classificação da identidade de gênero, havendo no imaginário social hegemônico apenas a ideia fixa e normativa de homens e mulheres. Entretanto, mais uma vez esse sistema binário é incapaz de compreender o gênero de todos os seres humanos, especialmente por meio de todas as culturas e tempos. Retomando Lê Breton, o homem pode fecundar a mulher enquanto essa pode conceber a criança, em torno dessa estrutura é que as sociedades humanas "[...] acrescentam infinitos detalhes para definir socialmente o que significa o homem e o que significa a mulher, as qualidades e o *status* respectivo que enraízam suas relações com o mundo e suas relações entre si."[6] E ainda:

"As características físicas e morais, qualidades atribuídas ao sexo, dependem das escolhas culturais e sociais e não de um gráfico natural que fixaria ao homem e à mulher um destino biológico. A condição do homem e da mulher não se inscreve em seu estado corporal, ela é construída socialmente. Como escrevia S. de Beauvoir, 'não se nasce mulher, torna-se mulher'. O mesmo ocorre ao homem. Mesmo que as diferenças de altura, peso, longevidade etc., possam ser observadas de acordo com os sexos, em dada sociedade, não é menos verdade que na prática da vida quotidiana dos atores não se trata de uma lei intocável, mas de tendências. Em outras sociedades há variações nem sempre desvantajosas para as mulheres. Parece que certas diferenças físicas estatisticamente encontradas entre homens e mulheres dependem muito mais do sistema de expectativas sociais que lhes atribui preferencialmente papéis aos sujeitos, os sistemas educativos e os modos de vida."[6]

A expressão real da diversidade é mais abrangente que a cisnormatividade, a transexualidade, por exemplo, faz parte da literatura psiquiátrica desde o século XIX, seguindo a mesma lógica da homossexualidade, tratada como uma patologia. Entretanto, o século XX inaugura o direito a saúde, entendida como a plena realização do indivíduo.

[...] direito de fato compreendido, sobretudo, como o direito à assistência médica. Ao assumir e enquadrar um sem-número de atos ordinários da vida, indo além daquilo que fora anteriormente imaginável, a assim chamada medicina ocidental tornou-se não apenas o principal recurso em caso de doença, mas um guia de vida concorrente das tradicionais direções de consciência. Ela promulga regras de comportamento, censura os prazeres, aprisiona o cotidiano em uma rede de recomendações. Sua justificação reside no progresso de seus conhecimentos sobre o funcionamento do organismo e a vitória sem precedentes que reivindica sobre as enfermidades, atestada pelo aumento regular da longevidade.[3]

Em 1980, a transexualidade foi inserida na terceira versão do Manual Diagnóstico e Estatístico de Transtornos Mentais (DSM), da Associação Americana de Psiquiatria (APA), como "Distúrbios de Identidade de Gênero", com um adendo na versão revisada, em 1987, como "Disforia de Gênero", uma doença mental de ordem psíquica, e no DSM IV de 1994, a Disforia de Gênero passou a ser "Transtorno de Identidade de Gênero".

No século XXI, a partir de um movimento pela despatologização das identidades trans, no DSM V, publicado em 2013, a transexualidade voltou a ser "Disforia de Gênero", mas com o destaque de que "é importante notar que a não conformidade de gênero não é, em si, uma desordem mental. O elemento crítico de disforia de gênero é a presença de sofrimento clinicamente significativo associado à condição" (APA, 2013).

Segundo a Associação Nacional de Travestis e Transexuais (ANTRA), no Brasil, 90% dos travestis estão em situação de prostituição compulsória, já que existem índices alarmantes de evasão escolar e vulnerabilidade empregatícia. A sociedade patriarcal, capitalista, heteronormativa, cisnormativa e binária dissemina a violência contra os transgêneros ao ponto de puni-los com pena de morte em alguns países, segregá-los ou submetê-los a cirurgia de transgenitalização obrigatória. O Brasil e o México (apesar de não ter institucionalizado a pena de morte), por exemplo, são responsáveis pelo homicídio de mais da metade dos travestis e transexuais que são assassinados no mundo.

Segundo a ANTRA, os elevados apontadores de violência praticada contra essa comunidade, motivados pela LGBTfobia que ocorrem em resultado da opressão de gênero e sexual disseminada pelo Estado, religião, escola, família, senso comum, meios de comunicação de massa, entre outros, se refletem dentro do espaço escolar e sistema de saúde, público e privado, afetando a aprendizagem, a assiduidade, a sociabilidade dos adolescentes transgêneros nas instituições e os adoecendo emocional e psicologicamente.

Questão importante a ser observada é a manifestação de transtornos mentais, principalmente depressão, entre a população de transgêneros. Infelizmente, vários testemunhos em autobiografias, documentários, reflexões em blogs e entrevistas em veículos de informação com pessoas trans confirmam as estatísticas de assassinatos – como o transfeminicídio, o abandono familiar, as dificuldades de frequentar o sistema oficial de ensino e o hospital, a vontade de abandonar a escola e a discriminação ao se consultar com médicos e realizar exames, visto o conservadorismo impregnado nas relações sociais e nas práticas institucionais, a ansiedade e a insegurança somadas à violência física e verbal, a baixa autoestima e a solidão, a depressão e, infelizmente, não raro, o desejo de morte.

Para Courtine, "Os suicídios são uma causa importante de mortalidade entre os jovens: as tentativas indicam uma propensão ao desespero nos adolescentes, que assume hoje uma extensão inédita".[3] Segundo Lê Breton, "Várias condutas aparentemente comandadas por dados fisiológicos e, desse modo, fugindo do controle da vontade ou da consciência, também são bastante influenciadas ou até mesmo diretamente orientadas por dados sociais, culturais ou psicológicos."[6]

Os sentimentos que vivenciamos, a maneira como repercutem e são expressos fisicamente em nós, estão enraizados em normas coletivas implícitas. Não são espontâneos, mas ritualmente organizados e significados visando os outros. Eles inscrevem-se no rosto, no corpo, nos gestos, nas posturas etc. O amor, a amizade, o sofrimento, a humilhação, a alegria, a raiva etc. não são realidades em si, indiferentemente transponíveis de um grupo social a outro. As condições de seu surgimento e a maneira como são simbolizados aos outros implica uma mediação significante.[6]

Se hoje não podemos considerar boa parte das pessoas trans saudáveis, é por compreender como correta a definição da Organização Mundial de Saúde que amplia o conceito de saúde para além do corpo biológico. Nesse caso, os dispositivos da sexualidade descritos por Foucault[5] são os responsáveis pelo adoecimento mental, social e físico desses sujeitos, ao tornar compulsória a identificação binária de gênero, pautada em aspectos biológicos e determinada pela sociedade heteronormativa.

Afirmando em 1949 o direito à saúde reconhecida como uma preocupação universal, a Organização Mundial da Saúde (OMS) dotou o século XX de um novo direito do homem. Ele aparece, nos dias de hoje, na maioria das constituições nacionais. A definição de saúde da OMS, como estado de completo bem-estar físico, mental e social, tornou-se referência inevitável. Colocando a noção positiva de saúde no lugar da ausência de enfermidade ou de uma deficiência conhecida, a OMS propõe um novo ideal, mas um ideal dificilmente acessível. A extensão dos fatores que intervêm na definição da saúde, que cobrem a totalidade do campo biológico e social.[3]

Segundo a Portaria número 2.836, de primeiro de dezembro de 2011, que institui no Sistema Único de Saúde (SUS) a Política Nacional de Saúde Integral de Lésbicas, Gays, Bissexuais, Travestis e Transexuais, faz parte dos seus projetos promover o respeito aos direitos humanos, contribuindo para a eliminação do estigma e da discriminação, decorrentes da violência em função da sexualidade e/ou identidade de gênero, responsável pela determinação social de sofrimento e doença.

Para Courtine, o século XX deu ao corpo singularidade e inaugurou sua entrada na ciência e no direito. "Até então, o Código Civil ignorava-o e não conhecia senão a pessoa abstrata. A partir de agora a individualidade da pessoa se acha ligada à integridade de um corpo que o direito procura definir, regulamentar e proteger".[3] O corpo foi proclamado direito inalienável do cidadão moderno, inserido nas democracias de direito burguês consolidadas a partir do século XIX. Dentre os ensejos que surgem, a modificação do rosto e do corpo pela cirurgia estética e de readequação sexual em "[...] busca de uma adequação maior da imagem corporal à verdade da pessoa".

ORIENTAÇÃO SEXUAL

Cada ser humano, independentemente de seu sexo biológico e identificação de gênero, possui uma orientação sexual que o leva a se atrair afetiva e sexualmente por pessoas que se identificam com o mesmo sexo e/ou gênero (homossexualidade), ou com o sexo e/ou gênero oposto (heterossexualidade), ou por pessoas de ambos os sexos/gêneros (bissexualidade), por pessoas independentemente do sexo/gênero (pansexual), ou ainda, a assexualidade (existem vários níveis de assexualidade, com variações de afeto e desejo ligado a circunstâncias ou características específicas). Logo, uma pessoa trans, assim como uma cisgênero, pode ter qualquer orientação sexual.

Somente em 1990 a Organização Mundial de Saúde (OMS) retirou a homossexualidade da lista internacional de doenças. É importante ressaltar que a assexualidade não tem relação alguma com castidade, religiosidade, disfunção sexual ou com moralidade, assim como a homossexualidade, bissexualidade e pansexualidade não significam promiscuidade, luxúria ou lascívia. Como já vimos, a diversidade da sexualidade humana percorre o tempo e se expressa, com suas peculiaridades, em múltiplas culturas.

Toda essa diversidade sexual encontra muita resistência social para se manifestar, pois desafia as normas do patriarcalismo judaico, cristão e islâmico (falando sobre o ocidente), da heteronormatividade, do cissexismo, da concepção tradicional de família e, já a alguns séculos, dos interesses econômicos de setores da sociedade que precisam da permanência de um exército industrial de reserva e, por isso, temem a propagação da homossexualidade e a legalização do aborto, entre outras, por entender que a livre construção e identificação de gênero e orientação sexual, assim como o feminismo, entre outros movimentos, combatem a ideologia favorável à sociedade industrial e superprodutiva exploratória.

Analisando os escritos do filósofo Foucault, esse seria o maquinário de um termo técnico fundamental para sua teoria, o dispositivo da sexualidade descrito em sua obra *História da Sexualidade I* (1984). Para Michel Foucault, dispositivos "são formados por um conjunto heterogêneo de práticas discursivas e não discursivas que possuem uma função estratégica de dominação. O poder disciplinar obtém sua eficácia da associação entre os discursos teóricos e as práticas reguladoras."[5]

Ainda segundo o autor francês, este conjunto que constitui o dispositivo abarca leis, medidas administrativas, instituições (como as escolas, hospitais, tribunais), produção científica, manifestações orais, obras arquitetônicas, argumentos filosóficos e morais, entre outros, sendo que o dispositivo é especificamente a rede de relações estabelecidas entre esses componentes, que por sua vez, é resultado das conexões entre as relações sociais, entre saber e poder. Esse discurso institucional segregador da sexualidade é responsável pela patologização da diversidade da sexualidade e identidade de gênero. Em muitos países essa diversidade é criminalizada, sendo consideradas crime cuja punição pode resultar em sentença de morte.

Soma-se a este cenário a violência cotidiana motivada pela LGBTfobia, que mata milhares de jovens por sua orientação sexual ou corpo transformado, a interferência da Igreja nos posicionamentos de um Estado que deveria ser laico e uma política dominada por figuras religiosas e interesses de milionários, resultando numa conjuntura caótica de extermínio e exclusão para quem rompe as regras da heterocisnormatividade.

A SITUAÇÃO DE VULNERABILIDADE DO ADOLESCENTE LGBT

De modo geral, a orientação sexual e o gênero são descobertos na infância e na adolescência, pois a partir dos três anos a criança já se reconhece como menino ou menina, mesmo que a identidade sexual e de gênero ou o externar da orientação sexual e da identidade de gênero para a sociedade só se manifeste mais tarde com o amadurecimento, junto ao período de formação da identidade pessoal da adolescência e juventude.

Desde muito cedo, a maioria das crianças é cercada de representações sociais do casal heterossexual e cisgênero. Logo, a criança e o adolescente LGBT sentem-se solitários e oprimidos diante de uma realidade onde seus sentimentos e desejos são rejeitados e considerados abomináveis, punidos com violência e invisibilização.

A trajetória do adolescente LGBT é inevitavelmente marcada pela violência física ou simbólica, da sociedade e suas instituições. Segundo Bento,[1,2] inúmeros são os casos de mulheres e homens transexuais que deixam de frequentar a escola por causa da violência de gênero e sexual sofrida neste ambiente, opressão que produz índices alarmantes de evasão escolar na educação básica.

> *Kátia:* Na escola, quando me chamavam de veado ou de macho-fêmea, eu chorava, me afastava de todo mundo, não saía para o recreio. Eu só tenho a 3ª série completa. Eu parei em 96... eu parei de estudar no meio da 4ª série. Notas boas...por causa desse preconceito que não aguentava. Não aguentei o preconceito de me chamarem de macho-fêmea, de veado, de travesti, essas coisas todas.[1]

> *Pedro*: Agora eu estou tentando voltar a estudar. Quando eu era pequeno, todo dia eu voltava para casa todo machucado. Me chamavam de macho-fêmea, sapatão. Eu não aceitava. A diretora chamava minha mãe. Era uma confusão. Até que um dia eu parei de ir.[1]

As falas descritas acima demonstram os aspectos fortemente machistas, homofóbicos e transfóbicos nas práticas escolares, processos excludentes e cruéis em relação às pessoas homossexuais, bissexuais, transgêneros e intersexuais.

Os testemunhos sobre a relação com profissionais da saúde também são impregnados de contextos vexatórios e humilhantes (não uso do Nome Social, por exemplo), recusa de atendimento, estigmatização, contribuindo para o apartamento e a marginalidade da comunidade. Apesar do aumento recente de informações e ações de proteção a população LGBT, os adolescentes ainda possuem muita dificuldade em enfrentar o estigma social pesado por qual passam; não à toa! Já citamos anteriormente as causas das estatísticas que destroem a expectativa de vida dos LGBT.

Durante a infância e adolescência, principalmente, é muito comum que o adolescente esconda a diferença. No entanto, o adolescente LGBT se relaciona e tem experiências de envolvimento físico e afetivo como qualquer outro adolescente, porém acompanhado da tradicional característica do sigilo que o relega à clandestinidade, resultando, por vezes, em mais violência. Para além da violência simbólica que o nega enquanto sujeito, esse adolescente pode ser exposto a cenários de risco, próprios de realidades clandestinas, se tornando vítima de abusadores.

O interesse em experienciar sua identidade e a instabilidade emocional típica de um adolescente frente aos problemas já citados, somado ao segredo das relações amorosas, pode levar o adolescente a arriscar-se com desconhecidos, frequentando lugares em segredo e em companhia incógnita, aumentando em muito as possibilidades de sofrerem algum tipo de violência ou abuso, e a mesma permanecer em segredo.

Neste momento é muito importante que a família esteja ciente que o jovem não manifesta uma desordem mental, nem possessão demoníaca, ou que esteja andando em más companhias, pois é na negação e na negligência familiar e institucional que reside a situação de risco destes jovens. Se o adolescente não pode agir livremente em casa, com acesso ao diálogo aberto com os pais ou responsáveis sobre o desenvolvimento de sua identidade, personalidade e sexualidade, por exemplo, falando sobre o uso de camisinha, contraceptivos e respeito a si mesmo e aos outros, a falta de informação e apoio pode levar o adolescente a buscar fora de casa este suporte, onde estará à mercê do imprevisível.

Dentre os pensamentos do adolescente, ocorre-lhe se os seus amigos e familiares o aceitarão, sentindo-se muitas vezes culpado pelo mais legítimo sentimento. Preocupa-lhe também ser vítima do preconceito e tanta angústia leva quase sempre a um período de isolamento, esta característica é particularmente problemática na adolescência visto a importância dos grupos e a convivência com os pares para o desenvolvimento da identidade e amadurecimento.

Os profissionais de saúde, educação e a família que convivem com o adolescente devem sempre observar esses sinais, aceitando a diferença e o tempo do adolescente, que é quem deve dizer quando quer e a quem quer revelar (se esse for o seu desejo), orientando-o sobre o que for necessário de acordo com a faixa etária, fortalecendo sua autoestima e oferecendo-lhe apoio e liberdade.

A RELAÇÃO DO ADOLESCENTE LGBT COM O SISTEMA DE SAÚDE

A LGBTfobia pelo qual passa o adolescente compromete sua saúde, como já mencionamos, afetando sua expectativa e qualidade de vida. A dificuldade em cultivar hábitos saudáveis, a depressão, a ansiedade e a baixa autoestima que revelam a insegurança, uma visão negativa sobre si mesmo e uma dificuldade no autocuidado, além da ideação suicida, são características comuns.

No esforço de aproximar a população trans e tentando minimizar as dificuldades em frequentar o Sistema de Saúde, desde 2012 o Sistema de Cadastramento de Usuários do Sistema Único de Saúde (SUS), adotou o uso do nome social imprimindo o Cartão SUS somente com este, permitindo a identificação da pessoa como esta quer ser tratada, independente da retificação do nome civil.

O SUS também passou a oferecer o que chamam de "processo transexualizador", que começa com acompanhamento ambulatorial de equipe multiprofissional, onde, além de acompanhamento psicológico é oferecido a terapia hormonal e, após os 21 anos, podem ser realizadas cirurgias de redesignação sexual, mastectomia, plástica mamária reconstrutiva com próteses de silicone, histerectomia e tireoplastia. Os hospitais que disponibilizam o atendimento são o Hospital das Clínicas da Faculdade de Medicina, da Universidade de São Paulo, o Hospital de Clínicas de Porto Alegre, da Universidade Federal do Rio Grande do Sul, o Hospital das Clínicas de Goiânia, da Universidade Federal de Goiás, o Hospital das Clínicas de Recife, da Universidade Federal de Pernambuco e no Hospital Universitário Pedro Ernesto, da Universidade Estadual do Rio de Janeiro.

Nas escolas públicas paulistas também é possível solicitar o nome social nas listas de chamada e alguns documentos administrativos, novamente sem a necessidade de alteração do nome de registro, baseado na Resolução da Secretaria da Educação (n° 45 de 2014), que dispõe sobre o tratamento nominal de discentes transexuais e travestis, e na Deliberação (n° 125 de 2014), que trata sobre a inclusão de nome social nos registros escolares das instituições públicas e privadas no Sistema de ensino do Estado de São Paulo.

Contudo, estas políticas são ainda insuficientes, de forma que a reivindicação é pela aprovação da Lei *João Nery* (Projeto de Lei 5002/2013), que tramita na Câmara dos Deputados desde 2013, buscando garantir à população trans o reconhecimento a sua identidade de gênero por meio da retificação do nome civil, sem a necessidade de apresentar laudos psicológicos que garantam a transexualidade ou transgeneridade.

No atendimento deste público, nas práticas terapêuticas deve-se valorizar as características singulares dos sujeitos e a expressão livre da sexualidade e identidade de gênero, ao mesmo tempo em que se observa a necessidade ou não de avaliação e apoio dos serviços de saúde, caso manifeste-se mal-estar ou sofrimento. É importante ressaltar a necessidade de capacitação e orientação aos profissionais de saúde para estarem preparados para lidar com os resultados da LGBTfobia, aderindo ao acolhimento, cuidado, notificação aos órgãos responsáveis em casos de violência, instrução, prevenção e atendimento integral, liberto de preconceitos e estigmatizações.

TÓPICOS IMPORTANTES

- A comunidade LGBT (Lésbicas, Gays, Bissexuais, Travestis, Transexuais e Transgêneros).
- Diversidade sexual: do sexo biológico à identidade de gênero e a orientação sexual – observações sobre o corpo a partir do Intersexual e dos estudos da sociologia, antropologia e política.
- Violência e estigmatização na sociedade patriarcal, hétero e cisnormativa.
- Situação de risco do adolescente LGBT e sua relação com a escola e com o sistema de saúde.

REFERÊNCIAS BIBLIOGRÁFICAS

1. Bento BAM. A (Re)Invenção do corpo: sexualidade e gênero na experiência transexual. Rio de Janeiro: Garamond/CLAM, 2006.
2. Bento BAM. O que é transexualidade. São Paulo: Brasiliense, 2008.
3. Courbin A, Courtine JJ, Vigarello G. (Orgs.). História do Corpo. Tradução: Ephraim Ferreira Alves. Petrópolis: Vozes, 2008. v. 3.
4. Foucault M. Microfísica do Poder. RJ: Graal, 1993.
5. Foucault M. História da Sexualidade I: A vontade de saber. Rio de Janeiro: Graal, 1984.
6. Lê Breton D. A sociologia do corpo. Tradução: Sônia M.S. Fuhrmann. 2. ed. Petrópolis: Vozes, 2007.
7. Mauss M. As técnicas do Corpo. In: Sociologia e antropologia. Tradução: Paulo Neves. São Paulo: Cosac & Naify, 2003.

Parte XII

Grupos: Programas e Intervenções

Coordenadora:
Teresa Helena Schoen

Desafios para a Formação e Atuação de Médicos de Adolescentes

76

Márcia Cecília Vianna Cañete
Teresa Helena Schoen
Maria Sylvia de Souza Vitalle

De acordo com a Comissão Nacional de Residência Médica (CNRM) (2006) e a Sociedade Brasileira de Pediatria (SBP) (2006), adolescência é área de atuação da Pediatria. Em 1994, a Medicina do Adolescente tornou-se a 11ª subespecialidade da Pediatria;[1] ressalte-se que, no Brasil, é conceituada como área de atuação e não como especialidade pediátrica.

Em nosso país há universidades e serviços que capacitam médicos na área de saúde do adolescente, mas o ensino da adolescência na graduação acontece em poucas faculdades, por meio de aulas teóricas isoladas,[2] o que contraria as recomendações, também acordadas pelo Comitê de Ensino da Sociedade Brasileira de Pediatria,[3] de que o aprendizado deve ocorrer num processo integrado e preferencialmente na forma de treinamento em serviço.[1,4,5] Ainda predomina o modelo de formação baseado em sólido alicerce de conhecimentos teóricos, mas a prática profissional competente é resultado da capacidade de mobilizar e combinar, num campo profissional específico, conhecimentos especializados e saberes adquiridos pela experiência, habilidades e atitudes desenvolvidas ao longo de toda a vida profissional.[6]

Embora o interesse pela saúde do adolescente tenha crescido nos últimos anos, foram poucas as escolas médicas que incluíram em seu currículo esta área do conhecimento.[7] Atualmente, o ensino da Medicina do Adolescente na graduação, apesar de ocorrer com frequência, é geralmente precário, pois a prática clínica da Medicina do Adolescente envolve questões diferentes de outras áreas da Pediatria,[8] o que leva os médicos a sentirem-se deficientemente formados para atender os indivíduos desta faixa etária.[1,9] Estudo realizado por Vitalle, Almeida e Silva,[10] antes do início de um curso de capacitação em Atenção à Saúde Integral do Adolescente, observou que, por meio de um pré-teste para avaliação de competências (conhecimentos, atitudes e opinião), não havia diferenças entre os pediatras mais antigos, que não tiveram formação acadêmica específica em Adolescência, e os mais jovens, que tiveram alguma formação na graduação.

Tsai, Chou e Lin[11] observaram que os pediatras sentem que possuem limitada competência para lidar com determinadas questões relacionadas à saúde do adolescente. Parece haver alguns obstáculos a transpor na implementação de programas educacionais para profissionais médicos

inseridos no mercado de trabalho: tendência a perceber os adolescentes de forma negativa e estereotipada e distanciamento de muitos dos temas concernentes a esta fase evolutiva, como sexualidade, violência e conflitos familiares, que, para muitos profissionais são vistos como muito difíceis, podendo causar constrangimento.[10,12,13] A sobrecarga de trabalho e a falta de professores qualificados em Medicina do Adolescente prejudicam o acesso dos médicos a cursos de atualização. O ensino da adolescência abrange, além da parte teórica, habilidades e atitudes relacionadas à prática médica que envolvem a qualidade da relação médico-paciente, incluindo habilidades de comunicação,[14] o que influi na obtenção das informações necessárias do paciente, como o profissional lida com tais informações e como raciocina clinicamente. Além disso, há a questão do relacionamento do médico com a equipe multidisciplinar.[11]

Uma vez que a adolescência é área de atuação do pediatra e constatando que o currículo médico, de modo geral, não oferece formação neste campo, é necessário compreender as dificuldades encontradas pelo profissional quando atende este público. Assim sendo, uma forma de minimizar esta questão, é a promoção de eventos e cursos voltados para a área, além da participação em cursos de Capacitação.

UMA EXPERIÊNCIA EM CAPACITAÇÃO

O Setor de Medicina do Adolescente do Departamento de Pediatria da Universidade Federal de São Paulo (Unifesp) promove cursos de capacitação. A seguir serão apresentados resultados de um estudo realizado com pediatras que atendem em um serviço público municipal e que participaram de um curso de capacitação durante do ano de 2005. Os médicos pediatras responderam a um questionário contendo questões abertas e fechadas quando iniciaram o curso de capacitação sobre Medicina do Adolescente.

Dos 120 pediatras inscritos, 86 (81,7%) responderam ao questionário, sendo 73 (85,8%) do sexo feminino e 13 (15,1%) do masculino. Em relação à população deste curso, observou-se que é semelhante a de outros estudos que envolvem pediatras, ou seja, predominância do sexo feminino,[1,15] o que mostra que a Pediatria, atualmente, é área de atuação com predomínio da mulher.

A idade média encontrada foi de 46,37 anos, sendo que o participante mais novo tinha 29 anos e o mais velho 63 anos, o que os insere na meia idade (40-60 anos). Talvez a busca de cursos de capacitação em adolescência seja maior nessa faixa etária porque a experiência propicia ao médico maior percepção das suas necessidades ao exercer seu papel profissional. Também por conta do próprio ciclo vital, em que adultos de meia idade comumente têm filhos adolescentes, pode ser que alguns busquem conciliar a formação profissional com o interesse em desenvolver melhor seu papel de pai/mãe de adolescente, como o descrito por um participante: *"É mesmo melhorar como mãe o meu modo de conviver com meus filhos adolescentes"* ou por outro: *"...mesmo porque tenho três filhos e a maior está com 11 anos..."*.

Os participantes do curso tinham bastante experiência profissional (média maior que 22 anos de formado e 20 anos de trabalho). À época em que cursaram a universidade variou da década de 1960 até a década de 1990, ou seja, muitas modificações nos currículos ocorreram, o que nos dá uma amostra heterogênea, embora uma característica pareça acompanhá-los, qual seja, o pouco estudo sobre a faixa etária da adolescência durante a graduação ou mesmo na residência em pediatria, como citam os participantes: *"Falta de formação em adolescência na faculdade"*, *"Não recebi preparo para este atendimento"*, *"Não tive aulas nem estágio em serviços que atendessem adolescentes"*, ou também *"No meu curso de Medicina, e depois na residência, a adolescência não era abordada"*. Mais da metade dos participantes do estudo feito por AlBuhairan e Olsson[9] responderam não ter recebido qualquer tipo de formação sobre a saúde dos adolescentes, seja na graduação ou na pós-graduação.

Por outro lado, há várias disciplinas que abordam o processo de desenvolvimento humano, e, com certeza, questões relativas a esta faixa etária são tratadas, como por exemplo, endocrinologia, dermatologia ou ginecologia ou desenvolvidas em atividades propostas pelo curso.[16] Caberia ao aluno integrar os conhecimentos que são fornecidos de modo estanque pela universidade. Mas parece que os métodos de ensino não facilitam que o aluno desenvolva a habilidade de integrar os conteúdos e buscar em outras áreas o conhecimento que o estudo específico e a prática da Medicina do Adolescente necessita, visto que quase todos os profissionais informaram já terem atendido adolescentes e assinalaram ter tido dificuldades, tanto teóricas, quanto na relação médico-paciente.

Quando o profissional já possui alguma prática, o conhecimento a ser transmitido nos cursos de capacitação adquirem uma outra importância, provavelmente dando mais sentido às questões abordadas, como citam os participantes deste estudo (*"precisamos de ferramentas teóricas que nos ajudem e que sejam importantes para abordar o adolescente"*). Uma busca para tornar os serviços mais amigáveis aos jovens.[13]

Um grande motivo citado pelos profissionais que responderam ao questionário e que dificulta o atendimento foi lidar com esta fase evolutiva, especialmente no que concerne ao desenvolvimento pubertário e à sexualidade. Algumas características comportamentais do adolescente exigem do profissional um modo diferente de atender o paciente e sua família,[13] como escreveram alguns participantes (*"A dificuldade está em lidar com aspectos ligados à sexualidade; como abordar os aspectos psicológicos desta faixa etária"*, *"Como abordar métodos contraceptivos, o que valorizar em termos de queixas psicológicas e o que 'procurar' em termos de patologias mais comuns"*, ou *"Tenho dificuldades nesta nova forma de lidar com os familiares, principalmente com os pacientes que já venho tratando desde a infância, pois o vínculo que tenho é um pouco paternalista. Me chamam de 'tia'"*).

Cada fase do desenvolvimento humano exige um certo ajuste nos relacionamentos, entretanto parece que há grande ênfase aos ajustes necessários à adolescência, esquecendo-se dos exigidos para outras faixas etárias. Talvez o profissional nem perceba que faça essas mudanças em seu atendimento, pois o pediatra foi bastante treinado para atender idades mais jovens, como escreveu um dos participantes (*"na formação a ênfase é em puericultura e neonatologia"*).

O estudo de Kaul, Barley et al.[14] observou que os alunos de Medicina do Adolescente tinham alguma dificuldade tanto na realização do exame físico quanto da anamnese, deixando de perguntar ou informar questões relativas à sexualidade, como data da última menstruação, se os períodos menstruais eram regulares ou se utilizavam a contracepção de emergência. O estudo de Michaud et al.[15] também observou que as questões ligadas à sexualidade, conflitos familiares e com a escola, uso de drogas, abuso físico ou sexual e comportamentos de risco eram muito presentes entre as preocupações do médico de adolescentes; enquanto o estudo de Tsai et al.[11] salientou as questões de saúde mental e física, especialmente ligadas ao meio sociocultural em que vivem. Kitts[12] observou a dificuldade dos profissionais que atendem adolescentes em abordar questões de orientação sexual, identidade de gênero, aspectos da saúde mental e a história de um adolescente sexualmente ativo. O estudo de Kennedy et al.[13] observou que os adolescentes muitas vezes se sentem julgados pelos profissionais e não recebem orientação adequada. Lidar com questões como sexualidade, comportamento de risco e conflitos familiares parece ser a dificuldade mais comum ao lidar com este ciclo de vida, não porque não apareçam em outros momentos da vida, mas é no exercício profissional que se exige mais que se olhe a pessoa como um todo, e tais problemas se sobressaem.

Outra justificativa frequente para a dificuldade que os médicos pediatras se defrontam no atendimento ao adolescente são os aspectos emocionais, sejam eles do adolescente (*"...necessita de maior conhecimento na área emocional... é uma fase tão rica em transformações"* ou *"...acham-se diferentes dos outros, se preocupam se vão crescer mais e quanto..."*), ou do próprio profissional (*"as dificuldades surgem quando há uma carga muito grande de sofrimento psíquico em muitos dos adolescentes na área onde atendo*"), ou que envolvam a relação entre eles ("*tenho dificuldade em lidar com esta faixa etária, principalmente quando envolvem os aspectos psicológicos*" ou "*ocorre resistência de minha parte por não saber lidar adequadamente com demandas emocionais e de relacionamento familiar e social*").

Muitos pediatras viam como prioritário aprender sobre os aspectos psicossociais da adolescência e aprender a lidar com eles. No seu estudo, Blum[17] concluiu que a resistência dos médicos em lidar com morbidades associadas ao estilo de vida pessoal, com conotações sociais e comportamentais está ancorada no tipo de curso proporcionado pelas escolas médicas, e que tais dificuldades tendem a persistir ao longo do tempo de prática clínica. Além disso, o aumento da prevalência desse novo tipo de morbidades acentua o pobre encaixe que há entre o treino dos médicos e as necessidades atuais de saúde dos adolescentes. Essa situação, a longo prazo, tem como consequência que a lacuna existente entre as necessidades de saúde dos adolescentes e as habilidades dos médicos para o cuidado primário a esta faixa etária possa continuar a aumentar. O estudo de AlBuhairan e Olsson[9] observou que os médicos se sentiram menos confortáveis que outros profissionais ao atender adolescentes.

Também surgiram referências à estrutura/organização do serviço como um elemento que, em diferentes momentos, dificulta o atendimento ao adolescente nas unidades de saúde, como citado por um participante ("*é uma clientela que merece toda a atenção e tal atendimento fica prejudicado devido ao tempo que temos disponível para atendê-los*"). O atendimento médico ao adolescente envolve uma anamnese extensa e a necessidade de criação do vínculo de confiança, que não acontece quando o tempo para a consulta é extremamente curto. A própria estrutura do prédio pode dificultar o exame físico a ser realizado, como salas pequenas, falta de privacidade (inclusive pode-se ouvir a conversa fora do consultório) ou portas que não fecham. Blum[17] e Figueroa et al.[18] também observaram que o tempo necessário para lidar com as problemáticas trazidas pelos adolescentes foi uma barreira para o bom atendimento.

Os participantes deste estudo abordaram questões referentes à falta de equipe multiprofissional. Muitos problemas que o médico pediatra se defronta abarcam conhecimentos e práticas de outras áreas de saúde, como por exemplo, Psicologia, Psiquiatria, Serviço Social, Fonoaudiologia. O profissional de saúde precisa estar atento às características da faixa etária e ser sensível às dificuldades do adolescente e sua família, além de compartilhar responsabilidade pelo cuidado da saúde com todos: adolescente, família e equipe de saúde,[19] que nem sempre é completa na Unidade Básica de Saúde. Blum[17] e Figueroa et al.[18] também constataram a presença marcante de queixas relacionadas à esfera psicossocial durante a consulta médica, mostrando a necessidade de uma equipe multiprofissional integrada, para que nenhum profissional sinta-se sobrecarregado, tendo de resolver questões para as quais não se sinta treinado e que muitas vezes não é da sua competência. A graduação e a residência podem preparar adequadamente os médicos para oferecer cuidados primários a adolescentes, mas ela não os prepara para tratar de problemas de saúde que se encontram na fronteira entre as diversas disciplinas, como os transtornos alimentares, problemas ginecológicos e endocrinológicos associados à vida reprodutiva ou problemas mentais,[1] somente para citar alguns.

Os médicos que participaram do estudo disseram sentirem necessidade de adquirir melhores recursos para abordar o adolescente, facilitando o contato e a construção do vínculo. Muitos queriam aprender sobre trabalho em grupo. Realmente, grupo é uma boa forma de trabalho com adolescentes,[21] que pode ser desenvolvido tanto pelo médico pediatra quanto por outros profissionais que integrem a equipe da UBS.

Claramente, os profissionais mostraram que sentem necessidade de cursos de capacitação para sentirem-se mais seguros no atendimento, terem mais motivação para atender a esta faixa etária e/ou adquirir mais e melhores recursos para abordar o adolescente e construir vínculos no atendimento com estes indivíduos, sempre buscando a integração entre a teoria e a prática, procurando atividades de educação continuada, como observado na resposta de um participante ("*O pediatra precisa ter instrumentos teóricos e práticos para ajudar adolescentes com problemas*", "*Ainda há muitos mitos sobre adolescência, e penso que para quebrá-los é necessário conhecer com mais profundidade esta fase da vida*", "*Precisamos aprender a entender e saber lidar com aspectos que há algum tempo estamos afastados, como uso de drogas, sexo seguro, gravidez e sua prevenção, etc.*", "*A parte psicológica me deixa bastante insegura para lidar com o adolescente*) do estudo a deficiência na rede de apoio, tanto ao médico quanto ao paciente. Quando o médico tem alguma dúvida ou impasse não sabe a quem recorrer, como por exemplo uma participante escreveu: "*Precisaria de pelo menos um psicólogo atendendo adolescentes para dar uma força*" ou outro participante disse ser "*necessário haver supervisão e discussão de casos de forma continuada*" ou outro que solicitou "*encontros mensais de discussão de casos e trocas de experiências*". E se fosse necessário um encaminhamento, com certeza este adolescente ficaria esperando muito tempo para ter acesso ao profissional indicado. Com isso, o pediatra se sente na obrigação de resolver todas as problemáticas trazidas pelo seu paciente, o que gera sensações de impotência e incapacidade, como escrito por uma participante: "*resolver o problema do adolescente qualquer que seja a sua queixa*" ou "*infelizmente trabalhar com adolescentes da periferia traz à tona os problemas sociais, o que torna muito difícil lidar com a pobreza e suas consequência*".

Um dos itens faltantes na formação dos pediatras para o atendimento a adolescentes refere-se às questões éticas,[22] como quais informações devem ser repassadas aos responsáveis ("*quando percebe que o adolescente é usuário de drogas, como devemos agir? O que falar para a mãe*"). Tsai et al.[11] e Kits[12] também identificaram esta falha na formação. Há muitas questões delicadas e consideradas tabu em nossa sociedade que precisam ser abordadas pelo médico numa consulta com o adolescente. Muitas vezes essas questões são conflitivas com valores pessoais do médico,[23] como descrito por um dos respondentes: *"necessito capacitação para lidar com situações 'anormais', como homossexualidade, furtos, agressividade ou discussões familiares"*.

NECESSIDADES PARA A FORMAÇÃO NA ATENÇÃO À SAÚDE INTEGRAL DO ADOLESCENTE

Apesar da maior morbidade e mortalidade na adolescência ter mudado das infecções primárias para etiologias sociais nos últimos 50 anos, o setor de cuidado à saúde tem sido lento em responder a tal transformação e há bastante evidência de que os médicos sentem-se pobremente treinados para atender adolescentes da forma que eles precisam, ou seja, a ênfase permanece nas doenças, pouco envolvendo questões psicossociais *("A parte psicológica me deixa bastante insegura para lidar com o adolescente", "Preciso desenvolver habilidades para abordar sexualidade, conflitos familiares e hábitos dos adolescentes")*. O estudo realizado por Blum[17] indica que os adolescentes não são evitados pelos médicos, pois só 9% relataram gostar menos de adolescentes que de outros grupos etários, mas a maioria dos respondentes sente-se insuficientemente treinado para dar assistência adequada a muitos problemas trazidos pelos jovens e mais da metade dos médicos relacionou problemas sociais e/ou emocionais como áreas de deficiência em sua formação. Esses resultados, bem como os encontrados no presente estudo, estão em consonância com vários outros relatos em pesquisas semelhantes.[1,4,12,14] Albuhairan et al.[8] concordam que a área da medicina do adolescente envolve experiências clínicas bastante diferentes de outras populações de pacientes, inclusive necessitando de formação diferenciada para as interações médico-paciente.

Os estudos citados neste capítulo vêm verificando que os profissionais se veem carentes de preparo e desconfortáveis para lidar com as demandas sociais e psicológicas presentes em muitas das condições médicas vividas por adolescentes. Existem recomendações para que o ensino médico ocorra de modo a respeitar a integralidade da atenção da criança e do adolescente, permitindo, assim, uma compreensão global do paciente em seu contexto familiar e sociocultural.[3,24,25]

Existe diferença entre o saber profissional e o acadêmico, uma vez que o conhecimento profissional só pode ser aprendido no contexto da prática clínica. E, nesse momento, o conhecimento acadêmico sofre uma transformação no sentido de que passa a ser utilizado para solucionar os problemas que surgem no cotidiano da prática profissional.[26] O currículo precisa incorporar parte considerável de habilidades em comunicação[15] e o profissional precisa se autoavaliar, perceber lacunas na sua formação, incertezas ou desconfortos para buscar soluções.[27]

Embora a adolescência, por muito tempo, não tenha sido enfatizada dentro da Medicina, atualmente, os cursos de capacitação que cada vez mais estão sendo oferecidos, estão levando a ocupação desta área por profissionais que buscam ampliar seu conhecimento e melhorar a forma de atendimento. Esses cursos facilitam ao profissional uma visão de saúde pública em que, o atendimento dado a esta faixa etária aconteça de forma integral e multiprofissional. O trabalho em equipe multiprofissional e a educação continuada podem trazer a segurança que, neste estudo, o médico pediatra dizia buscar.

Medicina do adolescente é uma área de atuação pediátrica que aborda questões clínicas que muitas vezes são únicas e diferentes de outros aspectos da formação em pediatria, especialmente questões de ordem social (violência e pobreza, gênero, formação profissional e trabalho propriamente dito, por exemplo) e culturais, como a sexualidade e a ética.[22] Também afloram questões pessoais do profissional, ligadas ao papel de mãe (quando o médico tem filhos nesta faixa etária) ou às dificuldades que cada um tem com determinados temas, especialmente conflitos familiares, sexualidade e temas referentes à drogadição. Por isso, cursos de capacitação ou livros específicos nesta área são tão importantes. Mas não se deve parar por aí. O médico das UBS se sente sobrecarregado, tendo a sensação de que precisa resolver todas as questões que aparecem no consultório. Seria importante uma rede de suporte para encaminhar os casos para as diferentes especialidades, como psiquiatria, cardiologia, endocrinologia ou dermatologia. Também seria interessante que os sistemas de saúde tivessem tutores habilitados na área, a quem os médicos das UBS pudessem recorrer em caso de dúvidas e para desenvolver suas habilidades e raciocínio clínico, aumentando assim sua competência e, portanto, segurança e prazer no desenvolvimento do trabalho.

O desenvolvimento do atendimento pediátrico ao adolescente deve contar com a contribuição de diferentes disciplinas médicas e áreas de saúde, sendo fundamentado no conhecimento científico e na proposta de atendimento integral ao ser humano.

CONSIDERAÇÕES FINAIS

Embora os cursos de capacitação tenham sua utilidade, para um público específico, dentro de um contexto histórico-cultural, é imperativo lembrar que a educação continuada funciona de forma mais efetiva e abrangente a longo prazo, promovendo a incorporação de conhecimentos e melhora da prática.

Apesar de todas as dificuldades, alguns serviços, em nosso meio, como o *Centro de Atendimento e Apoio ao Adolescente* do Setor de Medicina do Adolescente do Departamento de Pediatria da Unifesp, atuam também na formação de recursos humanos, para divulgar e promover a cultura de acompanhamento, prevenção, promoção à saúde, detecção de agravos e redução de danos ao adolescente, para que, desta forma, o pediatra se aproprie, devidamente, desta área de atuação.

O serviço de Medicina do Adolescente da Unifesp dispõe de duas vagas de Residência Médica para formação em

Medicina do Adolescente; na pós-graduação *lato e stricto sensu* possui Especialização em Adolescência para Equipe Multiprofissional e alunos matriculados em programas de pós-graduação (mestrado, doutorado e pós-doutorado) da universidade. Participa da formação e incorporação de conhecimentos de ordem prática para o médico pediatra que atua na rede pública e que não tem a disponibilidade de retornar à universidade formalmente para aprofundar os seus conhecimentos, já tendo desenvolvido Cursos de Capacitação para vários municípios. Participa das atividades da graduação da Universidade, no terceiro ano (semiologia do adolescente) e quinto ano (onde vivenciam um pouco da prática ambulatorial, no estágio curricular) da Faculdade de Medicina.[26,28]

Embora este capítulo tenha relatado uma experiência de capacitação para pediatras, julgamos importante ressaltar que, dentro da perspectiva de formação, o respectivo setor vem desenvolvendo programas que contemplam o ensino/aprendizagem para equipe multiprofissional e interdisciplinar, realizando atividades de Atualização em Saúde do Adolescente para Equipe Multiprofissional e a promoção de cursos, para educação continuada e eventos.

TÓPICOS IMPORTANTES

Desafios para a Formação e Atuação de Médicos de Adolescentes

Medicina do Adolescente:
- Área de atuação da Pediatria;
- Dificuldades na capacitação dos profissionais;
- Excesso de aulas teóricas isoladas;
- Falta de treinamento em serviço.

Profissionais:
- Predominância do sexo feminino;
- Profissionais na meia-idade (40-60);
- Com filhos adolescentes.

Dificuldades dos profissionais:
- Trabalhar em grupo;
- Abordar o tema sexualidade;
- Lidar com questões de vulnerabilidade social (drogas, conflitos familiares, pobreza...);
- Trabalho com equipe multiprofissional.

REFERÊNCIAS BIBLIOGRÁFICAS

1. Kish EC, Wiemann CM, Hergenroeder AC. The future Adolescent Medicine Workforce: A survey of current Adolescent Medicine fellows. J Adolesc Health, 2010; 46(3): 292-298.

2. Reato L, Aguiar RMPl, Viegas D, Machado RMP, Azzolini Al, Gil NC. Ensino da adolescência a nível de graduaçãoo. Experiêncai da disciplina de Pediatria da Faculdade de Medicina da Fundação do ABC. Pediatria Moderna, 1992; 28(7): 530-535.

3. Sociedade Brasileira de Pediatria. Comitê de Ensino da Sociedade Brasileira de Pediatria. Bases Doutrinárias para o Ensino da Pediatria. Pediatria São Paulo, 1988; 10(2): 51-53.

4. Fox HB, McManus MA, Klein JD, Dias A, Eister AB, Felice ME, et al. Adolescent Medicine Training in Pediatric Residency Programs. Pediatrics, 2010; 125:165-172.

5. Reato LFN, Saito MI. Adolescent Medicine for medical students. A study of knowledge and performance among medical students in Brazil. Int J Adoles Med and Health, 2002; 14(3): 225-233.

6. Ribeiro ECO, Lima VV. Competências profissionais e mudanças na formação. Olho Mágico, 2003; 10(1): 47-52.

7. Freyre EA, Barreda BL, Castro Cl, Velásques FV. Programa Docente-Assistencial en Salud del Adolescente: Una Experiencia Peruana. In: Maddaleno M, Munist MM, Silver J CV, Suárez-Ojeda EN, Yunes J. La Salud del Adolescente y del Joven. Washington, DC: OPS, 1995. p. 437-456.

8. AlBuhairan F, Leslie K, Goldberg E. Pediatric residents´experiences of a clinical rotation in Adolescent Medicine. BMC Medical Education, 2010; 10:88.

9. AlBuhairan FS, Olsson TM. Advancing adolescent health and health services in Saudi Arabia: exploring health-care providers' training, interest, and perceptions of the health-care needs of young people. Adv Med Educ Pract, 2014; 5: 281–28.

10. Vitalle MSS, Almeida RG, Silva FC. Capacitação na atenção à saúde do adolescente: Experiência de ensino. Revista Brasileira de Educação Médica, 2010; 34(3): 459-468.

11. Tsai MC, Chou YY, Lin SJ. Assessment of experience and training needs in adolescente medicine: Perspectives from pediatricians. Tzu Chi Med J, 2011; 23: 37-41.

12. Kitts R L. Barriers to optimal care between physicians and lesbian, gay, bissexual, transgender, and questioning adolescente patients. J Homosexuality, 2010; 57(6): 730-747.

13. Kennedy EC, Bulu S, Harris J, Humphreys D, Malverus J, Gray NJ. "Be kind to young people so they feel at home": a qualitative study of adolescents' and service providers' perceptions of youth-friendly sexual and reproductive health services in Vanuatu. BMC Health Services Research, 2013; 31(13): 455.

14. Kaul P, Barley G, Guiton G. Medical student performance on an adolescent medicine examination. J Adolesc Health, 2012; 1(3):299-301.

15. Michaud PA, Stronski S, Fonseca H, MacFarlane A, members of the euteach working group. The development and pilot-testing of a training curriculum in adolescente medicine and health. J Adolesc Health, 2004; 35: 51-57.

16. Riley M, Eldred S, Hamid H, Snide J, WeinbergS, Speck N. A Medical Student Driven "Vaccine Blitz" at a School-Based Health Center as an Effective Way to Improve Adolescent Vaccination Rates. J Adolesc Health, 2015; 56(2): S105.

17. Blum R. Physicians' assessment of deficiencies and desire for training in adolescent care. J Medical Educ, 1987; 62: 401 – 407.

18. Figueroa E, Kolasa KM, Horner RE, Murphy M, Dent MF, Ausherman JA, Irons TG. Attitudes, knowledge, and training of medical residents regarding adolescent health issues. J Adolesc Health, 1991; 12(6):443-449.

19. Valverde BSCL, Vitalle MSS, Sampaio IPC, Schoen TH. Levantamento de problemas comportamentais/emocionais em um ambulatório para adolescentes. Paideia, 2012; 22(53): 315-323.

20. Cañete MCV, Vitalle MSS, Silva FC. Anorexia Nervosa: Estudo de caso com uma abordagem de sucesso. Fractal: Revista de Psicologia, 2008; 20(2): 377-386.

21. Cañete MCV, Vitalle MSS, Silva FC. Anorexia Nervosa: Estudo de caso com uma abordagem de sucesso. Fractal: Revista de Psicologia, 2008; 20(2): 377-386.

22. Jaruseviciene L, Zaborskis A, Sauliune S, Jarusevicius G, Lazarus JV. Changes in public attitudes towards confidential adolescent sexual and

reproductive health services in Lithuania after the introduction of new legislation: findings from the cross-sectional surveys conducted in 2005 and 2012. BMC Health Services Research, 2015; 14(13): 476.

23. Godia PM, Olenja JM, Lavussa JA, Quinney D, Hofman JJ, van den Broek N. Sexual reproductive health service provision to young people in Kenya; health service providers' experiences. BMC Health Services Research, 2013; 31(13): 455.

24. Brasil. Ministério da Educação. Conselho Nacional de Educação. Diretrizes Curriculares dos Cursos de Graduação em Enfermagem, Medicina e Nutrição – Parecer no. CNE/CES 1.133/2001, 2001. http://portal.mec.gov.br/dmdocuments/ces1133.pdf

25. Puga TF, Benguigui Y. Ensino de pediatria em escolas de medicina da América Latina. Washington: OPAS; 2003.

26. Vitalle MSS, Schoen TH, Weiler RME, Freire SC, Rodrigues AM, Vertematti S Yamamura ML, Sampaio IPC. O Setor de Medicina do Adolescente (Centro de Atendimento e Apoio ao Adolescente – CAAA) da Universidade Federal de São Paulo: uma experiência multiprofissional e interdisciplinar – o compromisso com a adolescência. Revista Adolescência & Saúde, 2010; 7(4): 13-20.

27. Kaul P, Gong J, Saproo A, Barley G, Guiton G. Can They Do It? What Learning Issues do Medical Students Self-Identify in an Adolescent Medicine Case? J Adolesc Health, 2012; 50(2): S46.

28. Löhr SS, Schoen TH, Gimeniz-Paschoal SR. Psicologia compondo a formação e a atuação de profissionais de outras áreas do conhecimento. In: Silvares EFM, Melo MHS, Löhr SS. Supervisão e a formação em psicologia. Curitiba: Juruá; 2016.

SUGESTÃO DE LEITURA

Comissão Nacional de Residência Médica – CNRM. Resolução CNRM n 02/2006, de 17 de maio de 2006. Dispõe sobre requisitos mínimos dos programas de Residência Médica e dá outras providências. http://portal.mec.gov.br/dmdocuments/resolucao02_2006.pdf

Resnick M. The use of age cutoff policies for adolescents in pediatric practice: Report from the Upper Midwest Regional Physician Survey. Pediatrics, 1983; 72: 420-427.

Sociedade Brasileira de Pediatria - SBP. Manual Prático de Atendimento em Consultório e Ambulatório de Pediatria. Rio de Janeiro: SBP, 2006.

O Trabalho em Equipe Multiprofissional

77

Dalva Alves da Silva
Teresa Helena Schoen

> *No século XXI, o grande desafio será unir novamente as partes.*
> Nicholas A. Christakis

PRIMEIROS PASSOS: QUESTÃO DA FORMAÇÃO ACADÊMICA

Muitos avanços têm sido conquistados em favor da atenção à saúde dos adolescentes, preconizando, de tal forma, a importância do atendimento integral em saúde a esta população dentro da necessidade de abranger ações, programas e práticas preventivas e assistenciais, envolvendo profissionais de diversas áreas – saúde, educação, esportes, artes, dentre outros –, demarcando, na natureza do atendimento integral à saúde, o estabelecimento do trabalho em equipe multiprofissional como essencial. Contudo, os estudos que tratam da experiência do trabalho em equipe de saúde do adolescente ainda são escassos.[1] Em sua maioria tratam de relatos de experiências, descrevem a atuação de cada profissional, afirmam a importância do trabalho em equipe, mas raramente apresentam como as interações em equipe de fato acontecem.

De modo geral, ainda se formam profissionais para um tipo de atuação mais independente e individualizada que ocasionalmente trocam alguma informação. No entanto, a complexidade que envolve o atendimento aos adolescentes e suas necessidades – como em qualquer outra faixa etária – pede uma formação profissional que considere a interdependência (interpessoal e de suas áreas de conhecimento), como um dos parâmetros de atuação multiprofissional em equipe de atendimento a todo o contingente populacional (crianças, adolescentes, jovens, adultos e idosos). Segundo Takiuti,[2] em 1980 foi implantado o primeiro Programa de Atendimento Integral à Saúde do Adolescente.

Embora desde os primeiros anos do Século XXI as Diretrizes Curriculares da Graduação em Medicina orientassem as universidades para a elaboração de projetos pedagógicos visando à formação mais generalista, crítica, humanista, com mais flexibilidade para o diálogo e abertura às práticas interdisciplinares com ênfase na aprendizagem de habilidades e atitudes, que preparassem o profissional para o trabalho em equipe em diferentes cenários de ensino e favorecendo sua aproximação às realidades da prática em saúde durante todo o período de curso, a preparação do profissional para o trabalho em equipe vinha deixando a desejar.

Recentemente, a partir das novas Diretrizes para os cursos de Medicina,[3] da atualização do Instrumento de Avaliação dos Cursos de Graduação[4] e da homologação da Nota Técnica nº 10/2016,[5] a questão da formação para atuação profissional em equipe ganha evidência. Estes documentos definem itens específicos como critérios para a elaboração dos projetos pedagógicos, bem como demais programas e projetos, incidindo, diretamente, na avaliação e autorização de funcionamento dos cursos de graduação. Deste modo, a probabilidade é que a formação dos graduandos para o exercício do trabalho em equipe (de saúde), de uma forma mais ampla e efetiva, saia do papel e possa estar presente na aprendizagem e prática de novos hábitos, atitudes e habilidades interdisciplinares, interprofissionais e de competência para Gestão em saúde, desde os anos iniciais da graduação e em diferentes cenários de formação universitária.

Todavia, nos últimos dez anos, muitas inovações têm sido propostas pelos cursos em diferentes universidades do país, como os bacharelados interdisciplinares, por exemplo, visando a formação interdisciplinar e interprofissional, tanto no caso de uma mesma área, a exemplo das engenharias, como em cursos da área da saúde, incluindo a Residência Multiprofissional. Embora, na prática, no caso da saúde, a formação para a interprofissionalização não possa (ainda) ser considerada ideal, uma vez que o aluno médico não está incluído na residência multiprofissional, bem como ainda se pode perceber uma certa resistência quanto a se ter professores de diferentes áreas atuando no ensino da graduação em Medicina, o que poderia favorecer aos alunos a experiência interprofissional a partir do âmbito de seus professores.

Em saúde, especificamente, uma experiência interessante nos cursos de graduação foi desenvolvida e tem sido aperfeiçoada, no *campus* Baixada Santista da Unifesp, a partir da concepção de um projeto pedagógico interdisciplinar que propõe a aplicação da interdisciplinaridade e interprofissionalização desde o primeiro ano e ao longo de todos os seus cursos para a formação de profissionais da área da saúde (Educação Física, fisioterapia, Nutrição, Psicologia, Serviço Social e Terapia Ocupacional). Dessa experiência nasceu, pelo eixo Trabalho em Saúde, o conceito de "clínica comum", possível pelo que chamam de "entreprofissional", ou seja, o que está entre, na fronteira, o que surge no espaço que ao mesmo tempo liga e separa, na abertura do imprevisível, do que é comum a todos. Afinal, é no espaço do "entre" que as ligações se fazem, que o novo surge, que as relações "entre sujeitos" acontecem.[6]

EQUIPE MULTIPROFISSIONAL DE SAÚDE DO ADOLESCENTE

Equipe Multiprofissional de Saúde do adolescente pode ser definida como um grupo de profissionais que atuam em conjunto, colaborativamente, de forma interdisciplinar e interprofissional, considerando a interdependência de suas áreas de formação e atuação, compartilhando conhecimentos e métodos de trabalho, em favor dos indivíduos adolescentes e suas famílias, que buscam os serviços de saúde oferecidos pela equipe.

No que se refere à equipe multiprofissional, de modo geral, é importante ter em conta que reunir profissionais de diferentes formações em um mesmo local de trabalho não garante que estes profissionais estejam de fato atuando em equipe. Partilhar o mesmo espaço físico, o mesmo ambiente de trabalho, ou ainda diferentes profissionais atenderem um(a) mesmo(a) adolescente, não são garantias que um grupo esteja constituído como equipe em efetiva atuação.

Quando se pensa em trabalho em equipe é importante o conhecimento de uns pelos outros, o conhecimento do contexto local (contexto, o meio), o planejamento das ações, a definição de objetivos, a definição das ações que competem a cada um (dentro da sua formação) e a todos (a equipe em si), num trabalho sob coordenação/gestão. Igualmente importante, é o estabelecimento de um diálogo fluente que permita que as pessoas saibam sobre os movimentos da equipe, em que pé estão as coisas, de modo a evitar as comunicações paralelas e distorcidas e favorecer a circulação positiva das informações e *feedbacks*, tão benéficos para a comunicação entre todos.

DISTINÇÃO ENTRE EQUIPE E GRUPO

O dicionário Aurélio define equipe como o conjunto ou grupo de pessoas que se aplicam a uma tarefa ou trabalho.[7] De modo semelhante, o dicionário Houaiss o faz: conjunto de pessoas que se dedicam à realização de um mesmo trabalho.[8] Conjunto é entendido como o que ocorre ao mesmo tempo

que outro(s) e com ele(s) se relaciona(m), ou que se soma a outro(s) concomitantemente(s) ou grupo de pessoas empenhadas num trabalho comum integrado.

Equipe e grupo muitas vezes são entendidos como sinônimos, mas nem sempre o são. Embora uma equipe seja constituída por um grupo de profissionais, e um grupo de pessoas com interesses profissionais ou não possa se tornar uma equipe, grupo e equipe têm características distintas como as que encontramos em Moscovici (p. 5):[9]

> "Pode-se considerar equipe um grupo que compreende seus objetivos e está engajado em alcançá-los, de forma compartilhada. A comunicação entre os membros é verdadeira, opiniões divergentes são estimuladas. A confiança é grande, assumem-se riscos. As habilidades complementares dos membros possibilitam alcançar resultados, os objetivos compartilhados determinam seu propósito e direção. Respeito, mente aberta e cooperação são elevados. O grupo investe constantemente em seu próprio crescimento".

Esta autora, de forma bem-humorada, alerta que é impossível não existir conflitos, pois estes são inerentes à vida em grupo, e refere-se à capacidade de "prestar atenção à sua própria forma e operar e resolver problemas que possam afetar seu funcionamento",[9] considerando que a incorporação de habilidades de diagnose e resolução de problemas são características próprias da evolução de grupo para equipe.

COMO SE CONSTITUEM AS EQUIPES DE SAÚDE DOS ADOLESCENTES?

As equipes podem ser constituídas por diferentes composições, incluindo subequipes ou não, em âmbito institucional ou não. Não há um padrão pré-estabelecido para a constituição de uma equipe.[10] Podemos encontrar equipes constituídas por: psicólogo(a), médico(a), assistente social, profissional da educação física, pedagogo(a); ou, médico(a), enfermeiro(a), assistente social e agente(s) de saúde; ou, ainda, médico psiquiatra, profissional da educação, assistente social, dentre outras constituições. Muitas vezes o encontrado é que, devido ao surgimento de demandas (casos, queixas mais específicas e frequentes), a equipe vá sendo constituída via solicitação de profissionais que possam contribuir no atendimento aos adolescentes.

A partir de duas ou mais pessoas tem sido considerado como referência ou como a base de composição mínima inicial para sua constituição. No entanto, é importante levar em conta as condições das quais dispõem os profissionais. Isto é, a relação é sempre de interdependência e dependendo do contexto, localização geográfica e necessidades dos indivíduos que buscam pelos serviços de saúde, um(a) profissional, com o pessoal que lhe oferece apoio técnico-administrativo, pode dar o *start* para o trabalho conjunto e mesmo para a constituição de uma equipe maior.

Nada impede que um grupo de profissionais se reúna e comece a qualquer momento a atuação em equipe, como acontece, por exemplo, nos meios corporativos e acadêmicos-institucionais. No meio corporativo, o trabalho em equipe é uma realidade. No meio acadêmico-institucional de saúde é uma necessidade, é realidade, mas ainda um (grande) desafio a ser enfrentado.

Muitos grupos de trabalho em saúde evoluem para equipes a partir de ações planejadas e coordenadas. Em relação ao atendimento integral aos adolescentes, por exemplo, muitas vezes o passo inicial acontece quando os profissionais se propõem ao levantamento das necessidades de uma determinada população a ser atendida e ao levantamento das próprias necessidades enquanto profissionais dispostos a uma atuação conjunta, permanente (longo prazo) e/ou temporária (curto prazo). Aspectos, tanto em nível operacional (pessoas, recursos materiais/financeiros e de tempo), como em nível formativo, em termos de preparo do pessoal da equipe enquanto equipe, devem ser considerados. Igualmente importante é a organização do trabalho (individual/coletivo), de acordo com as condições das quais dispõe o serviço.

Um profissional que pense somente nas atribuições de seu cargo poderá ficar à margem do trabalho conjunto ou mesmo dificultar sua evolução. Isto não significa que as habilidades individuais, os talentos individuais, não sejam considerados, reconhecidos e valorizados no âmbito das ações em equipe. Significam, sim, que a reciprocidade, a colaboração entre os profissionais, determinam a força da equipe que se sobrepõe ao crédito individual. A clareza sobre isso é fundamental.

COMO ALGUMAS EQUIPES FUNCIONAM?

Quanto ao funcionamento, assim como na constituição, também não há um padrão definido como ideal. Cada equipe vai estabelecer seu próprio ritmo, de acordo com o tipo de atendimento que realiza e os profissionais que a compõem. Entretanto, a rotina de atendimentos diários ou semanais, em turnos definidos, o estabelecimento de reuniões operacionais, a prática interdisciplinar e transdisciplinar na discussão de casos, a formação de grupos educativos ou atividades junto à comunidade ou o estabelecimento de trabalho colaborativo entre os profissionais e os próprios adolescentes atendidos são exemplos de combinação de ações que contribuem para delinear o funcionamento de uma equipe multiprofissional.

Algumas equipes priorizam a via de entrada do adolescente no serviço de saúde pela consulta médica, quando o profissional vai avaliar o itinerário que o adolescente fará na equipe, caso tenha necessidade de outros profissionais. Há equipes em que dois ou mais profissionais trabalham colaborativamente e o acesso do adolescente ao serviço acontece pelas mãos de qualquer um dos profissionais da equipe e não necessariamente pelo médico. Pode ser que a porta de entrada seja a administrativa, pelos funcionários da recepção e marcação de consulta. Portanto, o acolhimento do paciente precisa ser levado em consideração ao se pensar a formação e nas ações em equipe, bem como deve ser levada em conta a inclusão de todos os funcionários que atuam no serviço, isto é, incluir funcionário(s) da recepção, da organização e limpeza dos ambientes, bem como os que atuam diretamente no atendimento à consulta dos adolescentes.

DIFICULDADES DO TRABALHO EM EQUIPE MULTIPROFISSIONAL

Trabalhar em equipe nunca é fácil, pois além dos desafios da equipe, há questões pessoais, que devem ser consideradas, e habilidades individuais e grupais que precisam ser desenvolvidas.

Uma das dificuldades encontradas ao se atender adolescentes é que o entendimento desta fase da vida é permeado por mitos ou por experiências pessoais que são generalizadas (os adolescentes não gostam de estudar, brigar com pai e mãe faz parte da adolescência, por exemplo). Portanto, aproveitar o conhecimento de outras áreas do saber pode favorecer a ampliação da visão do que seja a adolescência e o adolescer. Como colocam Aznar-Farias e Schoen-Ferreira (2006), a visão de que os problemas dessa fase estejam limitados a ela podem impedir que programas de prevenção venham a ser desenvolvidos.

A transitoriedade dos profissionais nas equipes é uma importante dificuldade encontrada, que impede que as equipes se mantenham estruturadas e que as ações iniciadas tenham continuidade. Os motivos são especialmente de ordem operacional, devido às condições de empregabilidade e remuneração. Muitas vezes a própria instituição não compreende a necessidade de determinados profissionais a comporem, desfavorecendo, portanto, sua expansão. A sobrecarga de trabalho acaba refletindo na dificuldade de estudo e produção de conhecimento, o que reverbera em um dos grandes desafios que é a compreensão e a prática da interdisciplinaridade e da transdisciplinaridade, assim como na compreensão do que realmente seja a adolescência.

Dificuldades de comunicação interprofissional também têm sido relatadas pelos coordenadores de equipes, muitas vezes em razão do não entendimento da importância do trabalho em conjunto e da crença em níveis de *status* entre as profissões, dificultando o diálogo e o interesse de uns pelos outros. Aznar-Farias e Schoen-Ferreira[11] também falam que a comunicação entre os profissionais pode ser um entrave para o desenvolvimento de um bom trabalho. Termos utilizados em uma área podem não ser do conhecimento de outra, ou mesmo terem outros significados. É preciso adequar a comunicação para que esta seja eficaz. Entretanto, como colocado no parágrafo anterior, se os profissionais não se estabelecem na equipe, torna-se difícil encontrar uma linguagem comum, uma forma eficaz de comunicação.

O espaço físico é outro ponto abordado como uma dificuldade para os componentes das equipes, pois cada profissão pode ter alguma exigência mais específica quanto à adequação do ambiente, no entanto, nem sempre o sistema público de saúde atende essa necessidade mais particular. E embora seja possível encontrar boa vontade em compartilhar o espaço físico, observa-se que este acaba não sendo adequado aos diferentes tipos de atendimento profissional. Em geral, a sala de atendimento costuma ter uma mesa, duas cadeiras e uma maca. Os profissionais das diferentes áreas precisam se adequar a esse mobiliário, fazendo improvisações de acordo com suas necessidades.

O trabalho em equipe compartilha o conhecimento e considera a especificidade de cada profissão; o conhecimento é para todos, mas a prática é para alguns. Isto é, todos os profissionais podem ter acesso às informações que os ajudarão a atender melhor seu paciente, quer sejam sobre adolescência ou sobre tópicos específicos como farmacologia, psicopatologia, puberdade, família, escola, entre outras. O que não significa que todos prescreverão medicamentos, orientarão sobre contracepção ou montarão grupos de orientação parental. A prática deve ser restrita aos que desenvolveram as habilidades para tanto e que possuem a habilitação legal para fazê-lo. Daí a importância de aprenderem "uns sobre e com os outros" para o efetivo exercício de colaboração entre todos.

ALGUNS DESAFIOS NO TRABALHO EM EQUIPE MULTIPROFISSIONAL DE SAÚDE

A própria constituição de uma equipe aparece aos profissionais como um de seus desafios no atendimento integral à saúde dos adolescentes. De modo geral, destacam-se: o lidar com ações individualizadas que por vezes buscam prevalecer sobre o trabalho em equipe; a comunicação interdisciplinar e interprofissional; o conhecer, reconhecer e respeitar o saber do outro; as precárias condições de trabalho, em que muitos serviços se encontram, apresentam-se como um grande desafio para os profissionais; o conduzir o trato com as famílias, dificultado em razão das diferentes formas de organização familiar; a adesão aos tratamentos necessários; a forma como as diferentes áreas tratam o sigilo; além do desafio da própria equipe em produzir conhecimentos sobre "trabalhar em equipe" e sobre os atendimentos por ela realizados.

GERENCIAMENTO DE CONFLITOS

Como dito anteriormente, conflitos são inerentes a todo e qualquer grupo/equipe. Fazem parte do processo de vida e estão presentes em todo tipo de relações interpessoais e interprofissionais. Várias razões podem influenciar no surgimento de conflitos no trabalho em equipe, tais como necessidades individuais, crenças, convicções, estado emocional, prazos para execução de tarefas, perfis mais competitivos, individualistas, materialistas, idealistas podem estar na base de manifestações de sentimentos por vezes contraditórios de amor, ódio, entusiasmo, desânimo nas mais diferentes situações.

A abertura para a comunicação e os valores presentes no grupo/equipe podem em muito contribuir para o gerenciamento de conflitos e o encaminhamento de diferentes situações.

Quanto à comunicação, podemos considerá-la em pelo menos dois níveis de gestão.[12] Um nível de primeira ordem referente à gestão da comunicação: clara, direta, informativa, dada a toda equipe, visando ao trabalho operacional – com a circulação das informações de diferentes formas, em que o óbvio deve ser dito, pois, quando se trabalha em equipe, nem tudo é tão óbvio para todos. E gestão da comunicação em nível de segunda ordem, voltada à discussão dos casos numa abordagem inter e transdisciplinar, à seleção de material compartilhado em termos de estudo, pesquisa e produção; aos *feedbacks*, à abertura ao diálogo interprofissional, à formação da própria equipe enquanto equipe e no trato com seu público.

Quanto aos valores, seria interessante uma avaliação do que realmente é importante para a equipe. Saber que valores são comuns a todos e aceitos por todos pode facilitar em muito a comunicação e as ações em conjunto, contribuindo para a redução de conflitos de ordem individual e coletiva, evitando sua evolução para importantes dificuldades de interação. Dois instrumentos de avaliação de valores, validados para o público brasileiro, podem interessar aos leitores e obtidos por meio de contato com os autores. Um é o Questionário de Valores Básicos (QVB), de Gouveia,[13] autor da Teoria Funcionalista dos Valores Humanos. O outro é a Escala de Valores do Trabalho Revisada,[14] de Porto e Pilati.

Vale ressaltar que, com o uso de celulares, *tablets* e a disseminação de aplicativos de mensagens instantâneas, muitos profissionais tentam resolver as questões que surgem no serviço por meio deles. Entretanto, esses recursos digitais não substituem os encontros presenciais, tão importantes para a saúde das relações e ações em equipe. Desse modo, reuniões regulares, dentro de uma certa rotina, com todos os membros da equipe, onde se discutem os mais diversos assuntos, tanto sobre pacientes como sobre projetos comuns, objetivos, valores... podem ajudar a minimizar e mesmo a diminuir a incidência de muitos conflitos.

QUAL A IMPORTÂNCIA DO TRABALHO EM EQUIPE DE SAÚDE DO ADOLESCENTE?

Basicamente, o trabalho em equipe multiprofissional permite a interação de saberes; a reunião de ideias em torno do atendimento integral, permite a criação de intervenções diferenciadas, a rapidez na solução de problemas e proposição de outros; permite a abertura dos modos de ver e compreender uma determinada situação, uma determinada população; favorece que a equipe multiprofissional olhe os adolescentes com seus desafios, seus potenciais, sua problemática e seu contexto sob diferentes perspectivas pela capacidade de combinar diferentes olhares e escutas.

Não seria exagero afirmar que a importância é máxima! Todas as orientações e legislação a respeito da atenção integral à saúde de crianças e adolescentes, como um direito, indicam o trabalho em equipe como essencial. Os adolescentes – como qualquer ser humano – trazem questões que envolvem múltiplas interfaces, múltiplos olhares. São questões sobre vulnerabilidade e riscos aos quais estão expostos, além de questões a respeito de sua saúde física, moral, espiritual e socioeconômica e cultural. Há questões de família, da escola, das comunidades e mesmo hospitalares, para o caso daqueles que passam por períodos de internação. As temáticas presentes nos atendimentos aos adolescentes são as mais variadas possíveis, como: adoecimento, doenças crônicas, deficiências, violência, sexualidade, direitos sexuais e reprodutivos, legislação, papéis de gênero, atividade física e esportiva, crescimento e desenvolvimento físico-social-moral, gravidez, desempenho escolar, comportamento, formação de vínculos, alimentação, valores, escolha de profissão, projeto de vida, dentre outros temas importantes.

No intricado mundo atual, onde viver e se comportar é cada vez mais complexo, em sociedades igualmente complexas, e em que tudo está praticamente interligado e há pouco espaço para a reflexão, a interdependência e o compartilhamento profissional, tornam o trabalho em equipe uma condição fundamental de atuação.

Walter Isaacson,[15] biógrafo de Einstein e Steve Jobs, dentre outros, é autor de "Os Inovadores", que trata da biografia da revolução digital, possível, segundo ele, pelo trabalho realizado em equipes. De acordo com Isaacson, a habilidade de trabalhar em equipe está na base desta revolução e na capacidade de inovação. Se considerarmos o quanto a revolução digital está influenciando nossas vidas em nível individual e coletivo, e como nunca aconteceu antes na história da civilização, trabalhar em equipe é o fundamento da inovação em toda e qualquer área. De acordo com este autor, "ainda há poucos registros a respeito de equipes, embora alguns trabalhos refiram à criatividade coletiva ao tratar do tema".

Olhando para os grandes feitos – e na história da medicina e da saúde há muitos – podemos (agora) observar que em sua maioria não são frutos de uma causa única, ou mesmo do trabalho de uma única pessoa, embora muitas merecidamente se destaquem. Grandes feitos são resultados de uma combinação de "capacidades, ideias e necessidades".[15] As ações do cotidiano também desenvolvem-se dentro da mesma combinação, embora seus impactos estejam diluídos no fazer do dia a dia. Deste modo, observa-se como necessário o desenvolvimento de novas formas de atuação, para que se dê conta das demandas que o atendimento e acompanhamento do adolescente exigem.[16]

CONSIDERAÇÕES FINAIS

O que, então, podemos aprender com a criatividade coletiva, a fim de transpor o aprendizado para o trabalho em equipe multiprofissional de saúde do adolescente?

Para Ed Catmull (2017),[17] diretor da Pixar, a criatividade coletiva resulta do envolvimento de indivíduos de disciplinas distintas que juntos têm a capacidade de resolver uma diversidade infinita de problemas. Aponta três princípios como fundamentais:

A. Atribuir autoridade aos líderes de um projeto;

B. Criar uma cultura de processos que incentivem pessoas a partilharem o trabalho e darem apoio umas às outras;

C. Derrubar as barreiras que naturalmente separam as distintas disciplinas, de modo que indivíduos de disciplinas distintas tratem os colegas como iguais.

Catmull nos lembra que, mais importante que uma boa ideia é reunir bons profissionais, pois eles terão condições de discernir se uma ideia é boa ou não e se merece ser trabalhada ou descartada. Segundo ele, são as pessoas que importam. É importante o espírito de comunidade, acreditar na importância das relações duradouras, gerir riscos, pois criatividade envolve lidar com altos riscos, dizer sempre a verdade e sem medo de fazê-lo, buscar as falhas que possam destruir a cultura do grupo; observar se a dinâmica social da equipe é saudável; encontrar e reunir indivíduos capazes de trabalhar juntos e observar os progressos da equipe. Dar condições de trabalho à equipe com liberdade para expressão de pensamento, confiança e respeito de uns pelos outros, *feedback* constante, ambiente apropriado, recursos diversos que incluem observar, conhecer e utilizar os recursos tecnológicos; incentivo à participação em congressos e a publicar suas pesquisas, incentivos à participação em cursos de atualização para os indivíduos das equipes tanto na área de atuação como em outras áreas que podem incluir artes diversas e trabalhos de corpo e mente, por exemplo.

Catmull,[17] ao falar sobre criatividade coletiva – que nós transpomos para o trabalho em equipe – fala do aprendizado e sua prática, reafirma a importância de valores claros, da comunicação constante, da cooperação entre todos e da importância de tirar lições do processo e confrontar-se com o que não foi bom; diz que é essencial uma liderança forte para garantir que os valores sejam aceitos, vividos e que as ações não fiquem só no papel.

TÓPICOS IMPORTANTES

O Trabalho em Equipe Multiprofissional

Primeiros passos: questão da formação acadêmica:

- Aprendizagem necessária desde a graduação;
- Atualização, preferencialmente, em equipe.

Equipe Multiprofissional de Saúde do Adolescente:

- Interação de saberes;
- Reunião de ideias e ideais;
- Trabalho colaborativo;
- Conhecimento sobre a adolescência;
- Constituições variadas de acordo com objetivos/metas/contextos/público-alvo.

Distinção entre equipe e grupo:

- Equipe pressupõe gestão/coordenação;
- Estabelecimento de projetos/objetivos/metas comuns;
- Trabalho compartilhado/Interdependência;
- Inter e transdisciplinaridade.

Desafios:

- Gestão/Coordenação;
- Estabelecimento de rotina de reuniões;
- Permanência dos membros;
- Remuneração;
- Comunicação clara, aberta;
- Interação inter e entreprofissional;
- Compartilhamento;
- Apoio recíproco;
- Espaço físico adequado;
- Produção de conhecimentos.

Dificuldades:

- Habilidades para o trabalho conjunto;
- Mitos e expectativas que são generalizados;
- Transitoriedade dos profissionais;
- Comunicação entre profissionais;
- Comunicação com as famílias;
- Reunião de todos da equipe;
- Tempo para estudos e produção de conhecimentos.

Gerenciando conflitos:

- Importante abrir à comunicação;
- Desenvolver valores em comuns aceitos pela equipe.

Importância do trabalho em equipe:

- Envolvimento;
- Trabalho colaborativo;
- Criatividade;
- Crescimento coletivo;
- Diferentes conhecimentos, olhares e práticas compartilhadas;
- Desenvolvimento de diferentes formas de atuação/novas formas de atuação.

REFERÊNCIAS BIBLIOGRÁFICAS

1. Alves PAS, Pinto AC. Intervenções e práticas multiprofissionais. Rev. Ter. Ocup. Univ. São Paulo, 2013 maio/ago, 24(2);168-73.

2. Takiuti AD. (1999). Atendimento na rede básica de saúde. In São Paulo. Secretaria da Saúde. Comissão de Saúde do Adolescente. Adolescência e Saúde. 3ª ed. São Paulo, Paris Editorial/Secretaria de Estado da Saúde, 1999.

3. Brasil. Ministério da Educação. Câmara de Educação Superior. Resolução nº 3, de 20 de junho de 2014. Institui Diretrizes Curriculares Nacionais do Curso de Graduação em Medicina e dá outras providências. http://portal.mec.gov.br/index.php?option=com_docman&view=download&alias=15874-rces003-14&category_slug=junho-2014-pdf&Itemid=30192.

4. Brasil. (a) Ministério da Educação. Instituto Nacional de Estudos e Pesquisas Educacionais Anísio Teixeira. Diretoria de Avaliação da Educação Superior. Instrumento de Avaliação de Cursos de Graduação presencial e a distância. http://download.inep.gov.br/educacao_superior/avaliacao_cursos_graduacao/instrumentos/2016/instrumento_2016.pdf.

5. Brasil. (b) Ministério da Educação. Instituto Nacional de Estudos e Pesquisas Educacionais Anísio Teixeira. Diretoria de Avaliação da Educação Superior. Nota Técnica nº 010/2016. Consolidação do Instrumento de Avaliação de Cursos de Graduação do Sistema Nacional de Avaliação da Educação Superior (SINAES). http://download.inep.gov.br/educacao_superior/avaliacao_cursos_graduacao/legislacao_normas/2016/nota_tecnica_n10_2016_CGACGIES_DAES_INEP_MEC.pdf.

6. Capozzolo AA, Casetto SJ, Henz AO. (org.). Clínica Comum: itinerários de uma formação em saúde. 1ª ed. São Paulo: Hucitec, 2013.

7. Ferreira ABH. Novo Dicionário da Língua Portuguesa. 7ª ed. Rio de Janeiro: Nova Fronteira, 2008.

8. Instituto Antonio Houaiss. Dicionário Houaiss da Língua Portuguesa. Rio de Janeiro, Objetiva, 2001.

9. Moscovici F. Equipes dão certo – A multiplicação do talento humano. 3ª ed. Rio de Janeiro: José Olympio, 1996.

10. São Paulo. Secretaria de Estado da Saúde. Comissão de Saúde do Adolescente (org.) Adolescência e Saúde III. Secretaria de Estado da Saúde de São Paulo, 2008.

11. Aznar-Farias M, Schoen-Ferreira TH. O atendimento ao adolescente por equipe multidisciplinar em uma clínica-escola. In EFM Silvares. Atendimento psicológico em Clínicas-Escola, 2008.

12. Centro de Educação Transdisciplinar – CETRANS - www.cetrans.com.br - em CETRANS INTER@TIVO (Boletim Interativo nº 22 – Inverno de 2014).

13. Gouveia VV. Teoria Funcionalista dos Valores Humanos: aplicações e perspectivas, 1ª ed. São Paulo: Casa do Psicólogo, 2013.

14. Porto, JB e Pilati R. Escala Revisada de Valores Relativos ao Trabalho – EVT-R. Rev.: Psicologia: Reflexão e Crítica, 23 (1), 73-82, 2010.

15. Isaacson W. Os Inovadores - uma biografia digital. 1ª ed. São Paulo: Companhia das Letras, 2014.

16. Vitalle MSS, Schoen-Ferreira TH, Weiler RME, Freire SC, Rodrigues AM, Vertematti S, Yamamura ML, Sampaio IPC. O Setor de Medicina do Adolescente (Centro de Atendimento e Apoio ao Adolescente - CAAA) da Universidade Federal de São Paulo: uma experiência multiprofissional e interdisciplinar - o compromisso com a adolescência. Adolescência & Saúde, 7(4): 13-20, 2010.

17. Catmull E. Como a Pixar Promove a Criatividade Coletiva. Harvard Business Review - Brasil/Dez/2011 in: http://hbrbr.uol.com.br/como-a-pixar-promove-a-criatividade-coletiva/ acesso em 02/01/2017.

Trabalho em Grupo com Adolescentes na Área de Saúde

78

Márcia Cecília Vianna Cañete
Teresa Helena Schoen

Para o adolescente, estar em grupo costuma ser o modo mais natural de inserção social. Durante a infância, o mais comum, é que a criança valorize e aceite como modelos pessoas mais próximas e, principalmente, os pais. Já na adolescência, quando se acentua o processo de construção da própria identidade, é natural que o adolescente passe a criticar e contestar tais modelos e influências, buscando conhecer e adotar novos modos de pensar e de estar no mundo. Para isso, busca inserir-se num grupo de iguais, através do qual se fortalecerá para encontrar maneiras próprias de inserção social.

Segundo Erik Erikson, a grande necessidade do adolescente em sentir-se parte de um grupo constitui-se numa "defesa necessária" contra os perigos da "autodifusão", que surge com as grandes mudanças: na autoimagem, nas sensações novas trazidas pela produção dos hormônios sexuais e com as novas fantasias, estimuladas por tal condição, e com todas as dúvidas e inseguranças que surgem na busca de aproximação com o sexo oposto.[1]

> "Sou outro entre outros.
>
> Diferente em meio a diferentes.
>
> E meu coração está partido.
>
> Sou outro depois de mim.
>
> Sou outro, agora.
>
> Não mais o de antes.
>
> Sou o que morreu preso
>
> Ao passado que inaugurei.
>
> E meu coração está partido.
>
> Sou outro em mim.
>
> Sou outro fora de mim.
>
> E você não entende nada do que eu digo."
>
> (Descobrindo a Si Mesmo – Miguel Perosa)[2]

O grupo, nessa fase da vida, tem, então, o papel de ser um espaço de convivência que permite observar e aprender novos modos de ser e estar no mundo, facilitando que o indivíduo "treine", num contexto adolescente, valores, atitudes e comportamentos novos ou antigos, mas sem a supervisão de adultos, e diferentes daqueles aprendidos na família de origem, onde muitas vezes sente-se incompreendido e excluído, ao manifestar suas diferenças. O grupo de pares, então, funciona como um "laboratório social", ajudando o adolescente na transição da dependência dos pais para a independência dos adultos.

Partindo dessa característica própria desta fase de desenvolvimento, muitas propostas de trabalho em grupo, com adolescentes, passaram ao longo do tempo a serem utilizadas nas áreas de saúde e de educação.

Pratt, nos Estados Unidos, e Moreno, na Europa, foram os primeiros a trabalhar com grupos, no início do século XX. Enquanto nos Estados Unidos os grupos eram inicialmente formados por pacientes internados e portadores de uma mesma enfermidade, Moreno iniciou seu trabalho reunindo crianças nos parques de Viena, e também grupos de rua, um deles com prostitutas, nos quais improvisava representações visando à formação de grupos de discussão e de autoajuda. Assim, surgiu o psicodrama. Já a partir de 1920, com a crescente influência da psicanálise, surgem tanto na Europa, como nos Estados Unidos grupos de abordagem psicanalítica.[3]

Há diferentes tipos de grupo na área da Saúde, desde os de sala de espera, que são abertos e as pessoas, muitas vezes não têm vínculo algum, até os grupos psicoterapêuticos, que costumam durar períodos de tempo mais longos e exigem vínculo e um compromisso entre os participantes, como um código de confidencialidade, para que a pessoa possa, com segurança, expressar suas dificuldades e seus conflitos.

Nas salas de espera de instituições de saúde, é bastante comum que as pessoas comentem aspectos de vida e seus problemas com quem está próximo. Introduzir nesse espaço um profissional de saúde que vai formalizar essa interação espontânea, pode possibilitar reflexões, bem como um melhor aproveitamento de potenciais, para elaborar respostas mais eficazes frente às dificuldades.[4] Em uma clínica-escola de atendimento multiprofissional a adolescentes, foram criados diferentes grupos para trabalhar quem estava na sala de espera:[5,6] (a) grupo informativo, onde profissionais de medicina ou de enfermagem passavam informações sobre saúde enquanto os adolescentes aguardavam o atendimento; (b) grupo aberto, dirigido por psicólogos, onde os adolescentes eram convidados a trabalhar questões relativas ao processo de desenvolvimento, utilizando técnicas psicodramáticas, e (c) grupo de pais, dirigido por psicopedagogos, onde eram discutidas questões relativas à adolescência e educação de filhos.

Rocha, Braga e Silvares[7] organizaram um grupo de espera recreativo, onde os pacientes da lista de espera de um Serviço-Escola brincavam semanalmente, sob monitoramento de alunos de graduação, enquanto esperavam serem chamados para o atendimento psicológico. Este Grupo de Espera Recreativo tinha entre seus objetivos desenvolver atividades lúdicas, enquanto as crianças se familiarizavam com o ambiente da clínica, aumentando a probabilidade de aderirem ao tratamento que seria realizado posteriormente e também tendo a possibilidade de desenvolverem habilidades sociais.

Os grupos podem, ainda, ser classificados como homogêneos ou heterogêneos. Nos grupos homogêneos, o que norteia a escolha dos participantes é um diagnóstico clínico comum. Geralmente as idades e outras condições das pessoas não são levadas em conta na formação do grupo. Nesse caso, busca-se a heterogeneidade dentro de uma relativa homogeneidade, explorando-se a diversidade de experiências frente a um diagnóstico comum.[4] Na mesma clinica-escola citada anteriormente, Aznar-Farias[5] e Schoen-Ferreira[6] citam que havia um grupo dirigido por nutricionistas para estimular a adoção de uma dieta saudável por adolescentes obesos. Também foi criado um grupo psicoterapêutico que acompanhou adolescentes enquanto participavam de um programa de emagrecimento.[6] Nesse grupo foram discutidas questões que permeiam a vida do adolescente, como amizade, família, escolha profissional, política e como esses temas são afetados/afetam pela obesidade. Também houve grupo de modelos profissionais (de passarela ou fotográficos), com o objetivo de ajudar as adolescentes, especialmente as que vieram de outros municípios, a adaptarem-se a nova cidade e a conviverem com a diferença e a concorrência, além de haver espaço para outras questões de cunho emocional.

Já nos grupos heterogêneos, as problemáticas dos participantes são diversas, utilizando-se outros critérios para a escolha dos participantes. Como no trabalho de Cañete, Vitalle e Silva,[8] onde o critério utilizado para participação no grupo é a faixa etária: adolescentes de 15 a 20 anos, no momento de ingresso. As autoras relatam que a intenção de utilizar o trabalho em grupo heterogêneo foi a possibilidade de oferecer um espaço permissivo e seguro, onde o adolescente, que vive um acelerado processo interno de busca para a construção de uma identidade cada vez mais autônoma, singular e psiquicamente capaz pode, "por meio do compartilhamento das diferentes formas experimentadas por seus pares de ser e estar no mundo, refletir, clarear e conscientizar seus próprios objetos de busca, além de entrar em contato com outros meios de sistematizar e organizar sua ação no mundo".

"Escutar os problemas dos outros, ver que eles têm problemas de saúde sérios, me faz pensar que, alguns de meus problemas são criados por mim". Essa fala é de uma participante do grupo citado acima, com diagnóstico de anorexia nervosa, e com bastante dificuldade para aderir aos tratamentos propostos. Ela nos faz refletir sobre a importância da diversidade das problemáticas, o que permite aos participantes ampliar sua tolerância afetiva em relação ao diferente, mas também em relação a si mesmo, naqueles aspectos que lhe custa aceitar em si mesmo. Em outra ocasião, no mesmo grupo citado, uma das adolescentes estava passando por sérias dificuldades financeiras. Todos os participantes, solidariamente, contribuíram com sugestões e atitudes práticas para ajudar a resolver ou, pelo menos, minimizar o problema. Houve um espaço onde os adolescentes puderam exercitar sua capacidade de resolução de problemas e autonomia frente a questões bastante sérias do mundo adulto.

TRABALHO EM GRUPO NAS AÇÕES DE PROMOÇÃO DE SAÚDE

Macedo e Conceição[9] dizem que os programas de promoção em saúde devem ser desenvolvidos dentro de alguns princípios, que envolvem: a intersetorialidade, ações multi-estratégicas, sustentabilidade, equidade, visão holística do ser humano, além de promover participação social e empoderamento, sendo esses dois últimos aspectos princípios essenciais na promoção da saúde. Dentro dessa visão, intervenções grupais são ferramentas valiosas, ao possibilitar a expressão de problemáticas individuais, que são discutidas e refletidas no espaço coletivo.

Castanho[10] define o grupo como unidade de análise, ou seja, não é uma simples soma de integrantes. O foco da atenção não está em cada participante, mas no que ocorre no grupo: o que é trazido, como se comportam, as reações que cada fala provoca no outro... O tempo não é dividido entre os participantes, mas o que é colocado por cada paciente é ouvido e trabalhado por todos.[11]

Pelas próprias características da adolescência, o atendimento grupal em saúde constitui-se num espaço privilegiado onde, por meio das trocas de experiências, facilita-lhes a expressão de suas demandas, anseios e angústias, promovendo desse modo seu empoderamento e o desenvolvimento de autonomia e cidadania.[12] O grupo terapêutico colabora para que os adolescentes saiam do que Elkind chama de egocentrismo, ou seja, considerar-se o centro do mundo.[13] O adolescente tem a oportunidade de observar e conviver com pessoas que possuem problemas semelhantes e talvez mais graves, o que muda sua visão de si mesmo, de sua família e do seu próprio problema.

Além disso, o enfoque participativo do grupo valoriza as experiências de vida individuais, bem como os conhecimentos trazidos por cada participante, propiciando a discussão e a reflexão, bem como a vivência de novos papéis, que são diferentes dos exercidos no âmbito familiar. Com isso, amplia as possibilidades no desenvolvimento da própria identidade.[9]

No trabalho de Macedo e Conceição,[9] que consiste numa revisão de literatura sobre trabalhos em grupo com adolescentes na área de saúde, vemos que os temas mais abordados durante os encontros foram, em primeiro lugar a sexualidade e doenças sexualmente transmissíveis. Na sequência, e por ordem do número de vezes que aparecem, vem: abuso sexual, uso de álcool e drogas, complexo de Édipo, habilidades de vida, identidade, saúde e projeto de vida. Foi observado que as dinâmicas grupais possibilitaram a manifestação e reflexão de crenças, valores e atitudes com a própria saúde, levando os adolescentes a perceberem a necessidade de mudar comportamentos, aderindo a hábitos de vida mais saudáveis, e a construção de atitudes positivas no sentido da transformação da realidade. Em geral, esses temas são escolhidos pelos profissionais de saúde que organizam grupos para a população jovem.

Uma outra área importante, onde temos vários relatos da utilização de grupos, é com adolescentes grávidas, como no artigo de Resta, Colomé, Hesler e Eisen,[14] que nos traz o trabalho que foi realizado por um grupo de acadêmicas de enfermagem. No Brasil, 20% dos bebês nascidos vivos são filhos de mães adolescentes. Sabe-se que a gravidez na adolescência tem forte repercussão em muitos aspectos, desde o biológico, relativo aos riscos à saúde materna e ao desenvolvimento fetal, mas também os psicossociais, que envolvem desde as reações familiares, suas condições para acolher a menina nessa situação, até sua vida pessoal, sua frequência à escola, que muitas vezes é abandonada, e suas relações sociais. A gestação exigirá da adolescente toda uma reestruturação, que terá que abarcar tanto sua vida pessoal como social.

O grupo funciona como um espaço de escuta, apoio e acolhimento, para auxiliar a adolescente a lidar de modo mais saudável tanto com a sua saúde, quanto com a do bebê. São momentos em que, não só por meio da fala, mas também de dinâmicas de grupo, que envolvem o contato com o corpo e a expressão por meio de jogos, as meninas podem trazer suas questões, seus medos e angústias, e vão aprendendo aspectos importantes de saúde com base em situações práticas. Este e outros trabalhos mostram que a participação das adolescentes grávidas em grupos deste tipo, melhora o vínculo da gestante com o serviço de saúde e, consequentemente, a adesão ao pré-natal.[14]

No entanto, para coordenar/facilitar trabalhos com grupos, é necessário que o profissional da área de saúde passe por um processo de aprendizado/treinamento, para desenvolver esse aspecto de seu papel profissional, que, na grande maioria das vezes, não é ensinado na graduação. Na nossa experiência profissional, como psicólogas trabalhando em equipe multidisciplinar numa instituição, há quase duas décadas, ouvimos com bastante frequência sobre a vontade do profissional em formar grupos para atender em suas especialidades, mas não o fazem por não se sentirem capacitados e não terem quem os

ensine. Esse papel envolve, inclusive, características pessoais, que facilitam: gostar de estar em grupo, manusear muitas variáveis simultaneamente e saber lidar com situações inesperadas, que a relação entre várias pessoas diferentes pode trazer, como por exemplo: preconceitos e conflitos que podem ser expressos no grupo, o que implica flexibilidade e criatividade, entre outras coisas.

Faz-se necessário diferenciar trabalho em grupo de dar aula sobre um tema. Muitas vezes, os profissionais querem explicar aos adolescentes questões da sua área, e não organizar um grupo operativo sobre um tema, o que implica em ouvir o que os participantes já sabem, suas dúvidas e questionamentos sobre o tema e suas variações. Os profissionais percebem que necessitam desenvolver algumas habilidades que não foram aprendidas na graduação. Resta et al.[14] citam em seu trabalho, a importância da criatividade do profissional de saúde para trabalhar com grupos, bem como ser indispensável para isso, que a pessoa receba formação pedagógica e treinamento para tal.

Este tipo de trabalho utiliza diversas dinâmicas grupais, onde se emprega técnicas que facilitam o contato e o conhecimento do mundo interno da pessoa, por meio da criatividade e da ludicidade, em propostas onde se trabalha a expressão do corpo, bem como de emoções e sentimentos. Portanto, para atuar desse modo, o profissional precisa, ele mesmo, passar por treinamento, onde experiencia tais técnicas, compreendendo vivencialmente o que fará, e assim adquire confiança para trabalhar desse modo.

PSICOTERAPIA DE GRUPO

Desde Pratt, que em 1905, nos EUA (Boston), começou a trabalhar com grupos de doentes de tuberculose, cujo objetivo era que os pacientes se cuidassem melhor, há, ao longo desse tempo, relatos de grupos de psicoterapia, na grande maioria das vezes, formados por pessoas que têm diagnóstico em comum. Nas décadas seguintes há relatos de grupos terapêuticos em vários locais dos Estados Unidos, envolvendo principalmente pacientes com diagnósticos de problemas mentais. Havia tanto grupos homogêneos como heterogêneos. Alguns desses trabalhos utilizavam como instrumentos, inclusive, a música e o canto, e tinham como objetivo integrar as emoções às ações das pessoas, harmonizando a mente. Havia propostas que incluíam, ainda, a participação da família do paciente em grupos, buscando sua integração ao tratamento, para maior eficácia do mesmo. A partir de 1920, começaram a surgir vários grupos que utilizavam a abordagem psicanalítica, e na década de 30 havia enorme influência da psicanálise nos trabalhos terapêuticos em grupo. O que se percebe é que, independentemente da abordagem, todos buscavam usar o grupo como instrumento para estimular a expressão de emoções, manusear conflitos, compartilhar ideias e transmitir informações.[2]

A psicoterapia de grupo oferece espaço seguro, clima terapêutico de respeito e confiança, para que o paciente possa compartilhar seu mundo interno, entender os significados dos sintomas e encontrar outras expressões para eles.[15] Nos grupos terapêuticos os participantes são estimulados a falar sobre os temas relevantes de sua vida, bem como discutir suas preocupações, o que traz à tona sentimentos e pensamentos relacionados a vivências presentes e passadas. Nesse processo, os adolescentes deparam-se com situações de sua realidade pessoal, mas também das relativas aos outros participantes, por meio da expressão de sentimentos, opiniões, comportamentos e atitudes. Pelo conhecimento das problemáticas alheias, é natural surgirem comparações que podem contribuir para o autoconhecimento e uma melhor compreensão de si, fazendo surgir uma nova visão de si mesmo e do mundo, corrigindo distorções relativas a características próprias e gerando maior autoaceitação.[2]

Muitos profissionais de saúde têm preconceito em relação ao trabalho em grupo, acreditando que será superficial. Mascarenhas[11] diz existir o mito de que este tipo de atendimento seria mais demorado, menos eficaz e menos profundo que o individual. É preciso ficar claro que os serviços de saúde não utilizam este modo de atendimento por ser um substituto menos oneroso que o atendimento individual, mas sim porque apresenta bons resultados, em especial com adolescentes, embora o custo menor e a diminuição da fila de espera sejam efeitos benéficos.

A terapia em grupo, em geral, é tão eficaz quanto a terapia individual.[8,16] Uma das vantagens desta modalidade de atendimento é a possibilidade do paciente interagir com os outros participantes, o que fornece dados valiosos sobre sua personalidade e seu padrão de comportamento. O apoio dos outros membros do grupo pode ajudar o paciente a sentir-se menos solitário e entender que ele não é a única pessoa com problemas, e que outras pessoas podem apresentar as mesmas dificuldades que ele. Tal questão é muito importante nesta faixa etária. O grupo psicoterapêutico cria a oportunidade para o adolescente tentar novos comportamentos em um ambiente seguro e apoiador. Os adolescentes trocam experiências e discutem seus problemas e os dos outros participantes, sob o olhar do terapeuta.

Py[17] diz que a primeira pergunta que faz é se o paciente não pode fazer parte de um grupo terapêutico, pois entende que a maioria das pessoas pode e deve ir para um grupo. O atendimento individual seria a segunda opção. Freitas[18] tem posição semelhante: o adolescente deve participar de psicoterapia em grupo. Aquele que por alguma razão não o puder, deveria ser trabalhado em psicoterapia breve com vistas a um futuro agrupamento, por entender que a necessidade de agrupar-se está vinculada ao momento de vida que estão passando. Castellar também considera o grupo como a terapia de escolha para esta faixa etária.[19] Embora os autores refiram como primeira escolha o grupo, há aqui que ressaltar que algumas condições podem dificultar o ingresso do paciente no grupo, tais como insegurança em relação a si mesmo, autoconceito frágil, vergonha das situações vividas ou algumas patologias psiquiátricas.

Freitas[18] acredita que grupos psicoterapêuticos com adolescentes sejam difíceis de serem mantidos, dada a rotatividade dos pacientes, pois a rotina deles muda rapidamente. O tempo de permanência de um adolescente num grupo é mais ou menos de um ano a um ano e meio. Mudanças nessa fase da vida (horários escolares, cursos extracurriculares, entrada no mercado de trabalho...) podem atrapalhar sua permanência até que tenha alta. Entretanto, neste período de um ano, um ano e meio, muitas questões podem ser trabalhadas e a evolução é visível. Os próprios adolescentes parecem ter noção desse desenvolvimento que ocorreu por estarem em atendimento grupal. Os pais têm relatos semelhantes. Além disso, é possível fazer grupos abertos[5] e outros tipos de grupos, como os informativos ou operativos, para atingir de modo mais abrangente esta população.

Características do facilitador/psicoterapeuta

Freitas[18] fala da necessidade de quem atende adolescentes: ser alguém disposto a escutá-los atentamente, a dialogar, a aprender o que têm a ensinar, a rir, a contar piadas, ou seja, que seja plástico, no sentido de se adaptar às situações criadas pelo grupo. Castellar[19] coloca que a necessidade do adolescente em agrupar-se deve ao fato de se sentirem menos expostos a críticas e que confiam mais na opinião dos pares que dos mais velhos. Daí a necessidade do facilitador de grupos não julgar e cuidar de quais opiniões emite.

Fritzen[20] coloca que o facilitador do grupo precisa ter autenticidade (apresentar seus sentimentos), empatia (perceber o mundo interior de sentidos pessoais e comunicá-los aos pacientes) e respeito para com os outros (ter uma atitude afetuosa, positiva e de aceitação).

Freitas[18] sugere que haja um coterapeuta, pois a movimentação dentro de uma sessão em um grupo de adolescentes é grande, inclusive com atuações em subgrupos. É preciso, no entanto, que terapeuta e coterapeuta estejam bem afinados, tanto em teoria quanto em prática e, especialmente, no trabalho em conjunto. A necessidade da presença de um coterapeuta varia de acordo com a experiência do terapeuta/coordenador ou no tipo de trabalho que se está desenvolvendo.

Características do grupo

Como já foi falado, pode ser um grupo homogêneo ou heterogêneo. Sugere-se uma homogeneidade em relação à faixa etária, evitando que adolescentes de 10, 11 anos participem no mesmo grupo que adolescentes de 18, 19 anos. Estão em momentos muito diferentes do desenvolvimento. Mas tudo depende do objetivo do grupo. Alguns autores (como Castellar[19]) sugerem que se utilize a divisão: adolescência inicial (até uns 14 anos), adolescência média (15 a 17 anos) e adolescência final (dos 18 anos em diante). Outros como Cañete et al.,[8] organizaram o grupo a partir dos 15 anos, observando a maturidade dos adolescentes para ingresso no mesmo.

Há autores (Freitas[18]) que sugerem no máximo seis adolescentes. Outros (Py et al.[17]), oito. Entretanto, o número de participantes depende do foco do trabalho. Há terapeutas que, após o grupo constituído, caso venha apenas um paciente naquele dia (todos os outros faltaram), optam para que o atendimento não ocorra, pois o trabalho é em grupo, não individual. Outros, atendem este único paciente que veio, valorizando seu esforço pessoal em estar presente. Mas também depende do entendimento do profissional sobre o que está ocorrendo com o grupo e qual seu objetivo e seu modo de trabalho. Ou seja, não existe uma fórmula única de como se atender em grupo.

Características do local

Faz-se necessária uma sala ampla, com espaço para movimentação, para jogos corporais ou outras atividades. Ter almofadas seria interessante, pois tanto servem como assento quanto para alguma atividade. O local deve permitir o sigilo e um ambiente que propicie a confiança e favoreça o compartilhamento de questões íntimas entre os membros. Esta condição é primordial, em especial no serviço público, onde a movimentação de pessoas, querendo utilizar o local ou curiosos sobre o que ocorre lá dentro, pode dificultar que os limites necessários sejam respeitados.

CONSIDERAÇÕES FINAIS

O atendimento em grupo com adolescentes é uma escolha perfeitamente viável. Como coloca Matos,[21] as pessoas têm opinião sobre quase tudo e não têm o hábito de baseá-las em evidências. Mas as evidências científicas vêm demonstrando a eficácia dos grupos terapêuticos na adolescência (também em outras etapas da vida). Com as vantagens de diminuir a fila de espera e ser menos custoso financeiramente e, principalmente, não diminuir sua eficácia.

As diversas formas de atendimento em grupo na prevenção de doenças ou de riscos e na promoção de competências pessoais e interpessoais vêm sendo cada vez mais utilizadas e estudadas.

TÓPICOS IMPORTANTES

Trabalho em Grupo com Adolescentes na Área de Saúde: Históricos no Início do século XX

Importância na adolescência:
- Agrupar-se é uma característica natural da faixa etária;
- Importância dada a opinião dos pares;
- Ampliação do horizonte.

Tipos:
- Heterogêneo-homogêneo;
- Sala de espera;
- Operativos;
- Informativos;
- Psicoterapêuticos.

Exemplos

Formação:
- Idade;
- Diagnóstico clínico;
- Horário disponível;
- Tempo de permanência.

Características do facilitador:
- Empatia;
- Bom humor;
- Não criticar/julgar;
- Acolhedor.

REFERÊNCIAS BIBLIOGRÁFICAS

1. Muuss RE. Teorias da Adolescência. Belo Horizonte: Interlivros, 1973.

2. Perosa M. Descobrindo a si mesmo – A passagem para a adolescência. São Paulo: Moderna, 1997.

3. Bechelli LPC, Santos MA. Psicoterapia de grupo: como surgiu e evoluiu. Rev. Latino-Am. Enfermagem. 2004; 12(2): 242-249.

4. Santos MA. Sofrimento e Esperança: Grupo de pacientes com anorexia e bulimia nervosas. Medicina (Ribeirão Preto. On line). 2006; 39(3): 386-401.

5. Aznar-Farias M, Schoen-Ferreira TH. O atendimento ao adolescente por equipe multidisciplinar em uma clínica-escola. In EFM Silvares. Atendimento Psicológico em Clínicas-Escola. Campinas: Alínea, 2006.

6. Schoen-Ferreira TH, Aznar-Farias M, Fisberg M, Vitalle MSS, Cintra IP, Dâmaso A. The identity formation process in obese adolescents. In: 16th Annual Conference Society for Research on Identity Formation, 2009, Pacific Grove, Ca EUA. 16th Annual Conference Society for Research on Identity Formation, 2009. p. 16-16.

7. Rocha MM, Braga PF, Silvares EFM. Grupo de Espera Recreativo como instrumento de avaliação diagnóstica. Revista Brasileira de Terapia Comportamental e Cognitiva. 2006; VIII(2): 115-125.

8. Cañete MCV, Vitalle MSS, SilvaFC. Anorexia nervosa: estudo de caso com uma abordagem de sucesso. 2008; Fractal, Rev. Psicol., 20(2): 377-386.

9. Macedo EOS, Conceição MIG. Ações em grupo voltadas à promoção de saúde de adolescentes. Rev bras crescimento desenvolv hum; 2013, 23(2): 222-230.

10. Castanho P. Uma Introdução aos Grupos Operativos: Teoria e Técnica. Vínculo [online]. 2012, vol.9, n.1, pp. 47-60.

11. Mascarenhas E. Grupo não é psicoterapia de pobre. In Py LA, et al. Grupo sobre grupo. Rio de Janeiro: Rocco, 1987. pp. 163-180.

12. Almeida IS, Amaral JS, Gomes CS, Dias MO, Silva PF. Grupo de adolescentes como estratégia de promoção de saúde e prevenção. Rev. Adolescência e Saúde. 2014; II(2): 87-91.

13. Bee H, Boyd D. A criança em desenvolvlimento. 12ª ed. Porto Alegre: Artmed, 2011.

14. Resta DG, Colomé ICS, Hesler LZ, Eisen C. Grupo de educação em saúde com gestantes adolescentes: relato de experiência de acadêmicas de enfermagem. J Nurs Health. 2013, 3(1): 83-92.

15. Gorgati SB, Holcberg AS. Oliveira MD. Abordagem psicodinâmica no tratamento dos transtornos alimentares. Revista Brasileira de Psiquiatria. 2002; 24(3): 44-48.

16. Costa NJD, Silvares EFM. Enurese Noturna na adolescência: Tratamento em grupo e individual. Interação em Psicologia. 2007; 11(2), 263-268.

17. Py LA, Castellar C, Rocha L. Seleção de pacientes para grupoterapia. In Py LA, Gomes MC, Nobre LF, Mascarenhas E, Castellar C, Pellegrino H, et al. Grupo sobre grupo. Rio de Janeiro: Rocco, 1987. pp 37-50.

18. Freitas LA. Psicoterapia analítica de grupo com pré-adolescentes. In In Py LA, Gomes MC, Nobre LF, Mascarenhas E, Castellar C, Pellegrino H, et al. Grupo sobre grupo. Rio de Janeiro: Rocco, 1987. pp 71-86.

19. Castellar C. Grupoterapia com adolescentes. In In Py LA, Gomes MC, Nobre LF, Mascarenhas E, Castellar C, Pellegrino H, et al. Grupo sobre grupo. Rio de Janeiro: Rocco, 1987. pp 87-98.

20. Fritzen SJ. Janela de Johari. 11ª ed. Petrópolis: Vozes, 1996.

21. Matos MG. Aventura Social: da investigação à intervenção em grupos com jovens e no espaço intergeracional. In: Neufeld CB. Terapia Cognitivo-Comportamental em grupo para crianças e adolescentes. Porto Alegre: Artmed, 2015.

Intervenções em Diferentes Locais

Edwiges Ferreira de Mattos Silvares
Jéssica de Assis Silva
Deisy Ribas Emerich

Os serviços de atendimento à saúde mental, especialmente infantil e do adolescente, têm, desde suas origens históricas, dado grande ênfase ao modelo de atendimento tradicional, no qual esse, além de individual tem o consultório/clínica como espaço para sua realização.[1] Este modelo tradicional parece se encontrar diretamente vinculado a uma perspectiva de atenção em saúde mental remediativa, na qual o foco é o manejo de problemas de comportamento(s) já instalado(s) e que leva(m) o cliente ao sofrimento psicológico.

Gradualmente, em contraposição a esse modelo, vêm se implantando um modelo de saúde mental preventiva, derivado de uma preocupação em saúde mental anterior ao surgimento de toda e qualquer problemática comportamental. O foco desse novo modelo é voltado para a prevenção dos problemas comportamentais infantis e adolescentes. Sua ênfase reside na tentativa tanto de redução dos riscos relacionados ao aparecimento de queixas quanto no aumento dos fatores protetivos.[2] Nessa nova perspectiva, faz pouco sentido aguardar o paciente no serviço de atendimento em saúde mental para tentar ajudá-lo quando o problema já estiver instalado. Pelo contrário, os esforços devem se voltar para o provimento da atenção em saúde mental em diferentes locais, antes do surgimento dos problemas.

A priorização do modelo tradicional tem como consequência natural uma limitação na amplitude da ação dos serviços de saúde mental, por atrelar as funções de ensino e pesquisa ao atendimento psicológico remediativo, com o natural esquecimento da essencial função do atendimento psicológico preventivo. Tal olvide é inaceitável, especialmente em locais como os serviços-escola de psicologia, locais nos quais a maior abrangência é suposta, especialmente, por suas outras duas funções: ensino e pesquisa. Esses serviços, reconhecidamente, tem tríplice função, pois devem, além de se voltar para o ensino e pesquisa, cumprir a função social de oferecer atendimento a comunidade, como lembrado por Silvares (1993)[3] e ilustrado, a título experimental por Melo e Silvares (2003)[4] e De Salvo, Mazzarototto e Lohr (2005).[5]

A função tríplice dos serviços de saúde mental, infantil e adolescente, com ênfase no atendimento preventivo, parece importante em si mesma, mas também destaca-se por solucionar alguns problemas acarretados pelo modelo tradicional remediativo, dificuldades estas já apontadas por Melo e Silvares (2003).[4] A utilização do modelo tradicional muitas vezes leva a longos períodos de espera pelo atendimento, pois como o atendimento é individual, um menor número de pessoas pode ser atendida. Em decorrência, obtêm-se altas taxas de evasão do tratamento, uma vez que a longa espera produz efeitos sobre a reação dos clientes em relação à continuidade do tratamento.[6] Outra variável relacionada à adesão é o nível socioeconômico da família.[7] Há de se pensar que, especialmente para famílias de níveis socioeconômicos mais baixos, a disponibilidade de tempo e os custos com o deslocamento até a unidade de atendimento pode interferir na continuidade do atendimento. Para contornar tais limitadores e favorecer a adesão, Silvares (1993),[3] em trabalho sobre os serviços-escola de psicologia, propôs a inversão de fluxo de atendimento. De forma resumida, a proposta de inversão de fluxo é uma oposição ao formato de atendimento individual realizado na sede do serviço. A Figura 78.1, a seguir, ilustra a diferença entre as propostas.

O modelo de inversão de fluxo de atendimento sugere que os serviços se voltem para a comunidade, em diferentes locais dela, para ofertar atendimento. Sendo desejável que a oferta deste atendimento não seja prioritariamente individual,

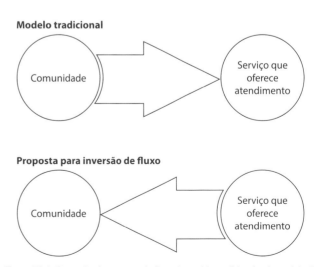

Figura 78.1. Ilustração da proposta de fluxo do modelo tradicional e do modelo de inversão de fluxo (Figura elaborada pelas autoras).

mas coletiva, pois o atendimento em grupo permite a troca de experiência, a observação de diferentes formas adaptativas de lidar com uma queixa e que várias pessoas recebam informações em um único momento (Santos & Miyazaki, 1999).

Como se pode observar, tal proposta está fortemente alinhada à prevenção em saúde mental, pois indo até a comunidade é possível oferecer ações que possam diminuir os riscos e a prevalência de problemas de comportamento. Apesar disto, cabe salientar que por meio do modelo de inversão de fluxo também é possível oferecer medidas remediativas.

Estima-se que cerca de 10% a 20% da população mundial de crianças e adolescentes sejam afetadas por problemas emocionais e comportamentais.[8] Essas dificuldades, além de prejudicar a adaptação da pessoa, podem ter um curso crônico e permanecerem até a vida adulta, caso não sejam adequadamente manejadas. Justamente em função disso, deve haver um grande investimento em propostas para prevenção. Diferentes locais podem ser contextos para oferta de atendimento visando disseminação e promoção de saúde mental. Pode-se pensar, por exemplo, no ambiente escolar, hospitais, Unidades Básicas de Saúde (UBS) e instituições de acolhimento. Além do mais, os avanços tecnológicos permitem a realização de atendimento em locais inicialmente considerados como improváveis, como a própria casa do cliente. Os próximos tópicos discutirão algumas nuances das intervenções em diversos locais.

ATENDIMENTO EM ESCOLAS

Nesta seção, serão comentados alguns trabalhos de intervenção comportamental remediativa/preventiva, envolvendo a família e a escola, cujos principais objetivos foram além de prevenir a evasão escolar, superar, ao mesmo tempo, alguns dos problemas comportamentais dessas crianças.

Voltaremos a atenção, especialmente para uma dessas intervenções, considerada de maior peso por sua amplitude. Nela, pais e crianças receberam atendimento psicológico na escola pública delas, em grupos diferenciados. No mesmo período de tempo, suas professoras foram treinadas na condução de um programa de educação afetiva em sua própria escola de modo a beneficiar todas as crianças de suas classes e não apenas as que apresentavam problemas comportamentais.

O principal interesse por uma intervenção dessa natureza é o alcance e o alvo delas na promoção de melhorias nos relacionamentos interpessoais. Tal interesse tem crescido com o passar dos anos, pelo fato de terem sido encontradas relações entre comportamentos sociais deficitários na infância e desajustamentos psicológicos futuros. Sabidamente, comportamentos sociais são desenvolvidos seguindo uma trajetória comum. Inicialmente, a convivência com os pais faz com que a criança aprenda uma série de habilidades, sejam elas, sociais, motoras, linguísticas e afetivas, todas necessárias para sua orientação junto ao seu ambiente físico e social futuro. Há vários anos, a primeira autora/pesquisadora e outros colegas de seu grupo de pesquisa, da ANPEPP, têm desenvolvido

vários trabalhos com um objetivo comum: encontrar formas para ajudar as famílias, especialmente as desprivilegiadas socialmente, na própria comunidade em que vivem, a partir do convívio com novos grupos sociais. Na escola, por exemplo, a criança exercitará e ampliará as habilidades aprendidas no âmbito familiar. A base adquirida junto à família, contudo, é o importante aspecto para o sucesso ou o fracasso das relações sociais infantis, sejam elas com seus pares ou professores.

Um dos primeiros trabalhos desenvolvido em decorrência desses pontos foi o de Melo,[9] caracterizado pela intervenção psicológica com mães e seus filhos que apresentavam pequenas dificuldades comportamentais (p. ex.: desobediência), pertencentes a uma comunidade de baixa renda de São Paulo. Com uma intervenção desenvolvida dentro da comunidade dos participantes, a referida autora objetivou melhorar a interação entre pais e filhos, a fim de reduzir a probabilidade de aquelas desenvolverem condutas disruptivas, como o comportamento delinquente.

Ainda na década de 90, Guerrelhas[10] criou grupos de espera recreativos com crianças como uma alternativa para reduzir os altos índices de desistências das famílias, devido às longas listas de espera por atendimento psicológico na clínica-escola da Universidade de São Paulo. Como mais um exemplo de intervenção num modelo não tradicional, Baraldi[11] atendeu pais e seus filhos com queixa de agressividade também na clínica-escola do Instituto de Psicologia da USP.

Ao mesmo tempo em que vários estudos defendem a inserção dos pais no atendimento psicológico às crianças, outros apontam aspectos para os quais se deve atentar quando se implementa este tipo de intervenção por terem observado que conflito conjugal, depressão dos pais, circunstâncias socioeconômicas adversas, divórcio e psicopatologia parental interferem na adesão dos pais ao treinamento, prejudicando a adesão parental a eles e a efetividade do treino a curto e sobretudo a longo prazo. Tais pontos sugerem que o treinamento de pais deve ser desenvolvido dentro do contexto em que eles se encontram para a obtenção de resultados mais efetivos. Como nem sempre é possível atuar diretamente sobre as dificuldades dos pais[3] antes de se implementar o treinamento, outras formas de trabalho são utilizadas para ajudar as crianças e seus pais. Uma das alternativas amparada pela pesquisadora é a inserção da escola no atendimento psicológico à criança, por meio de seus professores e de seus pares.

ATENDIMENTO EM UBS E HOSPITAIS

Na década de 90 houve o reconhecimento da importância do psicólogo em equipes multidisciplinares e interdisciplinares no atendimento a pacientes hospitalizados. Nos últimos anos, após configuração mais acentuada do campo profissional do psicólogo, este passou a se inserir de forma mais estável e significativa no ambiente hospitalar. No âmbito da Psicologia Hospitalar, lida-se, inevitavelmente com diversos elementos, dentre eles, o paciente, o terapeuta, e o integrar a própria equipe de trabalho em um contexto institucional cujo funcionamento é atrelado a objetivos específicos.[12] É interessante notar que, conforme aponta Castro e Bornholdt,[13] a especialização "Psicologia Hospitalar" é inexistente em outros países que não o Brasil. A consolidação do termo no Brasil pode ser devido ao fato de que, desde a década de 40, no que se concerne a políticas públicas, estas são centradas no hospital, símbolo máximo de atendimento em saúde, concepção de certa forma ainda vigente. Assim, as mesmas autoras consideram a Psicologia Hospitalar como a que ocorre em contexto hospitalar, sendo a Psicologia da Saúde a atuação não restrita a esse contexto, abrangendo ainda centros de saúde, ONGs, entre outros. Logo, o termo diferencia, sobretudo, o Brasil de outros países nessa temática, no sentido de que em outros países, a ênfase seria dada à prática profissional e não ao local de atuação desse profissional.[13]

O campo do hospital, ao mesmo tempo em que passa a ser visto como uma possibilidade de atuação, não dispunha de instrumentalização teórico-prática que fundamentasse seu trabalho, além do que se subsidiava da tradicional clínica.[14] Ainda em tempos atuais, apesar da crescente evolução, Torezan, Calheiros, Mandelli e Stumpf[15] hipotetizam que o graduado em Psicologia sai da faculdade com uma visão limitada sobre suas atribuições, papéis em uma equipe interdisciplinar e os obstáculos institucionais e sociais que atravessam seu trabalho no contexto hospitalar. Foi com a publicação das Diretrizes Curriculares Nacionais para os cursos de graduação em Psicologia (Resolução n° 8 de 2004), de estabelecimento de fundamentos e princípios para a formação do Psicólogo no Brasil que se inicia a crescente oferta de disciplinas obrigatórias e de estágios voltados para a Psicologia Hospitalar.

Ao psicólogo atuante em contexto hospitalar é necessário treinamento em três áreas:[13]

A. Clínica: avaliação e intervenção psicológica;

B. Pesquisa: conduzir pesquisa e comunicar resultados a outros profissionais;

C. Programação: aprimoramento de habilidades voltadas a organização e administração de programas de saúde.

Carvalho, Souza, Rosa e Gomes[16] citam o estudo de Seidl e Moura (1999) em que foi constatada a existência de dois modelos de atuação dos psicólogos que exerciam suas atividades em hospitais de Brasília:

1. O modelo clínico, caracterizado por atendimentos individuais, com interação quase inexistente entre o psicólogo e a equipe de saúde;

2. O modelo de atenção integral à saúde, com articulação com e atuação em diversos setores do hospital interagindo com a equipe e com objetivo de atendimento que englobava pacientes, familiares, equipe e comunidade, caracterizados ainda por realizarem pesquisas e de interesse em contribuir para a construção de um corpo teórico-prático que fundamentasse a prática profissional.

As pesquisas com profissionais diretamente envolvidos na atuação em hospitais e as deficiências em suas formações corroboram Maia et al.[14] na ideia de que, apesar do psicólogo tentar se firmar em uma nova especialidade, ainda mantém relação com o modelo clínico tradicional.[14] Comumente, foi referido o trabalho clínico enquanto ponto de partida e muitas vezes a prática passa a ser entendida como a extensão de um trabalho clínico adaptado às exigências de determinado contexto, conforme já havia sido apontado por Yamamoto e Cunha,[17] em que frisam haver ainda uma ampliação da Clínica para a prática em Saúde e suas vertentes, no lugar da construção de uma nova e distinta área.

Nesse sentido, em congruência com Yamamoto e Cunha,[17] as próprias instituições de ensino são ainda o elo principal de ligação entre o profissional e as demandas da sociedade, com o objetivo não só de formação, mas também de produção.

ATENDIMENTO EM INSTITUIÇÕES DE ACOLHIMENTO: ABRIGOS

O Estatuto da Criança e do Adolescente (ECA) orienta a atuação das entidades governamentais e não governamentais no atendimento a população infanto-juvenil.[18] Este estabelece os abrigos como alternativa para exercer os direitos dessa população, todavia, sempre priorizando a reintegração familiar. Tais instituições, apesar de caráter provisório, devem ter em suas ações perspectivas a longo prazo, visando o fortalecimento das habilidades e autonomia dos acolhidos.[19]

Uma vez que as políticas de assistência social atreladas ao ECA são pautadas num trabalho interdisciplinar e em rede, o estatuto contribuiu não só para a proteção integral da criança e do adolescente, mas para a consolidação da Psicologia no atendimento a essa população. Assim, o psicólogo passa a se estabelecer em contexto político e público: deixando de lado o trabalho técnico, o profissional passa a ser o elo entre os direitos e essa população.[18] Desse modo, é necessário estar ciente da legislação e propor ações, além de ser considerado também instrumento de controle de políticas envolvidas nesse campo. Adicionalmente, o profissional passa a trabalhar relações não apenas diretas no seu serviço, mas entre os demais profissionais envolvidos e os usuários.

Segundo Alberto et al.,[18] o trabalho do psicólogo pode ser entendido, resumidamente nessas vias de atuação: análise situacional e diagnóstico da realidade envolvendo o planejamento de ações e recursos para lidar com as situações consideradas de risco; promoção e viabilização do trabalho em rede em termos também de responsabilização quanto aos direitos e humanização dos serviços prestados; prevenção; inclusão social dos assistidos e familiares; promoção de autonomia e empoderamento dos jovens.

Nesse contexto, o trabalho do psicólogo é marcado por desafios para além do trabalho com crianças e adolescentes, mas também na capacitação e treinamento da equipe.[19] Dificuldades infraestruturais e problemas quanto a adesão do público-alvo, além de dificuldades culturais e falta de entendimento por parte de outros profissionais sobre o trabalho do psicólogo, são apontadas por Alberto et al.[18] como alguns dos obstáculos comumente citados e enfrentados por profissionais da área. Os mesmos autores frisam que a própria inconsistência do trabalho realizado por psicólogos em moldes clínicos e o modelo assistencialista de atendimento promoveriam algumas das dificuldades apontadas pelos profissionais, tais como a falta de adesão e problemas estruturais em termos físicos do espaço utilizado para o atendimento.

POSSIBILIDADES FORNECIDAS PELOS AVANÇOS TECNOLÓGICOS

"Nós não precisamos ir a lojas para fazer compras (p. ex.: Amazon) ou para conversar com nossos amigos (p. ex.: Skype, FaceTime). Nós não precisamos ir a consultórios para ter acesso a serviços de saúde mental".[1] Esta citação demonstra o quanto a tecnologia é parte integrante do nosso dia a dia. Adolescentes e adultos recorrem à internet como uma ferramenta para buscar informações sobre saúde mental e isso tornou o meio digital um importante espaço para disseminação de propostas de prevenção e intervenção que foquem nos problemas emocionais e de comportamentos.

O crescimento da popularidade de ferramentas *online* é especialmente notável nos últimos anos. Em revisão da literatura focando propostas *online* para intervenção e promoção de saúde mental publicadas a partir de 2000, Clarke, Kuosmanen e Barry (2015) identificaram 28 estudos, sendo que 67,8% destes foram publicados a partir de 2009. Os estudos identificados apontaram o impacto positivo de intervenções *online* sobre indicadores de saúde mental e bem-estar em adolescentes e jovens adultos, com idade entre 12 e 25 anos.

Para aplicação dos programas de promoção de saúde mental, há uma série de formatos possíveis: aplicativos, programas, contatos síncronos ou assíncronos entre terapeuta e cliente, seja por meio de vídeo-áudio ou mensagens de texto. Apesar dessa diversidade de possibilidades para disponibilização da intervenção, os programas que incluem um terapeuta para fornecer suporte ao paciente (seja por meio de eventuais contatos presenciais ou via internet) favorecerem a conclusão do tratamento por parte do cliente e obtém um maior tamanho de efeito sobre os resultados (Clarke et al., 2015).

De modo geral, as ferramentas digitais permitem superar barreiras que muitas vezes limitam que o cliente obtenha um tratamento adequado – muitas vezes os serviços que oferecem tratamento especializado estão localizados em grandes centros urbanos, que muitas vezes são inacessíveis a alguns grupos de pessoas.[1] Ademais, o alcance e facilidade das ferramentas *online* permitem contornar fatores que comprometem a adesão ao tratamento, como custos de tempo e de deslocamento, além de oferecer a conveniência de que o paciente pode acessar a informação no momento que lhe for mais conveniente, não havendo um horário pré-agendado, como é comum no modelo de atendimento tradicional.

É notável que os avanços tecnológicos favoreçam a inversão do fluxo e viabilizam a acessibilidade a cuidados em saúde mental. No Brasil, o Conselho Federal de Psicologia (CFP) já regularizou algumas possíveis práticas *online* (vide Resolução CFP N° 011/2012). Caso o leitor busque informações específicas sobre nuances do atendimento *online*, sugerimos a leitura dos trabalhos publicados na série especial chamada "*Technology and Mental Health*" do periódico Cognitive and Behavioral Practice (Volume 22, Número 3, publicado em agosto de 2015).

CONSIDERAÇÕES FINAIS

Um ponto a ser mencionado é a forma de execução das intervenções, que no caso das que foram realizadas na escola, ocorreram em grupos, propiciando tanto para as mães como para as crianças além da aprendizagem por meio de modelação um apoio emocional para as dificuldades do dia a dia. No grupo, as mães foram estabelecendo vínculos que favoreceram a discussão das suas relações com pessoas significativas de seu ambiente. No grupo das crianças houve um estreitamento nas relações fora das sessões, o que permitiu um maior compromisso quanto aos assuntos abordados durante o atendimento.

Os dados apresentados refletiram alterações positivas nas percepções de dois agentes de grande importância no ambiente da criança e forneceram informações objetivas sobre o desempenho das crianças por meio de questionários destacados neste estudo. Tal desempenho avaliado antes, depois da intervenção e no seguimento dela, na direção dos efeitos positivos observados. Outro fator de relevância para esta análise foi ter a percepção dos informantes convergido para uma avaliação mais positiva dos comportamentos da maioria das crianças envolvidas no atendimento psicológico.

Refletir sobre intervenções em diferentes contextos implica em entender o trabalho enquanto vértice de uma estrutura mais ampla e o profissional, o responsável pelo estabelecimento e fornecimento de bases seguras para a formação e sustentação das arestas a ela atreladas.

Colocar-se em uma postura ativa e pró-prevenção, conforme os tópicos supracitados, auxilia também a estabelecer medidas protetivas não só quanto ao surgimento de problemas de comportamento aos assistidos, mas medidas protetivas relacionadas a oferta, procura e manutenção dos serviços existentes.

O profissional que se permite adentrar em diversos contextos, extrapolando o contexto clínico, certamente não percorrerá o caminho mais fácil, todavia, seja em escolas, hospitais e demais instituições, ficará atento ao surgimento e aprimoramento de estratégias de atuação. Tal profissional deixa de se restringir àqueles que buscam ajuda, mas passa a ser aquele que oferece ajuda adaptando-se as exigências que os diversos contextos impõem; amplia sua possibilidade de atuação, disseminando conhecimento, intervindo diretamente sobre o problema, antecipando-se frente ao enraizamento de fatores de risco, potencializando fatores de proteção. Por fim, atenua os obstáculos referentes à adesão de pacientes a sua prática interventiva e favorece o debate e estabelecimento de políticas públicas em conformidade com o exercer profissional e as demandas da população.

TÓPICOS IMPORTANTES

Intervenções em Diferentes Locais

- A inversão de fluxo viabiliza o cumprimento da função social da psicologia, favorece a disseminação e promoção de saúde mental. Além disso, esta alternativa pode diminuir o risco de evasão, comumente observada em serviços que fornecem atendimento apenas no formato do modelo tradicional.

- Partindo do pressuposto de que os comportamentos são produtos, principalmente, das interações ambientais que ocorrem ao longo da vida dos indivíduos, a condução da intervenção envolvendo a família e a escola deve considerar que as condutas de ambos influenciam e são influenciadas pelo ambiente e atuam na aquisição e desenvolvimento de repertórios comportamentais.

- Instituições de ensino são ainda o elo principal de ligação entre o profissional e as demandas da sociedade.

- Ao intervir em instituições de acolhimento, deve-se atentar ao modelo clínico *versus* o modelo assistencialista. Nesse último, o psicólogo deve estar atento aos direitos dos acolhidos, as leis envolvidas e deve ser articulador entre a criança, a comunidade e demais profissionais.

- Estudos indicam haver impacto positivo de intervenções *online* sobre indicadores de saúde mental e bem-estar em adolescentes e jovens adultos (com idade entre 12 e 25 anos).

REFERÊNCIAS BIBLIOGRÁFICAS

1. Kazdin AE. Technology-Based Interventions and Reducing the Burdens of Mental Illness: Perspectives and Comments on the Special Series. Cognitive and Behavioral Practice, 2015. 22(3), 359–366. doi:10.1016/j.cbpra.2015.04.004.

2. Abreu S, Miranda AAV, Murta SG. Programas Preventivos Brasileiros: Quem Faz e como É Feita a Prevenção em Saúde Mental? Psico-USF, 2016. 21(1), 163–177. doi:10.1590/1413-82712016210114.

3. Silvares EFM. O papel preventivo das clínicas-escola de psicologia no seu atendimento a crianças. Temas de Psicologia, 1993. 2,87-97.

4. Melo MM, Silvares EFM. Grupo cognitivo-comportamental com famílias de crianças com déficit em Habilidades Sociais e acadêmicas. Temas em Psicologia, 2003. 1 (2), 122-133.

5. De Salvo CG, Mazzarotto IHR, Lohr SS. Promoção de Habilidades Sociais em Pré-escolares. Revista Brasileira de crescimento e desenvolvimento humano, 2005. 46-55.

6. Carter O, Pannekoek L, Fursland A, Allen KL, LampardAM, Byrne S M. Increased wait-list time predicts dropout from outpatient enhanced cognitive behaviour therapy (CBT-E) for eating disorders. Behaviour Research and Therapy, 2012. 50(7-8), 487–492. doi:10.1016/j.brat.2012.03.003.

7. de Haan AM, Boon AE, Vermeiren RRJM, Hoeve M, de Jong JTVM. Ethnic Background, Socioeconomic Status, and Problem Severity as Dropout Risk Factors in Psychotherapy with Youth. Child & Youth Care Forum, 2015. 44(1), 1–16. doi:10.1007/s10566-014-9266-x.

8. Kieling C, Baker-Henningham H, Belfer M, Conti G, Ertem I, Omigbodun O, Rahman A. Child and adolescent mental health worldwide: evidence for action. Lancet, 2011. 378(9801), 1515–25. doi:10.1016/S0140-6736(11)60827-1.

9. Melo MM. Um atendimento psicológico preventivo numa clínica-escola de São Paulo. Dissertação (Mestrado em Psicologia Clínica) - Universidade de São Paulo, Fundação de Amparo à Pesquisa do Estado de São Paulo, 1999.

10. Guerrelhas FF. Lista de espera x grupo de espera recreativo: uma nova experiência numa clínica-escola. Dissertação (Mestrado em Psicologia Clínica) – Universidade de São Paulo, Fundação de Amparo à Pesquisa do Estado de São Paulo, 2000.

11. Baraldi DM. Orientação a pais e ludoterapia comportamental com crianças em grupo. Dissertação de Mestrado. Universidade de São Paulo, 2002. São Paulo-SP.

12. Santos LJ, Vieira MJ. Atuação do psicólogo nos hospitais e nas maternidades do estado de Sergipe. Ciência & Saúde Coletiva, 2012. 17(5): 1191-1202.

13. Castro EK, Bornholdt E. Psicologia da Saúde x Psicologia Hospitalar: Definições e Possibilidades de Inserção Profissional. Psicologia Ciência e Profissão, 2004. 24(3), 48-57.

14. Maia EMC, Silva NG, Martins RR, Sebastiani RW. Psicologia da saúde-hospitalar: da formação a realidade. Universitas psychologica, 2005. 4(1), 49-54.

15. Torezan ZF, Calheiros TC, Mandelli JP, Stumpf VM. A Graduação em Psicologia prepara para o trabalho no hospital? Psicologia: Ciência e Profissão, 2013. 33(1), 132-145.

16. Carvalho DB, Souza LMR, Rosa LS, Gomes MLC. Como se escreve, no Brasil, a História da Psicologia no contexto hospitalar? Estudos e Pesquisas em Psicologia, 2011. 11(3), 1005-1026.

17. Yamamoto OH, Cunha, IMFFO. O psicólogo em hospitais de Natal: uma caracterização preliminar. Psicologia: Reflexão e Crítica, 1998. 11(2), 345-362.

18. Alberto MFP, Almeida DR, Dória LC, Guedes PC, Sousa TR, França WLP. O Papel do Psicólogo e das Entidades Junto a Crianças e Adolescentes em Situações de Risco. Psicologia Ciência e Profissão, 2008. 28(3), 558-573.

19. Dias MSL, Silva RSB. O histórico de institucionalização de crianças e adolescentes. Tuiuti: Ciência e Cultura, 2012. 45, 177-188.

Orientação a Pais

80

Graziela Sapienza

O envolvimento dos pais ou cuidadores no atendimento em saúde para o adolescente é altamente desejável. A adolescência é uma fase de risco biológico, emocional, comportamental e favorecer esse envolvimento pode funcionar como fator de proteção ao desenvolvimento.[1] Além disso, a Organização Mundial de Saúde (OMS) defende que o jovem tenha um atendimento integral em serviços de saúde, o que depende do acesso a inúmeras informações sobre o paciente e que devem ser abordadas com o próprio adolescente e com seus cuidadores.

Os profissionais e as equipes de saúde são os responsáveis por estimular uma participação ativa, de modo que os pais e seus filhos reconheçam e sejam coparticipantes nas orientações durante as consultas e nos cuidados em relação aos tratamentos e exames sugeridos.[2,3] Na adolescência, o atendimento possui algumas particularidades que envolvem aspectos bioéticos, éticos, legais e psicossociais. Considerar todas essas questões é fundamental para a comunicação efetiva entre profissional e paciente.

A adolescência é uma etapa de vida caracterizada por grandes alterações no crescimento e no desenvolvimento, tornando a clientela que procura os serviços de saúde diversificada, incluindo jovens no início da puberdade e outros em estágios puberais mais avançados. Essas diferenças no desenvolvimento exigem ações peculiares na abordagem dessa população. Considerando que a motivação pela busca do serviço de saúde pode surgir do próprio adolescente, dos responsáveis ou de ambos, quando os responsáveis estão presentes, para que o jovem consiga expor suas preocupações, é importante que a consulta seja realizada em duas etapas, a primeira acompanhada pelos pais e a segunda apenas com o adolescente, pois podem aparecer temáticas que ele não quer revelar na presença dos pais.[4] Essa é uma das especificidades do atendimento ao adolescente, a comunicação profissional deve ser estabelecida com o próprio adolescente, ainda que seus pais estejam presentes e não com seu responsável como era anteriormente na infância, pois nessa idade o paciente já tem maturidade e certa autonomia para relatar informações sobre si. Na primeira consulta, cabe ao profissional deixar claro aos pais e ao jovem a confiabilidade e o sigilo característicos desse atendimento.

Não se pode *obrigar* o adolescente a permitir que seus cuidadores participem das consultas. Existem leis que defendem a autonomia do jovem nesse sentido, e é fundamental para a atuação adequada e ética do profissional de saúde que os limites desse envolvimento fiquem claros para os pais, para o adolescente e para o próprio profissional, de forma a não ferir as regras de sigilo estabelecidas pelos Códigos de Ética Profissionais e pelo Estatuto da Criança e do Adolescente (ECA). Apesar de ser desejável o envolvimento dos pais, deve-se respeitar a decisão pelo não envolvimento ou, em caso positivo, deve-se prestar atenção às questões de sigilo referentes aos encaminhamentos ou orientações. Algumas questões legais são apresentadas a seguir.

O ECA, através da Lei nº 8.069, de 13/07/90,[5] defende os direitos da criança e do adolescente e em seu artigo 17 define a necessidade de preservar a integridade total, conforme descrito a seguir.

Estatuto da Criança e do Adolescente – ECA

Art. 17 O direito ao respeito consiste na inviolabilidade da integridade física, psíquica e moral da criança e do adolescente, abrangendo a preservação da imagem, da identidade, da autonomia, dos valores, ideias e crenças, dos espaços e objetos pessoais.

Esse Estatuto defende os direitos fundamentais da criança e do adolescente ao garantir a privacidade, a preservação do sigilo e o consentimento informado. Consta que o "Poder familiar" dos pais ou cuidadores não é um direito absoluto e, nesse sentido, defende-se o direito do menor quando seus interesses colidirem com os de seus pais ou cuidadores.

O Código de Ética Profissional do Médico em seu Artigo 103 também defende a autonomia do adolescente e garante o sigilo quando descreve que:

Código de ética do médico

É vedado ao médico:

Art. 103 – Revelar segredo profissional referente a paciente menor de idade, inclusive a seus pais ou responsáveis legais, desde que o menor tenha capacidade de avaliar seu problema e de conduzir-se por seus próprios meios para solucioná-los, salvo quando a não revelação possa acarretar danos ao paciente.

Art. 107 – Deixar de orientar seus auxiliares e de zelar para que respeitem o segredo profissional a que estão obrigados.

Assim como o Código de Ética Profissional do Médico, outros Códigos de Ética Profissional, como o da Enfermagem, da Psicologia e da Odontologia, defendem a importância de considerar o adolescente autônomo, maduro e responsável por sua saúde e por informações a seu respeito; porém, também aconselham a participação conjunta e integral de pais e filhos.

Mais especificamente, conforme apresenta Campos,[3] a Federação Brasileira de Ginecologia e Obstetrícia (FEBRASGO) faz algumas recomendações quando se trata da inclusão de pais no atendimento aos adolescentes.

Recomendações gerais FEBRASGO

1. O médico deve reconhecer o adolescente como indivíduo progressivamente capaz e atendê-lo de forma diferenciada.

2. O médico deve respeitar a individualidade de cada adolescente, mantendo uma postura de acolhimento, centrada em valores de saúde e bem-estar do jovem.

3. O adolescente, desde que identificado como capaz de avaliar seu problema e de conduzir-se por seus próprios meios para solucioná-lo, tem o direito de ser atendido sem a presença dos pais ou responsáveis no ambiente da consulta, garantindo-se a confidencialidade e a execução dos procedimentos diagnósticos e terapêuticos necessários. Desse modo, o jovem tem o direito de fazer opções sobre procedimentos diagnósticos, terapêuticos ou profiláticos, assumindo integralmente seu tratamento. Os pais ou responsáveis somente serão informados sobre o conteúdo das consultas como, por exemplo, nas questões relacionadas à sexualidade e prescrição de métodos contraceptivos, com o expresso consentimento do adolescente.

5. A ausência dos pais ou responsáveis não deve impedir o atendimento médico do jovem.

6. Em situações consideradas de risco (por exemplo: gravidez, abuso de drogas, não adesão a tratamentos recomendados, doenças graves, risco à vida ou à saúde de terceiros) e frente à realização de procedimentos de maior complexidade (por exemplo, biópsias e intervenções cirúrgicas), torna-se necessária a participação e o consentimento dos pais ou responsáveis.

7. Em todas as situações em que se caracterizar a necessidade da quebra do sigilo médico, o adolescente deve ser informado, justificando-se os motivos para essa atitude.

Adaptado de Campos (2015)[3]

Essas recomendações são importantes devido à temática das consultas nessa especialidade serem muitas vezes motivo de conflito entre pais e filhos. A gravidez precoce e a relação sexual sem cuidados são preocupações de pais de adolescentes, assim como uso de drogas e o engajamento em outros comportamentos de risco à saúde. Nesses casos, são diferenciais para um bom andamento da consulta e de seu seguimento, a qualidade do relacionamento entre pais e filhos e, por exemplo, o jovem chegar sozinho à consulta pode ser um indicador de que algo não está bem e cabe ao profissional durante a consulta tentar compreender como está essa relação para uma orientação adequada que garanta o atendimento às recomendações médicas.

Profissionais de saúde frequentemente enfrentam situações preocupantes, envolvendo adolescentes e que podem gerar conflitos éticos e legais em relação à orientação dos pais, como situações que envolvem violência sexual, que demandam exames de gravidez e de doenças sexualmente transmissíveis ou situações que evidenciam o abuso de drogas. Esses fatos são polêmicos por si só e deixam os profissionais bastante receosos quanto aos procedimentos mais adequados e muitos se questionam: "devo apenas orientar o paciente?" ou "preciso alertar os pais?". Atualmente, nem há a obrigação legal de que os pais dos adolescentes estejam presentes no local de consulta e quebrar o sigilo pode afetar a relação entre profissional e paciente e, em uma próxima situação, o adolescente pode evitar consultar um profissional.

Devido às dificuldades para o enfrentamento de algumas temáticas de consulta, a OMS e os Códigos de Ética Profissionais (do Médico, do Psicólogo, do Assistente Social, de Enfermagem) recomendam que a equipe de saúde sempre estimule o adolescente a envolver a família no acompanhamento de seus problemas, lembrando que pais e cuidadores têm a obrigação legal de proteção e de orientação aos seus filhos e tutelados, conforme descreve o ECA.[5]

As orientações aos pais devem ser realizadas no sentido de contribuir para o processo de atendimento e de tratamento do adolescente e, para isso, é fundamental que os profissionais de saúde conheçam alguns conceitos relacionados à interação entre pais e filhos que interferem nessas orientações de forma positiva ou negativa, como as práticas educativas parentais, os estilos parentais e as características psicossociais e biológicas do adolescente contemporâneo.

PRÁTICAS EDUCATIVAS PARENTAIS, ESTILOS PARENTAIS E A QUALIDADE DA INTERAÇÃO PAIS-FILHOS

As *práticas educativas* parentais são estratégias utilizadas pelos pais para educar seus filhos, de forma a desenvolver neles a disciplina e estimular comportamentos de independência, autonomia e responsabilidade, ao mesmo tempo em que ensinam os comportamentos considerados por eles adequados para seus filhos.[6] Como consequência, essas estratégias orientam e desenvolvem a habilidade para socialização. O monitoramento e a supervisão das atividades dos filhos, as formas de se obter a disciplina (punições e valorizações) e a distribuição de afeto são exemplos de práticas educativas.

O conjunto de práticas educativas utilizadas pelos pais pode ter efeito positivo ou negativo.[7,8] Práticas educativas positivas, priorizando o uso da monitoria positiva e o desenvolvimento do comportamento moral, evitam o surgimento e a manutenção de dificuldades de interação entre pais e filhos, pois favorecem o diálogo, a autonomia e a segurança nas relações. A monitoria positiva refere-se ao uso adequado da atenção, ao estabelecimento de regras, à supervisão das atividades do adolescente e à distribuição contínua e segura de afeto; enquanto o comportamento moral envolve as atitudes dos pais que favorecem a autoestima, o senso de justiça, a responsabilidade, a generosidade e o entendimento do que é certo ou errado.[6] Já o uso de práticas negativas, como a monitoria negativa (excesso de regras), a disciplina relaxada (relaxamento de regras já estabelecidas), a punição inconstante (mudanças de atitudes dos pais ao punir ou reforçar um mesmo comportamento de seu filho), o abuso físico (práticas corporais negativas, como bater ou empurrar) ou o abuso psicológico (chantagem, humilhação, abuso do poder), podem aumentar a probabilidade de dificuldades entre pais e filhos, isso porque essas práticas são baseadas em uma forma autoritária de educação.

O modo como os pais utilizam as práticas educativas é denominado *estilo parental*.[6] O estilo parental está relacionado à qualidade da comunicação e envolve um conjunto de atitudes e valores que regem a disciplina e o clima no contexto familiar. Pais que monitoram as atividades e os interesses dos adolescentes e que são carinhosos tendem a estabelecer um relacionamento melhor com seus filhos, já que eles ficam mais receptivos às suas sugestões e críticas. Por outro lado, adolescentes cujos pais frequentemente punem os comportamentos desajustados, mas não valorizam os comportamentos esperados ou cujos pais exercem poder sem reciprocidade, tendem a se tornar mais agressivos e menos receptivos, o que prejudica a comunicação entre eles. Essas formas de interação e de comunicação interferem diretamente no comportamento de pais e de adolescentes antes, durante e depois das consultas em qualquer especialidade de saúde.

Os estilos parentais e suas consequências são estudados desde a década de 1980, quando Maccoby & Martin,[9] dois pesquisadores do relacionamento entre pais e filhos, descreveram algumas variáveis do comportamento dos pais que influenciam na educação dos filhos, entre elas, o nível de carinho ou cuidado, o nível de expectativas (exigência de maturidade), a clareza e consistência de regras, a qualidade da comunicação entre pais e filhos, o grau de exigência ou de controle e a responsividade dos pais.[10,11] Combinações entre essas variáveis deram origem a quatro estilos parentais:

- Estilo autoritário: nível de responsividade baixo e exigência alta. Esses pais tendem a afirmar seu poder sem reciprocidade, isto é, ditam regras e esperam que elas sejam seguidas sem maiores explicações. Querem controlar os comportamentos e atitudes dos filhos de acordo com uma série de padrões. Enfatizam obediência e respeito pela autoridade.

- Estilo negligente: níveis de responsividade e de exigência baixos. São pais que não costumam monitorar as atividades dos filhos. Tendem a obter resultados negativos em relação ao comportamento dos filhos.

- Estilo indulgente ou permissivo: nível de responsividade alto e de exigência baixo. Esses pais acreditam que seus filhos são capazes de assumir algumas responsabilidades e de dirigir suas vidas sozinhos. São pais carinhosos, mas pouco envolvidos na vida dos filhos.

- Estilo democrático ou competente: nível de responsividade e de exigência altos. São pais carinhosos, que colocam limites e regras bem estabelecidas e que reforçam os comportamentos ajustados de seus filhos. Esses pais normalmente conseguem resultados positivos no comportamento e na interação com seus filhos.

Estudos baseados no modelo de Maccoby e Martin[9] mostraram relações entre os estilos parentais e o comportamento de crianças e adolescentes. Filhos de pais autoritários são mais obedientes e conformados.[8,11,12] Por outro lado, obtêm um desempenho escolar não satisfatório, têm mais dificuldades nas interações com pares e autoestima mais baixa, quando comparados aos filhos de pais que usam outros estilos para educar seus filhos.[13] Tendem a não querer a participação dos pais em sua vida, não compartilham suas preferências, não falam sobre suas relações com amigos e podem não querer compartilhar também suas preocupações ou dificuldades em temas de saúde, pois acreditam que os pais desejam apenas "mandar" ou "fiscalizar" sua vida e não compartilhar suas decisões. Em consultas médicas, esses pais são aqueles que respondem pelo adolescente às perguntas do profissional, porque acreditam que o filho não sabe o que pensa ou sente.

Quando os pais utilizam formas negligentes na educação, os filhos apresentam dificuldades nos relacionamentos com pares e com adultos e na adolescência tornam-se impulsivos, antissociais e podem ter problemas de aprendizagem.[12] A probabilidade dessas crianças apresentarem comportamento antissocial e tornarem-se delinquentes é alta,[7] isso porque eles não desenvolveram o conhecimento do comportamento moral e não possuem parâmetros adequados do que é certo ou errado. Os pais negligentes não conversam e não estabelecem normas. Esses adolescentes não obtêm informações através dos pais, por exemplo, sobre métodos contraceptivos ou sobre uso de tabaco, álcool e outras drogas. São os pares que se tornam fonte de informação e modelo de comportamento. É comum que esses adolescentes se engajem em comportamentos de risco e busquem serviços de saúde, muitas vezes, escondidos dos pais, mas por falta de informação adequada.

Filhos de pais que apresentam um estilo parental indulgente demonstram bons níveis de autoconfiança, mas também apresentam comportamentos disfuncionais, como abuso de substâncias (tabaco, drogas e álcool) e comportamento desajustado na escola, além de serem menos engajados em atividades escolares.[12] Normalmente, têm problemas no relacionamento com pares por serem imaturos e agressivos. Também tendem a assumir menos responsabilidades e serem mais dependentes.[9] São adolescentes que interagem com grupos de pares marginalizados e, por isso, engajam-se em comportamento de risco. Seus pais pouco se envolvem em sua vida, pois acreditam que seus filhos aprendem sozinhos a se virar. Esses pais não fazem questão de se envolver nas consultas de saúde.

Os pais que utilizam estratégias democráticas são os que obtêm resultados mais positivos na educação de adolescentes. Seus filhos reclamam das exigências dos pais, mas se tornam maduros, independentes e altruístas. São aqueles com melhor comunicação com os pais que, por sua vez, tendem a participar mais ativamente da vida de seus filhos mas, por outro lado, também respeitam sua individualidade. Em consultas, são pais que entram junto, mas dão voz aos filhos, isto é, deixam que eles descrevam suas dificuldades e preocupações, ao invés de falar por eles.

AFINAL, POR QUE ORIENTAR OS PAIS?

A adolescência é um período extremamente relevante no processo de crescimento e desenvolvimento do indivíduo. É uma fase repleta de mudanças em que alterações fisicobiológicas da puberdade somam-se às alterações psicoafetivas e comportamentais, que podem tornar o indivíduo vulnerável para o consumo de drogas lícitas e ilícitas, o aparecimento ou agravamento de conflitos familiares, a gravidez precoce, a alimentação excessiva e a transtornos psicológicos que colocam em risco a saúde e o crescimento do adolescente.

Conhecer as práticas educativas e os estilos parentais característicos do relacionamento entre pais e filhos pode facilitar as orientações aos pais em atendimento, isso porque, de acordo com a qualidade dessa interação, o profissional percebe se será mais ou menos adequado manter os pais na consulta. Durante o atendimento, o profissional também pode contribuir para uma comunicação eficaz entre pais e paciente, incentivando que o adolescente responda às suas perguntas e valorizando a atenção ou a contribuição dos pais na temática questionada ou, se for o caso, de pais que interferem nas respostas, explicando a importância de deixarem que o filho adolescente expresse o que acontece com ele.

O principal objetivo ao se orientar os pais durante o atendimento em serviço de saúde deve ser o de esclarecer as explicações e recomendações realizadas ao paciente adolescente para garantir seu seguimento. Porém, também é importante aconselhar esses pais a lidarem de forma adequada com seus filhos, respeitando sua individualidade, sua autonomia, sua responsabilidade e indicando práticas educativas que culminem em comunicação e interação positiva e democrática, evitando formas negativas e punitivas.

Desse modo, os pais serão capazes de interferir no desenvolvimento e na promoção da saúde do adolescente. Serão capazes de contribuir para a adesão aos tratamentos, que no caso de doenças crônicas como asma, obesidade ou diabetes podem ser complicadas nessa fase do desenvolvimento.

TÓPICOS IMPORTANTES

Orientação a Pais

- Pais e adolescentes em consulta: aspectos éticos.
- Práticas parentais e estilo parental.
- Qualidade do relacionamento e comportamento em consulta.
- Importância da orientação a pais por profissionais da saúde.

REFERÊNCIAS BIBLIOGRÁFICAS

1. QU Y, Fuligni AJ, Galvan A, Telzer EH. Buffering effect of positive parent–child relationships on adolescent risk taking: A longitudinal neuroimaging investigation. Developmental Cognitive Neuroscience, v. 15, p. 26-34, 2015.

2. Oselka G, Troster EJ. Aspectos éticos do atendimento médico do adolescente. Rev. Assoc. Med. Bras., v. 46, n. 4, p. 306-307, 2000. Disponível em <http://www.scielo.br/scielo.php?script=sci_arttext&pid=S0104-42302000000400024&lng=en&nrm=iso>. Acesso em 25 Out. 2016 http://dx.doi.org/10.1590/S0104-42302000000400024.

3. Campos LC. Aspectos legais do atendimento ao adolescente - em busca da saúde integral. Prefeitura Municipal de São Paulo, Núcleo de Populações mais vulneráveis, 2015. Disponível em http://www.prefeitura.sp.gov.br/cidade/secretarias/upload/saude/arquivos/mulher/aspectos_legais.pdf.

4. Taquette SR. Conduta ética no atendimento à saúde de adolescentes. Revista Oficial do Núcleo de Estudos da Saúde do Adolescente/UERJ, v. 7, n. 1, p. 6-11, 2010.

5. Brasil. Estatuto da Criança e do Adolescente. Lei nº 8.069 de 13 de julho de 1990. Dispõe sobre o Estatuto da Criança e do Adolescente e dá outras providências. Brasília, DF, 1990.

6. Gomide PIC. Inventário de Estilos Parentais. Modelo teórico: Manual de aplicação, apuração e interpretação. Petrópolis, RJ: Vozes, 2006.

7. Patterson GR, Reid JB, Dishion TJ. Antisocial Boys. Eugene, OR: Castalia, 1992.

8. Bolsoni-Silva AT, Loureiro SR. Práticas educativas parentais e repertório comportamental infantil: comparando crianças diferenciadas pelo comportamento. Paidéia, v. 21, n. 48, 61-71, 2011.

9. Maccoby E, Martin J. Handbook of a child psychology: socialization, personality and social development. Wiley Ed. New York, 1983.

10. Papalia DE, Olds SW. Desenvolvimento Humano. 12ª ed. Porto Alegre: Artmed, 2013.

11. Mondin EMC. Práticas educativas parentais e seus efeitos na criação dos filhos. Psicol. Argum., 26(54), 233-244, 2008.

12. Lambornv SD, Mounts NS, Steinberg L, Dornbusch SM. Patterns of Competence and Adjustment among Adolescents from Authoritative, Authoritarian, Indulgent, and Neglectful Families. Child Development, v. 62, n. 5, pp. 1049-1065, 1991.

13. Chen X, Dong Q, Zhou H. Authoritative and authoritarian parenting practices and social and school performance in chinese children. International Journal of Behavioral Development, 21(4), 885-873, 1997.

ÍNDICE REMISSIVO

Obs.: números em *itálico* indicam figuras; números em **negrito** indicam quadros, tabelas e anexos.

1,25(OH)2D, 409
25(OH)D, concentração de, 409

A

Abordagem
    sindrômica da DST, 241
    subinguinal, *175*
Abrasão
    mecânica, 141
    química, 141
Abscesso(s)
    de cartilagem de orelha após *piercing*, *548*
    mamários periféricos, 257
    subareolares, 258
Absenteísmo escolar, 307
Absorcimetria por dupla emissão de raios X, 375
Acantose *nigricans*, 184
Acelerômetro, 326
Acetato de medroxiprogesterona injetável, 204
Acidente, 27
    vascular cerebral, 184
Ácido(s)
    azelaico, 138
    dicarboxílicos, 138
    fólico, 397
    tricloroacético, 236
Acne, 135
    classificação, 136
    diagnóstico, 136
    etiopatogenia, 135
    terapia hormonal, 138
    tratamento(s), 136
        coadjuvantes, 138
        cosméticos e cosmecêuticos, 138
        das cicatrizes, 138
        sistêmico, 137
        tópicos, 137
Acolhimento humanizado de qualidade, 17

Acromelia, 103
Adenocarcinoma esofágico, 184
Adesinas bacterianas, 178
Adesivos transdérmicos com hormônios, 575
Adipocitocina zinco-α e a glicoproteína, 418
Adolescência, 269
    atenção integral à saúde na, 20
    como pensar a, 59
    como período de transição, 477
    comportamento alimentar de risco na, 401
    conceito, 57
    desenvolvimento psicológico e social
        construção da identidade, 66
        grupos de pares, 65
        irmãos, 65
        mudanças no relacionamento social, 64
        pais, 64
    doenças sexualmente transmissíveis na, 235
    e puberdade, 63
    fator de risco para o desenvolvimento, 67
    LGBT, 587
    odontologia do esporte na, 323
    prática esportiva na, 335
    resiliência na, 93
    saúde ocular e, 302
    transtornos
        do déficit de atenção e hiperatividade na, 213
        psiquiátricos na, 219
Adolescente(s)
    atendimento
        individual ou em grupo?, 60
        quando incluir os pais ou responsáveis?, 60
    atitudes diante do humor na Internet, 509
    atleta, avaliação ginecológica na, 348
    autonomia do, 77
    com necessidades especiais, 471
    comportamento alimentar e, 83
    comportamento sexual do, 70
    consulta do, 27
    cronicamente adoecidos em situação de hospitalização, 81
    desenvolvimento integral de, 20
    direitos e deveres, 427
    direitos sexuais e reprodutivos de, 81
    em acolhimento institucional, 81
    em busca da autonomia, 477

Índice Remissivo

em conflito com a lei, 81

em situações especiais, 576

estratégias desenvolvidas para conseguir o *crack*, 283

internet e o, 553

LGBT

relação com o sistema de saúde, 591

situação de vulnerabilidade do, 590

momento da consulta dos, 20

no mundo do trabalho, aspectos da inserção do, 446

orientação acerca do sono, sugestão, 160

pais aflitos, como escutar?, 61

qual melhor maneira de abrodar o, 60

que chega muito resistente ao serviço de saúde, como lidar?, 60

que sofre ou sofreu violência sexual, atenção ao, 489

queixas psicológicas mais frequentes, 59

responsabilidade do, 21

Adolescer, 581

Adolescer e trabalhar, 448

Afecções ortopédicas

coalisão tarsal, 132, *132*

doença de Severs, 130

doença de Osgood-Schlatter, 129

Agenesia

do colo do útero, 194

mülleriana, 194

Agente(s)

antimicrobianos para tratamento empírico oral da ITU, **180**

de limpeza, 137

Agorafobia, 220

AI (*Adequate Intake*), 391

Alargadores, 550

Álcool

consumo de, 271

efeito do uso, 319

prevenção ao uso de, 272

Alergia

à penicilina, 238

ocular, 302

α-amilase, 314

Aliança de compromisso, 467

Alimentação, valor hedônico emocional da, 83

Alimento(s)

carga ácida arenal dos, 537

da moda, 539 , **540**

Alodina, 228

Alopecia

areata, 139

em "caminho de rato", 237

Alta estatura, 48

abordagem, 101

diagnóstico, 102

tratamento, 103

Alterações

auditivas, 554

hormonais, cifose e, 126

posturais, 554

Amamentação, 243

Amasia iatrogênica, 248

Ambliopia, 301

AMDR (*Acceptable Macronutrient Distribution Range*), 390

Amenorreia

causas

canaliculares, **192**

fisiológicas, **192**

hipofisárias, **192**

hipotalâmicas, **192**

ovarianas, **192**

das atletas, 192

hipotalâmica, 191

de hormônio liberador de gonadotropina, 188

primária, 191, 350

secundária, 191

Amigos, o que fazem com os, 454

Aminoiácidos, 366

Amizade, 65, 451

capacidade de estabelecer, 66

estabilidade temporal da, 453

função do grupo de pares, 451

importância da, 452

influências para formar uma, 452

Amnésia dissiociativa, 222

Anabolizantes, 366

Análogos do hormônio liberador de gonadotrofina, 253

Anatomia mamária, *245*

Anel vaginal, 575

Anemia

características clínicas para o diagnóstico diferencial de, 263

ferropriva, 261

em adolescentes, 261

estágios bioquímicos da instalação da, **264**

tratamento da, 264

hemolítica, 423

por deficiência de ferro, 24

valores habitualmente utilizados para abordagem de, **377**

Anfetamina, efeito do uso, 320

Ângulo de Cobb, 124

Anomalias

do desenvolvimento

gonadal 46,XY, 193

gonadal XX, 193

sexual 45 X, 193

sexual 46, XY, 194

na ação dos androgênios, 194

Anorexia, 24
   nervosa, 192, 188, 403
      características diagnósticas, **404**
      critérios diagnósticos, **404**
      subtipos, **404**
Anovulação, 184
   crônica, 195
Ansiedade, 24, 59, **202**
Anticolinérgicos, 168
Anticoncepcionais orais
   com progestagênio, 574
   combinados, 199, 573
Antidepressivos tricíclicos, 168
Anti-hipertensivo de administração oral utilizados em
   pediatria, **119**
Anti-inflamatório, 198
Antropometeria, 371
Apneia obstrutiva do sono, 183
Aprendizagem, transtorno específico da, 289
Aracnodactilia, 102
Área
   de gordura do braço, 372
   muscular do braço, percentis da, **382**
Aréola, 245, *246*
Aromatização, 111
Arte rupestre, Parque Serra da Capivara, Piauí, Brasil, *543*
Articulação temporomandibular, 323
Asma brônquica, 183
Aspiração de *piercing* de língua, *548*
Astenia, **202**
Astigmatismo, 301
Atenção à saúde do adolescente, 17, 19
Atendimento
   ambulatorial
      ao adolescente
         desafios e dificuldades para, 23
         o que seria necessário, 22
            ambientes, 22
            captação do adolescente, 23
            educação permanente da equipe, 22
            equipamentos, 22
            equipe de trabalho, 22
            insumos, 22
      desafios do, 19
      do adolescente, 14
         equipamentos indispensáveis, 10
         fluxograma do, *15*
         importância da recepção no, 14
      foco na equipe e no ambiente de trabalho, 16
   médico do adolescente, questões éticas relacionadas ao, 30
Aterosclerose, 24, 184

Atitude(s)
   ideológicas, 67
   interpessoais, 67
   ocupacionais, 67
   social reivindicatória, 59
Atividade
   física, 275
      contribuições para a saúde, 356
      desempenho escolar, 356
      na adolescência, importância da, 355
      prescrição na adolescência, 358
      religião e, 460
   sexual, 58
Atleta(s)
   adolescentes, recomendações do Comitê Olímpico
      Internacional, 350
   amenorreia das, 192
   competitivos
      doze elementos das Recomendações da AHA para
         screening pré-participativo em, **338**
Atomoxetina, 216
Atos de *trollagens*, 510
Atraso
   constitucional
      da puberdade, 105
      do crescimento, 105
   puberal, 105
Aula, horário de início das, sono e, 158
Autismo, 223
   tratamento, 224
Autoconfiança, 96
Autocontrole, 96
Autodiagnóstico, 554
Autoestima, 96
Automedicação, 554
Automutilações, 500
Autonomia, 29
   adolescente em busca da , 477
   desenvolvimento da, 478
   habilidades necessárias à, 481
Autorregulação, 96
Avaliação(ões)
   antropométrica, 371
   bioquímica, 376
   médica pré-participativa esportiva, 337
      avaliação e seguimento nutricional, 346
      avaliação ginecológica da adolescente atleta, 348
      estágios de Tanner, avaliaçãoa específica, 340
      exploração ortopédica, 341
      musculatura inspiratória no esporte, 344
      semiologia ortopédica, 341
      síndrome do respirador oral e função pulmonar, 343
      treinamento da congruência fisiologia-mente, 346

Índice Remissivo

nutricional, 346, 371
    testes laboratoriais que podem ser utilizados para, 377
Avanços tecnológicos, possibilidades fornecidas pelos, 618
Avulsão
    cirúrgica, 140
    mecânica, 140
    quimica, 140

B

Bacilo de Döderlein, 208
Bactérias produtoras de ácido, 314
Bacteriúria assintomática, 178
Baixa
    autoestima, 184
    estatura, 47
        causas, 103
        desproporcionadas, causas, 103
        diagnóstico, 103
        familiar e atraso constitucional do crescimento e puberdade, diagnóstico diferencial, **47**
        familiar e atraso constitucional no crescimento e na puberdade, diferenças entre, 102
        proporcionada, causas, 103
        vigilância de, 371
Baropodometria, 326
    avaliação de, *326*
    gráficos, 326
Bifidobacterium, 180
Bilateralidade *vs.* Unilateralidade, 256
Binge, 280
Bordetella pertussis, 53
Botão mamário, auasência de, 108
Branding, 550
Braquidactilia, 103
Bromoergocriptina, 252
Broto mamário no feto de 12 semanas, *243*
Bulimia
    nervosa, 24, 404
        características diagnósticas, 405
        critérios diagnósticos, **404**
Bullying, 24,80, 494, 505
    classificação, 404
    conceito, 404
    contexto social e escolar, 506
    efeitos a longo prazo, 506
    formas de intervenção, 507
    importância, 404
    prevenção, 507
    quando suspeitar, 507
Busca de si mesmo, 58

C

Cabelo
    de orelhas, 193
    implantação baixa de, 193
Cafeína, 366
    sono e, 158
Cálcio, 347
    ingestão adequada de, **396**
    necessidades de, 416
    valor médio de ingestão diária de, 417
Calendário
    de vacinação, 50
    menstrual, 187
    vacinal do adolescente, 51
Câncer(es)
    de mama, 184, 250, 259
    de vesícula biliar, 184
    do cólon, 184
    do endométrio, 184
    do próstata, 184
    do sistema biliar, 184
    do sistema pancreático, 184
    gástricos, 184
    ovariano, 184
Cancro mole, 239
Candida
    albicans, 140, 178, 210
    glabrata, 210
    tropicalis, 210
Candidíase, 210
    não *albicans,* 210
Candidoses, 140
Cannabis indica, 321
Capacidade
    de superação, construção da, 490
    vesicual funcional, diminuição da, 164
Capitão James Cook, *544.*
Captação do adolescente, 23
Carboidrato
    ingestão excessiva de, 394
    recomendações de, 393
Cardiopatia assocada à obesidade, 184
Cárie
    dentária, 313
    lesões iniciais da, *313*
    passível de prevenção, 313
Carnitina, 366
Carta de Pero Vaz de Caminha/Descobrimento do Brasil por Cândido Portinari, *545*
Cartilagem de crescimento, 129
Catch up, 101

Cavitação, *313*

CDC (Centro de Controle de Doenças), 416

Cefaleia(s)
diagnóstico, 144
fisiopatologia, 143
primária, 143
quadro clínico, 144
secundárias, 145
sinais de alarme em, **145**
tipo tensional, 144
crônica, critérios diagnósticos, 145
trigeminoautonômicas, 143, 145
tratamento, 146

"Cegueira verbal", 290

Celular, sono e, 158

Centro de Atendimento e Apoio ao Adolescente (CAAAA), experiência do, 519

Ceratoconjuntivite atópica, 302

Chá verde, **540**

Chia, **541**

Chlamydia, 178
trachomatis, 207

Cicatrizes, tratamento das, 138

Ciclo
de sono-vigília, 159
menstruais anormais
fluxo menstrual excessivo, 188
intervalo prolongado, 188

Cifose, 121,125
de Scheuermann, 125

Circunferência(s)
abdominal, *373*
percentis da, **383**
corporais, 372
da cintura, 185
do braço, *372*
percentis da, **381**
do pescoço, 373, *374*
percentual da, **383**
muscular do braço, 372
percentis da, **381**

Cirurgia
bariátrica, 578
prévia da mama, 250

Cistite, 177
aguda, 177
complicada, 177
não complicada, 178

Cistos mamários, 253

Cistossarcoma filoides, 254

Citodiagnóstico de Tzanck, 239

Clamídia, 211

Clue cells, 208

Coaching, 96

Cobertura vacinal, 49

Cocaína
efeito do uso, 320
pó, 280

Coito interrompido, 572

Colecistite, 184

Colelitíase, 184

Colete
de Boston, 125
uso do, 125

Colisão tarsal, *131*

Colposcopia, 235

Comedões fechados, 136

Comércio *fitness*, 561

Comorbidade da depressão com TDAH, 216

Complexo B, 421

Comportamento(s)
adaptativo, 287
características, **288**
alimentar
de alto risco, **405**
de risco, 86, 401
instrumentos para avaliar, 405
definição, 401
do adolescente, 83
cultura, 84
entorno, 83
família, 84
religião, 84
situação econômica, 85
influência da mídia e das redes sociais no, 402
de risco, 459
desviantes, fluxograma da escalada do, *480*
pró-social, 458
saudáveis, 460
sexual, 69
do adolescente, 703

Composição corporal, 337

Compromisso, 67

Compulsão(ões), 220
alimentar, 401

Computador, sono e uso, 158

Comunicação, 77

Comunicar-se é preciso, 563

Concentração, problemas de, 554

Concussão, 329

Condição de vulnerabilidade/situação de risco
deficiências/transtornos físicos e mentais, 488
gênero, 488

Índice Remissivo

história de violência sexual na familia, 488
    puberdade e adolescência, 487
    questões socioeconômicas, 489
    repetição de violências sofridas na infância, 488

Condiloma plano, 237

Condom
    feminino, 572
    masculino, 572

Conduta, contradições sucessivas em todas as manifestções de, 58

Confiabilidade limites da, 30

Confiabilidade, 20, 29

Conflitos, gerenciamento de, 604

Congruência fisiologia-mente, treinamento da, 346

Conjuntivite
    alérgica, 302
    papilar gigante, 302

Consentimento informado, 21

Constipação intestinal, 181

Construção corporal, técnica da *body modification*, 551

Consulta do adolescente, 27
    aspectos éticos, 29
    particularidades, 27

Contenção
    dental, *331*
    profilaxia dental pós-fixação da, *331*

Conteúdo violento online, 554

Contexto, percepções e análise de, 96

Contracepção, adolescente e, 571

Contraceptivos hormonais injetáveis, 575

Contratura muscular, 126

Contusão cerebral, 495

Coordenação, 153

Corrimento
    orientações para evitar, **208**
    vaginal, 207
        fisiológico, 208

Cosmecêuticos, 138

Cosméticos, 138

Cotracepção de emergência, 575

Crack
    características, 280
    dependência de, 281
    desdobramentos, 280
    efeitos, 280
    em São Paulo e a adesão do adolescente, 279
    epidemiologia do, 284
    estratégias para diminuir os efeitos indesejáveis do, 283
    mecanismo de ação, 280
    sinais e sintomas sistêmicos produzidos pelo, **281**

Cranberry, 180

Craniofaringiomas, 106

Cravos brancos, 136

Creatina, 366

Crescimento, 41, 101
    aceleração prolongada do ritmo de, 103
    avaliação, 42
    canal de, 101
    dos adolescentes, 41
    estirão do, 41
    variações, 42
    velocidade de, 102
    velocidade de, gráfico de, 41

Crioterapia com nitrogênio líquido, 236

Criptomenorreia, 191

Crise
    de choro, 155
    de enxaqueca, medicações para o tratamento agudo da, **147**
    religiosas, 59

Critério(s)
    classificatórios para fibromialgia pelo Colégio Americano de Reumatologia, **229**
    de Tanner, 39
    de Yunus & Masi para fibromialgia juvenil, **228**
    diagnósticos DSM 5, **501**

Cuidado em saúde mental, 490

Cultura
    do corpo, 581
    do esporte, 323

Curva
    de velocidade de crescimento, *362*
    estruturada, critérios para definição, 124
    torácica
        com convexidade para a esquerda, 124
        simples, 121

Cutting, 549

Cyberbullying, 505, 509, 554

D

Danazol, 252

Dança na adolescência, papel da, 560

Danos bucais, prevenção dos, 323

Débito
    cardíaco, 337
    urinário noturno, 164

Decodificação, 290

Defeito no receptor LH/FSH, 193

Deficiência
    ácido
        fólico, 422

pantetônico, 422
de biotina, 422
de cianocobalamina, 422
de ferro
causas, 261
da adolescência, alterações orgânicas decorrentes da, **263**
estágios bioquímicos da instalação da, **264**
fatores de risco, 261
prevalência, 261
prevenção, 264
repercussões clínicas, 262
tratamento da, 264
valores habitualmente utilizados para abordagem de, **377**
de niacina, 422
de piridoxina, 422
de riboflavina, 422
de tiamina, 422
de vitamina(s), 420
B12, 422
C, 398, 422
D, 24, 408, **409**
de zinco, 418
intelectual, 287
classificação, 287
condições associadas à, **289**
diagnóstico, 288
etiologia, 288
investigação
citogenética, 288
metabólica, 288
por imagem, 288
tratamento, 289
motora e intelectual, 576
secreção pulsátil de GnRH, 192
Dente extruído, *330*
Dependência
de *crack*, 281
de internet, 555
critérios diagnósticos, 555
de tecnologia, 24
eletrônica, sinais de alerta, **555**
Depressão, 24, 159, 184, **202,** 216
maior, 221
Dermatite de contato, 302
Dermatófitos, 139
Dermatofitoses, 139
Dermatose, 135
Derrame papilar, cor do, 256
Descargas papilares, 256
Desempenho escolar, atividade física e, 356
Desenvolvimento
do adolescente, organização familiar e o, 437

fluxograma do, *477*
mamário, fases de Tanner do, **249**
puberal, 361
Desesperança aprendida, 307
Desgaste oclusal por erosão dental, *314*
Deslizamento, 132, 133
Deslocação temporal, 58
Desmopressina, 167
Desmotivação, 307
Diabetes, 302
mellitus tipo 2, 184
Diafragma, 573
Dieta
alcalina, 536
Atkins, 530
balanceada e equilibrada, 396
da Lua, 532
da moda, 529
da sopa, 532
da USP, 532
de Beverly Hills, 532
de South Beach, 531
detox, 535
do índice glicêmico, 533
do jejum intermitente, 536
do tipo sanguíneo, 533
dos *shakes,* 534
Dukan, 530
primeira fase, duração, **531**
FODMAPs (Fermentable Oligosaccharide, Disaccharide, Monosaccharide and Polyols), 538
alimentos ricos em, **539**
paleolítica, 538
sem glúten, 534
desfechos potenciais, **535**
sem lactose, 535
vegetariana, 538
Dificuladade
de concentração, **202**
escolar, 59
aspectos
fonoaudiológicos, 297-300
neurológicos, 287-296
oftalmológicos, 301-303
psicopedagógicos, 305-310
Diminuição das horas de sono, consequências, 159
Direção, sono e, 160
Direito(s)
da criança, convenção dos, 73
sexuais e reprodutivos, 73
de adolescentes, 81
na Portaria que regulametna o SUS, **79**
Discrepância

Índice Remissivo

no nivelamento dos quadris e a linha poplítea, altura e novelamento mediais dos tornozelos, 122

Disgenesia gonadal completa, 193

Dislipidemia, 184

Dismenorreia
diagnóstico, 198
fisiopatologia, 197
manifestações clínicas, 197
tratamentos, 198, 199

Displasias esqueléticas, 104

Dispositivo intrauterino, 573

Distanciamento dos pais, 478

Distimia, 221

Distúrbio(s)
da imagem corporal, 402
do comportamento, 59
do humor, 159

Dobra(s)
cutânea(s), 374
soma das, 375
percentis da, **386**
subescapular, *374*, **385**
tricipital, *374*, **385**

Doença(s)
arterial coronariana, 184
celíaca, 188
crônica, 105
da infância, 105
daas suprarrenais, 47
de Legg-Calvé-Perthes, 184
de Menière, 152
de Osgood-Schlatter, 129
de Scheuermann, curva torácica em pacientes com, 127
de Sever, 130
esquema fisiopatológico da, *130*
imagem radiológica de, *131*
de von Willebrand, 189
gengivais, 315
lisossômicas de depósito, 104
meningocócica, 53
periodontal, 315
sexualmente transmissíveis
aquisição de, 27
na adolescência, 235
aspectos peculiares, 235, 11

Dor
extramamária, causas, 250
mamária, 250
cíclica, causas, 251
não cíclica, 250

Dorso curvo, 125

Drenagem
linfática mamária, 246, **248**
venosa da mama, 246, *247*

Droga(s)
abuso de, 27
alterações cerebrais provocadas pelas, 271
depressoras, 319
estimulantes, 319
estratégias desenvolvidas pelos adolescentes para conseguir a, 283
perturbadoras, 319
prevenção ao uso de, 272
sono e, 158
uso de, 27

Ducto(s)
lactíferos, ramos dos, *244*
mamários, 246
segmentar, *248*

Duplo círculo, técnica de, *112*

E

EAR (*Estimated Average Requirement*), 390

Ecstasy, 321

Ectasia ductal, 250

Ectopia cervical, 207

Edema, 207, 302
da margem gengival, *315*
da papila interdental, *315*
gengival, *315*
venoso, 184

Educação
brasileira, estrutura da, 440
para asexualidade, 71

EER (*Estimated Energy Requirement*), 390

Efeito *tracking*, 275

Eixo
bottom-up, 298
top-down, 298

Eletrocardiograma, importância do, 340

Eletrocoagulação, 236

Eletromiografia de superfície, *326*

Eletroterapia em criança com enurese, 169

Embolização percutânea, 174

Embrião de seis semanas, *244*

Empatia e relacionamentos, 95

Encéfalo, 143
trigeminoautonômicas, 143

Endometriose, 198

Endorfinas, 202

Energia, recomendações de, 391

Enterobacter, 178

Enterococcus spp, 178

Enurese, 168
alarame para, 167
classificação, 163
conceito, 163
monossintomática, 163
noturna, aspectos epidemiológicos, 165
primária, 163
refratária à monoterapia, terapia combinada para
pacientes com, 169

Enxaqueca
menstrual, 204
nos adolescentes, medicações para profilaxia da, **147**
vestibular, 152
características, **153**

Epifisiodese da cabeça com o colo do fêmur, 133

Epifisiólise, 132, 184
esquema da, **132**

Episódio sincopal clássico, 150

Equação(ões)
antropométricas para determinação da porcentagem de
gordura corporal, **386**
para cálculo do requerimento energético estimado, **392**

Equilíbrio
controle do, 152
estático, 152, 7

Equimoses múltiplas, 495

Equipe
de saúde dos adolescentes, como se constituem, 602
e grupo, distinção entre, 602
multiprofissional
de saúde do adolescente, 602
dificuldade de trabalho em, 503
trabalho em, 601

Era digital e TDAH, 217

Erosão
dental/dentária, *314*
desgaste oclusal por, *314*
prevenção, 315

Escala de Tanner, 121

Escarificações, 550

Escherichia coli, 178

Escola, 440
amizade na, 443
avaliações, 441
perda de interesse pela, 443
tamanho das, 441

Escolhas, 96

Escoliose, 121
idiopática do adolescente, 121

Escore z
da estatura por idade, gráfico com distribuição em, *380*
do índice de massa corporal, gráfico com distribuição
em, *378*

Escorregamento
agudo, 132
crônico, 132
crônico agudizado, 132

Escrita, 298

Esmalte dentário, 314

Esofagite de refluxo, 184

Espermicidas, 572

Espermograma, 174

Esquemas vacinais
do adolescente, 50
incompletos, 54

Estadiamento puberal, 101
sexo feminino, *379*

Estado
de ânimo, flutuações de, 58
nutricional de adolescentes, classificação, **372**

Estágio(s)
de maturação sexual e o momento de crescimento e
desenvolvimento físico, relação entre, *364*
de Tanner
avaliação específica, 340
dos pelos pubianos, *350*
para a mama, *349*
puberais de Tanner
para o sexo feminino, *364*
para o sexo masculino, *363*

Estatura-alvo, previsão de, **101**

Estatuto da criança e do adolescente, 429, 430
leis incorporadas ao, *79*

Esteato-hepatite não alcoólica, 184

Esterase leucocitária, 179

Esteroide anibolizante, efeito do uso, 322

Estigma
conceito, 515
turnerianos, 193

Estigmatização, 515
social, 516

Estilo
autoritário, 623
de vida, 563
identidade social e, 564
redes sociais e, 565
indulgente, 623
negligente, 623
parenteral, 623
permissivo, 623

Estimulação transcutânea do nervo tibial, 169

Estirão
de crescimento, 41
nas meninas, 371
puberal, 346

Índice Remissivo

Estratégia
da Saúde da Família, 20
da territorialidade, 23

Estrias, 140
albas, 141
prevenção, 141
procedimentos
abrasão química ou mecânica, 141
lasers, 141
luz intensa pulsada, 142
radiofrequência, 142
rubras, 141
tratamento, 141

Estrógeno, aumento da secreção de, 111

Estruturas mamárias, *248*

Estudo, sono e, 158

Evasão escolar, 27

Exame(s)
da motricidade ocular, 153
não treponêmicos, 237
treponêmicos, 238

Exclusão, 66, 454

Execesso de peso, pontos de corte para definir, **388**

Exploração, 67

F

Facilitador, características do, 612

Faixa láctea, 243

Falência gonadal, causas adquiridas, 107

Falsa amenorreia, 191

Família
como unidade de trabalho, 439
do adolescente contemporânero, 435, **439**
novas formas de ser, 436
tradicional, 435

Fase
de Tanner do desenvolvimento mamário, **249, 250**

Fasting, 86

Fator de von Willebrand, 188

Febre
amarela, 53
persistente, 178

Fenômeno do destreinamento, 345

Feocromocitoma, 116

Ferro
biodisponibilidade do, 415
deficiência de, 261
fatores inibidores e facilitadores da absorção, 264
fontes alimentares, 396
heme, 396

iatrogênico, 396
ingestão de, recomendações, **396**
necessidade de, 396, 413
necessidade durante a adolescência, 347

Ferropenia em adolescentes, prevenção primária, 416

Feto de 12 semanas, *244*

Fibra(s)
ingestão de, recomendações, **394**
recomendações de, 394

Fibroadenoma, 254

Fibromialgia, 227
critérios classificatórios para, **229**
critérios diagnósticos preliminares para, **230**
juvenil
conceito, 227, 11
critério de Yunus & Masi para, **228**
diagnóstico, 228
prognóstico, 229
quadro clínico, 228
tratamento, 227, 229

Ficar, 466

Flora normal, 208

Fluxo(s)
do modelo tradicional e do modelo de inversão de fluxo, *615*
papilares, 255
vaginal diário, 208

FMABC (Faculdade de Medicina do ABC), 4

Fobia
específica, 220
social, 220

Folículo, colonização bacteriana do, 135

Fonofobia, 145

Força, treinametno de, 345

Formação de valores, religião e, 457

Fórmula Slaughter *et al.*, 375

Fosfomicina, 179

Fotofobia, 145, 302

Fratura de crânio, 495

Função visual, 301

Funcionamento intelectual, 287

G

Ganho ponderal, 41

Garantia em direitos sexuais, reprodutivos e educação em sexualidade, 78

Gardnerella, 178

Gengivite crônica, 316

Genu valgo, 184

Gerenciamento de conflitos, 604

Ginecomastia, 107
    avaliação complementar, 109
    avaliação laboratorial, 111
    classificação, 109
    conceito, 109
    etiopatogenia, 109
    fisiológica, 110
    grau I, *109*
    grau II, *110*
    grau III, *110*
    história, 109
    incidência, 109
    patológica, 110
    puberal, *110*
    quadro clínico, 109
    síndrome de Klinefelter, 109
    tipos, 109

Glândula sebácea, 135

Glicosúria, 166

Globo ocular, 301
    emétrope, 301

Gluten *free*, 86

Goji berry, **540**

Gonorreia, 211

Gordura(s)
    corporal
        equações antropométricas para determinação da porcentagem de, **386**
        percentis pela soma das dobras cutâneas, **387**
    distribuição de, 185
    qualidade das, 395

Gráficos
    de IMC, *46*
    do CDC
        feminino, *45*
        masculino, *44*

Gravidez, 250
    na adolescência, 581

Grooming, 554

Grupo(s)
    de pares, 65
        função do, 451
    de referência e construção de afetos
        amizade, 451
        escola, 440
        família do adolescente contemporâneo, 435
        inserção do adolescente no mundo do trabalho, 446
        relações amorosas, 463
        religião, 456
    de religião, distribuição percentual da população adolescente residente por, **456**
    importância para o adoelescente, 60
    jovens e a construção da identidade, 457

    religiosos, 461

H

Habilidades
    conceituais, 472
    práticas, 472

Hábito
    de fumar, 459
    intestinal, 181

Habitus marfanoide, 102

Haxixe, 321

Hebiatria
    emenda resumida da disciplina para o quinto ano de graduação, **5**
    estrutura organizacional do ciclo para o primeiro ano da residência médica de pediatria da FMABC, **6**
    experiência da FMABC na graduação, 4
    na residência médica, experiência da FMABC, 6

Hematocolpo, 194

Hematoma, 495
    subdural, 495
    subgaleal, 495

Hematometra, 194

Hematoperitônio, 194

Hematossalpinge, 194

Hemopericárdio, 495, 20

Hemoperitônio, 495, 20

Hemorragia
    retiniana, 495
    subaracnoide pós-traumática, 495

Hemotórax, 495

Hérnia de disco, através da placa de crescimento, 126

Herpes genital, 238

Hibridização *in situ*, 235

Hímen imperfurado, 194

Hiperaldosteronismo, 117

Hiperalgesia, 228

Hiperandrogenismo, 184

Hiperatividade detrusora, 168

Hipercolesterolemia, 184

Hiperemia, 207, 302

Hiperexcitabilidade cortical, 143

Hiperinsulinismo, 184

Hipermetropia, 301

Hiperplasia, 47
    adrenal congênita, 105, 195

Hiperprolactinemia, 193, 195

Hiperqueratinização

folicular, 135
ou comedogênese, 135

Hipersecreção, 135

Hipertensão
arterial, 24
resultante de doenças parenquimatosas renais, 116
sistêmica, 184
avaliação do paciente com, 117
causas, 115
exames de avaliação inicial após o diagnóstico de, **118**
fisiopatologia, 114
secundária na infância, causas, **117**
tratamento, 118
intracraniana idiopática, 184
mascarada, 114
primária, 116, 184
renovascular, 116

Hipertrigliceridemia, 184

Hipertrofia do ventrículo esquerdo, 184

Hipoacusia, 152

Hipofisite linfocitária, 193

Hipogonadismo, 105
hipergonadotrófico, **47,** 106
isolado, 191
hipogonadotrópico, 184

Hipoplasia, 248

Hipospádia secundária a *piercing*, Príncipe Albert, *549*

Hipotireoidismo, 195

Hipovitaminose
A, 421
D, 408
E, 423

Hirsutismo, 184

Histerossalpingografia, 195

HIV, 578

Homem de gelo, tatuagem, *piercing* e outras mensagens do corpo, *544*

Homeostase sono-vigília, 158

Hormônio liberador das gonadotrofinas, 106
secreção pelo hipotálomo, 39, 188

HPV
infecção pelo, 235
vacina para homens, 237
vacinação e, 236

Humanização no ambiente de trabalho, 16

Humor
do adolescente, por que é tão flutuante?, 60
flutuações de, 58

I

Idade óssea, 102

Ide, 139

Ideação suicida, 159

Ideal de felicidade, busca de, 564

Identidade
adulta, busca de, 58
construção da, 66
de gênero, 588
grupos jovens e a construção da, 457
social e estilo de vida, 564

Imiquimod, 236

Imitação prestigiosa, 565

Impedância bioelétrica, 375

Implantes
cutâneos, 550
hormonais, 575

Imunidade inata, 135

Imunoestimulação com extratos de bactérias, 180

Imunoestimulantes, 180

Incisivo central superior direito avulsionado, *330*

Incontinência urinária, 184

Incrustação, *549*

Indecisão, **202**

Índice
de massa corporal, 183, 371
de Pearl, 571
de Quetelet, 371
de Risser, 121
HOMA (*Homeostatic Model Assessment-Insulin Resistence*), 355

Inervação mamária, *247*

Infecção(ões)
do trato urinário, 177
classificação, 177
diagnóstico, 179
epidemiologia, 177
etiologia, 178
quadro clínico, 178
recorrente, prevenção, 180
tratamento, 179
empírico oral, agentes antimicrobianos para, **180**
pelo HPV, 235
respiratórias, 183

Infertilidade, 184

Inflamação, 135

Ingestão
hídrica, 348

Inibidor de ciclo-oxigenase, 169

Indivíduo, funcionamento com apoios/suportes, *472*

Instabilidade vesical, sintomas de, 180

Instrumentação endodôntica, *333*

Insucesso acadêmico inesperado, 290

Insuficiência ovariana prematura, 194

Insulina, tabela de valores de, **388**

Interação pais-filhos, qualidade da, 622

Internet, 457
- adolescente e a, 553
  - prevenção, 556
  - questões patológicas, 554
  - questões piscossociais, 554
  - tratamento, 556
  - vantagens do novo processo, 553

Intersexualidade, 588

Intertrigo, 184

Intervenção
- em diferentes grupos, 615
  - em UBS e hospitais, 616
  - em escolas, 616
  - em instituições de acolhimento, 617
- em diferentes locais, 615

Irmão, ciúme entre, 65

Irregularidades menstruais, 187
- causas, 188

Irritabilidade, **202**

Isolamento social, 184, 231

Isotretinoína, 137

ITU, ver Infecção do trato urinário

J

Joelho, testes especiais para, 342

Julgamento, 77

K

Kisspeptina, 191

Klebsiella spp, 178

L

Lacrimejamento, 302, 14

Lactação
- estruturas envolvidas na, 247
- hormônios envolvidos na, 247

Lactfree, 86

Lactobacillus, 180
- *acidophilus*, 208

Laser
- fracionados, 141
- não fracionados, 141

Lei
- "da palmada", 433
- do "estupro de vulnerável", 80
- incorporadas ao Estatuto da Criança e do Adolescente, *79*
- menino Bernardo, 429, 432

Leitura, 290, 298
- corporal, 96

Leptina, escassez de, 106

Lesão(ões)
- cutâneo-mucosas, 495
- da cárie, *313*
- de Osgood-Schlatate, 130
  - achado clínico típico, 130
  - radiografia com, **30**
- de partes moles, 495
- em região cefálica, 495
- em região do tórax e abdome, 495
- esqueléticas, 495
- inflamatórias, 136
- mucosa
  - brancas, 237
  - labial, *330*
- não inflamatórias, 136
- no lábio, *330*
- traumáticas, 329

Leucocitúria, sensibilidade e especificidade, **179**

Leucoria, 303

Leucorreia, 207

Levonorgestrel, 576

LGBTfobia, 69, 591

Ligamento de Cooper, 246

Limite, 565

Linguagem, desenvolvimento como base do aprendizado, 297

Linha(s)
- axilares, *246*
- láctea em embrião de 5 semanas, *243*

Lipídio, recomendações de, 395

Lipoma, 255

Líquen plano, 139

Lóbulo, *248*

Localizador apical, *333*

Lombalgia crônica, 184

Luxação lateral, 329

Luz intensa pulsada, 142

LW é afiliação a uma gangue, *545*

M

Maconha
- efeito do uso, 321

efeitos neurobiológicos adveros associados ao consumo de, 271

Macroadenomas, 193

Macroginecomastia, 109

Macronutriente(s)
para adolescente, faixas aceitáveis de distribuição de, **393**
quando e como suplementar?, 413
recomendações de, 393

Mama(s)
alterações funcionais benignas das, 253
anatomia, 243
macroscópica da, 245
segmentar da, 245
superficial da, 245
camadas constituintes da, *245*
câncer de, 259
mastalgia pode ser sintoma de?, 253
desenvolvimento, 243
anormal da, 12
normal durante a puberdade, 248
estruturas envolvidas no desenvolvimento das, 247
exame físico da, 249
feminina, 243
hormônios envolvidos no desenvolvimento das, 247
muito grandes, 250
neoplasias benignas da mama, 253
suprimento arterial das, 246
técnicas de exame da, 249

Mamilo acessório, 248

Mamografia demonstrando aspecto do músculo esternal, *246*

Mancha branca, *313*

Manguito para aferição da pressão arterial, adequação do tamanho do, *114*

Maori, *544*

Marcas corporais, 543
novas modalidades, 549

Mastalgia, 250

Mastite, 250, 256
lactacional, 259

Masturbação, 69

Maternidade na adolescência, 582

Maus-tratos, 27

Medicação para o tratamento agudo da crise de enxaqueca, 147

Medicina do adolescente
ensino na graduação, 3
experiência da disciplina da FMABC na graduação, 4
inserção na residência médica, 4
processo de ensino-aprendizagem da, 3

Médico de adolescente, 134
desafios para formação e atuação de, 595

Melancolia, **202**

Membros curtos, 103

Memes, 509

Memória
problemas de, 554
sono e, 160

Meningococo, 53

Mesomelia, 103

Metacognição, 307

Metanfetamina, efeito do uso, 320

"*Methmouth*", 320

Método(s)
anticoncepcionais
adesivos transdérmicos com hormônios, 575
anel vaginal, 575
anticoncepcionais hormonais injetáveis, 575
anticoncepcionais orais com progestagênio, 574
anticoncepcionais orais combinados, 573
comportamentais, 572
contracepção hormonal, 573
da pílula de progestagênio, 575
de barreira, 572
de Yuzpe, 575
diafragma, 574
espermicidas, 572
implantes hormonais, 575
contraceptivos orais
hormonais, 199, **576**
de barreira, 209
de Cobb, 123
Ogino-Knaus, 572
oscilométricos, 113
tabela, 572

Mícide, 139

Micoses superficiais
candidoses, 140
dermatofitoses, 139
pitiríase versicolor, 138
quadro clínico, 138

Microagulhamento, 141

Microcomedões, 136

Microdermoabrasão, 141

Micromelia, 103

Micronutrientes, 366

Micropoliadenopatia generalizada, 237

Microscopia
positiva, sensibilidade e especificidade, **179**
sensibilidade e especificidade, **179**

Microscópio para realização de varicocelectomia, *175*

Micro-thermal zones, 141

Microvulsão repetida do tubérculo tibial, 129

Mídias eletrônicas, sono e, 158

Midríase, 320

Mieloma múltiplo, 184

Mineral, recomendações de, 395

Miopia, 301

Modificação corporal extrema, 550

Modismos
  dietas e modismos alimentares, 529
  marcas corporais, 543
  o adolescente e a internet, 553

Morte súbita, causas, 338

Muculação, adolescente e a prática de, 365

Multiductais vs. Uniductais, 256

Musculatura inspiratória
  no esporte, valiação e treinamento da, 344
  treinamento da, 345

Músculos
  esqueléticos, 345
  posturais, 152

N

Namorar, 467

Necessidades energéticas e nutricionais médias, 347

Necrose avascular do anel epifisário, 126

Negligência, 494, 496

Neisseria gonorrhoeae, 211

Neoplasia benigna da mama, 253

Neurite vestibular, características, **153**

Neurobiologia das drogas de abuso, 270

Niacina, 397, 422

Nistagmo horizontal, 153

Nitrito, 179

Nódulo de Schmorl, 126

Nomograma de Gurney e Jeliffe, *373*

Normatização dos corpos e idnetidades, papel das instituições na, 517

O

Obesidade, 24, 118, 183, 578
  abdominal, 185
  classificação internacional de acordo com o IMC e risco de doença, **183**
  comorbidades associadas a, 183
    fatores que modulam as, 184
  complicações associadas à, 183
  idade de início da, 185
  mortalidade e, 185

Odds ratio, 159

Odontologia do esporte na adolescência, 323

Odor pútrido, 209

Óleo
  de coco, **540**
  de prímula, 252

Olho preguiçoso, 301

Oligospermia, 321

Onda da luz azul, comprimentos de, 554

Ooforite autoimune, 194

Opiáceos, efeito do uso, 320

Organização familiar e o desenvolvimento do adolescente, 437

Orientação
  aos pais, 621
  espacial, 152
  sexual, 590

Orquidômetro, *174*

Orquite, 111

Órtese toracolombossacral, 125

Osteoartrite, 184

Osteocondrose de Sever, 130

Osteoporose juvenil, 126

Ovários policísticos, 184

Overtraining, 343

Oxalato, percentual em algumas folhas e talos, **396**

Oxibutina, 180

Oxibutinina, desmopressiva e imipramina, estudo comparativo entre, 168

P

P. acnes, 135

Paciente(s)
  dismórficos proporcionados, 102
  sem sinais dismórficos, 102

"Pacto do silêncio", 486

Pais, orientações aos, 621

Paixão, 464

Palpação
  das mamas, 250
  técnica de, *110*

Papila mamária, 245

Papiloma, 255

Pápulas vermelhas, 207

Paquioníquia, 139

Parassuicídio, 500

Pares
  função do grupo de, 451
  pressão dos, 451, 480

Parestesias, 184

Índice Remissivo

Pasta-merla, 320

Paternidade na adolescência, 583

PCR, 235

Pé, 342
- adulto, 342
- calcâneo, 342
- cavo, 342
- equino, 342
- plano, 342
- valgo, 342
- varo, 342

Pedra, 280

Pegar, 466

Pegação, 466

Peguete, 466

Peniscopia, 235

Pensamento otimista, 96

Perda do sono, 159

Perfil lipídico, valores em crianças e adolescentes, **377**

Peróxido de benzoíla, 137

pH ácido, 314

Pielonefrite aguda, 177

Piercing, 547
- dental, 317
- genital, príncipe Albert, *546*
- história dos, 546
- na língua, *317*
- orais, 316, 546

Pipar, 280

Piridoxina, 202, 204

Piscoterapeuta, características do, 612

Pitiríase versicolor, 138

Placa dental
- evidenciada, *316*
- viável, *315*

Plicômetro, 374

Podofilina, 236

Podofilotoxina, 236

Polimastia, 248

Politelia, 248

Práticas
- corporais na adolescência, 559
- de atividade esportiva competitiva, 337
- educativas, 622
- esportiva na adolescência, 335

Preconceito, 515

Pré-deslizamento, 132

Pressão
- arterial, 337
  - critérios para classificação da, **114**

parâmetros de normalidade para a faixa pediátrica, 113
- intra-abdominal, 185

Previsão, 77

Princípio
- da especificidade, 345
- de sobrecarga, 345
- éticos e bioéticos
  - consentimento informado, 21
  - da confiabilidade e do sigilo, 20
  - da privacidade, 20
  - responsabilidade do adolescente, 21

Privacidade, 20, 29

Probióticos, 180

Procalcitonina, 179

Processos infecciosos, 256

Pródromo, 150

Profissional de saúde, atuação frente às histórias de violência, 496

Programa de resiliência como intervenção, 94

Projeto de vida, 89

Protagonismo juvenil, 89

Proteína, 366
- recomendações de, 393

Protetor
- bucal
  - com *chip*, 325
  - individual, *325*
  - profissional, 324
  - tipos, 324
- individual, protocolo postural na confecção de, 325

Proteus mirabilis, 178

Protocolo
- de atendimeto médico utilizado no Setor de Medicina do Adolescente, Universidade Federal de São Paulo, *32 -37*
- postural na confecção de protetores individuais, 325

Provas sorológicas, 239

PRP (*Penn Resilience Program*), 94

Pruning, 270

Pseudociese, 192

Pseudomonas aeruginosa, 178

Pseudotumor cerebral, 184

Psicofarmacoterapia, 490

Psicoterapia de grupo, 611

Psoríase, 139

Ptose palpebral, 193

Puberdade
- atrasada, 47, 105
  - causas , **106**
  - etiologia, **47**
- avaliação, 42

precoce, 42, 184
central, 42, 2
etiologia da, *46*
periférica, 42
tardia, causas, 107
variações, 42, 2
Puberdade, 39
feminina, 39
masculina, 41
Publicação tidas como humor, 510
Punção aspirativa com agulha fina, 254
Purgação, 401

Q

Queloide, *548*
Quemose, 302
Questionário de frequência alimentar (QFA), 376
Quiasma óptico, 193
Quinona, **540**

R

Radiofrequência, 142
Razão de risco, 159
RDA (*Recommended Dietary Allowance*), 391
Reardo mental, tratamento, 224
Receptor
do labirinto, 152
toll-like, 135
Recomendação
de energia, 391
dietética para crianças e adolescentes, 347
nutricionais, 390
Recordatório de 24 horas, 375
Refinamento sináptico, 270
Reflexão, 77
Registro alimentar, 376
Regulador do sono/vigília, processos, 157
Rejeição pelos pares, 66
Relação(ões)
amorosas, 463
cintura/estatura, 375
entre os valores de EAR, RDA, AI e UL, *390*
estatura/envergadura, 101
estatura/idade, 371
sono e produção hormonal, 157
Relacionamento
afetivo-sexual, tipos, 466
romântico? na adolescência, etapas, 464

Religião, 456, 19
e o desenvolvimento do adolescente, 456
formação de valores e, 457
saúde e, 458
Religiosidade na adolescência, 59
Requerimento
de energia estimada para adolescentes
meninas, **392**
meninos, **392**
energético estimado, equações para cálculo do, 392
energético recomendado, **347**
Resiliência
como intervenção, programas de, 94
conceito, 93
construção da, 490
programa de, 95, 96
Resiliência e flexibilidade, 95
Resistência
à insulina, 184
periférica, 337
treinamento de, 345
Respiração oronasal, 343
Respirador oral, biomecânica do, 343
Responsabilidade do adolescente, 21
Restrição alimentar, 401
Retardo metnal, 222
Retinoides, 137
Retinopatia diabética, 302
Reversibilidade, princípio da, 345
Riboflavina, 397, 422
Risco insuficiente do sono, 159
Ritmo de crescimento, aceleração abrupta/recente do, 102
Ritos de passagem, 63
Rituais compulsivos, 220
Rizomelia, 103
Rolo, 466, 19
Roséola sifilítica , 237
Roturas viscerais, 495

S

Saliva, 314
como marcador de desempenho, 326
Sangramento
da margem gengival, *315*
menstrual anormal, manejo do, 189
relacionado a complicações da gravidez, 188
Saúde
de adolescentes, 20
integral do adolescente, necessidades para a formação na

atenção à , 598

mental, 460

ocular, adolescência e, 302

oral

efeitos do uso de drogas na, 319

álcool, 319

anfetaminas, 320

cocaína, 320

ecstasy, 321

esteroides anabolizantes, 322

maconha, 321

metafetamina, 320

nicotina, 320

opiáceos, 320

religião e, 458

Sebo, alterações qualitativas do, 135

Secreção

de androgênios, 350

espontânea *vs.* secreção provocada, 256

nasal, *549*

papilar

investigação da, 256

manejo da, 256

vaginal, 207

Sedentarismo, 24, 554

Sedentarismo, 554

Segmento superior/segmento inferior, 101

Seguimento nutricional, 346

Seio lactífero, *248*

Semiologia ortopédica, 341

inspeção geral, 341

marcha, 341

segmentar, 341

sistema respiratório e a prática esportiva, 342

Sensibilização central, 227

Sensimilla, 321

Sentido de vida, 96

Separação progressiva dos pais, 59

Septos vaginais transversos, 194

Serviço

de atendimento ao adolescente, estrutura física do, 9

de saúde, 21

Sex casting, 554

Sexo biológico, 587

Sexting, 554

Sextorção, 554

Sexualidade, 458, 467

desenvolvimento da, 69

exercício da, 569

humana, 69

maturação da, 69

no ambulatório e/ou consultório, 70

Sífilis

congênita, 238

de duração indeterminada, tratamento, 238

diagnósticos, 237

latente secundária, 237

primária, tratamento, 238

recente secundária e latente, tratamento, 238

tardia, tratamento, 238

terciária, 237

tratamento, 238

tratamento, 238

Sigilo, 20, 29

Sinal de hipertensão intracraniana, 193

Sinalização intracelular mTORC1, 136

Sinaptogênese, 270

Síncope

acompanhamento, 156

anormalidades eletrocardiográficas que sugerem, 155

associada a hipotensão ortostática, 149

cardiogênica, 149

classificação etiológica da, 150

conceito, 149

diagnósticos, 156

exame físico, 151

investigação complementar, 151

manifestações clínicas, 149

monitoramento, 156

não cardiogênica, 155

neurocardiogênica, 149, 155

neuromediada, 149

pela hipoxemia cerebral, 155

reflexa, 149

tratametno, 151

vasovagal, 155

visão do cardiologista, 155

visão do neurologista, 149

Síndrome(s)

da adolescência normal, 57, 363

da fadiga crônica, 227

de "Munchausen por procuração", 495

de Asperger, 223

de Bardet-Biedl, 106

de Cushing, 117

de fadiga

crônica

conceito, 231

diagnóstico, 231

etiopatogenia, 231

prognóstico, 232

tratamento, 232

de hipoventilação da obesidade, 183

de Kallman, 105, 192

de Klinefelter, *111*

de Lauarence-Moon, 106

de Pickwick, 183

de Prader-Willi, 106
de Reifenstein, 111
de Sheehan, 193
de Swyer, 193
de Turner, 106, 188, 193
do bebê sacudido, 495
do respirador oral, 343
dos ovários
policíssticos, 188, 194
resistentes, 193
genéticas, 48
metabólica, 118
metabólica, 184
Sistema
circulatório, papel nas respostas fisiológicas ao
exercício, 337
de recompensa cerebral, 270
de tamponamento salivar, 314
do estresse, 96
homeostáticos circadiano, 157
renina-angiotensina-aldosterona, 115
respiratório, prática esportiva e, 342
Situação de risco, exposição à, 27
"*Skin removal*", 550
Sobrepeso, 24
Sonhar faz parte da juventude, 59
Sono
dessincronizado, 157
dificuldade para despertar do, 165
direção e, 160
em adolescente
fatores que interferem no, 158
cafeína, 158
celulares, 158
diminuição das horas de sono, 159
drogas, 159
estudo, 158
horário de início das aulas, 158
influência dos pais no padrão do sono, 159
influência dos processos fisiológicos ligados à
puberdade, 158
mídias eletrônicas, 158
trabalho, 159
TV, 158
uso de computadores, 158
videogame, 158
insuficiente em adolescentes, 442
memória e, 160
na adolescência, 157
NREM (*no-rapid eye movement*), 157
REM (*rapid eye movement*), 157
Sono/vigília, reguladores do, 157
Sonolência diurna excessiva, 160
Staphylococcus, 178

saprophyticus, 179
Subluxação, 329
Substâncias psicoativas, uso e abuso de, 217
Suco verde, **540**
Suicídio, 499
epidemiologia do, 499
fatores de risco, 499
mídias e, 500
Suicídio × automutilações, 500
Sulco vascular anterior, persistência do, 126
Suplemento
adolescente e o uso de, 365
alimentares, definição, 365
Suprimento arterial mamário, *247*
Surfaces, 550

T

Tabagismo, 320
Tabela de Tanner
para o sexo feminino, *40*
para o sexo masculino, *40*
Tamoxifeno, 252
Tarefas desenvolvimentais, 478
Tatuagem
elétrica, 545
história da, 543
procedimento, 547
tratada com QS Nd YAG A B laser, *549*
Taxa de filtração glomerular, 115
TDAH, ver Transtorno do déficit de atenção e hiperatividade
Técnica
da *body modification*, *550*
de duplo círculo, *112*
de palpação, *110*
Temperatura corporal, 337
Tendência grupal, 59
Tensão
pré-menstrual, 201, 202
diagnóstico, 202
algoritmo de tratamento, *203*
diagnóstico, 202
epidemiologia, 201
fisiopatologia, 201
sintomas, 202f
tratamento, 202
variantes, 203
Terapia
comportaqmental no tratamento da enurese, 167
de *add-back*, 205
hormonal, 138, 199

Índice Remissivo

Teste(s)
- da apreensão, 341
- da integridade dos ligamentos, 342
- da mesa inclinada, 151
- de 1 minuto, 28
- de Adams, 123
- de estímulo com GnRH, 107
- de extensão e flexão, 326
- de função vestibular, 153
- de Galeazzi, 341
- de Jack, 131
- de Lachman, 342
- de lateralidade, 326
- de nitrito, sensibilidade e especificidade, **179**
- de rotação, 326
- laboratoriais que podem ser utilizados para avaliação nutricional, 377
- lateralidade, 326
- leucócito esterase, sensibilidade e especificidade, **179**

Tetralogia de Fallot, 155

Tiamina, deficiência de, 422

Tíbia vara, 184

Tilt test, 151

Tilt training, 156

Tinha, 139
- crural, 139
- das unhas, 139
- do corpo, 139
- dos pés, 139
- inguinal, 139

TOC, ver Transtorno obsessivo-compulsivo

Tontura, 152

Tônus vagal excessivo, 155

TPM, ver Tensão pré-menstrual

Trabalho
- em grupo
  - com adolescentes na área de saúde, 609
  - nas ações de promoção de saúde, 610
- sono e, 158

Transições escolares, 442

Transtorno(s)
- alimentar(es), 24, 184, 403
  - instrumentos para avaliar, 405
  - risco de, 554
- ansiosos, 220
- bipolar, 216, 222
  - tratamento, 224
- com início na infância, 222
- com início na vida adulta, 220
- de ansiedade
  - generalizada, 220
  - tratamento, 223
- de comportamentos, 219
- de conduta, 217, 223
- tratamento, 224
- de despersonalização, 222
- de estresse pós-traumático, 221
  - fatores de risco, 221
  - sintomas em adolescentes, 221
- de humor, 216, 221
  - tratamento, 223
- de jogo pela internet, 556
  - critérios para, **556**
- desafiante de oposição, 217
- dissociativos, 222
  - de identidade, 222
- do déficit de atenção e hiperatividade, 215
  - na adolescência, 213, 215
  - na infância, gravidade, 216
- do estresse pós-traumático, tratamento, 223
- emocionais, 219
- específico da aprendizagem, 289
  - caracteríização clínica, 290
  - com prejuízo na leitura, 290
  - epidemiologia, 290, 291
- fóbico, 220
- global do desenvolvimento, 223
- obsessivo-compulsivo, 220
  - tratamento, 223
- psiquiátricos na adolescência, 219
- somatoforme, 222
  - tratamento, 224

Trauma
- na mama, 250
- ocular, 302

Traumatismo dental em adolescente, relato de caso, 329-334

Tremor dos olhos, 303

Três Ds, 422

Tríade da mulher atleta, 348

Triângulo do talhe, 122

Trichomonas vaginalis, 207, 208

Tricomoníase, 210, 241

Trollagens, 509

Tronco curto, 104

Tubérculo tibial
- do joelho, 129
- microvulsão repetida do, 129

Tumor
- de hipófise, 193
- do sistema nervoso central, 192
- filoides, 254
- produtores de androgênios ou estrogênios, 47

TV, sono e, 158

U

UL (*Tolerable Upper Intake Level*), 391

Um porto seguro como referência, 565

Unidade ductolobular terminal, *249*

Uremia, 111

Ureterite, 240
   gonocócica, 240
   não gonocócica, 240

Uretrocistografia retrógrada e miccional, 167

Urinálise, sensibilidade e especificidade dos componentes da, **179**

Urocultura, 179

V

Vacina
   dengue, 54
   dT, 52
   dupla adulto, 52
   febre amarela, 53
   hepatite A, 54
   hepatite B, 50
   influenza, 54
   meningocócica
      ACWY conjugada, 53
      B recombinante, 53
   meningocócica, 53
   papilomavírus humano, 42
   recomendadas para adolescentes, 50
   tríplice acelular do atulto, 53
   tríplice viral, 50
   varicela, 54

Vacinação
   calendários de, 50
   na adolescência, 49
      aspectos do atendimento, 49
      calendários de vacinação, 50
      cobertura vacinal, 49
      esquemas vacinais incompletos, 54
      grupos especiais, 55
   nas escolas, 50
   papilomavírus humano, 49
   para grupos especiais, 55

Vaginite por corpo estranho, 209

Vaginose bacteriana, 207, 209, 240

Valor
   de EAR, RDA, AI e UL, relação entre, *390*
   de referência para hematócrito, **263**
   de referência para hemoglobina, **263**

Varicocele, *174*
   avaliação, 173
   classificação, **174**
   diagnóstico, 173
   fisiopatologia, 173
   investigação, 174
   tratamento, 174

Varicocelectomia, 174

Varicocelectomia, 174, *175*
   microscópio para realização de, *175*

Varicosidades venosas, 184

Vasoespasmo, 193

VDRL (*Venereal Diseases Research Laboratories*), 237

Veganismo, 86

Velocidade
   de crescimento, curva de, *362*
   média de ganho anual de tecido muscular, *362*
   treinametno de, 345

Verruga
   sintomática, 236
   subungueal, 139

Vertigem
   conceito, 152
   diagnóstico, 152
   evolução temporal das diferentes causas de, 153
   paroxística benigna da infância
      características, 153
   posicional paroxística benigna, 152
   princípios neuroanatômicos e neurofisiológicos, 152, 6
   psicogênica, características, 153
   visão do neurologista, 151

Vesícula, 207

Via aérea superior, função pulmonar e, 343

Vício em eletrônicos, sintomas, 555

Videogame, sono e, 158

Vídeo-histeroscopia, 195

Vigilância de baixa estatura, 371

Violência, 27
   autoprovocada, 493
   coletiva, 493
   com contato sexual, protocolos de intervenção, 490
   de gênero, 521, 523
      adolescente no contexto da, 523
   doméstica, 494
   entre iguais, 494
   estrutural ou social, 493
   física, 494
      diagnóstico, 495
      epidemiologia, 494
      história, 494
      lesão(ões)
         de partes moles, 495
         em região do tórax e abdome, 495
         em região cefálica, 495
         esqueléticas, 495
      quadro clínico, 494
      síndrome de "Munchausen por procuração", 495
   interpessoal, 493
   intrafamiliar, 494
   profissionais de saúde, atuação frente as histórias

de, 496
psicológica, 494
sexual, 485, 494
    classificação, 486
    dados epidemiológicos, 486
    denúncia, 487
    extrafamiliar, 486
    impacto sobre a saúde, 489
    notificação, 487
    revelação, 486
Virada maníaca, 224
Visão
    aprendizado e a, 301
    estabilização da, 152
Vitamina(s), 366, 420
    A, 398
        necessidades de, 420
        recomendações, 421
    B12, 397
        carência de, risco, 397
    C, 397
        deficiência de, 398
    D, 347, 398
        aspectos gerais da, 407
        necessidades de, 410
        quando e como suplementar?, 407
        recomendações, **396**
    ingestão de, recomendações, **397**

recomendações de, 397
Vitimização, 66
VO_2 máximo, 337
Vulnerabilidade, 93
    drogas e adolescência, 271
    na adolescência, 59
Vulvovaginites, 207
    infecciosas, 209
    não infecciosas, 209

W

Whey protein, 86

Z

Zinco
    absorção intestinal de, 419
    biodisponibilidade de, 419
    deficiêmcia de, 418
    ingestão de, recomendações, **396**
    necessidades de, 417
    papel
        catalítico do, 418
        estrutural do, 418
        regulatório do, 418
Zumbido, 152